Manual de métodos de análise microbiológica de alimentos e água

Blucher

Neusely da Silva
Valéria Christina Amstalden Junqueira
Neliane Ferraz de Arruda Silveira
Marta Hiromi Taniwaki
Renato Abeilar Romeiro Gomes
Margarete Midori Okazaki
Beatriz Thie Iamanaka

Manual de métodos de análise microbiológica de alimentos e água

6ª edição

Manual de métodos de análise microbiológica de alimentos e água, 6ª edição

Publisher Edgard Blücher
Editor Eduardo Blücher
Coordenação editorial Jonatas Eliakim
Produção editorial Luana Negraes
Preparação de texto Maurício Katayama
Diagramação Equipe Blucher
Capa Leandro Cunha
Imagem de capa iStockphoto

Blucher

Rua Pedroso Alvarenga, 1245, 4º andar
04531-934 – São Paulo – SP – Brasil
Tel.: 55 11 3078-5366
contato@blucher.com.br
www.blucher.com.br

Segundo o Novo Acordo Ortográfico, conforme 5. ed. do *Vocabulário Ortográfico da Língua Portuguesa*, Academia Brasileira de Letras, março de 2009.

Dados Internacionais de Catalogação na Publicação (CIP)
Angélica Ilacqua CRB-8/7057

Manual de métodos de análise microbiológica de alimentos e água / Neusely da Silva...[et al.]. – 6. ed. – São Paulo : Blucher, 2021.
602 p. : il.

Bibliografia
ISBN 978-65-5506-297-7 (impresso)
ISBN 978-65-5506-294-6 (eletrônico)

1. Microbiologia 2. Água – Análise 3. Alimentos – Microbiologia 4. Alimentos – Análise I. Título

20-4540 CDD 628.161

Índices para catálogo sistemático:
1. Água – Análise microbiológica
2. Alimentos – Análise microbiológica

Apresentação da 6ª edição

Desde sua primeira edição, em 1997, este livro foi preparado para fornecer um manual de métodos de análise microbiológica de alimentos em português, com metodologia aceita pela Agência Nacional de Vigilância Sanitária (ANVISA). São métodos padronizados e publicados por organizações internacionais renomadas, como a *American Public Health Association* (APHA), a *Food and Drug Administration* (FDA), o *United States Department of Agriculture* (USDA), a AOAC International e a *International Organization for Standardization* (ISO).

O principal objetivo do livro é oferecer um manual ilustrado de técnicas de laboratório, com uma visão geral dos métodos disponíveis. O texto foi preparado para atender tanto a profissionais com formação acadêmica quanto a técnicos de laboratório e estudantes sem formação de nível superior. A configuração didática e a visualização dos procedimentos em esquemas passo a passo permitem entender e executar rapidamente o procedimento pretendido. Cada capítulo fornece vários métodos para um determinado exame e também as alternativas simples ou rápidas (*kits*) disponíveis.

Na introdução de cada capítulo é feita uma revisão extensiva da literatura, apresentando, a cada nova edição, o que há de mais recente sobre o assunto tratado no capítulo. Dessa forma, o manual oferece um material de conteúdo profundo, moderno e atualizado, que se constitui em base teórica sólida para a compreensão da metodologia e interpretação dos resultados.

O manual contempla métodos para a enumeração de microrganismos indicadores de contaminação geral (contagem total de aeróbios mesófilos, bactérias lácticas, bolores e leveduras, *Pseudomonas* spp, clostrídios sulfito redutores); indicadores de higiene e condições sanitárias (coliformes, *E. coli*, enterococos); esporos de bactérias (mesófilas e termófilas, aeróbias e anaeróbias, acidúricas e acidófilas); fungos deteriorantes (bolores termorresistentes, leveduras osmofílicas, leveduras resistentes aos conservantes) e bactérias patogênicas (*Salmonella*, *Listeria monocytogenes*, *Staphylococcus aureus*, *Bacillus cereus*, *Clostridium perfringens*, *Campylobacter*, *Cronobacter*, *E. coli* O157:H7, *Vibrio cholerae*, *Vibrio parahaemolyticus*, *Vibrio vulnificus*, *Yersinia enterocolitica*) e também o teste de esterilidade comercial ou causa da deterioração para alimentos enlatados.

Na 4ª edição o escopo do livro foi ampliado, passando a abordar também a análise microbiológica de água de consumo humano. Foram incluídos vários métodos da American Public Health Association (APHA)/American Water Works Association (AWWA)/Water Environment Federation (WEF) e da ISO para bactérias heterotróficas totais, coliformes totais/termotolerantes/*E. coli*, enterococos, clostrídios sulfito redutores/*Clostridium perfringen*s e *Pseudomonas aeruginosa*.

Na 5ª edição vários métodos foram revisados de acordo com as novas edições das referências usadas, particularmente os da 5ª edição (2015) do *Compendium of Methods for the Microbiological Examination of Foods*, da APHA. Nesta 6ª edição foram revisados particularmente os métodos da ISO, que publicou novas edições de diversas normas apresentadas no Manual (*Salmonella*, *Listeria monocytogenes*, *Cronobacter*, *Campylobacter* e *Yersinia enterocolitica*). Outra particularidade foi a introdução de novos métodos que contemplam as alterações promovidas no final de 2019 pela ANVISA nos padrões microbiológicos de alimentos e água engarrafada. Foram incluídos métodos mais simples e rápidos para a contagem direta de *E. coli* e para a detecção de toxinas estafilocócicas em alimentos.

Uma terceira particularidade desta 6ª edição foi a introdução, em quase todos os capítulos, de quadros comparativos entre os diferentes métodos disponíveis para o(s) microrganismo(s) em questão. Estes quadros são extremamente úteis aos usuários do manual, na seleção dos procedimentos que mais se adequam à realidade dos seus laboratórios. Os novos itens incorporados e os que sofreram alterações estão discriminados no índice. Os detalhes das revisões estão descritos no início de cada capítulo.

Com relação à parte taxonômica, algumas espécies bacterianas citadas no Manual sofreram alteração de nomenclatura no período entre a publicação da 5ª e da 6ª edição. Essas alterações não foram inseridas no texto em função da maior familiaridade do leitor com a maioria dos nomes originais. No entanto, as alterações podem ser consultadas no novo Anexo 2 do livro, que apresenta a nomenclatura vigente em dezembro de 2020.

Autores

Neusely da Silva

Engenheira de Alimentos, com Doutorado em Ciências de Alimentos pela Universidade Estadual de Campinas (UNICAMP). É pesquisadora da Unidade Laboratorial de Referência em Microbiologia do Instituto de Tecnologia de Alimentos de Campinas (ITAL), órgão de pesquisa da Secretaria de Agricultura e Abastecimento do Estado de São Paulo. Exerce atividades de pesquisa, desenvolvimento e inovação (P&D&I) para o setor de alimentos, com vários livros e artigos científicos publicado no Brasil e no exterior. Sua área de concentração é o desenvolvimento, adequação, avaliação e validação de novos métodos de análise microbiológica de água e alimentos.
Endereços eletrônicos: neusely@ital.sp.gov.br e neusely.da.silva@gmail.com.

Valéria Christina Amstalden Junqueira

Bióloga, com Doutorado em Tecnologia de Alimentos pela Universidade Estadual de Campinas (UNICAMP). Foi pesquisadora do Laboratório de Microbiologia do ITAL, onde concentrava suas atividades no estudo da deterioração de alimentos termoprocessados e no estudo de bactérias anaeróbias patogênicas de importância em água e alimentos, incluindo *Clostridium perfringens* e *Clostridium botulinum*. Possui uma ampla experiência de consultoria a indústrias privadas processadoras de alimentos, principalmente em produtos contaminados por microrganismos anaeróbios patogênicos e deteriorantes.
Endereço eletrônico: valeriacaj@gmail.com.

Neliane Ferraz de Arruda Silveira

Bióloga com Doutorado em Tecnologia de Alimentos pela Universidade Estadual de Campinas (UNICAMP), na área de higiene e legislação de alimentos. Foi pesquisadora da Unidade Laboratorial de Referência em Microbiologia do ITAL, onde concentrava suas atividades no controle da qualidade microbiológica de alimentos, com ênfase em pescado de água salgada e doce; frutas e hortaliças minimamente processadas, alimentos servidos em refeições coletivas e produtos cárneos.
Endereço eletrônico: nferrazdearrudasilveira@gmail.com.

Marta Hiromi Taniwaki

Bióloga, com Doutorado na Universidade de New South Wales, em Sydney-Australia. É pesquisadora da Unidade Laboratorial de Referência em Microbiologia do ITAL, onde exerce atividades de pesquisa, desenvolvimento e inovação (P&D&I). Expert em micologia de alimentos, membro da International Commission on Food Mycology (ICFM) e da International

Commission on Microbiological Specifications for Foods (ICMSF). Presta consultoria a empresas públicas e privadas, para o controle de fungos e micotoxinas em alimentos.
Endereço eletrônico: marta@ital.sp.gov.br.

Renato Abeilar Romeiro Gomes

Engenheiro Agrícola, com mestrado em Engenharia Agrícola pela Universidade Federal de Viçosa. Foi diretor do Centro de Informação em Tecnologia de Alimentos (CIAL) do ITAL, concentrando suas atividades na divulgação de informações tecnológicas para o setor de alimentos. Atualmente é pesquisador no Centro de Tecnologia de Laticínios (TECNOLAT) do ITAL.
Endereço eletrônico: rarg@ital.sp.gov.br.

Margarete Midori Okazaki

Engenheira de Alimentos, com Mestrado em Tecnologia de Alimentos pela Universidade Estadual de Campinas (UNICAMP), na área de higiene e legislação de alimentos. É pesquisadora da Unidade Laboratorial de Referência em Microbiologia do ITAL, onde atualmente é vice-diretora. Sua área de concentração é o controle de qualidade de água e alimentos. Atua também em áreas de capacitação técnica de pessoal para a indústria de alimentos e serviços de alimentação, com foco em métodos de análise microbiológica de alimentos e água, boas práticas em laboratório e em serviço de alimentação coletiva.
Endereço eletrônico: okazaki@ital.sp.gov.br.

Beatriz Thie Iamanaka

Engenheira de Alimentos, com Doutorado em Ciência de Alimentos pela Universidade Estadual de Campinas (UNICAMP). É diretora da Unidade Laboratorial de Referência em Microbiologia do ITAL, onde exerce atividades de pesquisa e assessoria técnico-científica às indústrias de alimentos. Especialista em micologia, desenvolve projetos e presta consultoria às indústrias no controle e prevenção de fungos e micotoxinas em alimentos.
Endereço eletrônico: beatriz@ital.sp.gov.br.

Conteúdo

Capítulo 3. Técnicas básicas de contagem de microrganismos em placas

Capítulo 4. Técnicas básicas de contagem de microrganismos pelo número mais provável (NMP)

Capítulo 5. Técnicas básicas de detecção da presença/ausência de microrganismos

Capítulo 6. Contagem total de microrganismos aeróbios mesófilos e psicrotróficos em placas

Capítulo 7. Contagem de bolores e leveduras

Capítulo 8. Contagem de enterobactérias

Capítulo 9. Contagem de coliformes totais, coliformes termotolerantes e *Escherichia coli*

Capítulo 10. *Staphylococcus aureus*

Capítulo 11. *Bacillus cereus*

Capítulo 12. Clostrídios sulfito redutores e *Clostridium perfringens*

Capítulo 13. Contagem de enterococos

Capítulo 14. Contagem de bactérias lácticas

Capítulo 15. *Campylobacter*

Capítulo 16. *Cronobacter*

Capítulo 17. *Escherichia coli* O157:H7

Capítulo 18. *Listeria monocytogenes*

Capítulo 19. *Salmonella*

Capítulo 20. Vibrios patogênicos

Capítulo 21. *Yersinia enterocolitica*

Capítulo 22. Contagem de esporos de bactérias

Capítulo 23. Esterilidade comercial ou causa da deterioração

Capitulo 24. *Pseudomonas* spp

Capítulo 25. Preparação de material de laboratório para análises microbiológicas

Capítulo 26. Cuidados na preparação de meios de cultura e reagentes para análises microbiológicas

Anexo 1. Preparo de meios e reagentes para as análises

Anexo 2. Alterações de nomenclatura das espécies bacterianas citadas no Manual

1 Coleta, transporte e estocagem de amostras para análise

Revisões da 6ª edição

Item 1.4.3. (corrigido) A temperatura de estocagem de amostras refrigeradas no *Compendium* é de 0 a 4,4 °C.

Item 1.4.3.1 (excluído) As exceções às regras gerais de transporte e estocagem de alimentos refrigerados foram excluídas do Capítulo 1 e mantidas apenas nos capítulos específicos em que se aplicam.

Item 1.4.5 (revisado) A temperatura de estocagem de amostras de água sob refrigeração recomendada pela 23ª edição do *Standard Methods for the Examination of Water and Wastewater* (Braun-Howland & Hunt, 2017) passou de 8 °C para 10 °C, enfatizando-se a recomendação de que essas amostras não devem ser congeladas. O intervalo entre a coleta e a análise de água não potável passou de seis para oito horas.

1.1. Introdução

As recomendações contidas nesse capítulo são da American Public Health Association (APHA), descritas na 5ª edição do *Compendium of Methods for the Microbiological Examination of Foods* (Salfinger & Tortorello, 2015), na 23ª edição do *Standard Methods for the Examination of Water and Wastewater* (Braun-Howland & Hunt, 2017) (específicas para a análise de água), na 17ª edição do *Standard Methods for the Examination of Dairy Products* (Wehr & Frank, 2004) (específicas para a análise de produtos lácteos) e em diversas normas da International Organization for Standardization (recomendadas para ensaios realizados com metodologia ISO).

Alguns termos utilizados ao longo do texto são oriundos da terminologia relacionada com a amostragem de lotes e devem ter seu significado corretamente compreendido:

Lote

Lote é definido como uma quantidade de alimento de mesma composição e características físicas, químicas e sensoriais, produzida e manuseada numa mesma batelada, sob as mesmas condições. Na prática, lote geralmente é a quantidade de alimento produzida dentro de um intervalo de tempo de funcionamento de uma linha de produção, sem interrupção.

Amostra de lote e unidade de amostra

Amostra de lote é uma fração do total produzido, retirada ao acaso, para avaliar as condições do lote. No caso de alimentos acondicionados em embalagens individuais, é composta de **n** embalagens individuais. No caso de grandes massas de alimentos, não acondicionados em embalagens individuais, é composta de **n** alíquotas do produto. As embalagens ou alíquotas individuais são chamadas de unidades de amostra e, para a avaliação do lote, são analisadas separadamente. A partir do conjunto de resultados da análise das **n** unidades de amostra, é possível inferir as características de todo o lote, mas o resultado da análise de uma única unidade de amostra não pode ser tomado como representativo do lote.

Nas análises de *Salmonella*, cujo padrão em alimentos é ausência em qualquer das unidades de amostra, é comum a prática de compor (misturar) as unidades de amostra, para realizar um único ensaio.

A presença na amostra composta é inaceitável, independente de quantas ou quais unidades de amostra estejam contaminadas. Maiores detalhes são apresentados no capítulo específico de *Salmonella*.

Planos de amostragem de lotes

Sempre que se tratar da avaliação de lotes ou partidas, a tomada das **n** unidades de amostra deverá seguir um plano de amostragem estatístico adequado. Os mais utilizados são os planos de duas ou três classes estabelecidos pela International Commission on Microbiological Specifications for Foods (ICMSF, 2018), adotados pela Agência Nacional de Vigilância Sanitária (ANVISA).

O plano de duas classes classifica os lotes em duas categorias, aceitável ou inaceitável, dependendo dos resultados da análise das **n** unidades de amostra. É o mais aplicado no caso de ensaios de presença/ausência, como *Salmonella*, por exemplo, em que a ausência é aceitável e a presença em qualquer das **n** unidades de amostra é inaceitável.

O plano de três classes classifica os lotes em três categorias, aceitável, qualidade intermediária mas aceitável e inaceitável. São recomendados para ensaios quantitativos, para os quais o padrão não é ausência, mas sim, valores dentro de uma faixa entre **m** e **M**. Os parâmetros utilizados nesses planos, para a tomada de decisões a respeito dos lotes são:

n: é o número de unidades de amostras a serem colhidas aleatoriamente de um mesmo lote, para serem analisadas individualmente. As **n** unidades de amostra constituem a amostra representativa do lote. Para ensaios de presença/ausência, não quantitativos (*Salmonella* ou *Listeria monocytogenes*, por exemplo) as unidades de amostra poderão ser compostas e realizada uma única análise, porém, na composição das amostras devem ser consultadas e obedecidas as orientações dos capítulos relacionados aos ensaios específicos em questão.

m: é o padrão microbiológico estabelecido para um dado microrganismo, num dado alimento. Em um plano de três classes esse valor separa um lote aceitável de um lote com qualidade intermediária aceitável.

M: é um limite tolerável, acima do padrão, que pode ser atingido por algumas (**c**) unidades de amostra, mas não pode ser ultrapassado por nenhuma. Em um plano de duas classes, **M** separa o lote aceitável do inaceitável. Em um plano de três classes, separa o lote com qualidade intermediária aceitável do lote inaceitável.

c: dentre as **n** unidades de amostra que constituem a amostra representativa do lote, **c** é o número máximo de unidades que podem ser aceitas com contagens acima do padrão **m**, desde que não acima do limite **M**. Nos casos em que o padrão microbiológico é ausência, **c** é igual a zero e aplica-se o plano de duas classes.

Unidade analítica

A unidade de amostra geralmente contém uma quantidade de produto maior do que a necessária para a análise, porque, ao se coletar uma unidade de amostra, há sempre o cuidado de se tomar quantidades suficientes para estocagem de contra-amostras e prevenção de perdas por acidente. Unidade analítica é a quantidade de alimento efetivamente utilizada na realização de um ou mais ensaios da unidade de amostra. O número de unidades analíticas necessárias para a análise depende do número e tipos de ensaios que serão realizados na mesma unidade de amostra, sendo uma para os ensaios gerais de quantificação (contagem total de aeróbios mesófilos, contagem de bolores e leveduras, contagem de coliformes totais/termotolerantes/*E. coli*, contagem de *S. aureus*, contagem de *B. cereus*, contagem de *C. perfringens*), uma para cada ensaio de presença/ausência (*Salmonella*, *Listeria monocytogenes* e todos os outros que requeiram enriquecimento em caldo específico) e uma para cada outro ensaio que requeira tratamento diferenciado da amostra (contagem de esporos de bactérias, contagem de bolores termorresistentes e outros).

1.2. Material necessário

Frascos e utensílios para coleta

- □ Frascos ou bolsas plásticas estéreis de capacidade variada

- Espátulas
- Facas
- Colheres
- Tesouras
- Pinças
- Caladores
- Amostradores verticais de tubo duplo
- Amostradores tipo "corer"
- Furadeira elétrica e brocas esterilizadas
- Caixas de isopor com gelo seco ou sachês de gelo reutilizável em gel

Reagentes e diluentes

- Etanol 70%
- Solução de hipoclorito de sódio a 100 mg/l (100ppm)
- Solução de tiossulfato de sódio ($Na_2S_2O_3$) 3% ou 10%

Equipamentos

- Freezer com temperatura de 15 °C negativos (20 °C negativos no *Compendium*)
- Refrigerador com temperatura entre 1 e 5 °C (0 °C e 4,4 °C no *Compendium*)

1.3. Coleta de amostras para análise

O capítulo 2 do *Compendium* (Taylor *et al.*, 2015) recomenda que amostras de alimentos acondicionados em embalagens individuais sejam coletadas e encaminhadas ao laboratório na sua embalagem comercial original, fechada e intacta. Cada embalagem unitária do produto constitui uma unidade de amostra e devem ser coletadas tantas unidades de amostra quantas forem requeridas pelo plano de amostragem. Se a embalagem unitária contiver uma quantidade de alimento insuficiente para as análises e guarda de contra amostras, deve-se coletar várias embalagens unitárias, como parte de uma mesma unidade de amostra. No momento da análise, deve-se juntar o conteúdo dessas diversas embalagens em um único frasco estéril, misturando-se bem e retirar a unidade analítica da mistura. Se o produto não permitir mistura, deve-se tomar, de cada uma das embalagens unitárias, porções de peso aproximadamente igual, para compor a unidade analítica daquela unidade de amostra.

No caso de alimentos contidos em tanques ou grandes embalagens, impossíveis de serem transportadas ao laboratório, deve-se transferir porções representativas da massa total para frascos ou bolsas de coleta estéreis, sob condições assépticas.

1.3.1. Seleção e preparação de frascos para coleta de alimentos acondicionados em embalagens não individuais

Utilizar frascos ou bolsas com tampas à prova de vazamentos, de material não tóxico, aprovado para contato com alimentos e, de preferência, autoclaváveis ou pré-esterilizados. Não é recomendável o uso de frascos de vidro, devido ao risco de quebra, contaminação do ambiente de coleta com cacos de vidro e perda do conteúdo

Escolher frascos com tamanho adequado para a quantidade de alimento que será coletada. Para definir a quantidade de amostra a ser coletada, considerar que cada unidade de amostra deve conter, no mínimo, duas vezes o número de unidades analíticas que serão utilizadas nos ensaios, de preferência, três a quatro vezes esse valor, para a separação da contra-amostra e prevenção de possíveis perdas. Levar em conta, ainda, o fato de que os frascos de coleta não devem ser completamente preenchidos pelo alimento, sendo recomendável utilizar, no máximo, três quartos de sua capacidade, para facilitar a posterior homogeneização da amostra, antes da retirada da(s) unidade(s) analítica(s).

Os frascos e utensílios não pré-esterilizados que serão utilizados na coleta (espátulas, colheres, tesouras, pinças, caladores etc.) devem, de preferência, ser esterilizados individualmente em autoclave (121±3 ºC pelo menos por 15 minutos) ou em estufa de esterilização (170±10 ºC pelo menos por uma hora) (ISO 7218:2007/Amd.1:2013). Alguns outros métodos que podem ser utilizados como alternativa são a flambagem em chama, a imersão em etanol e combustão do álcool (pode não eliminar esporos) e o tratamento com soluções desinfetantes. Nesse último caso devem ser usados desinfetantes aprovados para superfícies de contato com alimentos, aplicados conforme a orientação dos fabricantes e seguidos de 12 enxágues com água purificada estéril, para a remoção dos resíduos. Frascos ou bolsas não estéreis que apresentem, num teste de lavagem da superfície interna, contagem de microrganismos viáveis menor do que 1 UFC/ml de capacidade, podem ser utilizados sem esterilização prévia.

1.3.2. Procedimentos para a coleta de alimentos acondicionados em embalagens não individuais

a) Antes de iniciar a coleta da unidade de amostra, promover uma mistura de toda a massa de alimento, para garantir que a distribuição dos microrganismos seja homogênea. Retirar então, com utensílios ou instrumentos adequados, a quantidade de produto necessária para compor a unidade de amostra.

b) Se não for possível promover a mistura da massa de alimentos antes do início da amostragem, retirar porções de diferentes partes do conteúdo, até obter a quantidade de produto adequada para compor a unidade de amostra. Evitar a retirada de porções das regiões próximas à superfície ou abertura do tanque ou volume.

b1) Para coletar amostras de pó, em diferentes partes de tanques ou grandes embalagens, podem ser utilizados caladores ou amostradores verticais de tubo duplo, com comprimento suficiente para atingir o centro da massa de alimento. Usar um amostrador estéril diferente para cada unidade de amostra coletada, ou desinfetar o instrumento entre uma amostragem e outra.

b2) Para compor uma unidade de amostra com porções de diferentes pontos de alimentos em grandes peças sólidas, deve-se usar facas, pinças e fórceps estéreis para cortar pedaços menores do alimento.

b3) No caso de grandes blocos de alimentos congelados, como blocos de pescados e frutos do mar, blocos de ovo líquido etc., o mais adequado é utilizar uma furadeira elétrica (com a broca previamente esterilizada) combinada com um funil estéril. A broca é inserida no funil (cujo diâmetro de abertura inferior deve ser apenas ligeiramente maior que o diâmetro da broca) e encostada no ponto do bloco que se deseja amostrar. Liga-se a furadeira e as raspas congeladas do alimento vão-se dirigindo para a superfície, sendo coletadas no funil, de onde podem ser transferidas para um frasco de coleta adequado.

b4) Quando a coleta for feita através de torneiras ou tubulações, limpar a parte externa da saída com etanol 70%, flambar, se o material for resistente ao fogo, e deixar escoar uma certa quantidade do produto, antes de iniciar a coleta. Isso vai promover uma lavagem da tubulação e remover os resíduos acumulados.

b5) Para a amostragem de margarina e produtos similares ("spreads") a ISO 6887-4:2017 recomenda remover a camada externa (3 a 5mm) e retirar as unidades de amostra com um amostrador tipo "corer", previamente esterilizado. Introduzir o instrumento na diagonal, sem atingir o fundo, rodar num círculo completo e retirar, trazendo uma porção cônica do produto.

c) Lembrar que a superfície externa dos frascos e bolsas de coleta não é estéril. Assim, não segurar os frascos ou bolsas diretamente acima da massa de alimento, pois podem cair ou introduzir contaminantes no produto. Da mesma forma, nunca introduzir um frasco de coleta diretamente no produto, mas sim, utilizar um utensílio adequado para retirar as unidades de amostra.

d) Ao retirar o instrumento de coleta cheio com o produto coletado, não manuseá-lo sobre os outros instrumentos pré-esterilizados, pois respingos do alimento podem contaminar os que serão utilizados posteriormente.

e) Abrir os frascos ou bolsas de coleta apenas o necessário para introduzir o produto e fechar imediatamente.

f) Não tocar a superfície interna dos frascos ou bolsas de coleta e suas tampas.

g) Alimentos contaminados podem conter microrganismos perigosos para a saúde. Essas amostras devem ser coletadas por pessoal bem treinado na manipulação de microrganismos, ciente dos cuidados necessários para sua própria proteção. Na dúvida, tratar cada amostra como se estivesse contaminada.

1.3.3. Coleta de alimentos envolvidos em casos de doenças de origem alimentar (DTAs)

O capítulo 2 do *Compendium* (Taylor *et al.*, 2015) recomenda coletar e analisar amostras de todos os alimentos suspeitos, o mais cedo possível. Entretanto, não adianta coletar amostras de alimentos que tenham sofrido abuso de temperatura ou que já se encontrem em estado de parcial deterioração. Os resultados dessas análises serão de pouca ou nenhuma utilidade para as conclusões da investigação. Se não houver sobras das refeições suspeitas, pode-se tentar uma das seguintes alternativas: coletar amostras de refeições similares, preparadas posteriormente sob as mesmas condições, coletar amostras dos ingredientes e matéria-prima utilizados na preparação das refeições suspeitas e coletar os vasilhames onde as refeições suspeitas se encontravam acondicionadas

1.3.4. Coleta de amostras de água

O capítulo 60 do *Compendium* (Robin & Feng, 2015) trata da coleta de água engarrafada, considerada pelo Codex Alimentarius como alimento. Essas amostras devem ser coletadas na embalagem original, lacrada. Em havendo interesse ou necessidade de coletar volumes menores, a partir de embalagens de maior capacidade, deve-se homogeneizar todo o conteúdo, invertendo a embalagem várias vezes, desinfetar o bocal com etanol 70% e, em condições assépticas, abrir o lacre com uma faca ou tesoura estéril ou flambada. Desprezar o volume inicial e coletar a amostra em um frasco estéril adequado.

Para a coleta de outros tipos de água, a parte 9060A da 23ª edição do *Standard Methods for the Examination of Water and Wastewater* (Braun-Howland & Hunt, 2017) traz as seguintes orientações:

a) Para coletar amostras de torneiras e tubulações, limpar a área externa da saída com uma solução de hipoclorito de sódio a 100 mg/l ou com etanol 70%, flambando, se o material for resistente ao fogo. Abrir totalmente a torneira e deixar a água fluir por 2 a 3 minutos, para limpar a tubulação. Reduzir o fluxo para coletar a amostra sem respingos para fora do frasco de coleta.

b) Para coletar amostras de água de poço ou cisterna com bomba, bombear a água por cinco a 10min, para estabilizar a temperatura da água antes da coleta. Se não houver uma bomba, preparar os frascos de coleta com um peso na base e introduzir o frasco diretamente no poço. É necessário cuidado para não contaminar a amostra com material acumulado na superfície da água.

c) Para coletar amostras de água de rios, lagos ou reservatórios, segurar o frasco de coleta pela base e mergulhar abaixo da superfície da água, com a boca para baixo. Direcionar a boca do frasco para a corrente de água e elevar ligeiramente, para que a água fique retida. Se não houver corrente de água, empurrar o frasco para frente horizontalmente, no sentido contrário ao da mão.

d) Amostras de água clorada devem ter o cloro residual neutralizado imediatamente após a coleta, para impedir a continuação do seu efeito bactericida sobre a microbiota presente. Para tanto, adicionar aos frascos de coleta, antes da esterilização, 0,1 ml de uma solução 3% de tiossulfato de sódio ($Na_2S_2O_3$), para cada 100 ml de amostra que se pretende coletar. Essa quantidade é suficiente para neutralizar 5 mg de cloro residual por litro de amostra. Nas situações em que a concentração de cloro residual seja superior a 5 mg/l, utilizar 0,1 ml de uma solução 10% de tiossulfato de sódio, para cada 100 ml de amostra que se pretende coletar. Essa quantidade é suficiente para neutralizar 15 mg de cloro residual por litro de amostra.

Podem também ser utilizadas bolsas plásticas ou frascos estéreis, disponíveis comercialmente já contendo o tiossulfato de sódio. Se a amostra for coletada e enviada ao laboratório pelo próprio interessado, sem a prévia neutralização do cloro, adicionar a solução de tiossulfato de sódio estéril imediatamente após a chegada da amostra, sob condições assépticas.

1.4. Transporte e estocagem de amostras até o momento da análise

Como regra geral, deve-se transportar e estocar amostras de alimentos da mesma forma como o produto é normalmente transportado e estocado na sua comercialização. As orientações abaixo devem ser observadas para garantir a integridade do produto até o momento das análises:

1.4.1. Transporte e estocagem de alimentos com baixa atividade de água

Alimentos desidratados, secos ou concentrados são estáveis microbiologicamente, podendo ser transportados e estocados à temperatura ambiente. Devem, entretanto, ser protegidos contra a umidade.

1.4.2. Transporte e estocagem de alimentos congelados

Amostras de alimentos comercializados na forma congelada devem ser transportadas e mantidas congeladas até o momento da análise, não podendo sofrer descongelamento total ou parcial durante o transporte. O capítulo 2 do *Compendium* (Taylor *et al.*, 2015) recomenda que a temperatura de estocagem dessas amostras não seja superior a 20 °C negativos. A ISO 7218:2007/Amd.1:2013 recomenda temperatura de 15 °C negativos, de preferência 18 °C negativos.

O transporte deve ser feito em caixas de isopor com gelo seco, porém, certos cuidados devem ser observados. O produto não deve entrar em contato com o gelo seco porque a absorção do CO_2 pode alterar o pH. Se a tampa da embalagem não vedar a entrada de gases e/ou se embalagem for permeável aos gases e/ou se tornar quebradiça com o frio, deve-se usar uma embalagem secundária. Geralmente um embrulho em papel grosso é suficiente para prevenir esse problema.

Rótulos e etiquetas usados na identificação das amostras devem ser à prova d'água, para prevenir a perda dos dados.

1.4.3. Transporte e estocagem de alimentos refrigerados

Amostras de alimentos comercializados na forma refrigerada devem ser transportadas e mantidas sob refrigeração desde a coleta até o momento da análise. Na impossibilidade de se proceder à análise no intervalo de 36 horas as amostras devem ser congeladas (há exceções apresentadas nos capítulos específicos do Manual). A ISO 7218:2007/Amd.1:2013 recomenda transporte entre 2 °C e 8 °C, estocagem a 3±2 °C e intervalo máximo de 36h entre a coleta e a análise (24h no caso de amostras altamente perecíveis). Na impossibilidade de se proceder à análise no intervalo de tempo preconizado, as amostras devem ser congeladas e mantidas nas mesmas condições descritas para amostras congeladas (item 1.4.2), desde que o congelamento não interfira na recuperação do(s) microrganismo(s) alvo (as exceções são apresentadas nos capítulos específicos do Manual).

O capítulo 2 do *Compendium* (Taylor *et al.*, 2015) recomenda que o transporte seja feito em caixas de isopor com gelo, sendo recomendável o uso de sachês de gelo reutilizável em gel, para evitar o acúmulo de líquido nas caixas. Na indisponibilidade de gelo em gel, pode ser utilizado gelo comum, desde que acondicionado em bolsas plásticas. Caixas bem fechadas, com espaço amplo para gelo, suficiente para envolver todos os frascos de amostra, podem manter temperaturas de refrigeração adequadas por até 48 horas, na maioria das situações. Como regra geral, essas amostras não devem ser congeladas, por isso, não é recomendável o uso de gelo seco nas caixas de isopor. Se o tempo de trânsito for prolongado e houver necessidade de usar gelo seco, as embalagens de amostras não devem entrar em contato direto com as embalagens de gelo seco, para evitar o congelamento. Rótulos e etiquetas usados na identificação das amostras devem ser a prova d'água, para prevenir a perda dos dados.

1.4.4. Transporte e estocagem de alimentos comercialmente estéreis em embalagens herméticas

Alimentos comercialmente estéreis com embalagens em condições normais podem ser transportados e estocados à temperatura ambiente, devendo ser protegidos contra exposição a temperaturas superiores a 40 °C (ISO 7218:2007/Amd.1:2013). Refrigerantes engarrafados, comercializados à temperatura ambiente, também podem ser transportados e estocados nessas condições.

Segundo o capítulo 62 do *Compendium* (Parkinson & Francis, 2015), embalagens estufadas devem ser acondicionadas em bolsas plásticas devido ao perigo de vazamento de material de alto risco microbiológico. O transporte e a estocagem podem ser feitos sob refrigeração, para prevenir explosão, mas se houver suspeita de deterioração por bactérias termófilas, lembrar que a refrigeração pode destruir as células vegetativas.

1.4.5. Transporte e estocagem de amostras de água

O Capítulo 60 do *Compendium* (Robin & Feng, 2015) recomenda:

a) Para água engarrafada na embalagem original, lacrada, transporte e estocagem à temperatura ambiente, sem necessidade de refrigeração. Não há exigências quanto ao intervalo de tempo entre a coleta e a análise.

b) Para embalagens abertas ou amostras transferidas para outros frascos, transporte e estocagem sob refrigeração e intervalo entre coleta e análise preferencialmente de 8h, não devendo ultrapassar 24h.

Para outros tipos de água, a parte 9060B da 23ª edição do *Standard Methods for the Examination of Water and Wastewater* (Braun-Howland & Hunt, 2017) traz a seguinte orientação:

c) Como regra geral, transporte e estocagem sob refrigeração (menor que 10 °C sem congelar) e intervalo entre coleta e análise não superior a 24h.

d) Para avaliação da conformidade de água potável, transporte e estocagem sob refrigeração (menor que 10 °C sem congelar) e intervalo entre coleta e análise não superior a 30h, para quantificação de coliformes, ou 8h, para a quantificação de heterotróficos (contagem total de aeróbios mesófilos em placas).

e) Para a avaliação da conformidade de água não potável, transporte e estocagem sob refrigeração (menor que 10 °C sem congelar) e intervalo entre coleta e análise não superior a 8h.

1.5. Recepção de amostras para análise

Na recepção de amostras para análise no laboratório, devem ser observadas as condições da embalagem e as condições em que foi feito o transporte, antes da aceitação do pedido de análise. Deve ser recusada qualquer amostra com embalagem rasgada, furada, violada, com corpos estranhos ou qualquer outro tipo de defeito, bem como amostras transportadas sob condições inadequadas. Se o interessado estiver encaminhando amostra com embalagem já aberta ou com selo violado (comum no caso de amostras encaminhadas para responder à reclamações de consumidores, por exemplo), pode-se proceder à análise, dependendo do tipo de embalagem, tipo de produto e microrganismos investigados, porém, as condições em que a amostra foi recebida devem constar da identificação da amostra e do laudo final de análise.

1.6. Referências

BRAUN-HOWLAND, E. & HUNT, M.E., 2017. Microbiological examination. In: BAIRD, R.B., EATON, A.D & RICE, E.W. (eds), *Standard Methods for the Examination of Water & Wastewater*. 23rd edition. Washington, DC: American Public Health Association (APHA), American Water Works Association (AWWA) & Water Environment Federation (WEF). Part 9000, pp. 9.1 to 9.233.

ICMSF (International Commission on Microbiological Specifications for Foods), 2018. *Microorganisms in Foods 7. Microbiological Testing in Food Safety Management*. 2nd edition. Switzerland: Springer International Publishing AG.

ISO 6887-4. *Microbiology of the food chain - Preparation of test samples, initial suspension and decimal dilutions for microbiological examination - Part 4: Specific rules for the preparation of miscellaneous products*. 2nd edition, 2017. The International Organization for Standardization.

ISO 7218. *Microbiology of food and animal feeding stuffs – General requirements and guidance for microbiological examination*. 3rd edition, 2007, Amendment 1, 2013. The International Organization for Standardization.

PARKINSON, N.G. & FRANCIS, K., 2015. Canned foods – tests for cause of spoilage. In: SALFINGER, Y. & TORTORELLO, M.L. (eds), *Compendium of Methods for the Microbiological Examination of Foods*. 5th edition. Washington, DC: American Public Health Association (APHA). Chapter 62, pp.805-821.

ROBIN, L.P. & FENG, P., 2015. Bottled water. In: SALFINGER, Y. & TORTORELLO, M.L. (eds), *Compendium of Methods for the Microbiological Examination of Foods*. 5th edition. Washington, DC: American Public Health Association (APHA). Chapter 60, pp.791-796.

SALFINGER, Y. & TORTORELLO, M.L. (eds), 2015. *Compendium of Methods for the Microbiological Examination of Foods*. 5th edition. Washington, DC: American Public Health Association (APHA).

TAYLOR, T.M., SOFOS, J.N., BODNARUK, P. & ACUFF, G.R., 2015. Sampling plans, sample collection, shipment, and preparation for analysis. IN: SALFINGER, Y. & TORTORELLO, M.L. (eds), *Compendium of Methods for the Microbiological Examination of Foods*. 5th edition. Washington, DC: American Public Health Association (APHA). Chapter 2, pp.13-25.

WEHR, H.M. & FRANK, J.F. (eds), 2004. *Standard Methods for the Examination of Dairy Products*. 17th edition. Washington, DC: American Public Health Association (APHA).

2 Preparação de amostras para análise

Revisões da 6ª edição

Itens 2.3.1 e 2.5 (revisados) Na ISO 6887-1:2017 a incerteza aceitável na medição de volumes passou de 5% para 2%.

Item 2.3.2 (revisado) Revisados os procedimentos para retirada da unidade analítica de amostras congeladas.

Item 2.4.1 (revisado) Revisados os diluentes para preparo de amostras.

Item 2.5 (revisado) Revisadas as recomendações da ISO 6887-4:2017, com as seguintes alterações: para produtos duros e secos e para produtos com baixa umidade foi recomendado um período de repouso antes da preparação da segunda diluição (cerca de uma hora entre 18 °C e 27 °C).

Anexo 2.1 (h) (corrigido) A segunda camada de carne, removidas carcaças ou cortes de carne após a cauterização, é 1 cm de profundidade (não 1 mm).

Anexo 2.1 (i-j-m) (revisados) de acordo com a ISO 6887-3 (2017).

Anexo 2.1 (n) (novo) Incluído de acordo com a ISO 6887-3 (2017).

Anexo 2.2 (f) (revisado) de acordo com a ISO 6887-1 (2017).

Anexo 2.2 (r-s) (revisados) de acordo com a ISO 6887-3 (2017)

2.1. Introdução

As orientações contidas nesse capítulo são da American Public Health Association (APHA), descritas na 5ª edição do *Compendium of Methods for Microbiological Examination of Foods* (Salfinger & Tortorello, 2015), na 23ª edição do *Standard Methods for the Examination of Water and Wastewater* (Braun-Howland & Hunt, 2017) (específicas para a análise de água), na 17ª edição do *Standard Methods for the Examination of Dairy Products* (Wehr & Frank, 2004) (específicas para a análise de produtos lácteos) e de várias normas da International Organization for Standardization (ISO 6887-1:2017, ISO 6887-2:2017, ISO 6887-3:2017, ISO 6887-4:2017, ISO 6887-5:2010 e ISO 7218:2007/Amd.1:2013 (recomendadas para ensaios realizados com metodologia ISO).

A preparação das amostras para a análise envolve três etapas, que são a homogeneização do conteúdo e retirada da unidade analítica, a preparação da primeira diluição da unidade analítica e a preparação de diluições decimais seriadas, para inoculação nos meios de cultura.

Antes de iniciar os procedimentos, recomenda-se que sejam observados alguns cuidados, para garantir que as atividades sejam conduzidas sob condições assépticas:

- Assegurar-se de que a área de trabalho esteja limpa e as portas e janelas fechadas, para evitar correntes de ar.
- Desinfetar todas as superfícies de trabalho com um desinfetante adequado (etanol 70%, cloreto de benzalcônio a 500ppm, hipoclorito de sódio ou outro composto de cloro a 200ppm são adequados).
- Assegurar-se de que todo o material necessário esteja disponível nas bancadas.
- Lavar as mãos e desinfetar com um desinfetante adequado ao contato com a pele. Se requerido, colocar luvas, verificando a necessidade ou não de luvas nos capítulos específicos de ensaios com patógenos.
- Trabalhar preferencialmente no interior de capelas de fluxo laminar vertical, para prevenir

a contaminação da amostra pelo ambiente e do ambiente e do analista pela amostra. Na indisponibilidade de uma capela de fluxo laminar, trabalhar na região próxima à chama de um bico de Bunsen que, em bom funcionamento, deve ter a chama azulada. Na manipulação de amostras em pó não é recomendável trabalhar na chama de bico de Bunsen. A ISO 7218:2007/Amd 1:2013 estabelece o uso de uma área separada ou de uma capela de fluxo laminar.

- Evitar a formação de aerossóis ao abrir tubos, frascos ou placas depois de agitar, ao liberar o conteúdo de pipetas ou ao flambar alças de inoculação.
- Nunca pipetar com a boca, mas sim, usando pipetadores.
- Depois de usados, acomodar as pipetas e outros utensílios em bandejas de descarte, não diretamente sobre as bancadas.
- Todos os instrumentos e utensílios utilizados na abertura das embalagens e retirada das unidades analíticas (tesouras, pinças, facas, espátulas etc.) devem ser previamente esterilizados (em autoclave ou estufa de esterilização) ou mergulhados em etanol 70% e flambados no momento do uso.
- Antes de abrir as embalagens, desinfetar a área externa com etanol 70%, mantendo o contato até a evaporação do álcool. No caso de embalagens flexíveis, cortar com uma tesoura estéril. No caso de embalagens rígidas com tampa rosqueável, desrosquear e remover a tampa assepticamente. No caso de latas com sistema de abertura tipo "easy open", abrir assepticamente e remover a tampa. No caso de latas sem sistema "easy open", usar um abridor de latas estéril. No caso de latas, vidros, caixinhas e outras embalagens destinados ao teste de esterilidade comercial, devem ser seguidos procedimentos diferenciados, descritos no Capítulo específico. Esses procedimentos objetivam garantir a integridade da selagem, para análises posteriores da embalagem, se necessárias.
- Observar e anotar qualquer anormalidade nas embalagens ou no conteúdo interno, como estufamento, vazamento, odor e/ou aparência estranha, presença de corpos estranhos etc.

2.2. Material necessário

Reagentes e diluentes

- □ Diluentes: variam em função do método e da amostra, devendo ser consultados o Quadro 2.1 e os Anexos 2.1 e 2.2.
- □ Etanol 70% (álcool 70)
- □ Álcool iodado 3:1

Equipamentos

- □ Capela de fluxo laminar vertical
- □ Bico de Bunsen
- □ "Shaker"
- □ Refrigerador com temperatura abaixo de 4,4 °C
- □ Banho-maria com temperatura regulável na faixa de 44 a 47 °C
- □ Balança calibrada
- □ Liquidificador
- □ Homogeneizador peristáltico ("stomacher")
- □ Agitadores tipo "vortex"

Instrumentos e utensílios

- □ Tesouras
- □ Pinças
- □ Facas
- □ Pipetas de capacidade variada
- □ Swabs e esponjas para amostragem de superfícies
- □ Moldes para amostragem de superfícies
- □ Bandejas de descarte

2.3. Homogeneização da amostra e retirada da unidade analítica

Unidade analítica é a quantidade de material retirado da amostra para ser utilizado na realização de um ou mais ensaios. O número de unidades analíticas que devem ser retiradas e a quantidade de material em cada unidade analítica dependem do número e tipos de ensaios que serão realizados na mesma amostra. De maneira geral são necessárias:

a) Uma unidade analítica para cada ensaio de presença/ausência com enriquecimento em caldo específico. Esses ensaios geralmente são *Alicyclobacillus, Salmonella, Listeria monocytogenes, Yersinia enterocolitica, Campylobacter, Escherichia coli* O157:H7, *Cronobacter, Vibrio cholerae, Vibrio parahaemolyticus* e *Vibrio* *vulnificus*). A quantidade de material em cada uma dessas unidades analíticas é definida nos capítulos específicos para esses ensaios.

b) Uma unidade analítica para cada ensaio com tratamento diferenciado da amostra. Esses ensaios geralmente são esterilidade comercial, contagem de esporos de bactérias e contagem de bolores termorresistentes. A quantidade de material em cada uma dessas unidades analíticas também é definida nos capítulos específicos para esses ensaios.

c) Uma unidade analítica para os ensaios gerais de quantificação. Os ensaios gerais de quantificação compreendem a contagem total de aeróbios mesófilos ou psicrotróficos, a contagem de bolores e leveduras, a contagem de bactérias lácticas, a contagem de enterococos, a contagem de enterobactérias, a contagem de coliformes totais/termotolerantes/*E. coli*, a contagem de *S. aureus*, a contagem de *B. cereus*, a contagem de *C. perfringens* e a contagem de *Pseudomonas*. Esses ensaios são feitos com a mesma unidade analítica que, no Brasil, geralmente é de 25 gramas ou mililitros da amostra. De acordo com a ISO 6887-1 (2017), o mínimo de 10 g (ou 10 ml) é especificado para testes de enumeração em muitas normas específicas. Para testes qualitativos, a unidade analítica normalmente é de 25 g (ou 25 ml), embora quantidades alternativas possam ser usadas. O Capítulo 2 do *Compendium* (Taylor *et al.*, 2015), recomenda que seja de 50g para alimentos sólidos e 10, 11 ou 50 ml para produtos líquidos. Entretanto, nos capítulos específicos, a quantidade recomendada na maioria dos casos é de 25g ou menor. Assim, unidades analíticas de 25g atendem às exigências da ISO 6887-1 (2017) e, também, às do *Compendium*, para a maioria dos ensaios. Há casos diferenciados em que a unidade analítica deve ser maior ou menor do que o especificado aqui, devendo ser consultado o Anexo 2.2, para verificar essas exceções.

Antes da retirada da(s) unidade(s) analítica(s), o conteúdo da amostra deve ser bem homogeneizado, para garantir que a porção removida seja representativa de todo o material. Os procedimentos para se conseguir uma boa homogeneização são diferentes para produtos líquidos, produtos sólidos e produtos com contaminação predominantemente superficial, conforme apresentado abaixo.

2.3.1. Procedimento para a homogeneização e retirada da unidade analítica de produtos líquidos

No caso de amostras líquidas (viscosidade não maior que a do leite) acondicionadas em frascos com espaço suficiente para a agitação, inverter a embalagem 25 vezes. Se o frasco apresentar mais de 2/3 do espaço preenchido, inverter 25 vezes num arco de 30cm, em sete segundos. Se não houver espaço livre para agitação, utilizar um segundo frasco, estéril e transferir a amostra de um frasco para o outro, por três vezes. Se houver formação de espuma, aguardar que a espuma disperse. Se a amostra for gaseificada (refrigerantes produtos similares), transferir o conteúdo para um frasco estéril de boca larga e, com a tampa ligeiramente aberta, agitar em "shaker" até a completa expulsão dos gases (essa etapa pode ser dispensada se a unidade analítica for transferida diretamente para o frasco de filtração, nos ensaios pelo método da filtração em membrana).

Retirar a unidade analítica com uma pipeta, inserida numa profundidade não maior do que 2,5cm abaixo da superfície do líquido. A medida deve ser volumétrica e o intervalo entre a homogeneização da amostra e a retirada da unidade analítica não deve ultrapassar 3min. O capítulo 2 do *Compendium* (Taylor *et al.*, 2015) não estabelece limite para a incerteza da medição do volume que, segundo a ISO 6887-1 (2017), não deve ser maior que 2%.

2.3.2. Procedimento para a homogeneização e retirada da unidade analítica de produtos sólidos ou líquidos concentrados

No caso de amostras sólidas ou líquidos concentrados, seguir as orientações do Anexo 2.1, que define os procedimentos mais adequados de homogeneização e retirada da unidade analítica de diferentes tipos de alimentos. O capítulo 2 do *Compendium* (Taylor *et al.*, 2015) recomenda que a incerteza da medição da massa não seja maior do que 0,1g. A ISO 6887-1 (2017) recomenda que não exceda 5%.

Se a amostra estiver congelada, o capítulo 2 do *Compendium* (Taylor *et al.*, 2015) recomenda descongelar sob refrigeração (≤4,4 °C) por não mais de 18 horas, na embalagem original. Alternativamente, podem ser usadas temperaturas mais altas, mas não superiores a 40 °C e por não mais do que 15 minutos. Nesse caso, é requerida a agitação frequente da amostra, para facilitar o descongelamento. O uso de um banho com temperatura controlada e agitação é recomendável. A ISO 6887-1 (2017) recomenda descongelar sob refrigeração (5±3 °C) por não mais que 24 horas, na embalagem original. Alternativamente podem ser usadas temperaturas mais altas (18 a 27 °C) por não mais de três horas, mas, ao contrário do *Compendium*, a ISO não recomenda descongelar em banho-maria ou sob água corrente, porque, segundo a norma, isso poderia resultar em contaminação da amostra se a embalagem não for à prova d'água. No caso de grandes blocos de alimentos congelados, que não podem ser descongelados nas condições preconizadas acima, pode ser seguido o procedimento recomendado pela ISO 6887-1 (2017). Utilizando uma furadeira elétrica (com a broca previamente esterilizada) faça furos em vários pontos da peça, mantendo a velocidade da broca em não mais de 900 rpm, para evitar a fusão ou dispersão das raspas do produto. Recolher as raspas congeladas em um recipiente estéril ou saco plástico, de onde o número necessário de unidades analíticas podem ser tomadas. Toda a operação de amostragem não deve causar um aumento significativo na temperatura da amostra. Para peixes, crustáceos, moluscos e similares congelados, a ISO 6887-3 (2017) recomenda usar a broca ou, alternativamente, descongelar à temperatura ambiente (18 a 27 °C) por não mais do que três horas.

Se a amostra for heterogênea, composta por diferentes camadas de composições distintas (bolos recheados, tortas, sobremesas e outros pratos prontos para consumo, por exemplo), a ISO 6887-4 (2017) recomenda compor a unidade analítica com porções das diferentes camadas, levando em conta a proporção presente no produto. Alternativamente, homogeneizar todo o conteúdo da amostra e retirar a unidade analítica do macerado.

Se a quantidade de amostra encaminhada para a análise for menor do que a(s) unidade(s) analítica(s) requerida(s), o capítulo 2 do *Compendium* (Taylor *et al.*, 2015) recomenda submeter metade à análise, reservando a outra metade como contra-amostra. Se a homogeneização da amostra for feita em liquidificador, a quantidade de amostra mais diluente (primeira diluição 10^{-1}) no copo do liquidificador deve ser suficiente para cobrir as facas do aparelho. Para produtos cárneos, a ISO 6887-2 (2017) recomenda usar todo o material nos ensaios.

2.3.3. Procedimento para a retirada da unidade analítica pela técnica do esfregaço de superfície

A técnica do esfregaço de superfície aplica-se aos alimentos cuja contaminação é predominantemente superficial, como carcaças de bovinos, suínos, aves e peixes. Aplica-se também à análise de superfícies de equipamentos, mesas, utensílios e embalagens.

O esfregaço pode ser feito com "swabs" estéreis ou, se a área amostrada for grande, com esponjas estéreis. Esse material pode ser adquirido em embalagens individuais, estéreis. As esponjas podem ser substituídas por tampões de algodão estéreis, preparados no laboratório. Os "swabs" também podem ser preparados no laboratório, com hastes de madeira de aproximadamente 15cm de comprimento por 3mm de diâmetro e a parte absorvente em algodão com aproximadamente 2cm de comprimento por 5mm de diâmetro.

2.3.3.1. Amostragem com "swabs"

Preparar tubos ou frascos com 10 ml de um diluente adequado, sendo recomendados pelo capítulo 2 do *Compendium* (Taylor *et al.*, 2015) a Água Peptonada 0,1% (H_2Op) ou o Tampão Fosfato pH 7,2 (PB) e pela ISO 6887-1 (2017) a Água Salina

Peptonada (H_2Osp) ou a Água Peptonada Tamponada (BPW). Retirar o "swab" de sua embalagem estéril, segurando a haste na extremidade oposta à do algodão. Umedecer o algodão no diluente, comprimindo-o contra as paredes do frasco para remover o excesso de líquido.

Usando um molde estéril de $50cm^2$, delimitar a área a ser amostrada, segurando o molde firmemente contra a superfície. Aplicar o "swab" com pressão, descrevendo movimentos da esquerda para a direita e depois de baixo para cima. Rodar o "swab" continuamente, para que toda a superfície do algodão entre em contato com a amostra. Após a aplicação, transferir o "swab" para o tubo ou frasco de diluente, quebrando a parte manuseada da haste na borda interna do tubo ou frasco, antes de mergulhar o restante do "swab" no diluente. Repetir esse procedimento mais uma vez, sobre a mesma área, usando um "swab" seco. Recolher o segundo "swab" no mesmo frasco ou tubo de diluente.

O líquido de coleta dos "swabs" pode ser utilizado tanto nos ensaios gerais de quantificação como nos ensaios de presença/ausência, que requerem enriquecimento em caldo diferenciado (no segundo caso, seguir as orientações dos capítulos específicos). Considerar que esse procedimento amostra uma área de $50cm^2$ e cada mililitro de diluente, depois de recolhidos os "swabs", corresponde a $5cm^2$ de superfície. Tanto a área amostrada quanto o volume de diluente podem variar, de acordo com a necessidade ou com as características da amostra.

Para fazer o esfregaço de meias carcaças de bovinos e suínos usando o mesmo procedimento, a ISO 17604:2015 recomenda amostrar os pontos apresentados nas Figuras 2.1 e 2.2. Usar um "swab" para cada ponto e, entre um ponto e outro, mergulhar o molde em etanol 70% e flambar. Os "swabs" podem ser recolhidos em um mesmo frasco, com um volume total de diluente correspondente a 10 ml para cada par de "swabs".

2.3.3.2. Amostragem com esponjas

Preparar tubos ou frascos com 25 ml de um dos diluente recomendados para os "swabs". Abrir a bolsa plástica contendo a esponja (ou tampão de algodão) estéril e adicionar uma quantidade de diluente suficiente para molhar a esponja, sem excesso de fluído visível. Segurando a bolsa pelo lado de fora, massagear a esponja para umedecer uniformemente. Lavar bem as mãos, colocar um par de luvas estéreis e retirar a esponja da bolsa.

Usando um molde vazado estéril, de 10x10cm, delimitar a área a ser amostrada, segurando o molde firmemente contra a superfície. Aplicar a esponja com pressão, descrevendo 10 movimentos da esquerda para a direita e 10 movimentos de baixo para cima. Após a aplicação, colocar a esponja de volta na bolsa e adicionar o restante do diluente, completando os 25 ml.

O líquido de coleta das esponjas pode ser utilizado tanto nos ensaios gerais de quantificação como nos ensaios de presença/ausência que requerem enriquecimento em caldo diferenciado (no segundo caso, seguir as orientações dos capítulos específicos). Considerar que esse procedimento amostra uma área de $100cm^2$ e cada mililitro de diluente, depois de recolhida a esponja, corresponde a $4cm^2$ de superfície. Tanto a área amostrada quanto o volume de diluente podem variar, de acordo com a necessidade ou com as características da amostra.

Para fazer o esfregaço de meias carcaças de bovinos e suínos, usar o mesmo procedimento para cada um dos pontos recomendados pela ISO 17604:2015, apresentados nas Figuras 2.1 e 2.2. Usar uma esponja para cada ponto e, entre um ponto e outro, mergulhar o molde em etanol 70% e flambar. As esponjas podem ser recolhidas em uma mesma bolsa, adicionando à essa bolsa todas as porções restantes do volume de 25 ml correspondente a cada esponja.

2.3.4. Procedimento para a retirada da unidade analítica pela técnica da lavagem superficial

A técnica da lavagem superficial aplica-se a alimentos de contaminação predominantemente superficial, como carcaças de aves inteiras, cortes de aves, peixes, cascas de ovos, grãos, sementes, castanhas, amendoins, que podem ser mergulhados em um diluente adequado, contido em uma

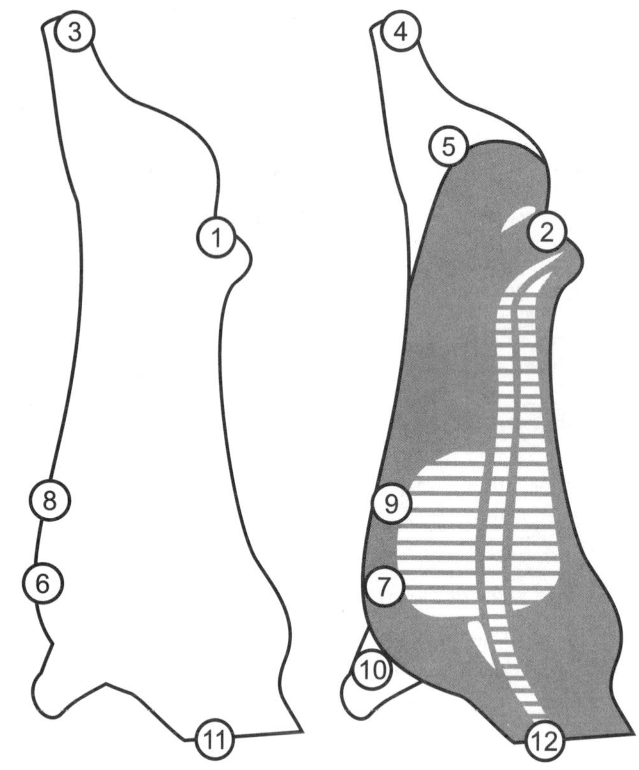

Figura 2.1. Pontos recomendados pela ISO 17604:2015 para a amostragem de carcaças de bovinos com "swabs".

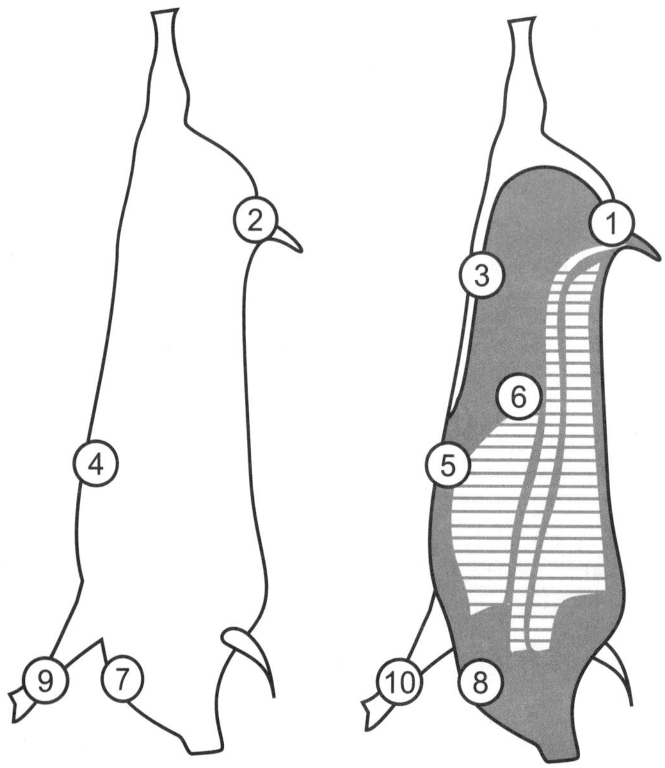

Figura 2.2. Pontos recomendados pela ISO 17604:2015 para a amostragem de carcaças de suínos com "swabs".

bolsa estéril. Aplica-se também à análise de embalagens que possam ser fechadas e agitadas com um diluente em seu interior, para lavagem e coleta da contaminação.

2.3.4.1. Procedimento para a lavagem de carcaças de aves

Procedimento recomendado pelo MLG/FSIS/USDA (2019) e pela ISO 17604:2015, que pode ser utilizado para a análise simultânea de *Salmonella* e outros microrganismos.

Drenar o excesso de líquido das embalagens, transferir a carcaça para uma bolsa estéril e pesar. Adicionar à bolsa e na cavidade da carcaça, 400 ml de um dos diluentes recomendados para "swabs". Segurando a carcaça com uma mão e fechando a abertura da bolsa com a outra, agitar rodando o líquido na bolsa, de forma a lavar toda a superfície interna e externa da carcaça.

O líquido obtido na lavagem pode ser utilizado tanto nos ensaios gerais de quantificação como nos ensaios de presença/ausência que requerem enriquecimento em caldo diferenciado (no segundo caso, seguir as orientações dos capítulos específicos). Considerar que, nesse procedimento, cada mililitro do lavado corresponde ao peso da carcaça dividido por 400. Por exemplo, se o peso da carcaça for de 1600g, cada mililitro do lavado corresponde a 4g da amostra. Para os ensaios de presença/ausência em 25g podem ser adicionados 6,25 ml do lavado a 56,25 ml de cada caldo de enriquecimento que inicia o respectivo ensaio (diluição 1:10, *vide* item 2.4).

2.3.4.2. Procedimento para a lavagem de outros alimentos

Transferir a amostra para uma bolsa estéril e pesar. Usando os mesmos diluentes recomendados para "swabs", adicionar à bolsa o volume de diluente requerido para diluição inicial 1:1 (1 ml de diluente por grama de amostra). Fechando a abertura da bolsa com uma mão, agitar a amostra e massagear as peças com a outra mão, por fora das bolsas, com os devidos cuidados para que pontas ou outras protuberâncias não venham a furar a embalagem. No caso de grãos, sementes, castanhas e produtos similares, a amostra pode ser colocada em um frasco com o diluente e agitada por 10min em "shaker".

O líquido obtido na lavagem pode ser utilizado tanto nos ensaios gerais de quantificação como nos ensaios de presença/ausência que requerem enriquecimento em caldo diferenciado (no segundo caso, seguir as orientações dos capítulos específicos). Considerar que, nesse procedimento, cada mililitro do lavado corresponde a 1g de amostra.

O volume de diluente pode variar, de acordo com a necessidade ou com as características da amostra.

2.3.4.3. Procedimento para a lavagem de embalagens

Esse procedimento é recomendado para embalagens com tampa à prova de vazamento. No caso de embalagens sem a tampa ou com tampas que não sejam à prova de vazamento, recorrer ao método do "swab".

Usando os mesmos diluentes recomendados para "swabs", adicionar à embalagem uma quantidade de diluente suficiente para lavar toda a superfície interna, por agitação (1/5 da capacidade da embalagem, por exemplo). Fechar e, com as mãos, agitar vigorosamente a embalagem, para remover os microrganismos aderidos às paredes internas. Procurar atingir todos os pontos da superfície interna, de forma a garantir uma completa remoção dos contaminantes presentes.

O líquido obtido na lavagem pode ser utilizado tanto nos ensaios gerais de quantificação como nos ensaios de presença/ausência que requerem enriquecimento em caldo diferenciado (no segundo caso, seguir as orientações dos capítulos específicos). Considerar que, nesse procedimento, cada mililitro do lavado corresponde à capacidade da embalagem dividida pelo volume de diluente. Por exemplo, se a capacidade da embalagem for de 500 ml e o volume de diluente igual a 100 ml, cada mililitro do lavado corresponde a $5cm^3$.

2.3.5. Guarda de contra-amostras

A ISO 7218:2007/Amd.1:2013 recomenda que, depois da retirada da(s) unidade(s) analítica(s), o material remanescente seja estocado nas mesmas condições utilizadas antes da análise. As amostras perecíveis precisam ser congeladas, porém é destacado o fato de que o descongelamento da contra-amostra para repetição do(s) ensaio(s) não é uma prática aceitável, devido à possível morte de parte da população presente. No caso de produtos congelados, esse problema pode ser solucionado descongelando-se para a análise apenas a porção requerida no(s) ensaio(s). A quantidade remanescente, que não sofreu descongelamento, pode ser mantida congelada como conta-amostra, para uma posterior repetição do(s) ensaio(s), se necessária. No caso de produtos refrigerados, não há forma aceitável de manter contra-amostras sem congelamento. No caso de repetição do(s) ensaio(s), a interpretação do(s) resultado(s) deve levar em consideração o fato de que a população do(s) microrganismo(s) alvo pode ter diminuído em razão do congelamento.

No caso de amostras cuja coleta da unidade analítica tenha sido feita pela técnica do esfregaço de superfície ou da lavagem superficial, congelar como contra-amostra a parte não utilizada do diluente em que foram recolhidos os contaminantes. Também nesse caso, levar em consideração o fato de que a população do(s) microrganismo(s) alvo pode diminuir em razão do congelamento.

O tempo mínimo de guarda das contra-amostras é o requerido para a obtenção dos resultados dos ensaios, devendo, entretanto, ser definido a critério do laboratório. O descarte final das amostras pode ser feito no lixo, porém, aquelas deterioradas ou suspeitas de conter microrganismos nocivos à saúde devem ser descontaminadas em autoclave (121 °C/30min) antes do descarte (ISO 7218:2007/Amd.1:2013).

2.4. Preparo da 1ª diluição da unidade analítica

No prosseguimento da análise, a unidade analítica deve ser diluída e homogeneizada com um diluente adequado, para permitir a inoculação nos meios de cultura. Os diluentes e a diluição inicial recomendados variam em função do tipo de amostra e do tipo de ensaio que será realizado, conforme descrito abaixo:

2.4.1. Diluentes para ensaios microbiológicos

Há vários diluentes que podem ser usados para a preparação e diluição de amostras de alimentos para a análise microbiológica. Para uso geral os diferentes órgãos reguladores trazem as recomendações apresentadas no Quadro 2.1.

Há casos especiais em que o diluente recomendado é diferente, devendo ser consultado o Anexo 2.2 para verificar essas exceções.

2.4.2. Como obter uma diluição inicial de 1:10 (10-1)

A diluição inicial recomendada para a maioria das amostras é de 1:10 (10^{-1}), adicionando-se ***m*** gramas ou mililitros da amostra para ***9*** x ***m*** mililitros do diluente. Por exemplo, para 25g de amostra, adicionar 9x25 ml de diluente (225 ml). Há situações em que o diluente e a diluição inicial são diferentes, devendo ser consultado o Anexo 2.2 para verificar essas exceções.

2.4.3. Como obter uma diluição inicial diferente de 1:10

Há casos especiais em que a primeira diluição é diferente de 1:10. Para definir o volume de diluente necessário para obter uma determinada diluição ***1:k*** da amostra, usar a relação $v = [(k.m)-m]$. Por exemplo, para obter a diluição 1:50 de uma unidade analítica de 10g, adicionar [(50x10)-10] mililitros do diluente (490 ml). Para obter a mesma diluição com uma unidade analítica de 20g, adicionar [(50x20)-20] mililitros do diluente (980 ml).

2.4.4. Procedimento para o preparo da primeira diluição de amostras líquidas

No caso de alimentos líquidos, transferir a unidade analítica diretamente para os tubos ou frascos contendo a quantidade de diluente necessária para a diluição 1:10. Há casos especiais em que a diluição inicial é diferente, devendo ser consultado o Anexo 2.2 para verificar essas exceções.

Homogeneizar amostra com o diluente por agitação, invertendo a embalagem 25 vezes. Para permitir a homogeneização, utilizar tubos ou frascos com tampa de rosca. O tamanho deve ser suficiente para que não mais do que 2/3 da capacidade seja preenchida pela unidade analítica + diluente.

Quadro 2.1. Diluentes de uso geral recomendados por diferentes agências reguladoras para a análise microbiológica de alimentos e água.

Órgão	Aplicação	Diluente(s) recomendado(s)
APHA – *Compendium of Methods for Microbiological Examination of Foods* (Taylor *et al.*, 2015)	Alimentos em geral	Água Peptonada 0,1% (H_2Op) ou Tampão Fosfato pH 7,2 (PB)
APHA – *Standard Methods for the Examination of Water & Wastewater* (Braun-Howland & Hunt, 2017)	Água	Água Peptonada 0,1% (H_2Op) ou Tampão Fosfato Cloreto de Magnésio (chamado de Água de Diluição)
APHA – *Standard Methods for the Examination of Dairy Products* APHA (Davis & Hickey, 2004)	Leite e produtos lácteos	Tampão Fosfato pH 7,2 (PB) (chamado de Água de Diluição Fosfato) ou Tampão Fosfato Cloreto de Magnésio (chamado de Água de Diluição Fosfato Magnésio)
FDA – *Bacteriological Analytical Manual* (Andrews & Hammack, 2003)	Alimentos em geral	Tampão Fosfato pH 7,2 (PB)
ISO 6887-1 (2017)	Alimentos em geral	Água Salina Peptonada (H_2Osp) ou Água Peptonada Tamponada (BPW)
	Alimentos com pH menor que 4,5	Água Peptonada Tamponada em concentração dupla [BPW][2]
ISO 6887-2 (2017)	Carne e produtos cárneos	Água Salina Peptonada (H_2Osp) ou Água Peptonada Tamponada (BPW)
ISO 6887-3 (2017)	Pescados e produtos de pesca	Água Salina Peptonada (H_2Osp) ou Água Peptonada Tamponada (BPW)
ISO 6887-4 (2017)	Produtos diversos	Água Salina Peptonada (H_2Osp) ou Água Peptonada Tamponada (BPW)
	Alimentos com pH menor que 4,5	Água Peptonada Tamponada em concentração dupla [BPW][2]
ISO 6887-5 (2010)	Leite e produtos lácteos	Água Peptonada 0,1% (H_2Op) ou Água Peptonada Tamponada (BPW) ou Água Salina Peptonada 0,1% (H_2Osp) ou Solução de Ringer ¼ de concentração ou Tampão Fosfato segundo ISO 6887-5 (PB-ISO 6887-5)
ISO 6887-6 (2013)	Amostras da fase de produção primária (do campo ao matadouro)	Água Salina Peptonada (H_2Osp) ou Água Peptonada Tamponada (BPW)
ISO 8199:2018	Água	Solução Salina (NaCl 0,85%) ou Água Peptonada 0,1% (H_2Op) ou Água Salina Peptonada (H_2Osp) ou Solução de Ringer ¼ de concentração ou Tampão Fosfato Outros podem ser usados

2.4.5. Procedimento para o preparo da primeira diluição de amostras sólidas ou líquidos concentrados

No caso de alimentos sólidos ou líquidos concentrados, transferir a unidade analítica para frascos ou bolsas de homogeneização estéreis, previamente tarados. Adicionar à amostra a quantidade de diluente necessária para a diluição 1:10. Há casos especiais em que a diluição inicial é diferente, devendo ser consultado o Anexo 2.2 para verificar essas exceções.

Homogeneizar a unidade analítica com o diluente, o que pode ser feito por agitação com as mãos, invertendo o frasco em arco de 30cm em 7s (líquidos concentrados, pós solúveis), em homogeneizador peristáltico ("stomacher") por 1 a 2min (alimentos moles, pastosos, moídos, pós pouco solúveis) ou em liquidificador (alimentos duros). Na homogeneização em liquidificador o capítulo 2 do *Compendium* (Taylor *et al.*, 2015) recomenda usar alta rotação nos primeiros segundos e baixa (8000rpm) no tempo restante, que não deve ultrapassar 2min. Se for necessária uma homogeneização mais prolongada, é importante prevenir o excessivo aquecimento do material. Para isso, o capítulo 2 do *Compendium* (Taylor *et al.*, 2015) recomenda resfriar o diluente em banho de gelo, antes de usar, enquanto a ISO 6887-4:2017 recomenda não homogeneizar por mais do 2,5min de cada vez.

2.4.6. Procedimento para o preparo da primeira diluição de amostras obtidas por esfregaço de superfície ou por lavagem superficial

O diluente no qual foi recolhida a contaminação coletada com "swabs", esponjas ou lavagem superficial já é a primeira diluição da amostra. O tratamento subsequente de diluição decimal seriada é feito a partir dessa suspensão. Como a diluição inicial não é padrão de 1:10, considerar essa diferença no cálculo final dos resultados, conforme descrito nos Capítulos 3 e 4.

2.5. Diluição decimal seriada da amostra

A preparação e inoculação de diluições seriadas da amostra é requerida nos ensaios quantitativos, para reduzir o número de microrganismos por unidade de volume, permitindo a contagem. Essa série de diluições geralmente é decimal, para facilitar o posterior cálculo dos resultados.

O número de diluições necessárias depende do nível de contaminação esperado e deve ser tal que permita, na contagem em placas, a obtenção de placas com número de colônias adequado (vide Capítulo 3). Na contagem pelo método do Número Mais Provável (NMP) deve ser tal que permita a obtenção de tubos positivos nas menores diluições e negativos nas maiores (vide Capítulo 4).

No procedimento geral descrito pelo capítulo 6 do *Compendium* (Petran *et al.*, 2015), a segunda diluição é iniciada logo após o término da primeira e a duração do procedimento completo, desde a preparação da primeira diluição até que todos os meios de cultura estejam inoculados, não deve exceder 20 minutos (exceto quando especificado nos capítulos específicos).

No procedimento geral descrito pela ISO 6887-1 (2017), a duração do procedimento completo não deve exceder 45 minutos e o intervalo entre o fim do preparo da primeira diluição e o início da segunda e subsequentes não deve exceder 30 minutos (exceto quando especificado em procedimentos específicos).

Para produtos duros e secos e para produtos com baixa umidade, a ISO 6887-4 (2017) recomenda uma etapa de ressuscitação antes de preparar a segunda diluição. Para tanto, a amostra é mantida em repouso à temperatura ambiente (18 °C a 27 °C) por cerca de uma hora ou, no caso de farinhas, cereais e subprodutos e ração animal, por 20 a 30 minutos. Em todas as transferências de volumes, a incerteza da medição não deve exceder 2% (ISO 6887-1, 2017). Utilizar pipetas com capacidade no máximo 10 vezes superior ao volume que vai ser coletado, uma pipeta diferente para cada diluição. Caso a ponta venha a tocar qualquer superfície não estéril, descartar e substituir por outra. Não flambar as pipetas. Encher completamente a pipeta e descarregar o volume a partir da marca superior, com a ponta encostada na parede interna do tubo ou frasco, de forma que o líquido escorra pela parede.

► Como obter a segunda diluição (10^{-2})

Transferir assepticamente 1 ml da primeira diluição (10^{-1}) para 9 ml de diluente. Os diluentes são os mesmos recomendados no item 2.4 para a primeira diluição. Na segunda diluição não há casos especiais em que o diluente recomendado seja diferente. Não mergulhar a pipeta numa profundidade superior a 1cm ao pipetar o volume da primeira para a segunda diluição (ISO 6887-1, 2017). Se a primeira diluição não contiver partículas em suspensão, o material pode ser agitado antes de transferir o volume da primeira para a segunda diluição. Se houver partículas em suspensão a ISO 6887-1 (2017) recomenda não agitar e aguardar que sedimentem no fundo do frasco, antes de transferir o volume. No caso de amostras viscosas, que aderem à parede interna da pipeta, a ISO 6887-5:2010 recomenda descarregar o volume e depois lavar a pipeta com o diluente, aspirando e liberando o líquido várias vezes, para garantir que todo o material seja transferido para a segunda diluição.

► Como obter as diluições subsequentes

Proceder de maneira similar, transferindo-se 1 ml da diluição anterior para 9 ml de diluente. Antes de retirar o volume a ser transferido, agitar vigorosamente o tubo, invertendo 25 vezes em arco de 30cm (em 7s) ou com o auxílio de um agitador tipo "vortex" (15s).

2.6. Referências

ANDREWS, W.H. & HAMMACK, T.S., 2003. Food Sampling and Preparation of Sample Homogenate. In: Food and Drug Administration, *Bacteriological Analytical Manual Online*. Chapter 1. Disponível no site: https://www.fda.gov/food/laboratory-methods-food/bam-chapter-1-food-samplingpreparation-sample-homogenate [acesso em 17/01/2021].

BRAUN-HOWLAND, E. & HUNT, M.E., 2017. Microbiological examination. In: BAIRD, R.B., EATON, A.D & RICE, E.W. (eds), *Standard Methods for the Examination of Water & Wastewater*. 23rd edition. Washington, DC: American Public Health Association (APHA), American Water Works Association (AWWA) & Water Environment Federation (WEF). Part 9000, pp. 9.1 to 9.233.

DAVIS, G.L. & HICKEY, P.J., 2004. Media and dilution water preparation. In: WEHR, H.M. & FRANK, J.F. (eds), *Standard Methods for the Examination of Dairy Products*. 17th edition. Washington, DC: American Public Health Association (APHA). Chapter 4, pp.93-101.

DUNCAN, S.E., YAUN, B.R., SUMNER, S.S., 2004. Microbiological Methods for Dairy Products. In: WEHR, H.M. & FRANK, J.F. (eds), *Standard Methods for the Examination of Dairy Products*. 17th edition. Washington, DC: American Public Health Association (APHA). Chapter 9, pp.249-268.

FRANK, J.F. & YOUSEF, A.E., 2004. Tests for groups of microorganisms. In: WEHR, H.M. & FRANK, J.F. (eds), *Standard Methods for the Examination of Dairy Products*. 17th edition. Washington, DC: American Public Health Association (APHA). Chapter 8, pp.227-248.

HAYMAN, M.M., PINKAS, J.M. & GRAY, R.J.H., 2015. Gums and spices. In: SALFINGER, Y & TORTORELLO, M.L. (eds), *Compendium of Methods for the Microbiological Examination of Foods*. 5th edition. Washington, DC: American Public Health Association (APHA). Chapter 52, pp.719-729.

ISO 6887-1. *Microbiology of the food chain - Preparation of test samples, initial suspension and decimal dilutions for microbiological examination -Part 1:General rules for the preparation of the initial suspension and decimal dilutions*. 2nd edition, 2017. The International Organization for Standardization.

ISO 6887-2. *Microbiology of the food chain - Preparation of test samples, initial suspension and decimal dilutions for microbiological examination - Part 2: Specific rules for the preparation of meat and meat products*. 2nd edition, 2017. The International Organization for Standardization.

ISO 6887-3. *Microbiology of the food chain - Preparation of test samples, initial suspension and decimal dilutions for microbiological examination - Part 3: Specific rules for the preparation of fish and fishery products.* 2nd edition, 2017. The International Organization for Standardization.

ISO 6887-4. *Microbiology of the food chain - Preparation of test samples, initial suspension and decimal dilutions for microbiological examination - Part 4: Specific rules for the preparation of miscellaneous products.* 2nd edition, 2017. The International Organization for Standardization.

ISO 6887-5. *Microbiology of food and animal feeding stuffs – Preparation of test samples, initial suspension and decimal dilutions for microbiological examination – Part 5: Specific rules for the preparation of milk and milk products.* 1st edition, 2010. The International Organization for Standardization.

ISO 6887-6. *Microbiology of food and animal feed — Preparation of test samples, initial suspension and decimal dilutions for microbiological examination — Part 6: Specific rules for the preparation of samples taken at the primary production stage.* 1st edition, 2013. The International Organization for Standardization.

ISO 7218. *Microbiology of food and animal feeding stuffs – General requirements and guidance for microbiological examination.* 3rd edition, 2007, Amendment 1, 2013. The International Organization for Standardization.

ISO 8199. *Water quality — General requirements and guidance for microbiological examinations by culture.* 3rd edition, 2018. The International Organization for Standardization

ISO 17604. *Microbiology of the food chain - Carcass sampling for microbiological analysis.* 2nd edition, 2015. The International Organization for Standardization.

LAIRD, D.T., GAMBREL-LENARZ, S.A., SCHER, F.M. *et al.*, 2004. Microbiological count methods. In: WEHR, H.M. & FRANK, J.F. (eds), *Standard Methods for the Examination of Dairy Products.* 17th edition. Washington, DC: American Public Health Association (APHA). Chapter 6, pp.153-186.

MLG/FSIS/USDA, 2019. Isolation and identification of *Salmonella* from meat, poultry, pasteurized egg, and siluriformes (fish) products and carcass and environmental sponges. In: Food Safety and Inspection Service, United States Department of Agriculture, *Microbiology Laboratory Guidebook Online.* Chapter 4.10. Disponível no site: https://www.fsis.usda.gov/wps/wcm/connect/700c05fe-06a2-492a-a6e1-3357f7701f52/mlg-4.pdf?MOD=AJPERES [acesso em 17/01/2021].

NJONGMETA, N.A., HALL, P.A., LEDENBACH, L. &FLOWERS, R.S., 2015. Acid-producing microrganisms. In: SALFINGER, Y & TORTORELLO, M.L. (eds), *Compendium of Methods for the Microbiological Examination of Foods.* 5th edition. Washington, DC: American Public Health Association (APHA). Chapter 19, pp. 229-236.

PETRAN, R.L., GRIEME, L.E. & FOONG-CUNNINGHAM, S., 2015. Culture methods for enumeration of microrganisms. In: SALFINGER, Y. & TORTORELLO, M.L. (eds), *Compendium of Methods for the Microbiological Examination of Foods.* 5th edition. Washington, DC: American Public Health Association (APHA). Chapter 6, pp.75-87.

RICKE, S.C., JONES, D.R. & GAST, R.K., 2015. Egg and egg products. In: SALFINGER, Y. & TORTORELLO, M.L. (eds), *Compendium of Methods for the Microbiological Examination of Foods.* 5th edition. Washington, DC: American Public Health Association (APHA). Chapter 46, pp.633-643.

SALFINGER, Y. & TORTORELLO, M.L. (eds), 2015. *Compendium of Methods for the Microbiological Examination of Foods.* 5th edition. Washington, DC: American Public Health Association (APHA).

TAYLOR, T.M., SOFOS, J.N., BODNARUK, P. & ACUFF, G.R., 2015. Sampling plans, sample collection, shipment, and preparation for analysis. In: SALFINGER, Y. & TORTORELLO, M.L. (eds), *Compendium of Methods for the Microbiological Examination of Foods.* 5th edition. Washington, DC: American Public Health Association (APHA). Chapter 2, pp.13-25.

WEHR, H.M. & FRANK, J.F. (eds), 2004. *Standard Methods for the Examination of Dairy Products.* 17th edition. Washington, DC: American Public Health Association (APHA).

Anexo 2.1. Procedimentos para homogeneização do conteúdo e retirada da unidade analítica de amostra de diferentes tipos de alimentos

a) Produtos em pó

Homogeneizar a amostra agitando e invertendo a embalagem com as mãos, até misturar bem, ou revolver o conteúdo com uma espátula ou bagueta estéril. Se a embalagem não tiver espaço livre para homogeneização, transferir todo o conteúdo para um frasco maior e proceder da mesma forma (ISO 6887-5, 2010). Retirar a unidade analítica com uma espátula estéril.

b) Produtos pastosos ou moídos

O capítulo 2 do *Compendium* (Taylor *et al.*, 2015) recomenda revolver o conteúdo com uma espátula ou bagueta estéril, para homogeneizar. Retirar a unidade analítica com uma espátula estéril.

c) Iogurtes com pedaços de frutas

Para iogurte com pedaços de frutas, o capítulo 9 do *Standard Methods for the Examination of Dairy Products* (Duncan *et al.*, 2004) recomenda homogeneizar todo o conteúdo da unidade de amostra em liquidificador, por 1min, antes de retirar a unidade analítica.

d) Queijos

O capítulo 9 do *Standard Methods for the Examination of Dairy Products* (Duncan *et al.*, 2004) recomenda macerar todo o conteúdo da unidade de amostra (com uma espátula estéril) e retirar a unidade analítica da mistura.

e) Produtos muito duros

A ISO 6887-1 (2017) e a ISO 6887-4 (2017) recomendam moer ou triturar a amostra até obter uma mistura homogênea. Para evitar calor excessivo neste processo, não homogeneizar por mais de um minuto de cada vez. Também pode-se colocar a amostra em duas bolsas plásticas estéreis e fragmentar em pequenas partes com um martelo estéril. Após a adição do diluente, manter a amostra homogeneizada em repouso por uma hora entre 18 e 27 °C, para a recuperação de células estressadas (ISO 6887-4, 2017).

f) Peças de alimentos sólidos

O capítulo 2 do *Compendium* (Taylor *et al.*, 2015) recomenda usar um instrumento adequado (faca, tesoura estéril) para quebrar ou cortar pedaços menores (de diversos pontos da peça), até obter a quantidade requerida para a análise.

g) Ovos em casca

Para a análise do conteúdo interno o capítulo 46 do *Compendium* (Ricke *et al.*, 2015) recomenda remover o material aderido à casca com uma escova, mergulhar em etanol 70% por 10 segundos e flambar ou mergulhar em álcool iodado 3:1 por 10 segundos e deixar secar. Com luvas estéreis, abrir os ovos assepticamente e colocar o conteúdo interno num frasco ou bolsa estéril, separando a clara da gema, se a análise assim o exigir. Misturar bem e retirar a unidade analítica da mistura.

A ISO 6887-4:2017 recomenda três procedimentos, dependendo da finalidade do ensaio:

- Para analisar apenas a contaminação externa, pode ser usado o procedimento da lavagem superficial. Alternativamente, quebrar os ovos, desprezar o conteúdo interno, colocar as cascas em uma bolsa estéril, quebrar as cascas, misturar bem e retirar a unidade analítica da mistura.
- Para analisar a contaminação externa e interna, quebrar os ovos, colocar as cascas e o conteúdo interno em um frasco ou bolsa estéril, misturar bem e retirar a unidade analítica da mistura.
- Para analisar apenas o conteúdo interno, limpar a casca com gaze molhada, secar com papel absorvente, mergulhar em solução de etanol 70% e, com luvas estéreis, remover assepticamente os ovos da solução, deixando secar. Com luvas, abrir os ovos assepticamente e colocar o conteúdo interno num frasco ou bolsa estéril, separando a clara da gema, se a análise assim o exigir. Misturar bem e retirar a unidade analítica da mistura.

h) Cortes de carne para análise de contaminação não superficial

Para a análise de contaminação profunda de carcaças ou cortes de carne, a ISO 6887-2 (2017) recomenda expor uma área de aproximadamente 5x5 cm, usando uma faca ou tesoura estéril para remover a pele (se presente) e uma camada superficial de aproximadamente 2 mm. Cauterizar a superfície exposta com fogo e, com outra faca ou tesoura estéril, remover uma segunda camada de aproximadamente 1 cm de profundidade e 4x4 cm de área. A partir dessa região exposta, retirar a(s) unidade(s) analítica(s) requerida(s) para os ensaios.

i) Moluscos bivalves (ostra, mexilhão, lingueirão, berbigão, conquilha, ameijoa)

A ISO 6887-3 (2017) recomenda esfregar as conchas com uma escova abrasiva estéril sob água corrente (potável). Drenar o excesso de água, colocar sobre uma superfície estéril. O músculo bisso (se presente) não deve ser arrancado, mas cortado ao abrir assepticamente as conchas. Recolher os organismos e o líquido intravalvular (que escorre do interior das conchas) em um frasco ou bolsa plástica estéril. Lavar e desinfetar bem as mãos antes de iniciar o procedimento.

j) Moluscos gastrópodes (caracol, caramujo, búzio, lapa, apa, lesma)

A ISO 6887-3 (2017) recomenda unidade analítica de 10 organismos inteiros (pelo menos 50 g de carne + líquido intravalvular) ou, no caso de animais muito pequenos, como *Donax* spp., 25 g).

k) Moluscos cefalópodes (polvo, lula)

A ISO 6887-3 (2017) recomenda remover a pele e retirar a unidade analítica dos músculos dorsais e dos tentáculos.

l) Crustáceos inteiros, como caranguejos e lagostas

A ISO 6887-3 (2017) recomenda quebrar a casca com um martelo estéril e remover o máximo da carne na retirada da unidade analítica.

m) Ouriços do mar

A ISO 6887-3 (2017) recomenda lavar pelo menos 10 organismos em água corrente (potável), abrir o lado ventral e retirar toda a carne e fluído internos com uma espátula.

n) Peixes frescos inteiros

Para peixes com mais de 15 cm de comprimento, a ISO 6887-3 (2017) recomenda cobrir as brânquias e o ânus com algodão estéril embebido em álcool 70%, desinfetar a superfície da região dorsal com álcool 70%, retirar uma parte da pele e tomar uma amostra do músculo dorsal. Para peixes eviscerados, cobrir as brânquias com algodão estéril embebido em álcool 70% e retirar a amostra do músculo dorsal de dentro da cavidade. Para peixes com menos de 15 cm de comprimento, remover uma porção anterior à inserção da cauda, fazendo o primeiro corte para remover a cauda e a inserção da cauda e o segundo corte para retirar a amostra. Deve-se tomar cuidado para não remover vísceras ou conteúdo do intestino.

Anexo 2.2.
Casos especiais em que há variações na unidade analítica e/ou diluição e/ou diluentes recomendados para a preparação da primeira diluição de amostras de diferentes tipos de alimentos

a) Líquidos com baixa contaminação

Nos ensaios quantitativos de amostras líquidas com baixa contagem microbiana, é comum inocular uma alíquota da amostra diretamente nos meios de cultura, sem diluição. Nesse caso, a primeira diluição pode ser feita inoculando-se 1 ml da amostra em 9 ml do diluente. Também são comuns os ensaios usando a técnica de filtração em membrana, inoculando-se um volume maior da amostra, sem qualquer diluição.

b) Alimentos gordurosos

Para esses alimentos o capítulo 2 do *Compendium* (Taylor *et al.*, 2015) recomenda suplementar o diluente com 1% (P/V) de Tergitol-7 Aniônico ou equivalentes (Tween 80, por exemplo) e homogeneizar em liquidificador por 2min, em baixa rotação (8000rpm).

A ISO 6887-4:2017 e a ISO 6887-5:2010 recomendam suplementar o diluente com 1 a 10g/l de Tween 80, dependendo do teor de gordura. Para produtos com 40% de gordura, por exemplo, suplementar com 4g/l de Tween 80. Esse procedimento não se aplica a margarina e "spreads".

Para margarina e "spreads" a ISO 6887-4:2017 recomenda unidade analítica de 50g e o seguinte procedimento: adicionar à unidade analítica um volume de diluente (sem suplementos) proporcional ao teor de gordura da margarina. Por exemplo, para margarinas com 84% de gordura e unidade analítica de 50g, adicionar 50 x 0,84 = 42 ml de diluente. Colocar o frasco em banho maria com temperatura controlada entre 44 e 47 °C, até a fusão do material. Esse período não deve exceder 20min. Homogeneizar em stomacher até formar uma emulsão homogênea. Deixar descansar à temperatura ambiente até a completa separação das fases aquosa (inferior) e gordurosa (superior). Continuar a análise com a fase aquosa, na qual 1 ml corresponde a 1g de margarina. Preparar então a diluição 10^{-1} adicionando, para cada ***m*** mililitros de fase aquosa, ***9m*** mililitros de diluente. Observação: No caso de ensaios de presença ausência pode-se usar uma unidade analítica de toda a amostra e não apenas a fase aquosa.

O capítulo 6 do *Standard Methods for the Examination of Dairy Products* (Laird *et al.*, 2004) recomenda, para margarina e "spreads", o mesmo procedimento descrito para manteiga.

c) Pós de baixa solubilidade com tendência à formação de grumos

Para esses alimentos o capítulo 2 do *Compendium* (Taylor *et al.*, 2015) recomenda suplementar o diluente com 1% (P/V) de Tergitol-7 Aniônico ou equivalentes (Tween 80, por exemplo) e homogeneizar em liquidificador por 2min, em baixa rotação (8000rpm).

d) Espessantes ou produtos com antimicrobianos naturais

Para espessantes e outros produtos que aumentam de viscosidade em água (gomas, pectina, celulose, condimento desidratados em folhas, como orégano) o capítulo 52 do *Compendium* (Hayman *et al.*, 2015) e a ISO 6887-1 (2017) recomendam trabalhar com diluição inicial maior do que 1:10, podendo ser 1/20, 1/50, 1/100 ou outra adequada à viscosidade do material. A unidade analítica pode ser de 10g e a diluição inicial utilizada deve ser levada em conta no cálculo dos resultados. Se as contagens esperadas são baixas, deve-se manter, se possível, a inoculação de 0,1g nos meios de cultura (usando-se várias placas para distribuir o volume necessário da primeira diluição).

Para evitar diluição muito alta dessas amostras, a ISO 6887-4:2017 sugere aumentar sua solubilidade, adicionando enzimas à Água Peptonada Tamponada (BPW) usada como diluente. Para amido e cereais pode-se adicionar 1% de alfa amilase à BPW. Para carboximetil celulose, alfarroba ou goma de alfarroba, goma guar e goma acácia, pode-se adicionar 1% de celulase. Para gelatina, 2% de papaína.

Para produtos que contém compostos antimicrobianos naturais, como condimentos (alho, cebola, cravo, canela, orégano, pimenta) e certos chás e café também recomenda-se que a primeira diluição seja maior do que 1:10. A ISO 6887-4:2017 sugere 1:100 para canela e orégano e 1:1000 para cravo ou, alternativamente, a adição de 0,5% de sulfito de potássio (K_2SO_3) ao diluente e trabalhar com a diluição inicial normal.

O sal (NaCl) também pode inibir o crescimento dos microrganismos e amostras com mais de 10% em sua composição devem ser submetidas a uma diluição inicial maior, de forma que a concentração de sal na diluição 10^{-1} não ultrapasse 1% (ISO 6887-4:2017).

e) Gelatina

A ISO 6887-4:2017 recomenda unidade analítica de 20g em 180 ml de Tampão Fosfato. Misturar e deixar em repouso por 60min à temperatura ambiente (18 a 27 °C), para absorção do diluente. Transferir para um banho entre 44 e 47 °C por no máximo 30min, para fundir a gelatina.

f) Produtos ácidos

Para produtos com pH 4,5 ou maior, a ISO 6887-1 (2017) recomenda usar a Água Peptonada Tamponada (BPW) como diluente no preparo da primeira diluição. Para os produtos com pH entre 3,5 e 4,5, recomenda-se usar a Água Peptonada Tamponada em concentração dupla, mas deve-se verificar o pH da primeira diluição sempre que um novo tipo de amostra estiver sendo analisado.

Para o preparo de produtos lácteos a ISO 6887-5:2010 recomendam que o pH da primeira diluição seja neutralizado com NaOH estéril. Para facilitar essa etapa, pode-se adicionar 0,1 ml/l de uma solução de púrpura de bromocresol 0,04% alcoólica ao diluente. Na adição do NaOH, a elevação do pH pode ser acompanhada pela alteração de cor do meio que, muda de amarelo para roxo em pH 6,8 (neutro). A concentração do NaOH (0,1M ou 1M, por exemplo) a ser usada depende da acidez da amostra e deve ser tal que a quantidade adicionada não altere significativamente a proporção 1 + 9 entre amostra e diluente. Uma segunda opção é usar diluentes tamponados mas, mesmo assim, a adição de NaOH frequentemente é necessária, para aumentar a capacidade tamponante do meio.

Para o preparo de outros alimentos a ISO 6887-4:2017 recomenda, quando necessária a neutralização da amostra, usar como diluente a Água Peptonada Tamponada (BPW) em concentração dupla.

g) Farinhas, cereais, ração animal

A ISO 6887-4:2017 recomenda Água Salina Peptonada como diluente (para evitar choque osmótico) e repouso por 20-30min à temperatura ambiente (18-27 °C), antes de homogeneizar. Se a viscosidade da suspensão aumentar muito, dificultando a homogeneização e a transferência de volumes, adicionar uma quantidade adicional de diluente, até diluição 1:20. Considerar essa alteração da diluição inicial no cálculo dos resultados. Para amostras de cereais, usar uma unidade analítica de 50g.

h) Cacau e chocolate

A ISO 6887-4:2017 recomenda preaquecer o diluente a 37-40 °C, adicionar à unidade analítica e misturar por agitação manual. Manter em repouso por 20-30min à temperatura ambiente (18-27 °C), até a fusão do material, homogeneizando então em "stomacher". Se for necessário fundir a amostra para retirar a unidade analítica (antes da adição do diluente), manter entre 42 e 47 °C pelo tempo necessário.

i) Clara de ovo líquida

A ISO 6887-4:2017 recomenda que a primeira diluição seja 1:40, em Água Peptonada Tamponada (BPW), para reduzir a inibição causada pela lisozima natural sobre os microrganismos. A diluição inicial utilizada deve ser levada em conta no cálculo dos resultados.

j) Produtos fermentados contendo microrganismos vivos destinados à quantificação da microbiota contaminante (exceto probióticos)

A ISO 6887-4:2017, para a determinação de outros microrganismos que não os responsáveis pela fermentação (os contaminantes), recomenda usar como diluente a Água Peptonada Tamponada (BPW) suplementada com agentes inibidores adequados para evitar a multiplicação do fermento. Se os microrganismos responsáveis pela fermentação forem leveduras, adicionar ao meio de cultura onde será feita a contagem um agente antifúngico como a cicloeximida (50 mg/Kg), a nistatina (50 mg/Kg) ou a anfotericina (10 mg/Kg). Para outros microrganismos responsáveis pela fermentação, adicionar um outro antibiótico, que seja adequado para inibir essa microbiota.

k) Produtos lácteos em pó (leite, soro de leite, creme de leite, lactose)

Para pós com baixa solubilidade o capítulo 6 do *Standard Methods for the Examination of Dairy Products* (Laird *et al.*, 2004) recomenda solução de citrato de sódio 2% com pH ajustado abaixo de 8,0.

A ISO 6887-5 (2010) recomenda unidade analítica de 10g e que o pó seja adicionado ao diluente, não o diluente ao pó (para facilitar a hidratação).

Para soro de leite ácido em pó usar 90 ml de solução de fosfato de potássio (K_2HPO_4) 2% com pH ajustado em 8,4±0,2.

Para leite em pó (secagem em rolo) – 90 ml de solução de fosfato de potássio (K_2HPO_4) 2% com pH ajustado em 7,5±0,2 ou solução de citrato de sódio ($Na_3C_6H_5O_7.2H_2O$) 2%.

l) Manteiga

A ISO 6887-5:2010 recomenda pesar uma unidade analítica de 10g em um frasco estéril, transferir para um banho-maria regulado a 45 °C, aguardar a fusão da amostra, adicionar 90 ml de Água Peptonada Tamponada (BPW) ou Água Salina Peptonada 0,1% (H_2Osp) e homogeneizar em "stomacher".

O capítulo 6 do *Standard Methods for the Examination of Dairy Products* (Laird *et al.*, 2004) recomenda fundir a amostra em banho a 40±1 °C, por não mais de 15min. Preaquecer o diluente a 40-45 °C e pipetar o diluente várias vezes, retornando ao frasco, para aquecer a pipeta. Pipetar então 11 ml da amostra fundida (evitar a separação das fases aquosa e gordurosa), transferir para 99 ml do diluente aquecido e agitar, invertendo o frasco em arco de 30cm, 25 vezes em sete segundos. Preparar e inocular as diluições seriadas imediatamente, com os tubos de diluente também aquecidos.

m) Produtos lácteos congelados

A ISO 6887-5:2010 recomenda unidade analítica de 10g em 90 ml de Água Peptonada Tamponada (BPW) ou Água Salina Peptonada 0,1% (H_2Osp) e homogeneização em "stomacher".

O capítulo 9 do *Standard Methods for the Examination of Dairy Products* (Duncan *et al.*, 2004) recomenda, para sorvetes e outras sobremesas lácteas congeladas, pesar uma unidade analítica de 11g em um frasco estéril, adicionar 99 ml de Tampão Fosfato pH 7,2 (PB), transferir para um banho-maria regulado a 40 °C, aguardar a fusão da amostra (não mais do que 15min) e homogeneizar por agitação ou em "stomacher.

n) Queijos

A ISO 6887-5:2010 recomenda unidade analítica de 10g e, como diluente, 90 ml de solução de fosfato de potássio (K_2HPO_4) 2% com pH ajustado em 7,5±0,2 ou de solução de citrato de sódio ($Na_3C_6H_5O_7.2H_2O$) 2%, preaquecidos 45 °C.

O capítulo 6 do *Standard Methods for the Examination of Dairy Products* (Laird *et al.*, 2004) recomenda unidade analítica de 11g e, como diluente, 99 ml de solução de citrato de sódio 2%, preaquecida a 40-45 °C.

o) Produtos lácteos fermentados

A ISO 6887-5:2010 recomenda unidade analítica de 10g e, como diluente, 90 ml de água peptonada tamponada (BPW) ou solução de fosfato de potássio (K_2HPO_4) 2% com pH ajustado em 7,5±0,2. Homogeneizar em "stomacher".

Para produtos destinados à contagem de bactérias lácticas, o capítulo 19 do *Compendium* (Njongmeta *et al.*, 2015) e o capítulo 8 do *Standard Methods for the Examination of Dairy Products* (Frank & Yousef, 2004) destacam que não deve ser utilizado Tampão Fosfato na preparação das amostras, porque pode causar injúrias às células. O diluente recomendado, de maneira geral, é a Água Peptonada 0,1%.

Para leites e creme fermentados, em particular, o Capítulo 9 do *Standard Methods for the Examination of Dairy Products* (Duncan *et al.*, 2004) recomenda unidade analítica de 11g e, como diluente, 99 ml de água destilada estéril ou solução de citrato de sódio ($Na_3C_6H_5O_7.2H_2O$) 2%, preaquecidas a 40-45 ºC. Para iogurte e outros produtos fermentados ou acidificados (exceto leite e creme), recomenda unidade analítica de 10g e, como diluente, 90 ml de leite em pó desnatado dissolvido em Tampão Fosfato (0,1g/100 ml).

p) Caseína e caseinatos

A ISO 6887-5:2010 recomenda unidade analítica de 10g e 90 ml dos seguintes diluentes:

- Caseinatos – solução 2% de fosfato de potássio (K_2HPO_4) com pH ajustado em 7,5±0,2 ou solução 2% citrato de sódio ou água salina peptonada (H_2Osp).
- Caseína láctica ou ácida – solução de fosfato de potássio (K_2HPO_4) 2% com pH ajustado em 8,4±0,2 e suplementado com anti espumante.
- Paracaseína (obtida por coagulação com renina) – solução de fosfato de potássio (K_2HPO_4) 2% com pH ajustado em 7,5±0,2 e suplementado com anti espumante. Adicionar o diluente à amostra, misturar bem, deixar descansar por 15min à temperatura ambiente e homogeneizar em "stomacher" por 2min. Deixar descansar por mais 5min antes de preparar as diluições subsequentes.

q) Paracaseína com problemas de solubilidade

A ISO 6887-5:2010 recomenda moer aproximadamente 20g da amostra, retirar uma unidade analítica de 5g, transferir para um frasco com pérolas de vidro e adicionar 95 ml de solução de tripolifosfato ($Na_3O_{10}P_3$) 2% preaquecida a 37 ºC. Agitar em "shaker" por 15min, transferir para um banho-maria regulado a 37 ºC e manter no banho por mais 15min, agitando periodicamente para facilitar a homogeneização.

r) Moluscos (bivalves e gastrópodes) e ouriços do mar

Para moluscos bivalves (ostra, mexilhão, lingueirão, berbigão, conquilha, ameijoa) e moluscos gastrópodes (caracol, caramujo, búzio, lapa, apa, lesma) e ouriços do mar (*Echinoidae*), a ISO 6887-3 (2017) recomenda unidade analítica de 10 organismos inteiros (pelo menos 50 g de amostra ou, no caso de animais muito pequenos, 25 g) e diluição inicial de 1:2, adicionado uma parte da amostra para 2 partes de diluente. Homogeneizar em liquidificador por 30 segundos a 2 minutos ou em stomacher e, em seguida adicionar o restante do diluente necessário para atingir a diluição 10^{-1}.

s) Pepinos do mar (*Holothuroidea*) e tunicados

A ISO 6887-3 (2017) recomenda cortar os organismos (pelo menos 10 indivíduos) em pequenos pedaços, preparar uma diluição inicial de 1:3. Homogeneizar em liquidificador (por 30 segundos a 2 minutos) ou em stomacher e, em seguida adicionar o restante do diluente necessário para atingir a diluição 10^{-1}.

3 Técnicas básicas de contagem de microrganismos em placas

Revisões da 6ª edição

Item 3.2.2.b (revisado) A incerteza da medição dos volumes segundo a ISO 6887-1:2017 não deve exceder 2%.

Item 3.2.2.c. Nota c.1 (revisada) Na recomendação da ISO 6887-1 (2017), o intervalo entre a preparação da primeira diluição e o início da preparação da segunda não deve exceder 30 minutos.

3.1. Introdução

As orientações contidas nesse capítulo são da American Public Health Association (APHA), descritas na 5ª edição do *Compendium of Methods for Microbiological Examination of Foods* (Petran *et al.*, 2015) e das normas ISO 6887-1 (2017) e ISO 7218:2007/Amendment 1:2013, recomendadas para ensaios realizados com metodologia da International Organization for Standardization.

A análise microbiológica de alimentos é predominantemente cultural, objetivando a detecção ou a enumeração de microrganismos vivos. Em função da multiplicidade de grupos, gêneros e espécies que podem estar presentes, um grande número de ensaios são utilizados, que podem ser de dois tipos: ensaios qualitativos, que verificam a presença ou ausência do(s) microrganismo(s) alvo em uma dada quantidade da amostra, sem quantificar, e ensaios quantitativos, que determinam a quantidade do(s) microrganismo(s) alvo na amostra, geralmente por unidade de massa ou volume. Cada um desses ensaios segue procedimentos diferenciados, que dependem do(s) microrganismo(s) alvo, mas a maioria deles utiliza as mesmas técnicas culturais básicas de microbiologia. Essas técnicas são a detecção da presença/ausência (Capítulo 5), a contagem do Número Mais Provável (NMP) (Capítulo 4) e a contagem padrão em placas, descrita nesse capítulo.

A contagem padrão em placas é utilizada tanto para a quantificação de grandes grupos microbianos, como os aeróbios mesófilos, os aeróbios psicrotróficos, os bolores e leveduras, os clostrídios sulfito redutores, os enterococos e as bactérias lácticas, como também para gêneros e espécies em particular, como *Staphylococcus aureus*, *Bacillus cereus* e *Clostridium perfringens*. O procedimento básico é a inoculação da amostra homogeneizada (e suas diluições) em um meio sólido (com ágar), contido em placas de Petri, seguida da incubação das placas até crescimento visível. A versatilidade da técnica é decorrente do princípio envolvido na contagem, baseado na premissa de que, quando fixada em um meio de cultura sólido adequado, cada célula microbiana presente na amostra irá formar uma colônia isolada. Variando-se o tipo de meio de cultura (meio de enriquecimento, meio seletivo, meio seletivo-diferencial) e as condições de incubação (temperatura e atmosfera), é possível selecionar o grupo, gênero ou espécie que se deseja contar. Como as células microbianas muitas vezes ocorrem em agrupamentos (pares, tétrades, cachos, cadeias etc.), não é possível estabelecer uma relação direta entre o número de colônias e o número de células. Essa correlação é feita entre o número de colônias e o número de "Unidades Formadoras de Colônias" (UFC), que podem ser tanto células individuais como agrupamentos característicos de certos microrganismos.

Para a homogeneização da amostra e preparo das diluições são utilizados os procedimentos descritos no Capítulo 2. Para a inoculação no meio de cultura, chamada de plaqueamento, podem ser utilizados quatro procedimentos básicos: a) o plaqueamento em profundidade (*pour plate*), b) o plaqueamento em superfície (*spread plate*), c) o plaqueamento em gotas (*drop plate*) ou d) a filtração em membrana.

3.2. Plaqueamento em profundidade (*pour plate*)

O procedimento padrão de plaqueamento em profundidade, descrito abaixo, tem limite de detecção de 10 UFC/g para produtos sólidos ou 1 UFC/ ml para produtos líquidos. Esse procedimento pode ser adaptado, se necessário, para limite de detecção de 1 UFC/g para produtos sólidos. Suas principais aplicações são os ensaios de contagem total de aeróbios mesófilos, contagem de clostrídios sulfito redutores, contagem de enterobactérias, contagem de enterococos e contagem de bactérias lácticas. Apresenta algumas limitações, a principal delas sendo a necessidade de fusão do meio de cultura antes do uso. Alguns meios, suplementados com componentes sensíveis ao calor depois da esterilização, não podem ser reaquecidos para fusão do ágar antes do uso.

3.2.1. Material requerido nas análises

- Material para preparação da amostra e diluições seriadas, descritos no Capítulo 2
- Meio de cultura recomendado para o ensaio a ser realizado, descrito nos capítulos específicos
- Placas de Petri de 20 x 100mm estéreis vazias
- Estufa incubadora regulada na temperatura especificada pelo ensaio a ser realizado, descrito nos capítulos específicos

3.2.2. Procedimento

Antes de iniciar o procedimento, observar os cuidados descritos no Capítulo 2, para garantir que as atividades sejam conduzidas sob condições assépticas. Identificar todos os tubos e placas que serão inoculados, com o código da amostra, a diluição e a sigla do meio de cultura contido. Fundir os meios de cultura em banho com água fervente, mantendo a fervura apenas o tempo necessário para a fusão do ágar. Resfriar imediatamente em água fria e manter à temperatura de 44 a 46 °C até o momento do uso (em banho ou estufa com temperatura controlada).

a) Preparação das amostras e diluições seriadas. Seguir os procedimentos descritos no Capítulo 2.

b) Inoculação. Geralmente a inoculação é feita para vários ensaios simultaneamente. Para cada ensaio que estiver sendo conduzido, selecionar três diluições adequadas da amostra (vide notas abaixo) e inocular 1 ml de cada diluição em placas de Petri separadas, estéreis e vazias, abrindo as placas apenas o suficiente para inserir a pipeta. Trabalhar em uma capela de fluxo laminar ou próximo à chama de um bico de Bunsen. Depositar o inóculo fora do centro da placa, pois isto facilitará a posterior mistura com o meio de cultura. Posicionar a pipeta em ângulo de aproximadamente 45° e tocando o fundo da placa. Utilizar uma pipeta diferente para cada diluição. A incerteza da medição dos volumes não deve exceder 2% (ISO 6887-1, 2017). Observar criteriosamente se a placa utilizada corresponde à amostra e à diluição que estão sendo inoculadas. Mudar as placas de posição, à medida que sejam inoculadas, para não inocular a mesma placa mais de uma vez ou deixar alguma placa sem inocular.

Nota b.1) Selecionar as diluições em função do nível de contaminação estimado da amostra, de forma a obter placas com 25 a 250 colônias (10 a 300 no caso dos métodos da ISO). Se o nível de inóculo esperado estiver na faixa de 2.500 a 25.000 UFC/g ou ml, por exemplo, as diluições recomendadas são a 10^{-1}, 10^{-2} e 10^{-3}, que correspondem a 0,1 - 0,01 e 0,001g ou ml da amostra. Se a contaminação esperada estiver acima dessa faixa, deve-se inocular diluições mais altas. Se estiver abaixo, no caso de produtos líquidos é possível inocular 1 ml da amostra sem diluição e 1 ml das duas diluições subsequentes. No caso de produtos sólidos não é possível inocular a amostra sem diluição, mas pode-se inocular até 2 ml da diluição inicial em uma mesma placa, ou um volume maior, distribuído em várias placas (2 ml/placa). Caso não seja possível estimar previamente o nível de contaminação da amostra, recomenda-se inocular mais do que três diluições, partindo-se da diluição inicial.

Nota b.2) Na análise de alguns alimentos, a diluição inicial recomendada é maior do que 1:10 (*vide* Capítulo 2). Se as contagens esperadas nesses produtos são baixas, deve-se aumentar o volume inoculado da diluição inicial, da mesma forma descrita na Nota b.1. Utilizando essa técnica, deve-se manter, se possível, a inoculação de 0,1g de produtos sólidos ou 1 ml de produtos líquidos.

Nota b.3) Para aumentar a precisão das contagens recomenda-se não utilizar pipetas com capacidade maior do que 2 ml para liberar os volumes de 1 ml. Pode-se também inocular duas placas por diluição (duplicata).

Nota b.4) A ISO 7218:2007/Amd.1:2013 não exige a inoculação de três diluições da amostra, nem duas placas por diluição. Estabelece duas diluições sucessivas, sem duplicata, ou duplicata se for usada apenas uma diluição. Entretanto, a forma de cálculo dos resultados é um pouco diferente (*vide* item 3.7).

c) Adição do meio de cultura. Para cada ensaio que estiver sendo conduzido, retirar o meio de cultura do banho ou estufa a 44-46 °C e, se o frasco estiver molhado, secar com papel toalha, para evitar respingos nas placas, no momento do plaqueamento. Evitar agitação e movimentos bruscos do frasco, para não formar bolhas. Verter 12 a 15 ml do meio nas placas inoculadas, observando criteriosamente se a identificação das placas corresponde ao meio de cultura utilizado. Misturar o meio com o inóculo, movimentando suavemente as placas, numa superfície plana, em movimentos na forma de oito ou em movimentos circulares, oito a dez vezes no sentido horário e oito a dez vezes no sentido anti-horário. A movimentação das placas deve ser feita cuidadosamente, para evitar respingos de meio nas bordas ou nas tampas. Para facilitar esta etapa do trabalho, utilizar preferencialmente placas altas (20x100mm). As placas podem ser empilhadas durante a adição do meio e a homogeneização com o inóculo, mas, em seguida, devem ser distribuídas numa bancada fria, para acelerar o resfriamento e a solidificação do meio.

Nota c.1) Quando vários ensaios estiverem sendo conduzidos simultaneamente, as atividades e o trabalho em equipe devem ser programados de forma a obedecer as seguintes condições, estabelecidas pelo *Compendium* (Petran *et al.*, 2015): o tempo decorrido entre o depósito do inóculo em uma placa e a adição do meio de cultura não deve ultrapassar 10 minutos, para evitar o ressecamento e aderência do inóculo às placas. A mistura do meio de cultura com o inóculo deve ser feita imediatamente após a adição do meio, para não haver risco de solidificação do ágar. Além disso, na recomendação do *Compendium* a duração do procedimento completo, desde a preparação da primeira diluição até que todos os meios de cultura estejam inoculados, não deve exceder 20 minutos. Na recomendação da ISO 6887-1 (2017), o intervalo entre a preparação da primeira diluição e o início da preparação da segunda não deve exceder 30 minutos, e a duração do procedimento completo não deve exceder 45 minutos.

Nota c.2) Alguns alimentos contendo partículas (farinhas, por exemplo) podem dificultar a visualização das colônias na primeira diluição, confundidas com as partículas. Para evitar esse problema, pode-se adicionar TTC (2,3,5 cloreto de trifeniltetrazólio) ao meio de cultura, pois a maioria das bactérias forma colônias vermelhas na presença do TTC. Para cada 100 ml de meio, adicionar 1 ml da solução aquosa 0,5% de TTC, previamente esterilizada por filtração.

d) Incubação. Aguardar a completa solidificação do meio de cultura, inverter as placas (exceto quando houver recomendação em contrário nos capítulos específicos) e incubar nas condições de temperatura, tempo e atmosfera especificadas para cada ensaio. O meio de cultura deve atingir a temperatura de incubação no intervalo máximo de duas horas. Evitar o empilhamento excessivo das placas e não encher demasiadamente as estufas incubadoras, para garantir a distribuição homogênea da temperatura. Num intervalo de 48h de incubação, as placas não podem perder mais do que 15% do seu peso por ressecamento. Umidade excessiva também é indesejável, porque aumenta o risco de espalhamento. Dependendo da temperatura, o controle da umidade nas estufas pode ser necessário.

e) Contagem das colônias e cálculo dos resultados. Seguir as orientações dos itens 3.6 ou 3.7.

3.3. Plaqueamento em superfície (*spread plate*)

A principal diferença do plaqueamento em superfície, em relação ao plaqueamento em profundidade, é que a amostra e/ou suas diluições são inoculadas diretamente na superfície do meio sólido, já distribuído em placas. A inoculação superficial é considerada vantajosa sob alguns aspectos, pois não expõe os microrganismos ao calor do meio fundido, permite a visualização de características morfológicas e diferenciais de colônias, facilita a transferência de colônias, permite a utilização de meios que não podem ser fundidos depois de prontos e não exige que os meios sejam translúcidos. Sua principal desvantagem é que o volume inoculado é limitado à capacidade de absorção de líquido pelo meio de cultura, que não permite a inoculação de mais do que 0,5 ml por placa. O procedimento padrão é a inoculação de 0,1 ml/placa de cada diluição, com limite de detecção de 100 UFC/g para produtos sólidos ou 10 UFC/ ml para produtos líquidos. Esse procedimento pode ser adaptado, se necessário, para limite de detecção de 10 UFC/g para produtos sólidos ou 1 UFC/ ml para produtos líquidos. Suas principais aplicações são os ensaios de contagem total de aeróbios psicrotróficos, contagem de bolores e leveduras, contagem de *S. aureus* e contagem de *B. cereus*.

3.3.1. Material requerido nas análises

- □ Material para preparação da amostra e diluições seriadas, descritos no Capítulo 2
- □ Placas de Petri contendo o meio recomendado para o ensaio, descrito nos capítulos específicos
- □ Alça de espalhamento (alça de Drigalski) mergulhada em etanol 70%
- □ Estufa incubadora regulada na temperatura especificada pelo ensaio a ser realizado, descrito nos capítulos específicos

3.3.2. Procedimento

Assim como recomendado no plaqueamento em profundidade, observar os cuidados descritos no Capítulo 2, antes de iniciar o procedimento, para garantir que as atividades sejam conduzidas sob condições asssépticas. Identificar todos os tubos e placas que serão inoculados, com o código da amostra, a diluição e a sigla do meio de cultura contido.

a) **Preparação das amostras e diluições seriadas**. Seguir os procedimentos descritos no Capítulo 2.

b) **Inoculação**. Preparar previamente as placas e secar em capela de fluxo laminar (30-60min, com as tampas parcialmente abertas) ou em estufa (50 °C/1,5-2h ou 25-35 °C/18-24h). Geralmente a inoculação é feita para vários ensaios simultaneamente. Para cada ensaio que estiver sendo conduzido, selecionar três diluições adequadas da amostra para a inoculação (*vide* nota b.1 abaixo). Com uma pipeta de no máximo 1 ml (divisões de 0,1 em 0,1 ml), inocular 0,1 ml de cada diluição na superfície das placas previamente preparadas. Observar criteriosamente se a placa utilizada corresponde à amostra e à diluição que estão sendo inoculadas e se contém o meio de cultura correto. Mudar as placas de posição, à medida que sejam inoculadas, para não inocular a mesma placa mais de uma vez ou deixar alguma sem inocular. Trabalhar em uma capela de fluxo laminar ou próximo à chama de um bico de Bunsen. O mais rápido possível, espalhar o inóculo por toda a superfície do meio, com uma alça de Drigalski, até que o excesso de líquido seja absorvido. Usar uma alça para cada placa ou fazer o espalhamento da placa de maior para a placa de menor diluição, flambando a alça com etanol 70%, entre uma placa e outra. Resfriar a alça na parte interna da tampa da placa antes de colocá-la em contato com o inóculo.

Nota b.1) Assim como no plaqueamento em profundidade, selecionar as diluições em função do nível de contaminação estimado da amostra, de forma a obter placas com 25 a 250 colônias (10 a 300 no caso dos métodos da ISO). Considerar, entretanto, que o volume inoculado é dez vezes menor. Para amostras com nível baixo de contaminação pode-se inocular um volume maior da primeira diluição, distribuindo esse volume por várias placas. A distribuição mais comumente utilizada é três placas com 0,3 ml e uma placa com 0,1 ml. No espalhamento das placas com 0,3 ml, o tempo requerido para a absorção do líquido é maior, exigindo cuidados para que não permaneçam filmes de umidade na superfície, com a consequente formação de zonas de espalhamento.

Nota b.2) Na análise de alguns alimentos, a diluição inicial recomendada é maior do que 1:10 (*vide* Capítulo 2). Se as contagens esperadas nesses produtos são baixas, deve-se aumentar o volume inoculado da diluição inicial, da mesma forma descrita na Nota b.1. Utilizando essa técnica, deve-se manter, se possível, a inoculação de 0,01g de produtos sólidos ou 0,1 ml de produtos líquidos.

Nota b.3) Quando vários ensaios estiverem sendo conduzidos simultaneamente, as atividades e o trabalho em equipe devem ser programados de forma a obedecer as seguintes condições, estabelecidas pelo *Compendium* (Petran *et al.*, 2015): a duração do procedimento completo, desde a preparação da primeira diluição até que todos os meios de cultura estejam inoculados, não deve exceder 20 minutos e o espalhamento do inóculo na superfície do meio deve ser iniciado imediatamente após a inoculação das três diluições da amostra. Na recomendação da ISO 6887-1 (2017), o intervalo entre a preparação da primeira diluição e o início da preparação da segunda não deve exceder 30 minutos, e a duração do procedimento completo não deve exceder 45 minutos.

Nota b.4) Para aumentar a precisão das contagens recomenda-se não utilizar pipetas com capacidade maior do que 1 ml para liberar os volumes de 0,1 ml.

Nota b.5) A ISO 7218:2007/Amd.1:2013 não exige a inoculação de três diluições da amostra, estabelece duas diluições sucessivas, sem duplicata, ou duplicata se for usada apenas uma diluição. Entretanto, a forma de cálculo dos resultados é um pouco diferente (*vide* item 3.7)

c) Incubação. Seguir as mesmas orientações descritas para o plaqueamento em profundidade.

d) Contagem das colônias e cálculo dos resultados. Seguir as orientações dos itens 3.6 ou 3.7.

3.4. Plaqueamento em gotas (*drop plate*)

O plaqueamento em gotas é uma técnica de inoculação em superfície, com as mesmas vantagens do plaqueamento em superfície. A principal diferença é que o inóculo não é espalhado, mas sim, depositado no meio de cultura, em gotas de 0,01 ml. Como as gotas ocupam um espaço mínimo, é possível inocular, numa mesma placa, três diluições em triplicata, três gotas por diluição. Isso torna a técnica extremamente econômica, com limite de detecção de 1.000 UFC/g de produtos sólidos ou 100 UFC/ ml de produtos líquido. Não é uma técnica rotineiramente utilizada na análise de alimentos, mas pode ser muito útil em situações que exijam a inoculação de um número grande de diluições.

3.4.1. Material requerido nas análises

- □ Material para preparação da amostra e diluições seriadas, descritos no Capítulo 2
- □ Pipetas graduadas de 0,1 ml estéreis ou pipetadores de ponteiras descartáveis, para liberação das gotas
- □ Placas de Petri contendo o meio recomendado para o ensaio, descrito nos capítulos específicos
- □ Estufa incubadora regulada na temperatura especificada pelo ensaio a ser realizado, descrito nos capítulos específicos

3.4.2. Procedimento

Assim como recomendado no plaqueamento em profundidade, observar os cuidados descritos no Capítulo 2, antes de iniciar o procedimento, para garantir que as atividades sejam conduzidas sob condições assépticas. Identificar todos os tubos e placas que serão inoculados, com o código da amostra, a diluição e a sigla do meio de cultura contido. Preparar previamente as placas com os meios de cultura e secar em estufa por 24 horas a 25-30 °C.

a) Preparação das amostras e diluições seriadas. Seguir os procedimentos descritos no Capítulo 2, porém, preparar o diluente suplementado com 0,1% de ágar, para facilitar a posterior fixação das gotas na superfície do meio de cultura.

b) Inoculação. Dividir a placa em 9 setores, marcando o fundo com caneta vidrográfica (três linhas horizontais e três linhas verticais). Para cada ensaio que estiver sendo conduzido, selecionar três diluições adequadas da amostra para a inoculação (*vide* nota b.1 abaixo). Antes de coletar o volume de cada diluição, para a inoculação nas placas, não esquecer de agitar vigorosamente os tubos de diluição, invertendo 25 vezes em arco de 30cm, ou com o auxílio de um agitador tipo "vortex". Utilizando pipetas graduadas de 0,1 ml (divisões de 0,01 em 0,01 ml) ou pipetadores de ponteiras descartáveis, depositar três gotas de 0,01 ml de cada diluição em três quadrados adjacentes da placa (triplicata). Esse procedimento deve ser feito com cuidado, para que as gotas não escorram para fora dos respectivos quadrados. Não espalhar as gotas. Mantendo as placas numa superfície plana, aguardar que o líquido seja absorvido pelo meio de cultura, o que requer aproximadamente 30 minutos.

Nota b.1) Selecionar as diluições em função do nível de contaminação estimado da amostra, de forma a obter gotas com 30 colônias, no máximo. Considerar, entretanto, que o plaqueamento em gotas não se aplica a amostras com nível de contaminação abaixo de 1.000 UFC/g ou 100 UFC/ ml. A primeira razão desta limitação é o pequeno volume inoculado e a segunda é a capacidade da pipeta, que não permite a transferência de líquidos viscosos ou com sólidos em suspensão, comum nas duas primeiras diluições de alimentos sólidos. Pode, entretanto, ser utilizado para amostras com nível mais baixo de contaminação, se a finalidade do ensaio não for quantificar, mas sim, comprovar que a contagem encontra-se abaixo desse limite.

c) **Incubação**. Aguardar a completa absorção do líquido das gotas pelo meio de cultura e incubar nas mesmas condições recomendadas para o plaqueamento em profundidade.

d) **Contagem das colônias e cálculo dos resultados**. Seguir as orientações do item 3.6.3.

3.5. Filtração em membrana

O procedimento de filtração em membrana é limitado à analise de amostras líquidas límpidas, sem sólidos em suspensão, que possam ser filtradas através de uma membrana de poro 0,45µm. Sua principal vantagem é que permite a inoculação de maiores volumes da amostra, concentrando na membrana os microrganismos presentes na quantidade inoculada. O limite de detecção é de 1 UFC por volume inoculado, sendo indicado para amostras com contagens abaixo do limite de detecção dos outros procedimentos. Suas principais aplicações são os ensaios de contagem total de aeróbios mesófilos, contagem de bolores e leveduras, contagem de bactérias lácticas, contagem de enterococos e contagem de coliformes totais/fecais/*E. coli* em água, refrigerantes, outros produtos líquidos e produtos sólidos que possam ser transformados numa solução límpida, como sal e açúcar, por exemplo.

3.5.1. Material requerido nas análises

- Material para preparação da amostra e diluições seriadas, descritos no Capítulo 2
- Proveta de 100 ou 200 ml estéril, para medição de volumes de amostra
- Conjunto de filtração previamente esterilizado
- Bomba de vácuo
- Membranas de 47mm de diâmetro, porosidade de 0,45µm, brancas e quadriculadas
- Pinças para transferência das membranas, mergulhadas em etanol
- Placas de Petri contendo o meio recomendado para o ensaio, descrito nos capítulos específicos
- Placas estéreis vazias e almofadas estéreis ("pads") opcionais para uso dos meios na forma de caldo
- Estufa incubadora regulada na temperatura especificada pelo ensaio a ser realizado, descrito nos capítulos específicos

3.5.2. Procedimento

Assim como recomendado no plaqueamento em profundidade, observar os cuidados descritos no Capítulo 2, antes de iniciar o procedimento, para garantir que as atividades sejam conduzidas sob condições assépticas. Identificar todos os tubos e placas que serão inoculados, com o código da amostra, a diluição e a sigla do meio de cultura contido.

a) **Preparação do conjunto de filtração**. O conjunto de filtração é composto de um porta filtro, um kitasato e um copo de filtração. O porta filtro é um tipo de funil cuja parte superior é plana, para acomodar o filtro membrana e, sobre essa, o copo de filtração, preso por uma presilha. A parte inferior do porta filtro é acoplada ao kitasato que, conectado à uma bomba de vácuo, recolhe o líquido filtrado. Antes do início das análises o porta filtro deve ser acoplado ao kitasato, embrulhado em papel kraft e esterilizado em autoclave (121 °C/30min). Os copos de filtração devem ser embrulhados separadamente em papel kraft e também esterilizados em autoclave (121 °C/30min). Alternativamente podem ser utilizados copos descartáveis estéreis, muito úteis quando o número de amostras para filtrar é alto. No momento do uso as duas partes devem ser desembrulhadas em uma câmara de fluxo laminar ou, na indisponibilidade desta, próximo à chama de um bico de Bunsen. O conjunto é preparado ajustando-se a membrana estéril no porta filtro (com a face quadriculada para cima) e o copo de filtração sobre a membrana. Conecta-se então o kitasato à bomba de vácuo, para proceder à filtração. Podem também ser utilizados "manifolds", que têm vários porta filtros e permitem filtrar várias amostras simultaneamente.

Nota a1) Entre uma amostra e outra, antes de posicionar uma nova membrana, o porta filtro deve ser flambado com álcool e o copo de filtração deve ser substituído. A cada 10 amostras recomenda-se filtrar no conjunto 100 ml de um dos diluentes recomendados no Capítulo 2, estéril, incubando essa membrana para verificar possível contaminação cruzada entre as amostras. Após a filtração de 30 amostras o conjunto deve ser novamente esterilizado em autoclave, reiniciando uma nova série de filtrações. Se o intervalo entre uma filtração e outra for maior do que 30min e o conjunto estiver sendo utilizado fora da capela de fluxo laminar, então recomenda-se autoclavar todo o conjunto novamente, mesmo que não tenha sido atingido o limite de 30 amostras.

b) Preparação das placas. Na contagem pelo método de filtração em membrana, as placas mais comumente utilizadas são as de 50mm de diâmetro e 9mm de altura. Se for utilizado meio sólido, devem ser preparadas previamente, da mesma forma recomendada para o plaqueamento em superfície, distribuindo-se porções de 5 ml do meio de cultura. Também é comum a prática de se utilizar o meio na forma de caldo, situação em que não é necessária a preparação prévia das placas. No momento da análise, deve-se colocar uma almofada absorvente ("pad") estéril no interior das placas também estéreis e embeber a almofada com porções de 2 ml do mesmo meio, na forma líquida.

c) Homogeneização da amostra e retirada da unidade analítica. Homogeneizar a amostra seguindo os procedimentos descritos no Capítulo 2. Medir o volume a ser filtrado numa proveta estéril e verter cuidadosamente no copo do conjunto de filtração, evitando respingos. Se o copo do conjunto de filtração for graduado e a escala contiver a marcação de volume requerida, o volume da amostra pode ser medido diretamente, sem a utilização da proveta.

Nota c.1) O volume a ser filtrado depende do tipo de amostra e do ensaio a ser realizado, sendo discutido nos capítulos específicos em que a filtração é utilizada.

Nota c.2) Como o método de filtração é uma técnica de concentração dos microrganismos em amostras com baixas contagens, geralmente não são feitas diluições seriadas. A seleção do volume a ser filtrado, entretanto, depende da contaminação estimada na amostra, de forma a resultar em placas com contagens na faixa de 20 a 200 colônias. Em amostras mais contaminadas, o volume pode ser fracionado em mais de uma filtração; por exemplo, um volume total de 100 ml pode ser fracionado em duas porções de 50 ml, quatro porções de 25 ml ou três porções de 70 ml, 25 ml e 5 ml.

d) Filtração. Ligar a bomba de vácuo e proceder à filtração. Após a passagem da amostra, ainda com a bomba ligada, enxaguar as paredes do copo com 20 a 30 ml de um dos diluentes recomendados no Capítulo 2, para recolher eventuais contaminantes aderidos. Repetir esse procedimento mais uma vez. Desligar a bomba de vácuo antes que a membrana seque excessivamente. Quando o volume a ser filtrado for menor do que 20 ml, adicionar ao copo do conjunto de filtração cerca de 20-30 ml de diluente, antes da adição da amostra. Não é necessária uma medida exata do volume de diluente, cuja função é aumentar o volume a ser filtrado, facilitando uma melhor distribuição dos microrganismos na membrana.

e) **Transferência e incubação da membrana**. Retirar o copo e, com uma pinça flambada e resfriada, transferir a membrana para a placa com o meio de cultura, com a face quadriculada para cima. Ao colocar a membrana no meio de cultura é importante que toda a superfície fique completamente aderida ao meio, para que haja contato dos microrganismos com os nutrientes. Se houver formação de bolhas, deve-se levantar a borda da membrana mais próxima da(s) bolha(s) e recolocá-la de forma a eliminar a(s) bolha(s). Incubar as placas nas condições recomendadas pelo ensaio (descrita nos capítulos específicos), invertidas e, preferencialmente, acondicionadas em sacos ou bandejas com papel toalha ou papel de filtro úmido, para evitar desidratação.

f) **Contagem das colônias e cálculo dos resultados**. Seguir as orientações do item 3.6.4.

3.6. Contagem das colônias e cálculo dos resultados segundo a APHA

As instruções apresentadas nesse item são para ensaios realizados com métodos da American Public Health Association (APHA) e estão descritas na 5ª edição do *Compendium of Methods for Microbiological Examination of Foods* (Petran *et al.*, 2015). Aplicam-se aos ensaios em que todas as colônias desenvolvidas nas placas, após o período de incubação, são contadas e consideradas no cálculo. No caso de ensaios que utilizam meios diferenciais, para distinguir o(s) microrganismo(s) alvo da microbiota acompanhante (outros microrganismos que podem crescer nas mesmas condições), apenas as colônias típicas são contadas e consideradas no cálculo. Esse é o caso da contagem de enterococos e enterobactérias, que seguem as orientações dos capítulos específicos. Da mesma forma, no caso dos ensaios que exigem a confirmação das colônias, apenas a porcentagem de colônias confirmadas é considerada no cálculo. Esse é o caso da contagem de bactérias lácticas, clostrídios sulfito redutores, *C. perfringens*, *S. aureus* e *B. cereus*, que também seguem as orientações dos capítulos específicos.

3.6.1. Plaqueamento em profundidade

Para a contagem, selecionar as placas sem espalhamento, com número de colônias entre 25 e 250 (10 a 150 no caso da contagem de bolores e leveduras). Contar as colônias com o auxílio da lupa de um contador de colônias, para facilitar a visualização. Utilizar um contador de colônias que tenha o fundo quadriculado em cm^2, como guia para a contagem. Se não houver placas nessas condições ideais, seguir as orientações das regras 5 a 12, para a contagem.

Para calcular os resultados, há duas situações a considerar. A primeira é situação padrão, em que unidade analítica é uma massa ou volume da amostra, homogeneizada com o diluente. A segunda é a situação em que as amostras foram preparadas pelas técnicas do esfregaço de superfície ou da lavagem superficial.

Em todas as situações, usar notação exponencial na apresentação dos resultados, com apenas uma casa decimal depois da vírgula e aproximando para cima quando a segunda casa decimal for igual a cinco ou maior. A aproximação deve ser feita no número final obtido, depois de efetuados todos os cálculos.

3.6.1.1. Cálculo dos resultados na situação padrão

A situação padrão é aquela em que unidade analítica é uma massa ou volume da amostra, homogeneizada com o diluente. A regra geral para o cálculo dos resultados é: ***UFC/g*** ou ***ml = c/d.v***, sendo ***c*** o número de colônias na placa contada, ***d*** a diluição da placa contada e ***v*** o volume inoculado dessa diluição. Regras mais detalhadas para o cálculo dos resultados seguem abaixo.

Nota. A regra geral para o cálculo dos resultados nos métodos ISO é diferente (*vide* item 3.7).

<u>Regra 1</u> – Se a contagem foi feita numa placa inoculada com a amostra sem diluição, sem duplicata, o número de unidades formadoras de colônias (UFC) é igual ao número de colônias (Exemplos 1 e 2). Se foi feita duplicata, o número de UFC é igual à média aritmética da contagem obtida em cada uma das placas da duplicata (Exemplos 3 e 4).

Regra 2 – **Se a contagem foi feita numa placa inoculada com a diluição 10^{-1} ou maior**, sem duplicata, calcular o número de UFC/g ou ml multiplicando o número de colônias pelo inverso da diluição inoculada. O inverso da diluição 10^{-1} é 10^{1}, o inverso da 10^{-2} é 10^{2} e assim por diante (Exemplos 5 e 6). Se foi feita duplicata, considerar como número de colônias a média aritmética da contagem obtida em cada uma das placas da duplicata e multiplicar pelo inverso da diluição (Exemplos 7 e 8).

Regra 3 – **Se o volume inoculado da primeira diluição (ou da amostra sem diluição)** foi diferente de 1 ml e a contagem foi feita na placa inoculada com esse volume, valem as regras ante-

Exemplo	Nº colônias na(s) placa(s) da diluição			Contagem UFC/ ml
	sem diluição (10^0)	10^{-1}	10^{-2}	
Sem duplicata				
1	199*	8	0	$199 = 2,0 \times 10^2$
2	245*	22	2	$245 = 2,5 \times 10^2$
Com duplicata				
3	62* - 57*	6 - 5	0 - 0	$(62 + 57)/2 = 59,5 = 6,0 \times 10^1$
4	123*- 136*	12 - 10	0 - 0	$(123 + 136)/2 = 129,5 = 1,3 \times 10^2$

*Contagens efetivamente utilizadas no cálculo do resultado.

Exemplo	Nº colônias na(s) placa(s) da diluição			Contagem UFC/g ou ml
	10^{-1}	10^{-2}	10^{-3}	
Sem duplicata				
5	199*	18	2	$199 \times 10^1 = 2,0 \times 10^3$
6	Inc	245*	22	$245 \times 10^2 = 2,5 \times 10^4$
Com duplicata				
7	Inc - Inc	62* - 57*	6 - 5	$[(62 + 57)/2] \times 10^2 = 59,5 \times 10^2 = 6,0 \times 10^3$
8	Inc - Inc	Inc - Inc	239*- 242*	$[(239 + 242/2] \times 10^3 = 240,5 \times 10^3 = 2,4 \times 10^5$

*Contagens efetivamente utilizadas no cálculo do resultado. Inc = Incontável

Exemplo	No colônias na(s) placa(s) da diluição (volume inoculado)			Contagem UFC/g ou ml
	10^{-1} (2 ml)	10^{-2} (1 ml)	10^{-3} (1 ml)	
Sem duplicata				
9	199*	18	2	$(199/2) \times 10^1 = 1,0 \times 10^3$
10	123*	2	0	$(123/2) \times 10^1 = 6,2 \times 10^2$
Com duplicata				
11	62* - 57*	6 - 5	0 - 0	$[(62 + 57)/2)]/2 \times 10^1 = 29,75 \times 10^1 = 3,0 \times 10^2$
12	27* - 35*	3 - 3	0 - 0	$[(27 + 35)/2)]/2 \times 10^1 = 15,5 \times 10^1 = 1,6 \times 10^2$

*Contagens efetivamente utilizadas no cálculo do resultado.

Exemplo	Unidade analítica	Volume diluente	Diluição inicial	No colônias na(s) placa(s) da diluição			UFC/g ou ml amostra
				Inicial	1º decimal	2º decimal	
Sem duplicata							
13	10g	490 ml	10/500 = 1/50	199*	18	2	$199 \times 50 = 1,0 \times 10^4$
14	25g	350 ml	25/375 = 1/15	280	30*	2	$30 \times 15 \times 101 = 4,5 \times 10^3$
15	25g	975 ml	25/1.000 = 1/40	Inc	Inc	133*	$133 \times 40 \times 102 = 5,3 \times 10^5$
Com duplicata							
16	25g	475 ml	25/500 = 1/20	237*-229*	21 - 20	2 - 1	$[(237+229)/2] \times 20 = 4,7 \times 10^3$
17	10g	490 ml	10/500 = 1/50	Inc - Inc	62* - 57*	6 - 5	$[(62+57)/2] \times 50 \times 10^1 = 3,0 \times 10^4$
18	10g	290 ml	10/300 = 1/30	Inc - Inc	Inc - Inc	239*- 242*	$[(239+242)/2] \times 30 \times 10^2 = 7,2 \times 10^5$

*Contagens efetivamente utilizadas no cálculo do resultado. Inc = Incontável

riores mas o número de colônias deve ser dividido pelo volume inoculado, para calcular o resultado (Exemplos 9, 10, 11 e 12).

Regra 4 – **Se a diluição inicial não foi decimal (1:20, 1:50, 1:200 etc.)**, valem as regras 2 e 3 mas é necessário inserir nos cálculos a diluição inicial aplicada. Considerando uma unidade analítica de ***m*** gramas ou mililitros, diluída em ***v*** mililitros de diluente, a diluição inicial é igual a ***m/(m+v)***, ou seja, unidade analítica dividida pelo volume total (diluente + unidade analítica). As diluições decimais subsequentes são a inicial multiplicada por 10^{-1} (1º decimal), a inicial multiplicada por 10^{-2} (2º decimal) e assim por diante. Por exemplo, para uma unidade analítica de 50g preparada com 950 ml de diluente, a diluição inicial é de 50/(50+950) = 50/1.000 = 1/20 (1:20). A 1º decimal é $10^{-1}/20$, a 2º decimal é $10^{-2}/20$ e assim por diante. O cálculo dos resultados ainda é feito multiplicando-se o número de colônias pelo inverso da diluição mas, nesse caso, o inverso da diluição é a fração invertida: inverso da diluição 1/20 = 20/1, inverso da $10^{-1}/20$ = 20x101, inverso da $10^{-2}/20$ = $20x10^{2}$ e assim por diante (Exemplos 13, 14, 15, 16, 17 e 18).

3.6.1.2. Regras para o cálculo em situações não usuais

Os exemplos acima são de cálculos em condições ideais, com número de colônias na faixa de 25 a 250, em placas da mesma diluição, sem espalhamento. Mas são bastante frequentes as situações em que as placas não se apresentam em condições tão ideais, sendo aplicadas algumas regras básicas para o cálculo dos resultados. Essas regras são apresentadas a seguir, com exemplos no Quadro 3.1.

Regra 5 – **Uma placa da duplicata com contagem acima ou abaixo da faixa de 25-250 colônias.** Se a outra placa apresenta contagem na faixa de 25 a 250, considerar o número de colônias de ambas as placas no cálculo do resultado (Exemplo 30 do Quadro 3.1)

Regra 6 – **Duas diluições consecutivas com 25-250 colônias.** Calcular o número de UFC de cada diluição e comparar os resultados.

6.a. Se um dos resultados for maior do que o dobro do outro, considerar apenas o menor (Exemplos 19 e 31 do Quadro 3.1)

6.b. Se um dos resultados não ultrapassar o dobro do outro, então considerar ambos os resultados, apresentando a média como resultado final (Exemplos 20 e 32 do Quadro 3.1).

Regra 7 – **Nenhuma placa atingiu 25 colônias.** Contar as colônias nas placas com número mais próximo de 25, calcular o número de UFC (Exemplos 21 e 33 do Quadro 3.1) e apresentar o resultado como contagem estimada (est).

Regra 8 – **Nenhuma placa com crescimento.** Considerar o número de colônias na 1ª diluição inoculada como sendo 1 e calcular o resultado de acordo com as regras 1, 2, 3 ou 4 (Exemplos 22 e 34 do Quadro 3.1). Relatar o resultado final como menor do que o valor obtido no cálculo, valor estimado. Se nenhuma placa houvesse apresentado crescimento nos exemplos 1 a 4 da Regra 1, o resultado final seria <1/ ml (est). Nos exemplos 5 a 8 da regra 2 seria <10/g ou ml (est). Nos exemplos 9 a 12 da regra 3 seria <5/g ou ml (est). Nos exemplos 13 a 18 da regra 4 seria: <50, <15, <40, <20, <50 e <30 UFC/g ou ml, respectivamente.

Regra 9 – **Todas as placas com mais de 250 colônias.** Nestes casos há quatro alternativas para estimar o número de UFC/g ou ml. Em todos os casos, o resultado deve ser apresentado como contagem estimada (est).

9.a. Se for possível contar todas as colônias da placa, contar e calcular o número de UFC a partir da contagem obtida (Exemplos 23 e 35 do Quadro 3.1).

9.b. Se não for possível contar todas as colônias da placa, mas o número de colônias/cm^2 estiver abaixo de 10, contar as colônias em 12 quadrados de $1cm^2$, 6 quadrados consecutivos na horizontal e 6 quadrados consecutivos na vertical, utilizando os quadrados demarcados no contador de colônias como guia. Calcular o número médio de colônias/cm^2 e, a partir da média, determinar o número total de colônias na placa, multiplicando a média pela área total da placa. Lembrar que a área total da placa é igual a **πd2/4**, onde **d** é o diâmetro interno. Por exemplo, placas de vidro de 100mm tem diâmetro interno por volta de 9cm e área total de aproximadamente 65cm^2. Placas descartáveis de plástico tem área total de aproximadamente 56cm^2. Utilizar este número total de colônias para calcular o número de UFC (Exemplo 24 do Quadro 3.1).

9.c. Se o número de colônias/cm^2 for maior do que 10, contar as colônias em quatro quadrados representativos da distribuição das colônias nas placas e calcular o número de UFC da mesma forma utilizada no caso de 12 quadrados (Exemplo 25 do Quadro 3.1).

9.d. Se o número de colônias/cm^2 for maior do que 100, apresentar o resultado como maior do que área total da placa x inverso da diluição (Exemplo 26 do Quadro 3.1).

Regra 10 – Número de colônias acima de 250 numa diluição e abaixo de 25 na seguinte. Se numa diluição o número de colônias ficou acima de 250 e na seguinte ficou abaixo, selecionar as placas com contagem mais próxima de 250 e calcular o número de UFC a partir da contagem obtida (Exemplos 27 e 36 do Quadro 3.1).

Regra 11 – Placas com espalhamento. Há dois tipos distintos de espalhamento. O primeiro é resultante da desintegração de agrupamentos de células, durante a mistura do inóculo com o meio de cultura. O segundo é resultante da inadequada mistura do inóculo com o meio, levando à formação de filmes de umidade na superfície do meio ou entre o meio e o fundo da placa. A distinção entre os dois tipos é facilmente visualizada, porque no espalhamento do primeiro tipo sempre se pode observar crescimento de colônias individuais, enquanto no outro, a massa de crescimento é contínua, não há ocorrência de colônias individuais. As placas com espalhamento poderão ser contadas nas seguintes condições: se nenhuma das zonas de espalhamento individuais tiver tamanho superior a 25% da área da placa e, ainda, se a área total coberta por zonas de espalhamento não ultrapassar 50% da placa. Em caso contrário, reportar o resultado como "acidente de laboratório" e repetir o ensaio. Se o laboratório observar ocorrência de espalhamento do segundo tipo, com tamanho superior a 25%, em mais de 5% das placas preparadas num período de trabalho, devem ser tomadas medidas preventivas para minimizar esse problema. Para contar placas com zonas de espalhamento do primeiro tipo, cada zona deve ser contada como uma única UFC, não contando as colônias individualmente dentro dessas zonas. Para contar placas com zonas de espalhamento do segundo tipo, selecionar uma região da placa, livre de espalhamento e contar as colônias em diversos quadrados de 1cm2. Calcular a média de colônias/cm^2, multiplicar pela área total da placa (65cm^2 no caso de placas de vidro com diâmetro externo de 100mm ou 56cm^2 no caso de placas descartáveis de plástico) e utilizar este valor estimado para calcular o número de UFC. Apresentar o resultado como contagem estimada (est) (Exemplos 28 e 37 do Quadro 3.1).

Regra 12 – Placas em que o crescimento é proporcionalmente maior nas maiores diluições. Esta situação pode ser decorrente da contaminação acidental da amostra durante o plaqueamento, de erro na identificação da diluição nas placas ou da presença de substâncias inibidoras na amostra. Considerar o resultado como "acidente de laboratório" e repetir o ensaio. Se a suspeita de presença de substâncias inibidoras na amostra for alta, utilizar na repetição um procedimento adequado para suprimir ou reduzir a influência desses componentes no resultado (*vide* Anexo 2.2. do Capítulo 2) (Exemplo 29 do Quadro 3.1).

3.6.1.3. Cálculo dos resultados para amostras preparadas pela técnica do esfregaço de superfície ("swabs" ou esponjas)

Os resultados devem ser expressos em UFC por cm^2 de amostra. Inicialmente, deve-se calcular o número de UFC por mililitro do diluente onde foram recolhidos os "swabs". Para tanto, considerar essa suspensão como se fosse uma amostra sem diluição e, em função das diluições inoculadas dessa suspensão, calcular o resultado, da mes-

Quadro 3.1. Exemplos do cálculo dos resultados do plaqueamento em profundidade em condições não ideais.

Exemplo	Regras usadas	Nº colônias na(s) placa(s) da diluição			Contagem UFC/g ou ml
		10^{-1}	10^{-2}	10^{-3}	
Sem duplicata					
19	6.a	Inc	140*	32	$140x10^2 = 1,4 \times 10^4$
20	6.b	Inc	243*	34*	$[(243x10^2)+(34x10^3)]/2 = 2,9 \times 10^4$
21	7	18*	2	0	$18x10^1 = 1,8 \times 10^2$ est
22	8	0	0	0	$< 1x10^1 = <10$ est
23	9a	Inc	Inc	370*	$370x10^3 = 3,7 \times 10^5$ est
24	9b	Inc	Inc	8/cm²*	$8x65x10^3 = 520x10^3 = 5,2 \times 10^5$ est
25	9c	Inc	Inc	21/cm²*	$21x65x10^3 = 1.365x10^3 = 1,4 \times 10^6$ est
26	9d	Inc	Inc	>100/cm²*	$> 100x65x10^3 = > 6,5 \times 10^6$ est
27	10	Inc	325*	20	$325x10^2 = 3,3 \times 10^4$ est
28	11	Inc	243* Esp	Esp	$243x10^2 = 2,4 \times 10^4$
29	12	27	215	20	Acidente de Laboratório
Com duplicata					
30	5	Inc - Inc	Inc - Inc	239*- 328*	$[(239+328)/2]x10^3 = 283,5x10^3 = 2,8 \times 10^5$
31	6a	138*- 162*	42 - 30	1 - 2	$[(138+162)/2]x10^1 = 150x10^1 = 1,5 \times 10^3$
32	6b	228*- 240*	28*- 26*	2 - 2	$\{[(228+240)/2]x10^1 + [(28+26)/2]x10^2\}/2 = 2.520 = 2,5 \times 10^3$
33	7	18*- 16*	2 - 0	0 - 0	$[(18+16)/2]x10^1 = 17x10^1 = 1,7 \times 10^2$
34	8	0 - 0	0 - 0	0 - 0	<10 est
35	9a	Inc - Inc	Inc - Inc	320*- 295*	$[(320+295)/2]x10^3 = 307,5x10^3 = 3,1 \times 10^5$
36	10	287*- 263*	23 - 19	2 - 2	$[(287+263)/2]x10^1 = 275x10^1 = 2,8 \times 10^3$
37	11	Inc - Inc	224*- 180*	28*-Esp	$[(224+180)/2]x10^2 + 28x10^3 = 24.100 = 2,4 \times 10^4$

*Contagens efetivamente utilizadas no cálculo do resultado. Inc = Incontável, Esp = Espalhamento, Est = Estimada.

ma forma descrita para o plaqueamento utilizado (profundidade, superfície, gotas ou filtração em membrana).

Em seguida, deve-se converter a contagem de UFC/ ml da suspensão para UFC/cm² da amostra. Para tanto, calcular a quantos cm² corresponde cada mililitro da suspensão. No procedimento padrão descrito no Capítulo 2 para amostragem com "swabs, que amostra uma área de 50cm² e recolhe os "swabs"em 10 ml de diluente, cada mililitro de diluente corresponde a 5cm² de superfície. Essa relação, entretanto, pode ser alterada a critério do laboratório, dependendo do tipo de amostra e objetivo da amostragem. É recomendável trabalhar sempre com volumes de diluente múltiplos das áreas amostradas, para facilitar os cálculos. No caso acima, a contagem em UFC/cm² será igual ao valor obtido por ml de suspensão, dividido por cinco. No procedimento descrito no Capítulo 2 para amostragem com esponjas, que amostra 100cm² e recolhe as esponjas em 25 ml de diluente, cada mililitro de diluente corresponde a 4cm² de superfície. Nesse caso, a contagem em UFC/cm² será igual ao valor obtido por ml de suspensão, dividido por quatro. Numa outra situação, em que um esfregaço de 100cm² de área fosse suspendido em 10 ml de diluente, por exemplo, cada ml de suspensão corresponderia a 10cm² de área e o número de UFC/cm² seria igual ao valor obtido por ml de suspensão, dividido por dez.

$$\text{UFC/cm}^2 = \text{UFC/ ml da suspensão} \times \frac{\text{Área amostrada}}{\text{Volume de diluente de coleta}}$$

3.6.1.4. Cálculo dos resultados para amostras preparadas pela técnica da lavagem superficial

NO CASO DE ALIMENTOS, os resultados devem ser expressos em UFC/g de amostra. Inicialmente, deve-se calcular o número de UFC por mililitro do diluente de lavagem. Para tanto, considerar essa suspensão de lavagem como se fosse uma amostra sem diluição e, em função das diluições inoculadas dessa suspensão, calcular o resultado da mesma forma descrita para o plaqueamento utilizado (profundidade, superfície, gotas ou filtração em membrana).

Em seguida, deve-se converter o número de UFC/ml da suspensão de lavagem para UFC/g de amostra, em função da diluição inicial utilizada na lavagem (peso de amostra: volume de diluente). Se a diluição foi 1:1, cada ml de lavado corresponderá a 1g de amostra e o número de UFC/g será igual ao valor obtido por ml. Se a diluição for diferente de 1:1, deve-se primeiro calcular a quantos gramas de amostra corresponde 1 ml de lavado, que é igual ao peso da amostra lavada dividido pelo volume de diluente usado. Por exemplo, se uma carcaça de frango de 1,6kg for lavada com 400 ml de diluente, cada ml de lavado corresponderá a 4g de amostra. Neste caso, o número de UFC/g de amostra será igual ao número de UFC/ml de lavado, dividido por quatro.

$$\text{UFC/g} = \text{UFC/ ml da suspensão} \times \frac{\text{Volume de diluente usado na lavagem}}{\text{Peso da amostra lavada}}$$

NO CASO DE EMBALAGENS, os resultados podem ser expressos em UFC/cm^3 da embalagem ou em UFC por embalagem. Inicialmente, deve-se calcular o número de UFC por mililitro de água de lavagem, da mesma forma indicada para a análise de alimentos.

Em seguida, deve-se converter o número de UFC/ml de água de lavagem para UFC/cm^3, em função do volume de diluente usado na lavagem. Para isso, deve-se primeiro calcular a quantos cm^3 da embalagem corresponde 1 ml de lavado. Esse valor é igual à capacidade da embalagem dividida pelo volume de diluente usado, ou seja se uma embalagem de 500 ml foi lavada com 100 ml de diluente, cada mililitro de lavado corresponderá a 5cm^3. Neste caso, o número de UFC/cm^3 será igual ao número de UFC/ ml de lavado dividido por cinco.

$$\text{UFC/cm}^3 = \text{UFC/ ml da suspensão} \times \frac{\text{Volume de diluente usado na lavagem}}{\text{Capacidade da embalagem}}$$

Para determinar o número de UFC por embalagem, basta multiplicar o número de UFC/cm^3 pela capacidade da embalagem.

$$\text{UFC/embalagem} = \text{UFC/cm}^3 \times \text{Capacidade da embalagem}$$

3.6.2. Plaqueamento em superfície

Assim como no plaqueamento em profundidade, as recomendações apresentadas nesse item são aplicáveis aos ensaios em que todas as colônias desenvolvidas nas placas, após o período de incubação, são contadas e consideradas no cálculo.

A contagem das colônias e o cálculo dos resultados são feitos da mesma forma descrita para o plaqueamento em profundidade, seguindo as mesmas regras. Entretanto, o resultado final deve ser multiplicado por 10 (dez), para levar em conta o volume 10 vezes menor inoculado. Se foi feita a distribuição de 1 ml da primeira diluição em várias placas, o número de colônias dessa diluição é a soma de todas as placas. Se o cálculo do resultado for feito com a contagem dessa diluição, então não é necessário multiplicar por 10.

3.6.3. Plaqueamento em gotas

Assim como no plaqueamento em profundidade, as recomendações apresentadas nesse item são aplicáveis aos ensaios em que todas as colônias desenvolvidas nas placas, após o período de incubação, são contadas e consideradas no cálculo.

Contar as colônias das gotas com no máximo 30 colônias. Para calcular o número de UFC/g ou ml, tirar a média do número de colônias nas três gotas da diluição inoculada, multiplicar pelo inverso da diluição e em seguida por 100, para considerar o volume inoculado (UFC/g ou ml = Nº Colônias X 100/diluição).

3.6.4. Filtração em membrana

Assim como no plaqueamento em profundidade, as recomendações apresentadas nesse item são aplicáveis aos ensaios em que todas as colônias desenvolvidas nas placas, após o período de incubação, são contadas e consideradas no cálculo.

Proceder à contagem das colônias com o auxílio de um microscópio estereoscópico, com aumento de 10 a 15 vezes e, para facilitar a visualização posicionar as placas de forma a obter uma iluminação perpendicular ao plano da membrana. Selecionar para contagem placas com 20 a 200 colônias. Seguir as regras abaixo para contagem e cálculo do número de UFC/ ml:

Regra 1 – Se o número de colônias por quadrícula da membrana for menor ou igual a 2, contar todas as colônias presentes e dividir pelo volume filtrado, para obter o número de UFC/ ml.

Regra 2 – Se o número de colônias por quadrícula estiver na faixa de 3 a 10, contar 10 quadrículas e tirar a média por quadrícula. Multiplicar esse valor por 100 e dividir pelo volume filtrado, para obter o número de UFC/ ml. Se o número de colônias por quadrícula estiver na faixa de 10 a 20, contar apenas 5 quadrículas para tirar a média e calcular o número de UFC/ ml da mesma forma.

Regra 3 – Se o número de colônias por quadrícula for maior do que 20, expressar o resultado como maior do que 2000 dividido pelo volume filtrado.

Regra 4 – Se foi feita a filtração de uma solução obtida de amostra sólida (sal ou açúcar, por exemplo), valem as regras 1, 2 e 3 mas o valor deve ser convertido para UFC/g em função quantidade de amostra na solução. Exemplo: Dissolvidas 25g de açúcar em 225 ml de água peptonada 0,1% (diluição 1:10), filtrados 100 ml da solução e contadas 120 colônias na membrana. Cada mililitro da solução equivale a 0,1g de amostras, portanto, em 100 ml foi filtrada uma quantidade equivalente a 10g da amostra sólida. Então:

UFC/100 ml de solução
= UFC/10g de amostra = 120
⇒ UFC/g = 120/10 = 12

3.7. Contagem das colônias e cálculo dos resultados segundo a ISO

As instruções apresentadas nesse item são para ensaios realizados com métodos International Organization for Standardization (ISO) e estão descritas na ISO 7218:2007/Amd.1:2013 e na ISO 14461-2:2005.

3.7.1. Exigências gerais para o cálculo dos resultados

a) **Inoculação ou não de duplicata.** A ISO 7218:2007/Amd.1:2013 estabelece que pelo menos duas placas sejam inoculadas para cada contagem, podendo ser uma placa de duas diluições subsequentes ou duas placas da mesma diluição (duplicata). Nada impede que seja feita duplicata no plaqueamento de diluições, mas não é obrigatório (exceto no caso de laboratórios que não trabalhem com um sistema de qualidade assegurada).

b) **Número máximo e mínimo de colônias nas placas para contagem.** A ISO 7218:2007/Amd.1:2013 manda selecionar para a contagem as placas em que o número total de colônias não ultrapasse 300 (placas de 90mm). Para placas com diâmetro diferente de 90mm, o número máximo aceitável de colônias é proporcional à área da placa. No caso de placas de 55mm de diâmetro o número máximo de colônias é de 110 e, no caso de placas de 140mm é de 730 colônias. Nos ensaios que utilizam meios diferenciais e apenas as colônias típicas são contadas, selecionar para a contagem as placas em que a soma das colônias típicas + atípicas não ultrapasse 300 (placas de 90mm) e o número de colônias típicas não ultrapasse 150. Em todos os casos o número mínimo de colônias na placa selecionadas deve ser de 10 (típicas, atípicas ou soma delas). **Intervalo de confiança.** Há situações em que a ISO 7218:2007/Amd.1:2013 permite o uso de placas com número de colônias superior ou inferior ao estabelecido, desde que dentro do intervalo de confiança apresentado abaixo.

Nº aceitável de colônias	Sem duplicata	Com duplicata
máximo 300	limite superior 332	limite superior 323
máximo 150	limite superior 173	limite superior 166
máximo 100	limite superior 119	limite superior 113
mínimo 30	limite inferior 20	limite inferior 23
mínimo 15	limite inferior 7	limite inferior 10
mínimo 10	limite inferior 4	limite inferior 6

c) **Diluição decimal do número de colônias.** A ISO 7218:2007/Amd.1:2013 estabelece que, se foram plaqueadas duas diluições, a contagem em uma diluição seja de aproximadamente 10% da diluição anterior, com limite superior de 15,6% e inferior de 5,2% (definidos na ISO 14461-2:2005). Exemplo: Se numa diluição observou-se o desenvolvimento de 250 colônias, a contagem na diluição subsequente não deve ser inferior a 13 (5,2%) ou superior a 39 (15,6%). O Anexo 3.1 traz uma tabela com a contagem aceitável na segunda diluição considerada, para cada contagem de colônias observada na diluição anterior.

d) **Variação aceitável entre as contagens do par de placas de uma duplicata.** A ISO 7218:2007/Amd.1:2013 estabelece que, se foi plaqueada duplicata de uma mesma diluição, seja obedecido um limite superior e inferior aceitáveis para a diferença entre as placas. O Anexo 3.2 traz uma tabela com o limite de concordância aceitável entre essas contagens, estabelecido pela ISO 14461-2:2005.

e) **Apresentação do resultado.** A ISO 7218:2007/Amd.1:2013 estabelece que, em todas as situações, seja usada notação exponencial na apresentação dos resultados, com apenas uma casa decimal depois da vírgula e aproximando para cima quando a segunda casa decimal for igual a cinco ou maior. A aproximação deve ser feita no número final obtido, depois de efetuados todos os cálculos.

3.7.2. Regras gerais para o cálculo dos resultados

Para o cálculo segundo a ISO 7218:2007/Amd. 1:2013 há três situações a serem consideradas: 1) ensaios em que todas as colônias ou todas as colônias típicas desenvolvidas nas placas, após o período de incubação, são contadas e consideradas no cálculo, sem necessidade de confirmação (contagem total de aeróbios mesófilos, por exemplo, ou colônias pretas na contagem de clostrídios sulfito redutores, por exemplo), 2) métodos em que colônias típicas são contadas como presuntivas e, após uma etapa de confirmação, apenas a porcentagem confirmada é considerada nos cálculos (*Bacillus cereus*, por exemplo) e 3) métodos em que, além das colônias típicas, colônias atípicas também podem ser contadas como presuntivas e, após uma etapa de confirmação, consideradas nos cálculos (estafilococos coagulase positivos, por exemplo).

<u>Regra 1</u> – **Geral para ensaios em que todas as colônias (ou todas as colônias típicas) são consideradas nos cálculos (sem confirmação)**

1.1) A regra geral para o cálculo dos resultados é:

$$UFC/g \ ou \ ml = \sum C / v \ \mathrm{x} \ [n_1 + (0{,}1 \ \mathrm{x} \ n_2)] \ \mathrm{x} \ d$$

onde:

$\sum C$ = número total de colônias (ou de colônias típicas) presentes em cada placa selecionada para contagem.

v = volume inoculado em cada placa (geralmente 0,1 ml no plaqueamento em superfície ou 1 ml no plaqueamento em profundidade).

n_1 = número de placas contadas da primeira diluição selecionada (geralmente uma se não foi feita replicata ou duas quando foi feita duplicata).

n_2 = número de placas contadas da segunda diluição selecionada.

d = primeira diluição retida para contagem (10^0=1, 10^{-1}= 0,1, 10^{-2}= 0,01 e assim por diante).

1.2) A equação acima é válida tanto para a inoculação com duplicata como sem duplicata. Entretanto, quando não é feita a inoculação de duplicata temos $n_1 = n_2 = 1$, então, a equação pode ser simplificada para:

$$UFC/g \text{ ou } ml = \sum C / v \times 1{,}1 \times d$$

Exemplo 1) Inoculados 1 ml das diluições 10^{-1}, 10^{-2} e 10^{-3}, uma placa por diluição (sem duplicata, $n_1 = n_2 = 1$). Os resultados obtidos foram:

	Diluição 10^{-2}	Diluição 10^{-3}
Número de colônias presentes em cada placa	150	17
Volume inoculado em cada placa (v)	1 ml	1 ml
Primeira diluição retida para contagem (d)	10^{-2} = 0,01	
Somatória das colônias nas placas ($\sum C$)	150 + 17 = 167	
UFC/g ou $ml = \sum C / v \times 1{,}1 \times d$	167 / 1 x 1,1 x 0,01 = 167/0,011 = 1,5 x 10^4	

Exemplo 2) Inoculados 0,1 ml da diluição 10^{-1}, em duplicata ($n_1 = 2$, $n_2 = 0$). Os resultados obtidos foram:

	10^{-1} - Placa 1	10^{-1} - Placa 2
Número de colônias presentes em cada placa	18	20
Volume inoculado em cada placa (v)	0,1 ml	0,1 ml
Primeira diluição retida para contagem (d)	10^{-1} = 0,1	
Somatória das colônias nas placas ($\sum C$)	18+20 = 38	
UFC/g ou $ml = \sum C / v \times [n_1 + (0{,}1 \times n_2)] \times d$	38 / 0,1 x [2+(0,1 x 0) x 0,1] = 38/0,02 = 1,9 x 10^3	

Regra 2 – Geral para ensaios em que apenas colônias típicas confirmadas são consideradas nos cálculos

Selecionar para a contagem as placas em que o número total de colônias não ultrapasse 300 (placas de 90mm) e o número de colônias típicas não ultrapasse 150 (exceto no caso de microrganismos que produzem colônias típicas muito grandes, tratados separadamente nos capítulos específicos). Pelo menos uma das placa selecionadas deve conter um mínimo de 10 colônias no total (típicas, atípicas ou soma delas).

2.1) A regra geral para o cálculo dos resultados nesses métodos é:

$$UFC/g \text{ ou } ml = \sum a / v \times [n_1 + (0{,}1 \times n_2)] \times d$$

onde:

a = (b x C/A) sendo C = número de colônias típicas presentes em cada placa selecionada para contagem, A = número de colônias típicas submetidas à confirmação (geralmente cinco) e b = número de colônias típicas confirmadas, dentre as que foram submetidas à confirmação (o valor obtido deve ser arredondado para o número inteiro mais próximo do calculado).

v = volume inoculado em cada placa.

n_1 = número de placas contadas da primeira diluição selecionada

n_2 = número de placas contadas da segunda diluição selecionada

d = primeira diluição retida para contagem (10^0=1, 10^{-1}= 0,1, 10^{-2}= 0,01 e assim por diante).

2.2) A equação acima é válida tanto para a inoculação com duplicata como sem duplicata. Entretanto, quando não é feita a inoculação de duplicata temos $n_1 = n_2 = 1$, então, a equação pode ser simplificada para:

$$UFC/g \text{ ou } ml = \sum a / v \times 1{,}1 \times d$$

Exemplo 3) Inoculados 0,1 ml das diluições 10^{-1}e 10^{-2}, uma placa por diluição ($n_1 = 1$ e $n_2 = 1$). Os resultados obtidos foram:

	Diluição 10^{-1}	Diluição 10^{-2}
Colônias típicas na placa (C)	150	17
Colônias típicas submetidas à confirmação (A)	5	5
Colônias típicas confirmadas dentre as submetidas à confirmação (b)	4	3
Número de colônias consideradas confirmadas nas placas [a = (b x C/A)]	(4x150/5) = 120	(3x17/5) = 10
Volume inoculado em cada placa (v)	0,1 ml	0,1 ml
Primeira diluição retida para contagem (d)	10^{-1} = 0,1	
Somatória das colônias consideradas confirmadas nas placas ($\sum a$)	120+10 = 130	
UFC/g ou $ml = \sum a / v \times 1{,}1 \times d$	130 / 0,1 x 1,1 x 0,1 = 130/0,011 = 1,2x10^4	

Exemplo 4) Inoculados 0,1 ml da diluição 10^{-1}, em duplicata (n_1 = 2, n_2 = 0). Os resultados obtidos foram:

	10^{-1} - Placa 1	10^{-1} - Placa 2
Colônias típicas na placa (*C*)	18	20
Colônias típicas submetidas à confirmação (*A*)	5	5
Colônias típicas confirmadas dentre as submetidas à confirmação (*b*)	4	5
Número de colônias consideradas confirmadas nas placas [*a* = (*b* x *C*/*A*)]	(4x18/5) = 14	(5x20/5) = 20
Volume inoculado em cada placa (*v*)	0,1 ml	0,1 ml
Primeira diluição retida para contagem (*d*)	10^{-1} = 0,1	
Somatória das colônias consideradas confirmadas nas placas (∑*a*)	14+20 = 34	
UFC/g ou ml = ∑*a* / *v* x [n_1 + (0,1 x n_2)] x *d*	34 / 0,1 x [(2 + 0,1x0) x 0,1] = 34/0,02 = 1,7x10^3	

Regra 3 – Geral para ensaios em que, além das colônias típicas, colônias atípicas confirmadas também são consideradas nos cálculos

3.1) A regra geral para o cálculo dos resultados nesses métodos é:

UFC/g ou ml =∑*a* / *v* x [n_1 + (0,1 x n_2)] x *d*

onde:

a = (***b_t*** x ***C_t/A_t***) + (***b_a*** x ***C_a/A_a***) sendo ***C*** = número de colônias típicas (***C_t***) ou atípicas (***C_a***) presentes em cada placa selecionada para contagem, ***A*** = número de colônias típicas (***A_t***) ou atípicas (***A_a***) submetidas à confirmação (geralmente cinco) e ***b*** = número de colônias típicas (***b_t***) ou atípicas (***b_a***) confirmadas, dentre as que foram submetidas à confirmação.

v = volume inoculado em cada placa.

n_1 = número de placas contadas da primeira diluição selecionada

n_2 = número de placas contadas da segunda diluição selecionada

d = primeira diluição retida para contagem (10^0=1, 10^{-1}= 0,1, 10^{-2}= 0,01 e assim por diante).

3.2) A equação acima é válida tanto para a inoculação com duplicata como sem duplicata. Entretanto, quando não é feita a inoculação de duplicata temos ***n_1*** = ***n_2*** = 1, então, a equação pode ser simplificada para:

UFC/g ou ml =∑*a* / *v* x 1,1 x *d*

Exemplo 5) Inoculados 0,1 ml das diluições 10^{-1}e 10^{-2}, uma placa por diluição (n_1 = 1 e n_2 = 1). Os resultados obtidos foram:

	Diluição 10^{-1}	Diluição 10^{-2}
Colônias típicas na placa (*C_t*)	150	17
Colônias atípicas na placa (*C_a*)	12	2
Colônias típicas submetidas à confirmação (*A_t*)	5	5
Colônias atípicas submetidas à confirmação (*A_a*)	5	2
Colônias típicas confirmadas dentre as submetidas à confirmação (*b_t*)	4	3
Colônias atípicas confirmadas dentre as submetidas à confirmação (*b_a*)	0	0
Número de colônias consideradas confirmadas nas placas [*a* = (*b_t* x *C_t/A_t*) + (*b_a* x *C_a/A_a*)]	(4x150/5) + (0x12/5) = 120	(3x17/5) + (0x2/2) = 10
Volume inoculado em cada placa (*v*)	0,1 ml	0,1 ml
Primeira diluição retida para contagem (*d*)	10^{-1} = 0,1	
Somatória das colônias consideradas confirmadas nas placas (∑*a*)	120+10 = 130	
UFC/g ou ml =∑*a* / *v* x 1,1 x *d*	130 / 0,1 x 1,1 x 0,1 = 130/0,011 = 1,2x10^4	

Exemplo 6) Inoculados 0,1 ml da diluição 10^{-1}, em duplicata (n_1 = 2, n_2 = 0). Os resultados obtidos foram:

	10^{-1} - Placa 1	10^{-1} - Placa 2
Colônias típicas na placa (*C_t*)	18	20
Colônias atípicas na placa (*C_a*)	2	3
Colônias típicas submetidas à confirmação (*A_t*)	5	5
Colônias atípicas submetidas à confirmação (*A_a*)	2	3
Colônias típicas confirmadas dentre as submetidas à confirmação (*b_t*)	4	5
Colônias atípicas confirmadas dentre as submetidas à confirmação (*b_a*)	0	1
Número de colônias consideradas confirmadas nas placas [*a* = (*b_t* x *C_t/A_t*) + (*b_a* x *C_a/A_a*)]	(4x18/5) + (0x2/2) = 14	(5x20/5) + (1x3/3) = 21
Volume inoculado em cada placa (*v*)	0,1 ml	0,1 ml
Primeira diluição retida para contagem (*d*)	10^{-1} = 0,1	
Somatória das colônias consideradas confirmadas nas placas (∑*a*)	14+21 = 35	
UFC/g ou ml = ∑*a* / *v* x [n_1 + (0,1 x n_2)] x *d*	35 / 0,1 x [(2 + 0,1x0) x 0,1] = 35/0,02 = 1,8x10^3	

3.7.3. Regras para o cálculo em situações não usuais

Os exemplos acima são de cálculos em condições ideais, com número de colônias na faixa de

10 a 300, sem espalhamento. Mas são bastante frequentes as situações em que as placas não se apresentam em condições tão ideais, sendo aplicadas algumas regras básicas para o cálculo dos resultados. Essas regras são apresentadas a seguir.

Regra 4 – Nenhuma placa atingiu 10 colônias ou nenhuma colônia nas placas

Se houver menos de 10, mas pelo menos quatro colônias estiverem presentes, usar a fórmula abaixo para os cálculos e relatar o resultado como estimado (exemplo 7). Se houver menos de quatro colônias, calcular para quatro e relatar o resultados como menor do que o valor obtido (exemplo 8). Se não houver colônias, calcular para uma e relatar o resultados como menor do que o valor obtido (exemplo 9).

$$UFC/g \text{ ou } ml = \sum C / v \times \boldsymbol{n} \times d$$

onde:

$\sum C$ = número total de colônias (ou de colônias típicas) presentes em cada placa selecionada para contagem.

v = volume inoculado em cada placa.

n = número de placas contadas da primeira diluição selecionada.

Exemplo 7) Inoculados 0,1 ml da diluição 10^{-1}, em duplicata (n = 2). Os resultados obtidos foram:

	10^{-1} - Placa 1	10^{-1} - Placa 2
Número de colônias presentes em cada placa	6	8
Volume inoculado em cada placa (v)	0,1 ml	0,1 ml
Primeira diluição retida para contagem (d)	10^{-1} = 0,1	
Somatória das colônias nas placas ($\sum C$)	6 + 8=14	
UFC/g ou $ml = \sum C / v \times n \times d$	14 / 0,1 x 2 x 0,1 = 14/0,02 = 7x10^2 (est)[a]	

[a] = Resultado estimado.

Exemplo 8) Inoculados 1 ml das diluições 10^{-1}e 10^{-2}, uma placa por diluição (n = 1). Os resultados obtidos foram:

	Diluição 10^{-1}	Diluição 10^{-2}
Número de colônias presentes em cada placa	3	0
Volume inoculado em cada placa (v)	1 ml	1 ml
Primeira diluição retida para contagem (d)	10-1 = 0,1	
Somatória das colônias nas placas ($\sum C$)	Considerar como 4	
UFC/g ou $ml = \sum C / v \times n \times d$	4 / 1 x 1 x 0,1 = 4/0,1 → <40	

Exemplo 9 – Inoculados 0,1 ml das diluições 10^{-1} e 10^{-2}, uma placa por diluição (n = 1). Os resultados obtidos foram:

	Diluição 10^{-1}	Diluição 10^{-2}
Número de colônias presentes em cada placa	0	0
Volume inoculado em cada placa (v)	0,1 ml	0,1 ml
Primeira diluição retida para contagem (d)	10^{-1} = 0,1	
Somatória das colônias nas placas ($\sum C$)	Considerar como 1	
UFC/g ou $ml = \sum C / v \times n \times d$	1 / 0,1 x 1 x 0,1 = 1/0,01 → <100	

Regra 5 – Placas com mais de 300 colônias

5a) Mais de 300 em uma diluição e menos de 10 na seguinte. Se numa diluição o número de colônias ficou acima de 300 e na seguinte ficou abaixo de 10, o resultado é inaceitável porque 10 está abaixo do limite inferior permitido na diluição subsequente (*vide* Anexo 3.1). Por exemplo, se houver 301 colônias na 1ª diluição retida, a menor contagem aceitável na diluição seguinte é de 17 colônias.

5b) Mais de 150 colônias nos ensaios em que o número máximo de colônias aceitável nas placas é de 150 (contagem de bolores e leveduras, por exemplo). Se numa diluição o número de colônias ficou acima de 150 e na seguinte ficou abaixo de 10 o resultado é aceitável se não ultrapassar 173 (sem duplicata) ou 166 (com duplicata) na 1ª diluição retida e se, na subsequente, obedecer ao limite inferior definido no Anexo 3.1 (exemplo 10).

Exemplo 10) Inoculados 1 ml das diluições 10^{-1}e 10^{-2}, duas placas por diluição (n = 2). Os resultados obtidos foram:

	Diluição 10^{-1}	Diluição 10^{-2}
Número de colônias presentes em cada placa	151 e 160[a]	08 e 09[b]
Volume inoculado em cada placa (v)	1 ml	1 ml
Primeira diluição retida para contagem (d)	10^{-1} = 0,1	
Somatória das colônias nas placas ($\sum C$)	151 +160 + 08 + 9 = 328	
UFC/g ou $ml = \sum C / v \times n \times d$	328/1 x 2 x 0,1 = 328/0,2 = 1,6x10^3	

[a] Não ultrapassou o limite superior de 166.

[b] Ficou acima do limite inferior de 06 e 07 definido no Anexo 3.1.

5c) Nos ensaios com confirmação em que só se observa colônias típicas ou confirmadas em placas com mais de 300 colônias e não na diluição subsequente. Se num ensaio as colônias típicas ou as colônias confirmadas são observadas apenas em placas com mais de 300 colônias e não na diluição subsequente, calcular o resultado (Exemplo 11):

UFC/g ou ml = menor que $1/V_2.d_2$ e maior que $1/V_1.d_1$

onde

d_1 e d_2 são os fatores de diluição correspondentes às diluições inoculadas,

V_1 é o volume inoculado da diluição d_1 e

V_2 é o volume inoculado da diluição d_2.

Se não for observada a presença de colônias típicas ou confirmadas na placas com mais de 300 colônias e nem na placa da diluição subsequente, calcular o resultado (Exemplo 12):

UFC/g ou ml = menor que $1/V_2.d_2$

Exemplo 11) Inoculados 0,1 ml das diluições 10^{-1} e 10^{-2} (d_1 = 0,1 e d_2 = 0,01), uma placa por diluição. Os resultados obtidos foram:

	Diluição 10^{-1}	Diluição 10^{-2}
Número de colônias presentes em cada placa	mais de 300	33
Colônias típicas e/ou confirmadas na placa	presentes	ausentes
Volume inoculado em cada placa (v)	0,1 ml	0,1 ml
UFC/g ou ml = menor que $1/V_2.d_2$ e maior que $1/V_1.d_1$	< 1/0,1 x 0,01 e > 1/0,1 x 0,1 → < 10^3 e > 10^2	

Exemplo 12) Inoculados 0,1 ml das diluições 10^{-1} e 10^{-2} (d_1 = 0,1 e d_2 = 0,01), uma placa por diluição. Os resultados obtidos foram:

	Diluição 10^{-1}	Diluição 10^{-2}
Número de colônias presentes em cada placa	mais de 300	33
Colônias típicas e/ou confirmadas na placa	ausentes	ausentes
Volume inoculado em cada placa (v)	0,1 ml	0,1 ml
UFC/g ou ml = menor que $1/V_2.d_2$	< 1/0,1 x 0,01 → < 10^3	

5d) Número aceitável de colônias em apenas uma das diluições inoculadas. Nas contagens sem duplicata, se na primeira diluição inoculada o número de colônias é maior que 332 (limite superior do intervalo de confiança, Quadro 3.2) mas na diluição seguinte a contagem atende às exigências do Anexo 3.1, usar essa contagem nos cálculos e relatar como resultado estimado (Exemplo 13).

Exemplo 13) Inoculados 1 ml das diluições 10^{-1} e 10^{-2} (d_1 = 0,1 e d_2 = 0,01), uma placa por diluição (n = 1). Os resultados obtidos foram:

	Diluição 10^{-1}	Diluição 10^{-2}
Número de colônias presentes em cada placa	334[a]	31[b]
Volume inoculado em cada placa (v)	1 ml	1 ml
Primeira diluição retida para contagem (d)	$d_2 = 10^{-2} = 0{,}01$	
Somatória das colônias nas placas ($\sum C$)	considerar apenas as da diluição 10^{-2} = 31	
UFC/g ou ml = $\sum C / v \times n \times d$	31/1 x 1 x 0,01 = 31/0,01 = 3,1x10^3 (estimada)	

[a] Acima do limite superior de 332 do Quadro 3.2.

[b] Ficou dentro do intervalo aceitável de 20 a 50 colônias definido no Anexo 3.1.

3.8. Referências

ISO 6887-1. *Microbiology of food and animal feeding stuffs – Preparation of test samples, initial suspension and decimal dilutions for microbiological examination – Part 1: General rules for the preparation of the initial suspension and decimal dilutions.* 2nd edition, 2017. The International Organization for Standardization.

ISO 7218. *Microbiology of food and animal feeding stuffs – General requirements and guidance for microbiological examination.* 3rd edition, 2007, Amendment 1, 2013. The International Organization for Standardization.

ISO 14461-2. *Milk and milk products – Quality control in microbiological laboratories – Part 2: Determination of the reliability of colony counts of parallel plates and subsequent dilution steps.* 1st edition, 2005. The International Organization for Standardization.

PETRAN, R.L., GRIEME, L.E., FOONG-CUNNINGHAM, S., 2015. Culture methods for enumeration of microorganisms. In: SALFINGER, Y. & TORTORELLO, M.L. (eds), *Compendium of Methods for the Microbiological Examination of Foods.* 5th edition. Washington, DC: American Public Health Association (APHA). Chapter 6, pp.75-87.

Anexo 3.1. Limite de concordância aceitável entre as contagens de colônias obtidas em placas de duas diluições subsequentes (ISO 14461-2:2005)

10^{-x} = Número de colônias observado na placa da 1ª diluição considerada (ou soma das colônias das duas placas da duplicata, se foi inoculada duplicata de cada diluição).

$10^{-(x+1)}$ = Número de colônias aceitável na placa da 2ª diluição considerada (ou soma das colônias das duas placas da duplicata, se foi inoculada duplicata de cada diluição).

10^{-x}		**10**	**11**	**12**	**13**	**14**	**15**	**16**	**17**	**18**	**19**	**20**	**21**	**22**	**23**	**24**
$10^{-(x+1)}$	mínimo	0	0	0	0	0	0	0	0	0	0	0	0	0	0	0
	máximo	4	5	5	5	5	6	6	6	6	6	7	7	7	7	7
10^{-x}		**25**	**26**	**27**	**28**	**29**	**30**	**31**	**32**	**33**	**34**	**35**	**36**	**37**	**38**	**39**
$10^{-(x+1)}$	mínimo	0	0	0	0	0	0	0	0	0	0	1	1	1	1	1
	máximo	8	8	8	8	8	8	9	9	9	9	9	9	10	10	10
10^{-x}		**40**	**41**	**42**	**43**	**44**	**45**	**46**	**47**	**48**	**49**	**50**	**51**	**52**	**53**	**54**
$10^{-(x+1)}$	mínimo	1	1	1	1	1	1	1	1	1	1	1	1	1	1	1
	máximo	10	10	11	11	11	11	11	11	11	12	12	12	12	12	12
10^{-x}		**55**	**56**	**57**	**58**	**59**	**60**	**61**	**62**	**63**	**64**	**65**	**66**	**67**	**68**	**69**
$10^{-(x+1)}$	mínimo	1	1	1	1	1	1	1	1	1	2	2	2	2	2	2
	máximo	13	13	13	13	13	13	14	14	14	14	14	14	14	15	15
10^{-x}		**70**	**71**	**72**	**73**	**74**	**75**	**76**	**77**	**78**	**79**	**80**	**81**	**82**	**83**	**84**
$10^{-(x+1)}$	mínimo	2	2	2	2	2	2	2	2	2	2	2	2	2	2	2
	máximo	15	15	15	15	16	16	16	16	16	16	16	17	17	17	17
10^{-x}		**85**	**86**	**87**	**88**	**89**	**90**	**91**	**92**	**93**	**94**	**95**	**96**	**97**	**98**	**99**
$10^{-(x+1)}$	mínimo	3	3	3	3	3	3	3	3	3	3	3	3	3	3	3
	máximo	17	17	17	18	18	18	18	18	18	18	19	19	19	19	19
10^{-x}		**100**	**101**	**102**	**103**	**104**	**105**	**106**	**107**	**108**	**109**	**110**	**111**	**112**	**113**	**114**
$10^{-(x+1)}$	mínimo	3	3	3	4	4	4	4	4	4	4	4	4	4	4	4
	máximo	19	19	20	20	20	20	20	20	20	21	21	21	21	21	21
10^{-x}		**115**	**116**	**117**	**118**	**119**	**120**	**121**	**122**	**123**	**124**	**125**	**126**	**127**	**128**	**129**
$10^{-(x+1)}$	mínimo	4	4	4	4	4	5	5	5	5	5	5	5	5	5	5
	máximo	21	22	22	22	22	22	22	22	23	23	23	23	23	23	23
10^{-x}		**130**	**131**	**132**	**133**	**134**	**135**	**136**	**137**	**138**	**139**	**140**	**141**	**142**	**143**	**144**
$10^{-(x+1)}$	mínimo	5	5	5	5	5	5	6	6	6	6	6	6	6	6	6
	máximo	24	24	24	24	24	24	24	24	25	25	25	25	25	25	25
10^{-x}		**145**	**146**	**147**	**148**	**149**	**150**	**151**	**152**	**153**	**154**	**155**	**156**	**157**	**158**	**159**
$10^{-(x+1)}$	mínimo	6	6	6	6	6	6	6	7	7	7	7	7	7	7	7
	máximo	26	26	26	26	26	26	26	27	27	27	27	27	27	27	27

10^{-x}		**160**	**161**	**162**	**163**	**164**	**165**	**166**	**167**	**168**	**169**	**170**	**171**	**172**	**173**	**174**
$10^{-(x+1)}$	mínimo	7	7	7	7	7	7	7	8	8	8	8	8	8	8	8
	máximo	28	28	28	28	28	28	28	29	29	29	29	29	29	29	29
10^{-x}		**175**	**176**	**177**	**178**	**179**	**180**	**181**	**182**	**183**	**184**	**185**	**186**	**187**	**188**	**189**
$10^{-(x+1)}$	mínimo	8	8	8	8	8	8	8	9	9	9	9	9	9	9	9
	máximo	30	30	30	30	30	30	30	31	31	31	31	31	31	31	31
10^{-x}		**190**	**191**	**192**	**193**	**194**	**195**	**196**	**197**	**198**	**199**	**200**	**201**	**202**	**203**	**204**
$10^{-(x+1)}$	mínimo	9	9	9	9	9	9	10	10	10	10	10	10	10	10	10
	máximo	32	32	32	32	32	32	32	32	33	33	33	33	33	33	33
10^{-x}		**205**	**206**	**207**	**208**	**209**	**210**	**211**	**212**	**213**	**214**	**215**	**216**	**217**	**218**	**219**
$10^{-(x+1)}$	mínimo	10	10	10	10	10	10	11	11	11	11	11	11	11	11	11
	máximo	34	34	34	34	34	34	34	34	35	35	35	35	35	35	35
10^{-x}		**220**	**221**	**222**	**223**	**224**	**225**	**226**	**227**	**228**	**229**	**230**	**231**	**232**	**233**	**234**
$10^{-(x+1)}$	mínimo	11	11	11	11	11	12	12	12	12	12	12	12	12	12	12
	máximo	35	36	36	36	36	36	36	36	36	37	37	37	37	37	37
10^{-x}		**235**	**236**	**237**	**238**	**239**	**240**	**241**	**242**	**243**	**244**	**245**	**246**	**247**	**248**	**249**
$10^{-(x+1)}$	mínimo	12	12	12	12	13	13	13	13	13	13	13	13	13	13	13
	máximo	37	38	38	38	38	38	38	38	38	39	39	39	39	39	39
10^{-x}		**250**	**251**	**252**	**253**	**254**	**255**	**256**	**257**	**258**	**259**	**260**	**261**	**262**	**263**	**264**
$10^{-(x+1)}$	mínimo	13	13	14	14	14	14	14	14	14	14	14	14	14	14	14
	máximo	39	39	40	40	40	40	40	40	40	40	41	41	41	41	41
10^{-x}		**265**	**266**	**267**	**268**	**269**	**270**	**271**	**272**	**273**	**274**	**275**	**276**	**277**	**278**	**279**
$10^{-(x+1)}$	mínimo	14	15	15	15	15	15	15	15	15	15	15	15	15	15	16
	máximo	41	41	41	42	42	42	42	42	42	42	42	43	43	43	43
10^{-x}		**280**	**281**	**282**	**283**	**284**	**285**	**286**	**287**	**288**	**289**	**290**	**291**	**292**	**293**	**294**
$10^{-(x+1)}$	mínimo	16	16	16	16	16	16	16	16	16	16	16	16	16	17	17
	máximo	43	43	43	43	44	44	44	44	44	44	44	44	45	45	45
10^{-x}		**295**	**296**	**297**	**298**	**299**	**300**	**301**	**302**	**303**	**304**	**305**	**306**	**307**	**308**	**309**
$10^{-(x+1)}$	mínimo	17	17	17	17	17	17	17	17	17	17	17	18	18	18	18
	máximo	45	45	45	45	45	46	46	46	46	46	46	46	46	47	47
10^{-x}		**310**	**311**	**312**	**313**	**314**	**315**	**316**	**317**	**318**	**319**	**320**	**321**	**322**	**323**	**324**
$10^{-(x+1)}$	mínimo	18	18	18	18	18	18	18	18	18	19	19	19	19	19	19
	máximo	47	47	47	47	47	47	48	48	48	48	48	48	48	48	49
10^{-x}		**325**	**326**	**327**	**328**	**329**	**330**	**331**	**332**	**333**	**334**					
$10^{-(x+1)}$	mínimo	19	19	19	19	19	19	19	20	20	20					
	máximo	49	49	49	49	49	49	49	50	50	50					

Anexo 3.2.
Limite de concordância aceitável entre as contagens de colônias obtidas em um par de placas de uma duplicata (ISO 14461-2:2005)

Maior = Contagem na placa que apresentou o maior número de colônias no par.

Menor = Contagem aceitável na outra placa do par.

Maior	**10**	**11**	**12**	**13**	**14**	**15**	**16**	**17**	**18**	**19**	**20**	**21**	**22**	**23**	**24**
Menor	2	3	3	4	4	5	5	6	6	7	7	8	9	9	10
Maior	**25**	**26**	**27**	**28**	**29**	**30**	**31**	**32**	**33**	**34**	**35**	**36**	**37**	**38**	**39**
Menor	11	11	12	12	13	14	14	15	16	16	17	18	19	19	20
Maior	**40**	**41**	**42**	**43**	**44**	**45**	**46**	**47**	**48**	**49**	**50**	**51**	**52**	**53**	**54**
Menor	21	21	22	23	24	24	25	26	27	27	28	29	29	30	31
Maior	**55**	**56**	**57**	**58**	**59**	**60**	**61**	**62**	**63**	**64**	**65**	**66**	**67**	**68**	**69**
Menor	32	32	33	34	35	36	36	37	38	39	39	40	41	42	43
Maior	**70**	**71**	**72**	**73**	**74**	**75**	**76**	**77**	**78**	**79**	**80**	**81**	**82**	**83**	**84**
Menor	43	44	45	46	46	47	48	49	50	50	51	52	53	54	54
Maior	**85**	**86**	**87**	**88**	**89**	**90**	**91**	**92**	**93**	**94**	**95**	**96**	**97**	**98**	**99**
Menor	55	56	57	58	58	59	60	61	62	62	63	64	65	66	67
Maior	**100**	**101**	**102**	**103**	**104**	**105**	**106**	**107**	**108**	**109**	**110**	**111**	**112**	**113**	**114**
Menor	67	68	69	70	71	71	72	73	74	75	76	76	77	78	79
Maior	**115**	**116**	**117**	**118**	**119**	**120**	**121**	**122**	**123**	**124**	**125**	**126**	**127**	**128**	**129**
Menor	80	81	81	82	83	84	85	86	86	87	88	89	90	91	91
Maior	**130**	**131**	**132**	**133**	**134**	**135**	**136**	**137**	**138**	**139**	**140**	**141**	**142**	**143**	**144**
Menor	92	93	94	95	96	96	97	98	99	100	101	102	102	103	104
Maior	**145**	**146**	**147**	**148**	**149**	**150**	**151**	**152**	**153**	**154**	**155**	**156**	**157**	**158**	**159**
Menor	105	106	107	107	108	109	110	111	112	113	113	114	115	116	117
Maior	**160**	**161**	**162**	**163**	**164**	**165**	**166**	**167**	**168**	**169**	**170**	**171**	**172**	**173**	**174**
Menor	118	119	119	120	121	122	123	124	125	125	126	127	128	129	130
Maior	**175**	**176**	**177**	**178**	**179**	**180**	**181**	**182**	**183**	**184**	**185**	**186**	**187**	**188**	**189**
Menor	131	131	132	133	134	135	136	137	138	138	139	140	141	142	143
Maior	**190**	**191**	**192**	**193**	**194**	**195**	**196**	**197**	**198**	**199**	**200**	**201**	**202**	**203**	**204**
Menor	144	144	145	146	147	148	149	150	151	151	152	153	154	155	156
Maior	**205**	**206**	**207**	**208**	**209**	**210**	**211**	**212**	**213**	**214**	**215**	**216**	**217**	**218**	**219**
Menor	157	158	158	159	160	161	162	163	164	165	165	166	167	168	169
Maior	**220**	**221**	**222**	**223**	**224**	**225**	**226**	**227**	**228**	**229**	**230**	**231**	**232**	**233**	**234**
Menor	170	171	172	172	173	174	175	176	177	178	179	179	180	181	182
Maior	**235**	**236**	**237**	**238**	**239**	**240**	**241**	**242**	**243**	**244**	**245**	**246**	**247**	**248**	**249**
Menor	183	184	185	186	186	187	188	189	190	191	192	193	194	194	195
Maior	**250**	**251**	**252**	**253**	**254**	**255**	**256**	**257**	**258**	**259**	**260**	**261**	**262**	**263**	**264**
Menor	196	197	198	199	200	201	202	202	203	204	205	206	207	208	209
Maior	**265**	**266**	**267**	**268**	**269**	**270**	**271**	**272**	**273**	**274**	**275**	**276**	**277**	**278**	**279**
Menor	210	210	211	212	213	214	215	216	217	218	218	219	220	221	222
Maior	**280**	**281**	**282**	**283**	**284**	**285**	**286**	**287**	**288**	**289**	**290**	**291**	**292**	**293**	**294**
Menor	223	224	225	226	226	227	228	229	230	231	232	233	234	234	235
Maior	**295**	**296**	**297**	**298**	**299**	**300**	**301**	**302**	**303**	**304**	**305**	**306**	**307**	**308**	**309**
Menor	236	237	238	239	240	241	242	243	243	244	245	246	247	248	249
Maior	**310**	**311**	**312**	**313**	**314**	**315**	**316**	**317**	**318**	**319**	**320**	**321**	**322**	**323**	
Menor	250	251	251	252	253	254	255	256	257	258	259	260	260	261	

4 Técnicas básicas de contagem de microrganismos pelo número mais provável (NMP)

Revisões da 6ª edição

Item 4.2.2.b (revisado) A incerteza da medição dos volumes segundo a ISO 6887-1:2017 não deve exceder 2%.

Item 4.3.2.b (revisado) A incerteza da medição dos volumes segundo a ISO 6887-1:2017 não deve exceder 2%.

4.1. Introdução

As orientações contidas nesse capítulo são da American Public Health Association (APHA), descritas na 5ª edição do *Compendium of Methods for Microbiological Examination of Foods* (Salfinger & Tortorello, 2015) e da Food and Drug Administration (FDA), descritas no *Bacteriological Analytical Manual* (Blodgett, 2020).

A técnica do número mais provável é um método de análise quantitativo que permite determinar o número mais provável (NMP) do(s) microrganismo(s) alvo na amostra, através da inoculação de alíquotas dessa amostra em uma série de tubos, contendo um meio de cultura líquido adequado ao seu crescimento. A determinação do número de microrganismos é baseada no princípio de que, subdividindo a amostra em alíquotas, algumas alíquotas vão conter microrganismos e outras não, dependendo da quantidade dos microrganismos na amostra. O número de alíquotas com microrganismos (tubos com crescimento positivo após a incubação) e alíquotas sem microrganismos (tubos com crescimento negativo após a incubação) permite estimar, por cálculo de probabilidade, a densidade original dos microrganismos na amostra. Essa aplicação da teoria da probabilidade depende de que os microrganismos estejam distribuídos ao acaso e homogeneamente por toda a amostra. No caso de amostras líquidas, essa condição pode ser atingida sem dificuldade, através da cuidadosa agitação do material. No caso de amostras sólidas, pode ser atingida no preparo e homogeneização da primeira diluição, tomando-se as alíquotas a partir dessa diluição. Há situações em que as alíquotas da amostra sólida são inoculadas diretamente no caldo de cultura. A inoculação direta das amostras sólidas, entretanto, é menos comum e depende do tipo de amostra.

Como a inoculação é feita em meios líquidos, a técnica do NMP apresenta algumas vantagens em relação à contagem padrão em placas. Uma delas é a possibilidade de inocular quantidades maiores da amostra, aumentando-se proporcionalmente o volume de meio de cultura. Isso confere à técnica uma sensibilidade maior do que a da contagem em placas e uma grande flexibilidade no estabelecimento do limite de detecção. Outra vantagem é que permite a introdução de etapas de recuperação de injúrias, utilizando um meio não seletivo para a inoculação inicial, mais favorável aos microrganismos injuriados, e depois transferindo a cultura para meios seletivos.

A técnica do NMP é bastante versátil, permitindo a enumeração de diferentes grupos ou espécies de microrganismos, variando-se o meio de cultura e as condições de incubação. Suas principais aplicações são a contagem de coliformes totais, coliformes termotolerantes e *E. coli* em água e alimentos. Pode também ser utilizada em outros ensaios quantitativos, quando a contaminação esperada na amostra está abaixo do limite de detecção do plaqueamento ou quando partículas do alimento interferem na contagem em placas. Uma outra aplicação é a adaptação de métodos qualitativos para quantitativos, como a contagem de *Salmonella*,

Listeria monocytogenes e outros microrganismos tradicionalmente analisados por métodos de presença/ausência.

Para a homogeneização da amostra e preparo das diluições, são utilizados os procedimentos descritos no Capítulo 2. Para a inoculação, a técnica do NMP apresenta dois formatos, dependendo de como as alíquotas são distribuídas. Um é o formato do teste de diluição múltipla, no qual três, cinco ou dez alíquotas de uma diluição são inoculadas numa série de três, cinco ou dez tubos e, depois, uma nova série de três, cinco ou dez alíquotas, da diluição subsequente, são inoculadas em outra série de tubos e assim por diante. Quanto maior o número de diluições e de tubos por diluição, maior a precisão da contagem. Para a maioria das situações encontradas na análise de alimentos, três diluições com três tubos por diluição são suficientes para uma boa estimativa do NMP. O outro formato é o do teste de diluição única, no qual todas as alíquotas inoculadas (geralmente cinco a dez) são de uma mesma diluição, com igual quantidade da amostra.

4.2. Teste de diluição múltipla

O teste de diluição múltipla é o mais versátil dos formatos da técnica do NMP, porque permite abranger uma faixa ampla de concentrações dos microrganismos na amostra, variando-se as diluições inoculadas. O procedimento padrão é a inoculação de três diluições decimais sequenciais da amostra, três alíquotas por diluição ou, mais raramente, cinco alíquotas por diluição e/ou cinco diluições. A técnica, entretanto, permite procedimentos não tão comuns, como a inoculação de um número maior de diluições decimais, um número maior de alíquotas por diluição ou, mesmo, diluições não decimais. Nesses casos o procedimento analítico é o mesmo, mas varia a forma de cálculo dos resultados. O procedimento padrão traz a vantagem de ter os resultados apresentados em Tabelas de NMP, enquanto os não padrão requerem o uso de fórmulas para o cálculo.

A seleção das diluições depende da contaminação estimada da amostra, de forma a obter tubos positivos nas menores diluições (maiores alíquotas da amostra) e tubos negativos nas maiores diluições (menores alíquotas da amostra). Para orientação, as diluições recomendadas para amostras com contaminação na faixa de 3 a 1.000/g ou ml, são a 10^{-1}, 10^{-2} e 10^{-3}. Se a contaminação esperada estiver acima dessa faixa, deve-se inocular diluições mais altas. Caso não seja possível estimar previamente o nível de contaminação da amostra, deve-se inocular mais do que três diluições (pelo menos cinco), partindo-se da diluição inicial. Se a contaminação estimada estiver abaixo dessa faixa, pode-se inocular volumes maiores da amostra sem diluição (no caso de líquidos) ou da primeira diluição (no caso de sólidos), aumentando proporcionalmente o volume de meio de cultura. A proporção entre o volume inoculado e o volume de meio de cultura recomendado pelo *Compendium* (Petran *et al.*, 2015) é: uma parte da amostra ou diluição adicionada a dez partes do caldo. Uma prática bastante comum, que mantém essa proporção, é a inoculação de 10 ml das amostras líquidas, sem diluição, em 10 ml do meio de cultura em concentração dupla. Essa prática também é muito utilizada na inoculação da primeira diluição de amostras sólidas. Para orientação na seleção das diluições pode ser consultado o Quadro 4.1, que apresenta a quantidade de amostra presente nas alíquotas de várias combinações de diluições, com o limite de detecção da técnica em cada combinação. Outras combinações são possíveis, particularmente no caso de amostras líquidas, que podem ser adicionadas diretamente no caldo, como a combinação decimal 100 – 10 – 1 ml ou a não decimal 500 – 50 –5, por exemplo. No caso de amostras sólidas as opções são mais restritas, porque, como já mencionado anteriormente, nem todos os produtos apresentam distribuição de microrganismos homogênea para inoculação direta. Nos casos em que isso ocorre, podem ser utilizadas as mesmas combinações dos produtos líquidos.

A seleção do meio de cultura mais adequado para a inoculação das alíquotas varia para cada ensaio, em função do(s) microrganismo(s) alvo, sendo descrita nos capítulos específicos.

A verificação da presença do(s) microrganismo(s) alvo nas alíquotas inoculadas após a incubação, para cálculo do NMP, também varia para cada ensaio, sendo descrita nos capítulos específicos. Na maioria dos ensaios essa verificação inclui não só a ocorrência de crescimento, mas também o desenvolvimento ou não de características típicas do(s) microrganismo(s) alvo no meio utilizado. Além disso, a maioria dos ensaios exige ainda uma ou mais etapas de confirmação, que é feita transferindo-se a cultura obtida no primeiro meio inoculado, para outros meios de confirmação. Por exemplo, em um dos métodos de ensaio de coliformes totais, as alíquotas são inoculadas em Caldo Lauril Sulfato Triptose (LST), incubadas a 35 °C/24h e verificada a ocorrência ou não de crescimento com produção de gás. As culturas obtidas nos tubos positivos para essas duas características são transferidas para o caldo Verde Brilhante Bile 2% (VB), que é um meio seletivo para coliformes totais. Após a incubação a 35 °C/24h, é novamente verificada a ocorrência ou não de crescimento com produção de gás. Apenas as culturas positivas para essas duas características, em VB, são confirmadas como coliformes totais. O caldo LST permite o crescimento de uma série de outros microrganismos produtores de gás que, no Caldo VB, são inibidos ou diferenciados dos coliformes totais. A inoculação não é feita diretamente em VB porque a presença de agentes seletivos pode inibir os coliformes injuriados. A etapa inicial no LST garante a recuperação das injúrias, permitindo o crescimento posterior em condições seletivas.

4.2.1. Material requerido nas análises

- Material para preparação da amostra e diluições seriadas, descritos no Capítulo 2
- Meios de cultura recomendados para o ensaio a ser realizado, descritos nos capítulos específicos
- Estufa(s) incubadora ou banho(s) maria regulado(s) na(s) temperatura(s) especificada(s) pelo ensaio a ser realizado, descrita(s) nos capítulos específicos

4.2.2. Procedimento

Antes de iniciar o procedimento, observar os cuidados descritos no Capítulo 2, para garantir que as atividades sejam conduzidas sob condições assépticas. Identificar todos os tubos que serão inoculados, com o código da amostra, a diluição e a sigla do meio de cultura contido.

a) **Preparação das amostras e diluições.** Seguir os procedimentos descritos no Capítulo 2.

b) **Inoculação.** Seguindo as orientações apresentadas acima, selecionar três ou mais diluições decimais sequenciais da amostra para a inoculação. Inocular três alíquotas de cada diluição em tubos do caldo de cultura, selecionando o caldo de acordo com o ensaio a ser realizado (nos capítulos específicos). Em alguns ensaios recomenda-se utilizar uma série de cinco alíquotas por diluição, sendo essa recomendação também mencionada nos capítulos específicos.Utilizar uma pipeta diferente para cada diluição. A incerteza da medição dos volumes não deve exceder 2% (ISO 6887-1, 2017). Observar criteriosamente se os tubos utilizados correspondem à amostra e à diluição que estão sendo inoculadas. Mudar os tubos de posição, à medida que sejam inoculadas, para não inocular o mesmo tubo mais de uma vez ou deixar algum tubo sem inocular.

c) **Incubação.** Incubar os tubos nas condições especificadas para o ensaio, nos capítulos específicos.

d) **Verificação da presença do(s) microrganismo(s) alvo nos tubos.** A definição das características a serem consideradas como indicação da presença do(s) microrganismo(s) alvo nos tubos são definidas nos capítulos específicos. Essas características podem ser:

d.1) Crescimento. O crescimento é verificado pela turvação do meio de cultura, desde que não provocada pela própria amostra. Nesse segundo caso, pode ser necessário um procedimento alternativo para confirmar o crescimento. Um dos mais usados é transferir uma alçada do caldo suspeito para um novo tubo do mesmo meio e verificar a turvação, confirmativa do crescimento no primeiro.

d.2) Produção de gás. A produção de gás pode ser verificada pela formação de bolhas em tubos invertidos (tubos de Durham), colocados nos tubos de caldo antes da esterilização. Na utilização dessa técnica é importante verificar, previamente, se não houve formação de pequenas bolhas nos tubos de Durham, durante a estocagem do meio em geladeira. Essas bolhas são provocadas pelo ar dissolvido no líquido e, se presentes, o tubo deve ser descartado e substituído por outro. Outra alternativa utilizada para verificar a produção de gás é cobrir a superfície do caldo com vaspar ou ágar selo, depois da inoculação, verificando seu deslocamento para cima, quando há formação de gás.

d.3) Produção de ácido ou base. A produção de ácido ou base pode ser verificada pela viragem de um indicador de pH adicionado ao caldo de cultura (púrpura de bromocresol, vermelho de fenol e outros). Outra alternativa usada é medir o pH ou a acidez titulável do meio depois da incubação.

d.4) Alteração do potencial redox. A alteração do potencial de óxido redução é verificada pela viragem de aceptores de elétrons como a rezarzurina, o azul de metileno e o cloreto de trifeniltetrazólio.

e) Transferências. A maioria dos ensaios que utilizam a técnica do NMP exige a transferência da cultura obtida nos tubos inoculados, para confirmação da presença do(s) microrganismo(s) alvo. Apenas os tubos contendo culturas confirmadas são considerados como positivos no cálculo do NMP. As transferências requeridas em cada ensaio encontram-se descritas nos capítulos específicos.

4.3. Teste de diluição única

O teste de diluição única é mais utilizado para amostras com baixo nível de contaminação, para as quais não há necessidade nem se justifica a preparação de diluições. Uma de suas principais aplicações são a contagem de coliformes em água tratada e em sucos e refrigerantes.

O procedimento padrão é a inoculação de cinco ou dez alíquotas de 10 ml das amostras líquidas em 10 ml do caldo de cultura em concentração dupla (50 a 100 ml no total), ou cinco ou dez alíquotas de 10 ml da primeira diluição das amostras sólidas, em 10 ml do caldo em concentração dupla (5 a 10 g no total). Essas quantidades podem variar dependendo da contaminação esperada na amostra, podendo ser inoculadas cinco ou dez porções de 100 ml em 100 ml de caldo em concentração dupla, para amostras com nível mais baixo de contaminação, ou cinco ou dez porções de 1 ml em 10 ml de caldo em concentração simples, para amostras com nível mais alto de contaminação. A inoculação de cinco ou dez alíquotas com quantidades múltiplas de dez apresenta a vantagem de ter os resultados tabelados em Tabelas de NMP. Pode, entretanto, ser inoculado qualquer número de alíquotas, de qualquer quantidade, desde que todas sejam iguais e que a diluição seja de uma parte da amostra adicionada em dez partes de caldo. Nesses casos, o cálculo dos resultados utiliza fórmulas, em vez das tabelas.

Assim como no teste de diluição múltipla, a seleção do meio de cultura e a forma de verificação da presença do(s) microrganismo(s) alvo nas alíquotas inoculadas encontra-se descrita nos capítulos específicos. Dependendo da complexidade dos testes de confirmação subsequentes, o formato de cinco alíquotas pode ser mais vantajoso para amostras com baixa contaminação, do que o de dez alíquotas ou o teste de diluição múltipla.

4.3.1. Material requerido nas análises

- Material para preparação da amostra, descritos no Capítulo 2
- Meios de cultura recomendados para o ensaio a ser realizado, descritos nos capítulos específicos
- Estufa(s) incubadora(s) ou banho(s) maria regulado(s) na(s) temperatura(s) especificada(s)

pelo ensaio a ser realizado, descrita(s) nos capítulos específicos

4.3.2. Procedimento

Antes de iniciar o procedimento, observar os cuidados descritos no Capítulo 2, para garantir que as atividades sejam conduzidas sob condições assépticas. Identificar todos os tubos que serão inoculados, com o código da amostra e a sigla do meio de cultura contido.

a) **Preparação das amostras.** Seguir os procedimentos descritos no Capítulo 2.

b) **Inoculação.** Seguindo as orientações apresentadas acima, selecionar as quantidades mais adequadas da amostra para a inoculação. Inocular cinco ou dez alíquotas da amostra em cinco a dez tubos ou frascos do caldo de cultura, adicionando uma parte da alíquota para dez partes do caldo. Selecionar o caldo de acordo com o ensaio a ser realizado (nos capítulos específicos). A incerteza da medição dos volumes não deve exceder 2% (ISO 6887-1, 2017). Mudar os tubos ou frascos de posição, à medida que sejam inoculadas, para não inocular o mesmo tubo/frasco mais de uma vez ou deixar algum tubo/frasco sem inocular.

c) **Incubação.** Incubar os tubos nas condições especificadas para o ensaio, descritas nos capítulos específicos.

d) **Verificação da presença do(s) microrganismo(s) alvo nos tubos.** Seguir as mesmas orientações do teste de diluição múltipla.

e) **Transferências.** Seguir as mesmas orientações do teste de diluição múltipla.

4.4. Cálculo dos resultados

A combinação de tubos positivos e negativos na técnica do NMP permite estimar, por cálculo de probabilidade, a densidade do(s) microrganismo(s) alvo na amostra. Os cálculos podem ser feitos usando várias fórmulas, mas, para as para as combinações de tubos positivos e negativos que ocorrem com maior frequência, os valores já foram calculados e tabulados em tabelas de NMP, não sendo necessário o uso de fórmulas. As combinações que ocorrem com menor frequência são omitidas na tabulação e, nesses casos, o cálculo do resultado pode ser feito através das fórmulas, mas é recomendável repetir antes o ensaio, para confirmar a ocorrência da combinação.

4.4.1. Cálculo dos resultados do teste de diluição múltipla

4.4.1.1. Cálculo usando as tabelas de NMP (para diluições decimais)

A Tabela NMP-1 do Anexo 4.1 apresenta os resultados de uma série de três tubos inoculados com alíquotas de 0,1 – 0,01 e 0,001 g ou ml da amostra. A Tabela NMP-2 do Anexo 4.1 apresenta os resultados de uma série de cinco tubos inoculados com as mesmas alíquotas. Para outras alíquotas, são usadas as mesmas tabelas, com um fator de conversão para multiplicar ou dividir o valor lido, em função do tamanho das alíquotas inoculadas. Observar que as diluições são decimais e que as tabelas utilizam a quantidade da amostra nas alíquotas, não a diluição inoculada. Assim, para facilitar o uso, o Quadro 4.1 abaixo apresenta a correspondência entre diluições inoculadas e quantidade de amostra nas alíquotas, bem como o fator de conversão do resultado quando as alíquotas são diferentes das tabeladas. Além da estimativa do NMP/g ou ml da amostra, as tabelas de NMP também apresentam, para cada combinação de tubos positivos e negativos, o limite superior e o limite inferior da estimativa do NMP, ao nível de 95% de confiança. Esse é intervalo em que se encontra a contagem verdadeira (mas desconhecida) dos microrganismos na amostra, em 95% das vezes.

As regras para o cálculo dos resultados, com exemplos no Quadro 4.2 são:

Regra 1 – Se as três diluições inoculadas correspondem às alíquotas tabeladas, o resultado é lido diretamente na linha correspondente à combinação de tubos positivos obtida (Exemplos 1 e 8 do Quadro 4.2).

Regra 2 – Se as três diluições inoculadas não correspondem às alíquotas tabeladas, o resultado lido na linha correspondente à combinação de

Quadro 4.1. Orientação para o uso das tabelas de NMP, em função da quantidade de amostra presente nas alíquotas e das diluições inoculadas, com o limite de detecção da contagem e a regra para conversão do resultado.

	Combinação de diluições*	Quantidade de amostra nas alíquotas (g ou ml)	Limite de detecção (por g ou ml da amostra)	Fator de conversão do resultado na Tabela
1	S/D (100 ml) - S/D (10 ml) - SD (1 ml)	100 – 10 – 1	0,003	dividir por 1.000
2	S/D (10 ml) - S/D (1 ml) - 10^{-1} (1 ml)	10 – 1 – 0,1	0,03	dividir por 100
3	S/D (1 ml) - 10^{-1} (1 ml) - 10^{-2} (1 ml)	1 – 0,1 – 0,01	0,3	dividir por 10
4	10^{-1} (10 ml) – 10^{-1} (1 ml) – 10^{-2} (1 ml)	1 – 0,1 – 0,01	0,3	dividir por 10
5	10^{-1} (1 ml) – 10^{-2} (1 ml) – 10^{-3} (1 ml)	0,1 – 0,01 – 0,001	3	direto
6	10^{-2} (1 ml) – 10^{-3} (1 ml) - 10^{-4} (1 ml)	0,01 – 0,001 – 0,0001	30	multiplicar por 10
7	10^{-3} (1 ml) - 10^{-4} (1 ml) - 10^{-5} (1 ml)	0,001 – 0,0001 - 0,00001	300	multiplicar por 100

*Entre parênteses o volume inoculado da diluição, onde SD = sem diluição (combinação restrita à amostras líquidas).

tubos positivos deve ser convertido segundo o fator de conversão do Quadro 4.1 (Exemplos 2 e 9 do Quadro 4.2).

Regra 3 – Se mais de três diluições foram inoculadas, valem as regras um e dois, mas apenas três diluições consecutivas são consideradas.

3.a. Se mais de uma diluição apresentar todos os tubos positivos, a combinação considerada deve conter a maior diluição (menor alíquota) com todos os tubos positivos e as duas consecutivas (Exemplos 3, 4, 10 e 11 do Quadro 4.2).

3.b. Se nenhuma das diluições apresentou todos os tubos positivos, considerar as três primeiras consecutivas que tenham os tubos positivos na do meio (Exemplos 5 e 12 do Quadro 4.2).

3.c. Se uma diluição apresentar número de tubos positivos maior ou igual ao da diluição anterior, somar esse número ao da diluição anterior, desconsiderando a posterior (Exemplos 6 e 13 do Quadro 4.2).

3.d. Se todas as diluições apresentarem todos os tubos positivos, considerar as três últimas diluições consecutivas (maiores diluições, menores alíquotas) (Exemplos 7 e 14 do Quadro 4.2).

Quadro 4.2. Exemplos de cálculo dos resultados usando as tabelas de NMP.

Exemplo	Regra utilizada	Número de tubos positivos nas alíquotas (g ou ml) 0,1	0,01	0,001	0,0001	0,00001	Combinação considerada	Resultado
		Série de três tubos (Tabela NMP-1)						
1	1	3	2	0	NI*	NI*	3-2-0	93 = 9,3x10^{1}
2	2	NI*	3	2	0	NI*	3-2-0	93x10 = 9,3x10^{2}
3	3a, 2	3	3	2	0	0	3-2-0	93x10 = 9,3x10^{2}
4	3a, 2	3	3	3	2	0	3-2-0	93x100 = 9,3x10^{3}
5	3b, 2	0	0	1	0	0	0-1-0	3x10 = 3,0x10^{1}
6	3c, 2	3	3	2	1	1	3-2-2	210x10 = 2,1x10^{3}
7	3d, 2	3	3	3	3	3	3-3-3	>1.100x100 = >1,1x10^{5}
		Série de cinco tubos (Tabela NMP-2)						
8	1	5	2	0	NI*	NI*	5-2-0	49 = 4,9x10^{1}
9	2	NI*	5	2	0	NI*	5-2-0	49 x 10 = 4,9x10^{2}
10	3a, 2	5	5	2	0	0	5-2-0	49 x 10 = 4,9x10^{2}
11	3a, 2	5	5	5	2	0	5-2-0	49 x 100 = 4,9x10^{3}
12	3b, 2	0	0	1	0	0	0-1-0	1,8 x 10 =1,8x10^{1}
13	3c, 2	5	5	3	1	1	5-3-2	140x10 = 1,4x10^{3}
14	3d, 2	5	5	5	5	5	5-5-5	>1.600x100 = >1,6x10^{5}

*NI = Não inoculado.

4.4.1.2. Cálculo usando a fórmula de Thomas

Thomas (1942) publicou uma fórmula simplificada de cálculo do NMP, que também pode ser utilizada para calcular os resultados de amostras inoculadas em diluições não decimais. Pode ser também utilizada para amostras inoculadas com diluições decimais, porém, cujos resultados foram omitidos das tabelas de NMP. O cálculo pela fórmula permite considerar todas as diluições inoculadas, não apenas três. Os resultados podem não concordar exatamente com os da fórmula de Halvorson & Ziegler (1933), mais usada na construção de tabelas de NMP, mas a diferença é pequena e sem consequências práticas. A fórmula é a seguinte:

$$NMP/g \text{ ou } ml = P / \sqrt{NT}$$

onde

P = Número de tubos positivos

N = Soma da quantidade de amostra inoculada em todos os tubos negativos

T = Soma da quantidade de amostra inoculada em todos os tubos

Exemplo 1. Considere as alíquotas e a combinação de tubos positivos e negativos na série de três tubos abaixo:

Alíquota	0,1g	0,01g	0,001g
Nº de tubos positivos em 3	0	2	0

P = 2

N = (3 x 0,1) + (1 x 0,01) + (3 x 0,001) = 0,313g

T = (3 x 0,1) + (3 x 0,01) + (3 x 0,001) = 0,333g

NMP/g = 2 / $\sqrt{(0,313) \times (0,333)}$ = 6,2

Exemplo 2. Considere as alíquotas e a combinação de tubos positivos e negativos na série de cinco tubos abaixo:

Alíquota	0,1g	0,01g	0,001g
Nº de tubos positivos em 5	0	2	0

P = 2

N = (5 x 0,1) + (3 x 0,01) + (5 x 0,001) = 0,535g

T = (5 x 0,1) + (5 x 0,01) + (5 x 0,001) = 0,555g

NMP/g = 2 / $\sqrt{(0,353) \times (0,555)}$ = 3,7

Exemplo 3. Considere as alíquotas de diluições 1:2 e a combinação de tubos positivos e negativos na série de cinco tubos abaixo:

Alíquota	8g	4g	2g	1g	0,5g	0,25g
Nº de tubos positivos em 5	5	4	2	0	1	0

P = 5 + 4 + 2 + 1 = 12

N = (1 x 4) + (3 x 2) + (5 x 1) + (4 x 0,5) + (5 x 0,25) = 18,25g

T = (5 x 8) + (5 x 4) + (5 x 2) (5 x 1) + (5 x 0,5) (5 x 0,25) = 78,75g

NMP/g = 12 /$\sqrt{(18,25) \times (7875)}$ = 0,32

4.4.1.3. Cálculo dos resultados para amostras preparadas pela técnica do esfregaço de superfície ou da lavagem superficial

É feito da mesma forma descrita para a contagem em placas, porém, onde se lê UFC deve-se substituir por NMP e, onde se lê contagem em placas substituir por contagem pela técnica do NMP.

4.4.2. Cálculo dos resultados do teste de diluição única

Para a distribuição de dez alíquotas de 10 g ou ml da amostra, pode ser utilizada a Tabela NMP-3 do Anexo. Para a distribuição de cinco alíquotas de 20 g ou ml da amostra, pode ser utilizada a Tabela NMP-4 e para cinco alíquotas de 10 g ou ml, a Tabela NMP-5. Considerando que o teste de diluição única é aplicável principalmente para amostras líquidas com baixa contaminação, as tabelas apresentam o resultado em NMP/100 ml da amostra. Não há, entretanto, restrição ao seu uso para amostras sólidas, se foram inoculadas as mesmas alíquotas, por exemplo, 10 x 100 ml da diluição 10^{-1} em 100 ml de caldo concentração dupla ou inoculação direta de 10 x 10g da amostra no caldo (se aplicável).

Para outras distribuições pode ser utilizada a fórmula abaixo, retirada do *Bacteriological Analytical Manual* (Blodgett, 2020).

$$NMP/g \text{ ou } ml = (1/z) \times 2{,}303 \times \text{Log10}\,(t/n)$$

onde

z = peso ou volume de amostra por alíquota

t = número total de alíquotas inoculadas

n = número de alíquotas negativas.

► Regras para o cálculo usando a Tabela NMP-3

Regra 1 – Para determinar o NMP/100 ml ou g, na inoculação de 10 x 10 ml ou g, basta ler o valor na linha correspondente ao número de tubos positivos obtido.

Exemplo 1. Inoculados 10 x 10 ml da amostra e obtidos cinco tubos positivos - NMP/100 ml = 6,9

Exemplo 2. Inoculadas 10 x 10g da amostra e obtidos três tubos positivos - NMP/100g = 3,6

Regra 2 – Para determinar o resultado da inoculação de dez alíquotas com quantidade diferente de 10 g ou ml, mas ainda múltiplas de dez, basta multiplicar (se a quantidade for menor que dez) ou dividir (se a quantidade for maior que dez) o valor lido na Tabela NMP-3.

Exemplo 3. Inoculadas 10 x 1g da amostra e obtidos nove tubos positivos - NMP/100g = 23x10 = $2,3\text{x}10^2$

Exemplo 4. Inoculadas 10 x 100g da amostra e obtidos nove frascos positivos - NMP/100g = 23/10 = 2,3

Regra 3 – Para converter o resultado de NMP/100 ml ou g para NMP/ml ou g, basta dividir o valor por 100.

Exemplo 5. Inoculados 10 x 1 ml da amostra e obtidos nove tubos positivos - NMP/100 ml = 23x10 = $2,3\text{x}10^2$ e NMP/ml = 2,3

► Cálculo pela fórmula

O cálculo é muito simples, conforme exemplo abaixo:

Exemplo 6. Inoculadas cinco alíquotas de 25g e obtidos dois frascos positivos (z = 25, t = 5, n = 3)

NMP/g = (1/25) x 2,303 x $\text{Log}_{10}(5/3)$ = 0,02 ou NMP/100g = 2

► Cálculo para amostras preparadas pela técnica do esfregaço de superfície ou da lavagem superficial

Para calcular os resultados de amostras preparadas pela técnica do esfregaço de superfície ou da lavagem superficial, seguir a mesma orientação do teste de diluição múltipla.

4.5. Referências

BLODGETT, R., 2020. Most Probable Number from Serial Dilutions. In: Food and Drug Administration, *Bacteriological Analytical Manual Online*. Appendix 2. Disponível no site: https://www.fda.gov/food/laboratory-methods-food/bam-appendix-2-most-probable-number-serial-dilutions [acesso em 18/01/2021].

BRAUN-HOWLAND, E. & HUNT, M.E., 2017. Microbiological examination. In: BAIRD, R.B., EATON, A.D & RICE, E.W. (eds), *Standard Methods for the Examination of Water & Wastewater*. 23rd edition. Washington, DC: American Public Health Association (APHA), American Water Works Association (AWWA) & Water Environment Federation (WEF). Part 9000, pp. 9.1 to 9.233.

GREENBERG A.E., TRUSSEL R.R. & CLESCERI L.S. (eds), 1985. *Standard Methods for the Examination of Water and Wastewater*. 16th edition. Washington, DC: American Public Health Association (APHA), American Water Works Association (AWWA), Water Pollution Control Federation (WPCF).

HALVORSON, H.O. & ZIEGLER, N.R., 1933. Application of statistics to problems in bacteriology. *Journal of Bacteriology*, 25:101-121.

ISO 6887-1. *Microbiology of food and animal feeding stuffs – Preparation of test samples, initial suspension and decimal dilutions for microbiological examination – Part 1: General rules for the preparation of the initial suspension and decimal dilutions*. 2nd edition, 2017. The International Organization for Standardization.

PETRAN, R.L., GRIEME, L.E., FOONG-CUNNINGHAM, S., 2015. Culture methods for enumeration of microorganisms. In: SALFINGER, Y. & TORTORELLO, M.L. (eds), *Compendium of Methods for the Microbiological Examination of Foods*. 5th edition. Washington, DC: American Public Health Association (APHA). Chapter 6, pp.75-87.

SALFINGER, Y. & TORTORELLO, M.L. (eds), 2015. *Compendium of Methods for the Microbiological Examination of Foods*. 5th edition. Washington, DC: American Public Health Association (APHA).

THOMAS, H.A., 1942. Bacterial densities from fermentation tube tests. *Journal of The American Water Works Association*, 34:572-576.

Anexo 4.1. Tabelas de NMP

Tabela NMP-1. Número Mais Provável (NMP) e intervalo de confiança a nível de 95% de probabilidade, para diversas combinações de tubos positivos em série de três tubos. Quantidade inoculada da amostra: 0,1 - 0,01 e 0,001g ou ml.

Combinação de tubos +	NMP/g ou ml	Intervalo de confiança (95%)		Combinação de tubos +	NMP/g ou ml	Intervalo de confiança (95%)	
		Mínimo	Máximo			Mínimo	Máximo
0-0-0	<3,0	-	9,5	**2-2-0**	21	4,5	42
0-0-1	3,0	0,15	9,6	**2-2-1**	28	8,7	94
0-1-0	3,0	0,15	11	**2-2-2**	35	8,7	94
0-1-1	6,1	1,2	18	**2-3-0**	29	8,7	94
0-2-0	6,2	1,2	18	**2-3-1**	36	8,7	94
0-3-0	9,4	3,6	38	**3-0-0**	23	4,6	94
1-0-0	3,6	0,17	18	**3-0-1**	38	8,7	110
1-0-1	7,2	1,3	18	**3-0-2**	64	17	180
1-0-2	11	3,6	38	**3-1-0**	43	9	180
1-1-0	7,4	1,3	20	**3-1-1**	75	17	200
1-1-1	11	3,6	38	**3-1-2**	120	37	420
1-2-0	11	3,6	42	**3-1-3**	160	40	420
1-2-1	15	4,5	42	**3-2-0**	93	18	420
1-3-0	16	4,5	42	**3-2-1**	150	37	420
2-0-0	9,2	1,4	38	**3-2-2**	210	40	430
2-0-1	14	3,6	42	**3-2-3**	290	90	1.000
2-0-2	20	4,5	42	**3-3-0**	240	42	1.000
2-1-0	15	3,7	42	**3-3-1**	460	90	2.000
2-1-1	20	4,5	42	**3-3-2**	1.100	180	4.100
2-1-2	27	8,7	94	**3-3-3**	>1.100	420	-

Fonte: *Bacteriological Analytical Manual* (Blodgett, 2020).

Tabela NMP-2. Número Mais Provável (NMP) e intervalo de confiança a nível de 95% de probabilidade, para diversas combinações de tubos positivos em série de cinco tubos. Quantidade inoculada da amostra: 0,1 - 0,01 e 0,001 g ou ml.

Combinação de tubos +	NMP/g ou ml	Intervalo de confiança (95%)		Combinação de tubos +	NMP/g ou ml	Intervalo de confiança (95%)	
		Mínimo	Máximo			Mínimo	Máximo
0-0-0	<1,8	-	6,8	**4-0-3**	25	9,8	70
0-0-1	1,8	0,09	6,8	**4-1-0**	17	6	40
0-1-0	1,8	0,09	6,9	**4-1-1**	21	6,8	42
0-1-1	3,6	0,7	10	**4-1-2**	26	9,8	70
0-2-0	3,7	0,7	10	**4-1-3**	31	10	70
0-2-1	5,5	1,8	15	**4-2-0**	22	6,8	50
0-3-0	5,6	1,8	15	**4-2-1**	26	9,8	70
1-0-0	2	0,1	10	**4-2-2**	32	10	70
1-0-1	4	0,7	10	**4-2-3**	38	14	100
1-0-2	6	1,8	15	**4-3-0**	27	9,9	70
1-1-0	4	0,7	12	**4-3-1**	33	10	70
1-1-1	6,1	1,8	15	**4-3-2**	39	14	100
1-1-2	8,1	3,4	22	**4-4-0**	34	14	100
1-2-0	6,1	1,8	15	**4-4-1**	40	14	100
1-2-1	8,2	3,4	22	**4-4-2**	47	15	120
1-3-0	8,3	3,4	22	**4-5-0**	41	14	100
1-3-1	10	3,5	22	**4-5-1**	48	15	120
1-4-0	11	3,5	22	**5-0-0**	23	6,8	70
2-0-0	4,5	0,79	15	**5-0-1**	31	10	70
2-0-1	6,8	1,8	15	**5-0-2**	43	14	100
2-0-2	9,1	3,4	22	**5-0-3**	58	22	150
2-1-0	6,8	1,8	17	**5-1-0**	33	10	100
2-1-1	9,2	3,4	22	**5-1-1**	46	14	120
2-1-2	12	4,1	26	**5-1-2**	63	22	150
2-2-0	9,3	3,4	22	**5-1-3**	84	34	220
2-2-1	12	4,1	26	**5-2-0**	49	15	150
2-2-2	14	5,9	36	**5-2-1**	70	22	170
2-3-0	12	4,1	26	**5-2-2**	94	34	230
2-3-1	14	5,9	36	**5-2-3**	120	36	250
2-4-0	15	5,9	36	**5-2-4**	150	58	400
3-0-0	7,8	2,1	22	**5-3-0**	79	22	220
3-0-1	11	3,5	23	**5-3-1**	110	34	250
3-0-2	13	5,6	35	**5-3-2**	140	52	400
3-1-0	11	3,5	26	**5-3-3**	180	70	400
3-1-1	14	5,6	36	**5-3-4**	210	70	400
3-1-2	17	6	36	**5-4-0**	130	36	400
3-2-0	14	5,7	36	**5-4-1**	170	58	400
3-2-1	17	6,8	40	**5-4-2**	220	70	440
3-2-2	20	6,8	40	**5-4-3**	280	100	710
3-3-0	17	6,8	40	**5-4-4**	350	100	710
3-3-1	21	6,8	40	**5-4-5**	430	150	1.100
3-3-2	24	9,8	70	**5-5-0**	240	70	710
3-4-0	21	6,8	40	**5-5-1**	350	100	1.100
3-4-1	24	9,8	70	**5-5-2**	540	150	1.700
3-5-0	25	9,8	70	**5-5-3**	920	220	2.600
4-0-0	13	4,1	35	**5-5-4**	1.600	400	4.600
4-0-1	17	5,9	36	**5-5-5**	>1.600	700	-
4-0-2	21	6,8	40				

Fonte: *Bacteriological Analytical Manual* (Blodgett, 2020).

Tabela NMP-3. Número Mais Provável (NMP) e intervalo de confiança a nível de 95% de probabilidade, para diversas combinações de tubos positivos e negativos na inoculação de 10 alíquotas de 10g ou ml da amostra por tubo.

Número de tubos positivos	NMP/100 ml	Intervalo de confiança (95%)	
		Mínimo	Máximo
0	<1,1	-	3,3
1	1,1	0,05	5,9
2	2,2	0,37	8,1
3	3,6	0,91	9,7
4	5,1	1,6	13
5	6,9	2,5	15
6	9,2	3,3	19
7	12	4,8	24
8	16	5,9	33
9	23	8,1	53
10	>23	12	-

Fonte: *Standard Methods for the Examination of Water and Wastewater*, 23rd edition (Braun-Howland & Hunt, 2017).

Tabela NMP-4. Número Mais Provável (NMP) e intervalo de confiança a nível de 95% de probabilidade, para diversas combinações de tubos positivos e negativos na inoculação de cinco alíquotas de 20 g ou ml da amostra por tubo.

Número de tubos positivos	NMP/100 ml	Intervalo de confiança (95%)	
		Mínimo	Máximo
0	<1,1	-	3,5
1	1,1	0,051	5,4
2	2,6	0,40	8,4
3	4,6	1,0	13
4	8,0	2,1	23
5	>8,0	3,4	-

Fonte: *Standard Methods for the Examination of Water and Wastewater*, 23rd edition (Braun-Howland & Hunt, 2017).

Tabela NMP-5. Número Mais Provável (NMP) e intervalo de confiança a nível de 95% de probabilidade, para diversas combinações de tubos positivos e negativos na inoculação de cinco alíquotas de 10 g ou ml da amostra por tubo.

Número de tubos positivos	NMP/100 ml	Intervalo de confiança (95%)	
		Mínimo	Máximo
0	<2,2	0	6,0
1	2,2	0,1	12,6
2	5,1	0,5	19,2
3	9,2	1,6	29,4
4	16,0	3,3	52,9
5	>16,0	8,0	-

Fonte: *Standard Methods for the Examination of Water and Wastewater*, 16th ed. (Greenberg *et al.*, 1985).

5 Técnicas básicas de detecção da presença/ausência de microrganismos

Revisões da 6ª edição

Sem alterações. Não foram inseridas no texto as alterações de nomenclatura bacteriana vigentes em dezembro de 2020, que podem ser consultadas no Anexo 2 deste Manual.

5.1. Introdução

As orientações contidas nesse capítulo são da American Public Health Association (APHA), descritas nos Capítulos 4 e 5 da 5ª edição do *Compendium of Methods for Microbiological Examination of Foods* (Brehm-Stecher & Tortorello, 2015, Sperber *et al.*, 2015).

Vários ensaios utilizados na análise de alimentos são qualitativos (presença/ausência), incluindo os de *Salmonella*, *Listeria monocytogenes*, *Yersinia enterocolitica*, *Campylobacter*, *Escherichia coli* O157:H7, *Vibrio cholerae*, *Vibrio parahaemolyticus* e *Vibrio vulnificus*. Todos utilizam as mesmas técnicas microbiológicas básicas, que são o enriquecimento em um ou mais caldos específicos e o posterior isolamento em meios sólidos. A principal razão para que esses ensaios sejam qualitativos é a etapa de enriquecimento, que dificulta a quantificação, embora seja possível, se indispensável, utilizar a técnica do NMP nesses casos. Para tanto, é necessário repetir o mesmo ensaio de presença/ausência para várias alíquotas da mesma amostra, sendo pelo menos nove, num teste de diluição múltipla ou cinco, num teste de diluição única. Em função disso, a quantificação se torna excessivamente trabalhosa e dispendiosa, não sendo necessária e nem justificável, na maioria das situações.

Enriquecimento

O enriquecimento é uma etapa crítica nos ensaios de presença/ausência, por três razões. A primeira é que a população dos patógenos nas amostras é normalmente baixa (muito abaixo do limite de detecção da contagem em placas), sendo necessário elevar o número de células a quantidades detectáveis. Não é incomum produtos com população menor do que uma célula por 100g e há casos de detecção de quantidades tão baixas como uma célula por 500g do produto. A segunda razão é que, na maioria dos alimentos industrializados, as células do microrganismo alvo estão injuriadas pelo processamento, sendo necessária a reparação das injúrias. Células injuriadas exigem um período de tempo em condições ótimas de crescimento, para reativação das vias metabólicas responsáveis pela multiplicação. A terceira razão é que, normalmente, a microbiota competidora nas amostras se encontra em número muito maior do que o microrganismo alvo, sendo necessário inibir o crescimento dessa população, para que o alvo tenha oportunidade de se multiplicar.

O enriquecimento pode incluir uma ou mais etapas, dependendo do microrganismo alvo. Nos ensaios de *Salmonella* e *Listeria monocytogenes*, por exemplo, é feito em duas etapas. No ensaio de *Vibrio cholerae* é feito em apenas uma. Quando há duas etapas é comum chamar a primeira de pré-enriquecimento ou enriquecimento primário e a segunda de enriquecimento seletivo.

► **O pré-enriquecimento** tem por objetivo a reparação de células injuriadas, oferecendo condições para a sua recuperação, porém, sem favorecer demasiadamente a microbiota competidora.

De maneira geral, células injuriadas não crescem em condições altamente seletivas, por isso, os caldos de pré-enriquecimento normalmente são não seletivos ou moderadamente seletivos. O pH do meio deve estar na faixa ótima de crescimento do alvo e, após a inoculação de produtos ácidos, deve ser ajustado para retornar ao ótimo, se houver alteração. Para microrganismos que têm pH ótimo fora da faixa neutra (*Vibrio cholerae*, por exemplo, com ótimo na faixa alcalina), o pH do caldo pode oferecer uma vantagem competitiva em relação à microbiota acompanhante. A temperatura de incubação também deve estar na faixa ótima, mas o tempo de incubação deve ser apenas o suficiente para a reparação das injúrias. Durante a fase de reparação, a multiplicação das células injuriadas é mínima e, se a incubação for prolongada além do necessário, a população competidora pode aumentar demasiadamente, dificultando ou impedindo a posterior detecção do alvo.

► **O enriquecimento seletivo** objetiva inibir a microbiota competidora presente nas amostras, favorecendo a multiplicação do microrganismo alvo. Isso é conseguido através da utilização de agentes seletivos e/ou condições restritivas para a microbiota competidora, que podem ser: o pH do meio de cultura, a temperatura e/ou atmosfera de incubação, a adição de antibióticos (polimixina B, ampicilina, moxalactam, novobiocina, D-cicloserina, oxitetraciclina, vancomicina, trimetoprima, cicloeximida) e a adição de compostos químicos (verde brilhante, selenito de sódio, sais biliares, telurito de potássio, lauril sulfato de sódio). A composição nutricional do meio deve ser ótima e, se possível, conter nutrientes utilizados preferencialmente pelo alvo, como fontes de carbono não comuns (D-manose, sorbitol, citrato de sódio, por exemplo). Nem sempre os caldos de enriquecimento seletivo conseguem um balanceamento ideal entre a necessidade de inibir os competidores sem inibir o microrganismo alvo. Eventualmente, algumas cepas do alvo podem ser sensíveis às condições seletivas presentes e, nesses casos, é comum a utilização de mais de um meio de enriquecimento seletivo. Esse é o caso, por exemplo, do ensaio para *Salmonella*, que utiliza dois caldos.

Isolamento em meios sólidos (plaqueamento diferencial)

Uma vez conseguida a multiplicação no(s) caldo(s) de enriquecimento, é necessário diferenciar e separar o microrganismo alvo da microbiota competidora. Isso é feito na etapa de isolamento em meios sólidos, que permite também a obtenção de culturas puras, para utilização em testes de confirmação da identidade. De maneira geral, os meios de isolamento são seletivos e diferenciais, para suprimir parte da microbiota competidora e distinguir o alvo da remanescente.

Os agentes seletivos usados em meios sólidos são os mesmos usados nos meios líquidos de enriquecimento, selecionados em função do ensaio. Os agentes diferenciais mais usados são os indicadores de pH, para diferenciar os microrganismos que produzem dos que não produzem ácido ou base durante o crescimento. Os indicadores de pH mudam de cor em determinadas faixas de pH e os mais utilizados em meios de cultura são o vermelho de fenol e o púrpura de bromocresol. Os indicadores de sulfeto de hidrogênio (H_2S) também são bastante usados, para diferenciar os microrganismos que produzem dos que não produzem esse composto no metabolismo de aminoácido sulfurados. Os indicadores de H_2S são compostos de ferro como o citrato férrico, o citrato férrico amoniacal ou o sulfato férrico amoniacal. Ao reagir com o H_2S, é produzido sulfeto de ferro, um composto preto e solúvel que se difunde e provoca o escurecimento do meio de cultura. Outros agentes diferenciais são a gema de ovo, para diferenciar os microrganismos que produzem dos que não produzem enzimas lipolíticas, a esculina, para diferenciar os microrganismos que hidrolizam dos que não hidrolizam esse composto e o sangue, para diferenciar os microrganismos que produzem dos que não produzem hemólise.

Assim como no enriquecimento seletivo, algumas cepas do alvo podem ser sensíveis às condições seletivas dos meios de plaqueamento. Nesses casos, é comum a utilização de mais de um meio, como é o caso do ensaio de *Salmonella*, por exemplo, que utiliza dois ou três.

Confirmação

Essa etapa objetiva confirmar a identidade da cultura isolada, através de testes que verificam características típicas do(s) microrganismo(s) alvo. As características mais usadas na confirmação são as morfológicas, as bioquímicas e as sorológicas.

As características morfológicas incluem principalmente a forma das células (cocos, bastonetes retos, bastonetes curvos, helicoidais), o arranjo das células (isoladas, em pares, em tétrades, em cadeias, em cachos, em filamentos) a coloração de Gram, a motilidade e a formação de esporos. As características sorológicas incluem principalmente a verificação da presença dos antígenos somáticos "O" da parede celular e dos antígenos flagelares "H". As características bioquímicas dependem do microrganismo alvo e são apresentadas nos capítulos específicos. Os testes mais utilizados são os descritos abaixo (Silva, 1996):

Teste de catalase. Objetiva verificar se a bactéria é capaz de produzir a enzima catalase, responsável pela decomposição do peróxido de hidrogênio (H_2O_2). O peróxido de hidrogênio (água oxigenada) é um metabólito formado durante a utilização aeróbica dos carboidratos. É tóxico e pode provocar a morte das células se não for rapidamente decomposto. A decomposição desse material ocorre através da ação das enzimas classificadas como hidroperoxidases, que incluem a peroxidase e a catalase (peróxido de hidrogênio redutase). A maioria das bactérias aeróbias e anaeróbias facultativas que contêm citocromo também apresentam catalase. A maioria das bactérias anaeróbias, como *Clostridium* sp, por exemplo, possuem peroxidase em lugar da catalase. As bactérias que não apresentam catalase ou peroxidase não são capazes de decompor o peróxido de hidrogênio, tendo seu crescimento inibido pelo acúmulo desse produto do seu próprio metabolismo.

Teste de citrato. Objetiva verificar se a bactéria é capaz de utilizar o citrato como única fonte de carbono para crescimento. No teste, a única fonte de carbono disponível no meio de cultura é o citrato. Se a bactéria dispõe do aparato metabólico necessário à assimilação do citrato, ocorrerá multiplicação. O crescimento pode ser observado visualmente, pelo acúmulo de massa celular ou por viragem de indicador de pH. Em caso negativo, não haverá crescimento.

Testes de descarboxilação de aminoácidos. Objetivam verificar se a bactéria é capaz de descarboxilar aminoácidos formando aminas, com a consequente alcalinização do meio de cultura. A descarboxilação é dependente da disponibilidade de enzimas de descarboxilação, específicas para cada aminoácido. Apenas os aminoácidos que apresentam pelo menos um grupo químico ativo, além dos grupos amina e carboxila, são passíveis de descarboxilação A disponibilidade de uma ou mais descarboxilases varia entre as espécies e representa uma característica útil na diferenciação. As descarboxilases mais utilizadas em testes de identificação são a arginina, lisina e ornitina descarboxilases, enzimas indutíveis produzidas pelas bactérias apenas na presença dos respectivos aminoácidos e em condições ácidas. O metabolismo de descarboxilação é um processo anaeróbio que resulta em cadaverina e CO_2 a partir da lisina e putrescina e CO_2 a partir da ornitina. O metabolismo da arginina é mais complexo e envolve duas vias metabólicas que podem operar simultânea ou separadamente: a via da arginina descarboxilase e a via da arginina dehidrolase. Na via da descarboxilase, a arginina é inicialmente degradada a agmatina que, por sua vez, será posteriormente degradada a putrescina e uréia, pela enzima agmatinase. Nas bactérias urease positivas, a uréia ainda será degradada a duas moléculas de amônia. Na via da dehidrolase, a arginina é inicialmente degradada a L-citrulina que, por sua vez, será posteriormente degradada a L-ornitina, CO_2 e NH_3, pela enzima citrulina ureidase. Independente de qual via seja utilizada pela bactéria no metabolismo da arginina, os produtos finais do processo serão alcalinos e produzirão o mesmo resultado no teste.

Teste de fenilalanina deaminase. Objetiva verificar se a bactéria é capaz de desaminar o aminoácido fenilalanina. A desaminação ocorre na presença de oxigênio, sob a ação de uma aminoácido oxidase, flavoproteína que catalisa a conversão de uma molécula de fenilalanina em uma molécula de ácido fenilpirúvico e uma molécula de amônia. O ácido fenilpirúvico pode ser detectado no meio de cultura através da adição do cloreto férrico, que reage com o ácido fenilpirúvico formando um produto colorido, a fenilhidrazona.

Testes de fermentação de carboidratos. Objetivam verificar se a bactéria é capaz de fermentar determinados carboidratos, produzindo ácido com ou sem gás. Vias metabólicas de fermentação de diferentes carboidratos são características das espécies, sendo um dos caracteres de fenótipo mais utilizados na identificação de bactérias. Os processos fermentativos são sequências de reações de óxido-redução que transformam a glucose em um ou mais compostos de carbono, gerando energia no final. O tipo(s) de produto(s) final(ais) da oxidação da glucose, ou seja, o tipo de fermentação, varia de espécie para espécie bacteriana, incluindo ácidos, álcoois, CO_2 e H_2. A entrada de um carboidrato diferente da glucose nos processos fermentativos depende da capacidade de cada espécie para introduzir o carboidrato na célula, convertê-lo em glucose e então realizar a fermentação. O termo carboidratos, de maneira geral, inclui os compostos abaixo, além do inositol, que é um composto não-derivado de carboidratos, porém, também testado nos ensaios de fermentação:

- Monossacarídeos: Eritritose (tetrose), Ribose, Xilose, Arabinose (pentoses), Glucose, Frutose, Galactose (hexoses)
- Dissacarídeos: Maltose (glucose + glucose), Sacarose (glucose + frutose), Lactose (glucose + galactose)
- Trissacarídeos: Rafinose
- Polissacarídeos: Amido, Inulina
- Açúcares-álcool: Adonitol, Dulcitol, Manitol, Sorbitol

Teste de indol. Objetiva verificar se a bactéria é capaz de desaminar o aminoácido triptofano. A desaminação do triptofano depende da disponibilidade pelas bactérias do complexo enzimático triptofanase, que desamina o triptofano resultando em indol, ácido pirúvico, amônia e energia. O indol liberado para o meio de cultura pode ser detectado por uma reação química com o aldeído presente no reagente de Kovacs para teste de indol (p-dimetilamino benzaldeído), que resulta em produtos de condensação coloridos. Esses compostos, de cor vermelho-violeta, ficam concentrados na fase alcoólica do reagente, formando um anel na superfície do meio de cultura líquido.

Teste de malonato. Objetiva verificar se a bactéria é capaz de utilizar o malonato de sódio como fonte de carbono para crescimento, com resultante alcalinização do meio de cultura. O malonato é um composto que apresenta a característica de inibir a atividade da enzima succinato desidrogenase, essencial à atividade metabólica das bactérias para a produção de energia. Dependendo da concentração do malonato presente, a multiplicação dos microrganismos pode ser parcial ou completamente inibida, a menos que as células sejam capazes de utilizar o próprio malonato como fonte de carbono e energia. Quando uma bactéria é capaz de utilizar o malonato, também é capaz de utilizar o sulfato de amônia como única fonte de nitrogênio, gerando como produto final de metabolismo o hidróxido de sódio. Assim, adicionando-se sulfato de amônia ao meio de cultura, as bactérias malonato-positivas provocarão uma elevação do pH do meio, pelo acúmulo de hidróxido de sódio. Essa alcalinização pode ser detectada pelo azul de bromotimol, um indicador de pH com ponto de viragem em 7,6.

Teste de oxidação/fermentação (O/F). Objetiva verificar o tipo de metabolismo de carboidratos utilizado pela bactéria ou a não utilização de carboidratos. A utilização de carboidratos para produção de energia nas bactérias pode ocorrer por dois processos, o oxidativo (respiração celular) e o fermentativo. O metabolismo oxidativo é um processo aeróbio para a maioria das bactérias, isto é, só ocorre na presença do oxigênio como aceptor final de elétrons, embora algumas espécies sejam capazes de crescer substituindo o oxigênio por compostos inorgânicos como o nitrato e o sulfato (respiração anaeróbia). O metabolismo fermentativo, ao contrário, é um processo anaeróbio e não depende da disponibilidade de oxigênio. As bactérias que utilizam apenas o metabolismo oxidativo dependente do oxigênio são chamadas de aeróbias estritas, uma vez que seu crescimento só ocorre na presença de O_2. As bactérias que utilizam tanto o metabolismo oxidativo quanto o fermentativo são chamadas de anaeróbias facultativas, porque podem crescer tanto na presença quanto na ausência de O_2. O carboidrato normalmente adicionado aos meios teste de oxidação fermentação é a glucose, porque é utilizado pela maioria das bactérias. Se o metabolismo da glicose for estritamente oxidativo ou oxidativo e fermentativo, o dos demais também será, não havendo necessidade de testar um a um. Por outro lado, algumas bactérias são incapazes de utilizar a glicose, embora possam utilizar outros carboidratos. Também há bactérias que são incapazes de utilizar qualquer tipo de carboidrato, como o *Campylobacter*, por exemplo, que deriva sua energia de aminoácidos ou de ácidos intermediários do ciclo do ácido tricarboxílico.

Teste de oxidase. Objetiva verificar a presença da enzima citocromo C, uma das oxidases que participam do processo oxidativo de respiração celular. O metabolismo de respiração celular nas bactérias aeróbias e anaeróbias facultativas apresenta, como etapa final do processo, o sistema de transporte de elétrons. Esse sistema é uma sequência de reações de óxido redução, em que elétrons são transferidos de um substrato para outro, com a produção de energia. No final da cadeia, o aceptor final de elétrons, que se oxida para manter o sistema funcionando, é o oxigênio, que recebe os elétrons transportados pelos substratos anteriores. Para que a transferência de elétrons para o oxigênio possa ocorrer é necessária a participação de um grupo especial de enzimas de transporte de elétrons, as citocromo oxidases, presentes em todas as bactérias que utilizam o metabolismo respiratório. O tipo e o número de citocromo oxidases presentes na cadeia de transporte de elétrons de diferentes bactérias é uma característica das espécies, utilizada como caráter de identificação. O teste de oxidase detecta especificamente uma dessas oxidases, a citocromo C oxidase, que não se encontra presente em todas as bactérias capazes de utilizar o metabolismo respiratório. No teste, o reagente utilizado é sempre um agente redutor artificial que atua como aceptor final dos elétrons transferidos pela citocromo oxidase C. Esses reagentes apresentam a característica de mudar de cor ao passar do estado reduzido para o oxidado, de forma que, ao receber os elétrons, oxidam-se, provocando uma reação colorida visível

Teste de redução do nitrato. Objetiva verificar se a bactéria é capaz de reduzir o nitrato a nitrito ou a gás nitrogênio livre. A redução do nitrato (NO_3^-) é um processo usualmente anaeróbio e o produto final da redução varia em função da espécie bacteriana, podendo incluir o nitrito (NO_2^-), a amônia (NH_3), o gás nitrogênio (N_2), o óxido nítrico (NO), o óxido nitroso (N_2O) e a hidroxilamina (R-NH-OH). Os mais comuns são o nitrito e, no caso das bactérias também capazes de reduzir o nitrito, o gás nitrogênio resultante dessa redução. A redução completa do nitrato a gás nitrogênio (via nitrito ou óxido nitroso) é chamada denitrificação. Os produtos da redução podem ser utilizados ou não no metabolismo das bactérias, dependendo das condições ambientais. Quando não utilizados são excretados para o meio de cultura, onde podem ser detectados. O nitrito pode ser detectado através de uma reação colorida com os reagentes para teste de nitrato, uma mistura de α-naftilamina e ácido sulfanílico, que reagem com o nitrito formando um composto diazônico colorido. Alternativamente, se o meio estiver isento de produtos da redução do nitrato, a ocorrência do processo pode ser comprovada pela ausência do nitrato originalmente acrescentado ao meio de cultura. Essa verificação é feita com zinco, capaz de provocar uma reação colorida com qualquer nitrato presente no meio, indicativa de não redução. Não ocorrendo reação, pode-se concluir que o nitrato foi reduzido.

Teste de urease. Objetiva verificar se a bactéria produz a enzima urease, responsável pela decomposição da uréia em amônia. A urease é uma enzima do grupo das amidases, que catalisam a hidrólise de amidas como a uréia, uma diamida do ácido carbônico ou carbamida. A hidrólise de cada molécula de uréia resulta em duas moléculas de amônia, que elevam o pH do meio de cultura e podem ser detectadas pelo vermelho de fenol, um indicador de pH com ponto de viragem em pH 8,4.

Teste de vermelho de metila (VM). Objetiva verificar se o metabolismo fermentativo da bactéria é do tipo ácido misto. A fermentação da glicose pelas bactérias pode resultar em diferentes produtos finais de fermentação, sendo o tipo de metabolismo fermentativo uma característica das espécies. Na fermentação ácido mista, o produto final é uma mistura de ácidos (2 glicose + 1 H_2O $\Rightarrow$ 2 ácido lático + 1 ácido acético + 2 ácido fórmico + 1 etanol) que reduzem o pH do meio para menos de 4,5. Essa redução acentuada do pH, que supera a capacidade tamponante do tampão fosfato presente, pode ser detectada adicionando-se à cultura algumas gotas de solução de vermelho de metila, um indicador de pH com ponto de viragem abaixo de 4,5.

Teste de Voges-Proskauer (VP). Objetiva verificar se a bactéria produz butilenoglicol (butanodiol) como produto final de fermentação da glicose. Na fermentação butilenoglicólica, o produto final é precedido por um precursor intermediário, a acetoína (acetilmetilcarbinol), convertida em butilenoglicol pela ação da diacetil redutase. A acetoína pode ser detectada no teste de VP, através da adição dos reagentes para teste de VP. Primeiramente é adicionada uma solução alcoólica 5% de α-naftol, que atua como catalisador para a reação com o reagente seguinte, uma solução concentrada de hidróxido de potássio ou sódio. O segundo atua como agente oxidante para a oxidação da acetoína a diacetil. O diacetil reage com os núcleos guanidina da peptona do meio, formando um produto de condensação avermelhado que, à medida em que é formado, combina-se com o α-naftol, acelerando a reação e intensificando a cor.

5.2. Material requerido nas análises

- □ Material para preparação da amostra, descritos nos capítulos específicos
- □ Meios de cultura recomendados para o ensaio a ser realizado, descritos nos capítulos específicos
- □ Estufa(s) incubadora ou banho(s) maria regulado(s) na(s) temperatura(s) especificada(s) pelo ensaio a ser realizado, descrita(s) nos capítulos específicos

5.3. Procedimento

Antes de iniciar o procedimento, observar os cuidados descritos no Capítulo 2, para garantir que as atividades sejam conduzidas sob condições assépticas. Identificar todos os frascos, tubos e placas que serão inoculados, com o código da amostra e a sigla do meio de cultura contido.

a) Pré-enriquecimento

Nos ensaios que utilizam uma única etapa de enriquecimento, essa etapa não é de pré-enriquecimento, mas sim, de enriquecimento seletivo.

Para a inoculação da amostra, seguir as orientações dos capítulos específicos para cada ensaio. A maioria deles utiliza os mesmos procedimentos de preparação de amostras descritos no Capítulo 2, substituindo o diluente pelo caldo de pré-enriquecimento. A diluição padrão da amostra no caldo é de 1:10 (uma parte da amostra para nove partes de caldo). Para a incubação do(s) caldo(s), seguir as orientações dos capítulos específicos.

a.1) Composição de amostras a seco. Na análise de diversas unidades de amostra de lotes, é comum a prática de compor as amostras, coletando-se uma unidade analítica de cada e juntando todas numa única amostra composta. A essa amostra composta adiciona-se o caldo de pré-enriquecimento, na quantidade necessária para diluição 1:10. Como esse volume normalmente é grande, recomenda-se que a temperatura do caldo, no momento da inoculação, seja a mesma da incubação. Esse cuidado evita que a amostra inoculada permaneça por muito tempo nas estufas antes de atingir a temperatura de incubação. Para alimentos que não permitam a obtenção de uma amostra composta homogênea, pode-se fazer a composição úmida, descrita no item b a seguir.

b) Enriquecimento seletivo

Esse item aplica-se apenas aos ensaios que utilizam duas etapas de enriquecimento.

Agitar cuidadosamente o frasco de pré-enriquecimento e transferir uma alíquota para o caldo de enriquecimento seletivo. A proporção entre o volume da alíquota e o volume do caldo é de uma parte para dez, na maioria dos ensaios, mas há exceções, devendo ser consultados os capítulos específicos. Se mais de um caldo for utilizado no ensaio, transferir uma alíquota para o segundo caldo de maneira similar. Para a incubação do(s) caldo(s) de enriquecimento seletivo, seguir as orientações dos capítulos específicos.

Se foi feita a composição a seco de várias amostras no pré-enriquecimento, o volume da alíquota de caldo de pré-enriquecimento a ser transferida para o(s) caldo(s) de enriquecimento seletivo deve ser multiplicada pelo número de unidades de amostra compostas. O volume do(s) caldo(s) de enriquecimento seletivo também deve ser multiplicado pelo número de unidades de amostra compostas, para manter a proporção.

b.1) Composição úmida de amostras em ensaios com duas etapas de enriquecimento. Se não foi feita a composição a seco, nessa etapa pode ser feita a composição úmida de várias amostras pré-enriquecidas, compondo os caldos de pré-enriquecimento obtidos. Para tanto, uma alíquota de cada caldo de pré-enriquecimento é transferida para um mesmo frasco de caldo de enriquecimento seletivo. Nesse caso, o volume do caldo de enriquecimento seletivo deve ser suficiente para manter a proporção recomendada de pré-enriquecimento a ser transferido. Para a prática de transferir 1 ml do caldo de pré-enriquecimento para 10 ml do caldo de enriquecimento seletivo, por exemplo, são necessários 100 ml do caldo de enriquecimento seletivo para compor 10 amostras. Se, no caso de presença, for importante determinar qual unidade de amostra está contaminada, é possível preservar cada unidade pré-enriquecida sob refrigeração e analisar individualmente depois.

b.2) Composição úmida em ensaios com uma única etapa de enriquecimento. Nesse caso, transferir uma alíquota de 1 ml de cada caldo enriquecido para um mesmo tubo estéril vazio, homogeneizar bem em um agitador tipo "vortex" e utilizar essa amostra composta na etapa de plaqueamento diferencial subsequente.

c) Plaqueamento diferencial

Nos ensaios de duas etapas de enriquecimento, o plaqueamento diferencial é feito a partir do(s) caldo(s) de enriquecimento seletivo. Nos ensaios de uma única etapa, é feita a partir do único caldo de enriquecimento.

A partir de cada tubo ou frasco de caldo enriquecido, estriar uma alçada na superfície do meio de cultura seletivo diferencial recomendado para o ensaio, nos capítulos específicos. Se mais de um meio de plaqueamento for recomendado para o ensaio, repetir esse procedimento em cada meio utilizado. A inoculação deve ser feita por estrias de esgotamento, conforme descrito abaixo, para obter culturas puras em colônias isoladas. A incubação das placas deve ser feita da forma recomendada para o ensaio, nos capítulos específicos.

c.1) Técnica de inoculação por estrias de esgotamento para obter culturas puras. As estrias são feitas da seguinte forma: com uma alça de inoculação, transferir uma alçada da cultura para um ponto da superfície do meio, bem próximo à parede da placa. A partir desse ponto, puxar a alça em movimentos de vai-e-vem, fazendo linhas bem próximas umas das outras, em metade da placa, conforme mostrado na Figura 5.1. As linhas não devem encostar umas nas outras, sendo mantido um pequeno ângulo entre uma e outra. Atingida a metade da placa, flambar a alça, aguardar resfriar e tocar em um ponto da metade inoculada, próximo à parede da placa. A partir desse ponto, puxar o inóculo para fora da metade inoculada e descrever novas linhas, ocupando um quarto da placa. As novas linhas não devem tocar as primeiras. Flambar novamente a alça, aguardar esfriar e, a partir da segunda série de estrias, puxar novamente o inóculo para o último quarto não inoculado da placa, descrevendo novas linhas em toda a área restante. Não tocar nenhuma das estrias feitas

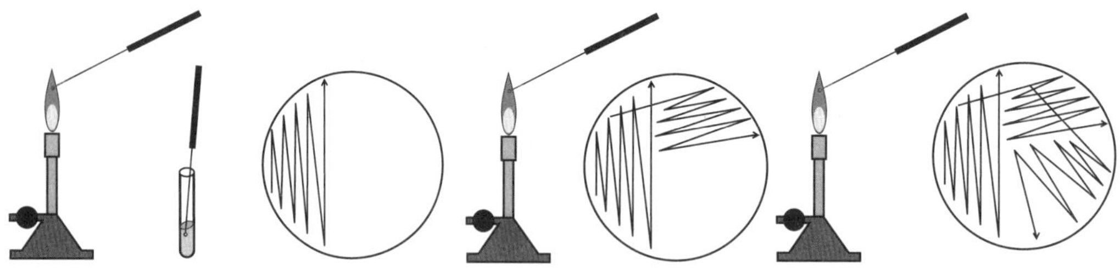

Figura 5.1. Técnica de inoculação por estrias de esgotamento.

anteriormente. A cada série de estrias o inóculo é menor, porque foi sendo esgotado na série anterior. Assim, no último quadrante inoculado, é provável a obtenção de colônias isoladas.

d) Seleção de colônias e repique de culturas para confirmação

A confirmação é feita a partir das colônias com características típicas do microrganismo alvo, descritas nos capítulos específicos. Na ausência de colônias típicas, o ensaio é dado como concluído e o resultado como ausência, mesmo que outros tipos de colônias estejam presentes. Há exceções em que se recomenda utilizar colônias atípicas, na ausência das típicas. Essas exceções são apresentadas nos capítulos específicos.

Havendo colônias típicas, deve ser feito o isolamento da cultura, transferindo-se uma pequena parte da massa de células para um ou mais meios de isolamento. O número de colônias que devem ser isoladas para a confirmação varia com o ensaio, assim como os meios de isolamento, devendo ser seguidas as orientações dos capítulos específicos. De maneira geral, pelo menos duas colônias típicas de cada meio de plaqueamento diferencial são submetidas à confirmação, para aumentar a chance de isolar uma que seja do microrganismos alvo. Para o isolamento, a placa deve conter colônias isoladas, pelo menos no último quarto inoculado. Se isso não ocorrer, uma alçada da cultura na placa deve ser novamente inoculada por estrias de esgotamento, em outra placa do mesmo meio. Esse procedimento deve ser repetido tantas vezes quantas necessárias, até obter placas com colônias isoladas. Utilizar a técnica descrita abaixo para a repicar a cultura das colônias nos meios de isolamento, de forma a transferir culturas puras.

d.1) Técnica de repique de culturas puras a partir de colônias isoladas em placas. As placas normalmente contém colônias típicas e, também, colônias atípicas de vários tipos, que são da microbiota competidora. Para garantir que a cultura tomada de uma colônia típica esteja pura, a retirada do inóculo deve ser feita com agulhas, nunca com alças de inoculação. Com a ponta da agulha, tocar levemente o centro da colônia, em sua parte mais alta, de forma a retirar uma quantidade mínima da massa de células. Não tocar qualquer outra região da colônia ou do meio de cultura em redor, porque isso aumenta o risco de carregar os contaminantes. Nunca remover toda a colônia. Uma quantidade mínima de inóculo, mesmo que não possa ser vista, é suficiente para inocular vários meios de isolamento. Os meios normalmente estão contidos em tubos, podendo ser sólidos (inclinados ou não), semissólidos ou líquidos. Os meios semissólidos e os sólidos não inclinados são inoculados por picada, sem atingir o fundo do tubo. Os meios sólidos inclinados são inoculados fazendo-se uma picada, sem atingir o fundo e, depois, estrias na rampa. Os meios líquidos são inoculados introduzindo-se a agulha até uma profundidade próxima do fundo e agitando levemente (há exceções, apresentadas nos capítulos específicos). Na inoculação de vários tubos, não flambar a agulha nem tomar um novo inóculo entre um tubo e outro. Incubar os tubos nas condições descritas para o ensaio, nos capítulos específicos.

e) Testes de confirmação

Os testes requeridos na confirmação são definidos nos capítulos específicos. Os capítulos também apresentam o procedimento para a realização dos testes, exceto os procedimentos básicos de coloração de Gram, coloração de esporos e preparação de montagens úmidas, apresentados abaixo.

e.1) Coloração de Gram (método de Hucker). Preparar um esfregaço da cultura da seguinte forma: Se a cultura estiver em meio sólido, colocar uma gota de solução salina (NaCl 0,85%) sobre uma lâmina de vidro limpa e seca e emulsionar uma alçada da cultura com a solução salina. Se a cultura estiver em caldo, agitar o caldo e colocar uma alçada sobre a lâmina de vidro. Aguardar que o líquido seque naturalmente e, então, fixar o esfregaço pelo calor, passando rapidamente a lâmina pela chama do bico de Bunsen, por três vezes. Corar da seguinte forma:

- Cobrir o esfregaço com Solução de Cristal Violeta de Hucker e manter em contato por um minuto.
- Lavar em água corrente (fluxo de água bem leve).
- Cobrir com Solução de Iodo (Lugol) por um minuto.
- Lavar em água corrente e secar com lenço de papel, tocando levemente, sem esfregar.
- Descolorir lavando com etanol 95% por 30 segundos.
- Lavar em água corrente e secar com lenço de papel, tocando levemente, sem esfregar.
- Cobrir com Solução de Safranina por 10 segundos.
- Lavar em água corrente e secar com lenço de papel, tocando levemente, sem esfregar. Observar ao microscópio óptico com objetiva de imersão. As células das bactérias Gram positivas vão ficar coradas de roxo e as das Gram negativas de vermelho, podendo também ser observadas a morfologia e o arranjo das células.

e.2) Teste do KOH para confirmação da coloração de Gram duvidosa (Gregersen, 1978). Em algumas situações a coloração de Gram pode deixar dúvidas quanto ao resultado. Nesse caso pode ser usado o teste do KOH, também chamado de teste do fio, para confirmação do resultado. Procedimento: Colocar uma a duas gotas de solução de hidróxido de potássio (KOH) 3% em uma lâmina de vidro limpa e seca. Transferir uma alçada da cultura para a gota de KOH e emulsionar bem. Em aproximadamente cinco a dez segundos as cepas Gram negativas formam uma massa de material viscoso, que se estica quando puxado para cima com a alça, formando um fio que pode atingir 2-3cm de comprimento, antes de romper-se (lise das células e liberação do DNA).

Nota e.2.1) Algumas espécies de bactérias Gram positivas podem dar resultados duvidosos ou errôneos, parecendo KOH positivas, como cepas de *Bacillus macerans* (Gregersen, 1978), *Bacillus cereus* (Carlone *et al.*, 1983), *Bacillus megaterium* e *Thermoanaerobacter* (Wiegel & Quandt 1982). Da mesma forma, algumas bactérias Gram negativas podem dar resultado negativo no teste do KOH, como cepas de *Xanthobacter* (provavelmente devido à presença de cápsula) (Wiegel & Quandt 1982) e cepas de *Moraxella* (Carlone *et al.*, 1983). Falsos positivos com bactérias Gram positivas também podem ocorrer devido ao uso de inóculo excessivo ou quando se testa cepas produtoras de goma.

e.3) Coloração de esporos (método de Schaeffer-Fulton). Preparar um esfregaço da cultura, da mesma forma indicada para a coloração de Gram. Corar da seguinte forma:

- Cobrir o esfregaço com Solução de Verde Malaquita 5% aquosa e corar a quente durante cinco minutos. Para aquecer a solução de verde de malaquita, segurar a lâmina sobre um banho ou frasco com água sob fervura.
- Após o tempo de contato recomendado, lavar em água corrente e cobrir com Solução de Safranina 0,5% aquosa por 30 segundos.
- Lavar em água corrente e secar com lenço de papel ou papel de filtro (sem esfregar, apenas tocando o esfregaço com o papel). Observar ao microscópio óptico com objetiva de imersão. Os esporos vão ficar corados de verde e as células vegetativas de vermelho.

e.4) Coloração de esporos (método de Ashby). Preparar um esfregaço da cultura e fixar com o mínimo de calor. Corar da seguinte forma:

- Segurar a lâmina sobre um banho ou frasco com água sob fervura, até observar gotas de água condensada na parte de baixo da lâmina.
- Mantendo a lâmina sobre banho ou frasco com água sob fervura, cobrir o esfregaço com Solução de Verde Malaquita 5% aquosa e corar durante um a dois minutos.
- Lavar em água corrente e cobrir com Solução de Safranina 0,5% aquosa por 20 a 30 segundos.
- Lavar em água corrente e esperar secar completamente (sem usar lenço de papel). Observar ao microscópio óptico com objetiva de imersão. Os esporos vão ficar corados de verde e as células vegetativas de vermelho.

e.5) Montagens úmidas para observação microscópica a fresco. Se a cultura estiver em meio sólido, colocar uma gota de solução salina sobre uma lâmina de vidro limpa e seca e emulsionar uma alçada da cultura com a solução salina. Se a cultura estiver em caldo, agitar o caldo e colocar uma alçada sobre a lâmina de vidro. Cobrir o líquido com uma lamínula e observar imediatamente ao microscópio, antes que o material seque. A melhor visualização é obtida em microscópio de contraste de fase, mas, na falta deste, também pode ser feita em microscópio óptico, com objetiva de imersão. A observação a fresco permite verificar a motilidade, a forma e o arranjo das células.

5.4. Referências

BREHM-STECHER, B. & TORTORELLO, M.L., 2015. Microscopic methods. In: SALFINGER, Y. & TORTORELLO, M.L. (eds), *Compendium of Methods for the Microbiological Examination of Foods*. 5th edition. Washington, DC: American Public Health Association (APHA). Chapter 4, pp.45-65

CARLONE, G.M., VALADEZ, M.J. & PICKETT, M.J., 1983. Methods for Distinguishing Gram-Positive from Gram Negative Bacteria. *Journal of Clinical Microbiology*, 16(6): 1157-1159.

GREGERSEN, T., 1978. Rapid Method for Distinction of Gram-Negative from Gram-Positive Bacteria. *European Journal of Applied Microbiology and Biotechnology*, 5:123-127.

SILVA, N., 1996. *Testes Bioqúimicos para Identificação de Bactérias em Alimentos*. Campinas, SP: Instituto de Tecnologia de Alimentos (ITAL).

SPERBER, W.A., MOORMAN, M.A. & FREIER, T.A., 2015 Cultural methods for the enrichment and isolation of microorganisms. In: SALFINGER, Y. & TORTORELLO, M.L. (eds), *Compendium of Methods for the Microbiological Examination of Foods*. 5th edition. Washington, DC: American Public Health Association (APHA). Chapter 5, pp.67-73.

WIEGEL, T. & QUANDT, L., 1982. Determination of the Gram Type Using the Reaction Between Polymyxin B and Lippolysaccharides of the Outer Cell Wall of Whole Bacteria. *Journal of General Microbiology*, 128:2261-2270.

6 Contagem total de microrganismos aeróbios mesófilos e psicrotróficos em placas

Revisões da 6ª edição

Item 6.1.3 (revisado) Inserido o Quadro 6.4, que compara os meios e condições de incubação recomendados por diferentes órgãos internacionais para a contagem total de aeróbios mesófilos e psicrotróficos em alimentos e água.

Item 6.2.2.1. Nota c.3 (revisada) Segundo a 23ª Edição do *Standard Methods for the Examination of Water & Wastewater* (Braun-Howland & Hunt, 2017).

Item 6.2.2.2. Nota c.3 (revisada) segundo a 23ª Edição do *Standard Methods for the Examination of Water & Wastewater* (Braun-Howland & Hunt, 2017).

Item 6.2.2.3. Nota e.1 (revisada) segundo a 23ª Edição do *Standard Methods for the Examination of Water & Wastewater* (Braun-Howland & Hunt, 2017).

Item 6.3 (revisado) segundo a 21ª edição do *Official Methods of Analysis of AOAC International* (Latimer, 2019), sem alterações.

6.1. Introdução

As orientações desse capítulo são da American Public Health Association (APHA), descritas na 5ª edição do *Compendium of Methods for the Microbiological Examination of Foods* (Salfinger & Tortorello, 2015). Quando diferentes ou complementares às do *Compendium*, foram também incluídas recomendações da 17ª edição do *Standard Methods for the Examination of Dairy Products* (Wehr & Frank, 2004) e da 23ª edição do *Standard Methods for the Examination of Water & Wastewater* (Braun-Howland & Hunt, 2017).

6.1.1. Significado da contagem total de aeróbios mesófilos

A contagem Total de Aeróbios Mesófilos em placas, (*Aerobic Plate Count*), também denominada Contagem Padrão em Placas, é o método mais utilizado como indicador geral de populações bacterianas em alimentos. Não diferencia tipos de bactéria, sendo utilizada para se obter informações gerais sobre a qualidade de produtos, práticas de manufatura, matérias primas utilizadas, condições de processamento, manipulação e vida de prateleira. Não é um indicador de segurança, pois não está diretamente relacionado à presença de patógenos ou toxinas. Dependendo da situação, pode ser útil na avaliação da qualidade, porque populações altas de bactérias podem indicar deficiências na sanitização ou falha no controle do processo ou dos ingredientes. Os produtos fermentados, ao contrário, apresentam populações naturalmente altas de mesófilos, sem qualquer relação com a qualidade.

A utilização da contagem total de aeróbios mesófilos como indicador de qualidade deve ser criteriosa. Por exemplo, aplicada à ingredientes, deve levar em conta a diluição e o efeito no produto final. Aplicada a alimentos desidratados, pode indicar se o controle da umidade está sendo corretamente aplicado ao processo de secagem.

No Quadro 6.1 são apresentadas as contagens típicas de alguns produtos disponíveis no mercado. No Quadro 6.2 as especificações da FAO/WHO (Food and Agriculture Organization/World Health Organization) para a contagem total de aeróbios mesófilos em alguns alimentos. No Quadro 6.3 as especificações apresentadas pelo *Standard Methods for the Examination of Dairy Products* da APHA (Lewis *et al.*, 2004) para a contagem total de aeróbios mesófilos em produtos lácteos.

Quadro 6.1. Contagem total de aeróbios mesófilos típica em alguns alimentos (Ryser & Schuman, 2015).

Produto	Contagem total de aeróbios mesófilos em PCA (UFC/g)
Carne moída crua	$1,0x10^4$ a $1,0x10^7$
Carne cozida fatiada	$1,0x10^2$ a $1,0x10^3$
Carne de frango crua	$1,0x10^3$ a $1,0x10^4$
Ovo líquido pasteurizado	$1,0x10^3$
Ovo em pó	$1,0x10^4$
Leite pasteurizado	$1,0x10^2$ a $1,0x10^4$
Leite em pó	$1,0x10^3$ a $1,0x10^4$
Peixes e camarões crus	$1,0x10^4$ a $1,0x10^6$
Frutas e vegetais congelados	$1,0x10^2$ a $1,0x10^7$
Frutas e vegetais desidratados	$1,0x10^2$ a $1,0x10^5$
Gomas (guar, carragena, alfarroba)	$1,0x10^4$ a $1,0x10^5$
Condimentos	$1,0x10^4$ a $1,0x10^5$
Adoçantes e amido	$1,0x10^2$ a $1,0x10^4$
Grãos de cereais não processados	$1,0x10^4$ a $1,0x10^5$
Cereais matinais	$1,0x10^2$ a $1,0x10^3$
Confeitos (chocolate e marshmallows)	$1,0x10^3$ a $1,0x10^4$
Nozes (frescas na casca)	$1,0x10^4$
Nozes, sementes e pastas de legumes	$1,0x10^3$ a $1,0x10^4$
Água engarrafada (tratada com bactericida ou osmose reversa)	$1,0x10^2$ (máximo)
Água mineral engarrafada (sem tratamento bactericida)	$1,0x10^4$ a $1,0x10^5$

UFC = Unidades Formadoras de Colônias.

Quadro 6.2. Especificações da FAO/WHO para contagem total de aeróbios mesófilos em alimentos (Ryser & Schuman, 2015).

Produto	Contagem total de aeróbios mesófilos máxima (UFC/g)
Ovo integral em pó ou congelado	$5,0x10^4$
Produtos instantâneos em pó	$1,0x10^3$
Produtos desidratados consumidos após adição de líquido com emprego de calor	$1,0x10^4$
Camarão congelado pré-cozido	$1,0x10^5$
Misturas geladas	$2,5x10^4$
Gelo comestível	$5,0x10^4$
Leite em pó	$5,0x10^4$
Caseínas	$3,0x10^4$

UFC = Unidades Formadoras de Colônias.
FAO = Food and Agriculture Organization (Organização das Nações Unidas para a Alimentação e a Agricultura),
WHO = World Health Organization (Organização Mundial da Saúde - OMS).

Quadro 6.3. Especificações apresentadas pelo *Standard Methods for the Examination of Dairy Products* da APHA para a contagem total de aeróbios mesófilos em produtos lácteos (Lewis *et al.*, 2004).

Produto	Contagem total de aeróbios mesófilos máxima (UFC/g ou ml)
Leite e produtos lácteos pasteurizados	$2,0x10^4$
Leite condensado	$3,0x10^4$
Leite desnatado em pó tipo A e tipo Instantâneo	$3,0x10^4$
Leite desnatado em pó tipo Extra	$4,0x10^4$
Leite desnatado em pó tipo Padrão	$7,5x10^4$
Leite integral em pó tipo Extra	$3,0x10^4$
Leite integral em pó tipo Padrão	$5,0x10^4$

UFC = Unidades Formadoras de Colônias,
APHA = American Public Health Association.

6.1.2. Definição de psicrotróficos

Microrganismos que crescem em alimentos sob refrigeração (0-7 °C) mas apresentam temperatura ótima acima de 20 °C são chamados de psicrotróficos ou psicrotrófilos. São definidos como microrganismos capazes de produzir crescimento visível a 7 °C no prazo de 7 a 10 dias, independente de sua temperatura ótima. Na classificação tradicional dos microrganismos em função da temperatura – termófilos, mesófilos e psicrófilos – os psicrotróficos são um subgrupo dos mesófilos, não dos psicrófilos, porque esses últimos geralmente morrem à temperatura ambiente. Os psicrotróficos, ao contrário, se multiplicam em alimentos refrigerados mas crescem melhor nas temperaturas da faixa mesófila.

a) As principais bactérias psicrotróficas estão distribuídas em vários gêneros, incluindo, cocos e bastonetes, esporogênicos e não esporogênicos, aeróbios e anaeróbios. As mais comuns em alimentos (produtos lácteos, cárneos, aves, peixes e frutos do mar) são espécies dos gêneros *Acinetobacter*, *Aeromonas*, *Alcaligenes*, *Arthrobacter*, *Bacillus*, *Brochothrix*, *Carnobacterium*, *Chromobacterium*, *Citrobacter*, *Clostridium*, *Corynebacterium*, *Enterobacter*, *Escherichia*, *Flavobacterium*, *Klebsiella*, *Lactobacillus*, *Leuconostoc*, *Listeria*, *Microbacterium*, *Micrococcus*, *Moraxella*, *Pseudomonas*, *Psychrobacter*, *Serratia*, *Shewanella*, *Streptococcus* e *Weissella*.

b) Espécies de *Alteromonas*, *Photobacterium* e *Vibrio* são importantes deteriorantes de pescados.

c) Espécies de *Bacillus*, *Clostridium*, *Enterobacter*, *Erwinia*, *Flavobacterium*, *Pseudomonas* e *Yersinia* causam amolecimento e deterioração em vegetais refrigerados.

d) *Brochothrix*, *Lactobacillus*, *Leuconostoc* e membros da família *Enterobacteriaceae* são deteriorantes de alimentos embalados sob vácuo ou atmosferas modificadas, bem como *Carnobacterium* e *Weissella viridescens*, em menor extensão.

e) Nas carnes embaladas à vácuo ou em atmosfera modificada são comuns as cepas psicrotróficas de *Carnobacterium*, *Enterobacteriaceae* e *Brochothrix thermosphacta*. Também podem ser encontrados *Lactobacillus*, *Leuconostoc*, *Pediococcus*, *Aeromonas* e *Yersinia enterocolitica*.

f) *Pseudomonas* é o psicrotrófico deteriorante mais comum em carnes refrigeradas. Em frangos os mais comuns são *Acinetobacter*, *Pseudomonas* e *Psychrobacter*.

g) *Pseudomonas e Acinetobacter* são os psicrotróficos deteriorantes mais frequentes em produtos lácteos refrigerados (não fermentados). Bactérias esporogênicas como *Paenibacillus* e *Bacillus* também tem sido associadas à alterações em leite pasteurizado, decorrentes de atividade proteolítica.

h) Algumas bactérias patogênicas também são psicrotróficas, incluindo *Listeria monocytogenes*, *Yersinia enterocolitica*, *Aeromonas hydrophila*, *Vibrio cholerae*, algumas cepas de *E. coli* enteropatogênica, algumas cepas de *Bacillus cereus* e algumas cepas de *Clostridium botulinum* tipo E, bem como cepas não proteolíticas dos tipos B e F.

6.1.3. Comentários sobre os métodos de análise

Os métodos recomendados por diferentes agências reguladoras para a contagem total de aeróbios mesófilos e psicrotróficos em alimentos e água encontram-se sumariados no Quadro 6.4.

O método clássico de contagem total de aeróbios mesófilos em alimentos, descrito no Capítulo 8 do *Compendium* (Ryser & Schuman, 2015), é a contagem padrão em placas (plaqueamento em profundidade, superfície ou filtração em membrana). O meio de cultivo recomendado é o Ágar Padrão para Contagem (PCA), incubado a 35±1 °C por 48±2 horas.

- Na análise de leite e produtos lácteos, o Capítulo 6 do *Standard Methods for the Examination of Dairy Products* (Laird *et al.*, 2004) recomenda incubar o PCA a 32±1 °C por 48±2 horas, prolongando a incubação até 72±3 horas no caso de produtos lácteos desidratados.

Quadro 6.4. Meios e condições de incubação recomendados por diferentes órgãos internacionais para a contagem total de aeróbios mesófilos e psicrotróficos em alimentos e água.

Método[a]	Meios de cultura[b] (técnica de inoculação) e condição de incubação
APHA 08:2015 = método de plaqueamento para contagem total de aeróbios mesófilo em alimentos (Ryser & Schuman, 2015)	PCA (plaqueamento em profundidade ou em superfície) a 35±1 °C por 48±2h
APHA 06:2004 = método de plaqueamento para contagem total de aeróbios mesófilo em produtos lácteos (Laird *et al.*, 2004)	PCA (plaqueamento em profundidade ou em superfície) a 32±1 °C por 48±2h (produtos lácteos em geral) PCA (plaqueamento em profundidade ou em superfície) a 32±1 °C por 72±3h (produtos lácteos desidratados)
ISO 4833-1:2013 = método de plaqueamento em profundidade para contagem total de aeróbios mesófilo em alimentos	PCA (plaqueamento em profundidade) a 30±1 °C por 72±3h
ISO 4833-2:2013/Corr.1:2014 método de plaqueamento em superfície para contagem total de aeróbios mesófilos em alimentos	PCA (plaqueamento em superfície) a 30±1 °C por 72±3h
APHA 58.552:2015 = método de plaqueamento para contagem total de aeróbios mesófilos acidúricos em sucos de frutas e bebidas contendo sucos (Parish *et al.*, 2015)	OSA (plaqueamento em profundidade ou em superfície) a 30±1 °C por 48±2h
APHA 60.42:2015 = método de plaqueamento para contagem total de aeróbios mesófilos (bactérias heterotróficas) em água engarrafada (Robin & Feng, 2015)	TGE (plaqueamento em profundidade ou em superfície) a 35±0,5 °C por 72h ou PCA (plaqueamento em profundidade ou em superfície) a 35±0,5 °C por 72h ou m-HPC (filtração em membrana) a 35±0,5 °C por 72h ou R2A (plaqueamento em profundidade, em superfície ou filtração em membrana) a 35±0,5 °C por 5-7 dias ou a 20-28 °C por 7 dias (para bactérias de crescimento lento)
APHA/AWWA/WEF 9215:2017 = método de plaqueamento para contagem total de aeróbios mesófilos (bactérias heterotróficas) em água (Braun-Howland & Hunt, 2017)	PCA (plaqueamento em profundidade, em superfície ou filtração em membrana) a 35±0,5 °C por 48±3h ou m-HPC (filtração em membrana) a 35±0,5 °C por 48±3h ou R2A (plaqueamento em profundidade, em superfície ou filtração em membrana) a 20-28 °C por 5 a 7 dias ou NWRI (plaqueamento em profundidade, em superfície ou filtração em membrana) a 20±0,5 °C por 7 dias
APHA 13.61:2015 = método de plaqueamento para contagem total de aeróbios psicrotróficos em alimentos (Vasavada & Critzer, 2015)	PCA (plaqueamento em superfície) a 7±1 °C por 10 dias ou 17±1 °C por 16 horas, seguido de mais três dias a 7±1 °C ou TSA (plaqueamento em superfície) a 7±1 °C por 10 dias ou 17±1 °C por 16 horas, seguido de mais três dias a 7±1 °C
APHA 08:2004 = método de plaqueamento para contagem total de aeróbios psicrotróficos em produtos lácteos (Frank and Yousef, 2004)	PCA (plaqueamento em superfície) a 7±1 °C por 10 dias
ISO 6222:1999 = método de plaqueamento para contagem total de aeróbios mesófilos em água	YEA (plaqueamento em profundidade) a 36±2 °C por 44±4 horas e YEA (plaqueamento em profundidade) a 22±2 °C por 68±4 horas

[a]**APHA** = American Public Health Association, **AWWA** = American Water Works Association, **BAM/FDA** = Bacteriological Analytical Manual/Food and Drug Administration, **ISO** = International Organization For Standardization, **WEF** = Water Environment Federation.

[b]**m-HPC** = Agar m-HPC, **NWRI** = Agar NWRI (HPCA), **OSA** = Agar Soro de Laranja, **PCA** = Agar Padrão para Contagem, **R2A** = Agar R2A, **TGE** = Agar Triptona Glicose Extrato de Carne, **TSA** = Agar Tripticase de Soja, **YEA** = Ágar Extrato de Levedura.

- Na análise de sucos de frutas e outras bebidas contendo sucos, em que é comum a presença de bactérias lácticas que crescem pobremente no PCA, o Capítulo 58 do *Compendium* (Parish *et al.*, 2015) recomenda que seja também determinada a contagem total de bactérias mesófilas aeróbias acidúricas em Ágar Soro de Laranja (OSA) incubado a 30 °C por 48 horas. O OSA é um meio nutricionalmente mais rico que o PCA, permitindo recuperar as bactérias lácticas normalmente presentes nesses produtos. Essa recomendação também é aplicável a outros produtos ácidos.
- Na análise de água, a Seção 9215 do *Standard Methods for the Examination of Water and Wastewater* (Braun-Howland & Hunt, 2017) recomenda substituir o PCA pelo Ágar R2A (incubado a 20-28 °C por 5 a 7 dias) ou NWRI (incubado a 20±0,5 °C por 7 dias). Esses meios podem ser usados no plaqueamento em profundidade, superfície e filtração em membrana. Recomenda ainda, exclusivamente para a técnica de filtração em membrana, o Ágar m-HPC, incubado a 35±0,5 °C por 48±3 horas. Em água o PCA resulta em contagens menores do que o R2A ou o NWRI, mas foi mantido na 23ª edição do *Standard Methods* para estudos comparativos com outros meios e também para laboratórios que necessitam manter a continuidade de registros antigos.

  Ainda para água, a ISO 6222:1999 recomenda o Ágar Extrato de Levedura (YEA) e duas condições de incubação. Um jogo de placas incubado a 36±2 °C por 44±4 horas e outro jogo de placas incubado a 22±2 °C por 68±4 horas
- Na análise de alimentos e ração animal a ISO 4833-1 (2013) e a ISO 4833-2 (2013) Corrigendum 1 (2014) recomendam o PCA com plaqueamento em profundidade ou superfície, respectivamente, incubado a 30±1 °C por 72±3 horas.
- Outros métodos que já foram oficializados pela AOAC International são os "kits" analíticos descritos no Quadro 6.5.

Quadro 6.5. "Kits" analíticos adotados pela AOAC International para contagem total de aeróbios em alimentos (Latimer, 2019).

Método	Nome do kit e fabricante	Princípio do método	Alimentos
986.33	Petrifilm™ Aerobic Count Plate, Petrifilm™ Coliform Count Plate, 3M Microbiology Products	Cultural, contagem em placa de filme reidratável	Leite
989.10	Petrifilm™ Aerobic Count Plate, Petrifilm™ Coliform Count Plate, 3M Microbiology Products	Cultural, contagem em placa de filme reidratável	Produtos lácteos
990.12	Petrifilm™ Aerobic Count Plate, 3M Microbiology Products	Cultural, contagem em placa de filme reidratável	Alimentos
2002.07	SimPlate Total Plate Count – Color Indicator (TPC-CI), BioControl Systems Inc.	Cultural (NMP), amostra distribuída em uma placa com múltiplos pocinhos contendo um indicador colorimétrico de crescimento	Leite, chocolate, misturas para bolos, pimenta em pó, castanhas, produtos lácteos, carnes vermelhas, carne de frango, frutos do mar, tortas congeladas, cereais, massas, produtos de ovos, farinha, batata marrom, legumes, frutas e suco de frutas
2008.10	TEMPO Total Viable Count (TVC), bioMérieux, Inc.	Cultural (NMP), amostra distribuída automaticamente em um cartão com múltiplos pocinhos contendo um indicador fluorescente de crescimento, lido automaticamente pelo aparelho	Alimentos
2015.13	Petrifilm Rapid Aerobic Count Plate	Cultural, contagem em placa de filme reidratável	Alimentos

NMP = Número Mais Provável.

6.2. Método de plaqueamento APHA 08:2015 para contagem total de aeróbios mesófilos em alimentos e água

Método da American Public Health Association (APHA) para a análise de alimentos e água engarrafada, descrito no Capítulo 8 da 5a edição do *Compendium of Methods for the Microbiological Examination of Foods* (Ryser & Schuman, 2015). Incluídas também as recomendações específicas do Capítulo 6 do *Standard Methods for the Examination of Dairy Products* (Laird *et al.*, 2004) para análise de produtos lácteos e as da Seção 9215 da 23ª edição do *Standard Methods for the Examination of Water and Wastewater* (Braun-Howland & Hunt, 2017) para a análise de todos os tipos de água.

A contagem pode ser feita utilizando-se as técnicas de plaqueamento em profundidade (*pour plate*), superfície (*spread plate*) e filtração em membrana. Antes de iniciar as atividades, ler atentamente as orientações do Capítulo 3, que apresenta todos os detalhes e cuidados envolvidos na contagem de microrganismos em placas, da seleção das diluições ao cálculo dos resultados. O procedimento descrito abaixo não apresenta esses detalhes, pressupondo que sejam conhecidos pelo analista.

6.2.1. Material requerido para a análise

Preparação da amostra e diluições seriadas

- Diluente: Água Peptonada 0,1% (H_2Op) ou Tampão Fosfato pH 7,2 (PB)
- Tubos de diluição com 9 ml de Água Peptonada 0,1% (H_2Op) ou Tampão Fosfato pH 7,2 (PB)
- Pipetas de 1 ou 2 ml
  Observação: consultar o Anexo 2.2 do Capítulo 2 para verificar casos especiais em que o tipo ou volume de diluente variam em função da amostra analisada.

Inoculação por plaqueamento em profundidade

- Placas de Petri de 20x100mm estéreis vazias
- Ágar Padrão para Contagem (PCA)

Inoculação por plaqueamento em superfície

- Placas com Ágar Padrão para Contagem (PCA)
- Alça de espalhamento (alça de Drigalski) mergulhada em etanol 70%

Inoculação por filtração em membrana

- Placas com Ágar Padrão para Contagem (PCA)
- Membranas de 47mm de diâmetro, porosidade de 0,45µm, brancas e quadriculadas
- Conjunto de filtração previamente esterilizado
- Bomba de vácuo
- Pinças para transferência das membranas, mergulhadas em etanol
- Proveta de 100 ou 200 ml estéril, para medição de volumes de amostra

Incubação

- Estufa incubadora regulada a 35±1 °C

6.2.2. Procedimento

O esquema geral de análise para contagem total de aeróbios mesófilos em alimentos usando o método de plaqueamento APHA 08:2015 encontra-se descrito na Figura 6.1.

6.2.2.1. Plaqueamento em profundidade

a) **Preparação das amostras e diluições seriadas.** Seguindo os procedimentos descritos no Capítulo 2, homogeneizar 25 g da amostra com 225 ml de Água Peptonada 0,1% (H_2Op) ou Tampão Fosfato pH 7,2 (PB).

Nota a.1) Se a primeira diluição da amostra apresentar pH fora da faixa entre 5,5 e 7,6 é recomendado ajustar o pH em 7.

b) **Inoculação.** Selecionar três diluições adequadas da amostra e inocular 1 ml de cada diluição em placas de Petri separadas, estéreis e vazias.

c) **Adição do meio de cultura e incubação.** Verter nas placas inoculadas, 12 a 15 ml de Ágar Padrão para Contagem (PCA), previamente fundido e resfriado a 44-46 °C. Misturar o inóculo com o meio de cultura movimentando suavemente as placas, numa superfície plana, em movimentos na forma de oito ou em movimentos circulares, oito a dez vezes no sentido horário e oito a dez vezes no sentido anti-horário. Distribuir as placas numa bancada fria, sem empilhar, para solidificação do meio. Para

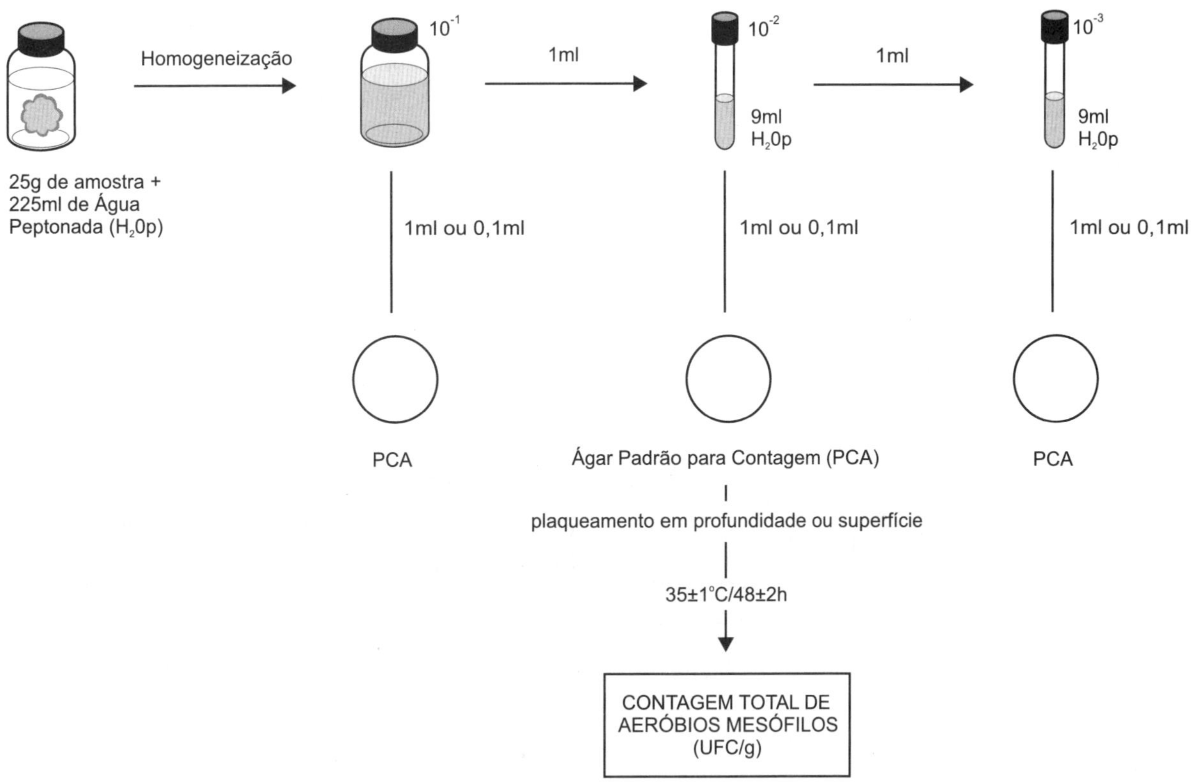

Figura 6.1. Esquema geral de análise para contagem total de aeróbios mesófilos em alimentos usando o método de plaqueamento APHA 08:2015 (Ryser & Schuman, 2015).

amostras em que seja comum a ocorrência de colônias grandes e espalhadas (leite em pó, por exemplo), aguardar a completa solidificação do ágar e adicionar uma sobrecamada do mesmo meio.

Inverter e incubar as placas a 35 ± 1 °C por 48 ± 2 horas.

Nota c.1) Na análise de leite e produtos lácteos, o Capítulo 6 do *Standard Methods for the Examination of Dairy Products* (Laird *et al.*, 2004) recomenda incubar o PCA a 32 ± 1 °C por 48 ± 2 horas, prolongando a incubação até 72 ± 3 horas no caso de produtos lácteos desidratados.

Nota c.2) Na análise de sucos de frutas e outros produtos ácidos, o Capítulo 58 do *Compendium* (Parish *et al.*, 2015) recomenda que seja também determinada a contagem de bactérias acidúricas em Ágar Soro de Laranja (OSA), incubado a 30 °C por 48 horas.

Nota c.3) Na análise de água, a Seção 9215 do *Standard Methods for the Examination of Water and Wastewater* (Braun-Howland & Hunt, 2017) recomenda que o PCA seja incubado a 35±0,5 °C por 48 ± 2 horas ou, preferencialmente, substituído pelo Ágar R2A (incubado a 20-28 °C por 5 a 7 dias) ou NWRI (incubado a 20 ± 0,5 °C por 7 dias).

d) Contagem das colônias e cálculo dos resultados. Selecionar as placas com 25 a 250 colônias e contar as colônias com o auxílio de uma lupa, em um contador de colônias. Calcular o número de unidades formadoras de colônias (UFC) por grama ou mililitro da amostra multiplicando o número de colônias pelo inverso da diluição inoculada. Caso tenham sido utilizadas duas placas por diluição (duplicata), considerar como número de colônias a média aritmética da contagem obtida em cada uma das placas da duplicata. Usar notação exponencial e apenas uma casa decimal depois da vírgula, na apresentação dos resultados. Para a contagem de colônias e cálculo dos resultados em situações não usuais, seguir as orientações do Capítulo 3. <u>Limite de detecção do procedimento padrão</u> (1 ml/diluição): 1 UFC/ml de amostras líquidas ou 10 UFC/g de amostras sólidas.

6.2.2.2. Plaqueamento em superfície

a) **Preparação das amostras e diluições seriadas.** Seguir os procedimentos descritos no item 6.2.2.1.a.

b) **Preparação das placas.** Preparar previamente placas de Ágar Padrão para Contagem (PCA) e, antes do uso, secar em capela de fluxo laminar (30 a 60 minutos, com as tampas parcialmente abertas) ou em estufa (50 °C/1,5-2h ou 25-30 °C/18-24h).

c) **Inoculação e incubação.** Selecionar três diluições adequadas da amostra e inocular 0,1 ml de cada diluição na superfície das placas previamente preparadas. Usando uma alça de Drigalski, espalhar o inóculo por toda a superfície do meio, até que o excesso de líquido seja absorvido. Se o nível de contaminação esperado da amostra for baixo, inocular um volume maior (1 ml) da primeira diluição, distribuindo esse volume por quatro placas (três placas com 0,3 ml e uma placa com 0,1 ml).

Aguardar que as placas sequem (mínimo 15 minutos), inverter e incubar a 35 ± 1 °C por 48 ± 2 horas.

Nota c.1) Na análise de leite e produtos lácteos, o Capítulo 6 do *Standard Methods for the Examination of Dairy Products* (Laird *et al.*, 2004) recomenda incubar o PCA a 32 ± 1 °C por 48 ± 2 horas, prolongando a incubação até 72 ± 3 horas no caso de produtos lácteos desidratados.

Nota c.2) Na análise de sucos de frutas e outros produtos ácidos, o Capítulo 58 do *Compendium* (Parish *et al.*, 2015) recomenda que seja também determinada a contagem de bactérias acidúricas em Ágar Soro de Laranja (OSA) incubado a 30 °C por 48 horas.

Nota c.3) Na análise de água, a Seção 9215 do *Standard Methods for the Examination of Water and Wastewater* (Braun-Howland & Hunt, 2017) recomenda que o PCA seja incubado a 35±0,5 °C por 48 ± 2 horas ou, preferencialmente, substituído pelo Ágar R2A (incubado a 20-28 °C por 5 a 7 dias) ou NWRI (incubado a 20 ± 0,5 °C por 7 dias).

d) **Contagem das colônias e cálculo dos resultados.** Seguir as mesmas orientações descritas para o plaqueamento em profundidade, porém, multiplicar o resultado por dez, para levar em conta o volume dez vezes menor inoculado. Se foi feita a distribuição de 1 ml da primeira diluição em quatro placas, o número de colônias dessa diluição é a soma das quatro placas. Se o cálculo do resultado for feito com a contagem dessa diluição, então não é necessário multiplicar por dez. Para a contagem de colônias e cálculo dos resultados em situações não usuais, seguir as orientações do Capítulo 3.

Limite de detecção do procedimento padrão (0,1 ml/diluição): 10 UFC/ml de amostras líquidas ou 100 UFC/g de amostras sólidas.

6.2.2.3. Filtração em membrana

O método de filtração em membrana aplica-se a líquidos límpidos, sem sólidos em suspensão. É recomendado para amostras com contagens abaixo do limite de detecção dos outros métodos, sendo bastante utilizado na análise de refrigerantes (não contendo sucos naturais) e água para consumo humano. Pode também ser utilizado na análise de produtos sólidos convertidos em soluções límpidas, como sal e açúcar, por exemplo.

a) **Preparação do conjunto de filtração.** Seguir as orientações do Capítulo 3.

b) **Preparação das placas.** Preparar previamente placas de Ágar Padrão para Contagem (PCA), da mesma forma recomendada para o plaqueamento em superfície. Podem também ser utilizadas placas de 50mm de diâmetro (com 5 ml de meio de cultura) ou almofadas absorventes ("pads") estéreis, colocadas no interior de placas (também estéreis) e embebidas com porções de 2 ml do mesmo meio, na forma líquida.

c) **Preparação da amostra.** Homogeneizar a amostra seguindo as orientações do Capítulo 2. Medir 100 ml numa proveta estéril e verter cuidadosamente no copo do conjunto de filtração, evitando respingos. Se o copo do conjunto de filtração for graduado e a escala contiver a marcação de volume requerida, o volume da amostra pode ser medido diretamente, sem a utilização da proveta.

Nota c.1) Como o método de filtração é uma técnica de concentração dos microrganismos em amostras com baixas contagens, o procedimento usual é a filtração de 100 ml da amostra, que podem ser fracionados em duas porções de 50 ml, quatro porções de 25 ml ou três porções de 70, 25 e 5 ml, respectivamente. A seleção do volume a ser filtrado, entretanto, depende da contaminação estimada na amostra, de forma a resultar em placas com contagens na faixa de 20 a 200 colônias.

Nota c.2) Quando o volume a ser filtrado for menor do que 20 ml, adicionar ao copo do conjunto de filtração cerca de 20-30 ml de diluente, antes da adição da amostra. Não é necessária uma medida exata de diluente, cuja função é aumentar o volume a ser filtrado, facilitando uma melhor distribuição dos microrganismos na membrana.

d) Filtração. Ligar a bomba de vácuo e proceder à filtração. Após a passagem da amostra, ainda com a bomba ligada, enxaguar as paredes do copo com 20 a 30 ml de diluente, para recolher eventuais contaminantes aderidos. Repetir esse procedimento mais uma vez. Desligar a bomba de vácuo antes que a membrana seque excessivamente.

e) Transferência e incubação da membrana. Retirar o copo e, com uma pinça flambada e resfriada, transferir a membrana para a placa com o meio de cultura, com a face quadriculada para cima. Ao colocar a membrana na placa é importante que toda a superfície fique completamente aderida ao meio, para que haja contato dos microrganismos com os nutrientes. Se houver formação de bolhas, deve-se levantar a borda da membrana mais próxima da(s) bolha(s) e recolocá-la de forma a eliminar a(s) bolha(s).

Incubar as placas a 35 ± 1 °C por 48 ± 2 horas.

Nota e.1) Na análise de água, a Seção 9215 do *Standard Methods for the Examination of Water and Wastewater* (Braun-Howland & Hunt, 2017) recomenda que o PCA seja incubado a 35±0,5 °C por 48 ± 2 horas ou, preferencialmente, substituído pelo Ágar R2A (incubado a 20-28 °C por 5 a 7 dias) ou NWRI (incubado a 20 ± 0,5 °C por 7 dias) ou m-HPC (incubado a 35 ± 0,5 °C por 48 ± 3 horas).

f) Contagem das colônias e cálculo dos resultados. Proceder à contagem das colônias com o auxílio de um microscópio estereoscópico, com aumento de 10 a 15 vezes e, para facilitar a visualização posicionar as placas de forma a obter uma iluminação perpendicular ao plano da membrana. Selecionar para contagem placas com 20 a 200 colônias. Seguir as orientações abaixo para contagem e cálculo do número de UFC/ml:

Se o número de colônias por quadrícula da membrana for menor ou igual a dois, contar todas as colônias presentes e dividir pelo volume filtrado, para obter o número de UFC/ml.

Se o número de colônias por quadrícula estiver na faixa de três a dez, contar dez quadrículas e tirar a média por quadrícula. Multiplicar esse valor por 100 e dividir pelo volume filtrado, para obter o número de UFC/ml. Se o número de colônias por quadrícula estiver na faixa de dez a vinte, contar apenas cinco quadrículas para tirar a média e calcular o número de UFC/ml da mesma forma.

Se o número de colônias por quadrícula for maior do que vinte, expressar o resultado como maior do que $2,0 \times 10^3$ dividido pelo volume filtrado.

Limite de detecção do procedimento padrão (filtração de 100 ml): 1 UFC/100 ml.

6.3. Métodos de plaqueamento em Petrifilm™ AOAC 986.33/989.10/990.12 para contagem total de aeróbios mesófilos em alimentos

Método oficial da AOAC International, descrito na 21ª edição do *Official Methods of Analysis of AOAC International* (Latimer, 2019). Aplica-se à análise de todos os alimentos.

Petrifilm™ é uma modificação da contagem de células viáveis em placas. É composto por dois filmes estéreis, reidratáveis, impregnados por substâncias geleificantes solúveis em água fria, pelo meio de cultura (similar ao Ágar Padrão para Contagem - PCA) e por um indicador de tetrazólio (torna as colônias vermelhas, facilitando a contagem).

6.3.1. Material requerido para a análise

Preparação da amostra e diluições seriadas

- □ Diluente: Água Peptonada 0,1% (H_2Op) ou Tampão Fosfato pH 7,2 (PB)
- □ Tubos de diluição com 9 ml de Água Peptonada 0,1% (H_2Op) ou o Tampão Fosfato pH 7,2 (PB)
- □ Pipetas de 1 ou 2 ml

  Observação: consultar o Anexo 2.2 do Capítulo 2 para verificar casos especiais em que o tipo ou volume de diluente variam em função da amostra analisada.

Inoculação

- □ Placas de Petrifilm™AC para Contagem Total (3M Company)
- □ Espalhador

Incubação

- □ Estufa incubadora regulada a 35±1 °C
- □ Estufa incubadora regulada a 32±1 °C (para leite e produtos lácteos)

6.3.2. Procedimento

Observação. O procedimento abaixo é orientativo, devendo sempre ser verificadas e obedecidas as instruções do fabricante.

a) **Preparação das amostras e diluições seriadas.** Seguindo os procedimentos descritos no Capítulo 2, homogeneizar 25 g da amostra com 225 ml de Água Peptonada 0,1% (H_2Op) ou Tampão Fosfato pH 7,2 (PB). A partir dessa primeira diluição, preparar diluições decimais seriadas da amostra.

b) **Inoculação.** Posicionar os petrifilms em uma superfície plana. Selecionar três diluições adequadas da amostra para a inoculação. Inocular 1 ml de cada diluição em placas de Petrifilm™AC para Contagem Total (3M Company) separadas, levantando o filme superior e depositando o inóculo no centro da área circular do filme inferior. Baixar o filme superior sobre o inóculo, posicionar o espalhador (que acompanha o kit de petrifilms) e, seguindo as instruções do fabricante, aplicar uma leve pressão, para espalhar o inóculo.

c) **Incubação:** Aguardar um minuto para o gel solidificar e incubar 35±1 °C/48±2h, em pilhas de não mais de 20 filmes, sem inverter. No caso de produtos lácteos, incubar a 32±1 °C/48±3h

d) **Contagem das colônias e cálculo dos resultados.** A área circular de crescimento do petrifilm tem aproximadamente 20cm^2 e a contagem deve ser feita nos petrifilms com 25 a 250 colônias. Contar todas as colônias vermelhas, independente do tamanho ou intensidade da cor. Calcular o número de UFC por grama ou mililitro da amostra multiplicando o número de colônias pelo inverso da diluição. Para determinar o número de colônias em petrifilms com mais 250, contar as colônias em um ou mais quadrados de 1cm^2, calcular a média por cm^2 e multiplicar por 20.

   Limite de detecção: 1 UFC/ml de amostras líquidas ou 10 UFC/g de amostras sólidas.

6.4. Método de plaqueamento APHA 13.61:2015 para contagem de bactérias aeróbias psicrotróficas em alimentos

Método da American Public Health Association (APHA), descrito no Capítulo 13 da 5ª edição do *Compendium of Methods for the Microbiological Examination of Foods* (Vasavada & Critzer, 2015) e no Capítulo 8 da 17ª edição do *Standard Methods for the Examination of Dairy Products* (Frank & Yousef, 2004). Aplica-se à análise de todos os alimentos.

O *Compendium* recomenda que as amostras destinadas à contagem de aeróbios psicrotróficos sejam analisadas no intervalo de seis horas, a partir da coleta. A estocagem refrigerada permite sua multiplicação e o tempo de geração de vários desses microrganismos encontra-se dentro desse intervalo. O congelamento não é indicado para essas amostras, porque pode provocar injúria ou morte de vários microrganismos. Se o congelamento for indispensável, considerar na avaliação dos resultados que parte da microbiota pode ter sido perdida.

6.4.1. Material requerido para a análise

Preparação da amostra e diluições seriadas

□ Diluente: Água Peptonada 0,1% (H_2Op) ou Tampão Fosfato pH 7,2 (PB)

□ Tubos de diluição com 9 ml de Água Peptonada 0,1% (H_2Op) ou o Tampão Fosfato pH 7,2 (PB)

□ Pipetas de 1 ml
Observação: consultar o Anexo 2.2 do Capítulo 2 para verificar casos especiais em que o tipo ou volume de diluente variam em função da amostra analisada.

Inoculação por plaqueamento em superfície

□ Meio de cultura: placas com Ágar Padrão para Contagem (PCA), que pode ser substituído pelo Ágar Tripticase de Soja (TSA) ou pelo Petrifilm Contagem Total (3M Company)

□ Alça de espalhamento (alça de Drigalski) mergulhada em etanol 70%

□ Estufa incubadora regulada a 7±1 °C

□ Estufa incubadora regulada a 17±1 °C (opcional)

6.4.2. Procedimento

O esquema geral de análise para contagem total de microrganismos aeróbios psicrotróficos em alimentos usando o método de plaqueamento APHA 13.61:2015 encontra-se descrito na Figura 6.2.

Segue o mesmo procedimento da contagem total de aeróbios mesófilos, alterando a condição de incubação.

O Capítulo 13 do *Compendium* (Vasavada & Critzer, 2015) recomenda plaqueamento em Petrifilm ou plaqueamento em superfície, usando Ágar Padrão para Contagem (PCA) ou Ágar Tripticase de Soja (TSA) como meios de cultivo. Se possível, recomenda-se não utilizar o plaqueamento em profundidade porque as bactérias são sensíveis ao calor e podem ser afetadas pelo meio de cultura quente. A incubação pode ser feita a 7±1 °C por 10 dias ou 17±1 °C por 16 horas, seguido de mais três dias a 7±1 °C.

O *Standard Methods for the Examination of Dairy Products* (Frank & Yousef, 2004) recomenda, para leite e produtos lácteos, plaqueamento em profundidade, usando PCA resfriado a 45±1 °C, antes da adição sobre o inóculo. Incubação a 7±1 °C por 10 dias.

6.5. Métodos de plaqueamento ISO 4833-1:2013 e ISO 4833-2:2013/Corr.1:2014 para contagem total de aeróbios mesófilos em alimentos

Métodos da International Organization for Standardization, aplicam-se a alimentos destinados ao consumo humano, à rações animais e à amostras do ambiente de fabricação destes produtos. Para algumas matrizes o plaqueamento em profundidade (ISO 4833-1) pode dar resultados diferentes dos obtidos com o plaqueamento em superfície (ISO 4833-2). Para a análise de produtos fermentados pode ser mais apropriado o uso de outros meios e/ou condições de incubação. O método pode até ser aplicado a esses produtos, mas os microrganismos predominantes podem não ser detectados de forma eficaz.

A ISO 4833-1 recomenda o plaqueamento em profundidade nas seguintes situações:

- análise de produtos com contagens baixas (menor do que 10^2/ml no caso de de líquidos ou menor do que 10^3/g no caso de sólidos),
- análise de produtos que costumam resultar em colônias espalhadas, como leite e derivados, por exemplo, que contém cepas de *Bacillus*.

A ISO 4833-2 recomenda o plaqueamento em superfície nas seguintes situações:

- análise de produtos cuja flora predominante seja sensível ao calor (psicrotróficos, por exemplo),
- análise de produtos cuja flora predominante seja aeróbia estrita (*Pseudomonas*, por exemplo),
- análise de produtos com partículas que possam ser confundidas com colônias,
- análise de produtos fortemente coloridos, cuja cor possa interferir na visualização das colônias,
- produtos nos quais seja importante a verificação das características das colônias.

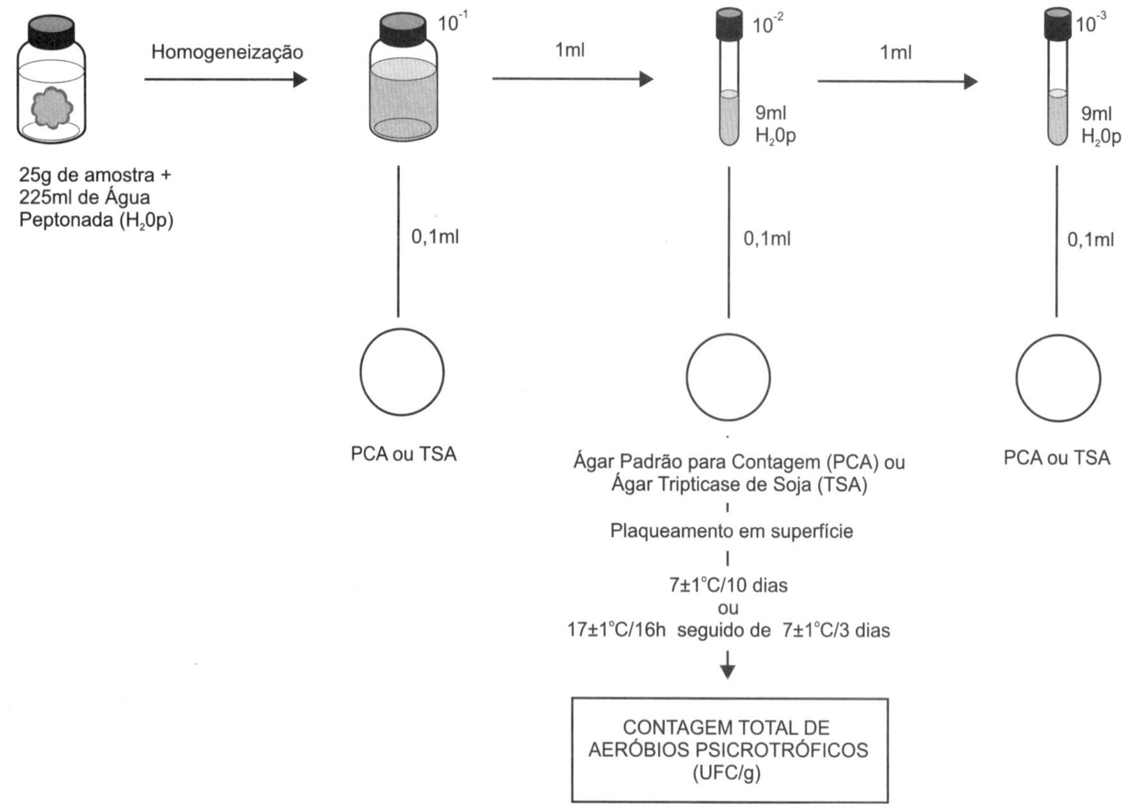

Figura 6.2. Esquema geral de análise para contagem total de microrganismos aeróbios psicrotróficos em alimentos usando o método de plaqueamento APHA 13.61:2015 (Vasavada & Critzer, 2015).

6.5.1. Material requerido para a análise

Preparação da amostra e diluições seriadas

- □ Diluente: Água Salina Peptonada (H_2Osp) ou Água Peptonada Tamponada (BPW)
- □ Tubos de diluição com 9 ml de Água Salina Peptonada (H_2Osp) ou Água Peptonada Tamponada (BPW)
- □ Pipetas de 1 ou 2 ml
  Observação: consultar o Anexo 2.2 do Capítulo 2 para verificar casos especiais em que o tipo ou volume de diluente variam em função da amostra analisada.

Inoculação

- □ Placas de Petri estéreis vazias (para plaqueamento em profundidade) ou já contendo o meio de cultura (para plaqueamento em superfície)
- □ Ágar Padrão para Contagem (PCA)
- □ Ágar Padrão para Contagem (PCA) suplementado com 1g/l de leite em pó desnatado (para a análise de produtos lácteos)

Incubação

- □ Estufa incubadora regulada a 30±1 °C

6.5.2. Procedimento

O esquema geral de análise para contagem total de microrganismos aeróbios mesófilos em alimentos usando os métodos de plaqueamento ISO 4833-1:2013 e ISO 4833-2:2013/Corr.1:2014 encontra-se descrito na Figura 6.3.

a) Preparação das amostras e diluições seriadas. Seguindo os procedimentos descritos no Capítulo 2, homogeneizar 25 g da amostra com 225 ml de Água Salina Peptonada 0,1% (H_2Osp) ou Água Peptonada Tamponada (BPW). A partir dessa primeira diluição, preparar diluições decimais seriadas da amostra.

b) **Inoculação por plaqueamento em profundidade (ISO 4833-1:2013).** Selecionar pelo menos duas diluições adequadas da amostra e inocular 1 ml de cada diluição em placas de Petri separadas, estéreis e vazias. Se não for necessária a inoculação de diluições, plaquear duas alíquotas de 1 ml da amostra ou sua primeira diluição em duas placas (duplicata). Verter nas placas inoculadas, 12 a 15 ml de Ágar Padrão para Contagem (PCA), previamente fundido e resfriado a 44-47 °C. Para amostras de produtos lácteos suplementar o PCA com 1g/l de leite em pó desnatado. Misturar o inóculo com o meio de cultura movimentando suavemente as placas numa superfície plana, em movimentos circulares. Distribuir as placas numa bancada fria, sem empilhar, para solidificação do meio. Para amostras em que seja comum a ocorrência de colônias grandes e espalhadas (leite em pó, por exemplo), aguardar a completa solidificação do ágar e adicionar uma sobrecamada de ágar 1,5% estéril.

c) **Inoculação por plaqueamento em superfície (ISO 4833-2:2013/Corr.1:2014).** Selecionar pelo menos duas diluições adequadas da amostra e inocular 0,1 ml de cada diluição em placas de PCA previamente preparadas. Para amostras de produtos lácteos suplementar o PCA com 1g/l de leite em pó desnatado. Se não for necessária a inoculação de diluições, plaquear duas alíquotas de 0,1 ml da amostra ou sua primeira diluição em duas placas (duplicata). Espalhar o inóculo pela superfície do meio com uma alça de Drigalski.

d) **Incubação.** Incubar as placas a 30±1 °C/72±3h, invertidas. Para amostras em que seja comum a ocorrência de colônias grandes e espalhadas (leite em pó, por exemplo), fazer uma contagem prévia com 24 ou 48h, marcando as colônias observadas.

e) **Contagem das colônias e cálculo dos resultados.** Selecionar as placas com 10 a 300 colônias e contar as colônias com o auxílio de

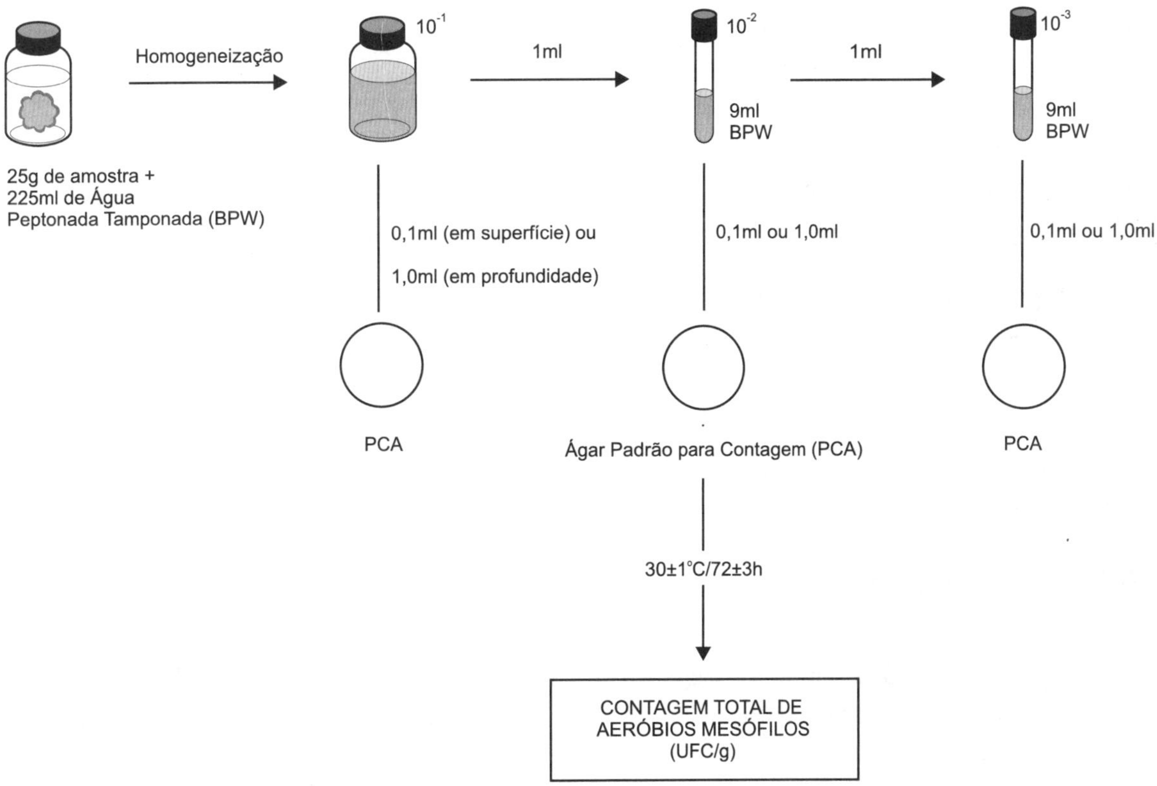

Figura 6.3. Esquema Geral de Análise para contagem total de microrganismos aeróbios mesófilos em alimentos usando o método de plaqueamento ISO 4833-1:2013 e ISO 4833-2:2013 Corr.1:2014.

uma lupa, em um contador de colônias. A regra geral para calcular o resultado é:

$$UFC/g \text{ ou } ml = \sum c / V \times 1{,}1 \times d$$

onde:

$\sum c$ é a soma das colônias contadas em duas placas de duas diluições consecutivas,

V é o volume de cada diluição colocado nas placas (em ml)

d é a primeira diluição cuja placa foi contada.

Exemplo (plaqueamento em superfície, 0,1 ml por diluição):

Nº de colônias nas placas			Contagem (UFC/g ou UFC/ml)
10^{-1}	10^{-2}	10^{-3}	
245*	22*	2	$(245+22)/0{,}1x1{,}1x10^{-1}$ $= 24.272{,}72 = 2{,}4x10^{4}$

*Contagens efetivamente utilizadas no cálculo do resultado.

Para a contagem de colônias e cálculo dos resultados em situações não usuais, seguir as orientações do Capítulo 3.

6.6. Métodos de plaqueamento ISO 6222:1999 para contagem total de aeróbios mesófilos em água

Método da International Organization for Standardization, aplica-se a todo tipo de água.

6.6.1. Material requerido para a análise

- □ Diluente: Água Peptonada 0,1% (H_2Op)
- □ Ágar Extrato de Levedura (YEA)
- □ Estufa incubadora regulada a 36±2 ºC
- □ Estufa incubadora regulada a 22±2 ºC

6.6.2. Procedimento

O esquema geral de análise para contagem total de microrganismos aeróbios mesófilos em água usando o método de plaqueamento ISO 6222:1999 encontra-se descrito na Figura 6.4.

a) Preparação das amostras e diluições seriadas. Seguir os procedimentos descritos no Capítulo 2.

b) Inoculação. Selecionar pelo menos duas diluições adequadas da amostra e inocular dois conjuntos de placas de Petri estéreis vazias com 1 ml de cada diluição. Verter nas placas inoculadas, 15 a 20 ml de Ágar Extrato de Levedura (YEA), previamente fundido e resfriado. Misturar o inóculo com o meio de cultura movimentando suavemente as placas numa superfície plana, em movimentos circulares. Distribuir as placas numa bancada fria, sem empilhar, para solidificação do meio.

c) Incubação. Incubar um conjunto de as placas a 36±2 ºC/44±4h, invertidas. Incubar o outro conjunto de as placas a 22±2 ºC/68±4h, invertidas.

d) Contagem das colônias e cálculo dos resultados. Selecionar as placas com 10 a 300 colônias e contar as colônias com o auxílio de uma lupa, em um contador de colônias. Rejeitar placas com crescimento confluente. A regra geral para calcular o resultado é:

$$UFC/g \text{ ou } ml = \sum c / V \times 1{,}1 \times d$$

onde:

$\sum c$ é a soma das colônias contadas em duas placas de duas diluições consecutivas,

V é o volume de cada diluição colocado nas placas (1 ml) e

d é a primeira diluição cuja placa foi contada.

Exemplo:

Nº de colônias nas placas			Contagem (UFC/g ou UFC/ml)
sem diluição 10^{0}	10^{-1}	10^{-2}	
245*	22*	2	$(245+22)/1x1{,}1x10^{0}$ $= 242{,}72 = 2{,}4x10^{2}$

*Contagens efetivamente utilizadas no cálculo do resultado.

Para a contagem de colônias e cálculo dos resultados em situações não usuais, seguir as orientações do Capítulo 3.

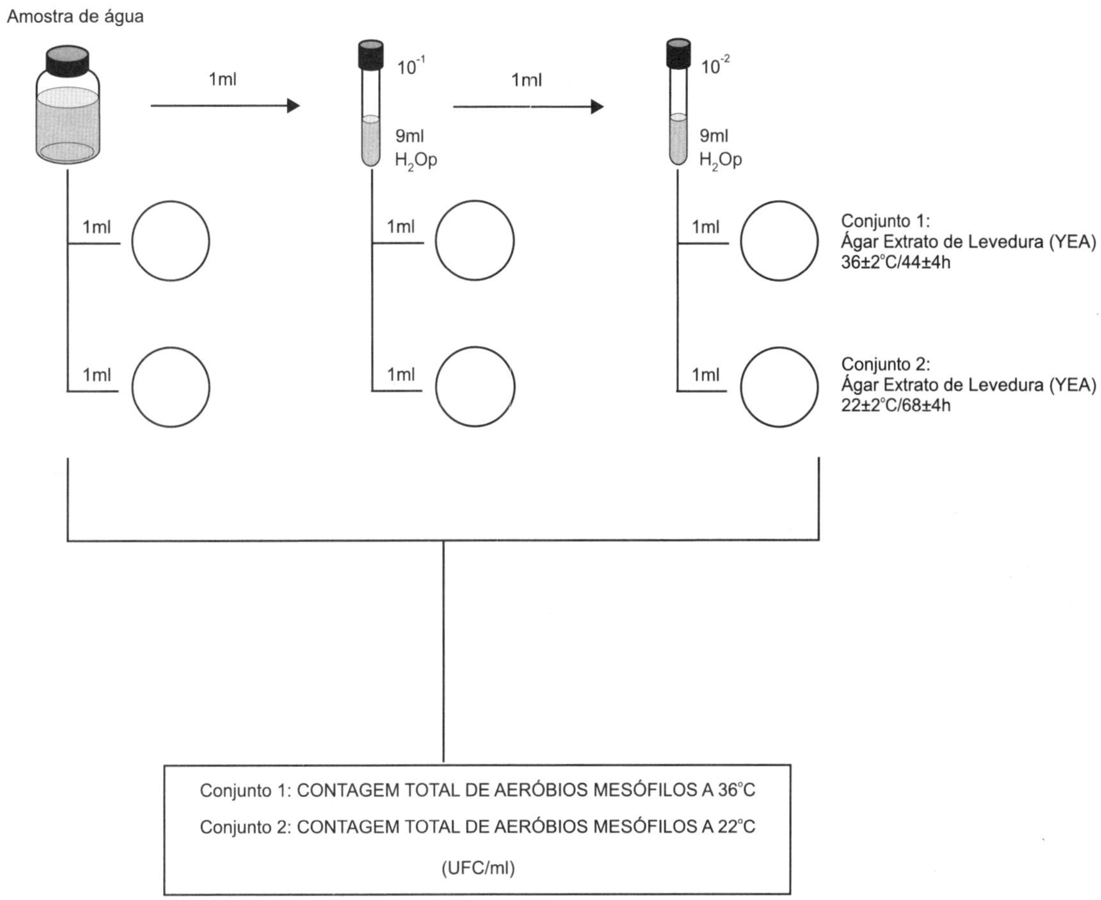

Figura 6.4. Esquema geral de análise para contagem total de microrganismos aeróbios mesófilos em água usando o método de plaqueamento ISO 6222:1999.

6.7. Referências

BRAUN-HOWLAND, E. & HUNT, M.E., 2017. Microbiological examination. In: BAIRD, R.B., EATON, A.D & RICE, E.W. (eds), *Standard Methods for the Examination of Water & Wastewater.* 23rd edition. Washington, DC: American Public Health Association (APHA), American Water Works Association (AWWA) & Water Environment Federation (WEF). Part 9000, pp. 9.1 to 9.233.

FRANK, J.F. & YOUSEF, A.E., 2004. Tests for groups of microrganisms. In: WEHR, H.M. & FRANK, J.F. (eds), *Standard Methods for the Examination of Dairy Products.* 17th edition. Washington, DC: American Public Health Association (APHA). Chapter 8, pp.227-248.

ISO 4833-1. *Microbiology of the food chain - Horizontal method for the enumeration of microorganisms - Part 1: Colony count at 30°C by the pour plate technique.* 1st edition, 2013. The International Organization for Standardization.

ISO 4833-2. *Microbiology of the food chain - Horizontal method for the enumeration of microorganisms - Part 2: Colony count at 30°C by the surface plating technique.* 1st edition, 2013, Corrigendum 1, 2014. The International Organization for Standardization.

ISO 6222. *Water quality — Enumeration of culturable micro-organisms — Colony count by inoculation in a nutrient agar culture medium.* 2nd edition, 1999. The International Organization for Standardization.

LAIRD, D.T., GAMBREL-LENARZ, S.A., SCHER, F.M. *et al.*, 2004. Microbiological count methods. In: WEHR, H.M. & FRANK, J.F. (eds), *Standard Methods for the Examination of Dairy Products.* 17th edition. Washington, DC: American Public Health Association (APHA). Chapter 6, pp.153-186.

LATIMER-Jr., G.W. (ed.), 2019. *Official Methods of Analysis of AOAC International.* 21st edition. Gaithersburg, MD: AOAC International.

LEWIS, D., SPOMER, D., SMITH, M., CLARK, W., 2004. Milk and milk products standards. In: WEHR, H.M. & FRANK, J.F. (eds), *Standard Methods for the Examination of Dairy Products*. 17th edition. Washington, DC: American Public Health Association (APHA). Chapter 16, pp.537-550.

MATURIN, L. & PEELER, J.T., 2001. Aerobic Plate Count. In: In: Food and Drug Administration, *Bacteriological Analytical Manual Online*. Chapter 3. Disponível em: https://www.fda.gov/Food/FoodScienceResearch/LaboratoryMethods/ucm063346.htm [acesso em 17/01/2021].

PARISH, M.E., WOROBO, R.W. & DANYLUK, M.D., 2015. Juice and juice containing beverages. In: SALFINGER, Y. & TORTORELLO, M.L. (eds), *Compendium of Methods for the Microbiological Examination of Foods*. 5th edition. Washington, DC: American Public Health Association (APHA). Chapter 58, pp.769-777.

ROBIN, L.P. & FENG, P., 2015. Bottled Water. In: SALFINGER, Y. & TORTORELLO, M.L. (eds), *Compendium of Methods for the Microbiological Examination of Foods*. 5th edition. Washington, DC: American Public Health Association (APHA). Chapter 60, pp.791-796.

RYSER, E.T. & SCHUMAN, J.D., 2015. Mesophilic Aerobic Plate Count. In: SALFINGER, Y. & TORTORELLO, M.L. (eds), *Compendium of Methods for the Microbiological Examination of Foods*. 5th edition. Washington, DC: American Public Health Association (APHA). Chapter 8, pp.95-101.

SALFINGER, Y. & TORTORELLO, M.L. (eds), 2015. *Compendium of Methods for the Microbiological Examination of Foods*. 5th edition. Washington, DC: American Public Health Association (APHA).

VASAVADA, P.C. & CRITZER, F.J., 2015. Psychrotrophic microrganisms. In: SALFINGER, Y. & TORTORELLO, M.L. (eds), *Compendium of Methods for the Microbiological Examination of Foods*. 5th edition. Washington, DC: American Public Health Association (APHA). Chapter 13, pp.175-189.

WEHR, H.M. & FRANK, J.F. (eds), 2004. *Standard Methods for the Examination of Dairy Products*. 17th edition. Washington, DC: American Public Health Association (APHA).

7 Contagem de bolores e leveduras

Revisões da 6ª edição

Item 7.1.6 (revisado) Inserido o Quadro 7.2, que compara os meios e condições de incubação recomendados por diferentes órgãos internacionais para a contagem de bolores e leveduras alimentos. O Quadro 7.3 foi complementado com o método AOAC 2018.02. Inseridos comentários sobre o plaqueamento direto para contagem de bolores em alimentos particulados.

Item 7.2.b.2.b (nota b.5) (corrigida) A solução de elementos traço deve ser preparada com com 1 g de $ZnSO_4.7H_2O$ e 0,5 g de $CuSO_4.5H_2O$ em 100 ml de água.

Item 7.4.2.b (corrigido) A inoculação das amostras pode ser feita em Ágar Extrato de Malte (MEA) com antibióticos ou Ágar Batata Dextrose (PDA) com antibióticos.

Item 7.7 (novo) Método de plaqueamento direto Hocking *et al* (2006) para porcentagem de infecção fúngica em alimentos particulados.

7.1. Introdução

As informações e orientações contidas nesse capítulo são da American Public Health Association (APHA), descritas na 5ª edição do *Compendium of Methods for the Microbiological Examination of Foods* (Salfinger & Tortorello, 2015) e da 3ª edição do livro *Fungi and Food Spoilage* (Pitt & Hocking, 2009). Quando diferentes ou complementares às do *Compendium*, foram também incluídas recomendações da 17ª edição do *Standard Methods for the Examination of Dairy Products* (Wehr & Frank, 2004), específicas para a análise de produtos lácteos.

7.1.1. Bolores e leveduras

Os bolores e leveduras constituem um grande grupo de microrganismos, a maioria originária do solo ou do ar. Os bolores são extremamente versáteis, a maioria das espécies capaz de assimilar qualquer fonte de carbono derivada de alimentos. A maioria também é indiferente com relação às fontes de nitrogênio, podendo utilizar o nitrato, os íons de amônia e o nitrogênio orgânico. Entretanto, se for necessário utilizar proteínas ou aminoácidos como fonte de nitrogênio ou de carbono, várias espécies vão apresentar um crescimento limitado. As leveduras, de maneira geral, são mais exigentes do que os bolores. Muitas são incapazes de assimilar nitrato e carboidratos complexos, algumas exigem vitaminas e outras, como *Zygosaccharomyces bailii*, por exemplo, não conseguem utilizar a sacarose como única fonte de carbono. Esses fatores, de uma certa forma, limitam a gama de alimentos susceptíveis à deterioração por leveduras.

Os bolores e leveduras são também bastante resistentes à condições adversas, como pH ácido e atividade de água baixa. Com relação ao pH, os fungos são muito pouco afetados pela variação na faixa de 3,0 a 8,0. Vários bolores crescem abaixo de 2,0 e diversas leveduras abaixo de 1,5. Entretanto, quando o pH afasta-se do ótimo (geralmente próximo de 5,0) a velocidade de crescimento diminui e, se houver outros fatores de inibição (atividade de água, temperatura etc.), seu efeito restritivo sobre a velocidade de crescimento torna-se mais acentuado.

A temperatura ótima de crescimento da maioria dos fungos encontra-se na faixa de 25 a 28 ºC, não crescendo bem nas temperaturas mesófilas (35-37 ºC) e raramente nas temperaturas de bactérias termotolerantes (45 °C). Seu crescimento não é incomum sob condições de refrigeração (5 °C), porém, abaixo de 10 °C negativos os alimentos podem ser considerados microbiologicamente estáveis.

Os bolores deteriorantes de alimentos, como quase todos os outros fungos filamentosos, exigem oxigênio para crescimento, podendo ser considerados aeróbios estritos. No entanto, várias espécies são eficientes em utilizar pequenas quantidades de oxigênio, de forma que o efeito do O_2 é dependente da quantidade absoluta dissolvida no substrato, e não da concentração presente na atmosfera. Ao contrário dos bolores, muitas espécies de leveduras são capazes de crescer na completa ausência de O_2 e em diferentes concentrações de CO_2. Isso as torna os deteriorantes mais comuns de alimentos líquidos engarrafados, nos quais o crescimento dos bolores é limitado pela disponibilidade de oxigênio. Eventualmente, algumas espécies de bolores dos gêneros *Mucor*, *Rhizopus*, *Byssochlamys* e *Fusarium* podem crescer nesses produtos, provocando deterioração.

A consistência do alimento, assim como a atmosfera de armazenamento, exerce uma considerável influência sobre os tipos de fungos que irão provocar a deterioração do produto. Em linhas gerais, as leveduras predominam em alimentos líquidos, porque são unicelulares e se dispersam mais facilmente em líquidos. Além disso, substratos líquidos oferecem maior oportunidade para desenvolvimento de condições anaeróbias, ideais para as leveduras fermentativas. Os bolores, ao contrário, são favorecidos por substratos sólidos firmes, em cuja superfície há fácil acesso ao oxigênio. Por outro lado, essa afirmação não deve ser entendida como absoluta, sugerindo que leveduras não possam deteriorar alimentos sólidos ou bolores alimentos líquidos. Simplesmente, as leveduras são mais competitivas em líquidos, provocando alterações percebidas mais fácil ou rapidamente.

Os fungos infecciosos raramente são associados aos alimentos, porém, certas leveduras de origem alimentar podem desencadear reações alérgicas e alguns bolores podem provocar infecções em indivíduos imunodeprimidos. Vários bolores produzem micotoxinas, que são metabólitos tóxicos formados durante o crescimento. Os gêneros de bolores toxigênicos mais importantes são *Aspergillus*, *Penicillium* e *Fusarium*.

7.1.2. Fungos psicrotróficos

Os bolores e leveduras também apresentam cepas psicrotróficas, embora sejam menos estudadas do que as bactérias. Os fungos predominam em alimentos refrigerados com baixa atividade de água, alta acidez ou condições de embalagem que inibam bactérias, incluindo, frutas, geléias e produtos fermentados (iogurte, queijos, embutidos etc.). Os gêneros de leveduras mais encontrados são *Candida*, *Cryptococcus*, *Debaromyces*, *Hansenula*, *Kluveromyces*, *Pichia*, *Saccharomyces*, *Rhodotorula*, *Torulopsis* e *Trichosporon*. Os bolores são *Alternaria*, *Aspergillus*, *Botrytis*, *Cladosporium*, *Colletotrichum*, *Fusarium*, *Geotrichum*, *Monascus*, *Mucor*, *Penicillium*, *Rhizopus*, *Sporotrichum*, *Thamnidium* e *Trichothecium*.

7.1.3. Bolores termorresistentes

Os fungos, de maneira geral, apresentam baixa resistência ao calor, sendo destruídos com relativa facilidade por tratamentos térmicos brandos. Há, entretanto, exceções, pois certos fungos filamentosos produzem ascosporos ou outras estruturas de resistência capazes de sobreviver aos tratamentos térmicos. Os mais comuns são dos gêneros *Byssochlamys*, *Neosartoria* e *Talaromyces*, mas também podem ocorrer nos gêneros *Penicillium*, *Hamigera* e *Monascus*.

A resistência térmica de algumas espécies de bolores termorresistentes isolados de alimentos encontram-se descritas no Quadro 7.1.

Os bolores termorresistentes são mais comumente associados com a deterioração de frutas e seus derivados, processados termicamente. Sua sobrevivência ao tratamento térmico pode resultar em crescimento com formação de micélios e, no caso de produção de pectinases, na completa alteração da textura.

Quadro 7.1. Resistência térmica de alguns bolores termorresistentes isolados de alimentos e bebidas (Rico-Munoz *et al.*, 2015).

Espécie e estrutura de resistência	Temperatura	Resistência
Byssochlamys fulva (ascosporos)	90 °C em suco de tomate	$D_{90\,°C}$ = 8,1min
Byssochlamys nivea (ascosporos)	90 °C em suco de tomate	$D_{90\,°C}$ = 1,5min
Byssochlamys nivea (ascosporos)	85 °C em tampão pH 3,5	$D_{85\,°C}$ = 1,3 a 4,5min
Byssochlamys spectabilis (ascosporos)	85 °C em tampão ACES	$D_{85\,°C}$ = 45 a 75min
Penicillium lapidosum (ascosporos)	81 °C em suco de mirtilo	10min sobrevive, 15min não sobrevive
Penicillium lapidosum (cleistotecio)	93,3 em suco de mirtilo	9min sobrevive, 10min não sobrevive
Monascus ruber (ascosporos)	80 °C em tampão citrato pH 4,0	$D_{80\,°C}$ = 2,1min
Neosartorya glabra (ascosporos)	90 °C em água	60min sobrevive
Neosartoria fischeri (ascosporos)	90 °C em suco de tomate	$D_{90\,°C}$ = 4,4 a 4,6min
Neosartoria fischeri (ascosporos)	87,8 °C em suco de maçã	$D_{87,8\,°C}$ = 1,4min, z = 5,6 °C
Neosartoria fischeri (ascosporos)	85 °C em suco de uva	$D_{85\,°C}$ = 10,1min
Talaromyces macrosporus (ascosporos)	90,6 °C em suco de maçã	$D_{90,6\,°C}$ = 2,2min, z = 5,2 °C
Talaromyces macrosporus (ascosporos)	85 °C em tampão ACES pH 6,8	$D_{85\,°C}$ = 30 a 100min

ACES = ácido N-(2-acetamida)-2-aminoetanosulfonico.

Os bolores termorresistentes são amplamente distribuídos no solo, porém, o número de esporos em frutas geralmente é baixo, não excedendo 1-10/100 g ou ml dos produtos processados. Por essa razão, o sucesso da detecção depende da coleta de amostras significativamente maiores do que as normalmente requeridas nas demais análises de alimentos. Essas amostras podem ser congeladas antes da análise, porque os esporos não são afetados pelo congelamento.

7.1.4. Leveduras resistentes a conservantes

Algumas espécies de leveduras conhecidas como PRY (preservative resistant yeasts) são capazes de crescer na presença de conservantes, como o dióxido de enxofre e os ácidos sórbico, benzóico, propiônico e acético. A mais importante dentre essas espécies é *Zygosaccharomyces bailii*, mas *Zygosaccharomyces bisporus*, *Schizosacharomyces pombe*, *Cândida krusei* e *Pichia membranaefaciens* também podem crescer (Pitt & Hocking, 2009).

Zigosaccharomyces bailii (Lindner) Guilliermond 1912

Dados levantados por Pitt & Hocking (2009) destacam *Zigosaccharomyces bailii* como a levedura mais conhecida e temida na indústria de alimentos ácidos. Em primeiro lugar, fermenta a glicose vigorosamente com produção de CO_2, não sendo inibida por pressões da ordem de 80 psig (560 kPa). Em segundo lugar, é resistente à maioria dos conservantes utilizados na prevenção de fungos, crescendo na presença de 400 a 800 mg/kg ou mais de ácido benzóico ou sórbico. Em terceiro lugar, apresenta mecanismos de adaptação aos conservantes, podendo adquirir, após a primeira exposição, resistência a quantidades cada vez mais altas. Em quarto lugar, é xerofílica (cresce em atividades de água da ordem de 0,80 a 25 °C e 0,86 a 30 °C) e mesofílica (apresenta temperatura de crescimento na faixa de 5 a 40 °C). Afortunadamente, apresenta baixa resistência térmica ($D_{50\,°C}$ = 0,1 a 0,3min para as células vegetativas e $D_{60\,°C}$ = 8 a 14min para os ascosporos), além de não utilizar a sacarose que, adicionada em lugar da glicose, pode prevenir a deterioração. O pH mínimo de crescimento é de 2,2-2,5.

Os produtos susceptíveis de deterioração fermentativa ou explosiva por *Z. bailii* incluem molhos de tomate, mostarda, azeitonas, maionese e outros molhos para saladas, refrescos e refrigerantes (carbonatados ou não), sucos de frutas (concentrados ou não), xaropes de frutas e outras coberturas, cidra, vinhos e vinagre balsâmico. A prevenção deve ser baseada na completa exclusão das células de *Z. bailii* do produto, porque a experiência mostra que a distribuição de apenas cinco células adaptadas por embalagem é suficiente para resultar na deterioração de uma alta porcentagem da produção. A alternativa mais segura é a pasteurização do produto na embalagem final, garantindo-se a manutenção de temperaturas de 65-68 °C no centro da embalagem por vários segundos. Se a pasteurização for feita antes da distribuição do produto na embalagem, então é necessária a manutenção de um rigoroso programa de limpeza e sanificação das linhas de processamento, para prevenir a presença de focos de contaminação. A filtração em membrana antes da distribuição nas embalagens também pode ser uma alternativa eficiente, na impossibilidade da pasteurização. Sempre que possível, recomenda-se substituir a glicose pela sacarose e, nos produtos sintéticos, evitar a adição de sucos de frutas naturais e de fontes utilizáveis de carbono e nitrogênio.

Zygosaccharomyces bisporus (Naganishi) Lodder & Kreger 1952

Segundo Pitt & Hocking (2009), *Z. bisporus* apresenta características fisiológicas semelhantes às de *Z. bailii*, porém, é mais xerofílica (cresce em atividade de água de 0,70 em xarope de glicose/glicerol). Os ascosporos sobrevivem a 60 °C por 10min, mas não por 20min. Há poucos relatos sobre essa espécie na literatura e sua presença é menos comum em produtos deteriorados, embora apresente o mesmo potencial de deterioração de *Z. bailii*.

Schizosaccharomyces pombe Lindner 1893

S. pombe apresenta duas caracteríticas que a distinguem da maioria das demais leveduras deteriorantes de alimentos (Pitt & Hocking, 2009). Em primeiro lugar, a reprodução vegetativa não se dá por brotamento, mas sim por fissão lateral, e em segundo lugar, cresce melhor e mais rapidamente a 37 do que a 25 °C, o que a torna um deteriorante potencial em países tropicais. É osmofílica (cresce em atividade de água de 0,81 em meios a base de glicose), resistente aos conservantes (resiste a 120 mg/kg de SO_2 livre e a 600 mg/l de ácido benzóico) e apresenta resistência térmica dependente da atividade de água e do soluto presente, sendo maior na presença de sacarose (a_w 0,95/$D_{65\,°C}$ = 1,48min) do que na presença de glicose (a_w 0,95/$D_{65\,°C}$ = 0,41min), frutose (a_w 0,95/$D_{65\,°C}$ = 0,27min) ou glicerol (a_w 0,95/$D_{65\,°C}$ = 0,21min). É relativamente incomum como deteriorante, tendo sido isolada de xaropes de açúcar e licor de framboesa conservados com SO_2.

Candida krusei (Castellani) Berkhout 1923

Pitt & Hocking (2009) destacam, como principais características de *C. krusei*: a capacidade de crescer em pH extremamente baixo (1,3 a 1,9, dependendo do ácido presente), numa ampla faixa de temperatura (8 a 47 °C), com excelente desenvolvimento a 37 °C. Apresenta resistência aos conservantes, crescendo em 335ppm de ácido sórbico, 360ppm de ácido benzóico e 30ppm de SO_2 livre. Para células adaptadas ao ácido benzóico a concentração inibitória mínima (MIC) encontrada é de 13,5g/l de ácido acético, 8g/l de ácido propiônico, 440 mg/l de ácido benzóico e 1g/l de metil paraben. Apresenta resistência térmica relativamente alta (sobrevive 80min a 56 °C), embora seja inativada com 2min a 65 °C. O tipo de deterioração mais comumente provocado em alimentos é a formação de filmes superficiais e tem sido isolada de sementes de cacau, figos, molhos de tomate, produtos cítricos, suco de laranja concentrado e outros produtos de frutas, refrescos, refrigerantes, azeitonas, queijos, iogurte e outros produtos fermentados de leite.

Pichia membranaefaciens Hansen 1904

Pitt & Hocking (2009) destacam as seguintes características de *P. membranaefaciens*: produz ascosporos em forma de chapéu, cresce na faixa de 5 a 37 °C e é halofílica, podendo crescer em até 15,2% de NaCl (a_w 0,90), dependendo do pH. Resistente a conservantes, seu crescimento já foi relatado em concentrações de benzoato de sódio que, dependendo do pH, variaram de 250 mg/kg (pH 3,0) a 3000 mg/kg (pH 4,5). Em pH 5,0 o crescimento já foi observado em 250 mg/kg de sorbato, mas não em pH 3,0. O pH mínimo de crescimento varia de 1,9 a 2,2, dependendo do ácido presente. É muito sensível ao calor, resistindo por 30min a 56 °C ou 10min a 55 °C, mas não por 20min a 55 ou 10 minutos a 60 °C. Tem sido isolada da salmoura de azeitonas, onde provoca "stuck fermentation" (reduz a quantidade de carboidrato sem a consequente produção de ácido lático), de diversos produtos conservados em ácido acético (cebolas, pepinos, picles e chucrute), de molhos de tomate, de maionese e outros molhos para saladas, onde responde pela formação de filmes, de suco de laranja concentrado e outros produtos cítricos, de mosto de uva e de linhas de processamento de refrescos e refrigerantes.

7.1.5. Leveduras osmofílicas

De maneira geral as leveduras apresentam atividade de água mínima de crescimento na faixa de 0,88 e a maioria dos bolores na faixa de 0,80. Os bolores capazes de crescer em atividades de água abaixo do limite normal de 0,80 são chamados de xerófilicos (ou xerófilos), enquanto as leveduras que crescem abaixo do limite de 0,88 são comumente conhecidas como osmófilas ou osmofílicas (aquelas que crescem em altas concentrações de açúcar) ou halófilas (aquelas que crescem em altas concentrações de sal). Segundo Pitt & Hocking (2009), a maioria das leveduras osmofílicas são do gênero *Zygosaccharomyces*, incluindo *Z. rouxi*, *Z. bailii* e *Z. bisporus*.

Zygosaccharomyces rouxii (Boutroux) Yarrow

Pitt & Hocking (2009) destacam as seguintes características de *Z. rouxii*: É extremamente resistente às baixas atividades de água, sendo considerada o 2º organismo mais xerofílico conhecido na natureza (o primeiro é outro fungo, o bolor *Xeromyces bisporus*). A atividade de água mínima relatada é 0,62 em xarope de frutose e 0,65 em xarope de glicose/glicerol, podendo crescer e produzir ascosporos em ameixas secas com a_w 0,70. A temperatura ótima de crescimento varia de 24 ºC (em 10% de glicose peso/peso) a cerca de 33 ºC (em 60% de glicose peso/peso, atividade de água de 0,87). Dependendo da concentração de glicose, a temperatura mínima varia de 4 ºC (em 10% de glicose) a 7 ºC (em 60% de glicose) e a máxima varia de 37 ºC (em 10% de glicose) a 42 ºC (em 60% de glicose). Na presença de 46% de glicose, a faixa de pH de crescimento é de 1,8 a 8,0.

A resistência térmica de Z.rouxii varia com o substrato, sendo maior na presença de sacarose (a_w 0,95/$D_{65\,°C}$ = 1,9min) do que na presença de glicose, frutose ou glicerol (a_w 0,95/$D_{65\,°C}$ = 0,2-0,6min). A atividade de água exerce uma grande influência sobre a capacidade de sobrevivência ao calor, que aumenta com a redução do teor de água livre:

a_w	$D_{55\,°C}$	$D_{60\,°C}$	$D_{65,5\,°C}$	Z
0,995 a 0,998	< 0,1 min		< 0,1 min	
0,94	0,6 min	<0,1 min	< 0,1 min	
0,90	7 min		< 0,1 min	8 ºC
0,85	55 min	10 min	0,4 min	8 ºC

A combinação entre capacidade de crescer em atividades de água extremamente baixas e fermentar hexoses vigorosamente torna *Z. rouxii* a segunda levedura mais frequentemente associada à deterioração de alimentos processados, perdendo apenas para *Z. bailii*. Dentre os produtos de risco incluem-se caldo de cana, extrato de malte, sucos de frutas concentrados, coberturas e caldas carameladas, bombons com centro mole, frutas secas e xaropes de açúcar. A conservação não pode ser baseada exclusivamente na redução da atividade de água porque os produtos não podem ser concentrados a valores abaixo do seu mínimo de crescimento. Dessa forma, assim como ocorre com *Z. bailii*, a prevenção exige a completa exclusão de suas células do produto, sendo a pasteurização antes da concentração considerada a alternativa mais segura, além da refrigeração por volta dos 0 ºC. Os conservantes são eficientes no controle do seu crescimento, mas raramente são permitidos em produtos concentrados. É essencial a manutenção de um rigoroso programa de limpeza e sanificação das linhas de processamento, porque *Z. rouxii* pode crescer continuamente nos equipamentos e sua presença no produto só será detectada depois de um período considerável de tempo.

7.1.6. Comentários sobre os métodos de análise

Os métodos recomendados por diferentes agências reguladoras para a contagem de bolores e leveduras em alimentos encontram-se sumariados no Quadro 7.2.

Quadro 7.2. Meios e condições de incubação recomendados por diferentes órgãos internacionais para a contagem de bolores e leveduras em alimentos.

Método[a]	**Meios de cultura**[b] **(técnica de inoculação) e condição de incubação**
APHA 21:2015 = Método de plaqueamento para contagem total de bolores e leveduras em alimentos (Ryu & Wolf-Hall, 2015)	DRBC (plaqueamento em superfície) a 25 °C por 5 dias (alimentos com atividade de água maior que 0,95) DG-18 (plaqueamento em superfície) a 25 °C por 5 dias (alimentos com atividade de água menor ou igual a 0,95)
BAM/FDA:2001 = Método de plaqueamento para contagem total de bolores e leveduras em alimentos (Tournas *et al.*, 2001)	DRBC (plaqueamento em superfície) a 25 °C por 5 a 7 dias (alimentos com atividade de água maior que 0,95) DG-18 (plaqueamento em superfície ou em profundidade) a 25 °C por 5 a 7 dias (alimentos com atividade de água menor ou igual a 0,95)
ISO 21527-1:2008 = Método de plaqueamento para contagem total de bolores e leveduras em alimentos com atividade de água maior que 0,95	DRBC (plaqueamento em superfície) a 25±1 °C por 5 dias
ISO 21527-2:2008 = Método de plaqueamento para contagem total de bolores e leveduras em alimentos com atividade de água menor ou igual a 0,95	DG-18 (plaqueamento em superfície) a 25±1 °C por 5 a 7 dias
APHA 13:2015 = Método de plaqueamento para contagem de fungos psicrotróficos em alimentos (Vasavada & Critzer, 2015)	DRBC (plaqueamento em superfície) a 7 °C por 10 dias ou 17°C por 16 horas seguido de mais três dias a 7°C (alimentos com atividade de água maior que 0,95) DG-18 (plaqueamento em superfície) a 7 °C por 10 dias ou 17°C por 16 horas seguido de mais três dias a 7°C (alimentos com atividade de água menor ou igual a 0,95)
APHA 22.4:2015 = Método de plaqueamento para contagem de bolores termorresistentes em alimentos (Rico-Munoz *et al.*, 2015)	Choque térmico a 75-80 °C por 30 minutos MEA ou PDA com antibióticos (misturar a amostra com o meio e distribuir em placas) a 30°C for até 14 dias
Pitt & Hocking:2009 = Método de plaqueamento para contagem de leveduras resistentes aos conservantes em alimentos	TGYA ou MAA (plaqueamento em superfície) a 30 °C por 3 a 5 dias
APHA 21:2015 = Método de plaqueamento para contagem de leveduras resistentes aos conservantes em alimentos (Ryu & Wolf-Hall, 2015)	TGYA ou MAA (plaqueamento em superfície) a 30 °C por 3 a 5 dias
Pitt & Hocking:2009 = Método de presença/ausência para detecção de leveduras resistentes aos conservantes em alimentos	Enriquecimento: TGYB a 30 °C por 48-72 horas Plaqueamento em superfície: TGYA a 30 °C por 48-72 horas
APHA 17.3:2015 = Métodos de filtração em membrana e de plaqueamento para contagem de leveduras osmofílicas em alimentos (Kim *et al.*, 2015).	MY40G (filtração em membrana ou plaqueamento em profundidade) a 30 °C por 5 a 7 dias

[a]**APHA** = American Public Health Association, **BAM/FDA** = Bacteriological Analytical Manual/Food and Drug Administration, **ISO** = International Organization for Standardization.

[b]**DG-18** = Ágar Dicloran 18% Glicerol, **DRBC** = Ágar Dicloran Rosa de Bengala Cloranfenicol, **MAA** = Ágar Extrato de Malte 0,5% Ácido Acético, **MEA** = Ágar Extrato de Malte, **MY40G** = Ágar Extrato de Malte Extrato de Levedura 40% Glicose, **PDA** = Ágar Batata Dextrose, **TGYA** = Ágar Triptona Glicose Extrato de Levedura 0,5% de Ácido Acético, **TGYB** = Caldo Triptona Glicose Extrato de Levedura 0,5% de Ácido Acético.

Para a quantificação dos bolores e leveduras totais é aplicado o método de contagem padrão em placas, determinando-se o número de unidades formadoras de colônias (UFC). A técnica de inoculação mais recomendada é o plaqueamento em superfície, para aumentar a exposição ao oxigênio e evitar o "stress" causado pelo meio de cultura quente.

Os meios recomendados são o Ágar Dicloran Rosa de Bengala Cloranfenicol (DRBC) para alimentos com atividade de água superior a 0,95 e o Ágar Dicloran Glicerol 18 (DG18) para alimentos de atividade de água menor ou igual a 0,95. O DRBC contém cloranfenicol, para inibir bactérias, além de dicloran e rosa de bengala, para restringir o espalhamento das colônias. O DG18, além de cloranfenicol e dicloran, contém também glicerol, que reduz a atividade de água do meio.

O Capítulo 8 do *Standard Methods for the Examination of Dairy Products* (Frank & Yousef, 2004) recomenda o DRBC para produtos lácteos em geral e o ágar extrato de levedura glicose cloranfenicol (YEGC) para amostras com predomínio de leveduras ou com leveduras injuriadas pelo processamento. Nesses produtos o DRBC recupera menos leveduras do que o YEGC. Para produtos não submetidos a tratamento térmico, acidificação ou outro tratamento que possa provocar injúrias às células, pode também ser utilizado Ágar Batata Dextrose Acidificado (PDA-AC), porém, algumas bactérias também podem crescer neste meio (Taniwaki *et al.*, 1999).

Para a quantificação de fungos psicrotróficos em alimentos, o método tradicional é contagem padrão em placas, determinando-se o número de unidades formadoras de colônias (UFC) por grama ou mililitro. Os meios utilizados são o Ágar Dicloran Rosa de Bengala Cloranfenicol (DRBC) para alimentos com atividade de água superior a 0,95 e o ágar Dicloran Glicerol 18 (DG18), para alimentos com atividade de água menor ou igual a 0,95. A temperatura de incubação é de 7±1 °C por 10 dias ou 17±1 °C por 16 horas, seguido de mais três dias a 7±1 °C.

No caso dos bolores termorresistentes a quantificação é baseada no tratamento térmico das amostras, para eliminação das células vegetativas de bolores, leveduras e bactérias, seguido do plaqueamento em um meio adequado ao crescimento de fungos, como o Ágar Batata Dextrose (PDA) com antibióticos ou o Ágar Extrato de Malte (MEA) com antibióticos.

No caso das leveduras resistentes aos conservantes a quantificação ou a detecção são baseadas na inoculação em meios de cultura contendo ácido acético. Pitt & Hocking (2009) recomendam o Ágar Extrato de Malte com 0,5% de ácido acético (MAA) ou o Ágar (Caldo) Triptona Glicose Extrato de Levedura com 0,5% de Ácido Acético (TGYA-TGYB). A inoculação no MAA ou TGYA é feita em superfície e as placas são incubadas a 30 °C por dois a três dias. O caldo TGYB é usado para enriquecimento prévio das amostras, quando a populações é muito baixa, aumentando a probabilidade de recuperação das cepas em MAA ou TGYA. O Capítulo 59 do *Compendium* (Lawlor & Leighton, 2015) recomenda o Agar Leveduras Resistentes aos Conservantes (Preservative Resistant Yeast Medium – PRY), que contém 1% de ácido acético. O Capítulo 21 (Ryu & Wolf-Hall, 2015), entretanto, recomenda os mesmos meios de Pitt & Hocking (2009).

No caso das leveduras osmofílicas a quantificação é baseada na inoculação em meios de cultura com alta concentração de glicose. A semeadura pode ser feita por plaqueamento em superfície ou filtração em membrana e as placas são incubadas a 30 °C por cinco a sete dias.

No caso da contagem de bolores em alimentos particulados como grãos, castanhas, nozes e frutas secas, por exemplo, o plaqueamento direto é considerado o mais eficiente. Esse método pode ser usado para contagem geral de fungos e leveduras, bem como para grupos específicos de fungos, tais como xerófilos e toxigênicos. As partículas são colocadas diretamente nas placas com o meio de cultura sólido, sendo feita uma desinfecção da superfície antes do plaqueamento. A desinfecção objetiva eliminar a contaminação superficial decorrente de poeira e outras fontes, permitindo a recuperação dos fungos que estão realmente crescendo nas partículas. Este método baseia-se na premissa de que cada colônia fúngica presente no interior do grão irá desenvolver-se e formar uma colônia visível em um meio apropriado.

Outros métodos já oficializados pela AOAC International são os "kits" analíticos descritos no Quadro 7.3.

Quadro 7.3. "Kits" analíticos oficializados pela AOAC International para a contagem bolores e leveduras em alimentos (Latimer, 2019).

AOAC Official Method	Fabricante	Nome do "kit"	Aplicação
997.02	3M Microbiology Products	Petrifilm Yeast and Mold Count Plate	Alimentos
2002.11	BioControl Systems Inc.	SimPlate Yeast and Mold Color Indicator (YM-CI)	Alimentos
2014.05	3M Microbiology Products	3M™ Petrifilm™ Rapid Yeast and Mold Count Plate	Alimentos
2018.02	Millipore Sigma	MC-Media Pad™ Yeast and Mold Device	Nuggets de frango, ração animal, suco de laranja concentrado, iogurte, mistura para bolo

7.2.a. Método de plaqueamento APHA 21:2015 para contagem de bolores e leveduras em alimentos

Método da American Public Health Association (APHA), descrito no Capítulo 21 da 5ª edição do *Compendium of Methods for the Microbiological Examination of Foods* (Ryu & Wolf-Hall, 2015). Incluídas também as recomendações específicas do Capítulo 8 do *Standard Methods for the Examination of Dairy Products* (Frank & Yousef, 2004), para a análise de produtos lácteos.

Antes de iniciar as atividades, ler atentamente as orientações do Capítulo 3, que apresenta todos os detalhes e cuidados envolvidos na contagem de microrganismos em placas, da seleção das diluições ao cálculo dos resultados. O procedimento descrito abaixo não apresenta esses detalhes, pressupondo que sejam conhecidos pelo analista.

7.2.a.1. Material requerido para a análise

Preparação da amostra e diluições seriadas

- □ Diluente: Água Peptonada 0,1% (H_2Op) ou Tampão Fosfato pH 7,2 (PB)
- □ Tubos de diluição com 9 ml de Água Peptonada 0,1% (H_2Op) ou o Tampão Fosfato pH 7,2 (PB)
- □ Pipetas de 1 ou 2 ml

  Observação: consultar o Anexo 2.2 do Capítulo 2 para verificar casos especiais em que o tipo ou volume de diluente variam em função da amostra analisada.

Contagem por plaqueamento em superfície

- □ Placas de Ágar Dicloran Rosa de Bengala Cloranfenicol (DRBC) (para alimentos com atividade de água maior que 0,95)
- □ Placas de Ágar Dicloran Glicerol 18 (DG-18) (para alimentos com atividade de água menor ou igual a 0,95)
- □ Alça de espalhamento (alça de Drigalski) mergulhada em etanol 70%
- □ Estufa incubadora regulada a 25 °C

7.2.a.2. Procedimento

O esquema geral de análise para contagem de bolores e leveduras em alimentos pelo método de plaqueamento APHA 21:2015 encontra-se descrito na Figura 7.1.a.

a) Preparação das amostras e diluições seriadas. Seguindo os procedimentos descritos no Capítulo 2, homogeneizar 25 g da amostra com 225 ml de Água Peptonada 0,1% (H_2Op) ou Tampão Fosfato pH 7,2 (PB). A partir dessa primeira diluição, preparar diluições decimais seriadas.

b) Inoculação. Selecionar três diluições adequadas da amostra e inocular (plaqueamento em superfície) 0,1 ml de cada diluição em placas previamente preparadas e secadas, de um dos seguintes meios de cultura:

- Ágar Dicloran Rosa de Bengala Cloranfenicol (DRBC), para alimentos com atividade de água maior que 0,95.

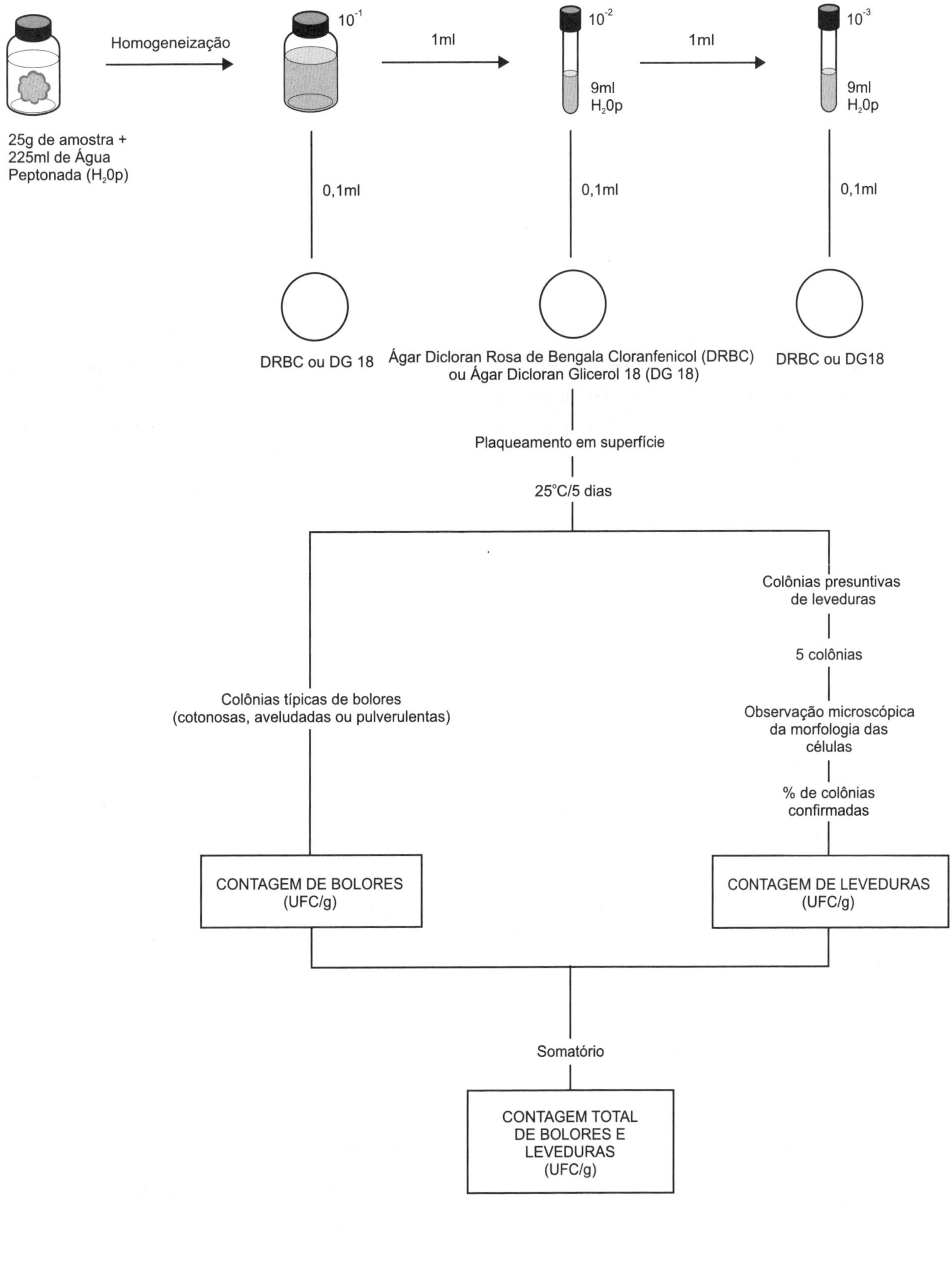

Figura 7.1.a. Esquema geral de análise para contagem de bolores e leveduras em alimentos pelo método de plaqueamento APHA 21:2015 (Ryu & Wolf-Hall, 2015).

- Ágar Dicloran Glicerol 18 (DG-18), para alimentos com atividade de água menor ou igual a 0,95.

Nota b.1) Para análise de produtos lácteos com predomínio de leveduras ou leveduras injuriadas o *Standard Methods for the Examination of Dairy Products* recomenda o Ágar Extrato de Levedura Glicose Cloranfenicol (YEGC). Para produtos lácteos não submetidos ao calor, acidificação ou outro tratamento que possa provocar injúrias às células, recomenda o Ágar Batata Dextrose Acidificado.

- Espalhar o inóculo com uma alça de Drigalski, das placas de maior para as placas de menor diluição, até que todo o excesso de líquido seja absorvido. Se as contagens estimadas na amostra forem menores do que 100/g ou ml, inocular 1 ml da primeira diluição, distribuindo o volume por quatro placas, três com 0,3 ml e uma com 0,1 ml.

Nota b.2) Antes do uso, estocar as placas de DRBC ou DG-18 em geladeira, protegidas contra a luz, para evitar a fotodegradação do rosa de bengala, com formação de compostos inibidores para os bolores e leveduras.

c) Incubação. Aguardar que as placas sequem (mínimo 15 minutos) e incubar a 25 °C por cinco dias, sem inverter, no escuro. Recomenda-se não contar as colônias antes de cinco dias, porque a movimentação das placas pode resultar em crescimento secundário (devido ao deslocamento de esporos), invalidando a contagem final.

d) Contagem das colônias e cálculo dos resultados. Para a contagem de colônias e cálculo dos resultados, selecionar as placas com 10 a 150 colônias e contar as colônias com o auxílio de uma lupa, em um contador de colônias.

Na placa selecionada, contar separadamente as colônias com aspecto filamentoso, cotonoso ou pulverulento, características de bolores, anotando o resultado.

Na mesma placa, contar as demais colônias, que podem ser de leveduras ou de bactérias, eventualmente capazes de crescer. Selecionar pelo menos cinco dessas colônias e verificar a morfologia das células ao microscópio, observando se a cultura é de leveduras, bactérias ou mistura de ambas. Para isso, pode ser feita uma montagem úmida ou uma coloração de Gram, conforme procedimento descrito no Capítulo 5. Considerar como confirmadas todas as colônias que apresentarem leveduras ou mistura de leveduras e bactérias. Determinar o número de colônias de leveduras na placa em função da porcentagem confirmada. Por exemplo, de 30 colônias contadas, cinco foram submetidas à confirmação e três foram confirmadas como leveduras (60%). Então, o número de colônias de leveduras na placa é de 30x0,6=18.

O cálculo dos resultados deve ser feito de acordo com as orientações do Capítulo 3. Para calcular o número de UFC/g ou ml de bolores, multiplicar o número de colônias típicas de bolores por dez e pelo inverso da diluição. Para calcular o número de UFC/g ou ml de leveduras, multiplicar o número de colônias confirmadas como leveduras por dez e pelo inverso da diluição. Para calcular o número total de bolores e leveduras, somar o número de colônias de bolores e o número de colônias confirmadas como leveduras e multiplicar por dez e pelo inverso da diluição.

Exemplo

Diluição 10^{-2} (inoculados 0,1 ml)
Total de colônias típicas de bolores na placa = 30
Colônias presuntivas de leveduras na placa = 40, cinco submetidas à confirmação, quatro confirmadas (80%)
Total de colônias de leveduras na placa = 40x0,8 = 32
UFC/g ou ml de bolores = $30 \times 10^2 \times 10 = 3{,}0 \times 10^4$.
UFC/g ou ml de leveduras = $32 \times 10^2 \times 10 = 3{,}2 \times 10^4$.
UFC/g ou ml de bolores e leveduras = $(30+32) \times 10^2 \times 10 = 6{,}2 \times 10^4$.

7.2.b. Métodos de plaqueamento ISO 21527-1:2008 e ISO 21527-2:2008 para contagem de bolores e leveduras em alimentos

Métodos da International Organization for Standardization, aplicam-se a alimentos destinados ao consumo humano, à rações animais. A ISO 21527-1 destina-se a alimentos com atividade de água maior do que 0,95 e a ISO 21527-2 a alimentos com atividade de água menor ou igual a 0,95.

7.2.b.1. Material requerido para a análise

Preparação da amostra e diluições seriadas

- □ Água Peptonada (H_2Op) (diluente para amostras com atividade de água maior que 0,95)
- □ Água Peptonada (H_2Op) com 20 a 35% de dextrose ou glicerol (diluente para amostras com atividade de água menor ou igual a 0,95)
- □ Pipetas de 1 ml

  Observação: consultar o Anexo 2.2 do Capítulo 2 para verificar casos especiais em que o tipo ou volume de diluente variam em função da amostra analisada.

Contagem por plaqueamento em superfície

- □ Placas de Ágar Dicloran Rosa de Bengala Cloranfenicol (DRBC) (para alimentos com atividade de água maior que 0,95)
- □ Placas de Ágar Dicloran Glicerol 18 (DG-18) (para alimentos com atividade de água menor ou igual a 0,95)
- □ Alça de espalhamento (alça de Drigalski) mergulhada em etanol 70%
- □ Estufa incubadora regulada a 25±1 °C

7.2.b.2. Procedimento

O esquema geral de análise para contagem de bolores e leveduras em alimentos pelos métodos de plaqueamento ISO 21527-1:2008 e ISO 21527-2:2008 encontra-se descrito na Figura 7.1.b.

a) Preparação das amostras e diluições seriadas

Seguindo os procedimentos descritos no Capítulo 2, homogeneizar 25 g da amostra com 225 ml de Água Peptonada (H_2Op) (amostras com atividade de água maior que 0,95) ou Água Peptonada (H_2Op) com 20% a 35% de dextrose ou glicerol (amostras com atividade de água menor ou igual a 0,95). A partir dessa primeira diluição, preparar diluições seriadas. Devido à rápida sedimentação dos esporos de bolores nas pipetas, recomenda-se que, uma vez cheias com as amostras e/ou suas diluições, as pipetas sejam mantidas em posição horizontal (não vertical) enquanto manuseadas.

b) Inoculação. Selecionar pelo menos duas diluições adequadas da amostra e inocular (plaqueamento em superfície) 0,1 ml de cada diluição em placas previamente preparadas e secadas, de um dos seguintes meios de cultura:

- Ágar Dicloran Rosa de Bengala Cloranfenicol (DRBC), para alimentos com atividade de água maior que 0,95.
- Ágar Dicloran Glicerol 18 (DG-18), para alimentos com atividade de água menor ou igual a 0,95.

Espalhar o inóculo com uma alça de Drigalski, das placas de maior para as placas de menor diluição, até que todo o excesso de líquido seja absorvido. Se as contagens estimadas na amostra forem menores do que 100/g ou ml, inocular 1 ml da primeira diluição, distribuindo o volume por quatro placas, três com 0,3 ml e uma com 0,1 ml.

Nota b.1) No caso de alimentos sólidos particulados, como grãos, nozes e castanhas, é recomendado o plaqueamento direto (Item 7.7).

Nota b.2) Estocar as placas de DRBC ou DG-18 em geladeira, protegidas contra a luz, para evitar a fotodegradação do rosa de bengala, com formação de compostos inibidores para os bolores e leveduras.

Nota b.3) O método recomenda a inoculação em duplicata, mas a ISO 7218:2007/Amd.1:2013 já não exige duplicata se forem inoculadas pelo menos duas diluições.

Nota b.4) Na análise de produtos em que possa ocorrer crescimento excessivo de bactérias (carnes frescas, por exemplo), suplementar o meio de cultura (DRBC ou DG-18) com 50 mg/l de cloridrato de clorotetraciclina. Para tanto, preparar uma solução 0,1% da clorotetraciclina, esterilizar por filtração e adicionar 5 ml da solução a cada 100 ml de meio, imediatamente antes de distribuir em placas.

Nota b.5) Para que os bolores possam exibir a morfologia completa, particularmente os pigmentos que produzem, são necessários elementos traço que não estão presentes no DRBC e no DG-18. Se a observação dessas características for necessária, preparar uma solução com 1g de $ZnSO_4.7H_2O$ e 0,5 g de $CuSO_4.5H_2O$ em 100 ml de água purificada e adicionar 1 ml dessa solução a cada litro de meio, antes da esterilização.

Nota b.6) Para evitar o crescimento excessivo de *Mucoraceae*, pode-se suplementar o DRBC com tergitol 7, na concentração de 1 ml por litro de meio.

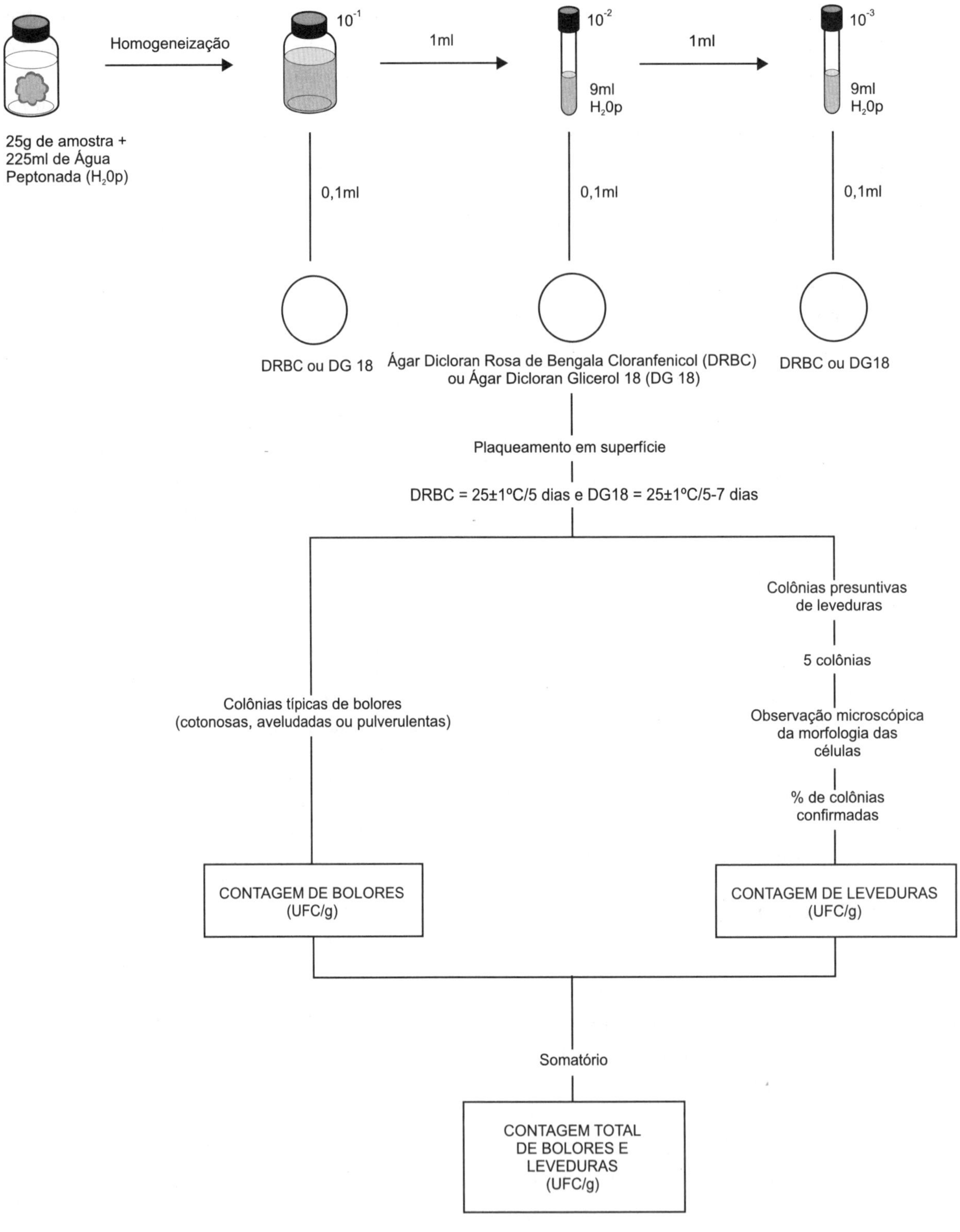

Figura 7.1.b. Esquema geral de análise para contagem de bolores e leveduras em alimentos pelos métodos de plaqueamento ISO 21527-1:2008 e ISO 21527-2:2008.

c) Incubação. Aguardar que as placas sequem e incubar o DRBC a 25±1 °C/5 dias e o DG18 25±1 °C/5-7dias, sem inverter. No caso da presença de bolores de crescimento rápido, contar as colônias com dois dias de incubação e, novamente, após cinco dias (DRBC) ou 5-7 dias (DG18). Se necessário, manter as placas em repouso sob luz diurna difusa por um a dois dias.

Os esporos de bolores se dispersam no ar com grande facilidade, por isso, a manipulação das placas deve ser feita com cuidado, para evitar o desenvolvimento de colônias satélites (superestimar a população).

Nota c.1) Pode ser usado o plaqueamento em profundidade, mas neste caso a equivalência entre os resultados deve ser validada e não é admitida a diferenciação entre leveduras e bolores.

Nota c.2) Recomenda-se que as placas sejam acondicionadas em um saco plástico (aberto), para prevenir a contaminação da incubadora numa eventual disseminação de bolores para fora das placas.

d) Contagem das colônias e cálculo dos resultados. Para a contagem de colônias e cálculo dos resultados, selecionar as placas com 10 a 150 colônias e contar as colônias com o auxílio de uma lupa, em um contador de colônias. Se houver predomínio de bolores, selecionar as placas com número de colônias na faixa mais baixa de contagem. Se houver predomínio de leveduras, selecionar as placas com número de colônias na faixa mais alta de contagem.

Nota d.1) A contagem pode ser imprecisa porque, no caso dos bolores, consiste em uma mistura de micélios e esporos. O número de colônias depende do grau de fragmentação dos micélios e da proporção de esporos capazes de crescer no meio de cultura. A não linearidade na redução decimal no número de colônias entre uma diluição e outra pode ocorrer.

Se necessário, contar separadamente as colônias de bolores (aspecto filamentoso, cotonoso ou pulverulento) e de leveduras.

Se houver dúvida quanto à identidade das culturas nas colônias de leveduras, selecionar pelo menos cinco colônias e verificar a morfologia das células ao microscópio (montagem úmida, coloração simples ou coloração de Gram), para diferenciar de bactérias eventualmente presentes. Calcular os resultados de acordo com as orientações do Capítulo 3.

7.3. Método de plaqueamento APHA 13:2015 para contagem de fungos psicrotróficos em alimentos

Método da American Public Health Association (APHA), descrito no Capítulo 13 da 5ª edição do *Compendium of Methods for the Microbiological Examination of Foods* (Vasavada & Critzer, 2015).

O esquema geral de análise para contagem de fungos psicrotróficos em alimentos pelo método de plaqueamento APHA 13:2015 encontra-se descrito na Figura 7.2.

Segue o mesmo procedimento da contagem total de bolores e leveduras (método APHA 21:2015), alterando a condição de incubação, que pode ser 7±1 °C por 10 dias ou 17±1 °C por 16 horas, seguido de mais 3 dias a 7±1 °C.

Na preparação das amostras, a homogeneização em "stomacher" é mais indicada do que em liquidificador, que pode favorecer a fragmentação dos micélios, alterando a contagem. Se for necessário usar liquidificador, não ultrapassar dois minutos de homogeneização.

Os meios recomendados são o Ágar Dicloran Rosa de Bengala Cloranfenicol (DRBC), para alimentos com atividade de água maior que 0,95 (pode ser substituído pelo PCA suplementado com 100 mg/l de cloranfenicol) e o Ágar Dicloran Glicerol 18 (DG-18), para alimentos com atividade de água menor ou igual a 0,95.

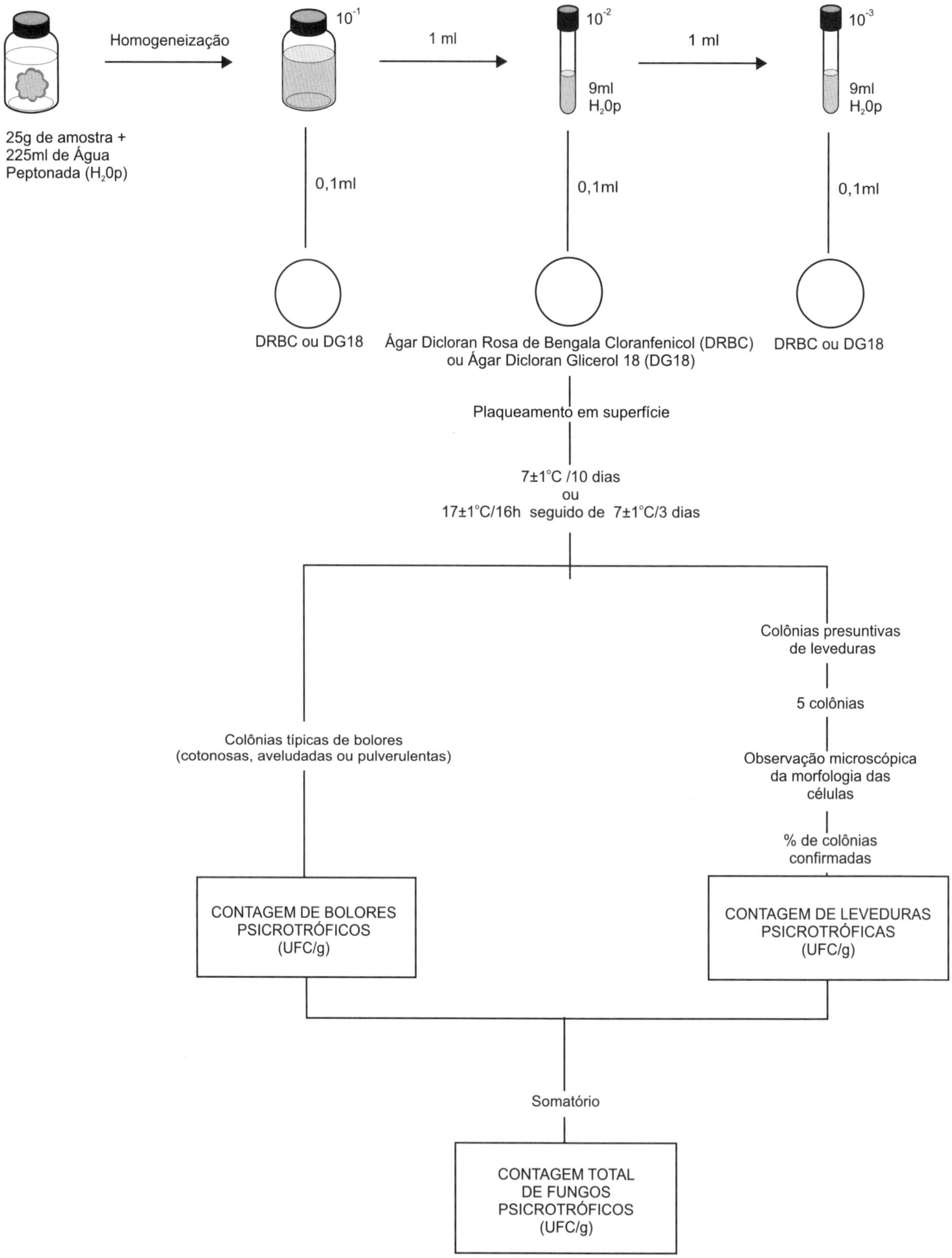

Figura 7.2. Esquema geral de análise para contagem de fungos psicrotróficos em alimentos pelo método de plaqueamento APHA 13:2015 (Vasavada & Critzer, 2015).

7.4. Método de plaqueamento APHA 22.4:2015 para contagem de bolores termorresistentes em alimentos

Método da American Public Health Association (APHA), descrito no Capítulo 22 da 5ª edição do *Compendium of Methods for the Microbiological Examination of Foods* (Rico-Munoz *et al.*, 2015).

7.4.1. Material requerido para a análise

- □ Água destilada estéril
- □ Ágar Batata Dextrose (PDA) com Antibióticos ou Ágar Extrato de Malte (MEA) com Antibióticos, em concentração dupla
- □ Banho-maria regulado a 75-80 °C
- □ Estufa incubadora regulada a 30 °C

7.4.2. Procedimento

O esquema geral de análise para contagem de bolores termorresistentes em alimentos pelo método APHA 22.4:2015 encontra-se descrito na Figura 7.3.

ATENÇÃO. Recomenda-se que todas as etapas da análise para detecção de bolores termorresistentes sejam desenvolvidas em capela de fluxo laminar, para evitar a contaminação acidental da amostra por bolores do ambiente.

a) Choque térmico

a.1) Para a análise de sucos de frutas concentrados (Brix > 35°) e frutas ou polpas contendo pedaços de frutas: pesar 100g da amostra em uma bolsa plástica estéril, adicionar 150 ml de água purificada estéril e homogeneizar em "stomacher", por 2-4min. Após a homogeneização, fechar a bolsa plástica e transferir para um banho-maria com a temperatura controlada entre 75 e 80 °C. Manter no banho por 30min, garantindo que a superfície do produto permaneça abaixo da superfície da água do banho.

Nota a1) No caso de pectinas e outros espessantes pesar 12,5g da amostras e homogeneizar com 250 ml de água. No caso de outros produtos, diluir de acordo com a solubilidade da amostra.

a.2) Para a análise de sucos de frutas não concentrados e produtos similares: transferir 250 ml da amostra para uma bolsa plástica estéril, fechar a bolsa plástica e transferir para um banho-maria com a temperatura controlada entre 75 e 80 °C. Manter no banho por 30min, garantindo que a superfície do produto permaneça abaixo da superfície da água do banho.

Nota a2) No caso de amostras muito ácidas (pH menor que 2,0), ajustar o pH em 3,5-4,0.

a.3) Para a análise por filtração: no caso de amostras líquidas sem sólidos em suspensão (água e refrigerantes, por exemplo), filtrar duas porções de 50 ml em filtros membrana de poro 0,45μm. No caso de amostras sólidas que possam ser convertidas em líquidos límpidos (açúcar e adoçantes, por exemplo), pesar duas porções de 50g e dissolver cada porção em 100 ml de água peptonada 0,1% (H_2Op). Filtrar cada porção em filtros membrana de poro 0,45μm (dividir em alíquotas de 50 ml e usar uma membrana para cada alíquota). Lavar bem cada membrana após a filtração da amostra, filtrando duas ou três porções de 20-30 ml do diluente estéril. Transferir as membranas para uma pequena bolsa plástica estéril e adicionar 10 ml de diluente à bolsa, mantendo as membranas imersas no diluente. Transferir a bolsa para um banho-maria com a temperatura controlada entre 75 e 80 °C. Manter no banho por 30min, garantindo que a superfície do líquido permaneça abaixo da superfície da água do banho.

b) Inoculação e incubação

Após o choque térmico, misturar a amostra com igual volume de Ágar Extrato de Malte (MEA) com antibióticos ou Ágar Batata Dextrose (PDA) com antibióticos, em dupla concentração, homogeneizando bem.

Nota b.1) No caso das amostras filtradas, descartar as membranas e usar apenas o diluente, após agitar bem para remover os microrganismos das membranas.

Nota b.2) Ao transferir a amostra para o frasco com o meio de cultura é importante evitar que o material aderido na parte superior da bolsa plástica seja carregado, porque este material não ficou submerso na água do banho e pode conter fungos viáveis não resistentes ao calor.

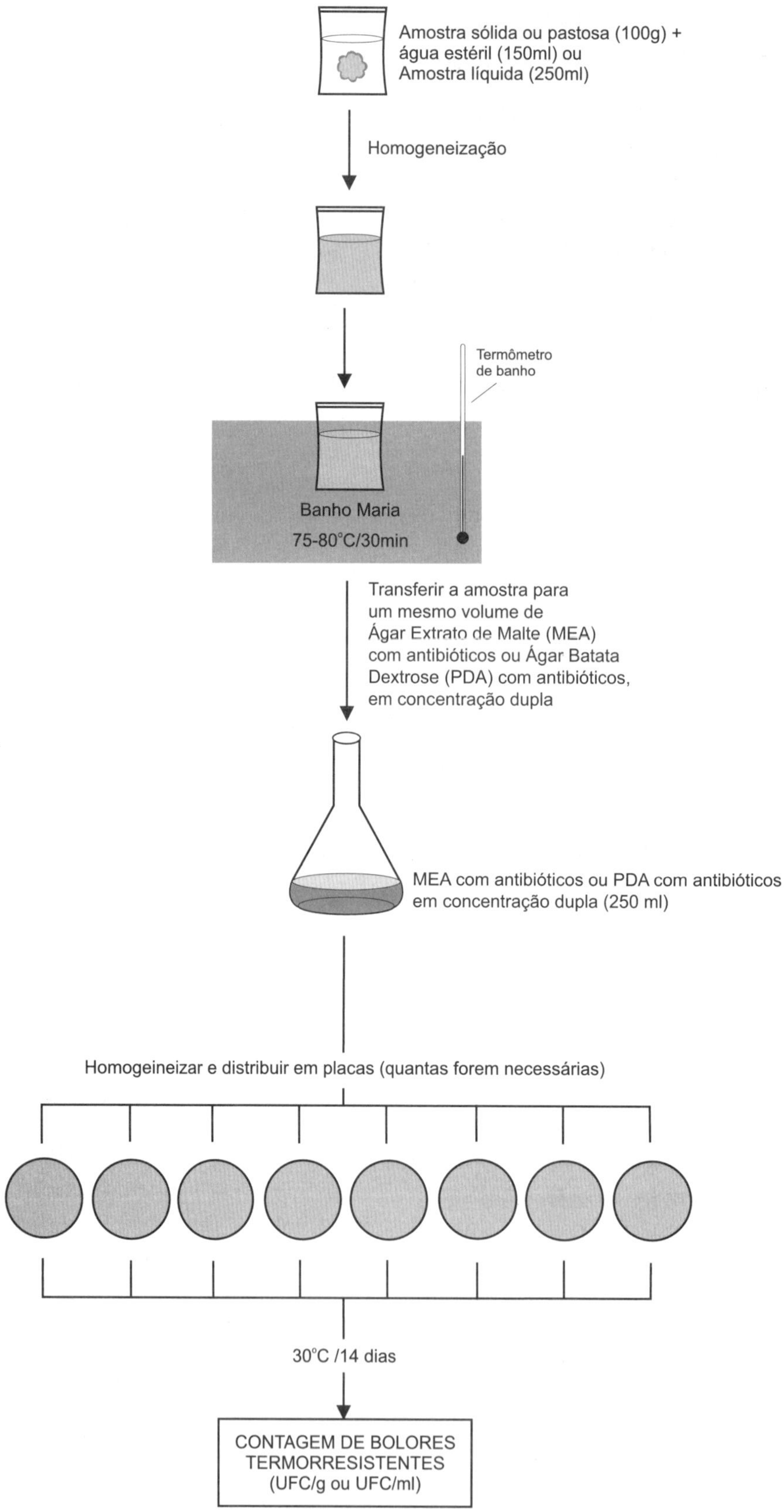

Figura 7.3. Esquema geral de análise para contagem de bolores termorresistentes em alimentos pelo método APHA 22.4:2015 (Rico-Munoz *et al.*, 2015).

Distribuir o meio de cultura inoculado em placas de Petri estéreis, vazias, aguardando a completa solidificação do ágar. Incubar as placas a 30 °C por 14 dias, acondicionadas em um saco plástico, para prevenir a perda de umidade. Observar a cada sete dias. A maioria dos esporos viáveis normalmente germinará e formará colônias visíveis em 7-10 dias, porém, esporos injuriados pelo calor poderão requerer um período adicional para desenvolver colônias.

c) Cálculo dos resultados

Contar e somar as colônias desenvolvidas em todas as placas e calcular o resultado como número de esporos por quantidade de amostra inoculada ou número de esporos por grama ou mililitro.

7.5. Métodos de Pitt & Hocking:2009 para plaqueamento ou presença/ausência de leveduras resistentes aos conservantes em alimentos

Métodos descritos no Capítulo 4 da 3ª edição do *Fungi and Food Spoilage* (Pitt & Hocking, 2009) e no Capítulo 21 da 5ª edição do *Compendium of Methods for the Microbiological Examination of Foods* (Ryu & Wolf-Hall, 2015).

O esquema geral de análise de leveduras resistentes aos conservantes em alimentos pelo método de Pitt & Hocking (2009) encontra-se descrito nas Figuras 7.4.a e 7.4.b.

7.5.1. Material requerido para a análise

Método qualitativo de detecção com enriquecimento

- □ Tubos com 20 ml de Caldo Triptona Glicose Extrato de Levedura 0,5% de Ácido Acético (TGYB)
- □ Placas de Ágar Triptona Glicose Extrato de Levedura 0,5% de Ácido Acético (TGYA)
- □ Pipetas de 1 ou 2 ml
- □ Estufa incubadora regulada a 30 °C

Método de contagem direta em placas

- □ Diluente: Água Peptonada 0,1% (H_2Op) ou Tampão Fosfato pH 7,2 (PB)
- □ Tubos de diluição com 9 ml de Água Peptonada 0,1% (H_2Op) ou o Tampão Fosfato pH 7,2 (PB)
- □ Pipetas de 1 ou 2 ml
- □ Placas de Ágar Triptona Glicose Extrato de Levedura 0,5% de Ácido Acético (TGYA) ou Agar Extrato de Malte 0,5% Ácido Acético (MAA)
- □ Estufa incubadora regulada a 30 °C

7.5.2. Procedimento

Pitt & Hocking (2009) descrevem dois procedimentos para leveduras resistentes aos conservantes, um qualitativo (presença/ausência) com enriquecimento prévio das amostras e o outro de contagem direta em placas, que é o mesmo do *Compendium*.

7.5.2.1. Método qualitativo de detecção com enriquecimento

Descrito no Capítulo 4 da 3ª edição do *Fungi and Food Spoilage* (Pitt & Hocking, 2009), esse método é o mais indicado para amostras em que a população de leveduras resistentes aos conservantes pode ser muito baixa, mas ainda assim potencialmente capaz de provocar a deterioração.

Procedimento. Inocular três alíquotas de 1 g ou 1 ml da amostra em três tubos com 20 ml de Caldo Triptona Glicose Extrato de Levedura 0,5% de Ácido Acético (TGYB). Incubar os tubos a 30 °C/48-72h. Após a incubação, inocular 0,1 ml de cada tubo em uma placa separada de Ágar Triptona Glicose Extrato de Levedura 0,5% de Ácido Acético (TGYA) (plaqueamento em superfície). Incubar as placas a 30 °C/48-72h e observar se há desenvolvimento de colônias. Apenas leveduras resistentes aos conservantes vão se desenvolver nesse método.

Nota a.1) O Agar Extrato de Malte 0,5% Ácido Acético (MAA) pode ser usado em lugar do TGYA, mas, segundo os autores, a recuperação é melhor no TGYA, porque seu pH (3,8) é um pouco mais alto do que o do MAA (3,2) e a concentração de glicose também é maior (10%) do que no MAA (2%).

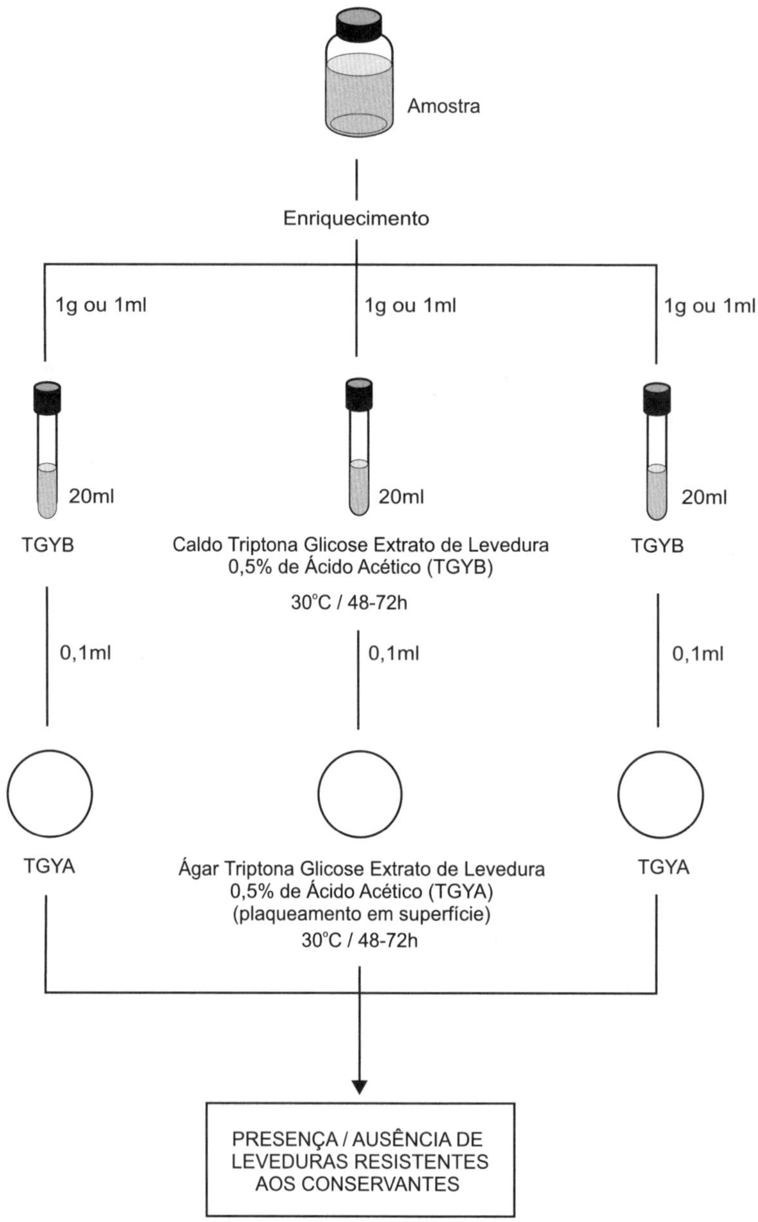

Figura 7.4.a. Esquema geral de análise de leveduras resistentes aos conservantes em alimentos pelo método qualitativo de detecção com enriquecimento de Pitt & Hocking (2009).

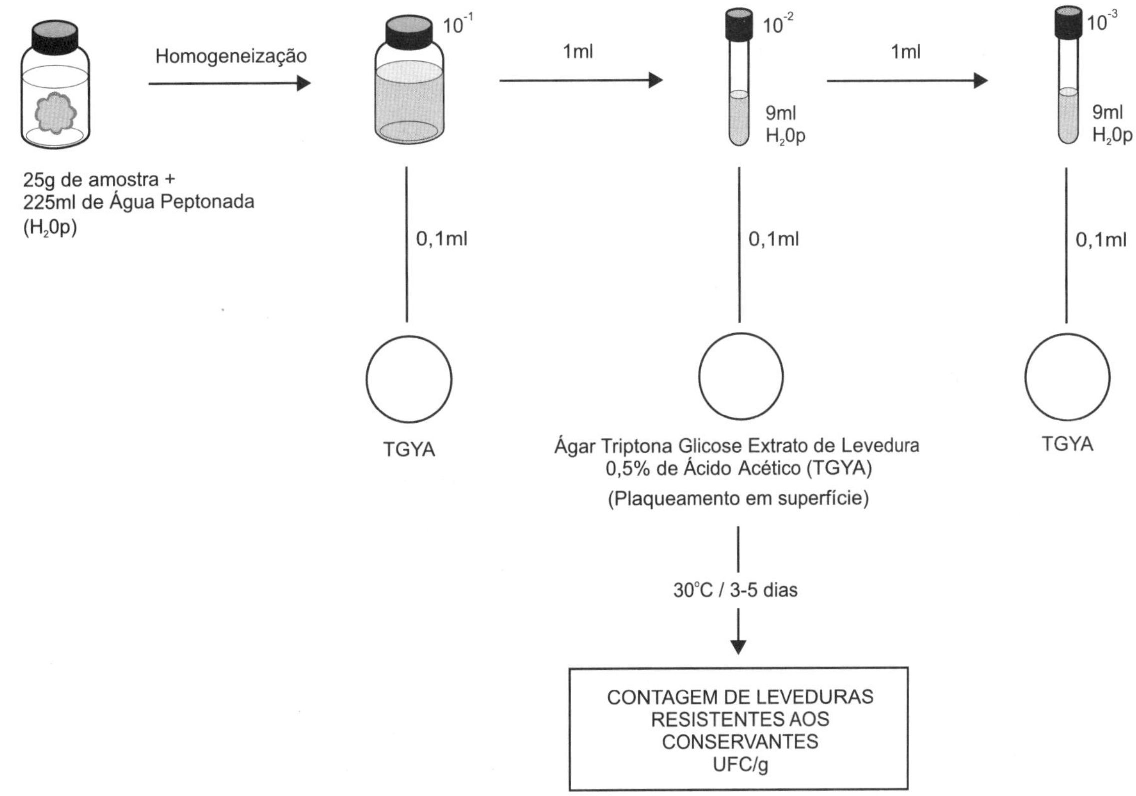

Figura 7.4.b. Esquema geral de análise de leveduras resistentes aos conservantes em alimentos pelo método de plaqueamento de Pitt & Hocking (2009).

7.5.2.2. Método de contagem direta em placas

Descrito no Capítulo 4 da 3ª edição do *Fungi and Food Spoilage* (Pitt & Hocking, 2009) e no Capítulo 21 da 5ª edição do *Compendium of Methods for the Microbiological Examination of Foods* (Ryu & Wolf-Hall, 2015). Esse método é o mais indicado para amostras com população alta de leveduras resistentes aos conservantes, porque permite a inoculação de diluições.

Procedimento. Homogeneizar 25g da amostra com 225 ml de Água Peptonada 0,1% (H_2Op) ou Tampão Fosfato pH 7,2 (PB), seguindo os procedimentos descritos no capítulo 2. Selecionar três diluições adequadas e inocular 0,1 ml de cada diluição em placas de Ágar Triptona Glicose Extrato de Levedura 0,5% de Ácido Acético (TGYA) ou Agar Extrato de Malte 0,5% Ácido Acético (MAA) (plaqueamento em superfície). Incubar as placas a 30 °C por três a cinco dias e observar se há desenvolvimento de colônias. Contar todas as colônias, porque apenas leveduras resistentes aos conservantes vão se desenvolver nesses meios. Calcular os resultados de acordo com as orientações do capítulo 3.

7.6. Método de plaqueamento ou filtração em membrana APHA 17.3:2015 para contagem de leveduras osmofílicas em alimentos

Método da American Public Health Association (APHA), descrito no Capítulo 17 da 5ª edição do *Compendium of Methods for the Microbiological Examination of Foods* (Kim *et al.*, 2015).

O esquema geral de análise de leveduras osmofílicas em alimentos pelo método APHA 17.3:2015 encontra-se descrito na Figura 7.5.

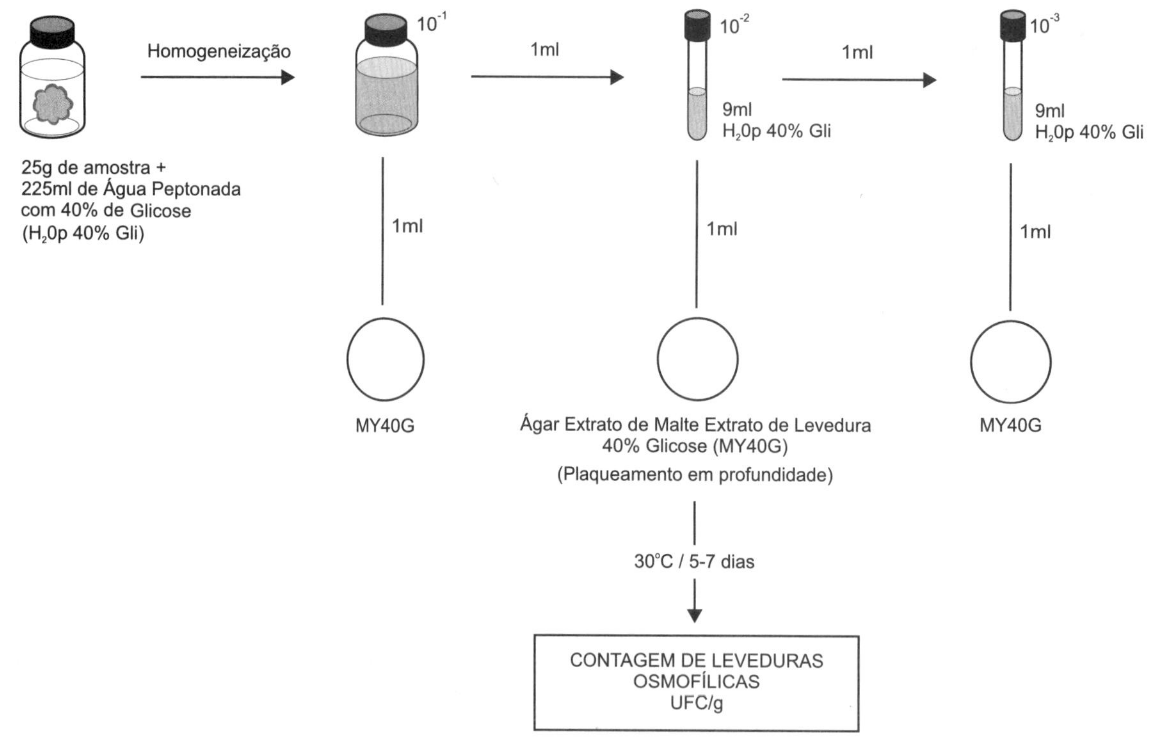

Figura 7.5. Esquema geral de análise de leveduras osmofílicas em alimentos pelo método APHA 17.3:2015 (Kim *et al.*, 2015).

7.6.1. Material requerido para a análise

Método de filtração em membrana

- Água destilada estéril
- Conjunto de filtração à vácuo
- Filtros-membrana de poro 0,45μm
- Proveta graduada estéril
- Placas de Ágar Extrato de Malte Extrato de Levedura 40% Glicose (MY40G)
- Estufa incubadora regulada a 30 °C

Método de plaqueamento em profundidade

- Diluentes: Tampão Fosfato pH 7,2 ou Água Peptonada 0,1% suplementados com 40% de glicose ou 30% de glicerol
- Tubos de diluição com 9 ml de Tampão Fosfato pH 7,2 ou Água Peptonada 0,1% suplementados com 40% de glicose ou 30% de glicerol
- Placas de Petri estéreis
- Ágar Extrato de Malte Extrato de Levedura 40% Glicose (MY40G)
- Estufa incubadora regulada a 30 °C

7.6.2. Procedimento

O *Compendium* apresenta dois procedimentos para a contagem de leveduras osmofílicas, um usando a técnica de filtração em membrana e outro usando a técnica de plaqueamento direto.

7.6.2.1. Método de filtração em membrana

Esse método é recomendado para amostras líquidas não deterioradas, sem sólidos em suspensão, como açúcar (líquido ou não, diluído) ou água de enxágue das linhas, nas quais a população de leveduras osmofílicas pode ser muito baixa, mas ainda assim potencialmente capaz de provocar a deterioração. É importante considerar que a diluição da amostra com água destilada estéril, embora seja necessária para permitir a filtração, pode provocar choque osmótico sobre as leveduras osmofílicas presentes. A possível redução no número de UFC obtido deve sempre ser levado em consideração na interpretação dos resultados.

Procedimento. Pesar 25g da amostra concentrada e adicionar 25 a 50 ml de água destilada estéril, homogeneizando bem (no caso de amostras de água de enxágue das linhas de processamento não há necessidade de diluir). Filtrar em filtro-membrana de poro 0,45µm , com a face quadriculada voltada para cima. Antes que a membrana seque, lavar as paredes do copo do sistema de filtração com 100 ml de água destilada estéril, filtrando todo o volume de água para lavar a membrana. Desligar a bomba de vácuo antes que a membrana seque excessivamente. Transferir a membrana para uma placa de Ágar Extrato de Malte Extrato de Levedura 40% Glicose (MY40G), colocando-a sobre a superfície do meio, com a face quadriculada voltada para cima. Incubar a placa a 30 °C por cinco a sete dias.

Nota a.1) Recomenda-se que a filtração de amostras de açúcar líquido seja feita, preferencialmente, em porta filtros de metal, porque os porta filtros porosos são de difícil limpeza e sanitização após a filtração desse tipo de produto.

7.6.2.2. Método de plaqueamento em profundidade

Esse método é recomendado para amostras que não permitem filtração, como sucos concentrados e xaropes de frutas. Também é o mais indicado para amostras com população alta de leveduras osmofílicas, porque permite a inoculação de diluições.

Procedimento. Pesar 25g da amostra e adicionar 225 ml de Tampão Fosfato pH 7,2 ou Água Peptonada 0,1% suplementados com 40% de glicose ou 30% de glicerol (diluição 10^{-1}). No caso da análise de açúcar, preparar o diluente sem adição de glicose e adicionar 40% da própria amostra (ou o peso equivalente, no caso do açúcar líquido) ao diluente, considerando essa diluição como a amostra sem diluição. Preparar as diluições subsequentes, utilizando o mesmo diluente. Inocular 1 ml da 10^{-1}, 1 ml da 10^{-2} e 1 ml da 10^{-3} (ou começando da amostra sem diluição no caso de açúcar) em placas de Petri estéreis e adicionar aproximadamente 20 ml de Ágar Extrato de Malte Extrato de Levedura 40% Glicose (MY40G). Selecionar diluições mais altas no caso de amostras deterioradas, em que as contagens esperadas sejam maiores. Incubar as placas a 30 °C por cinco a sete dias e contar as colônias com o auxílio da lupa de um contador de colônias. Somente as leveduras osmofílicas serão capazes de se desenvolver no Ágar MY40G e suas colônias serão diminutas após esse período de incubação, porque a velocidade de crescimento desses microrganismos é baixa, nas condições de atividade de água do meio.

7.7. Método de plaqueamento direto Hocking *et al*:2006 para porcentagem de infecção fúngica em alimentos particulados

Método da International Commission on Food Mycology, descrito na seção 4 do *Advances in Food Mycology* (Hocking *et al*., 2006). Aplicável a alimentos particulados como grãos, castanhas e frutas secas.

7.7.1. Material requerido para a análise

- □ Solução de cloro a 4% (produto comercial com 4 a 5% de cloro ativo diluído 1:10 em água)
- □ Ágar Dicloran Rosa de Bengala Cloranfenicol (DRBC) (para alimentos com atividade de água maior que 0,95)
- □ Ágar Dicloran Glicerol 18 (DG-18) (para alimentos com atividade de água menor ou igual a 0,95
- □ Estufa incubadora regulada a 25±1 °C
- □ Estufa incubadora regulada a 30±1 °C (para análises realizadas em regiões tropicais)

7.7.2. Procedimento

a) **Desinfecção superficial**. Colocar 50 ou mais partículas do produto em um frasco e cobrir com uma solução de cloro 4%. Usar um volume de cloro cinco vezes maior do que o volume ocupado pelas partículas. Agitar e manter o contato com o desinfetante por dois minutos. Descartar a solução de cloro e enxaguar as partículas com água purificada estéril.

Nota a.1) A solução de cloro deve ser usada apenas uma vez. O enxague com água não tem se mostrado indispensável, mas é recomendado.

b) **Plaqueamento**. Transferir as partículas para placas de Ágar Dicloran Rosa Bengala Cloranfenicol (DRBC) (alimentos com atividade de água maior que 0,95) ou Ágar Dicloran Glicerol 18 (DG-18) (alimentos com atividade de água menor ou igual a 0,95), a uma taxa de 6 a 20 partículas por placa, dependendo do tamanho das partículas. Recomenda-se plaquear um total de 50 a 100 partículas.

c) **Incubação**. Para a enumeração com propósito geral, recomenda-se incubação a 25 °C por cinco dias. As placas devem ser incubadas sem inverter. Em regiões tropicais recomenda-se incubar à temperatura de 30 °C.

d) **Cálculo dos resultados**. Após a incubação examinar as placas visualmente, usando um microscópio estereoscópico. Contar o número de partículas infectadas e expressar os resultados como porcentagem de partículas infectadas. Ignorar colônias contaminantes ocasionais, ou seja, colônias que não parecem ter vindo de uma partícula.

7.8. Referências

FRANK, J.F. & YOUSEF, A.E., 2004. Tests for groups of microrganisms. In: WEHR, H.M. & FRANK, J.F. (eds), *Standard Methods for the Examination of Dairy Products*. 17th edition. Washington, DC: American Public Health Association (APHA). Chapter 8, pp.227-248.

HOCKING, A.D., PITT, J.I., SAMSON, R.A. & THRANE, U., 2006. *Advances in Food Mycology*. New York, NY: Springer Science+Business Media Inc. Section 4, pp.344-345.

ISO 21527-1. *Microbiology of food and animal feeding stuffs — Horizontal method for the enumeration of yeasts and moulds - Part 1: Colony count technique in products with water activity greater than 0,95*. 1st edition, 2008. The International Organization for Standardization.

ISO 21527-2. *Microbiology of food and animal feeding stuffs — Horizontal method for the enumeration of yeasts and moulds - Part 2: Colony count technique in products with water activity less than or equal to 0,95*. 1st edition, 2008. The International Organization for Standardization.

KIM, J., ENACHE, E. & HAYMAN, M., 2015. Halophilic and osmophilic microorganisms. In: SALFINGER, Y. & TORTORELLO, M.L. (eds), *Compendium of Methods for the Microbiological Examination of Foods*. 5th edition. Washington, DC: American Public Health Association (APHA). Chapter 17, pp.213-221.

LATIMER-Jr., G.W. (ed.), 2019. *Official Methods of Analysis of AOAC International*. 21st edition. Gaithersburg, MD: AOAC International.

LAWLOR, K.A. & LEIGHTON, S.J., 2015. Ready to drink beverages. In: SALFINGER, Y. & TORTORELLO, M.L. (eds), *Compendium of Methods for the Microbiological Examination of Foods*. 5th edition. Washington, DC: American Public Health Association (APHA). Chapter 59, pp.779-789.

PITT, J.I. & HOCKING, A.D. (eds), 2009. *Fungi and Food Spoilage*. 3rd edition. London, UK: Springer.

RICO-MUNOZ, E., HOUBRAKEN, J. & SAMSON, R.A., 2015. Detection and enumeration of heat resistant molds. In: SALFINGER, Y. & TORTORELLO, M.L. (eds), *Compendium of Methods for the Microbiological Examination of Foods*. 5th edition. Washington, DC: American Public Health Association (APHA). Chapter 22, pp.287-297.

RYU, D. & WOLF-HALL, C., 2015. Yeasts and molds. In: SALFINGER, Y & TORTORELLO, M.L. (eds), *Compendium of Methods for the Microbiological Exami-*

nation of Foods. 5th edition. Washington, DC: American Public Health Association (APHA). Chapter 21, pp.277-286.

SALFINGER, Y. & TORTORELLO, M.L. (eds), 2015. *Compendium of Methods for the Microbiological Examination of Foods*. 5th edition. Washington, DC: American Public Health Association (APHA).

TANIWAKI, M.H.; IAMANAKA, B.T. & BANHE, A.A., 1999. Comparison of culture media to recover fungi from flour and tropical fruit pulp. *Journal of Food Mycology*, 2: 291-302.

TOURNAS, V., STACK, M.E., MISLIVEC, P.B, KOCH, H.A. & BANDLER, R., 2001. Yeasts, Molds and Mycotoxins. In: Food and Drug Administration, *Bacteriological Analytical Manual Online*, Chapter 18. Disponível no site: https://www.fda.gov/food/laboratory-methods-food/bam-chapter-18-yeasts-molds-and-mycotoxins [acesso em 04/01/21].

VASAVADA, P.C. & CRITZER, F.J., 2015. Psychrotrophic microrganisms. In: SALFINGER, Y. & TORTORELLO, M.L. (eds), *Compendium of Methods for the Microbiological Examination of Foods*. 5th edition. Washington, DC: American Public Health Association (APHA). Chapter 13, pp.175-189.

WEHR, H.M. & FRANK, J.F. (eds), 2004. *Standard Methods for the Examination of Dairy Products*. 17th edition. Washington, DC: American Public Health Association (APHA).

8 Contagem de enterobactérias

Revisões da 6ª edição

Item 8.1.2 (revisado) Inserido o Quadro 8.1, que compara os meios e condições de incubação recomendados por diferentes órgãos internacionais para a contagem de enterobactérias em alimentos. Inserido o Quadro 8.2 com os "Kits" analíticos oficializados pela AOAC International para a contagem de enterobactérias em alimentos.

Item 8.4. (revisado) Método do Petrifilm AOAC 2003.1 para contagem de enterobactérias em alimentos revisado de acordo com a 21ª edição do *Official Methods of AOAC International* (Latimer, 2019), sem alterações.

Item 8.5. (revisado) Método de plaqueamento ISO 21528-2 para contagem de enterobactérias em alimentos revisado de acordo com a 2ª edição (2017) da norma, com duas pequenas alterações.

Item 8.5.1 (corrigido) Os diluentes recomendados são Água Peptonada Tamponada (BPW) ou Água Salina Peptonada (H_2Osp) (não o Tampão Fosfato pH 7,2 (PB)).

Item 8.5.2.d2 (revisado) O Ágar Glicose foi substituído pelo Ágar Oxidação Fermentação (OF) Glicose no teste de fermentação da glicose.

Item 8.6. (novo) Método de plaqueamento ISO 21528-1 para presença/ausência de enterobactérias em alimentos.

8.1. Introdução

As orientações contidas nesse capítulo são da American Public Health Association (APHA), descritas na 5ª edição do *Compendium of Methods for the Microbiological Examination of Foods* (Salfinger & Tortorello, 2015). Quando diferentes ou complementares às do *Compendium*, foram também incluídas recomendações da 17ª edição do *Standard Methods for the Examination of Dairy Products* (Wehr & Frank, 2004), específicas para a análise de produtos lácteos.

8.1.1. Taxonomia

As informações abaixo são da 2ª edição do *Bergey's Manual of Systematic Bacteriology* (Brenner & Farmer III, 2005). Alterações posteriores na afiliação de alguns gêneros em outras famílias não foram inseridas no texto.

Enterobactérias é como vulgarmente se chamam os membros da família *Enterobacteriaceae*, que inclui as bactérias Gram negativas na forma de bastonetes retos, não esporogênicas, anaeróbias facultativas e oxidase negativas. São quimiorganotróficas com metabolismo respiratório e fermentativo, a maioria produzindo ácidos e gás na fermentação da glicose e outros carboidratos. Não são halofílicas, produzem catalase (exceto *Xenorhabdus* e algumas cepas de *Shigella dysenteriae*) e reduzem nitrato a nitrito (exceto *Saccharobacter fermentatus* e algumas cepas de *Erwinia* e *Yersinia*). *Escherichia* é o gênero tipo da família, que inclui diversos outros gêneros de importância em alimentos, como *Citrobacter*, *Edwardsiella*, *Enterobacter*, *Erwinia*, *Hafnia*, *Klebsiella*, *Morganella*, *Pantoea*, *Pectobacterium*, *Proteus*, *Salmonella*, *Serratia*, *Shigella* e *Yersinia*. Na família também se encontram as bactérias dos grupos coliformes totais e coliformes termotolerantes (coliformes fecais), discutidos no capítulo específico. O número de gêneros e espécies da família tem aumentado continuamente, sendo 12 gêneros e 36 espécies em 1974, 20 gêneros e 76 espécies 1984, 30 gêneros e 107 espécies em 1994 e 44 gêneros e 176 espécies em 2005, na 2ª edição do *Bergey's Manual of Systematic Bacteriology*.

As enterobactérias são amplamente distribuídas na natureza, sendo encontradas no solo, água, plantas, frutas, vegetais, carnes, ovos, grãos, animais, insetos e no homem. Várias espécies são patogênicas para plantas e animais, respondendo por perdas econômicas expressivas na agricultura e na indústria de alimentos. *Erwinia* e *Pectobacterium*, por exemplo, provocam alterações em milho, batatas, maçãs, cana de açúcar, abacaxis e outros produtos vegetais. *Yersinia ruckeri* e várias espécies de *Edwardsiella* provocam doenças em peixes tropicais, afetando diretamente o setor pesqueiro. *Klebsiella* e *Citrobacter freundii* são causadores de mastite em bovinos.

Várias enterobactérias são também patogênicas para o homem, representando risco para a saúde pública em todo o mundo. *Salmonella* é a mais importante, sendo as aves, os ovos, os ovinos e os suínos os principais veículos de salmoneloses para humanos. Outros gêneros e espécies patogênicas veiculadas por alimentos são *Shigella*, *Yersinia enterocolitica*, *Yersinia pseudotuberculosis*, *Cronobacter* e cepas de *E. coli* enteropatogênicas, incluindo as enterohemorrágicas (EHEC) como *E. coli* O157:H7.

As enterobactérias são utilizadas como indicadores das condições de higiene dos processos de fabricação, porque são facilmente inativadas pelos sanitizantes e capazes de colonizar vários nichos das plantas de processamento, quando a sanitização é falha.

São mesófilas mas cepas psicrotróficas não são incomuns, principalmente dentro dos gêneros *Yersinia*, *Citrobacter*, *Enterobacter*, *Escherichia*, *Klebsiella*, *Serratia* e *Hafnia*.

8.1.2. Comentários sobre os métodos de análise

Os métodos recomendados por diferentes agências reguladoras para a contagem de enterobactérias em alimentos encontram-se sumariados no Quadro 8.1.

Quadro 8.1. Meios e condições de incubação recomendados por diferentes órgãos internacionais para a contagem de enterobactérias em alimentos.

Método[a]	Enriquecimento[b]	Plaqueamento seletivo diferencial[b]	Confirmação
APHA 9.62:2015 = método de plaqueamento para contagem de enterobactérias em alimentos (Kornacki *et al.*, 2015)	Não se aplica	VRBG (plaqueamento em profundidade com sobrecamada) 35 °C por 18 a 24h	Não requerida
APHA 9.61:2015 = método de NMP ou presença/ausência para enterobactérias em alimentos (Kornacki *et al.*, 2015)	EEB 35 ou 37°C por 20-24h	VRBG (estriar uma alçada) 35 ou 37 °C por 20 a 24h	Não requerida
Petrifilm AOAC 2003.1 = método para contagem de enterobactérias em alimentos	Não se aplica	Petrifilm *Enterobacteriaceae* 37±1 °C por 24±2h	Não requerida
ISO 21528-2:2017 = método de plaqueamento para contagem de enterobactérias em alimentos	Não se aplica	VRBG (plaqueamento em profundidade com sobrecamada) 37±1 °C por 24±2h ou 30±1 °C por 24±2h (opcional)	Oxidase (-) Fermentação da glicose (+)
ISO 21528-1:2017 = método de presença/ausência para enterobactérias em alimentos	BPW 37±1°C por 18±2h	VRBG (estriar uma alçada) 37±1 °C por 24±2h 30±1 °C por 24±2h (opcional)	Oxidase (-) Fermentação da glicose (+)

[a]**APHA** = American Public Health Association, **AOAC** = AOAC International, **ISO** = International Organization for Standardization, **NMP** = Número Mais Provável.

[b]**BPW** = Água Peptonada Tamponada, **EEB** = Caldo de Enriquecimento de *Enterobacteriaceae*, **VRBG** = Ágar Vermelho Violeta Bile Glicose.

A quantificação de enterobactérias pode ser feita pelo método de contagem padrão em placas, utilizando o Ágar Vermelho Violeta Bile Glicose (VRBG) como meio de cultivo. O VRBG é um meio seletivo diferencial contendo cristal violeta e sais biliares, que inibem bactérias Gram positivas. A fermentação da glicose resulta em ácidos, detectados pelo indicador de pH vermelho neutro (viragem para vermelho) e pela formação de uma zona de precipitação de sais biliares em torno das colônias.

Para produtos com baixas contagens, é recomendada a técnica do Número Mais Provável (NMP), com duas etapas. A primeira é o enriquecimento seletivo em Caldo de Enriquecimento para *Enterobacteriaceae* (EEB) (APHA) ou Água Peptonada Tamponada (BPW) (ISO). A segunda é o isolamento de colônias típicas no Ágar VRBG. No EEB, a presença de bile e verde brilhante inibe grande parte da microbiota acompanhante. Além disso, a alta capacidade tamponante do meio previne o efeito deletério da redução do pH sobre as enterobactérias. Esse procedimento também pode ser aplicado como um simples teste de presença ou ausência, se a quantificação não for necessária.

Outro método recomendado no Capítulo 9 do *Compendium of Methods for the Microbiological Examination of Foods* (Kornacki *et al.*, 2015) e no Capítulo 7 do *Standard Methods for the Examination of Dairy Products* (Davidson *et al.*, 2004) é o Petrifilm *Enterobacteriaceae* da 3M Company (AOAC Official Method 2003.1), que segue o mesmo princípio da contagem em placas de VRBG.

Métodos rápidos/kits analíticos. Outros métodos oficializados pela AOAC International são os "kits" analíticos descritos no Quadro 8.2.

8.2. Método de plaqueamento APHA 9.62:2015 para contagem de enterobactérias em alimentos

Método da American Public Health Association (APHA), descrito no Capítulo 9 da 5ª edição do *Compendium of Methods for the Microbiological Examination of Foods* (Kornacki *et al.*, 2015).

Antes de iniciar as atividades, ler atentamente as orientações do Capítulo 3, que apresenta todos os detalhes e cuidados envolvidos na contagem de microrganismos em placas, da seleção das diluições ao cálculo dos resultados. O procedimento descrito abaixo não apresenta esses detalhes, pressupondo que sejam conhecidos pelo analista.

8.2.1. Material requerido para a análise

Preparação da amostra e diluições seriadas

- □ Diluente: Água Peptonada 0,1% (H_2Op) ou Tampão Fosfato pH 7,2 (PB)
- □ Tubos de diluição com 9 ml de Água Peptonada 0,1% (H_2Op) ou o Tampão Fosfato pH 7,2 (PB)
- □ Pipetas de 1 ou 2 ml

  Observação: consultar o Anexo 2.2 do Capítulo 2 para verificar casos especiais em que o tipo ou volume de diluente variam em função da amostra analisada.

Contagem por plaqueamento em profundidade

- □ Placas de Petri de 20 x 100mm estéreis vazias
- □ Meio de cultura: Ágar Vermelho Violeta Bile com Glicose (VRBG)
- □ Estufa incubadora regulada a 35 ºC

Quadro 8.2. "Kits" analíticos oficializados pela AOAC International para a contagem de enterobactérias em alimentos (Latimer, 2019).

AOAC Official Method	Analito	Fabricante	Nome do "kit"	Aplicação
2003.01	*Enterobacteriaceae*	3M Microbiology Products	Petrifilm *Enterobacteriaceae*	Refeições congeladas, vegetais congelados, queijo, leite, farinha, nozes
2018.05	*Enterobacteriaceae*	Charm Sciences, Inc., Lawrence, MA, USA	Peel Plate EB	Alimentos diversos e superfícies ambientais

8.2.2. Procedimento

O esquema geral de contagem de enterobactérias em alimentos pelo método de plaqueamento APHA 9.62:2015 encontra-se descrito na Figura 8.1.

a) **Preparação das amostras e diluições seriadas.** Seguindo os procedimentos descritos no Capítulo 2, homogeneizar 25 g da amostra com 225 ml de Água Peptonada 0,1% (H_2Op) ou Tampão Fosfato pH 7,2 (PB). A partir dessa primeira diluição, preparar diluições decimais seriadas da amostra.

b) **Inoculação.** Selecionar três diluições adequadas da amostra e inocular em Ágar Vermelho Violeta Bile com Glicose (VRBG) para enterobactérias. Utilizar a técnica de plaqueamento em profundidade e, após a completa solidificação do meio, cobrir com uma sobrecamada de 5-8 ml do mesmo meio.

c) **Incubação.** Incubar as placas na posição invertida, a 35 °C/18-24h.

d) **Contagem das colônias e cálculo dos resultados.** Selecionar placas com 15-150 colônias e contar apenas as colônias típicas de enterobactérias no VRBG: vermelho púrpura, com 0,5mm ou mais em diâmetro, rodeadas por um halo avermelhado de precipitação de sais biliares. Em placas muito cheias as colônias são menores, não atingindo 0,5mm. Determinar o número de UFC/g ou ml multiplicando o número de colônias típicas pelo inverso da diluição.

8.3. Método do NMP APHA 9.61:2015 para contagem de enterobactérias em alimentos

Método da American Public Health Association (APHA), descrito no Capítulo 9 da 5ª edição do *Compendium of Methods for the Microbiological Examination of Foods* (Kornacki *et al.*, 2015).

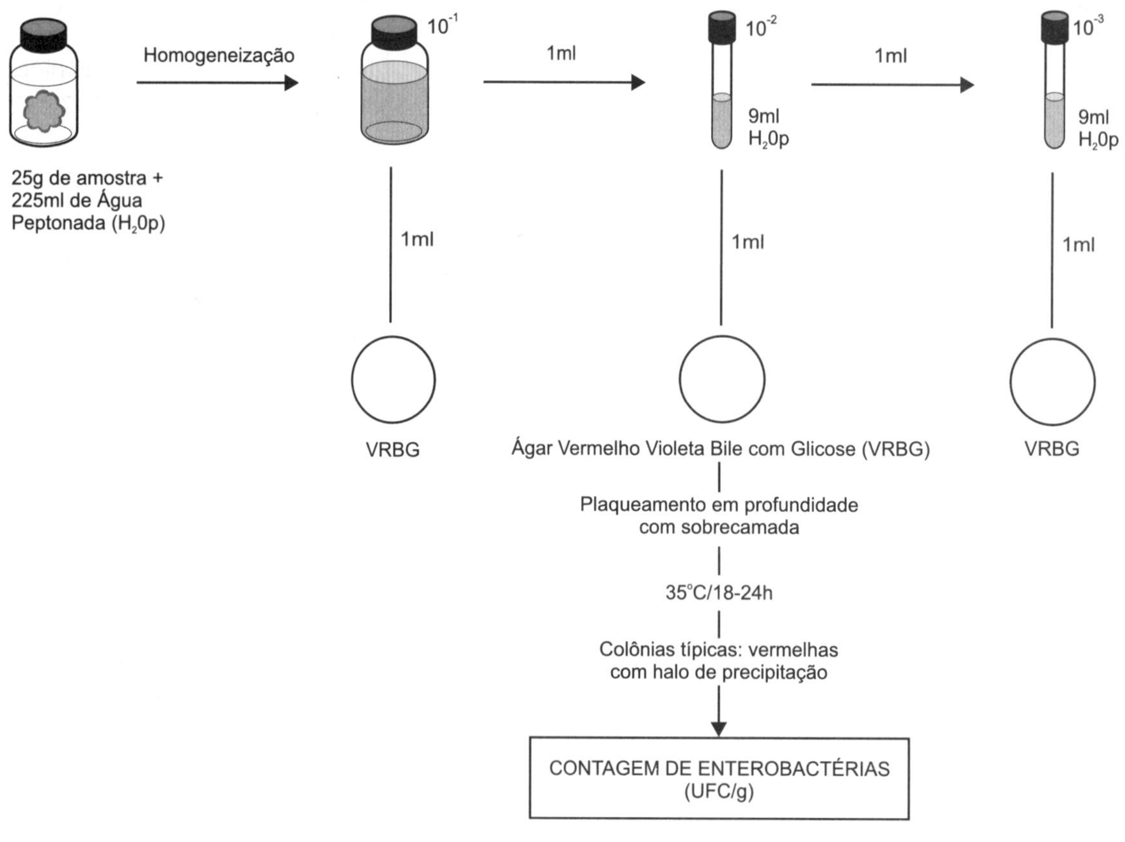

Figura 8.1. Esquema de contagem de enterobactérias em alimentos pelo método de plaqueamento APHA 9.62:2015 (Kornacki *et al.*, 2015).

A contagem de enterobactérias pelo NMP é indicada para amostras com baixas contagens, abaixo do limite de detecção do plaqueamento. Antes de iniciar as atividades, ler atentamente as orientações do Capítulo 4, que apresenta todos os detalhes e cuidados envolvidos na contagem de microrganismos pelo NMP, da seleção das diluições ao cálculo dos resultados. O procedimento descrito abaixo não apresenta esses detalhes, pressupondo que sejam conhecidos pelo analista.

Este procedimento pode ser usado para detecção da presença ou ausência de enterobactérias em uma quantidade definida de amostra (em 10g ou em 25g, por exemplo). Para tanto, homogeneizar a quantidade requerida de amostra com o caldo de enriquecimento na diluição 1:10 e dar prosseguimento ao ensaio com essa única porção da amostra.

8.3.1. Material requerido para a análise

Preparação da amostra e diluições seriadas

- □ Diluente: Água Peptonada 0,1% (H_2Op) ou Tampão Fosfato pH 7,2 (PB)
- □ Tubos de diluição com 9 ml de Água Peptonada 0,1% (H_2Op) ou o Tampão Fosfato pH 7,2 (PB)
- □ Pipetas de 1 ou 2 ml

  Observação: consultar o Anexo 2.2 do Capítulo 2 para verificar casos especiais em que o tipo ou volume de diluente variam em função da amostra analisada.

Enriquecimento e plaqueamento

- □ Caldo de Enriquecimento de *Enterobacteriaceae* (EEB)
- □ Placas de Ágar Vermelho Violeta Bile com Glicose (VRBG)
- □ Estufa incubadora regulada a 35 ou 37 °C

8.3.2. Procedimento

O esquema de contagem de enterobactérias em alimentos pelo método do Número Mais Provável APHA 9.61:2015 encontra-se descrito na Figura 8.2.

a) Preparação das amostras e diluições seriadas. Seguindo os procedimentos descritos no Capítulo 2, homogeneizar 25 g da amostra com 225 ml de Água Peptonada 0,1% (H_2Op) ou Tampão Fosfato pH 7,2 (PB). A partir dessa primeira diluição preparar diluições decimais seriadas da amostra.

Nota a.1) Se não houver necessidade de quantificar, bastando determinar a presença/ausência de enterobactérias na amostra, a preparação pode ser feita diretamente no Caldo de enriquecimento, passando ao item incubação.

b) Inoculação (teste presuntivo). Inocular três alíquotas de 10 ml da primeira diluição (10^{-1}) em três tubos com 10 ml de Caldo de Enriquecimento de *Enterobacteriaceae* (EEB) em concentração dupla, três alíquotas de 1 ml da 10^{-1} em três tubos com 10 ml de EEB concentração simples e três alíquotas de 1 ml da 10^{-2} em três tubos com 10 ml de Caldo de EEB concentração simples.

c) Incubação. Incubar os tubos de EEB a 35 ou 37 °C/20-24h e observar se há crescimento. Em caso positivo, passar aos itens subsequentes.

Nota c.1) Se houver interesse em contar apenas as enterobactérias mesófilas, sem incluir as cepas psicrotróficas, incubar o caldo EEB a 43 °C/18h.

d) Confirmação de enterobactérias. A partir de cada tubo com crescimento em EEB, estriar (estrias de esgotamento) uma alçada da cultura em Ágar Vermelho Violeta Bile Glicose (VRBG). Incubar as placas a 35 ou 37 °C/20-24h. Observar se há desenvolvimento de colônias típicas de enterobactérias, vermelho púrpura, com 0,5mm ou mais em diâmetro, rodeadas por um halo avermelhado de precipitação de sais biliares.

e) Cálculo dos resultados. Anotar o número de tubos confirmados e determinar o NMP/g ou ml conforme a orientação do Capítulo 4, usando uma das tabelas de NMP.

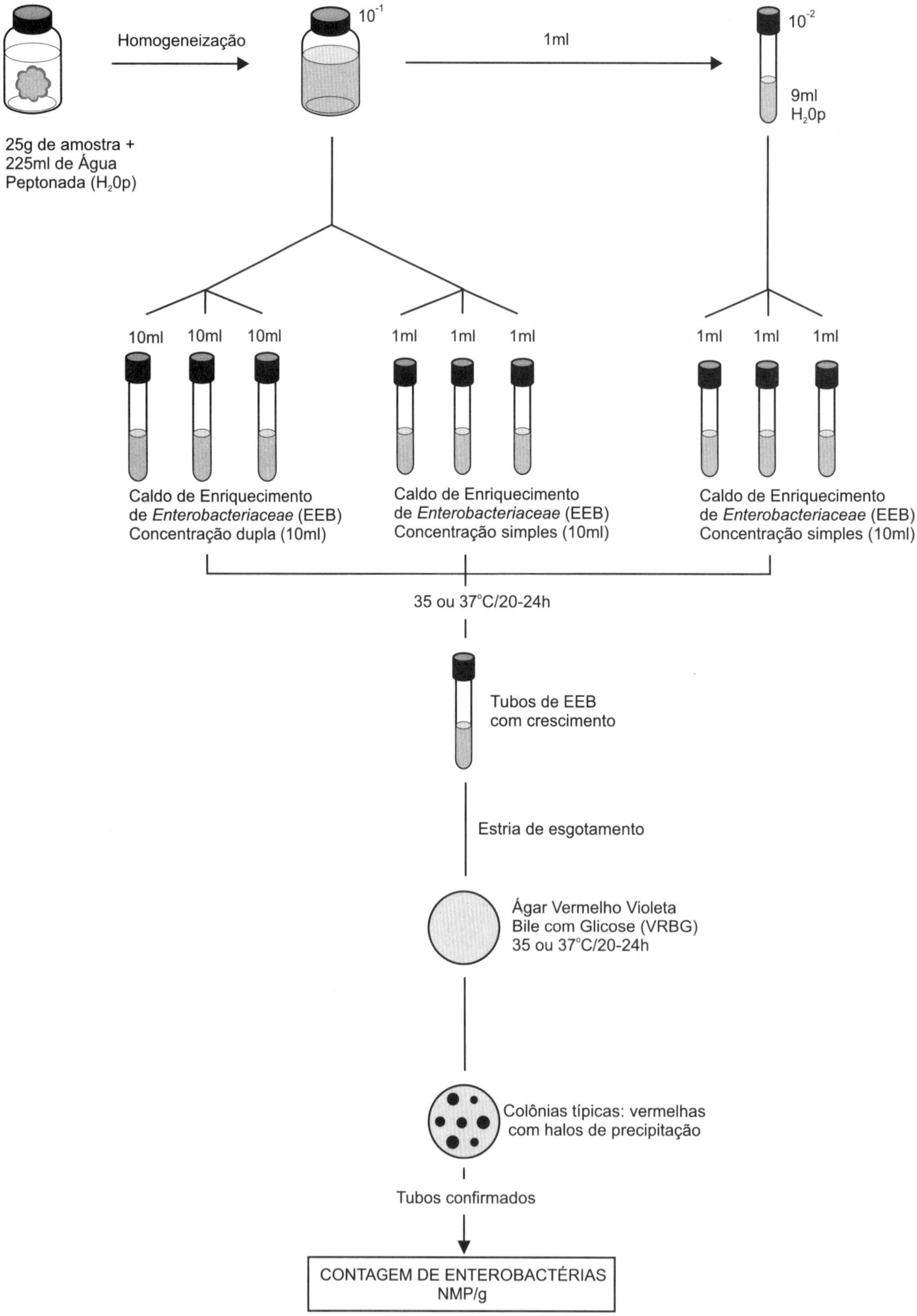

Figura 8.2. Esquema de contagem de enterobactérias em alimentos pelo método do NMP APHA 9.61:2015 (Kornacki *et al.*, 2015).

8.4. Método do Petrifilm™ AOAC 2003.1:2019 para contagem de enterobactérias em alimentos

Método oficial da AOAC International, descrito no Capítulo 17 da 21ª edição do *Official Methods of AOAC International* (Latimer, 2019). Também incluído no Capítulo 9 da 5ª edição do *Compendium of Methods for the Microbiological Examination of Foods* (Kornacki *et al.*, 2015) e no Capítulo 7 do *Standard Methods for the Examination of Dairy Products* (Davidson *et al.*, 2004). Petrifilm™ (3M Company) é uma modificação da contagem de Unidades Formadoras de Colônias (UFC) em placas, composto por dois filmes estéreis reidratáveis, impregnados pelo meio de cultura e por substâncias geleificantes solúveis em água fria. A inoculação é feita no filme inferior que, depois de inoculado, é coberto com o filme superior. O inóculo é espalhado com um difusor de plástico, por leve pressão manual e, depois da solidificação do gel, as placas são incubadas para desenvolvimento de colônias. O meio de cultura é o Vermelho Violeta Bile Glicose (VRBG) suplementado com cloreto de trifeniltetrazolium (indicador que, ao sofrer redução, confere coloração vermelha às colônias) e com um indicador de pH (para detectar a fermentação com produção de ácido, com ou sem produção de gás). As colônias típicas são vermelhas, com um halo amarelo e associadas ou não com bolhas de gás.

8.4.1. Material requerido para a análise

Preparação da amostra e diluições seriadas

- Diluente: Tampão Fosfato pH 7,2 (PB)
- Tubos de diluição com 9 ml de Tampão Fosfato pH 7,2 (PB)
- Pipetas de 1 ou 2 ml

Inoculação e incubação

- Placas de Petrifilm *Enterobacteriaceae* (3M Company)
- Difusor plástico
- Estufa incubadora regulada a 37±1 °C

8.4.2. Procedimento

a) Preparação das amostras e diluições seriadas. Seguindo os procedimentos descritos no Capítulo 2, homogeneizar 25 g da amostra com 225 ml de Tampão Fosfato pH 7,2 (PB). Após a homogeneização, retirar uma alíquota de volume conhecido e verificar o pH. Se necessário, acertar o pH da alíquota na faixa de 6,5 a 7,5 com NaOH ou HCl 1N, verificando o volume de ácido ou base consumido na correção. Adicionar à amostra um volume proporcional da solução estéril. A partir dessa primeira diluição preparar diluições decimais seriadas da amostra.

Nota a.1) Não usar diluentes contendo citrato, bissulfito ou tiossulfato, porque podem inibir o crescimento nos petrifilms. Nos casos em que esses diluentes sejam recomendados no Capítulo 2, substituir por Tampão Fosfato (PB).

b) Inoculação. Selecionar três diluições adequadas da amostra e, de cada diluição, inocular 1 ml em uma placa de Petrifilm *Enterobacteriaceae*. Para tanto, seguir as orientações do fabricante, apresentadas a seguir: Colocar a placa em uma superfície plana, levantar o filme superior e posicionar a ponta da pipeta perpendicular ao centro do filme inferior. Depositar o volume de 1 ml e baixar o filme superior sobre o líquido, evitando a formação de bolhas. Posicionar o difusor plástico sobre centro do filme superior, com o lado liso para baixo. Com leve pressão, espalhar o líquido sobre todo o filme inferior. Não arrastar o difusor sobre a placa, apenas pressionar levemente. Remover o difusor e aguardar pelo menos um minuto, para a total solidificação do gel.

Nota b.1) Para a seleção das diluições, seguir as orientações do Capítulo 3, porque o Petrifilm segue o mesmo princípio da contagem em placas.

Nota b.2) Alguns alimentos podem interferir na visualização das colônias na primeira diluição, como é o caso de café, chocolate ou ervas secas (muito escuros).

c) Incubação. Incubar as placas a 37±1 °C/24±2h, com o lado transparente para cima, em pilhas com não mais de 20 placas.

Nota c.1) Pode ser necessário umidificar a incubadora, para que não ocorra desidratação das placas. A perda de umidade, indicada pela perda de peso, não deve ser superior a 15%, após a incubação.

d) Contagem das colônias e cálculo dos resultados. Selecionar para contagem as placas com 15 a 100 colônias. Contar apenas as colônias típicas, que podem ser de três tipos: vermelhas com bolhas de gás e sem halo amarelo, vermelhas com halo amarelo e sem bolhas de gás ou vermelhas com halo amarelo e bolhas de gás. Determinar o número de UFC/g ou ml multiplicando o número de colônias típicas pelo inverso da diluição (UFC/g ou ml = Nº colônias/diluição).

Nota d.1) Não contar as colônias presentes na espuma da borda do filme, pois essas não se encontram sob a ação dos agentes seletivos. Não enumerar bolhas de ar artificiais.

Nota d.2) A área de crescimento circular das placas de petrifilm é de aproximadamente 20 cm^2. Em placas com mais de 150 colônias, a contagem pode ser estimada contando-se o número de colônias em um ou mais quadrados representativos e calculando-se a média por quadrado. Multiplicar então por 20, para determinar o número total de colônias por placa.

Nota d.3) Uma vez completado o tempo de incubação, as placas podem ser armazenadas sob congelamento (15 °C negativos ou menor), para contagem posterior.

8.5. Método de plaqueamento ISO 21528-2:2017 para contagem de enterobactérias em alimentos

Método da International Organization for Standardization, aplica-se a alimentos destinados ao consumo humano, a rações animais e a amostras do ambiente de produção primária e de fabricação desses produtos.

Antes de iniciar as atividades, ler atentamente as orientações do Capítulo 3, que apresenta todos os detalhes e cuidados envolvidos na contagem de microrganismos em placas, da seleção das diluições ao cálculo dos resultados. O procedimento descrito abaixo não apresenta esses detalhes, pressupondo que sejam conhecidos pelo analista.

8.5.1. Material requerido para a análise

Preparação da amostra e diluições seriadas

- □ Diluente: Água Peptonada Tamponada (BPW) ou Água Salina Peptonada (H_2Osp)
- □ Tubos de diluição com 9 ml de Água Peptonada Tamponada (BPW) ou Água Salina Peptonada (H_2Osp)
- □ Pipetas de 1 ou 2 ml

  Observação: consultar o Anexo 2.2 do Capítulo 2 para verificar casos especiais em que o tipo ou volume de diluente variam em função da amostra analisada.

Contagem por plaqueamento em profundidade

- □ Placas de Petri de 20 x 100mm estéreis vazias
- □ Ágar Vermelho Violeta Bile com Glicose (VRBG)
- □ Placas de Ágar Nutriente
- □ Tubos de Ágar Oxidação Fermentação (OF) Glicose (não inclinados)
- □ Reagente de Kovacs para teste de oxidase
- □ Estufa incubadora regulada a 37±1 °C

8.5.2. Procedimento

O esquema geral de contagem de enterobactérias em alimentos pelo método de plaqueamento ISO 21528-2:2017 encontra-se descrito na Figura 8.3.

a) Preparação das amostras e diluições seriadas. Seguindo os procedimentos descritos no Capítulo 2, homogeneizar 25 g da amostra com 225 ml de Água Peptonada Tamponada (BPW) ou Água Salina Peptonada (H_2Osp). A partir dessa primeira diluição, preparar diluições decimais seriadas da amostra.

b) Inoculação. Selecionar pelo menos duas diluições adequadas da amostra e inocular em Ágar Vermelho Violeta Bile com Glicose (VRBG) para enterobactérias. Utilizar a técnica de plaqueamento em profundidade com 10 ml de meio. Após a completa solidificação do ágar, cobrir com uma sobrecamada de 15 ml do mesmo meio.

Nota b.1) O método recomenda a inoculação em duplicata, mas a ISO 7218:2007/Amd.1:2013 já não exige duplicata se forem inoculadas pelo menos duas diluições.

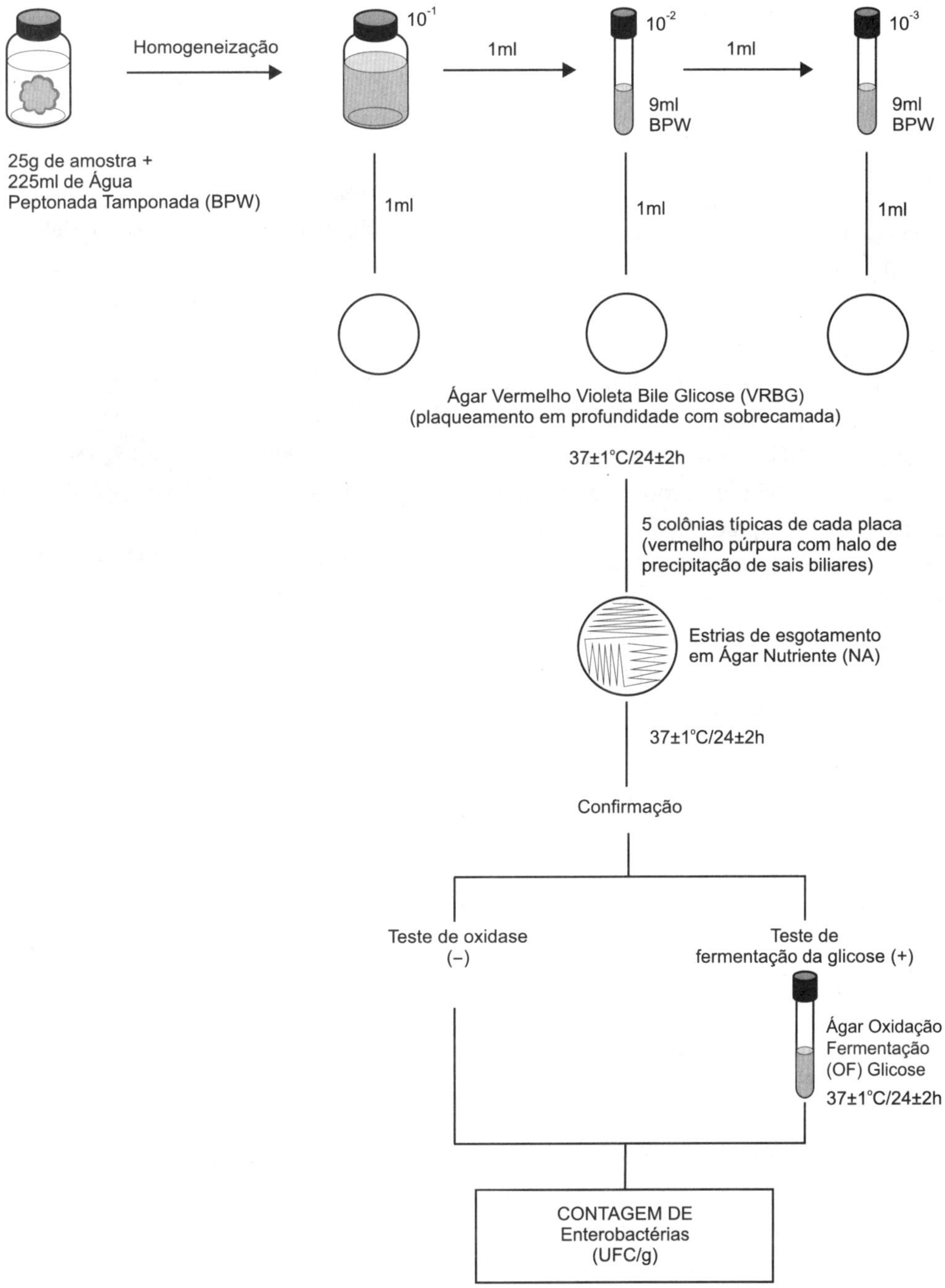

Figura 8.3. Esquema de contagem de enterobactérias em alimentos pelo método de plaqueamento ISO 21528-2:2017.

c) Incubação. Incubar as placas na posição invertida, a 37±1 °C/24±2h.

Nota c.1) A temperatura de 37 °C geralmente é usada nas análises com finalidade de avaliar a contagem de enterobactérias como indicador de higiene. Alternativamente pode ser feita a incubação a 30±1 °C, quando a contagem é feita com finalidade tecnológica e inclui enterobactérias psicrotróficas.

d) Confirmação das colônias. Selecionar placas com até 150 colônias e, de cada placa, escolher cinco colônias típicas para a confirmação (se houver menos de cinco em alguma placa, selecionar todas). As colônias típicas de enterobactérias no VRBG: vermelho púrpura, com 0,5mm ou mais em diâmetro, rodeadas por um halo avermelhado de precipitação de sais biliares. Em placas muito cheias as colônias são menores, não atingindo 0,5mm. Algumas enterobactérias provocam descoloração das colônias ou do meio de cultura. Portanto, se não for observada a presença de colônias vermelhas, essas colônias esbranquiçadas devem ser selecionadas para confirmação.

A partir de cada colônia selecionada, inocular uma alçada da cultura (estrias de esgotamento) em uma placa de Agar Nutriente (NA) e incubar as placas a 37±1°C/24±2h. Selecionar uma colônia bem isolada para os testes de confirmação descritos abaixo.

d.1) Teste de oxidase. Colocar um disco ou fita de papel de filtro no interior de uma placa de Petri e embeber o centro do papel com o reagente de Kovacs para teste de oxidase (solução aquosa 1% de cloridrato de N,N,N,N-tetrametil-p-fenilenodiamina). Com uma alça de platina ou palitos estéreis (não utilizar alça de níquel-cromo), remover uma pequena quantidade da colônia e espalhar sobre o reagente no papel, observando se ocorre o desenvolvimento de uma cor azul intensa, em aproximadamente dez segundos (teste positivo). O não-desenvolvimento da cor azul no intervalo de dez segundos indica teste negativo. As enterobactérias são oxidase negativas.

d.2) Teste de fermentação da glicose. Com uma agulha de inoculação, inocular cada cultura em um tubo de Ágar Oxidação Fermentação (OF) Glicose (não inclinado), por picada. Cobrir a superfície do meio com uma camada de 1 cm de óleo mineral estéril. Incubar os tubos a 37 ± 1 °C por 24±2 horas. Crescimento com viragem para amarelo (viragem ácida do indicador) indica fermentação da glicose. Ausência de viragem para amarelo indica reação negativa (glicose não fermentada). As enterobactérias fermentam a glicose.

e) Cálculo dos resultados. Considerar como confirmadas todas as culturas oxidase negativas que fermentam a glicose. Seguir as orientações abaixo para o cálculo dos resultados.

Segundo a ISO 7218:2007/Amd 1:2013, calcular usando a fórmula:

$$UFC/g = \sum a / [v \,.\, (n_1 + 0{,}1 n_2) \,.\, d]$$

onde:

a* = (*b.C/A*)** sendo, ***C = número total de colônias presentes em cada placa selecionada para contagem, ***A*** = número de colônias submetidas à confirmação (geralmente cinco) e ***b*** = número de colônias confirmadas, dentre as que foram submetidas à confirmação.

v = volume inoculado em cada placa.

n_1 = número de placas contadas da primeira diluição selecionada

n_2 = número de placas contadas da segunda diluição selecionada

d = primeira diluição retida para contagem (10^0=1, 10^{-1}= 0,1, 10^{-2}= 0,01 e assim por diante).

Exemplo 1) Inoculados 1 ml das diluições 10^{-1} e 10^{-2}, uma placa por diluição (n_1= 1 e n_2 = 1). Os resultados obtidos foram:

	Diluição 10^{-1}	Diluição 10^{-2}
Total de colônias na placa (*C*)	150	17
Colônias submetidas à confirmação (*A*)	5	5
Colônias confirmadas dentre as submetidas à confirmação (*b*)	4	3
Número de colônias consideradas confirmadas na placa (*a*)	4x150/5 = 120	3x17/5 = 10
Volume inoculado em cada placa (*v*)	1 ml	1 ml
Primeira diluição retida para contagem (*d*)	10^{-1} = 0,1	
Somatória das colônias consideradas confirmadas nas placas ($\sum a$)	120+10 = 130	
$UFC/g = \sum a / [v \times (n_1 + 0{,}1 n_2) \times d]$	130 / [1 x (1+0,1 x 1) x 0,1] = 130/0,11 = $1{,}2 \times 10^3$	

8.6. Método de NMP ou presença/ausência ISO 21528-1:2017 para enterobactérias em alimentos

Método da International Organization for Standardization, aplica-se a alimentos destinados ao consumo humano, a rações animais e a amostras do ambiente de produção primária e de fabricação desses produtos.

A análise de enterobactérias pelo método do NMP ou P/A é indicada para amostras em que se espera a presença de células injuridas ou população muito baixa (menos de 100/g ou ml). Antes de iniciar as atividades, ler atentamente as orientações do Capítulo 4, que apresenta todos os detalhes e cuidados envolvidos na contagem de microrganismos pelo NMP, da seleção das diluições ao cálculo dos resultados. O procedimento descrito abaixo não apresenta esses detalhes, pressupondo que sejam conhecidos pelo analista.

Este procedimento pode ser usado para detecção da presença ou ausência de enterobactérias em 10 g. Para tanto, homogeneizar a quantidade requerida de amostra com o caldo de enriquecimento na diluição 1:10 e dar prosseguimento ao ensaio com essa única porção da amostra.

8.6.1. Material requerido para a análise

- □ Água Peptonada Tamponada (BPW)
- □ Placas de Ágar Vermelho Violeta Bile com Glicose (VRBG)
- □ Placas de Ágar Nutriente
- □ Tubos de Ágar Oxidação Fermentação (OF) Glicose (não inclinados)
- □ Reagente de Kovacs para teste de oxidase
- □ Estufa incubadora regulada a 37 ± 1 °C

8.6.2. Procedimento

a) Preparação das amostras e enriquecimento. Seguindo os procedimentos descritos no Capítulo 2, homogeneizar 10g da amostra com 90 ml de Água Peptonada Tamponada (BPW).

Nota a.1) Este procedimento foi validado para unidade analítica de 10 g ou ml. Quantidades menores podem ser usadas, mas porções maiores necessitam estudo de validação/verificação mostrando que não há efeitos adversos na detecção de enterobactérias.

Para o teste de presença/ausência incubar a amostra homogeneizada a 37±1 °C por 18±2 horas e continuar a análise conforme descrito no item b.

Para a contagem do NMP, preparar diluições decimais em série e inocular três alíquotas de 10 ml da diluição 10^{-1} em três tubos estéreis vazios, três alíquotas de 1 ml da diluição 10^{-1} em três tubos com 9 mL de BPW e três alíquotas de 1 ml da diluição 10^{-2} em três tubos com 9 ml de BPW. Incubar os tubos a 37±1 °C por 18±2 horas. A partir deste ponto do procedimento, continuar a análise separadamente para cada tubo.

Nota a.2) A temperatura de 37 °C geralmente é usada nas análises com finalidade de avaliar a contagem de enterobactérias como indicador de higiene. Alternativamente pode ser feita a incubação a 30±1 °C, quando a contagem for feita com finalidade tecnológica e incluir enterobactérias psicrotróficas.

b) Plaqueamento seletivo diferencial. A partir de cada tubo ou frasco com crescimento em BPW, estriar (estrias de esgotamento) uma alçada da cultura em Ágar Vermelho Violeta Bile Glicose (VRBG). Incubar as placas a 37±1 °C por 24±2 horas. Observar se há desenvolvimento de colônias típicas de enterobactérias, vermelho púrpura, com 0,5 mm ou mais em diâmetro, rodeadas por um halo avermelhado de precipitação de sais biliares. Algumas enterobactérias provocam descoloração das colônias ou do meio de cultura. Portanto, se não for observada a presença de colônias vermelhas, essas colônias esbranquiçadas devem ser selecionadas para confirmação

c) Confirmação das colônias. Selecionar pelo menos uma colônia típica para a confirmação e, se esta se mostrar negativa, selecionar mais quatro. A partir de cada colônia selecionada, inocular uma alçada da cultura (estrias de esgotamento) em uma placa de Ágar Nutriente (NA) e incubar as placas a 37±1 °C por 24±2 horas. Selecionar uma colônia bem isolada para os testes de confirmação descritos abaixo.

c.1) Teste de oxidase. Colocar um disco ou fita de papel de filtro no interior de uma placa de Petri e embeber o centro do papel com o reagente de Kovacs para teste de oxidase (solução aquosa 1% de cloridrato de N,N,N,N-tetrametil-p-fenilenodiamina). Com uma alça de platina ou palitos estéreis (não utilizar alça de níquel-cromo), remover uma pequena quantidade da colônia e espalhar sobre o reagente no papel, observando se ocorre o desenvolvimento de uma cor azul intensa, em aproximadamente dez segundos (teste positivo). O não desenvolvimento da cor azul no intervalo de dez segundos indica teste negativo. As enterobactérias são oxidase negativas.

c.2) Teste de fermentação da glicose. Com uma agulha de inoculação, inocular cada cultura em um tubo de Ágar Oxidação Fermentação (OF) Glicose (não inclinado), por picada. Cobrir a superfície do meio com uma camada de 1 cm de óleo mineral estéril. Incubar os tubos a 37±1 °C por 24±2 horas. Crescimento com viragem para amarelo (viragem ácida do indicador) indica fermentação da glicose. Ausência de viragem para amarelo indica reação negativa (glicose não fermentada). As enterobactérias fermentam a glicose.

d) Cálculo dos resultados. Anotar o número de tubos confirmados e determinar o NMP/g ou ml conforme a orientação do Capítulo 4, usando uma das tabelas de NMP.

8.7. Referências

BRENNER, D.J. & FARMER III, J.J., 2005. Family I. *Enterobacteriaceae*. In: BRENNER, D.J., KRIEG, N.R. & STALEY, J.T. (eds), *Bergey's Manual of Systematic Bacteriology*. 2nd edition, Volume 2. New York, NY: Springer Science+Business Media Inc. pp.587-607.

DAVIDSON, P.M., ROTH, L.A., GAMBREL-LENARZ, S.A., 2004. Coliform and other indicator bacteria. In: WEHR, H.M. & FRANK, J.F. (eds), *Standard Methods for the Examination of Dairy Products*. 17th edition. Washington, DC: American Public Health Association (APHA). Chapter 7, pp.187-226.

ISO 7218. *Microbiology of food and animal feeding stuffs – General requirements and guidance for microbiological examination*. 3rd edition, 2007, Amendment 1, 2013. The International Organization for Standardization.

ISO 21528-1. *Microbiology of the food chain — Horizontal method for the detection and enumeration of Enterobacteriaceae —Part 1: Detection of Enterobacteriaceae*. 2nd edition, 2017. The International Organization for Standardization.

ISO 21528-2. *Microbiology of the food chain — Horizontal method for the detection and enumeration of Enterobacteriaceae —Part 2: Colony-count technique*. 2nd edition, 2017. The International Organization for Standardization.

KORNACKI, J.L., GURTLER, J.B. & STAWICK, B.A., 2015. *Enterobacteriaceae*, coliforms, and *Escherichia coli* as quality and safety indicators. In: SALFINGER, Y. & TORTORELLO, M.L. (eds), *Compendium of Methods for the Microbiological Examination of Foods*. 5th edition. Washington, DC: American Public Health Association (APHA). Chapter 9, pp.103-120.

LATIMER-Jr., G.W. (ed.), 2019. *Official Methods of Analysis of AOAC International*. 21st edition. Gaithersburg, MD: AOAC International.

SALFINGER, Y. & TORTORELLO, M.L. (eds), 2015. *Compendium of Methods for the Microbiological Examination of Foods*. 5th edition. Washington, DC: American Public Health Association (APHA).

WEHR, H.M. & FRANK, J.F. (eds), 2004. *Standard Methods for the Examination of Dairy Products*. 17th edition. Washington, DC: American Public Health Association (APHA).

9 Contagem de coliformes totais, coliformes termotolerantes e *Escherichia coli*

Revisões da 6ª edição

Diversos itens (revisados) A taxonomia das cepas padrão negativa nos ensaios de coliformes termotolerantes e *E. coli* foi revisada: *Enterobacter aerogenes* foi reclassificado como *Klebsiella aerogenes*.

Item 9.1.5 (revisado) Inserido o Quadro 9.1 com os meios e condições de incubação recomendados por diferentes órgãos internacionais para a contagem de coliformes totais, coliformes termotolerantes e *E. coli* em alimentos e água. Revisado o Quadro 9.2: adicionado o método AOAC 2018.13 e excluídos os métodos 966.24 (Colitrack BioControl) e 988.19 (Colitrack Plus BioContro), descontinuados pela AOAC.

Item 9.2.2 (revisado) O procedimento aplicado à análise de água foi revisado conforme a 23ª edição (2017) do *Standard Methods for the Examination of Water and Wastewater*, com as seguintes alterações:

Notas c2 e d.1) O tempo total de incubação no teste presuntivo e na contagem de coliformes totais passou para 48±3h.

Item 9.4.2 (revisado) O método do NMP AOAC 992.30 foi revisado conforme a 21ª Edição do *Official Methods of AOAC International*, sem alterações.

Item 9.5 (revisado) O método do Petrifilm AOAC foi revisado conforme a 21ª Edição do *Official Methods of AOAC International*, sem alterações.

Item 9.6.1 (revisado) Os diluentes usados foram revisados.

Item 9.7 (revisado) O método do Colilert AOAC 991.15 foi revisado conforme a 21º Edição do *Official Methods of AOAC International*, sem alterações.

Item 9.7.2 (atualizado). As orientações sobre o volume a ser analisado foram atualizadas de acordo com a Instrução Normativa 60/2019 da Anvisa.

Item 9.8.2.a (atualizado). As orientações sobre o volume a ser analisado foram atualizadas de acordo com a Portaria de Consolidação 05/2017 do Ministério da Saúde e a Instrução Normativa 60/2019 da Anvisa.

Item 9.9 (novo) Incluído método de presença/ausência ou contagem (NMP) ISO 16649-3:2015 para *E. coli* em alimentos.

Item 9.10. (novo) Incluído método de plaqueamento ISO 16649-2:2001 para *E. coli* em alimentos.

9.1. Introdução

As informações e orientações contidas nesse capítulo são da American Public Health Association (APHA), descritas na 5ª edição do *Compendium of Methods for the Microbiological Examination of Foods* (Salfinger & Tortorello, 2015). Quando diferentes ou complementares às do *Compendium*, foram também incluídas recomendações da 23ª edição do *Standard Methods for the Examination of Water and Wastewater* (Braun-Howland & Hunt, 2017), específicas para a análise de água, e da 17ª edição do *Standard Methods for the Examination of Dairy Products* (Wehr & Frank, 2004), específicas para a análise de produtos lácteos.

9.1.1. Definição de coliformes totais

O grupo dos coliformes totais é um subgrupo da família *Enterobacteriaceae* que, na 2ª edição do *Bergey's Manual of Systematic Bacteriology* (Brenner & Farmer III, 2005), incluía 44 gêneros e 176 espécies. No grupo dos coliformes totais estão apenas as enterobactérias capazes de fermentar a lactose com produção de gás a 35 °C. Mais de 20 espécies se encaixam nessa definição, dentre as quais encontrando-se tanto bactérias originárias do trato gastrintestinal de humanos e outros animais de sangue quente (*Escherichia coli*), como também bactérias não entéricas (espécies de *Citrobacter*, *Enterobacter*, *Klebsiella* e *Serratia*, dentre outras).

9.1.2. Definição de coliformes termotolerantes

O grupo dos coliformes termotolerantes, comumente chamados de coliformes fecais, é um subgrupo dos coliformes totais, restrito aos membros capazes de fermentar a lactose a 44,5-45,5 °C com produção de gás. Essa definição objetivou, em princípio, selecionar apenas as enterobactérias originários do trato gastrintestinal (*E. coli*), porém, atualmente sabe-se que o grupo inclui membros de origem não fecal (várias cepas de *Klebsiella pneumoniae*, *Pantoea agglomerans*, *Enterobacter cloacae* e *Citrobacter freundii*). Em função disso, o termo coliformes fecais tem sido, gradativamente, substituído por coliformes termotolerantes.

9.1.3. *E. coli*

E. coli está incluída tanto no grupo dos coliformes totais quanto no dos coliformes termotolerantes. Seu *habitat* natural é o trato intestinal de animais de sangue quente, embora também possa ser introduzida nos alimentos a partir de fontes não fecais. É tradicionalmente distinguida dos demais coliformes termotolerantes pelas características de crescimento no L-EMB (Levine Eosina Azul de Metileno) (seletivo para enterobactérias e diferencial para *E. coli*) e pelo perfil dos testes de indol, vermelho de metila, Voges Proskauer e citrato (IMViC).

9.1.4. Aplicação como indicadores

Segundo Kornacki *et al.* (2015), *E. coli* foi inicialmente introduzida como indicador em 1892 na Austrália e em 1895 nos Estados Unidos. Foi usada para indicar a contaminação da água por matéria fecal e, consequentemente, alertar para a presença potencial de patógenos entéricos (*Salmonella*, por exemplo). O padrão foi mudado para coliformes totais em 1915, pelo U.S. Public Health Service, baseado na premissa (considerada questionável pelos autores) de que todos os coliformes apresentavam igual valor como indicadores de contaminação fecal. Da água foram estendidos aos alimentos, ainda segundo os autores, sem uma avaliação muito criteriosa da validade dessa aplicação em diferentes produtos. Atualmente, a premissa de que altos números de *E. coli*, coliformes termotolerantes, coliformes totais ou enterobactérias em alimentos estão correlacionados com contaminação fecal já não é válida, por uma série de razões:

1) *E. coli*, coliformes termotolerantes, coliformes totais ou enterobactérias não são habitantes obrigatórios do trato intestinal de animais de sangue quente, podendo ser encontrados em reservatórios ambientais.

2) Esses organismos são comuns nos ambientes de manufatura de alimentos, podendo se tornar parte da microbiota residente (principalmente se as condições de limpeza são inadequadas).

3) Várias cepas de *E. coli*, coliformes ou enterobactérias podem crescer em alimentos refrigerados.

Com base nesses fatos, a FAO (Food and Agriculture Organization) e a OMS (Organização Mundial da Saúde) concluíram que não é possível avaliar a segurança (inocuidade) de alimentos em função dos níveis de *E. coli*, coliformes termotolerantes, coliformes totais ou enterobactérias. Um alto índice desses microrganismos pode estar, em certas circunstâncias, relacionado com uma maior probabilidade de presença de patógenos entéricos, porém, frequentemente não está. Da mesma forma, sua ausência nem sempre significa que os produtos estejam livres de bactérias entéricas patogênicas. As principais aplicações desses microrganismos como indicadores, na verdade são:

a) Enterobactérias e coliformes – indicadores das condições de higiene dos processos de fabricação, porque são facilmente inativados pelos sanitizantes e capazes de colonizar vários nichos das plantas de processamento, quando a sanitização é falha.

b) Coliformes – indicadores de falha de processo ou de contaminação pós processo em alimentos pasteurizados, porque são facilmente destruídos pelo calor e não devem sobreviver ao tratamento térmico.

c) *E. coli* – indicador de contaminação fecal em alimentos "in natura" (mas não em alimentos processados).

9.1.5. Comentários sobre os métodos de análise

Os métodos recomendados por diferentes agências reguladoras para a contagem ou detecção (presença/ausência) de coliformes totais, coliformes termotolerantes e *E. coli* em alimentos e água encontram-se sumariados no Quadro 9.1.

Método do NMP. A determinação do Número Mais Provável (NMP) é o método clássico de contagem de coliformes totais, termotolerantes e *E. coli* em alimentos, sendo mais usados o da APHA (American Public Health Association), descrito no *Compendium of Methods for the Microbiological Examination of Foods* (Kornacki *et al*., 2015), e o da FDA (Food and Drug Administration), descrito no *Bacteriological Analytical Manual* (BAM) (Feng *et al*., 2020). Esses métodos também são aplicáveis à análise de água engarrafada. O procedimento segue as seguintes etapas:

1°) Teste presuntivo, em que três alíquotas de três diluições da amostra são inoculadas em uma série de três tubos de Caldo Lauril Sulfato Triptose (LST) por diluição. O LST contém lactose e a observação de crescimento com produção de gás a partir da lactose, após 24-48h de incubação a 35 °C, é considerada suspeita (presuntiva) da presença de coliformes.

2°) Para a confirmação dos coliformes totais e termotolerantes, uma alçada de cada tubo suspeito é transferida para tubos de Caldo Verde Brilhante Bile 2% (VB) e Caldo *E. coli* (EC), meios seletivos que contêm lactose. A observação de crescimento com produção de gás nos tubos de VB, após 24-48h de incubação a 35 °C, é considerada confirmativa da presença de coliformes totais. Crescimento com produção de gás nos tubos de EC, após 24h de incubação a 45,5 °C (ou 44,5 °C, no caso de água), é considerada confirmativa da presença de coliformes termotolerantes.

3°) Os tubos de EC positivos para coliformes termotolerantes são suspeitos da presença de *E. coli*. Para a confirmação, uma alçada de cada tubo é estriada em Ágar Levine Eosina Azul de Metileno (L-EMB), meio seletivo diferencial para distinguir *E. coli* dos demais coliformes termotolerantes. Se houver desenvolvimento de colônias típicas de *E. coli* no L-EMB, duas dessas colônias são isoladas para as provas bioquímicas de indol, VM, VP e citrato (IMViC). São consideradas confirmadas as culturas com os perfis: + + - - (biotipo 1) ou - + - - (biotipo 2).

No método clássico do NMP a última etapa do teste é opcional e muitos laboratórios terminam a análise na confirmação de coliformes termotolerantes. Quando é feita a confirmação de *E. coli*, o ensaio é chamado de teste completo.

Para a análise de água são muito usados os métodos da APHA em conjunto com a AWWA (American Water Works Association) e WEF (Water Environment Federation), descritos na 23ª Edição do *Standard Methods for the Examination of Water and Wastewater* (SMEWW) (Braun-Howland & Hunt, 2017). Estes métodos incluem as mesmas etapas da análise de alimentos, com exceção da confirmação de *E. coli*, que utiliza procedimentos diferentes. Um deles é a transferência das culturas suspeitas obtidas no LST para tubos de Caldo EC com MUG. Após incubação a 44,5 °C/24h, as culturas que apresentarem fluorescência azul sob luz UV são consideradas confirmadas. Outro procedimento é a transferência do LST para Caldo Triptona 1%, incubação a 44,5 °C/24h e teste de indol. As culturas positivas no teste de indol são consideradas confirmadas.

Quadro 9.1. Meios e condições de incubação recomendados por diferentes órgãos internacionais para a contagem ou detecção (presença/ausência) de coliformes totais, coliformes termotolerantes e *E. coli* em alimentos e água.

Método[a,b]	**Teste presuntivo**[c]	**Teste confirmativo para coliformes totais**[c]	**Teste confirmativo para coliformes temotolerantes**[c]	**Teste confirmativo para *E. coli***[c,e]
APHA 9:2015, NMP para coliformes totais, coliformes termotolerantes e *E. coli* em alimentos e água engarrafada (Kornacki *et al.*, 2015)	LST a 35±0,5 °C por 24 a 48±2h	VB a 35±0,5 °C por 24 a 48±2h	EC a 45,5±0,2 °C por 24±2h[d]	IMViC
BAM/FDA:2020, NMP para coliformes totais, coliformes termotolerantes e *E. coli* em alimentos e água engarrafada (Feng *et al.*, 2020)	LST a 35±0,5 °C por 24±2h a 48±3h	VB a 35±0,5 °C por 48±3h	EC a 44,5±0,2 °C por 24±2h a 48±2h	IMViC
APHA/AWWA/WEF:2017, NMP para coliformes totais, coliformes termotolerantes e *E. coli* em água (Braun-Howland & Hunt, 2017).	LST a 35±0,5 °C por 24±2h a 48±3h	VB a 35±0,5 °C por 24 a 48±3h	Duas opções: EC a 44,5±0,2 °C por 24±2h	-
			EC-MUG a 44,5±0,2 °C por 24±2h	Fluorêscencia sob luz UV no EC-MUG
		-	-	Indol a 44,5 °C
ISO 4831:2006, NMP para coliformes totais em alimentos	LST a 37±1 °C por 24 a 48±2h	VB a 37±1 °C por 24 a 48±2h	-	-
ISO 7251:2005, NMP para *E. coli* presuntiva em alimentos	LST a 37±1 °C por 24 a 48±2h	-	EC a 44±1 °C por 24 a 48±2h	Indol a 44 °C *E. coli* presuntiva
ISO 16649-3:2015, P/A ou NMP para *E. coli* em alimentos	MMGB a 37±1 °C por 24±2h	-	-	TBX a 44±1 °C por 22±2h
AOAC 992.30:2019 (Coli Complete), NMP para coliformes totais e *E. coli* em alimentos	LST com disco Coli Complete a 35 °C por 30±2h	Precipitado azul no LST	-	Fluorêscencia sob luz UV no LST
AOAC 991.15:2019 (Colilert), P/A ou NMP para coliformes totais e *E. coli* em água	Colilert a 35±1 °C por 24h	Coloração amarela no Colilert	-	Fluorêscencia sob luz UV no Colilert
APHA 2015, plaqueamento para coliformes totais em alimentos (Kornacki *et al.*, 2015)	-	VRB a 35 °C por 18 a 24h	-	-
ISO 16649-2:2001, plaqueamento para *E coli* em alimentos	-	-	-	TBX a 44±1 °C por 18 a 24h
ISO 9308-1:2014/Amd.1:2016, filtração para coliformes totais e *E. coli* em água	-	-	-	CCA a 36±2°C por 21 a 24h

[a] **AOAC** = AOAC International, **APHA** = American Public Health Association, **AWWA** = American Water Works Association, **BAM/FDA** = Bacteriological Analytical Manual/Food and Drug Administration, **ISO** = International Organization for Standardization, **WEF** = Water Environment Federation.

[b] **NMP** = Método do Número Mais Provável, **P/A** = Presença/Ausência.

[c] **CCA** = Ágar Coliformes Cromogênico, **EC** = Caldo *E. coli*, **EC-MUG** = Caldo *E. coli* com 4-metilumbeliferil-β-D-glicuronideo, **L-EMB** = Ágar Levine Eosina Azul de Metileno, **LST** = Caldo Lauril Sulfato Triptose, **MMGB** = Caldo Minerais Modificado Glutamato, **TBX** = Ágar Triptona Bile X-Glicuronídeo **VB** = Caldo Verde Brilhante Bile, **VRB** = Ágar Vermelho Violeta Bile.

[d] 45,5 ± 0,2 °C para alimentos em geral, 44,5 ± 0,2 °C para frutos do mar e água engarrafada.

[e] **IMViC** = testes de indol, VM, VP e citrato.

Métodos utilizando substratos cromogênicos ou fluorogênicos para enzimas. Esses métodos são mais recentes e têm substituído os métodos do NMP clássicos com a vantagem de serem mais rápidos e de execução mais simples.

Para a detecção ou quantificação de coliformes totais exploram a atividade da enzima beta-galactosidase, envolvida no metabolismo fermentativo da lactose, incorporando substratos para a enzima nos meios de cultivo. Um desses substratos é o ONPG (orto-nitrofenil-beta-D-galactopiranosídeo) que, quando degradado pela beta-galactosidase, resulta num produto de reação amarelo. Outros são o X-GAL (5-bromo-4-cloro-3-indolil-beta-D-galactopiraniosídeo), que resulta num produto de reação intensamente azul e o Salmon-Gal (6-cloro-3-indolil-beta-D-galactopiranosídeo), cujo produto de degradação é salmão a vermelho. O *Compendium* ressalta, entretanto, que os métodos que detectam diretamente a atividade da beta-galactosidase sem verificar se o microrganismo produz gás ou não, podem detectar enterobactérias que fermentam a lactose sem produção de gás, fugindo um pouco da definição clássica de coliformes totais. Por outro lado, no caso dos métodos baseados atividade da beta-galactosidase já oficializados pela AOAC (Quadro 9.2), a comparação com a técnica clássica (fermentação da lactose com produção de gás) não mostrou diferença significativa entre os resultados.

Quadro 9.2. "Kits" analíticos oficializados pela AOAC International para a contagem de coliformes totais e/ou *E. coli* em alimentos (Latimer, 2019).

AOAC Official Method	Analito	Fabricante	Nome do "kit"	Aplicação
986.33	Coliformes totais	3M Microbiology Products	Petrifilm Coliform Count Plate	Leite e produtos lácteos
989.10	Coliformes totais	3M Microbiology Products	Petrifilm Coliform Count Plate	Produtos lácteos
991.14	Coliformes totais	3M Microbiology Products	Petrifilm Coliform Count Plate	Alimentos
989.11	Coliformes totais	3M Microbiology Products	Redigel Violet Red Bile Medium for Coliform	Produtos lácteos
991.14	Coliformes totais e *E. coli*	3M Microbiology Products	Petrifilm *E. coli* Count Plate	Alimentos, carnes, aves, pescados e produtos de pesca
991.15	Coliformes totais e *E. coli*	Idexx Laboratories Inc.	Colilert	Água
992.30	Coliformes totais e *E. coli*	BioControl Systems, Inc.	ColiComplete	Todos os alimentos
996.02	Coliformes totais	3M Microbiology Products	Petrifilm High Sensitivity Coliform Count Plate	Produtos lácteos
998.08	Coliformes totais e *E. coli*	3M Microbiology Products	Petrifilm *E. coli* Plate	Carnes, aves, pescados e frutos do mar
2000.15	Coliformes totais	3M Microbiology Products	Petrifilm Rapid Coliform Count Plate	Alimentos
2005.03	Coliformes totais e *E. coli*	BioControl Systems, Inc.	SimPlate Coliform and *E. coli* Color Indicator (CEc-CI)	Alimentos
2009.02	*E. coli*	bioMérieux Inc.	Automated Enumeration of *E. coli* in Food, TEMPO® EC Method	Carne bovina, carne de frango (cozida), carne de caranguejo, alface, leite, feijão (verde congelado)
2018.13	Coliformes totais e *E. coli*	3M Microbiology Products	3M Petrifilm Rapid *E. coli*/ Coliform Count Plate	Alimentos e superfícies.

Para a detecção ou quantificação de *E. coli* exploram a atividade da enzima beta-glicuronidase, produzida por 96% das cepas, incluindo as anaerogênicas (Feng & Hartman, 1982). Os substratos mais usados são o MUG (4-metilumbeliferil-beta-D-glicuronídeo), cujo produto de reação é fluorescente sob luz UV (geralmente usado em meios líquidos) ou o BCIG (5-bromo-4-cloro-3-indolil-beta-D-glicuronídeo), cujo produto de reação é azul (geralmente usado em meios sólidos).

Outros métodos. Outros métodos oficializados pela AOAC International são os "kits" analíticos descritos no Quadro 9.2.

9.2. Métodos do NMP APHA 9:2015 e APHA/AWWA/WEF 9221:2017 para contagem de coliformes totais/coliformes termotolerantes/*E. coli* em água e alimentos

Métodos da American Public Health Association (APHA), descritos no Capítulo 9 da 5ª edição do *Compendium of Methods for the Microbiological Examination of Foods* (Kornacki *et al.*, 2015) e na Seção 9221 da 23ª Edição do *Standard Methods for the Examination of Water and Wastewater* (Braun-Howland & Hunt, 2017). Incluídas também as recomendações específicas do Capítulo 7 do *Standard Methods for the Examination of Dairy Products* (Davidson *et al.*, 2004), para a análise de produtos lácteos.

Antes de iniciar as atividades, ler atentamente as orientações do Capítulo 4, que apresenta todos os detalhes e cuidados envolvidos na contagem de microrganismos pelo NMP, da seleção das diluições ao cálculo dos resultados. O procedimento descrito abaixo não apresenta esses detalhes, pressupondo que sejam conhecidos pelo analista.

9.2.1. Material requerido para a análise

Preparação da amostra e diluições seriadas

- □ Diluente: Água Peptonada 0,1% (H_2Op) ou Tampão Fosfato pH 7,2 (PB)
- □ Tubos de diluição com 9 ml de Água Peptonada 0,1% (H_2Op) ou o Tampão Fosfato pH 7,2 (PB)
- □ Pipetas de 1 ou 2 ml

  Observação: consultar o Anexo 2.2 do Capítulo 2 para verificar casos especiais em que o tipo ou volume de diluente variam em função da amostra analisada.

Contagem de coliformes totais e termotolerantes

- □ Tubos de Caldo Lauril Sulfato Triptose (LST) com tubos de Durham
- □ Tubos de Caldo Verde Brilhante Bile 2% (VB) com tubos de Durham
- □ Tubos de Caldo *E. coli* (EC) com tubos de Durham
- □ Cepa padrão positiva (cultura de *E. coli* com 24 horas)
- □ Cepa padrão negativa (cultura de *Klebsiella aerogenes* com 24 horas)

Contagem de *E. coli* (método tradicional para alimentos) (opcional)

- □ Placas de Ágar Levine Eosina Azul de Metileno (L-EMB)
- □ Tubos de Ágar Padrão para Contagem (PCA) inclinados
- □ Tubos de Caldo Citrato de Koser ou Ágar Citrato de Simonns
- □ Tubos de Caldo Triptona 1%
- □ Tubos de Caldo VM-VP
- □ Reagente de Kovacs para teste de indol
- □ Reagente de VM para teste de Vermelho de Metila
- □ Reagentes de VP para teste de Voges Proskauer (solução de alfa-naftol 5%, solução de KOH 40%, creatina em cristal)

Contagem de *E. coli* (método EC-MUG para água) (opcional)

- □ Tubos de Caldo *E. coli* com 4-metilumbeliferil-β-D-glicuronídeo (EC-MUG)

Contagem de *E. coli* (método do indol para água) (opcional)

- □ Tubos de Caldo Triptona 1%
- □ Reagente de Kovacs para teste de indol

Incubação

- □ Estufa incubadora regulada a 35±0,5 °C
- □ Banho-maria de temperatura controlada a 45,5±0,2 °C (para alimentos em geral)
- □ Banho-maria de temperatura controlada a 44,5±0,2 °C (para água, pescados e moluscos)

9.2.2. Procedimento

Os esquemas de análise de coliformes totais, termotolerantes e *E. coli* pelo método do Número Mais Provável encontram-se descritos nas Figuras 9.1 (análise de alimentos) e 9.2 (análise de água).

a) Preparação das amostras e diluições seriadas. Seguindo os procedimentos descritos no Capítulo 2, homogeneizar 25 g da amostra com 225 ml de Água Peptonada 0,1% (H_2Op) ou Tampão Fosfato pH 7,2 (PB) (diluição 10^{-1}). A partir da 10^{-1}, preparar diluições seriadas.

b) Inoculação (teste presuntivo)

Selecionar três diluições adequadas da amostra e inocular uma série de três tubos de Caldo Lauril Sulfato Triptose (LST) por diluição, adicionando 1 ml da diluição por tubo com 10 ml de LST.

Nota b.1) No caso de amostras em que se espera uma contagem baixa, pode-se inocular 3x10 ml da 10^{-1} em 3x10 ml de LST dupla concentração, 3x1 ml da 10^{-1} em 3x10 ml de LST concentração normal e 3x1 ml da 10^{-2} em 3x10 ml de LST concentração normal.

Nota b.2) Na análise de água tratada para consumo humano, em que se espera ausência, é mais comum o teste de diluição única: Inocular dez alíquotas de 10ml da amostra em dez tubos com 10 ml de LST em concentração dupla ou cinco alíquotas de 20 ml em cinco tubos com 10 ml de LST em concentração tripla, totalizando 100 ml, como exigido pela Portaria de Consolidação nº 5 de 28/12/2017 (MS, 2017) para água potável no sistema de abastecimento público.

Nota b.3) Na análise de sucos, refrescos e refrigerantes também é mais comum o teste de diluição única, inoculando-se seis alíquotas de 10 ml da amostra em seis tubos com 10 ml de Caldo Lauril Sulfato Triptose (LST), em concentração dupla. A um dos tubos é adicionada solução de hidróxido de sódio (NaOH 1N ou 0,6%) até que o pH atinja 6,0. O volume de NaOH consumido é anotado, o tubo é descartado e, aos outros cinco é adicionado, em condições assépticas, idêntica quantidade de NaOH estéril.

Nota b.4) No exame de moluscos e crustáceos (ostras, mexilhões e mariscos, camarão etc.), o *Compendium* recomenda utilizar uma série de cinco tubos.

Nota b.5) Na análise de amostras ácidas, como maionese e outras coberturas para saladas, por exemplo, recomenda-se neutralizar a acidez da amostra antes da inoculação nos tubos de LST. Para isso, homogeneizar bem a primeira diluição, retirar uma alíquota de volume conhecido e verificar o pH. Ajustar em 6,0 com NaOH 1N, verificando o volume de base consumido na correção da alíquota. Adicionar à amostra um volume proporcional da solução de NaOH estéril. Alternativamente, utilizar o tampão fosfato pH 7,2 como diluente, o que pode eliminar a necessidade de neutralização, porém, recomenda-se verificar antes da inoculação dos tubos de LST.

c) Incubação Incubar os tubos de LST a 35±0,5 °C/24±2h e observar se há crescimento com produção de gás. Em caso positivo (crescimento e produção de gás), passar aos itens subsequentes. Em caso negativo (sem crescimento ou crescimento sem produção de gás), reincubar até completar 48±2h e repetir a leitura, passando para os itens subsequentes em caso de crescimento com produção de gás.

Nota c.1) A variação de temperatura estabelecida pelo *Standard Methods for the Examination of Dairy Products* na incubação é de ±1°C. No Compendium, é de ±0,5 °C, para harmonizar com *Standard Methods for the Examination of Water and Wastewater* (Braun-Howland & Hunt, 2017), se o método for usado para a análise de água.

Nota c.2) O tempo total de incubação na 23ª edição do *Standard Methods for the Examination of Water and Wastewater* é de 48±3h.

d) Contagem de coliformes totais

A partir dos tubos de LST com crescimento e produção de gás, transferir uma alçada bem carregada de cada cultura para tubos de Caldo

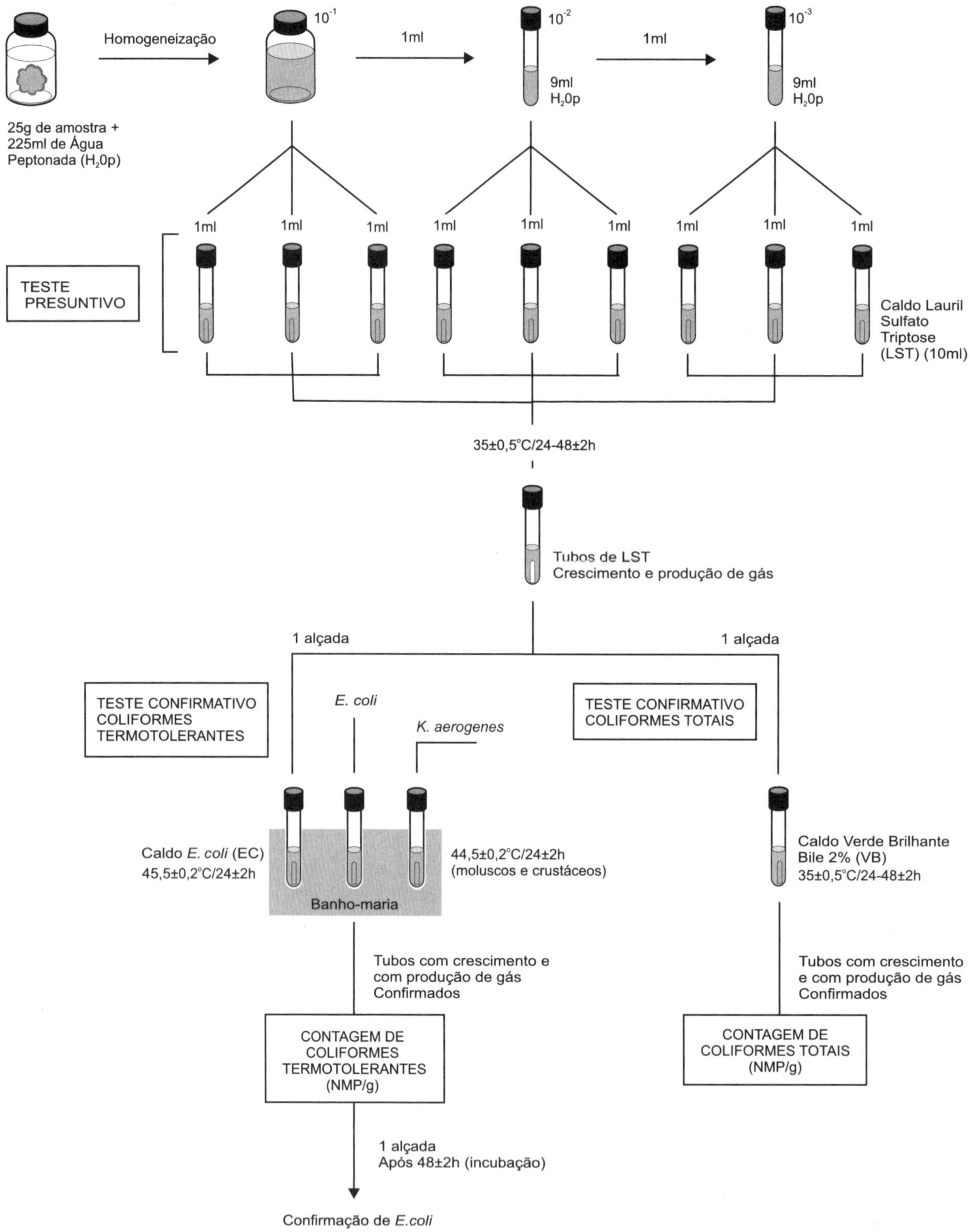

Figura 9.1. Esquema de análise de coliformes totais, termotolerantes e *E. coli* em alimentos pelo método do NMP APHA 9:2015 (Kornacki *et al.*, 2015). (*continua*)

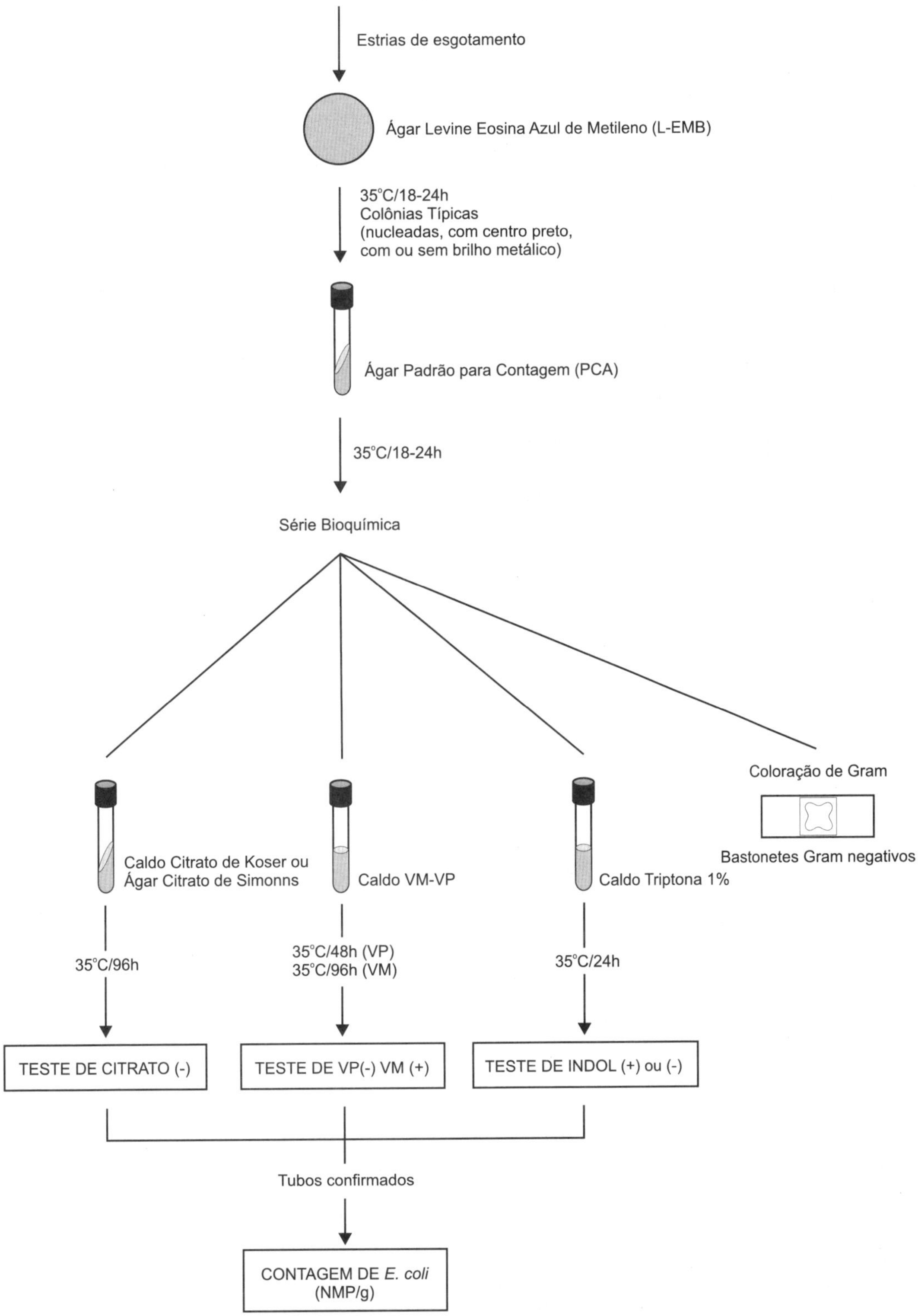

Figura 9.1. Esquema de análise de coliformes totais, termotolerantes e *E. coli* em alimentos pelo método do NMP APHA 9:2015 (Kornacki *et al.*, 2015). (*continuação*)

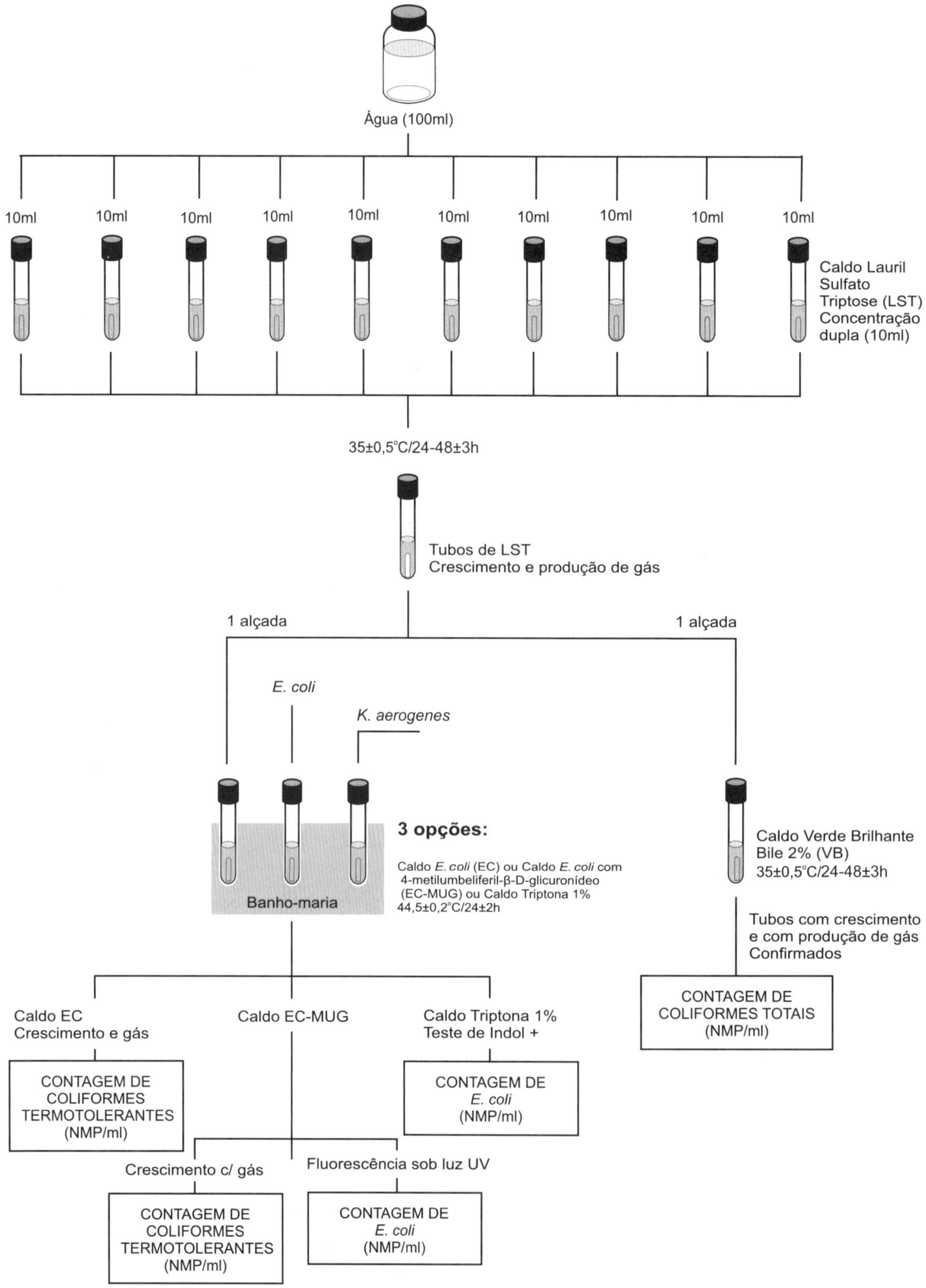

Figura 9.2. Esquema de análise de coliformes totais, termotolerantes e *E. coli* em água pelo método do NMP APHA/AWWA/WEF 9221:2017 (Braun-Howland & Hunt, 2017).

Verde Brilhante Bile 2% (VB). Se for observada a presença de película na superfície dos tubos positivos de LST, evitar que esta película seja transferida para os tubos de VB (os coliformes não formam película). Incubar os tubos de VB a 35±0,5 °C/24±2h e observar se há crescimento com produção de gás. Em caso negativo (sem crescimento ou crescimento sem produção de gás), reincubar até completar 48±2h e repetir a leitura.

Nota d.1) O tempo total de incubação na 23ª edição do *Standard Methods for the Examination of Water and Wastewater* é de 48±3h.

Anotar o número de tubos de VB com crescimento e produção de gás, confirmativos da presença de coliformes totais. Determinar o Número Mais Provável (NMP)/g ou ml conforme a orientação do Capítulo 4, usando uma das tabelas de NMP.

e) Contagem de coliformes termotolerantes

A partir dos tubos de LST com crescimento e produção de gás, transferir uma alçada bem carregada de cada cultura para tubos de Caldo *E. coli* (EC). Incubar por 24±2 horas em banho-maria a 45,5±0,2 °C (maioria dos alimentos) ou 44,5±0,2 °C (água, crustáceos e moluscos) e observar se há crescimento com produção de gás.

Nota e.1) A incubação dos tubos de EC deve ser sempre acompanhada de um tubo inoculado com a cepa padrão positiva (*E. coli*) e um tubo inoculado com a cepa padrão negativa (*Klebsiella aerogenes*). Todos os tubos devem permanecer mergulhados na água, até uma altura superior à superfície do meio de cultura. O intervalo entre a inoculação e a transferência para o banho de incubação não deve ultrapassar 30min.

Nota e.2) Se a análise for continuar até a confirmação e contagem de *E. coli* pelo método tradicional (item f), deve-se reincubar os tubos de EC por 24 horas adicionais, submetendo à confirmação os tubos positivos em 48±2h.

Anotar o número de tubos de EC com produção de gás, confirmativo da presença de coliformes termotolerantes. Determinar o Número Mais Provável (NMP)/g ou ml conforme a orientação do Capítulo 4, usando uma das tabelas de NMP.

f) Contagem de *E. coli* em alimentos (opcional)

Procedimento do *Compendium* e do *Standard Methods for the Examination of Dairy Products*.

De cada tubo de EC com produção de gás em 48±2h, estriar (estrias de esgotamento) uma alçada da cultura em placas de Ágar Levine Eosina Azul de Metileno (L-EMB). Incubar as placas a 35 °C/18-24h e observar se há desenvolvimento de colônias típicas de *E. coli* (nucleadas com centro preto, com ou sem brilho metálico).

Havendo colônias típicas, transferir duas colônias bem isoladas de cada placa, para tubos de Ágar Padrão para Contagem (PCA) inclinados e incubar os tubos a 35 °C/18-24h.

A partir das culturas puras em PCA, fazer coloração de Gram e inocular os meios teste abaixo, para realização de provas bioquímicas de indol, VM, VP e citrato (IMViC). Todos os meios podem ser inoculados a partir de uma única alçada de cultura, porém, o Caldo Citrato de Koser (ou o Ágar Citrato de Simmons) deve ser inoculado em primeiro lugar, para evitar a introdução de compostos de carbono originários dos demais meios teste.

f.1) Teste de citrato (caldo citrato de Koser). Inocular uma alçada com inóculo leve da cultura, incubar a 35 °C/96h e observar se há crescimento (teste positivo) ou não (teste negativo). As cepas de *E. coli* são citrato-negativas. Alternativamente, pode-se utilizar o Ágar Citrato de Simmons para o teste de citrato. Transferir um inóculo leve da cultura para a rampa dos tubos de Ágar Citrato de Simmons e incubar a 35 °C/96h. O crescimento com viragem alcalina, alterando a cor do meio de verde para azul, é indicativo de teste positivo. O não crescimento e a não alteração da cor do meio indicam teste negativo.

f.2) Teste de indol (caldo triptona 1%). Inocular uma alçada com inóculo leve da cultura e incubar a 35 °C/24±2h. Adicionar cinco gotas do reagente de Kovacs a cada 4 ml de cultura e agitar levemente. Observar se há desenvolvimento de um anel vermelho-violeta na superfície do meio de cultura (teste positivo) ou se o anel permanece na cor amarela do reagente (teste negativo) As cepas de *E. coli* podem ser indol positivas ou negativas.

f.3) Teste de vermelho de metila e Voges Proskauer (caldo VM-VP). Inocular uma alçada com inóculo leve da cultura e incubar a 35 °C/48±2h. Para o teste de VP, transferir assepticamente 1 ml da cultura para um tubo de ensaio e adicionar os Reagentes de VP, na seguinte ordem: 0,6 ml de solução de α-naftol 5% e agitar. Adicionar em seguida 0,2 ml de solução de KOH 40%, agitar e adicionar uma pitada leve de cristais de creatina, para acelerar a reação. Deixar descansar e observar periodicamente, por até uma hora, o desenvolvimento de uma cor vermelha ou rósea no meio de cultura (teste positivo). A permanência do meio na cor do reagente (amarelada ou ligeiramente esverdeada) indica teste negativo. As cepas de *E. coli* são VP negativas. Reincubar a cultura remanescente no caldo VM-VP por 48 horas adicionais e realizar o teste de VM com 96 horas de incubação. Para a realização do teste, adicionar a cada 2,5 ml da cultura, cinco gotas do Reagente de VM, observando imediatamente se o meio adquire uma coloração vermelha (teste positivo) ou amarela (teste negativo). As cepas de *E. coli* são VM positivas.

Considerar como *E. coli* todas as culturas com as seguintes características: bastonetes Gram negativos, indol (+) ou (-), VM (+), VP (-) e citrato (-). Anotar em quantos tubos de caldo EC foi confirmada a presença de *E. coli* e determinar o Número Mais Provável (NMP)/g ou ml conforme a orientação do Capítulo 4, usando uma das tabelas de NMP.

g) Contagem de *E. coli* em água (opcional)

Pode ser usado um dos procedimentos abaixo, descritos no *Standard Methods for the Examination of Water and Wastewater*.

g.1) Método do EC-MUG. De cada tubo de LST com crescimento e produção de gás, inocular uma alçada em tubos de EC-MUG (Caldo *E. coli* suplementado com 0,05g/l de 4-metilumbeliferil-β-D-glicuronídeo). Incubar os tubos a 44,5±0,2 °C/24±2h e observar os tubos com crescimento sob lâmpada de luz ultravioleta (6w), ondas longas (365 a 366nm). O desenvolvimento de fluorescência azul indica a presença de *E. coli*.

g.2) Método do indol. De cada tubo de LST com crescimento e produção de gás, inocular uma alçada em tubos de Caldo Triptona 1% para teste de indol. Incubar os tubos a 44,5±0,2 °C/24±2h e adicionar a cada tubo (com 3-5 ml de cultura) 0,2 a 0,3 ml de Reagente de Kovacs para teste de indol. O desenvolvimento de um anel vermelho violeta na superfície do meio de cultura indica a presença de *E. coli*.

Anotar em quantos tubos de caldo LST foi confirmada a presença de *E. coli* e determinar o Número Mais Provável (NMP)/g ou ml conforme a orientação do Capítulo 4, usando uma das tabelas de NMP.

9.3. Método de plaqueamento APHA:2015 para contagem de coliformes totais em alimentos

Método da American Public Health Association (APHA), descrito no Capítulo 9 da 5ª edição do *Compendium of Methods for the Microbiological Examination of Foods* (Kornacki *et al.*, 2015) e no Capítulo 7 do *Standard Methods for the Examination of Dairy Products* (Davidson *et al.*, 2004).

Aplicação: análise de todos os alimentos.

Antes de iniciar as atividades, ler atentamente as orientações do Capítulo 3, que apresenta todos os detalhes e cuidados envolvidos na contagem de microrganismos em placas, da seleção das diluições ao cálculo dos resultados. O procedimento descrito abaixo não apresenta esses detalhes, pressupondo que sejam conhecidos pelo analista.

9.3.1. Material requerido para a análise

Preparação da amostra e diluições seriadas

□ Diluente: Água Peptonada 0,1% (H_2Op) ou Tampão Fosfato pH 7,2 (PB)

□ Tubos de diluição com 9 ml de Água Peptonada 0,1% (H_2Op) ou o Tampão Fosfato pH 7,2 (PB)

□ Pipetas de 1 ou 2 ml

Observação: consultar o Anexo 2.2 do Capítulo 2 para verificar casos especiais em que o tipo ou volume de diluente variam em função da amostra analisada.

Contagem de coliformes totais

□ Placas de Petri de 20 x 100mm estéreis vazias

□ Meio de cultura: Ágar Vermelho Violeta Bile (VRB)

□ Tubos de Caldo Verde Brilhante Bile 2% (VB) com tubos de Durham

□ Estufa incubadora regulada a 35 ºC (32±1 ºC para leite e produtos lácteos)

9.3.2. Procedimento

O esquema de análise de coliformes totais pelo método de por plaqueamento APHA:2015 encontra-se descrito na Figura 9.3.

a) **Preparação das amostras e diluições seriadas.** Seguindo os procedimentos descritos no Capítulo 2, homogeneizar 25 g da amostra com 225 ml de Água Peptonada 0,1% (H_2Op) ou Tampão Fosfato pH 7,2 (PB) (diluição 10^{-1}). A partir dessa primeira diluição, preparar diluições seriadas da amostra.

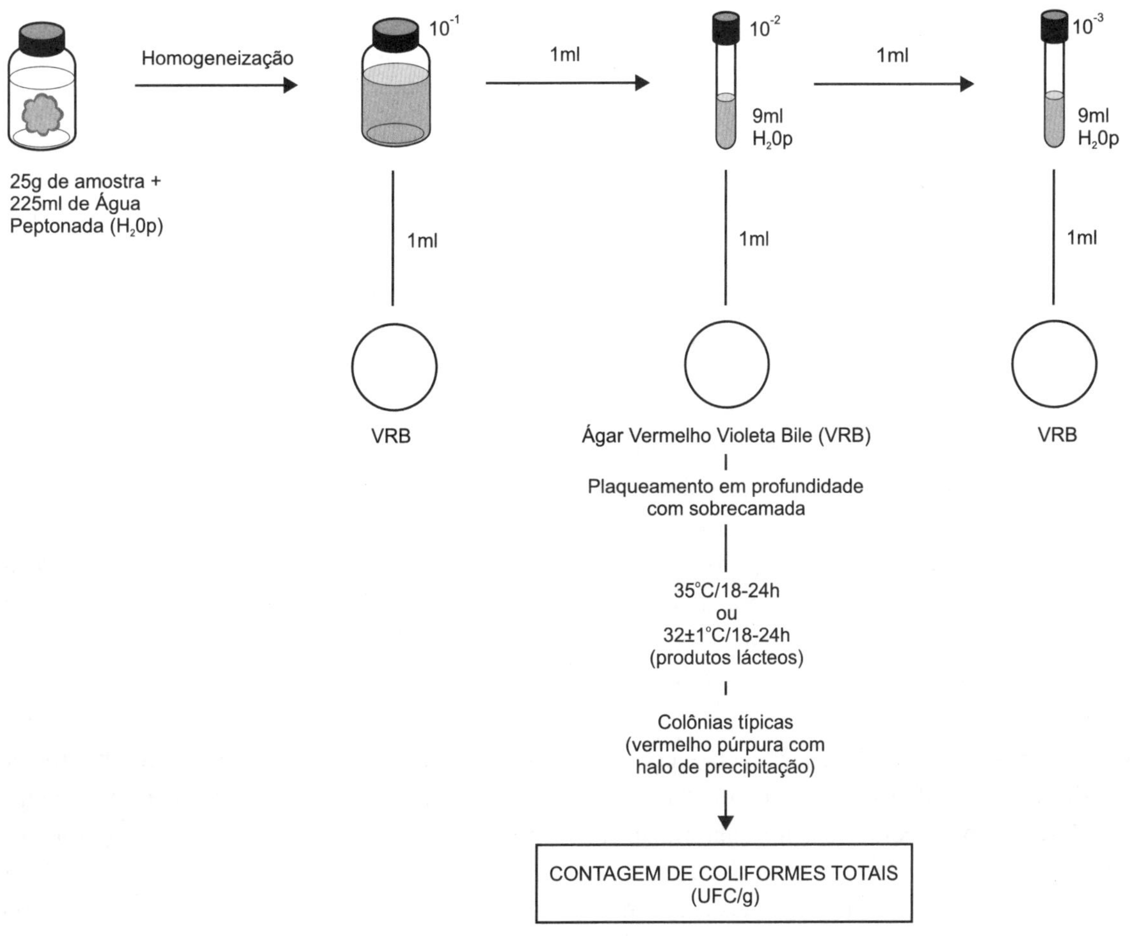

Figura 9.3. Esquema de análise de coliformes totais pelo método de plaqueamento APHA:2015 (Kornacki *et al.*, 2015).

b) **Inoculação.** Selecionar três diluições adequadas da amostra e inocular em Ágar Vermelho Violeta Bile (VRB). Utilizar a técnica de plaqueamento em profundidade e, após a completa solidificação do meio, cobrir com uma sobrecamada de 5-8 ml do mesmo meio.

Nota b.1) Na contagem de coliformes totais em amostras processadas com suspeita de injúria sub letal, o *Compendium* recomenda fazer o plaqueamento em Agar Tripticase de Soja (TSA), manter 2±0,5h à temperatura ambiente (para reparação de injúrias) e, em seguida, fazer uma sobrecamada com VRB ou VRB fortificado (com dupla concentração de sais biliares, vermelho neutro e cristal violeta) e incubar. O *Standard Methods for the Examination of Dairy Products* recomenda fazer o plaqueamento em TSA, manter as placas a 32±1 ºC/2±0,5h e, em seguida, cobrir com uma sobrecamada de VRB fortificado e incubar.

Nota b.2) Para a contagem de coliformes totais e também *E. coli*, o *Standard Methods for the Examination of Dairy Products* recomenda o seguinte procedimento, para a análise de leite, derivados de leite, sobremesas lácteas, queijos manteiga e produtos lácteos desidratados: Suplementar o VRB com 100 mg/l de MUG e proceder da maneira usual, para a contagem de coliformes totais. Para a contagem de *E. coli*, observar as placas sob lâmpada de luz ultravioleta (6w), ondas longas (365 a 366nm). As colônias com desenvolvimento de fluorescência azul são contadas como *E. coli*. A orientação da nota b.1 também se aplica nesse caso, suplementando o TSA e o VRB (fortificado) com a mesma concentração de MUG.

c) **Incubação/contagem das colônias e cálculo dos resultados.** Incubar as placas na posição invertida, a 35 ºC/18-24h (32±1 ºC no caso de leite e derivados). Selecionar placas com 15 a 150 colônias e contar apenas as colônias típicas de coliformes totais (vermelho púrpura, com 0,5mm ou mais em diâmetro, rodeadas por um halo avermelhado de precipitação de sais biliares). Determinar o número de UFC/g ou ml multiplicando o número de colônias típicas pelo inverso da diluição.

d) **Confirmação de colônias com aspecto duvidoso em VRB.** A confirmação é recomendada quando as colônias apresentam aspecto duvidoso (comum em placas muito cheias) ou quando as placas foram inoculadas com amostras contendo quantidades significativas de outros carboidratos que não a lactose (açúcar, por exemplo). Para a confirmação, transferir uma alçada de cada colônia suspeita para tubos de Caldo Verde Brilhante Bile 2% (VB) e incubar a 35 ºC/24-48h (32±1 ºC no caso de leite e derivados). Considerar como coliforme total (colônia confirmada) todos os tubos com crescimento e produção de gás, sem película superficial. Havendo gás e película superficial, submeter a cultura à coloração de Gram e teste de oxidase, considerando como coliformes totais todas as culturas de bastonetes Gram negativos oxidase negativos.

9.4. Método do NMP AOAC 992.30 (ColiComplete™) para contagem de coliformes totais e *E. coli* em alimentos

Método oficial da AOAC International, descrito no Capítulo 17 da 21ª edição do *Official Methods of AOAC International* (Latimer, 2019). Também incluído no Capítulo 9 da 5ª edição do *Compendium of Methods for the Microbiological Examination of Foods* (Kornacki *et al.*, 2015). Aplicação: análise de todos os alimentos.

O método do Coli Complete™ é uma modificação do método do número mais provável clássico, que incorpora ao Caldo LST um disco impregnado com dois substratos: o 5-bromo-4-cloro-3-indolil-β-D-galactopiraniosídeo (X-GAL), para a enzima β-galactosidase dos coliformes, e o 4-metilumbeliferil-β-D-glicuronídeo (MUG), para a enzima β-glicuronidase de *E. coli*.

Antes de iniciar as atividades, ler atentamente as orientações do Capítulo 4, que apresenta todos os detalhes e cuidados envolvidos na contagem de microrganismos pelo NMP, da seleção das diluições ao cálculo dos resultados. O procedimento descrito abaixo não apresenta esses detalhes, pressupondo que sejam conhecidos pelo analista.

9.4.1. Material requerido para a análise

Preparação da amostra e diluições seriadas

□ Diluente: Água Peptonada 0,1% (H_2Op) ou Tampão Fosfato pH 7,2 (PB)

□ Tubos de diluição com 9 ml de Água Peptonada 0,1% (H_2Op) ou Tampão Fosfato pH 7,2 (PB)

□ Pipetas de 1 ou 2 ml

Observação: consultar o Anexo 2.2 do Capítulo 2 para verificar casos especiais em que o tipo ou volume de diluente variam em função da amostra analisada.

Contagem de coliformes totais e *E. coli*

□ Meio de cultura: tubos com 10 ml de Caldo Lauril Sulfato Triptose (LST)

□ Substratos: discos de Coli Complete™ (BioControl Systems, Inc.)

□ Estufa incubadora regulada a 35 °C

□ Lâmpada de luz ultravioleta (6w), ondas longas (365 a 366nm)

9.4.2. Procedimento

Observação. O procedimento abaixo é orientativo, devendo sempre ser verificadas e obedecidas as instruções do fabricante.

a) Preparação da amostra, diluições seriadas e inoculação. Seguindo os procedimentos descritos no Capítulo 2, homogeneizar 25 g da amostra com 225 ml de Água Peptonada 0,1% (H_2Op) ou Tampão Fosfato pH 7,2 (PB) (diluição 10^{-1}). Preparar três diluições adequadas da amostra e inocular três porções de 1 ml de cada diluição em três tubos com 10 ml de Caldo Lauril Sulfato Triptose (LST) (os tubos de LST não precisam conter o tubo de Durham). Após a inoculação da amostra, adicionar a cada tubo de LST inoculado um disco do Coli Complete (BioControl Systems, Inc.).

Nota a.1) Alguns vidros utilizados na manufatura de tubos de ensaio podem apresentar uma fluorescência natural sob luz UV. Por essa razão, deve-se verificar a ausência de fluorescência em todos os tubos destinados ao teste com Coli Complete.

b) Incubação. Incubar os tubos de LST a 35 °C/30±2h e observar se há crescimento com produção de um precipitado azul insolúvel, indicativo da presença de coliformes totais. Observar também a ocorrência de fluorescência azul sob lâmpada de luz ultravioleta (6W, ondas longas de 365 a 366nm), indicativa da presença de *E. coli*. Não sendo observada a formação do precipitado azul, reincubar as amostras a 35 °C até completar 48h e verificar novamente a presença de coliformes totais (mas não repetir a leitura para *E. coli* com 48h).

Nota b.1) A incubação dos tubos de LST com os discos deve ser sempre acompanhada de um tubo inoculado com a cepa padrão glicuronidase positiva (*E. coli*) e um tubo inoculado com a cepa padrão glicuronidase negativa (*Klebsiella aerogenes*).

c) Cálculo dos resultados. Para coliformes totais, contar todos os tubos de LST com precipitado azul insolúvel (após 30 ou 48h). Para *E. coli*, contar todos os tubos de LST com fluorescência azul sob luz UV (após 30h). Determinar o Número Mais Provável (NMP)/g ou ml conforme a orientação do Capítulo 4, usando uma das tabelas de NMP.

9.5. Método do Petrifilm™ (AOAC) para contagem de coliformes totais e *E. coli* em alimentos

Método oficial da AOAC International, descrito no Capítulo 17 da 21ª edição do *Official Methods of AOAC International* (Latimer, 2019). Também incluído no Capítulo 9 da 5ª edição do *Compendium of Methods for the Microbiological Examination of Foods* (Kornacki *et al.*, 2015) e no Capítulo 7 do *Standard Methods for the Examination of Dairy Products* (Davidson *et al.*, 2004).

Petrifilm™ (3M Company) é uma modificação da contagem de Unidades Formadoras de Colônias (UFC) em placas, composto por dois filmes estéreis reidratáveis, impregnados pelo meio de cultura e por substâncias geleificantes solúveis em água fria. A inoculação é feita no filme inferior que, depois de inoculado, é coberto com o filme superior. O inóculo é espalhado com um difusor de plástico, por leve pressão manual e, depois da solidificação do gel, as placas são incubadas para desenvolvimento de colônias.

A AOAC validou vários tipos de Petrifilm para coliformes totais e *E. coli*, com diferentes escopos de aplicação: Petrifilm Coliform Count Plate (AOAC Official Methods 991.14, 986.33 e 989.10), para coliformes totais em alimentos, Petrifilm High Sensitivity Coliform Count Plate (AOAC Official Method 996.02), para coliformes totais em produtos lácteos, Petrifilm Rapid Coliform Count Plate (AOAC Official Method 2000.15), para coliformes totais em alimentos e Petrifilm *E. coli* Count Plate (AOAC Official Methods 991.14 e 998.08), para coliformes totais + *E. coli* em alimentos. Em todos eles o meio de cultura base é o Vermelho Violeta Bile (VRB), seletivo para enterobactérias, suplementado com cloreto de trifeniltetrazolium (TTC), indicador que, ao sofrer redução, confere coloração vermelha às colônias, facilitando sua visualização. O meio contém lactose que, fermentada pelos coliformes ou *E. coli*, produz bolhas de gás em torno das colônias. As colônias típicas são vermelhas com bolhas de gás. No Petrifilm para Coliformes + *E. coli*, o meio contém ainda BCIG, substrato cromogênico para a β-glicuronidase, que permite diferenciar *E. coli* pela formação de um precipitado azul em torno das colônias. O Petrifilm de alta sensibilidade (High-Sensitivity Coliform Count Plate) permite a inoculação de volumes de 5 ml e o Petrifilm para contagem rápida (Rapid Coliform Count Plate) permite a obtenção do resultado em 8 a 14h.

9.5.1. Material requerido para a análise

Preparação da amostra e diluições seriadas

- □ Diluente: Tampão Fosfato pH 7,2 (PB)
- □ Tubos de diluição com 9 ml de Tampão Fosfato pH 7,2 (PB)
- □ Pipetas de 1 ou 2 ml

Observação: consultar o Anexo 2.2 do Capítulo 2 para verificar casos especiais em que o tipo ou volume de diluente variam em função da amostra analisada.

Contagem de coliformes totais e *E. coli*

- □ Placas de Petrifilm adequada à contagem que se deseja efetuar
- □ Difusor plástico
- □ Estufa incubadora regulada a 35±1 ºC
- □ Estufa incubadora regulada a 32±1 ºC (para produtos lácteos)

9.5.2. Procedimento

Observação: O procedimento abaixo é orientativo, devendo sempre ser verificadas e obedecidas as instruções do fabricante.

a) **Preparação das amostras e diluições seriadas.** Seguindo os procedimentos descritos no Capítulo 2, homogeneizar 25 g da amostra com 225 ml de Tampão Fosfato pH 7,2 (PB). Após a homogeneização, retirar uma alíquota de volume conhecido e verificar o pH. Se necessário, acertar o pH da alíquota na faixa de 6,5 a 7,5 com NaOH ou HCl 1N, verificando o volume de ácido ou base consumido na correção. Adicionar à amostra um volume proporcional da solução estéril. A partir dessa primeira diluição preparar diluições decimais seriadas da amostra.

Nota a.1) Não usar diluentes contendo citrato, bissulfito ou tiossulfato, porque podem inibir o crescimento nos petrifilms. Nos casos em que esses diluentes sejam recomendados no Capítulo 2, substituir por Tampão Fosfato (PB).

b) **Inoculação.** Selecionar três diluições adequadas da amostra e, de cada diluição, inocular 1 ml (5 ml no caso do Petrifilm de alta sensibilidade) em uma placa de Petrifilm adequada à contagem que se deseja efetuar. Para tanto, seguir as orientações do fabricante, apresentadas a seguir: colocar a placa em uma superfície plana, levantar o filme superior e posicionar a ponta da pipeta perpendicular ao centro do filme inferior. Depositar o volume de 1 ml (ou 5 ml) e baixar o filme superior sobre o líquido, evitando a formação de bolhas. Posicionar o difusor plástico sobre centro do filme superior, com o lado liso para baixo. Com leve pressão, espalhar o líquido sobre todo o filme inferior. Não arrastar o difusor sobre a placa, apenas pressionar levemente. Remover o difusor e aguardar dois a cinco minutos, para a total solidificação do gel.

Nota b.1) Para a seleção das diluições, seguir as orientações do Capítulo 3, porque o Petrifilm segue o mesmo princípio da contagem em placas.

Nota b.2) O tecido de ostras, mexilhões e mariscos apresenta atividade natural de β-glicuronidase, que pode provocar falsos resultados positivos na contagem de *E. coli*. Para essas amostras não é recomendável a utilização do Petrifilm coliformes/*E. coli*.

Nota b.3) Alguns alimentos podem interferir na visualização das colônias na primeira diluição, como é o caso de café, chocolate ou ervas secas (muito escuros).

c) Incubação e contagem das colônias. Incubar as placas com o lado transparente para cima, em pilhas com não mais de 20 placas (10 placas no caso do Petrifilm de alta sensibilidade), nas seguintes condições:

- Petrifilm Coliformes Totais e Petrifilm Coliformes Totais Alta Sensibilidade. Incubar a 35±1 °C/24±2h (32±1 °C para produtos lácteos) e selecionar para contagem as placas com 15 a 150 colônias. Contar apenas as colônias típicas, vermelhas com bolhas de gás.
- Petrifilm Coliformes Totais Rápido. Incubar a 35±1 °C/8-24h (inclusive produtos lácteos) e fazer a contagem de todas as zonas amarelas presentes, indicativas de produção de gás e presuntivas de coliformes totais. Fazer a contagem definitiva com 24 horas, da mesma forma indicada para o Petrifilm coliformes totais.
- Petrifilm *E. coli*/Coliformes. Incubar a 35±1 °C/24±2h (32±1 °C para produtos lácteos) e selecionar para contagem as placas com 15 a 150 colônias. Contar apenas as colônias típicas, com as seguintes características: Coliformes totais, todas as colônias vermelhas, azuis ou vermelho azuladas, com bolhas de gás. *E. coli*, apenas as colônias azuis ou vermelho azuladas com bolhas de gás. Não havendo desenvolvimento de colônias típicas de *E. coli* em 24 horas, reincubar as placas e repetir a contagem com 48±2 horas.

Nota c.1) Pode ser necessário umidificar a incubadora, para que não ocorra desidratação das placas. A perda de umidade, indicada pela perda de peso, não deve ser superior a 15%, após a incubação.

Nota c.2) Não contar as colônias presentes na espuma da borda do filme, pois essas não se encontram sob a ação dos agentes seletivos. Não enumerar bolhas de ar artificiais.

Nota c.3) A área de crescimento circular das placas de Petrifilm é de aproximadamente $20cm^2$. Em placas com mais de 150 colônias, a contagem pode ser estimada contando-se o número de colônias em um ou mais quadrados representativos e calculando-se a média por quadrado. Multiplicar então por 20, para determinar o número total de colônias por placa. Nas placas de alta sensibilidade (inoculação de 5 ml) a área de crescimento é de aproximadamente $60cm^2$. Multiplicar então por 60, para determinar o número total de colônias por placa.

Nota c.4) Uma vez completado o tempo de incubação, as placas podem ser congeladas (temperatura menor ou igual a -15 °C) para armazenamento de até uma semana, para contagem posterior.

d) Cálculo dos resultados. Determinar o número de UFC/g ou ml multiplicando o número de colônias típicas pelo inverso da diluição (UFC/g ou ml = Nº colônias/diluição). Nas placas de alta sensibilidade considerar o volume de 5 ml inoculado, no cálculo do resultado (UFC/g ou ml = Nº colônias/5 x diluição).

9.6. Método do NMP ISO 7251:2005 para contagem de coliformes termotolerantes e *E. coli* presuntiva em alimentos

Método da International Organization for Standardization, aplica-se a todos os alimentos destinados ao consumo humano, às rações animais e à amostras do ambiente de fabricação ou manipulação de alimentos.

9.6.1. Material requerido para a análise

Preparação da amostra e diluições seriadas

- □ Diluente: Água Peptonada Tamponada (BPW) ou Água Salina Peptonada (H_2Osp)
- □ Tubos de diluição com 9 ml de Água Peptonada Tamponada (BPW) ou Água Salina Peptonada (H_2Osp)
- □ Pipetas de 1 ou 2 ml

  Observação: consultar o Anexo 2.2 do Capítulo 2 para verificar casos especiais em que o tipo ou volume de diluente variam em função da amostra analisada.

Contagem de coliformes termotolerantes

- □ Tubos de Caldo Lauril Sulfato Triptose (LST) com tubos de Durham
- □ Tubos de Caldo *E. coli* (EC) com tubos de Durham
- □ Cepa padrão positiva (cultura de *E. coli* com 24 horas)
- □ Cepa padrão negativa (cultura de *Klebsiella aerogenes* com 24 horas)
- □ Estufa incubadora regulada a 37±1 ºC
- □ Estufa incubadora regulada a 44±1 ºC

Contagem de presuntiva *E. coli*

- □ Tubos de Caldo Triptona Triptofano
- □ Reagente de Kovacs para teste de indol
- □ Estufa incubadora regulada a 44±1 ºC

9.6.2. Procedimento

O esquema de análise de coliformes termotolerantes e *E. coli* presuntiva em alimentos pelo método de NMP ISO 7251:2005 encontra-se descrito na Figura 9.4.

Antes de iniciar as atividades, ler atentamente as orientações do Capítulo 4, que apresenta todos os detalhes e cuidados envolvidos na contagem de microrganismos pelo NMP, da seleção das diluições ao cálculo dos resultados. O procedimento descrito abaixo não apresenta esses detalhes, pressupondo que sejam conhecidos pelo analista.

a) Preparação das amostras e diluições seriadas. Seguindo os procedimentos descritos no Capítulo 2, homogeneizar 25 g da amostra com 225 ml de Água Peptonada Tamponada (BPW) ou Água Salina Peptonada (H_2Osp) (diluição 10^{-1}). A partir dessa primeira diluição, preparar diluições decimais seriadas.

b) Teste presuntivo. Selecionar três diluições adequadas da amostra e inocular uma série de três tubos de Caldo Lauril Sulfato Triptose (LST) por diluição, adicionando 1 ml da diluição por tubo com 9 ml de LST. Incubar os tubos de LST a 37±1 ºC/24±2h e observar se há crescimento com produção de gás. Em caso positivo (crescimento e produção de gás), passar aos itens subsequentes. Em caso negativo (sem crescimento ou crescimento sem produção de gás), reincubar até completar 48±2h e repetir a leitura, passando para os itens subsequentes em caso de crescimento com produção de gás.

Nota b.1) No exame de moluscos e crustáceos (ostras, mexilhões e mariscos, camarão, etc), utilizar uma série de cinco tubos e incubar por 48±2h, sem leitura com 24h.

Nota b.2) Algumas amostras de produtos lácteos (ex. caseína), podem provocar aderência dos tubos de Durham no fundo do tubo de ensaio. Nesses casos, havendo crescimento após 48±2h, passar aos itens subsequentes, mesmo que não seja observada produção de gás.

c) Contagem de coliformes termotolerantes. A partir dos tubos de LST com produção de gás, transferir uma alçada bem carregada de cada cultura para tubos de Caldo *E. coli* (EC). Incubar por 24±2h em banho-maria ou estufa incubadora a 44±1 ºC e observar se há crescimento com produção de gás. Em caso negativo (sem crescimento ou crescimento sem produção de gás), reincubar até completar 48±2h e repetir a leitura.

Nota c.1) No exame de moluscos e crustáceos (ostras, mexilhões e mariscos, camarão etc.), incubar por apenas 24±2h.

Nota c.2) A incubação dos tubos de EC deve ser sempre acompanhada de um tubo inoculado com a cepa padrão positiva (*Escherichia coli*) e um tubo inoculado com a cepa padrão negativa (*Klebsiella aerogenes*). Todos os tubos devem permanecer mergulhados na água, até uma altura superior à superfície do meio de cultura (caso o banho maria seja utilizado).

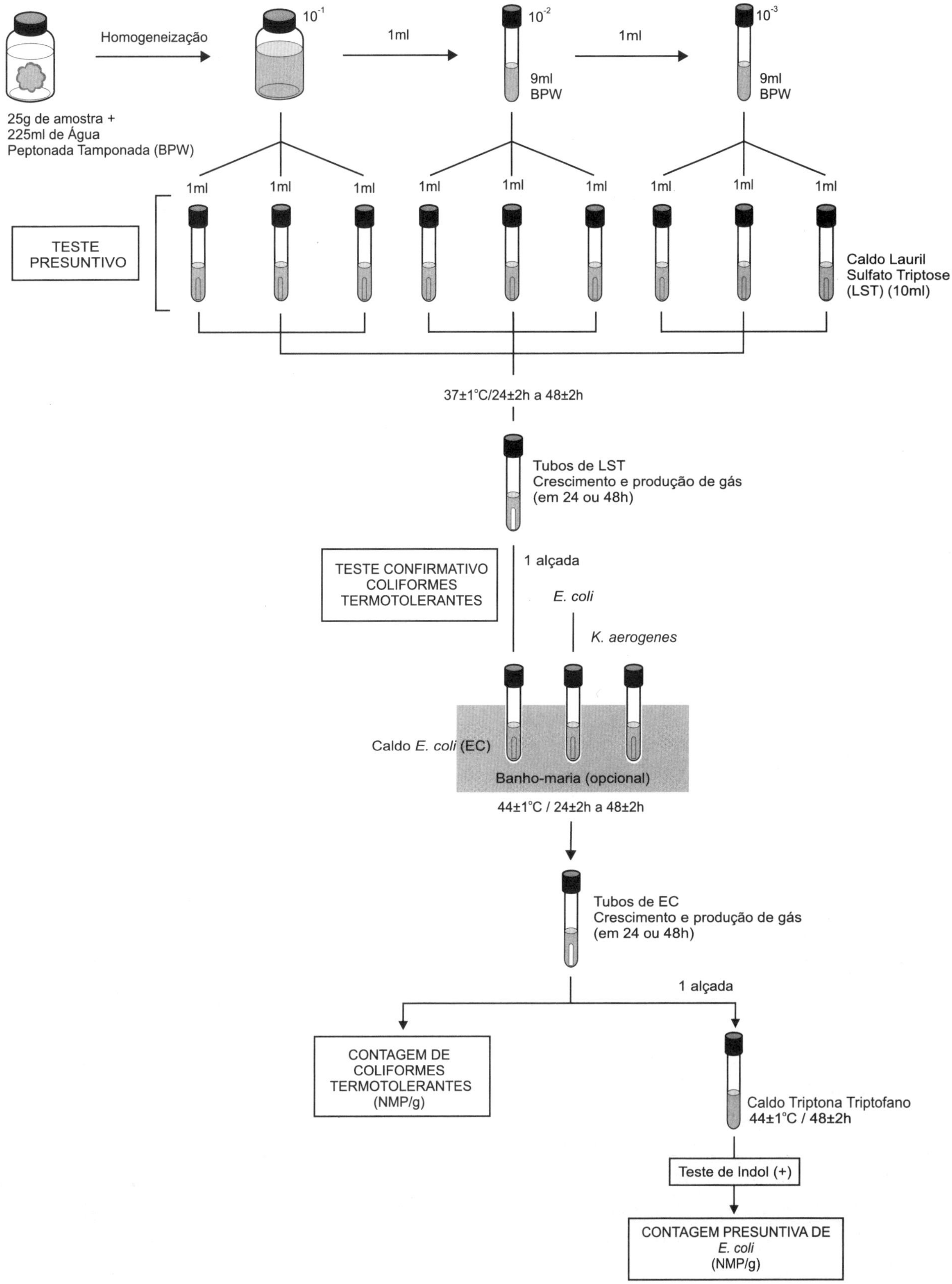

Figura 9.4. Esquema de análise de coliformes termotolerantes e *E. coli* presuntiva em alimentos pelo método de NMP ISO 7251:2005.

d) Contagem presuntiva de *E. coli*. De cada tubo de EC com crescimento e produção de gás, inocular uma alçada em tubos com 5 ml de Caldo Triptona Triptofano, para teste de indol. Pré-aquecer os tubos a 44 ºC antes da inoculação. Incubar os tubos a 44±1 ºC/48±2h e, após a incubação, adicionar 0,5 ml de Reagente de Kovacs para teste de indol a cada tubo. O desenvolvimento de um anel vermelho violeta na superfície do meio de cultura, após um minuto, indica a presença presuntiva de *E. coli*. Caso haja interesse na confirmação definitiva de *E. coli*, podem ser usados os procedimentos descritos no item 9.2.2.f (IMViC).

e) Cálculo e expressão dos resultados. Para a contagem presuntiva de *E. coli*, anotar o número de tubos de Caldo Triptona Triptofano com teste de indol positivo e determinar o Número Mais Provável (NMP)/g ou ml conforme a orientação do Capítulo 4, usando uma das tabelas de NMP.

9.7. Método AOAC 991.15:2019 (substrato cromogênico Colilert®) para presença/ausência ou contagem (NMP) de coliformes totais e *E. coli* em água

Método oficial da AOAC International, descrito no Capítulo 17 da 21ª Edição do *Official Methods of AOAC International* (Latimer, 2019).

Colilert® é uma técnica cultural baseada na adição de um meio de cultura definido e diferencial à amostra, em que o exato balanceamento entre todos os componentes garante a especificidade do resultado. O meio contém ONPG como substrato para a enzima beta-glicosidase e MUG como substrato para a enzima beta-glicuronidase. O ensaio pode ser feito de duas formas: a) presença/ausência em 100 ml, como exigido pela Portaria de Consolidação nº 5 de 28/12/17 (MS, 2017) para água potável no sistema de abastecimento público ou presença/ausência em 250 ml, como exigido pela Instrução Normativa nº 60 de 23/12/19 (ANVISA, 2019) para água envasada (mineral, natural, adicionada de sais ou do mar dessalinizada). O meio desidratado estéril, comercializado em ampolas na quantidade necessária para 100 ml ou 250 ml de água, é adicionado diretamente na amostra. b) Número mais provável (NMP) em 100 ml, fracionando-se os 100 ml em 10 alíquotas de 10 ml.

9.7.1. Material requerido para a análise

- □ Substrato cromogênico Colilert® (Idexx Labratories Inc.) ou equivalente
- □ Proveta estéril para medida de volume de 100 ou 250 ml da amostra de água
- □ Pipetas estéreis de 10 ou 20 ml para transferência de volumes de 10 ml da amostra com substrato
- □ Estufa incubadora regulada a 35±1 ºC

9.7.2. Procedimento

Observação. O procedimento abaixo é orientativo, devendo sempre ser verificadas e obedecidas as instruções do fabricante do substrato cromogênico.

Teste de presença/ausência em 100 ml ou 250 ml. Transferir 100 ml ou 250 ml da amostra para um frasco ou bolsa estéril. Para amostras de água clorada, enviadas ao laboratório sem a prévia neutralização do cloro, utilizar frascos ou bolsas estéreis contendo tabletes de tiossulfato de sódio, para a neutralização. Abrir o envelope ou ampola contendo a quantidade pré-distribuída do substrato de cultura, disponível comercialmente já esterilizado para 100 ml ou 250 ml de amostra. Assepticamente, adicionar o substrato aos 100 ml ou 250 ml de amostra de água. Algumas partículas podem permanecer indissolúveis, mas isso não afetará o desempenho do teste. Incubar a 35±1 ºC/24h e observar o desenvolvimento de cor amarela, confirmativa da presença de coliformes totais. Observar também, sob lâmpada de luz ultravioleta (4 a 6w), ondas longas (365 a 366nm), a ocorrência de fluorescência azulada, confirmativa da presença de *E. coli*.

<u>**Quantificação pela técnica dos tubos múltiplos (NMP).**</u> Se houver interesse na determinação do Número Mais Provável (NMP) de coliformes totais ou *E. coli* na amostra, dividir o volume de 100 ml (já contendo o substrato de cultura) em 10 alíquotas de 10 ml, transferidos para 10 tubos de ensaio estéreis vazios. Homogeneizar bem a amostra, por agitação, antes da tomada das alíquotas. Incubar os tubos a 35±1 °C/24h e proceder à leitura dos resultados da mesma forma descrita para o teste de presença/ausência.

Nota) Alguns vidros utilizados na manufatura de tubos de ensaio podem apresentar uma fluorescência natural sob luz UV. Por essa razão, deve-se verificar a ausência de fluorescência em todos os tubos destinados ao ensaio quantitativo.

9.8. Método de filtração ISO 9308-1:2014/Amd.1:2016 para contagem de coliformes totais e *E. coli* em água

Método da International Organization for Standardization, aplica-se a amostras de água com baixa contagem bacteriana, como água potável, água mineral e, também para água de piscinas submetida a tratamentos bactericidas, que não contenham material em suspensão.

Antes de iniciar as atividades, ler atentamente as orientações do Capítulo 3, que apresenta todos os detalhes e cuidados envolvidos na contagem de microrganismos pela técnica da filtração em membrana. O procedimento descrito abaixo não apresenta esses detalhes, pressupondo que sejam conhecidos pelo analista.

9.8.1. Material requerido para a análise

- □ Conjunto de filtração previamente esterilizado
- □ Pinças para transferência das membranas, mergulhadas em etanol
- □ Membranas de porosidade de 0,45μm
- □ Placas de Ágar Coliformes Cromogênico (CCA)
- □ Reagente de Kovacs para teste de Oxidase
- □ Estufa incubadora regulada a 36±2 °C

9.8.2. Procedimento

O esquema de análise de coliformes totais e *E. coli* em água pelo método de filtração ISO 9308-1:2014/Amd.1:2016 encontra-se descrito na Figura 9.5.

a) Preparação da amostra, filtração e incubação. Seguindo os procedimentos descritos no Capítulo 3, filtrar 100 ml ou 250 ml da amostra (ou outro volume adequado) em filtro membrana de 0,45μm. Transferir a membrana para uma placa de Ágar Coliformes Cromogênico (CCA) e incubar a placa, invertida, a 36±2 °C/21-24h.

Nota a.1) O volume a ser filtrado depende do objetivo do ensaio. Para a contagem ou presença/ausência em água tratada no sistema de abastecimento público, a Portaria de Consolidação 05/2017 (MS, 2017) estabelece 100 ml. Para água envasada para consumo humano (água mineral natural, água natural, água adicionada de sais e água do mar dessalinizada potável), a Instrução Normativa nº 60 de 23/12/19 (Anvisa, 2019) estabelece 250 ml. Para outros tipos de água nas quais se espera contagens maiores, recomenda-se filtrar volumes menores ou diluições.

b) Contagem e confirmação das colônias. Considerar como presuntivas de coliformes as colônias róseas a vermelhas (atividade de β-D-galactosidase positiva). Para confirmação, submeter preferencialmente todas ou pelo menos 10 colônias ao teste de oxidase. Considerar como *E. coli* as colônias azul escuras ou roxas (atividade de β-D-glicuronidase positivas). Essas não requerem confirmação.

b.1) <u>Teste de oxidase.</u> Colocar um disco ou fita de papel de filtro no interior de uma placa de Petri e embeber o centro do papel com o reagente de Kovacs para teste de oxidase (solução aquosa 1% de cloridrato de N,N,N,N-tetrametil-p-fenilenodiamina). Com uma alça de platina ou palitos estéreis (não utilizar alça de níquel-cromo), espalhar uma pequena quantidade da cultura sobre o reagente no papel, observando se ocorre o desenvolvimento de uma cor azul intensa, em aproximadamente dez segundos (teste positivo). O

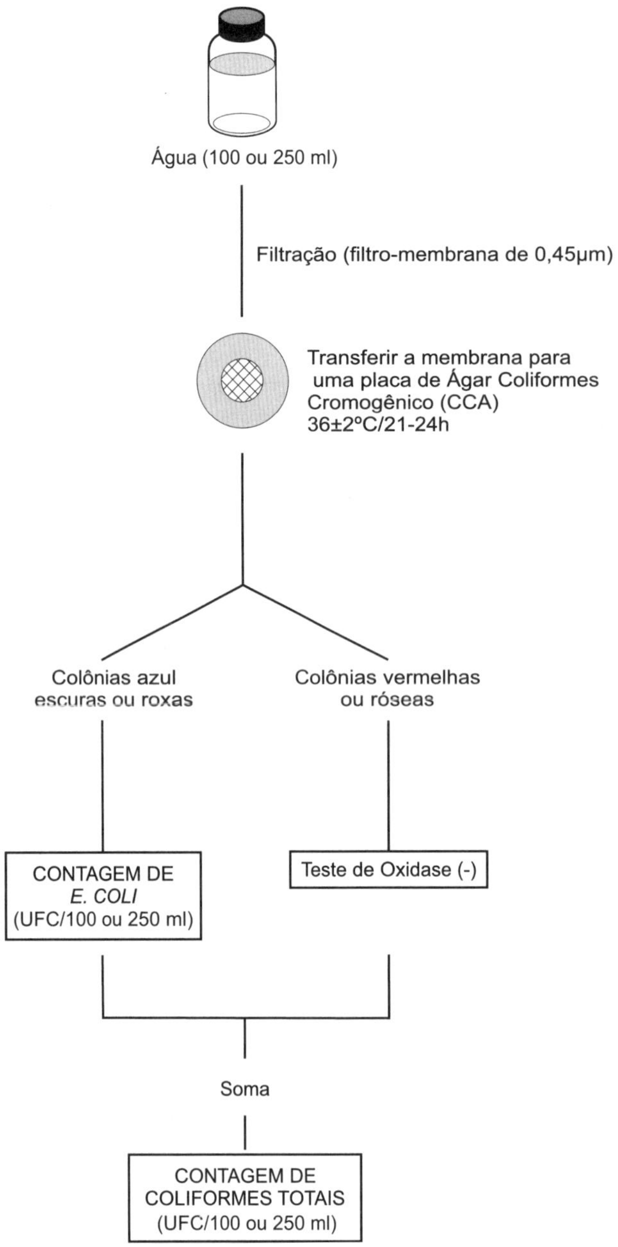

Figura 9.5. Esquema de análise de coliformes totais e *E. coli* em água pelo método de filtração ISO 9308-1:2014/Amd.1:2016

não-desenvolvimento da cor azul no intervalo de um minuto indica teste negativo. Os coliformes são oxidase negativos.

c) Cálculo dos resultados. Para coliformes totais, somar todas as colônias róseas a vermelhas oxidase negativas com todas as colônias azul escuras ou roxas e relatar a soma como UFC de coliformes totais pelo volume inoculado. Para *E. coli*, contar todas as colônias azul escuras ou roxas e relatar como UFC de *E. coli* pelo volume inoculado.

9.9. Método de presença/ausência ou contagem (NMP) ISO 16649-3:2015 para *E. coli* em alimentos

Método da International Organization for Standardization, aplica-se a todos os alimentos destinados ao consumo humano, às rações animais e a amostras do ambiente de fabricação ou manipulação de alimentos.

9.9.1. Material requerido para a análise

Preparação da amostra e diluições seriadas

- □ Diluente: Água Peptonada Tamponada (BPW) ou Água Salina Peptonada (H_2Osp)
- □ Observação: consultar o Anexo 2.2 do Capítulo 2 para verificar casos especiais em que o tipo ou volume de diluente variam em função da amostra analisada.

Detecção ou contagem de *E. coli*

- □ Caldo Minerais Modificado Glutamato (MMGB)
- □ Agar Triptona Bile X-Glicuronídeo (TBX)
- □ Estufa incubadora regulada a 37±1 °C
- □ Estufa incubadora regulada a 44±1 °C

9.9.2. Procedimento

O esquema de análise de *E. coli* em alimentos pelo método de presença/ausência ou contagem (NMP) ISO 16649-3:2015 encontra-se descrito na Figura 9.6.

a) Preparação das amostras

Seguindo as orientações do Capítulo 2, homogeneizar 25g da amostra com 225ml de Água Peptonada Tamponada (BPW) ou Água Salina Peptonada (H_2Osp) (diluição 10^{-1}).

Nota a.1.1) A ISO 16649-3:2015 não estabelece a unidade analítica neste ensaio, ficando a critério do laboratório definir a quantidade que melhor atende aos seus interesses. A porção de 25g é a mais comumente usada em análises microbiológicas.

b) Inoculação para o teste de presença/ausência (P/A) em 1g ou ml da amostra

No caso de amostras sólidas, transferir 10ml da diluição 10^{-1} para 10ml de Caldo Minerais Modificado Glutamato (MMGB) em concentração dupla.

No caso de amostras líquidas, transferir 1ml diretamente (sem diluição) para 10ml de MMGB em concentração simples.

Incubar o Caldo MMGB a 37±1 °C por 24±2 horas.

Nota b.1) Para determinar P/A em 10g ou 10ml de amostras sólidas, transferir 100ml da 10^{-1} para 100ml de Caldo Minerais Modificado Glutamato (MMGB) em concentração dupla. No caso de amostras líquidas, transferir 10ml diretamente (sem diluição) para 10ml de MMGB em concentração dupla. Para determinar P/A em 25g ou 25ml de amostras sólidas, transferir 250ml da 10^{-1} para 250ml de Caldo Minerais Modificado Glutamato (MMGB) em concentração dupla. No caso de amostras líquidas, transferir 25ml diretamente (sem diluição) para 25ml de MMGB em concentração dupla.

c) Inoculação para a contagem pelo NMP

Preparar diluições seriadas da amostra. No caso de amostras sólidas, inocular três alíquotas de 10ml da diluição 10^{-1} em três tubos com 10ml de Caldo Minerais Modificado Glutamato (MMGB) em concentração dupla, três alíquotas de 1ml da 10^{-1} em três tubos com 10ml de Caldo MMGB em concentração simples e três alíquotas de 1ml da 10^{-2} em três tubos com 10ml de Caldo MMGB em concentração simples. Alíquotas inoculadas da amostra original: 1g, 0,1g e 0,01g.

No caso de amostras líquidas, inocular três alíquotas de 10ml da amostra sem diluição em três tubos com 10ml de Caldo Minerais

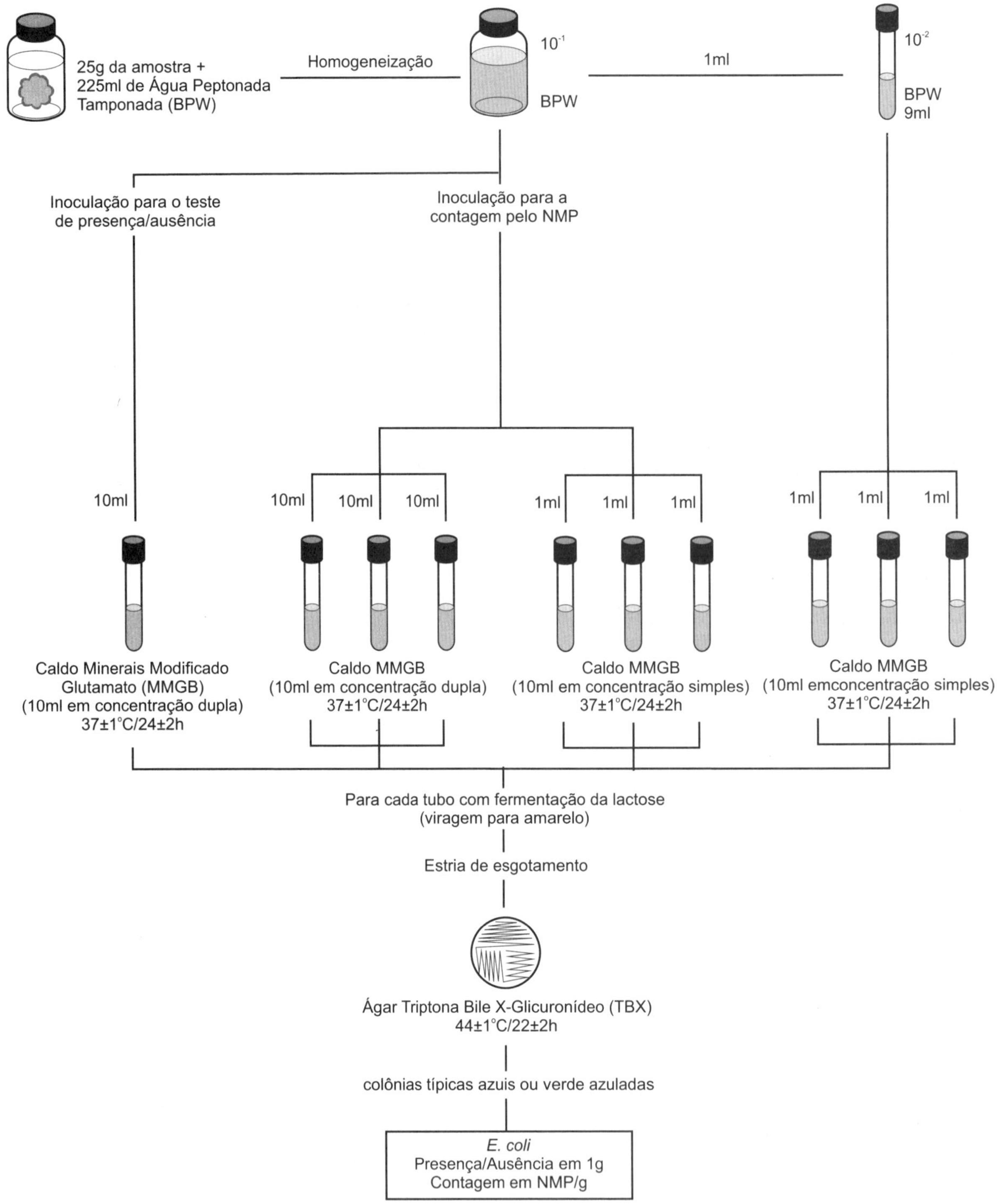

Figura 9.6. Esquema de análise de *E. coli* em alimentos pelo método de presença/ausência ou contagem (NMP) ISO 16649-3:2015.

Modificado Glutamato (MMGB) em concentração dupla, três alíquotas de 1ml da amostra sem diluição em três tubos com 10ml de Caldo MMGB em concentração simples e três alíquotas de 1ml da 10^{-1} em três tubos com 10ml de Caldo MMGB em concentração simples. Alíquotas inoculadas da amostra original: 10ml, 1ml e 0,1ml.

Incubar o Caldo MMGB a 37±1 °C por 24±2 horas.

Nota c.1) No caso de amostras em que se espera uma contagem mais alta, pode-se inocular 3x1ml da 10^{-1}, 3x1ml da 10^{-2} e 3x1ml da 10^{-3} em tubos com 10ml de MMGB concentração normal.

d) Confirmação de *E. coli*

De cada tubo ou frasco de Caldo MMGB com viragem para amarelo (fermentação da lactose com produção de ácido), estriar uma alçada da cultura em uma placa de Agar Triptona Bile X-Glicuronídeo (TBX). Incubar as placas de TBX a 44±1 °C por 22±2 horas.

A presença de colônias azuis ou verde azuladas nas placas após a incubação confirma a presença de *E. coli* no tubo ou frasco original.

e) Cálculo e expressão dos resultados

No caso do teste de P/A, expressar o resultado como presença ou ausência na quantidade de amostra inoculada.

No caso da contagem, anotar o número de tubos confirmados e determinar o Número Mais Provável (NMP)/g ou ml da amostra conforme a orientação do Capítulo 4, usando uma das tabelas de NMP.

9.10. Método de plaqueamento ISO 16649-2:2001 para contagem de *E. coli* em alimentos

Método da International Organization for Standardization, aplica-se a todos os alimentos destinados ao consumo humano, às rações animais e a amostras do ambiente de fabricação ou manipulação de alimentos.

Cepas de *E. coli* que não crescem a 44 °C e que não apresentam atividade de beta-glicuronidase, como *E. coli* O157, não serão detectadas.

9.10.1. Material requerido para a análise

Preparação da amostra e diluições seriadas

- Diluente: Água Peptonada Tamponada (BPW) ou Água Salina Peptonada (H_2Osp)
- Observação: consultar o Anexo 2.2 do Capítulo 2 para verificar casos especiais em que o tipo ou volume de diluente variam em função da amostra analisada.

Contagem *E. coli*

- Ágar Triptona Bile X-Glicuronídeo (TBX)
- Estufa incubadora regulada a 44±1 °C

9.10.2. Procedimento

O esquema de contagem de *E. coli* em alimentos pelo método de plaqueamento ISO 16649-2:2001 encontra-se descrito na Figura 9.7.

a) Preparação das amostras. Seguindo as orientações do Capítulo 2, homogeneizar 25g da amostra com 225ml de Água Peptonada Tamponada (BPW) ou Água Salina Peptonada (H_2Osp) (diluição 10^{-1}). A partir da 10^{-1}, preparar diluições seriadas.

Nota a.1) A ISO 16649-2:2001 não estabelece a unidade analítica neste ensaio, ficando a critério do laboratório definir a quantidade que melhor atende aos seus interesses. A porção de 25g é a mais comumente usada em análises microbiológicas.

b) Inoculação e incubação. Selecionar pelo menos duas diluições adequadas da amostra e inocular 1ml de cada diluição em Ágar Triptona Bile X-Glicuronídeo (TBX) (plaqueamento em profundidade), em duplicata. Incubar as placas de TBX a 44±1 °C por 18 a 24 horas.

c) Contagem das colônias e cálculo dos resultados. Selecionar para a contagem placas contendo até 150 colônias típicas e até 300 colônias no total (típicas + atípicas.) As colônias típicas de *E. coli* no TBX são azuis ou verde azuladas. Calcular o resultado conforme orientação do Capítulo 3, item 3.7.

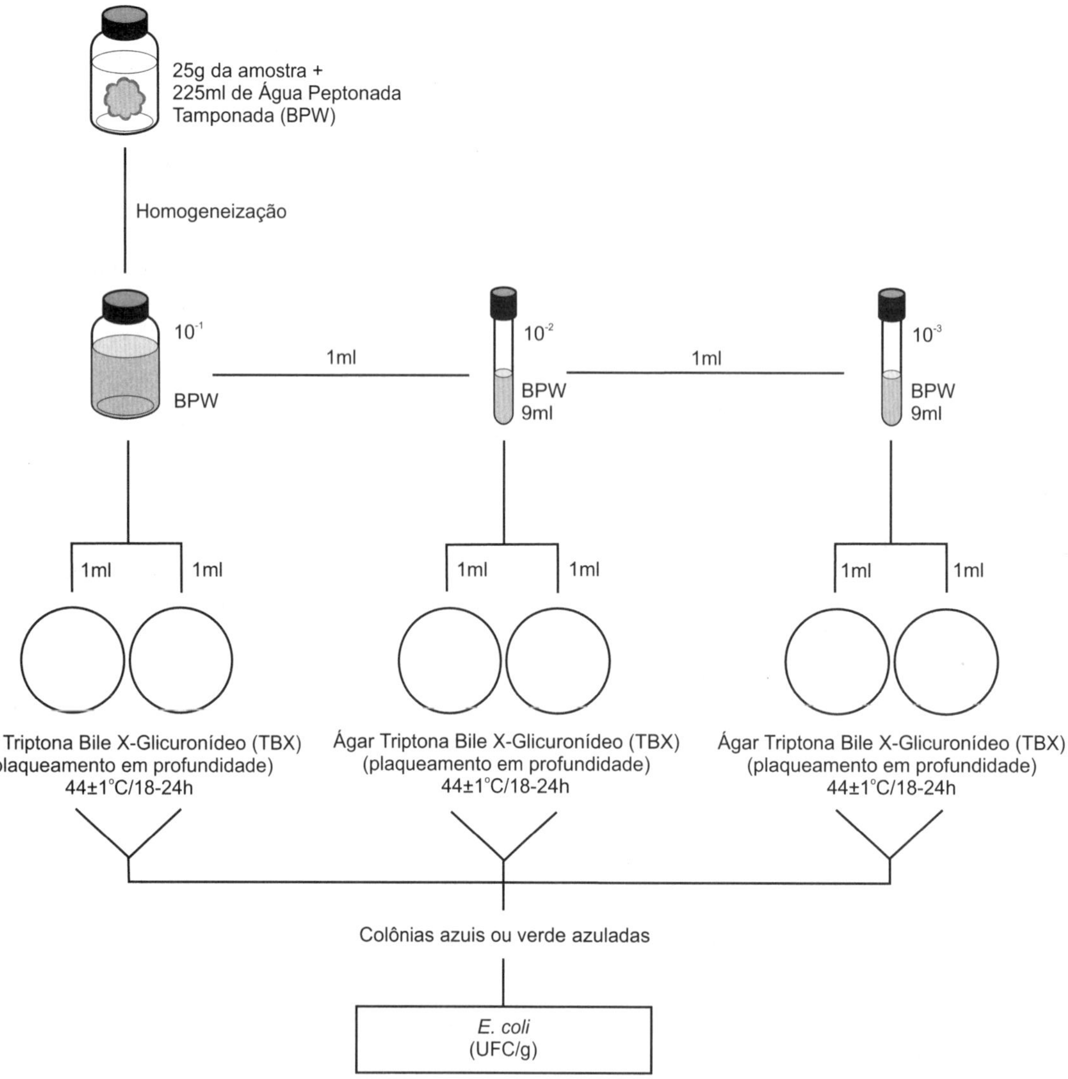

Figura 9.7. Esquema de contagem de *E. coli* em alimentos pelo método de plaqueamento ISO 16649-2:2001

9.11. Referências

ANVISA (Agência Nacional de Vigilância Sanitária), 2019. Instrução Normativa Nº 60 de 23 de dezembro de 2019. Dispõe sobre os padrões microbiológicos de alimentos e sua aplicação. *D.O.U. - Diário Oficial da União de 26 de dezembro de 2019.*

BRAUN-HOWLAND, E. & HUNT, M.E., 2017. Microbiological examination. In: BAIRD, R.B., EATON, A.D & RICE, E.W. (eds), *Standard Methods for the Examination of Water & Wastewater.* 23rd edition. Washington, DC: American Public Health Association (APHA), American Water Works Association (AWWA) & Water Environment Federation (WEF). Part 9000, pp. 9.1 to 9.233.

BRENNER, D.J. & FARMER III, J.J., 2005. Family I. *Enterobacteriaceae.* In: BRENNER, D.J., KRIEG, N.R. & STALEY, J.T. (eds), *Bergey's Manual of Systematic Bacteriology.* 2nd edition, Volume 2. New York, NY: Springer Science+Business Media Inc. pp.587-607.

DAVIDSON, P.M., ROTH, L.A., GAMBREL-LENARZ, S.A., 2004. Coliform and other indicator bacteria. In: WEHR, H.M. & FRANK, J.F. (eds), *Standard Methods for the Examination of Dairy Products.* 17th edition. Washington, DC: American Public Health Association (APHA). Chapter 7, pp.187-226.

FENG, P.C.S. & HARTMAN, P.A., 1982. Fluorogenic assay for immediate confirmation of *Escherichia coli. Applied and Environmental Microbiology*, 43:1320-1329.

FENG, P., WEAGANT, S.D., GRANT, M.A. & BURKHARDT, W., 2020. Enumeration of *Escherichia coli* and the Coliform Bacteria. In: Food and Drug Administration, *Bacteriological Analytical Manual Online.* Chapter 4. Disponível no site: https://www.fda.gov/food/laboratory-methods-food/bam-chapter-4-enumeration-escherichia-coli-and-coliform-bacteria [acesso em 18/01/2021].

ISO 4831. *Microbiology of food and animal feeding stuffs — Horizontal method for the detection and enumeration of coliforms — Most probable number technique.* 3rd edition, 2006. The International Organization for Standardization.

ISO 7251. *Microbiology of food and animal stuffs – Horizontal method for the detection and enumeration of presumptive Escherichia coli – Most probable number technique.* 3rd edition, 2005. The International Organization for Standardization.

ISO 9308-1. *Water quality — Enumeration of Escherichia coli and coliform bacteria — Part 1: Membrane filtration method for waters with low bacterial background flora.* 3rd edition, 2014, Amendment 1, 2016. The International Organization for Standardization.

ISO 16649-2. *Microbiology of food and animal feeding stuffs — Horizontal method for the enumeration of beta-glucuronidase-positive Escherichia coli — Part 2: Colony-count technique at 44 degrees C using 5-bromo-4-chloro-3-indolyl beta-D-glucuronide.* 1st edition, 2001. The International Organization for Standardization.

ISO 16649-3. *Microbiology of the food chain — Horizontal method for the enumeration of beta-glucuronidase positive Escherichia coli — Part 3: Detection and most probable number technique using 5-bromo-4-chloro-3-indolyl-ß-D-glucuronide.* 1st edition, 2015. The International Organization for Standardization.

KORNACKI, J.L., GURTLER, J.B. & STAWICK, B.A., 2015. *Enterobacteriaceae*, coliforms, and *Escherichia coli* as quality and safety indicators. In: SALFINGER, Y. & TORTORELLO, M.L. (eds), *Compendium of Methods for the Microbiological Examination of Foods.* 5th edition. Washington, DC: American Public Health Association (APHA). Chapter 9, pp.103-120.

LATIMER-Jr., G.W. (ed.), 2019. *Official Methods of Analysis of AOAC International.* 21st edition. Gaithersburg, MD: AOAC International.

MS (Ministério da Saúde), 2017. Portaria de Consolidação Nº 5 de 28 de dezembro de 2017. Consolidação das normas sobre as ações e os serviços de saúde do Sistema Único de Saúde. *D.O.U. - Diário Oficial da União de 03 de outubro de 2017.*

SALFINGER, Y. & TORTORELLO, M.L. (eds), 2015. *Compendium of Methods for the Microbiological Examination of Foods.* 5th edition. Washington, DC: American Public Health Association (APHA).

WEHR, H.M. & FRANK, J.F. (eds), 2004. *Standard Methods for the Examination of Dairy Products.* 17th edition. Washington, DC: American Public Health Association (APHA).

10 *Staphylococcus aureus*

Revisões da 6ª edição

Não foram inseridas no texto as alterações de nomenclatura bacteriana vigentes em dezembro de 2020, que podem ser consultadas no Anexo 2 deste Manual.

Item 10.1.3 (revisado) Inserido o Quadro 10.3, que compara os meios e condições de incubação recomendados por diferentes órgãos internacionais para a contagem de *Staphylococcus aureus* e/ou estafilococos coagulase positivos em alimentos e água. O Quadro 10.4 foi atualizado, inserindo-se o método AOAC 2007.06.

Item 10.2.2.d.4 (corrigido) Foi feita uma correção no procedimento do teste de sensibilidade à lisostafina.

Item 10.5 (revisado) O método ISO 6888-1 foi revisado conforme o amendment 2:2018 da norma, que introduz um método alternativo ao teste de coagulase para confirmação. Esse teste não foi incluído no escopo deste manual, de modo que o método descrito não sofreu alteração.

Item 10.6 (revisado) O método do NMP APHA/AWWA/WEF foi revisado conforme a 23ª edição (2017) do *Standard Methods for the Examination of Water & Wastewater*, sem alterações.

10.1. Introdução

Staphylococcus aureus é uma bactéria patogênica, cuja doença transmitida por alimentos (DTA) é classificada pela International Commission on Microbiological Specifications for Foods (ICMSF, 2018) no grupo de risco I, que inclui as doenças "de perigo moderado, usualmente de curta duração e sem ameaça de morte ou sequelas, com sintomas auto limitados mas que causam severo desconforto".

10.1.1. Taxonomia

Na 9ª edição do *Bergey's Manual of Determinative Bacteriology* (Holt *et al.*, 1994) o gênero *Staphylococcus* fazia parte do Grupo 17, que incluía todos os cocos Gram positivos. Na 2ª edição do *Bergey's Manual of Systematic Bacteriology* os membros do Grupo 17 foram divididos em três phyla: o gênero *Deinococcus* foi transferido para o phylum *Deinococcus-Thermus*, os gêneros *Micrococcus* e *Stomatococcus* foram transferidos para o phylum *Actinobacteria* e os demais gêneros de cocos Gram positivos, incluindo *Staphylococcus*, foram transferidos para o phylum *Firmicutes* (Garrity & Holt, 2001).

A afiliação de *Micrococcus* e *Staphylococcus* em diferentes phyla indica uma grande distância filogenética entre esses dois gêneros. Entretanto, *Micrococcus* e *Staphylococcus* têm várias características fenotípicas em comum, tanto que faziam parte da mesma família na 1ª edição do *Bergey's Manual of Systematic Bacteriology* (Sneath *et al.*, 1986).

O phylum *Firmicutes* inclui as bactérias Gram positivas com baixo teor de G+C no DNA (<50) (Schleifer, 2009). O gênero *Staphylococcus* é membro da família *Staphylococcaceae*, que inclui ainda os gêneros *Jeotgalicoccus*, *Macrococcus* e *Salinicocus* (Schleifer & Bell, 2009a).

10.1.1.1. O gênero *Staphylococcus*

De acordo com a descrição de Schleifer & Bell (2009b) as células dos estafilococos são esféricas e caracteristicamente se dividem em mais de um plano, formando arranjos que lembram cachos de uvas. Gram positivos, imóveis, não esporogênicos. Catalase usualmente positiva e oxidase usualmente negativa. Quimioorganotróficos, apresentam metabolismo de carboidratos respiratório e fermentativo. São susceptíveis à lise por lisostafina e resistentes à lise por lisozima. Predominantemente associados à pele, glândulas e mucosas de animais de sangue quente.

Com base no teste de coagulase e na resistência à novobiocina a 2ª edição do *Bergey's Manual of Systematic Bacteriology* (Schleifer & Bell, 2009b) divide as espécies de *Staphylococcus* em grupos. Os grupos mais importantes são:

- **Grupo *S. epidermidis*** (incluindo *S. epidermidis*, *S. capitis*, *S. caprae*, *S. haemolyticus*, *S. hominis*, *S. saccharolyticus*, *S. warneri*) e **Grupo *S. simulans*** (incluindo *S. simulans*, *S. carnosos*), que são coagulase negativos e susceptíveis à novobiocina.
- **Grupo *S. saprophyticus*** (incluindo *S. saprophyticus*, *S. cohnii*, *S. xylosus*) e **Grupo *S. sciuri*** (incluindo *S. sciuri*, *S. lentus*, *S. vitulinus*), que são coagulase negativos e resistentes à novobiocina.
- **Grupo *S. intermedius*** (incluindo *S. intermedius*, *S. delphini*) e **Grupo *S. aureus*** (incluindo *S. aureus* subsp. *aureus*, *S. aureus* subsp. *anaerobius*), que são coagulase positivos e susceptíveis à novobiocina.

10.1.1.2. Os estafilococos coagulase positivos

Os estafilococos coagulase positivos são *S. aureus*, *S. intermedius*, *S. delphini* e *S. schleiferi* subsp. *coagulans*. *S. hyicus* é coagulase variável. Essas espécies são consideradas patógenos potencialmente sérios (Schleifer & Bell, 2009b) e, por essa razão, a produção de coagulase é considerada uma indicação de patogenicidade entre as espécies de *Staphylococcus*.

De acordo com MacFaddin (2000), coagulase é uma enzima que converte fibrinogênio em fibrina, formando um coágulo visível. A enzima pode ser encontrada em duas formas, a coagulase ligada ou "clumping factor" e a coagulase livre ou "clotting factor". A coagulase livre é extracelular e reage com uma substância do plasma chamada de "coagulase-reacting factor" (CRF), formando um complexo coagulase-CRF. Esse complexo converte fibrinogênio em fibrina indiretamente, produzindo o coágulo. A detecção é feita através do teste de coagulase em tubo. O "clumping factor", que está localizado na superfície da parede celular, forma o coágulo sem participação do CRF e não é inibido pelos anticorpos da coagulase livre. A detecção é feita pelo teste de coagulase em lâmina.

As principais características dos estafilococos coagulase positivos encontram-se no Quadro 10.1. De acordo com Schleifer & Bell (2009b), *S. aureus* subsp. *aureus* é o patógeno mais comum, entre os estafilococos coagulase positivos e várias cepas produzem enterotoxinas. *S. aureus* subsp. *anaerobius* é encontrado em abscessos de carneiros e também é patogênico para caprinos. Essa subspécie produz coagulase mas não produz enterotoxinas. *S. intermedius* é patógeno oportunista para cães. *S. hyicus* é associado à infecções em suínos, lesões de pele em bovinos e equinos, osteomielite em aves e bovinos e, ocasionalmente, mastite em bovinos. *S. delphini* é associado à lesões de pele em golfinhos. *S. schleiferi* subsp. *coagulans* é associado à otite em cães.

Dentre os estafilococos coagulase positivos *S. aureus*, *S. hyicus* e *S. intermedius* são as espécies associadas com intoxicações alimentares (Bennett & Hait, 2011).

10.1.1.3. Os estafilococos produtores de enterotoxinas

Várias espécies de estafilococos produzem enterotoxinas, incluindo coagulase positivos e negativos. As principais características que diferenciam estas espécies encontram-se apresentadas no Quadro 10.2.

10.1.1.4. *Staphylococcus aureus*

A espécie *S. aureus* é subdividida em duas subspécies, *S. aureus* subsp. *aureus* e *S. aureus* subsp. *anaerobius*. As características que diferenciam essas duas subspécies encontram-se no Quadro 10.1.

S. aureus* subsp. *anaerobius cresce em condições microaeróbicas e anaeróbicas, mas o crescimento em condições aeróbicas é fraco. Diferencia-se de *S. aureus* subsp. *aureus* em três características:

Quadro 10.1. Características bioquímicas e de crescimento das espécies e subspécies de estafilococos coagulase positivos (Schleifer & Bell, 2009b).

Característica	*S. aureus* subsp. *aureus*	*S. aureus* subsp. *anaerobius*	*S. hyicus*	*S. intermedius*	*S. delphini*	*S. schleiferi* subsp. *coagulans*
Catalase	+	-	+	+	+	+
Oxidase	-	-	-	-	-	-
Pigmento	+w	-	-	-	-	-
Crescimento aeróbico	+	-	+	+	+	+
Crescimento anaeróbico (meio de tioglicolato)	+	+	+	(+)	+	+
Crescimento em 10% NaCl (p/v)	+	+	+	+	+	ND
Crescimento em 15% NaCl (p/v)	w	d	-w	d	+	ND
Crescimento a 15 °C	+	ND	+	+	ND	ND
Crescimento a 45 °C	+	-	-w	+	+	ND
Fosfatase alcalina	+	+	+	+	+	+
Redução do telurito	+	+	ND	-	ND	ND
Coagulase	+	+	d	+	+	+
Clumping factor	+	-	-	d	-	-
Proteina A	+	-	ND	-	ND	-
Nuclease termo resistente	+	+	+	+	-	+
Hemólise	+	+	-	d	+	+
Acido a partir de manitol	+	-	-	(d)	+	d

+, 90% ou mais cepas positivas; **d**, 11-89% ou mais cepas positivas; **w**, reação fraca; **-w**, reação fraca a negativa; **-**, 90% ou mais cepas negativas; **( )**, reação lenta; **+w**, reação positiva a fraca; **ND**, não determinado.

Quadro 10.2. Principais características que diferenciam as espécies de estafilococos produtores de enterotoxinas (Bennett *et al.*, 2015).

Espécie	Coagulase	Hemólise	Nuclease	Manitol
S. aureus	+	(+)	Termorresistente	(+)
S. intermedius	+	+	Termorresistente	(+)
S. hyicus	(+)	-	Termorresistente	-
S. caprae	-	(+)	Termosensível	-
S. chromogenes	-	-	-w	V
S. cohnii	-	-	-	V
S. epidermidis	-	V	-	-
S. haemolyticus	-	+	Termosensível	V
S. lentus	-	-		+
S. saprophyticus	-	-	-	+
S. sciuri	-	-		+
S. warneri	-	-w	Termosensível	+
S. xylosus	-	+	-	V

+ = positivo, **-** = negativo, **-w** = negativo a fracamente positivo, **(+)** = reação fraca, V = variável.

não produz pigmento e "clumping factor", não fermenta o manitol em condições anaeróbicas e não cresce a 45 °C. A temperatura ótima de crescimento varia entre 30 e 40 °C, não cresce a 20 nem a 45 °C. Todas as cepas toleram 10% de NaCl, a maioria não tolera 15%. O primeiro isolamento requer meios de cultura suplementados com soro sanguíneo, gema de ovo ou sangue (Schleifer & Bell, 2009b).

S. aureus* subsp. *aureus é normalmente chamado apenas de *S. aureus* na literatura, sem menção à subspécie. De acordo com Schleifer & Bell (2009b) é anaeróbio facultativo mas cresce melhor em condições aeróbicas. Produz proteína A, fosfatase alcalina, coagulase, "clumping factor", nuclease termo estável (termonuclease), hemolisina e lipase. Produz ácido a partir de glicose e manitol em condição aeróbica.

É mesófilo, crescendo na faixa de 7 a 47,8 °C com ótimo a 35 °C (FDA, 2012).

A faixa de pH de crescimento vai de 4,5 a 9,3, com ótimo entre 7,0 e 7,5 (FDA, 2012)

S. aureus é tolerante ao sal e, de acordo com Schleifer & Bell (2009b), cresce bem em meios com 10% de NaCl e pobremente em 15%. De acordo com a FDA (2012), sob condições ideais cresce em atividade de água de 0,83, com ótimo em 0,99. Sob esse aspecto é uma espécie atípica entre as bactérias patogênicas de origem alimentar, que normalmente não crescem em atividade de água baixa.

S. aureus não é resistente ao calor, sendo facilmente destruído na pasteurização ou na cocção de alimentos. As toxinas, ao contrário, são altamente resistentes, suportando tratamentos térmicos tão severos como a esterilização de alimentos de baixa acidez (ICMSF, 1996).

10.1.2. Epidemiologia

S. aureus é um patógeno versátil e pode causar diversas infecções em humanos, associadas ou não aos alimentos. Entre 1950 e 1960 foi responsável por considerável morbidade e mortalidade entre pacientes hospitalizados e em 1980 emergiram as cepas resistentes à meticilina (methicillin resistant *Staphylococcus aureus* - MRSA), que se tornaram um grande problema em hospitais (Schleifer & Bell, 2009b).

As doenças causadas por *S. aureus* são citadas por Bien *et al.* (2011) em três categorias: **i)** lesões superficiais tais como a infecção de feridas, **ii)** toxinoses tais como intoxicação alimentar, síndrome da pele escaldada e síndrome do choque tóxico, e **iii)** condições sistêmicas e com risco de vida, como endocardite, osteomielite, pneumonia, abscesso cerebral, meningite e bacteremia.

Vários tipos de toxinas estão associadas às doenças provocadas por *S. aureus*. As toxinas alfa, beta, delta e gama, por exemplo, são leucocidinas envolvidas na lise de células e na invasão de tecidos (Ferry *et al.*, 2005). As ETs (exfoliatives toxins), também conhecidas como toxinas epidermolíticas, são responsáveis pela síndrome estafilocócica da pele escaldada, caracterizada pela perda de camadas superficiais da pele, desidratação e infecções secundárias (Bukowski *et al.*, 2010). A TSST-1 (toxic shock syndrome toxin) é responsável pela síndrome do choque tóxico, uma doença de início agudo, caracterizada por febre, erupções na pele e hipotensão, podendo levar à insuficiência múltipla de órgãos e choque letal (Ferry *et al.*, 2005).

10.1.2.1. As enterotoxinas de *S. aureus* (SEs)

As enterotoxinas de *S. aureus* (SEs) estão envolvidas na intoxicação alimentar estafilocócica, uma das doenças mais comuns transmitidas por alimentos no mundo inteiro. São classificadas como superantígenos (SAGs), que têm a capacidade de desencadear uma resposta imune muito mais forte do que os antígenos normais (Pinchuk *et al.*, 2010).

Poucas destas enterotoxinas foram estudadas profundamente. Elas são pirogênicas e apresentam outras características em comum, como o fato de serem superantígenos, induzirem emese e gastroenterites (Pinchuk *et al.*, 2010). Os sorotipos das SEs são similares na composição e atividade biológica, mas diferentes na atividade antigênica, sendo identificados sorologicamente como proteínas distintas (Bennett & Hait, 2011). São resistentes a ácido e estáveis numa ampla faixa de pH. Resistentes ao calor, não são completamente desnaturadas pelo cozimento. Também resistem às proteases gastrointestinais e outras (pepsina, tripsina, quimotripsina, renina, papaína) (Smith, 2008, FDA, 2012).

Outras espécies de estafilococos também produzem enterotoxinas e causam gastroenterites em humanos, incluindo cepas coagulase positivas (*S. intermedius*, *S. hyicus*) e cepas coagulase negativas (*S. epidermidis*). Entretanto, *S. aureus* é a espécie predominantemente associada com toxinfecções estafilocócicas (Bennett & Hait, 2011, FDA, 2012).

Em 1990 foi estabelecida uma designação padrão para as enterotoxinas de *S. aureus* (Betley *et al.*, 1990). Naquela época havia cinco variantes antigênicas, que foram designadas como "SEA", "SEB", "SEC", "SED" e "SEE" (Lina *et al.*, 2004). As enterotoxinas descobertas depois de 1990 passaram a ser designadas por uma letra, na ordem em que foram sendo descobertas.

Em 2004 o *International Nomenclature Committee for Staphylococcal Superantigens* propôs regras internacionais para designar as enterotoxinas, levando em conta o fato de seu efeito emético haver sido comprovado ou não. As regras, descritas por Lina *et al.* (2004) são as seguintes:

a) Genes de toxinas identificados mas cuja expressão não tenha sido confirmada não devem ser nomeados segundo a nomenclatura padrão internacional.

b) Apenas as toxinas cujo efeito emético tenha sido comprovado por administração oral em primatas podem ser chamadas de enterotoxinas.

c) A designação usando letras deve ser mantida para as SEs, onde S = *S. aureus* e E = enterotoxina.

d) A abreviatura SE deve ser seguida de uma letra atribuída sequencialmente, até a 25ª toxina (SEZ). Depois disso, as toxinas recém-descritas deverão ser numeradas sequencialmente começando com SE26.

e) As toxinas que não mostrarem propriedades eméticas (ou não forem testadas) devem ser designadas como "enterotoxina estafilocócica-like" (SEL), para indicar que o seu papel potencial na intoxicação alimentar não foi confirmado. Para minimizar a confusão e mudança de nome posterior, SELs devem seguir a designação sequencial por letras, na ordem em que forem descobertas. Se a atividade emética for demonstrada posteriormente, a designação SEL pode ser alterado para SE.

Uma apresentação no *IAFP 4th European Symposium on Food Safety* mostrou a seguinte situação (Smith, 2008):

- Enterotoxinas estafilocócicas clássicas: SEA, SEB, SEC, SED e SEE.
- Novas enterotoxinas: SEG, SEH, SEI, SER, SES e SET.
- Enterotoxinas-like: SElJ, SElK, SElL, SElM, SElN, SElO, SElP, SElQ, SElU, SElV, SElW.

10.1.2.2. A doença de origem alimentar

As informações abaixo são da 2ª edição do *"Bad Bug Book", Foodborne Pathogenic Microorganisms and Natural Toxins* (FDA, 2012).

A doença transmitida por *S. aureus* é chamada de intoxicação alimentar estafilocócica. É provocada pela ingestão de enterotoxinas formadas no alimento, quando ocorre a multiplicação das células. A ingestão de uma dose menor que 1μg pode provocar os sintomas da intoxicação e essa quantidade é atingida quando a população de *S. aureus* alcança valores acima de 10^6 UFC/g de alimento. Em indivíduos mais sensíveis, a ingestão de 100 a 200ng de enterotoxina pode causar sintomas. A população de *S. aureus* no momento da análise pode já não apresentar contagens tão altas (se o alimento passou por algum tratamento destrutivo para as células), mas ainda assim conter a toxina pré-formada. Isto deve ser levado em consideração na interpretação dos resultados de contagem de *S. aureus* em alimentos suspeitos, porque ainda que as células tenham sido destruídas, as toxinas permanecem biologicamente ativas.

Os sintomas são evidenciados entre uma a sete horas depois da ingestão, incluindo náusea, vômitos, cólicas abdominais e diarréia. Em casos mais graves pode ocorrer desidratação, dor de cabeça, dores musculares e alterações transitórias da pressão arterial e da pulsação. A recuperação ocorre em torno de algumas horas a um dia e as complicações ou morte são raras. A complicação mais comum é a desidratação, provocada pela diarréia e vômito. O diagnóstico é fácil, especialmente quando há predomínio de sintomas gastrointestinais superiores, com intervalo curto entre a ingestão e o início dos sintomas. A confirmação é baseada no isolamento da enterotoxina pré-formada ou no isolamento de estafilococos enterotoxigênicos do alimento suspeito ou das fezes ou vômito do paciente.

Os estafilococos são muito comuns no ambiente, podendo ser encontrados no ar, poeira, esgoto e água. O reservatório de *S. aureus* são os seres humanos e os animais de sangue quente, ocorrendo nas vias nasais, garganta, pele e cabelos de 50% ou mais indivíduos humanos saudáveis. A contaminação pode ser introduzida nos alimentos através da tosse ou espirros de indivíduos com infecções respiratórias, ou por trabalhadores com lesões nas mãos ou braços causadas por *S. aureus*. De maneira geral os manipuladores são a fonte mais frequente de contaminação, embora os equipamentos e superfícies do ambiente também possam contaminar os alimentos.

Alimentos já incriminados em surtos incluem carnes e produtos cárneos (principalmente presuntos), produtos lácteos e derivados (principalmente queijos), aves, ovos, saladas mistas com vários ingredientes (ovos, atum, frango, batata), macarrão, tortas de cremes, bombas de chocolate e sanduíches com recheios. São de maior risco os alimentos muito manipulados durante o preparo e/ou os que permanecem à temperatura ambiente depois da preparação.

Na prevenção é essencial evitar a permanência dos alimentos de risco por muito tempo em temperaturas de abuso, que permitam a multiplicação e a produção de enterotoxinas. Nos casos de intoxicação humana os alimentos normalmente implicados não foram mantidos sob refrigeração (abaixo de 10 °C) ou não foram mantidos suficientemente quentes (acima de 45 °C).

10.1.3. Comentários sobre os métodos de análise

Uma comparação entre os métodos recomendados por diferentes agências reguladoras para *Staphylococcus aureus* e/ou estafilococos coagulase positivos em alimentos e água encontra-se sumariada no Quadro 10.3.

A contagem de *S. aureus* em alimentos pode ser feita com três objetivos diferentes: confirmar o envolvimento em surtos de intoxicação alimentar, verificar se o alimento é uma fonte potencial de *S. aureus* ou indicar contaminação pós-processo (que geralmente se deve ao contato com manipuladores ou com superfícies inadequadamente sanitizadas). Em cada um destes casos, o sucesso das análises depende da seleção de um método adequado ao número de células presentes e às condições de injúria das células. De maneira geral, alimentos envolvidos em surtos apresentam uma grande população de *S. aureus*, não exigindo métodos particularmente sensíveis. É importante ressaltar, entretanto, que alimentos mantidos em condições favoráveis ao crescimento e, depois, submetidos a aquecimento, podem não apresentar células viáveis, mas, ainda assim, conter toxinas ativas (Bennett *et al.*, 2015). Na enumeração como indicador, o número de células geralmente é baixo, exigindo métodos mais sensíveis, principalmente se *S. aureus* não for a espécie predominante no alimento.

Há vários métodos disponíveis para a contagem de *S. aureus*, com sensibilidade variável tanto em função das características seletivas/diferenciais utilizadas na formulação dos meios, como em função da técnica de contagem propriamente dita (direta em placas ou pelo Número Mais Provável). Eventualmente, dependendo do objetivo da análise e das condições de injúria impostas às células, pode ser aconselhável a aplicação de um simples teste de presença/ausência, com uma etapa de pré-enriquecimento não seletivo, que garanta a reparação das injúrias.

Quadro 10.3. Comparação entre os meios e condições de incubação recomendados por diferentes órgãos internacionais para a análise de *Staphylococcus aureus* e/ou estafilococos coagulase positivos em alimentos e água.

Método[a]	Enriquecimento[b]	Plaqueamento seletivo diferencial[b]	Confirmação
APHA 39.63:2015 = método de plaqueamento para contagem de *Staphylococcus aureus* em alimentos (Bennett *et al*., 2015)	Não se aplica	BP (plaqueamento em superfície) 35-37 °C/45-48h	Coagulase nível 4+ ou 3+ Coagulase fraca (2+ ou 1+); fazer ainda: catalase, termonuclease, sensibilidade à lisostafina e utilização anaeróbica da glicose e do manitol
APHA 39.62:2015 = método de NMP para *Staphylococcus aureus* em alimentos (Bennett *et al*., 2015)	TSB com 10% de NaCl e 1% piruvato de sódio 35-37°C/48±2h	BP (estriar uma alçada) 35-37 °C/48±2h	Coagulase nível 4+ ou 3+ Coagulase fraca (2+ ou 1+); fazer ainda: catalase, termonuclease, sensibilidade à lisostafina e utilização anaeróbica da glicose e do manitol
APHA 39.61:2015 = método de P/A para *Staphylococcus aureus* em alimentos (Bennett *et al*., 2015)	Pré-enriquecimento em TSB a 35-37 °C por 3 horas Enriquecimento seletivo em TSB com 10% de NaCl a 35-37 °C por 24±2h	BP (plaqueamento 0,1 ml em superfície) 35-37 °C/46±2h	Coagulase nível 4+ ou 3+ Coagulase fraca (2+ ou 1+); fazer ainda: catalase, termonuclease, sensibilidade à lisostafina e utilização anaeróbica da glicose e do manitol
BAM/FDA:2016 = método de plaqueamento para *Staphylococcus aureus* em alimentos (Bennett & Lancette, 2016)	Não se aplica	BP (plaqueamento em superfície) 35-37 °C/45-48h	Coagulase nível 4+ Coagulase fraca (3+ ou 2+); fazer ainda: catalase, termonuclease, sensibilidade à lisostafina e utilização anaeróbica da glicose e do manitol
BAM/FDA:2016 = método de NMP para *Staphylococcus aureus* em alimentos (Bennett & Lancette, 2016)	TSB com 10% de NaCl e 1% piruvato de sódio 35-37 °C/48±2h	BP (plaqueamento em superfície) 35-37 °C/48h	Coagulase nível 4+ Coagulase fraca (3+ ou 2+); fazer ainda: catalase, termonuclease, sensibilidade à lisostafina e utilização anaeróbica da glicose e do manitol
ISO 6888-1:1999/Amd 1:2003 = método de plaqueamento para contagem de estafilococos coagulase positiva em alimentos	Não se aplica	BP (plaqueamento em superfície) 35±1 °C/48±2h ou 37±1 °C/48±2h	Coagulase
APHA/AWWA/WEF:2017 = método do NMP para *Staphylococcus aureus* em água (Braun-Howland & Hunt, 2017	Caldo M-*Staphylococcus* 35±1 °C/24h	LSM (estriar uma alçada) 35±1 °C/24-48h	Não requerida
ISO 6888-3:2003 = método de PA ou NMP para *Staphylococcus aureus* em alimentos	GCM com ágar selo 37±1 °C/24±2 a 48±4h	BP ou RPF 37±1 °C/24±2 a 48±4h	A partir do BP fazer coagulase A partir do RPF observar a presença de colônias com halo de precipitação de atividade de coagulase

[a]**APHA** = American Public Health Association, **AWWA** = American Water Works Association, **ISO** = International Organization for Standardization, **WEF** = Water Environment Federation, **NMP** = Número Mais Provável, **PA** = presença/ausência.

[b]**BP** Ágar Baird-Parker, **GCM** = Caldo Giolitti & Cantoni Modificado, **LSM** = Ágar Lipovitelenina Sal Manitol, **RPF** = Ágar Plasma de Coelho Fibrinogênio, **TSB** = Caldo Tripticase de Soja.

As principais características seletivas utilizadas no isolamento de *S. aureus* são a habilidade de crescer na presença de NaCl (5,5 a 10%), telurito de potássio (0,0025 a 0,05%), cloreto de lítio (0,01 a 0,05%), glicina (0,12 a 1,26%) e polimixina (40 mg/l). As características diferenciais são a capacidade de reduzir o telurito de potássio (produzindo colônias pretas em meios sólidos), a capacidade de hidrolisar a gema de ovo, a capacidade de utilizar o manitol e de crescer a 42-43 °C em condições seletivas, a atividade de coagulase e a atividade de termonuclease. Há vários meios disponíveis para a contagem direta em placas, combinando uma ou mais características seletivas/diferenciais, como o Ágar Manitol Sal, o Ágar Vogel-Johnson, o Ágar Azida Gema de Ovo, o Ágar Fenolftaleína Fosfato de Polimixina, o Ágar Leite Sal, o Ágar Telurito Glicina, o Ágar Telurito Polimixina Gema de Ovo e o Ágar *Staphylococcus* 110. De maneira geral, estes meios não devem ser utilizados para alimentos em que se espera a presença de células injuriadas, pois são considerados restritivos para a reparação das injúrias.

O meio mais amplamente utilizado é o Ágar Baird-Parker (BP), que combina o telurito de potássio (0,01%), a glicina (1,2%) e o cloreto de lítio (0,5%), como agentes seletivos, e a redução do telurito e a hidrólise da gema de ovo, como características diferenciais. Adicionalmente, o meio contém 1% de piruvato de sódio, considerado excelente para a reparação de células injuriadas, porque evita o acúmulo de peróxido de hidrogênio (tóxico para as células). Pode ser utilizado para o plaqueamento direto de alimentos processados ou "in natura", tanto na enumeração com finalidades indicativas como na enumeração com finalidades de saúde pública. Por outro lado, o BP, bem como todos os demais meios citados, não é capaz de suprimir completamente o crescimento de competidores de *S. aureus*. Outras espécies não patogênicas do gênero *Staphylococcus* podem crescer, produzindo colônias semelhantes, havendo a necessidade de submeter as colônias típicas ao teste de coagulase, para confirmação.

Nos casos em que o teste de coagulase deixa dúvidas (reação fraca), o teste de produção de nuclease termoestável (termonuclease) é considerado tão específico quanto o de coagulase, mas menos subjetivo, porque envolve uma mudança de cor de intensamente contrastante (de azul para rosa brilhante).

Outros métodos oficializados pela AOAC International são os "kits" analíticos descritos no Quadro 10.4.

Para a detecção das enterotoxinas de *S. aureus* vários métodos já foram desenvolvidos, incluindo imunoensaios enzimáticos do tipo ELISA (enzyme linked immunosorbent assay) ou ELFA (enzyme-linked fluorescent assay) e análises químicas por cromatografia líquida acoplada à espectrometria de massa (LC-MS/MS) (Andjelkovic *et al.*,

Quadro 10.4. "Kits" analíticos oficializados pela AOAC International para a contagem de *S. aureus* em alimentos (Latimer, 2019).

AOAC Official Method	Analito	Fabricante	Nome do "kit	Aplicação
2001.05	*S. aureus*	3M Microbiology Products	Petrifilm™ Rapid *S. aureus* Count Plate	Alimentos
2003.07	*S. aureus*	3M Microbiology Products	Petrifilm™ StaphExpress Count Plate	Alimentos processados e preparados
2003.08	*S. aureus*	3M Microbiology Products	Petrifilm™ StaphExpress Count Plate	Produtos lácteos selecionados
2003.11	*S. aureus*	3M Microbiology Products	Petrifilm StaphExpress Count Plate	Carne bovina, aves e pescados
2007.06	Enterotoxina estafilocócica	bioMérieux Inc.	Vidas Set 2	Frango, suínos, leite, vegetais

2016). Os mais utilizados são os imunoensaios enzimáticos polivalentes desenvolvidos com anticorpos para as enterotoxinas “SEA”, “SEB”, “SEC”, “SED” e “SEE”, disponíveis comercialmente na forma de kits analíticos. Em 2017 a FDA (Food and Drug Adminstration) (Tallent *et al.*, 2017) e a ISO (International Organization for Standardization) (ISO 19020, 2017) publicaram procedimentos padronizados para a detecção dessas cinco enterotoxinas em alimentos. Os métodos são praticamente idênticos e envolvem duas etapas: 1) extração seguida da concentração, baseado no princípio de diálise; e b) detecção por imunoensaio enzimático usando kits de detecção disponíveis comercialmente. A ISO 19020:2017 recomenda a seleção de um kit que atenda aos seguintes critérios de performance (definidos com base no procedimento completo, incluindo a extração e a detecção da toxina): sensibilidade e especificidade maior que 90% e LOD_{50} (concentração em ng/g na qual a probabilidade de detecção é de 50%) menor que 0,06 ng de SEs/g. O valor de LOD_{50} menor que 0,06 ng/g foi baseado na dose estimada de enterotoxina SEA (a mais envolvida em surtos de intoxicação alimentar) capaz de desencadear sintomas, que é de 6,1ng, considerando ingestão de 100g do alimento.

10.2. Método de plaqueamento APHA 39.63:2015 para contagem de *Staphylococcus aureus* em alimentos

Método da American Public Health Association (APHA), descrito no Capítulo 39 da 5ª edição do *Compendium of Methods for the Microbiological Examination of Foods* (Bennett *et al.*, 2015) e no Capítulo 5 da 17ª edição do *Standard Methods for the Examination of Dairy Products* (Henning *et al.*, 2004). Recomendado para alimentos em que se espera contagens de *S. aureus* acima de 100 UFC/g.

Antes de iniciar as atividades, ler atentamente as orientações do Capítulo 3, que apresenta todos os detalhes e cuidados envolvidos na contagem de microrganismos em placas, da seleção das diluições ao cálculo dos resultados. O procedimento descrito abaixo não apresenta esses detalhes, pressupondo que sejam conhecidos pelo analista.

10.2.1. Material requerido para a análise

Preparação da amostra e diluições seriadas

- Diluente: Água Peptonada 0,1% (H_2Op) ou Tampão Fosfato pH 7,2 (PB)
- Tubos de diluição com 9 ml de Água Peptonada 0,1% (H_2Op) ou o Tampão Fosfato pH 7,2 (PB)
- Pipetas de 1 ou 2 ml

  Observação: consultar o Anexo 2.2 do Capítulo 2 para verificar casos especiais em que o tipo ou volume de diluente variam em função da amostra analisada.

Contagem direta em placas

- Placas com Ágar Baird-Parker (BP)
- Estufa incubadora regulada a 35-37 °C

Confirmação

- Tubos com Caldo Infusão Cérebro Coração(BHI)
- Tubos com Ágar Tripticase de Soja (TSA) inclinados
- Coagulase Plasma-EDTA ou “kit” de teste de aglutinação em látex
- Placas ou lâminas com Ágar Azul de Toluidina DNA
- Reagente de Catalase (peróxido de hidrogênio 3%)
- Tampão Fosfato Salina 0,02M
- Lisostafina
- Tubos de Caldo Púrpura Base com 0,5% de glicose
- Tubos de Caldo Púrpura Base com 0,5% de manitol
- Óleo mineral estéril
- Reagentes para coloração de Gram
- Estufa incubadora regulada a 35-37 °C

10.2.2. Procedimento

O esquema geral de análise de *S. aureus* pelo método de plaqueamento APHA 39.63:2015 encontra-se descrito na Figura 10.1.

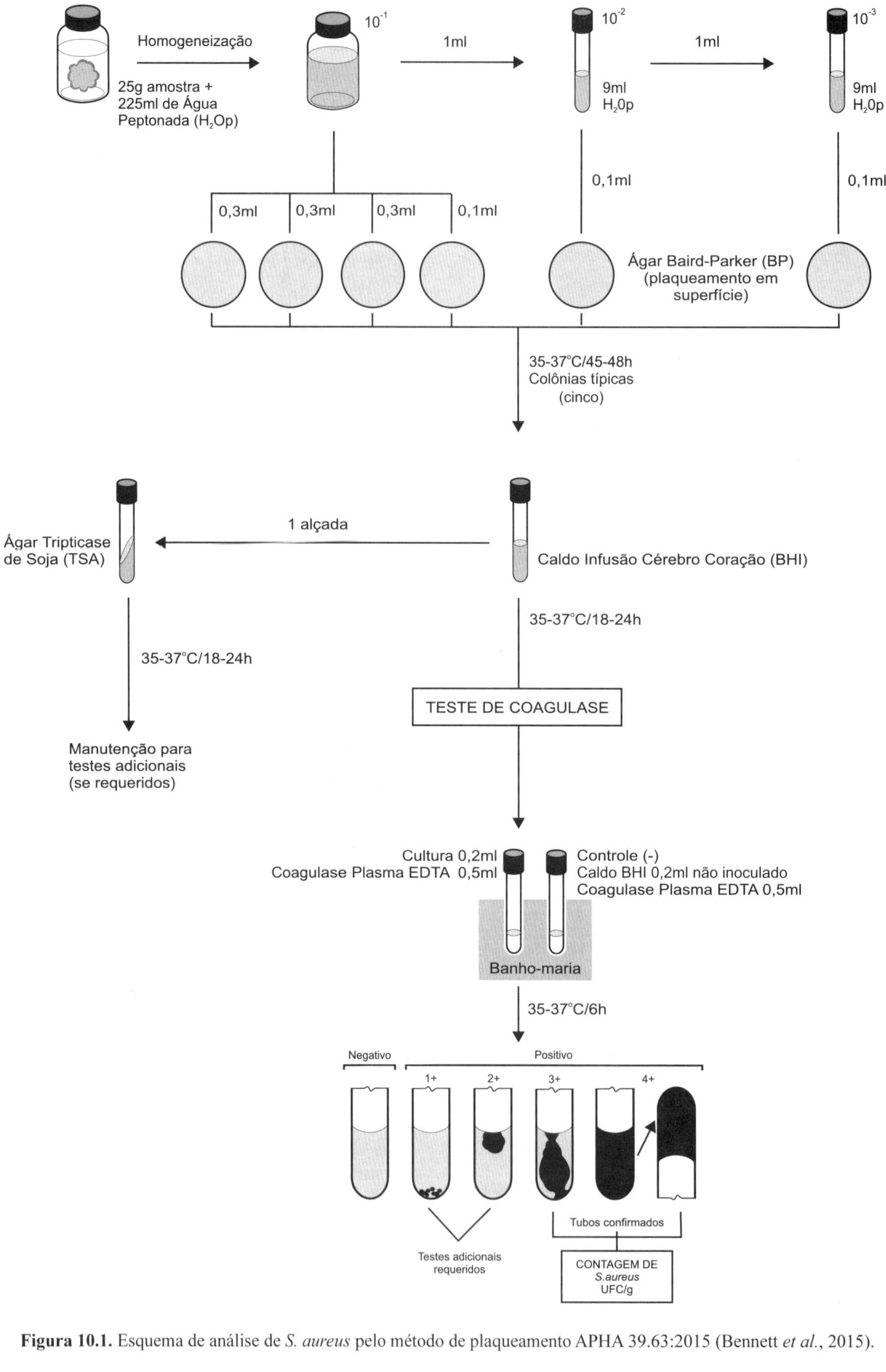

Figura 10.1. Esquema de análise de *S. aureus* pelo método de plaqueamento APHA 39.63:2015 (Bennett *et al.*, 2015).

a) Preparação da amostra e diluições seriadas. Seguindo os procedimentos descritos no Capítulo 2, homogeneizar 25 g da amostra com 225 ml de Água Peptonada 0,1% (H_2Op) ou Tampão Fosfato pH 7,2 (PB) (diluição 10^{-1}). A partir da 10^{-1}, preparar diluições decimais seriadas. Para a análise de produtos lácteos, o *Standard Methods for the Examination of Dairy Products* recomenda unidade analítica de 50 g em 450 ml de diluente.

b) Inoculação. Selecionar três diluições adequadas da amostra e inocular 0,1 ml de cada diluição na superfície de placas de Ágar Baird-Parker (BP), previamente preparadas e secadas. Espalhar o inóculo com uma alça de Drigalski, das placas de maior para as placas de menor diluição, até que todo o excesso de líquido seja absorvido. Se as contagens estimadas de *S. aureus* na amostra forem menores do que 100 UFC/g ou ml, inocular 1 ml da amostra ou da primeira diluição, distribuindo o volume por quatro placas, três com 0,3 ml e uma com 0,1 ml.

c) Incubação e contagem das colônias presuntivas. Aguardar que as placas sequem completamente e incubar, invertidas, a 35-37 °C/45-48h.

Nota c.1) Incubação a 35±1 °C no *Standard Methods for the Examination of Dairy Products.*

Selecionar para a contagem as placas com 20 a 200 colônias. Contar as colônias típicas de *S. aureus*, que são circulares, pretas ou cinza escuras, com 2-3mm de diâmetro (em placas cheias são menores, com cerca de 1,5mm), lisas, convexas, com bordas perfeitas, massa de células esbranquiçada nas bordas, rodeadas por uma zona opaca e, frequentemente, por um halo transparente se estendendo para além da zona opaca.

Outros tipos de colônias também podem vir a ser observados nas placas. Por exemplo, cepas isoladas de alimentos congelados ou desidratados por longos períodos de tempo podem apresentar colônias menos escuras, com aparência rugosa e seca. Eventualmente *S. aureus* também pode apresentar colônias atípicas, cinzentas, sem um ou ambos os halos típicos. Nesses casos, contar cada tipo de colônia separadamente e anotar o resultado obtido para cada tipo.

Se as colônias típicas estiverem presentes apenas em placas mais cheias (mais de 200 colônias) e não nas placas das diluições subsequentes, usar essas placas para a contagem, mas não contar as colônias atípicas.

d) Confirmação. Selecionar no mínimo cinco colônias típicas para o teste de coagulase e, havendo menos do que cinco, tomar todas. Se a placa apresentar colônias suspeitas de mais de um tipo, selecionar pelo menos uma de cada tipo. Transferir cada colônia para tubos de Caldo Infusão Cérebro Coração (BHI), emulsionar bem a massa de células com o caldo e transferir uma alçada de cada tubo de BHI para tubos com Ágar Tripticase de Soja (TSA) inclinados. Incubar todos os tubos a 35-37 °C/18-24h. Reservar a cultura em TSA para testes adicionais, se necessários.

d.1) Teste de coagulase. Transferir 0,2 ml de cada cultura obtida em BHI, para um tubo estéril de 10x100mm. Adicionar aos 0,2 ml de cultura, 0,5 ml de Coagulase Plasma EDTA (plasma de coelho com EDTA). Misturar com movimentos de rotação, sem agitar os tubos, para não interferir na coagulação. Incubar a 35-37 °C e observar periodicamente, durante seis horas, se há formação de coágulo. Ao observar os tubos, não agitar para evitar rompimento do coágulo. Ao final das seis horas, a coagulação completa de todo o conteúdo do tubo, formando um coágulo firme que não se rompe quando o tubo é virado para baixo, é considerada reação positiva de nível 4+ (Figura 10.1). A coagulação da maior parte do conteúdo do tubo, formando um coágulo grande e organizado, é considerada reação positiva de nível 3+. A formação de um pequeno coágulo organizado ou de pequenos coágulos desorganizados caracterizam reações positivas de nível 2+ ou 1+, respectivamente. As reações de nível 3+ ou 4+ são confirmativas da presença de *S. aureus* coagulase positivo. Culturas com reações positivas de nível 1+ ou 2+ devem ser submetidas a testes adicionais (coloração de Gram, catalase, termonuclease, sensibilidade à lisostafina e utilização anaeróbica da glicose e do manitol), para confirmação.

Nota d.1.1) O *Compendium* considera a reação de nível 3+ confirmativa, mas o *Standard Methods for the Examination of Dairy Products* (Henning *et al.*, 2004) e o *Bacteriological Analytical Manual* (Bennett & Lancette, 2016) só consideram a reação de nível 4+.

Nota d.1.2) O teste de coagulase pode ser substituído pelo teste de aglutinação em latex, utlizando "kits" disponíveis comercialmente. Esse teste detecta o fator aglutinante (clumping factor) presente nas células de *S. aureus*, que liga-se ao fibrinogênio ou fibrina do plasma humano ou de coelho, resultando na aglutinação das células. Para a realização do teste, seguir o procedimento recomendado pelos fabricantes.

d.2) Teste de catalase. A partir dos tubos de TSA inclinados, emulsionar uma alçada da cultura em uma gota do Reagente de Catalase (peróxido de hidrogênio 3%), em uma lâmina de vidro. Observar se ocorre borbulhamento imediato (teste positivo) ou não (teste negativo). As cepas de *S. aureus* são catalase positivas.

d.3) Teste de termonuclease. A partir do caldo BHI, transferir uma porção da cultura para um tubo de 10x100mm e ferver em banho maria por 15 minutos. Inocular a cultura fervida e resfriada nos orifícios previamente preparados em lâminas de Ágar Azul de Toluidina DNA. Utilizar uma das perfurações para uma cepa padrão termonuclease positiva (*S. aureus* ATCC 12.600) e outra para uma cepa padrão negativa (*S. epidermidis* ATCC 14.990). Colocar as lâminas dentro de placas de Petri recobertas com papel de filtro umidificado (câmara úmida) e selar as placas com fita crepe. Incubar a 35-37 °C/4h ou a 50 °C/2h e observar, após a incubação, se há formação de um halo róseo, estendendo-se por cerca de 1mm em redor das perfurações inoculadas (teste positivo), ou a ausência desse halo, indicativa de teste negativo. As cepas de *S. aureus* produzem termonuclease.

d.4) Teste de sensibilidade à lisostafina. A partir dos tubos de TSA inclinados, suspender uma alçada de cada cultura em 0,2 ml de Tampão Fosfato Salina 0,02M. Transferir 0,1 ml dessa suspensão para um tubo estéril de 10x100 mm e misturar com 0,1 ml de Tampão Fosfato Salina 0,02M (controle negativo). Adicionar ao 0,1ml remanescentes da suspensão 0,1 ml de uma solução de lisostafina (dissolvida em Tampão Fosfato Salina 0,02M suplementado com 1% de NaCl), de forma a obter uma concentração final de lisostafina de 25 mg/ml no tubo teste. Incubar os tubos a 35-37 °C por 2 horas e observar se a suspensão perde a turbidez (teste positivo) ou permanece turva (teste negativo). As células de *S. aureus* geralmente são lisadas pela lisostafina (sensíveis), apresentando resultado positivo nesse teste.

Nota d.4.1) O procedimento descrito foi retirado do BAM/FDA (Bennett & Lancette, 2016) porque a descrição do *Compendium* não deixa claro como preparar a suspensão da cultura usada no teste.

d.5) Teste de utilização anaeróbica da glicose e do manitol. A partir do tubo de TSA, transferir uma alçada com inóculo pesado da cultura para um tubo de Caldo Púrpura Base com 0,5% de glicose e um tubo de Caldo Púrpura Base com 0,5% de manitol, previamente desaerados. Incluir um tubo inoculado com uma cepa padrão positiva (*S. aureus* ATCC 12.600), um tubo com uma cepa padrão negativa (*Kocuria varians* ATCC 15.306) e um tubo "branco" não inoculado. Cobrir com uma camada de 2,5mm de óleo mineral estéril e incubar por cinco dias a 37 °C. Observar a ocorrência de viragem ácida para amarelo (teste positivo) ou não (teste negativo). *S. aureus* utiliza a glicose e, usualmente, também o manitol anaerobicamente. *K. varians* não.

e) Interpretação e cálculo dos resultados. Considerar como *S. aureus* todas as culturas com reação de coagulase de níveis 3 e 4, ou as culturas com reação de coagulase de níveis 1 e 2, Gram positivas em forma de cocos em cachos, produtoras de termonuclease, sensíveis à lisostafina e que utilizam a glicose e o manitol anaerobicamente.

Calcular o número de UFC/g ou ml em função do número de colônias típicas contadas, diluição inoculada e percentagem de colônias confirmadas.

Exemplo 1: Diluição 10^{-2}, 30 colônias típicas, cinco submetidas à confirmação, três confirmadas (60%). UFC/g ou ml = $30x10^2x10x0,6$ = $1,8x10^4$.

Exemplo 2: Diluição 10^{-2}, 30 colônias suspeitas (20 de um tipo e 10 de outro tipo), 10 submetidas à confirmação (cinco do primeiro tipo e cinco do segundo tipo), sete confirmadas (cinco do primeiro tipo = 100% e 2 do segundo tipo = 40%). UFC/g ou ml = $(20x10^2x10x1)$ + $(10x10^2x10x0,4)$ = $2,4x10^4$.

10.3. Método do NMP APHA 39.62:2015 para *Staphylococcus aureus* em alimentos

Método da American Public Health Association (APHA), descrito no Capítulo 39 da 5ª edição do *Compendium of Methods for the Microbiological Examination of Foods* (Bennett *et al.*, 2015).

Este método é recomendado para ingredientes e alimentos não processados, com baixa contagem de *S. aureus* e alta contagem de microrganismos competidores. Antes de iniciar as atividades, ler atentamente as orientações do Capítulo 4, que apresenta todos os detalhes e cuidados envolvidos na contagem de microrganismos pelo NMP, da seleção das diluições ao cálculo dos resultados. O procedimento descrito abaixo não apresenta esses detalhes, pressupondo que sejam conhecidos pelo analista.

10.3.1. Material requerido para a análise

Preparação da amostra e diluições seriadas

- □ Diluente: Água Peptonada 0,1% (H_2Op) ou Tampão Fosfato pH 7,2 (PB)
- □ Tubos de diluição com 9 ml de Água Peptonada 0,1% (H_2Op) ou o Tampão Fosfato pH 7,2 (PB)
- □ Pipetas de 1 ou 2 ml

Observação: consultar o Anexo 2.2 do Capítulo 2 para verificar casos especiais em que o tipo ou volume de diluente variam em função da amostra analisada.

Contagem

- □ Tubos com 10 ml de Caldo Tripticase de Soja (TSB) suplementado com 10% de NaCl e 1% de piruvato de sódio
- □ Placas de Ágar Baird Parker (BP)
- □ Estufa incubadora regulada a 35-37 °C

Confirmação

- □ Os mesmos itens requeridos no item 10.2.1.

10.3.2. Procedimento

O esquema geral de análise de *S. aureus* pelo método do NMP APHA 39.62:2015 encontra-se descrito na Figura 10.2.

a) **Preparação das amostras, inoculação e incubação.** Seguindo os procedimentos descritos no Capítulo 2, homogeneizar 25 g da amostra com 225 ml de Água Peptonada 0,1% (H_2Op) ou Tampão Fosfato pH 7,2 (PB) (diluição 10^{-1}). A partir da 10^{-1}, preparar diluições decimais seriadas e inocular três porções de 1 ml das três primeiras diluições da amostra, em uma série de três tubos com 10 ml de Caldo Tripticase de Soja (TSB), suplementado com 10% de NaCl e 1% piruvato de sódio. Incubar os tubos a 35-37 °C/48±2h e observar se ocorre crescimento.

b) **Confirmação.** A partir de cada tubo com crescimento, estriar uma alçada da cultura em placas de Ágar Baird-Parker (BP), por estrias de esgotamento. Incubar as placas a 35-37 °C/48±2h e observar a presença de colônias típicas, do tipo descrito no item 10.2. Na ausência de colônias típicas, considerar o tubo como não confirmado. Na presença de colônias típicas, selecionar uma ou mais colônias de cada placa e submeter à confirmação, seguindo os mesmos procedimentos descritos no item 10.2.

c) **Cálculo dos resultados.** Anotar o número de tubos confirmados e determinar o Número Mais Provável (NMP)/g ou ml conforme a orientação do Capítulo 4, usando uma das tabelas de NMP.

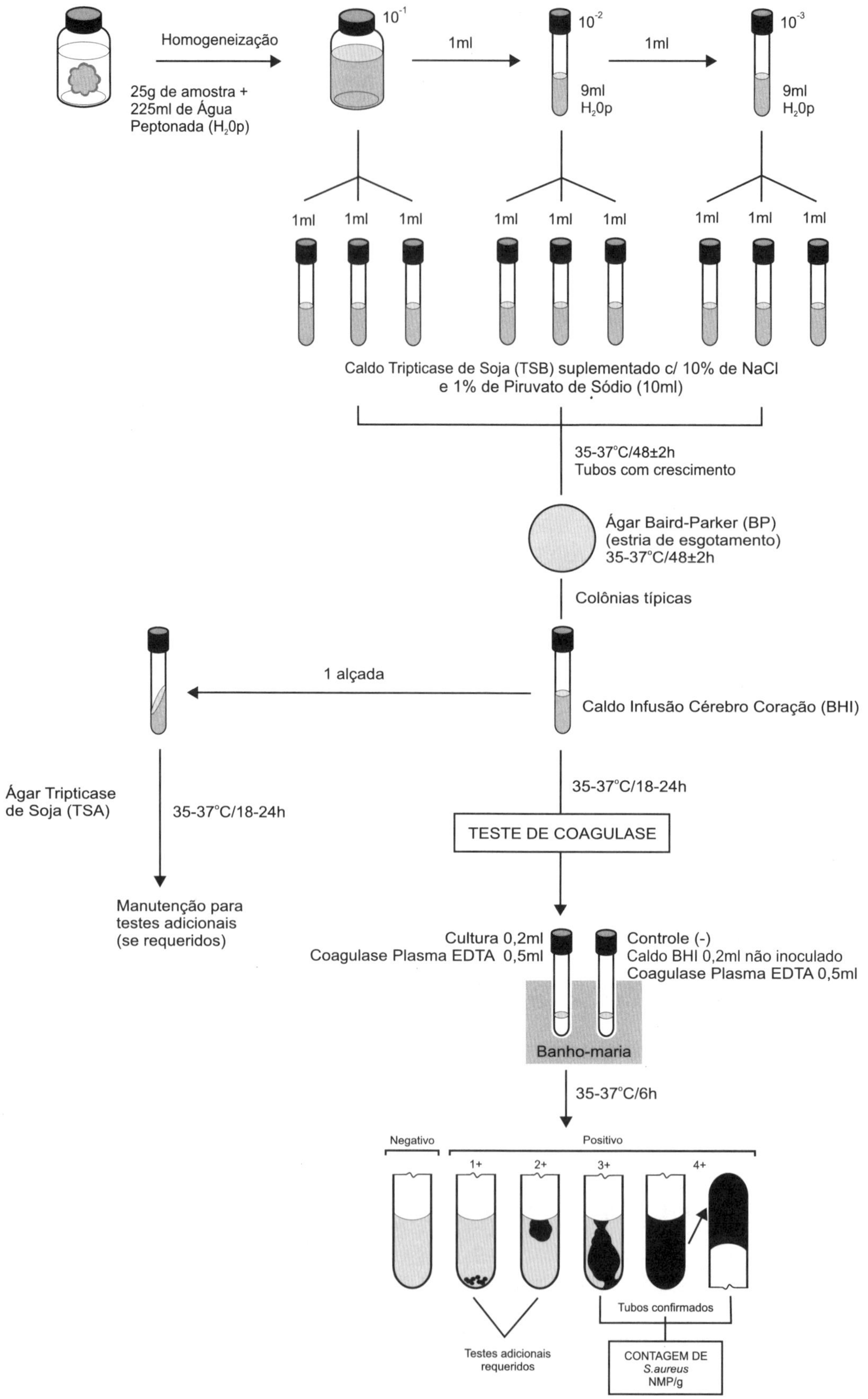

Figura 10.2. Esquema de análise de *S. aureus* pelo método do NMP APHA 39.62:2015 (Bennett *et al.*, 2015).

10.4. Método de presença/ ausência APHA 39.61:2015 para *Staphylococcus aureus* em alimentos

Método da American Public Health Association (APHA), descrito no Capítulo 39 da 5ª edição do *Compendium of Methods for the Microbiological Examination of Foods* (Bennett *et al.*, 2015).

Este método objetiva verificar a presença de *S. aureus* em alimentos processados, com baixa contagem e provável incidência de células injuriadas.

10.4.1. Material requerido para a análise

Preparação da amostra

- □ Diluente: Água Peptonada 0,1% (H_2Op) ou Tampão Fosfato pH 7,2 (PB)
  Observação: consultar o Anexo 2.2 do Capítulo 2 para verificar casos especiais em que o tipo ou volume de diluente variam em função da amostra analisada.

Teste de presença/ausência

- □ Frascos com 50 ml de Caldo Tripticase de Soja (TSB) em concentração dupla
- □ Frascos com 100 ml de Caldo TSB (concentração normal) suplementado com 20% de NaCl
- □ Placas de Ágar Baird Parker (BP)
- □ Estufa incubadora regulada a 35-37 °C

Confirmação

- □ Os mesmos itens requeridos no item 10.2.1.

10.4.2. Procedimento

O esquema geral do método de presença/ausência de *S. aureus* APHA 39.61:2015 encontra-se descrito na Figura 10.3.

a) Pré-enriquecimento. Seguindo os procedimentos descritos no Capítulo 2, homogeneizar 25 g da amostra com 225 ml de Água Peptonada 0,1% (H_2Op) ou Tampão Fosfato pH 7,2 (PB) (diluição 10^{-1}). Para aumentar o limite de detecção do método, pode-se inocular diferentes quantidades da amostra na primeira diluição (50 g/ 450 ml diluente ou 100 g/900 ml diluente etc.). Transferir 50 ml da primeira diluição para 50 ml de Caldo Tripticase de Soja (TSB) em concentração dupla e incubar a 35-37 °C por 3 horas.

b) Enriquecimento seletivo. Após a incubação por três horas, adicionar ao Caldo TSB mais 100 ml de Caldo TSB (em concentração normal) suplementado com 20% de NaCl. Incubar a 35-37 °C por 24±2 horas.

c) Confirmação da presença/ausência. Transferir duas porções de 0,1 ml do caldo de enriquecimento seletivo para a superfície de duas placas de Ágar Baird-Parker (BP). Espalhar o inóculo com uma alça de Drigalski, aguardar a completa absorção do líquido e incubar as placas invertidas, a 35-37 °C/46±2h. Observar a presença de colônias típicas de *S. aureus*, do tipo descrito no item 10.2, e considerar a ausência de colônias típicas como indicação da ausência de *S. aureus* na quantidade de amostra inoculada. Havendo colônias típicas, selecionar duas ou mais colônias de cada placa e submeter à confirmação, de acordo com o procedimento descrito no item 10.2. Havendo confirmação das colônias, apresentar o resultado como presença de *S. aureus* na quantidade de amostra inoculada.

10.5. Método de plaqueamento ISO 6888-1:1999/Amd 1:2003 para contagem de estafilococos coagulase positivos em alimentos

Método da International Organization for Standardization, aplica-se a todos os alimentos destinados ao consumo humano e às rações animais.

Em 2018, foi publicada uma segunda emenda (Amendment 2:2018) à 1ª edição da norma ISO 6888-1, que introduz um método alternativo ao teste de coagulase para confirmação. Esse teste não foi incluído no escopo deste manual, de modo que o método descrito não sofreu alteração.

Antes de iniciar as atividades, ler atentamente as orientações do Capítulo 3, que apresenta todos os

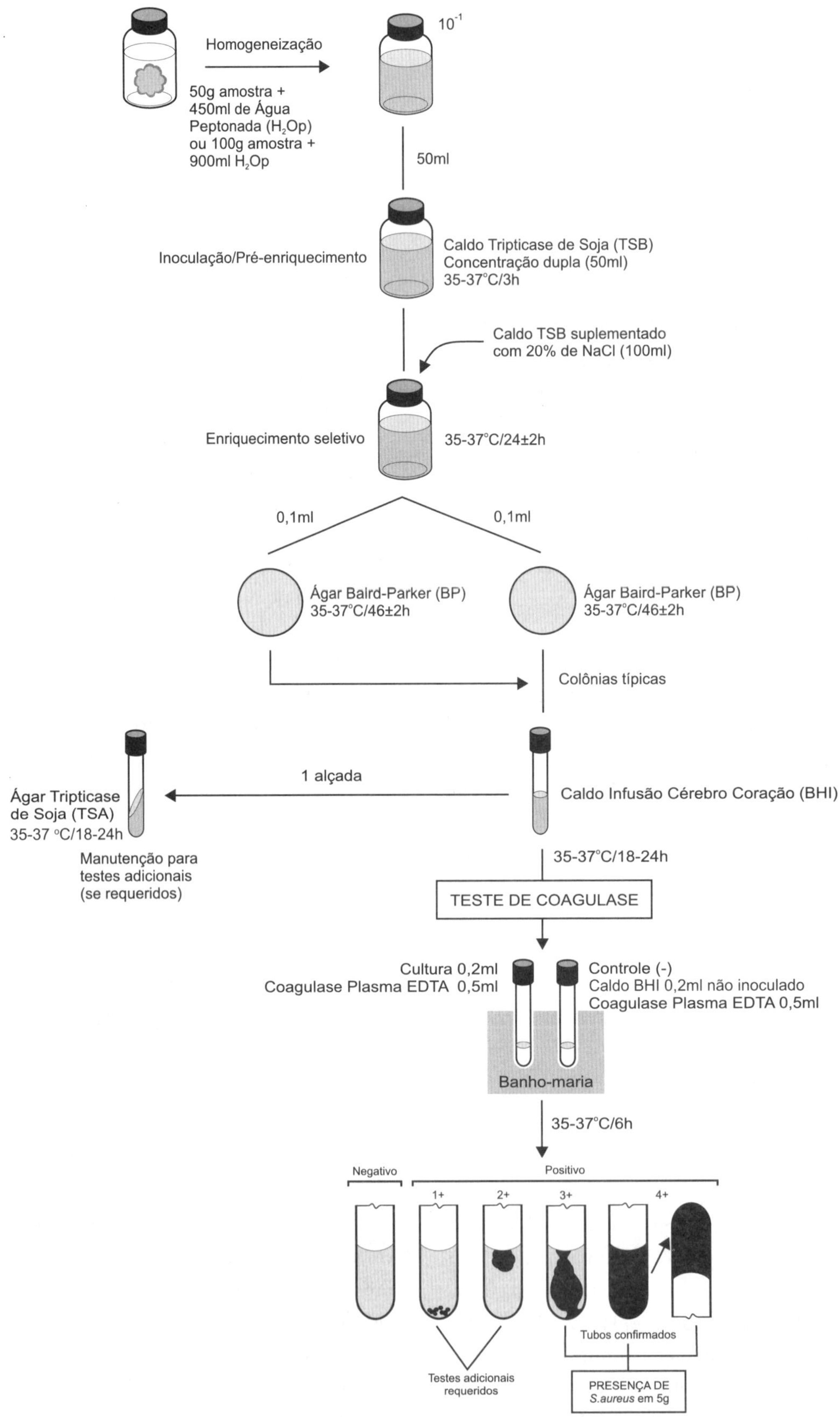

Figura 10.3. Esquema geral do método de presença/ausência de *S. aureus* APHA 39.61:2015 (Bennett *et al.*, 2015).

detalhes e cuidados envolvidos na contagem de microrganismos em placas, da seleção das diluições ao cálculo dos resultados. O procedimento descrito abaixo não apresenta esses detalhes, pressupondo que sejam conhecidos pelo analista.

10.5.1. Material requerido para a análise

- □ Diluente: Água Peptonada Tamponada (BPW) ou Água Salina Peptonada (H_2Osp)
- □ Tubos de diluição com 9 ml de Água Peptonada Tamponada (BPW) ou Água Salina Peptonada (H_2Osp)
- □ Placas de Ágar Baird-Parker (BP)
- □ Tubos de Caldo Infusão Cérebro Coração (BHI)
- □ Coagulase Plasma-EDTA (plasma de coelho com EDTA)
- □ Estufa incubadora regulada a 35±1 °C ou a 37±1 °C

10.5.2. Procedimento

O esquema geral de análise de estafilococos coagulase positiva pelo método de plaqueamento ISO 6888-1:1999/Amd 1:2003 encontra-se descrito na Figura 10.4.

a) **Preparação da amostra, inoculação e incubação.** Seguindo os procedimentos descritos no Capítulo 2, homogeneizar 25 g da amostra com 225 ml de Água Peptonada Tamponada (BPW) ou Água Salina Peptonada (H_2Osp) (diluição 10^{-1}). A partir dessa primeira diluição, preparar diluições seriadas.

   Selecionar pelo menos duas diluições adequadas da amostra e inocular 0,1 ml de cada diluição em placas de Ágar Baird-Parker (BP), previamente preparadas e secadas (plaqueamento em superfície). Se não houver necessidade de diluições, inocular duas alíquotas de 0,1 ml em duas placas de BP (duplicata). Havendo suspeita de contagens inferiores a 100 UFC/g, inocular 2x1 ml da primeira diluição da amostra, distribuindo cada alíquota de 1 ml em três placas de BP. Espalhar o inóculo com alças de Drigaslski, até que todo o líquido seja absorvido pelo meio de cultura. Incubar invertidas, a 35±1 °C/48±2h ou a 37±1 °C/48±2h.

   Nota a.1) O método ISO 6888-1 especifica plaqueamento em duplicata mas a ISO 7218:2007/Amd 1:2013 dispensou a duplicata quando for feita a inoculação de pelo menos duas diluições.

b) **Contagem das colônias presuntivas.** Após a incubação, selecionar para a contagem as placas com 15 a 300 colônias típicas e/ou atípicas e contar separadamente as típicas e as atípicas de diferentes tipos.

   <u>Colônias típicas.</u> Pretas ou cinzas, brilhantes, convexas, com 1,5-2,5 mm de diâmetro, rodeadas por um halo claro transparente em redor. Um anel opaco pode se formar na parte mais interna deste halo, na região imediatamente em contato com a colônia.

   <u>Colônias atípicas.</u> Podem ser de dois tipos: **i)** cinzentas sem o halo claro ou **ii)** pretas brilhantes, com ou sem uma estreita massa de células esbranquiçadas nas bordas, com halo transparente pouco visível ou ausente e anel opaco também pouco visível ou ausente.

   Nota b1) Colônias que não se enquadrem nas características típicas ou atípicas são consideradas como flora acompanhante.

c) **Confirmação das colônias presuntivas.** Selecionar prioritariamente cinco colônias típicas e na ausência parcial ou total de colônias típicas, selecionar as colônias atípicas, se houver, totalizando cinco colônias para o teste de coagulase . Transferir cada colônia para tubos com 5 ml de Caldo Infusão Cérebro Coração (BHI) e incubar a 35±1 °C ou 37±1 °C por 24±2h.

   <u>Teste de coagulase:</u> Transferir 0,1 ml de cada cultura obtida em BHI, para um tubo estéril de 10x100mm. Adicionar aos 0,1 ml de cultura, 0,3 ml de Coagulase Plasma-EDTA (plasma de coelho com EDTA). Misturar com movimentos de rotação, sem agitar os tubos, para não interferir na coagulação. Incubar um controle positivo (0,1 ml de cultura de *Stapylococcus aureus* cultivada em caldo BHI e 0,3 ml

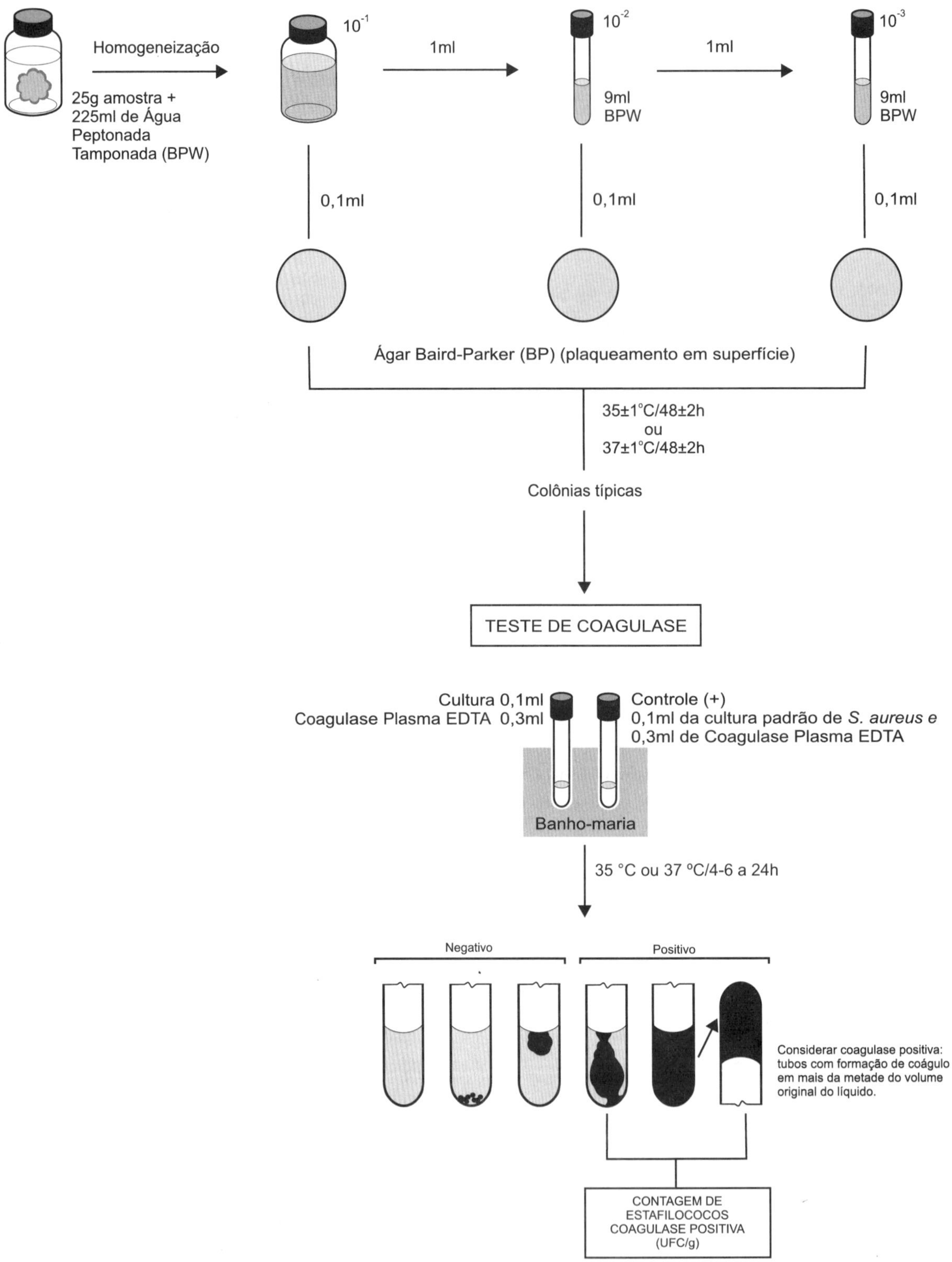

Figura 10.4. Esquema de análise para contagem de de estafilococos coagulase positiva pelo método de plaqueamento ISO 6888-1:1999/Amd 1:2003.

de Coagulase Plasma-EDTA) em paralelo ao teste. Incubar a 35 ou 37 °C e observar após 4-6 horas a formação de coágulo. No caso de teste negativo, completar a incubação para 24h e examinar os tubos novamente. Considerar como coagulase positiva todos os tubos que apresentarem formação de coágulo ocupando mais da metade do volume original de líquido.

d) Cálculo dos resultados. Segundo a ISO 7218:2007/Amd 1:2013, calcular usando a fórmula:

$$UFC/g = \sum a / [v \cdot (n_1 + 0{,}1\, n_2) \cdot d]$$

onde:

a = (***b_t***.***C_t***/***A_t***) + (***b_a***.***C_a***/***A_a***) sendo ***C*** = número de colônias típicas (C_t) ou atípicas (C_a) presentes em cada placa selecionada para contagem,

A = número de colônias típicas (A_t) ou atípicas (A_a) submetidas à confirmação (geralmente cinco) e

b = número de colônias típicas (b_t) ou atípicas (b_a) confirmadas, dentre as que foram submetidas à confirmação.

v = volume inoculado em cada placa.

n_1 = número de placas contadas da primeira diluição selecionada

n_2 = número de placas contadas da segunda diluição selecionada

d = primeira diluição retida para contagem (10^0=1, 10^{-1}= 0,1, 10^{-2}= 0,01 e assim por diante).

Exemplo 1) Inoculados 0,1 ml das diluições 10^{-1}e 10^{-2}, uma placa por diluição (n_1 = 1 e n_2 = 1). Os resultados obtidos foram:

	Diluição 10^{-1}	Diluição 10^{-2}
Colônias típicas na placa (C_t)	150	17
Colônias atípicas na placa (C_a)	0	0
Colônias típicas submetidas à confirmação (A_t)	5	5
Colônias atípicas submetidas à confirmação (A_a)	0	0
Colônias típicas confirmadas dentre as submetidas à confirmação (b_t)	4	3
Colônias atípicas confirmadas dentre as submetidas à confirmação (b_a)	0	0
Número de colônias consideradas confirmadas nas placas [$a = (b_t.C_t/A_t) + (b_a.C_a/A_a)$]	(4x150/5)+0 = 120	(3x17/5)+0 = 10
Volume inoculado em cada placa (v)	0,1 ml	0,1 ml
Primeira diluição retida para contagem (d)	10^{-1} = 0,1	
Somatórias das colônias consideradas confirmadas nas placas ($\sum a$)	120+10 = 130	
$UFC/g = \sum a / [v \cdot (n_1 + 0{,}1\, n_2) \cdot d]$	130 / [0,1x(1+0,1x1)x0,1] = 130/0,011 = 1,2x10^4	

Exemplo 2) Inoculados 0,1 ml da diluição 10^{-1}, em duplicata (n_1 = 2 e n_2 = 0) . Os resultados obtidos foram:

	Placa 1	Placa 2
Colônias típicas na placa (C_t)	18	20
Colônias atípicas na placa (C_a)	0	0
Colônias típicas submetidas à confirmação (A_t)	5	5
Colônias atípicas submetidas à confirmação (A_a)	0	0
Colônias típicas confirmadas dentre as submetidas à confirmação (b_t)	4	5
Colônias atípicas confirmadas dentre as submetidas à confirmação (b_a)	0	0
Número de colônias consideradas confirmadas nas placas [$a = (b_t.C_t/A_t) + (b_a.C_a/A_a)$]	(4x18/5)+0 = 14	(5x20/5)+0 = 20
Volume inoculado em cada placa (v)	0,1 ml	0,1 ml
Primeira diluição retida para contagem (d)	10^{-1} = 0,1	
Somatória das colônias consideradas confirmadas nas placas ($\sum a$)	14+20 = 34	
$UFC/g = \sum a / [v \cdot (n_1 + 0{,}1\, n_2) \cdot d]$	34 / [0,1x(2+0,1x0)x0,1] = 34/0,02 = 1,7x10^3	

10.6. Método do NMP APHA/AWWA/WEF:2017 para *Staphylococcus aureus* em água

Método da American Public Health Association (APHA), American Water Works Association (AWWA) & Water Environment Federation (WEF), descrito na seção 9213.B.6.c da 23ª Edição do *Standard Methods for the Examination of Water & Wastewater* (Braun-Howland & Hunt, 2017).

10.6.1. Material requerido para a análise

- □ Diluente: Água Peptonada 0,1% (H_2Op) ou Tampão Fosfato Cloreto de Magnésio (PB $MgCl_2$)
- □ Tubos de diluição com 9 ml de Água Peptonada 0,1% (H_2Op) ou o Tampão Fosfato Cloreto de Magnésio (PB $MgCl_2$)
- □ Tubos com 10 ml de Caldo M-*Staphylococcus*
- □ Placas de Ágar Lipovitelenina Sal Manitol (LSM)
- □ Estufa incubadora regulada a 35±1 °C

10.6.2. Procedimento

O esquema geral de análise de *S. aureus* em água pelo método APHA/AWWA/WEF:2017 de número mais provável (NMP) encontra-se descrito na Figura 10.5.

a) **Preparação das amostras, inoculação e incubação.** Para a preparação das amostras e diluições decimais seriadas, seguir os procedimentos descritos no Capítulo 2. Inocular 5 porções de 20 ml da amostra, em cinco tubos com 20 ml de caldo Caldo M-*Staphylococcus* em concentração dupla. Incubar os tubos a 35±1 °C/24h.

Nota a.1) A inoculação de 5x20 ml da amostra é adequada para análise de água de consumo humano, na qual se espera ausência. No caso da análise de águas não destinadas ao consumo humano, nas quais a população possa atingir contagens superiores, preparar diluições, selecionar três adequadas para o nível de contaminação esperado e inocular cinco alíquotas de 1 ml de cada diluição em cinco tubos de Caldo M-*Staphylococcus*.

b) **Confirmação.** A partir de cada tubo com crescimento, estriar uma alçada da cultura em placas de Ágar Lipovitelenina Sal Manitol (LSM), por estrias de esgotamento. Incubar as placas a 35±1 °C/24h e guardar os tubos até a obtenção dos resultados. Após 24h de incubação das placas, observar a presença de colônias com um halo opaco, característico da atividade de lipovitelenina-lipase. Em caso positivo reincubar as placas por 24h adicionais e observar com 48h se ocorre fermentação do manitol, caracterizada por um halo amarelo em redor das colônias. A presença de colônias típicas com halo opaco (em 24h) e halo amarelo (em 48h) confirmam a presença de *S. aureus* nos tubos originais.
Se necessário ou em caso de dúvida, confirmar as culturas através da morfologia e coloração de Gram (descritos no capítulo 5) e dos testes de coagulase, catalase e fermentação anaeróbia da glicose e do manitol (descritos no item 10.2)

c) **Cálculo dos resultados.** Anotar o número de tubos confirmados e determinar o Número Mais Provável (NMP)/100 ml conforme a orientação do Capítulo 4, usando a tabela NMP-4 do Anexo 4.1.

10.7. Método de detecção imunoenzimática ISO 19020:2017 para toxinas estafilocócicas em alimentos

Método da International Organization for Standardization para a detecção das enterotoxinas SEA, SEB, SEC, SED e SEE de *Staphylococcus aureus* em alimentos, em duas etapas: 1) extração seguida da concentração, baseado no princípio de diálise; e b) a detecção imunoenzimática usando kits de detecção disponíveis comercialmente.

10.7.1. Material requerido para a análise

Reagentes

- □ Soluções de ácido clorídrico 1N e outras diluições
- □ Soluções de hidróxido de sódio 1N e outras diluições
- □ Tampão Fosfato Salina pH 7,3±0,2 ($NaCl/Na_2HPO_4$:145mM/10mM)
- □ Solução Polietilenoglicol (PEG), peso molecular 20.000g/mol (30g do PEG em pó + 70 ml de água)
- □ Etanol 70% (para limpeza de eletrodo)

Materiais

- □ Kit imunoenzimático para detecção das enterotoxinas que atenda as especificações do item 10.7.2.f.
- □ Membrana de diálise (peso molecular de corte de 6000 a 8000 Da)
- □ Fechos para a membrana de diálise
- □ Material de filtração (funil, algodão, lã de vidro)
- □ Bandejas
- □ Utensílios de vidro ou polipropileno (funil, bequer, frascos, tubos de centrífuga)

Equipamentos

- □ Balança

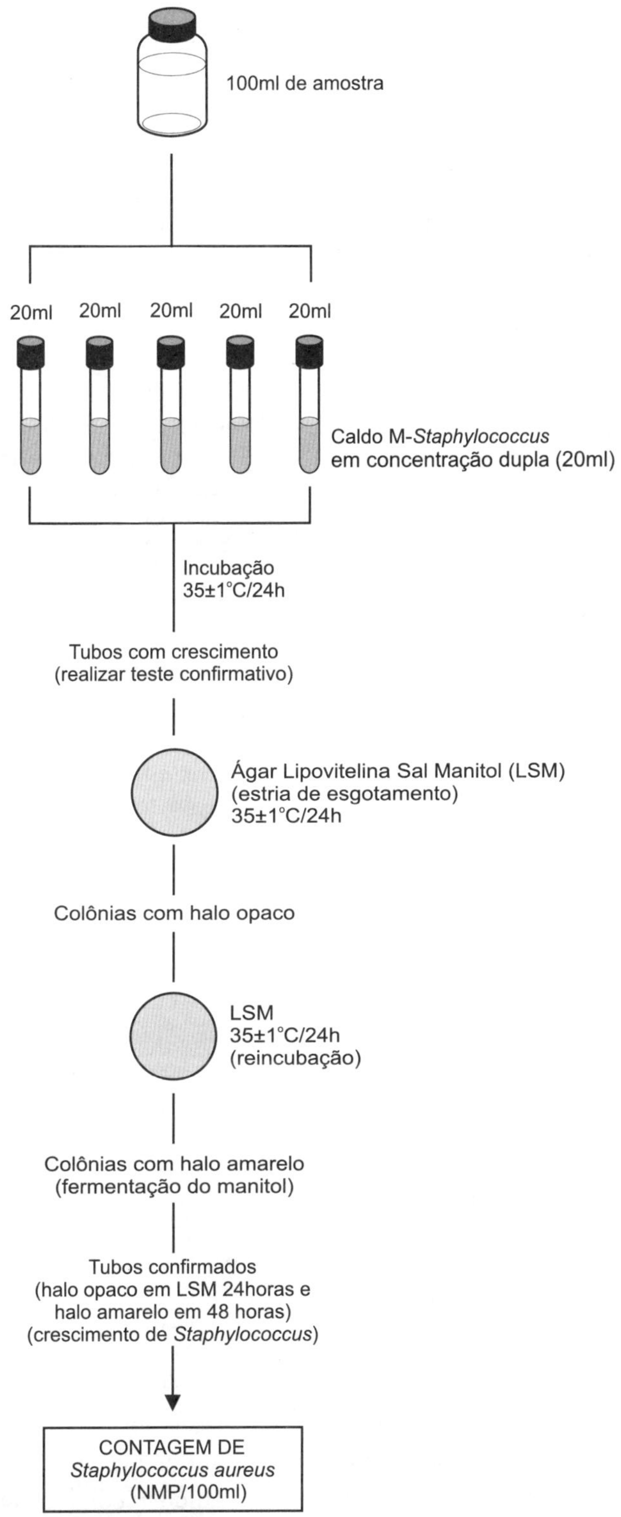

Figura 10.5. Esquema de análise de *S. aureus* em água pelo método de NMP APHA/AWWA/WEF:2017 (Braun-Howland & Hunt, 2017, section 9213.B.6.c).

- □ Liquidificador
- □ Homogeneizador rotativo ou homogeneizador peristáltico ("stomacher")
- □ Agitador orbital ou magnético
- □ pHmetro
- □ Centrífuga (capaz de operar com 3 130g no mínimo e, se possível, com refrigeração)
- □ Refrigerador (temperatura de 3±2 °C ou 5±3 °C)
- □ Freezer (temperatura de -18 °C ou menor)
- □ Equipamentos necessários para o uso do kit imunoenzimático de detecção.
- □ Banho maria a 38±2 °C

10.7.2. Procedimento

a) Preparação e estocagem da amostra

Considerando-se que as toxinas podem estar heterogeneamente distribuídas no alimento, homogeneizar todo o conteúdo ou uma parte representativa em um homogeneizador, antes da retirada da amostra analítica. No caso de amostras de queijo com casca, tomar 10% da casca e 90% do centro.

A partir do alimento homogeneizado, retirar uma amostra analítica de 25g e manter refrigerada (3±2 °C ou 5±3 °C) até a realização do ensaio. Se a análise não for realizada no intervalo de 24 horas, congelar a amostra. Para eventuais repetições do ensaio, reservar congeladas porções individuais das amostras, porque não é recomendável o congelamento e descongelamento repetido, sob o risco de perda da(s) toxina(s).

Nota a.1) No caso de amostras provenientes de surto de intoxicação alimentar, pode-se trabalhar com amostra analítica menor.

b) Extração

b.1) Homogeneização da amostra analítica. Se a amostra foi congelada antes do ensaio, descongelar em refrigerador (3±2 °C ou 5±3 °C).

Adicionar 40ml de água destilada ou desmineralizada (à temperatura de 38±2 °C) aos 25g de amostra preparada no item a (exceto no caso de amostras líquidas) e homogeneizar, utilizando preferencialmente um homogeneizador rotatório ou, alternativamente, um liquidificador. Recuperar toda a amostra homogeneizada, enxaguando as partes do homogeneizador com o mínimo de água destilada ou desmineralizada, para remover também os resíduos aderidos.

Nota b.1.1) Se for usado um homogeneizador peristáltico ("stomacher"), trabalhar com bolsas sem filtro. Para amostras em que haja dificuldade na homogeneização é particularmente recomendado o uso de um homogeneizador rotativo.

Nota b.1.2.) Se foi usada uma amostra analítica menor do que 25g, manter a proporção entre o peso da amostra e o volume de água adicionado (por exemplo, para a análise de 12,5g de amostra, adicionar 20 ml de água).

Para amostras líquidas, passar diretamente ao item b.2, usando o volume de amostra desejado.

Nota b.1.3) Considerar que quanto maior o volume de amostra líquida usado na análise, maior será o comprimento da membrana de diálise a ser utilizada na etapa de extração.

b.2) Agitação para difusão das toxinas. Agitar a amostra em agitador (orbital ou magnético) à temperatura ambiente por 30 a 60 minutos.

b.3) Centrifugação para obtenção do extrato. Acidificar a amostra com uma solução de ácido clorídrico (1N ou 5N) até pH 3,5 a 4,0. Centrifugar a mistura com força mínima de 3 130*g* por 15 minutos, à temperatura ambiente (18 a 27 °C) ou sob temperatura de refrigeração (aproximadamente 4 °C).

Nota b.3.1) A centrifugação em temperatura de refrigeração é particularmente recomendada no caso de amostras gordurosas, para eliminar partículas de gordura antes da etapa subsequente de concentração por diálise.

Recolher a fase aquosa (sobrenadante) em um béquer de vidro ou polipropileno. O líquido recolhido deve apresentar aparência límpida e pH entre 3,0 e 4,5. Se for observada opacidade, repetir a centrifugação nas mesmas condições. Se o pH estiver acima de 4,5, corrigir de volta à faixa de 3,0 a 4,5 com ácido clorídrico e centrifugar novamente nas mesmas condições. Se o pH estiver abaixo de 3,0, descartar e reiniciar o ensaio com uma nova amostra analítica, pois nesta condição a estrutura das enterotoxinas pode ter sido danificada.

Estando o sobrenadante nas condições corretas de pH e limpidez, dar prosseguimento ao ensaio. Para tanto, neutralizar a mistura com solução de hidróxido de sódio (1 ou 5N) até elevar o pH para uma faixa entre 7,4 e 7,6. Se o pH ultrapassar o valor de 9,0 após a neutralização, descartar e reiniciar o ensaio com uma nova amostra analítica, pois nesta condição a estrutura das enterotoxinas pode ter sido danificada.

Nota b.3.2) Para não haver perda de toxinas nas leituras e correções de pH (acidificação ou neutralização), sempre lavar o eletrodo e o béquer com algumas gotas de água após cada medição. Para amostras contendo alto teor de gordura, o eletrodo pode ser limpo com solução de etanol 70% para dissolver as partículas de gordura.

Centrifugar a fase aquosa neutralizada por 15 minutos com força mínima de 3 130*g* sob refrigeração (aproximadamente 4 °C) ou a temperatura ambiente (18 a 27 °C). Recolher todo o sobrenadante para a etapa subsequente de concentração do extrato.

Nota b.3.3) A ISO estabelece um procedimento alternativo para amostras suspeitas de intoxicação alimentar, na qual não é dispensada a etapa de concentração do extrato (item c), exceto para amostras de leite e derivados. Tomar o volume necessário (depende do kit utilizado) da solução aquosa neutralizada seguir diretamente para a etapa de detecção (item f). Reservar o volume remanescente da solução aquosa neutralizada sob refrigeração (3±2 °C ou 5±3 °C). Se o resultado da detecção for negativo, implementar, no mesmo dia, a etapa de concentração (item c) à solução reservada e repetir a detecção com o extrato concentrado.

c) Concentração do extrato

Esta etapa é obrigatória para amostras de leite e produtos lácteos, às quais não se aplica o procedimento alternativo descrito no item b, nota b.3.3).

Cortar um pedaço da membrana de diálise no comprimento suficiente para conter todo o extrato. Embeber a membrana em água destilada ou desmineralizada para reidratação, seguindo as instruções do fabricante (por exemplo, durante 30 minutos à temperatura ambiente).

No momento do uso, enxaguar a parte interna e externa da membrana com água destilada ou desmineralizada. Fechar uma extremidade da membrana com o fecho da membrana de diálise. Preencher a membrana com toda a fase aquosa neutralizada, usando um funil preenchido com um pouco de algodão ou lã de vidro (para a remoção de partículas suspensas). Fechar a outra extremidade da membrana com o segundo fecho.

Acomodar a membrana em uma bandeja rasa preenchida com Solução Polietilenoglicol (PEG). Manter sob refrigeração (3±2 °C ou 5±3 °C) durante a noite, para a concentração do extrato. Se não for observada concentração suficiente após este período (indicada pela permanência de mais de 5 ml de líquido na membrana), prolongar a etapa de concentração, nas mesmas condições, por um período adicional de até três dias, ou adicionar PEG em pó sob a membrana.

d) Recuperação do extrato

Retirar a membrana da solução de PEG e enxaguar as partes externas com água destilada ou desmineralizada para remover os traços da solução de PEG.

Abrir uma extremidade da membrana e recuperar o extrato concentrado lavando completamente a parte interna com Solução PBS (Tampão Fosfato Salina) no caso de leite e produtos lácteos, ou com água destilada ou desmineralizada para outras matrizes. É importante que a lavagem da membrana seja feita de forma a obter uma massa do extrato concentrado variando de 5,0 a 5,5g (para uma amostra analítica de 25g). Transferir cuidadosamente o extrato para um frasco de vidro ou polipropileno.

Nota d.1) Para remover e recuperar o máximo de enterotoxinas, esfregar uma parte contra a outra da parte interna da membrana. Além disso, ao lavar a membrana, adicionar repetidamente pequenos volumes de água ou PBS (1 a 2 ml) à membrana, esfregando e recolhendo o extrato no frasco, até obter a massa final de 5,0 a 5,5g.

Nota d.2) No caso de alimentos provenientes de surto de intoxicação alimentar, em que a amostra analítica usada tenha sido menor do que 25g, a quantidade extrato obtido também será menor, ajustada para uma proporção de aproximadamente cinco entre o peso da amostra analítica e o peso do extrato concentrado obtido. Exemplo: na análise de 25g de amostra, quantidade de extrato entre 5,0 e 5,5g (máximo 5,8g); na análise de 12,5g de amostra, quantidade de extrato entre 2,5 a 2,8g (máximo 2,9g).

e) Estocagem do extrato concentrado

Manter o extrato concentrado sob refrigeração (3±2 °C ou 5±3 °C) até a realização da etapa de detecção (item f). Se a detecção não for realizada no intervalo de 48 horas, congelar o extrato à temperatura de -18 C ou menor, a menos que outra orientação seja especificada pelo fabricante do kit selecionado para a detecção.

f) Detecção

Se o extrato foi congelado, no momento da detecção deve ser completamente descongelado e homogeneizado usando um agitador. Se houver a formação de espuma na agitação, deve-se pipetar apenas a fase líquida para a detecção.

Selecionar um kit de detecção que atenda aos critérios de performance (sensibilidade, especificidade, LOD_{50}) desejados. Estes critérios devem ser definidos com base no procedimento completo, incluindo a extração e a detecção da toxina. Os valores recomendados pela ISO 19020:2017 são sensibilidade e especificidade de maior que 90% e LOD_{50} (concentração em ng/g na qual a probabilidade de detecção é de 50%) menor que 0,06 ng de SEs/g.

Nota f.1) O cálculo do valor de LOD_{50} menor que 0,06 ng/g foi feito usando o programa disponível no site da ISO. O valor foi baseado na dose estimada de enterotoxina SEA (a mais envolvida em surtos de intoxicação alimentar) capaz de desencadear sintomas, que é de 6,1ng, considerando ingestão de 100g do alimento.

Nota f.2) É recomendado verificar todo o procedimento com material referência.

g) Expressão dos resultados

Expressar o resultado como enterotoxinas SEA a SEE detectadas ou não detectadas em 25g (ou na quantidade de amostra analisada, se diferente de 25g).

A especificidade, sensibilidade e o LOD_{50} do método foi determinada pela ISO 19020:2017 através de estudos interlaboratoriais. No entanto, a norma recomenda que, para a confirmação de resultados positivos, a análise da mesma amostra seja feita por outro método, uma vez que a ocorrência de interferências é bem reconhecida.

10.8. Referências

ANDJELKOVIC, M., TSILIA, V., RAJKOVIC, A., De CREMER, K. & Van-LOCO, J., 2016. Application of LC-MS/MS MRM to Determine Staphylococcal Enterotoxins (SEB and SEA) in Milk. *Toxins*, 8(4):118.

BENNETT, R.W. & HAIT, J.M., 2011. Staphylococcal enterotoxins: micro-slide double diffusion and elisa-based methods. In: Food and Drug Administration, *Bacteriological Analytical Manual Online*. Chapter 13A. Disponível no site: http://wayback.archive-it.org/7993/20170111183609/http://www.fda.gov/Food/FoodScienceResearch/LaboratoryMethods/ucm073674.htm [acesso em 18/01/2021].

BENNETT, R.W., HAIT, J.M. & TALLENT, S.M., 2015. *Staphylococcus aureus* and staphylococcal enterotoxins. In: SALFINGER, Y & TORTORELLO, M.L. (eds), *Compendium of Methods for the Microbiological Examination of Foods*. 5th edition. Washington, DC: American Public Health Association (APHA). Chapter 39, pp.509-526.

BENNETT, R.W. & LANCETTE, G.A., 2016. *Staphylococcus aureus*. In: Food and Drug Administration, *Bacteriological Analytical Manual Online*. Chapter 12. Disponível no site https://www.fda.gov/food/laboratory-methods-food/bam-chapter-12-staphylococcus-aureus [acesso em 18/01/2021].

BETLEY, M.J., SCHLIEVERT, P.M., BERGDOLL, M.S. *et al.*, 1990. Staphylococcal gene nomenclature. *ASM News*, 56:182.

BIEN, J., SOKOLOVA, O. & BOZKO, P., 2011. Characterization of Virulence Factors of *Staphylococcus aureus*: Novel Function of Known Virulence Factors That Are Implicated in Activation of Airway Epithelial Proinflammatory Response. *Journal of Pathogens Online*, 2011:1-13. Disponível no site: http://www.hindawi.com/journals/jpath/2011/601905/ [Acesso em 18/01/2021].

BRAUN-HOWLAND, E. & HUNT, M.E., 2017. Microbiological examination. In: BAIRD, R.B., EATON, A.D & RICE, E.W. (eds), *Standard Methods for the Examination of Water & Wastewater*. 23rd edition. Washington, DC: American Public Health Association (APHA), American Water Works Association (AWWA) & Water Environment Federation (WEF). Part 9000, pp. 9.1 to 9.233.

BUKOWSK, M., WLADYKA, B. & DUBIN, G., 2010. Exfoliative toxins of *Staphylococcus aureus*. *Toxins*, 2:1148-1165.

FDA, 2012. *Staphylococcus aureus*. In: Food and Drug Administration, *Bad Bug Book, Foodborne Pathogenic Microorganisms and Natural Toxins*. 2nd edition. Disponível no site: https://www.fda.gov/media/83271/download [acesso em 18/01/2021]. pp.87-91.

FERRY, T., PERPOINT, T., VANDENESCH, F. & ETIENNE, J., 2005. Virulence Determinants in *Staphylococcus* aureus and their Involvement in Clinical Syndromes. *Current Infectious Disease Reports*, 7:420–428.

GARRITY, G.M. & HOLT J.G., 2001. The road map to the Manual. In: BOONE, D.R. & CASTENHOLS, R.W. (eds). *Bergey's Manual of Systematic Bacteriology*. 2nd edition, Volume 1. New York, NY: Springer. pp. 119-155.

HENNING, D.R., FLOWERS, R., REISER, R., RYSER, E.T., 2004. Pathogens in milk and milk products. In: WEHR, H.M. & FRANK, J.F. (eds), *Standard Methods for the Examination of Dairy Products*. 17th edition. Washington, DC: American Public Health Association (APHA). Chapter 5, pp.103-151.

HOLT, J.G., KRIEG, N.R., SNEATH, *et al.*, 1994. *Bergey's Manual of Determinative Bacteriology*. 9th edition. Baltimore, MD: Williams & Wilkins.

ICMSF (International Commission on Microbiological Specifications for Foods), 1996. *Microrganisms in Foods 5. Microbiological Specifications of Food Pathogens*. London, UK: Blackie Academic & Professional.

ICMSF (International Commission on Microbiological Specifications for Foods), 2018. *Microrganisms in Foods 7. Microbiological Testing in Food Safety Management*. 2nd edition. Switzerland: Springer International Publishing AG.

ISO 6888-1. *Microbiology of food and animal feeding stuffs – Horizontal method for the enumeration of coagulase-positive staphylococci (Staphylococcus aureus and other species) – Part 1: Technique using Baird-Parker agar medium*. 1st edition, 1999, Amendment 1, 2003, Amendment 2, 2018. The International Organization for Standardization.

ISO 6888-3. *Microbiology of food and animal feeding stuffs – Horizontal method for the enumeration of coagulase-positive staphylococci (Staphylococcus aureus and other species) – Part 3: Detection and MPN technique for low numbers*. 1st edition, 2003. The International Organization for Standardization.

ISO 7218. *Microbiology of food and animal feeding stuffs – General requirements and guidance for microbiological examination*. 3rd edition, 2007, Amendment 1, 2013. The International Organization for Standardization.

ISO 19020. *Microbiology of food and animal feeding stuffs – Horizontal method for the immunoenzymatic detection of staphylococcal enterotoxins in foodstuffs*. 1st edition, 2017. The International Organization for Standardization.

LATIMER-Jr., G.W. (ed.), 2019. *Official Methods of Analysis of AOAC International*. 21st edition. Gaithersburg, MD: AOAC International.

LINA, G., BOHACH, G.A., NAIR, S.P. *et al.*, 2004. Standard Nomenclature for the Superantigens Expressed by *Staphylococcus*. *Journal of Infectious Diseases*, 189:2334–2336.

MacFADDIN, J.F., 2000. *Biochemical Tests for Identification of Medical Bacteria*. 3rd edition. Philadelphia, PA: Lippincott Williams and Wilkins. pp 363-367.

PINCHUK, I.V., BESWICK, E.J., REYES, V.E., 2010. Staphylococcal Enterotoxins. *Toxins*, 2:2177-2197.

SCHLEIFER, K., 2009. Phylum XIII *Firmicutes*. In: DeVOS, P., GARRITY, G.M., JONES, D. *et al.* (eds), *Bergey's Manual of Systematic Bacteriology*. 2nd edition, Volume 3. New York, NY: Springer. p. 19.

SCHLEIFER, K. & BELL, J.A., 2009a. Family VIII *Staphylococcaceae* fam. nov. In: DeVOS, P., GARRITY, G.M., JONES, D. *et al.* (eds). *Bergey's Manual of Systematic Bacteriology*. 2nd edition, Volume 3. New York, NY: Springer. p. 392.

SCHLEIFER, K. & BELL, J.A., 2009b. Genus I *Staphylococcus* Rosenbach 1884. In: DeVOS, P., GARRITY, G.M., JONES, D. *et al.* (eds). *Bergey's Manual of Systematic Bacteriology*. 2nd edition, Volume 3. New York, NY: Springer. pp. 392-421.

SMITH, C.J., 2008. *Staphylococcus aureus*. [Lecture] IAFP 4th European Symposium on Food Safety. Lisbon, Portugal, 19th-21st November.

SNEATH, P.H.A., MAIR, N.S., SHARPE, M.E. & HOLT, J.G. (eds), 1986. *Bergey's Manual of Systematic Bacteriology*. 1st edition, Volume 2. Baltimore, MD: Williams & Wilkins.

TALLENT, S.M., BENNETT, R.W. & HAIT, J.M., 2017. Staphylococcal Enterotoxins Detection Methods. In: Food and Drug Administration, *Bacteriological Analytical Manual Online*. Chapter 13B. Disponível no site https://www.fda.gov/food/laboratory-methods-food/bam-chapter-13b-staphylococcal-enterotoxins-detection-methods [acesso em 18/01/2021].

11 *Bacillus cereus*

Revisões da 6ª edição

Não foram inseridas no texto as alterações de nomenclatura bacteriana vigentes em dezembro de 2020, que podem ser consultadas no Anexo 2 deste Manual.

Item 11.1.1 (revisado) Atualizada a descrição de *Bacillus anthracis*, apresentadas novas espécies do grupo *B. cereus*.

Item 11.1.3 (revisado) Inserido o Quadro 11.2 comparando os meios e condições de incubação recomendados por diferentes órgãos internacionais para a contagem de *Bacillus cereus* em alimentos. Inseridos comentários sobre o Ágar Bacara, adotado pela Food and Drug Administration (FDA) para *B. cereus*.

Item 11.4 (revisado) O método ISO 7932 foi revisado conforme o amendment 1:2020 da norma, que introduz testes alternativos para confirmação. São testes moleculares sofisticados para detecção de genes e não foram incluídos no escopo deste manual porque aplicam-se a situações de investigação epidemiológica de surtos. Dessa maneira, o método aqui descrito não sofreu alteração.

Item 11.5 (novo) Incluído o método BAM/FDA:2020 para contagem de *Bacillus cereus* em alimentos.

11.1. Introdução

Bacillus cereus é uma bactéria patogênica, cujas doenças transmitidas por alimentos (DTAs) são classificadas pela International Commission on Microbiological Specifications for Foods (ICMSF, 2018) no grupo de risco I, que inclui as doenças "de perigo moderado, usualmente de curta duração e sem ameaça de morte ou sequelas, com sintomas auto limitados mas que provocam severo desconforto".

11.1.1. Taxonomia

De acordo com Logan & DeVos (2009), *Bacillus cereus* é uma espécie do gênero *Bacillus*, que pertence à família *Bacillaceae*. Esta família inclui vários gêneros de bactérias, na sua maioria bastonetes com parede celular Gram positiva, esporogênicos, aeróbios ou anaeróbios facultativos, quimioorganotróficos. O gênero *Bacillus* compreende mais de 140 espécies, incluindo *B. cereus* e algumas espécies estreitamente relacionadas à *B. cereus*, denominadas de grupo *B. cereus*.

11.1.1.1. O grupo *Bacillus cereus*

As espécies do grupo *B. cereus* são *Bacillus cereus*, *Bacillus anthracis*, *Bacillus thuringiensis*, *Bacillus mycoides*, *Bacillus pseudomycoides*, *Bacillus weihenstephanensis* e *Bacillus cytotoxicus* (Guinebretière *et al.*, 2013). Essas espécies são muito semelhantes geneticamente e, do ponto de vista prático, dificilmente diferenciadas umas das outras. Cada uma é diferenciada de *Bacillus cereus* basicamente, por uma única característica e, nem sempre, nos ensaios, é possível diferenciar *B. cereus* dos outros membros do grupo, cujas características estão sumariadas na Quadro 11.1.

Todos os membros do grupo são bastonetes grandes (>1µm), Gram positivos, esporogênicos e formam esporos facilmente, na maioria dos meios de cultura.

As colônias em meios sólidos são facilmente reconhecíveis: grandes (2 a 7mm em diâmetro), planas, variando na forma de circulares a irregulares, com bordas lisas ou onduladas. A textura geralmente é granular, embora colônias lisas e úmidas não sejam incomuns.

Quadro 11.1. Características das espécies do grupo *Bacillus cereus*.

Dados de Guinebretière *et al.* (2013)							
Característica	***Bacillus cereus***	***Bacillus cytotoxicus***	***Bacillus pseudomycoides***	***Bacillus thuringiensis***	***Bacillus weihenstephanensis***	***Bacillus mycoides***	***Bacillus anthracis***
Gram	+	+	+	+	+	+	+
Catalase	+	+	+	+	+	+	+
Lecitinase em meio com gema de ovo	+	+ fraca	+ fraca	+	+	+	+
Ácido a partir de D-manitol	-	-	-	-	-	-	-
Teste de VP	+	+ fraco	+	+	+	+	+
Glicose anaeróbica	+	+ fraca	+	+	+	+	+
Cristais parasporais	-	-	-	+	-	-	-
Colônias rizóides	-	-	+	-	-	+	-
Redução do nitrato	+ (81%)	+	+	+	+	+	+
Temperatura mínima de crescimento (°C)	10	20	10	10	5	5	>10
Temperatura máxima de crescimento (°C)	45	50	40	45	37	37	<50
Dados de Bennett *et al.*, 2015							
Característica	***Bacillus cereus***	***Bacillus cytotoxicus***	***Bacillus pseudomycoides***	***Bacillus thuringiensis***	***Bacillus weihenstephanensis***	***Bacillus mycoides***	***Bacillus anthracis***
Motilidade	v			v		-	-
Hemólise	+			v		v	-
Decomposição da tirosina	+			+		v	v
Resistência à lisozima	+			+		+	+

Símbolos usados por Guinebretière *et al.* (2013): + = positivo para 90% das cepas (exceto quando a porcentagem de cepas é apresentada entre parênteses), - = negativo para 90% das cepas.

Símbolos usados por Bennett *et al.* (2015): + = positivo para 90 a 100% das cepas, - = negativo para 90 a 100% das cepas, v = positivo para 50 a 90% das cepas.

Anaeróbios facultativos, utilizam a glicose e outros carboidratos aeróbia e anaerobicamente. Catalase positivos, oxidase negativos, Voges Proskauer (VP) positivos.

Produzem lecitinase, provocando uma reação típica em meios contendo gema de ovo, como o Ágar Manitol Gema de Ovo Polimixina (MYP), o Ágar Kim-Goepfert (KG) ou o Ágar *Bacillus cereus* segundo Mossel. Essa reação é caracterizada pela formação de um precipitado branco sob as colônias, após a incubação. Não utilizam manitol e essa característica pode ser observada no Ágar MYP e Mossel (que contém manitol e indicador de pH), onde formam um halo de viragem alcalina em redor das colônias.

Bacillus anthracis. De acordo com Logan & DeVos (2009), *B. anthracis* é patogênico e tem sido considerado um agente potencial para guerra biológica ou bioterrorismo. Provoca uma doença conhecida como antraz ou carbúnculo, que atinge primariamente os herbívoros, mas pode ser transmitida para humanos através do contato com os animais infectados. A transmissão se dá por exposição cutânea (contaminação de feridas na pele), inalatória (inalação dos esporos) ou gastrointestinal (consumo da carne de animais que morreram de antraz). *B. anthracis* apresenta três principais fatores de virulência codificados em dois plasmídeos, pXO1 e pXO2. Se um desses dois plasmídeos estiver ausente, o organismo não pode produzir todos os seus fatores de virulência. O plasmídeo pXO2 codifica a formação de cápsula, que protege a bactéria contra a fagocitose pelas células defensivas do sistema imunológico. Sem a cápsula, as bactérias podem ser fagocitadas e destruídas. Uma cepa de *B. anthracis* descoberta nos anos 1930, a cepa Sterne, perdeu naturalmente o plasmídeo pXO2 e, consequentemente, a sua capacidade de produzir cápsula. Em comparação com cepas normais a cepa Sterne é relativamente avirulenta, mas ainda capaz de estimular uma resposta imune, sendo usada para a imunização de animais domesticados contra o antraz (CDC, 2008). As principais características que distinguem *B. anthracis* de *B. cereus*, segundo Tallent *et al.* (2012), são as seguintes: *B. anthracis* não é móvel e usualmente não é hemolítico em 24 horas de incubação. Algumas poucas cepas de *B. cereus* também são imóveis, mas são fortemente hemolíticas e produzem uma zona de hemólise com 2 a 4 mm em redor das colônias em 24 horas de incubação.

Bacillus thuringiensis. De acordo com Logan & DeVos (2009), *B. thuringiensis* é patogênico para insetos, sendo utilizado como agente de controle biológico (bioinseticida) na agricultura. Durante o processo de esporulação, as células produzem inclusões cristalinas (cristais parasporais), compostas por um ou mais polipeptídios (delta-endotoxinas), que são codificadas por genes designados pelo prefixo "*cry*". As toxinas são ativas particularmente contra as larvas de insetos das ordens Lepidoptera, Coleoptera e Diptera, não afetando o homem, os animais ou as plantas. Ao contrário de *B. thuringiensis*, as cepas de *B. cereus* não produzem cristais parasporais.

Bacillus mycoides. De acordo com Logan & DeVos (2009) *B. mycoides* é imóvel e apresenta morfologia de colônias característica em meios sólidos, chamadas de colônias rizóides. A partir do ponto de inoculação as colônias fortemente aderentes projetam-se radialmente, podendo facilmente cobrir toda a placa. A aparência é de raízes (de onde deriva o termo rizóide), mas esta característica pode ser perdida. Ao contrário de *B. mycoides*, *B. cereus* não forma colônias rizóides e as cepas são móveis em sua maioria.

Bacillus pseudomycoides. É uma espécie nova, proposta por Nakamura (1998) para acomodar um grupo de cepas de *B. mycoides* com composição de ácidos graxos distinta. As características morfológicas, fisiológicas e de crescimento são indistinguíveis de *B. mycoides*, incluindo o crescimento rizóide em meios sólidos.

Bacillus weihenstephanensis. É uma espécie nova, proposta por Lechner *et al.* (1998) para acomodar as cepas psicrotróficas de *B. cereus*, separadas das cepas mesófilas, que continuam na espécie *cereus*. Apresenta todas as características típicas de *B. cereus*, do qual se diferencia apenas pela capacidade de crescer entre 4 e 7 °C e não crescer a 43 °C. De acordo com Euzéby (2003) não há casos de intoxicações atribuídos à *B. weihenstephanensis*, mas é provável que a patogenicidade dessa espécie seja comparável à de *Bacillus cereus*.

***Bacillus cytotoxicus*.** É uma espécie nova, proposta por Guinebretière *et al.* (2013). Essa espécie foi isolada pela primeira vez em um surto de intoxicação alimentar ocorrido na França em 1998, com três mortes. Na França esse foi o surto diarreico mais grave atribuído a uma provável cepa do grupo *B. cereus* e depois dela quatro novas cepas foram isoladas, três também relacionadas a surtos de infecção alimentar na França e Alemanha. Os alimentos envolvidos foram purê de vegetais, purê de batatas e semolina. A principal característica que distingue essa espécie é a natureza termotolerante, crescendo na faixa de 20 a 50 °C, enquanto os demais membros do grupo *B. cereus* crescem entre 5-15 e 35-45 °C.

Novas espécies. Liu *et al.* (2017), aplicando o sequenciamento do gene 16S rRNA e MLST (multilocus sequence typing) a um grupo de isolados do ambiente marinho, mostraram nove agrupamentos robustos e bem separados no grupo *B. cereus*, propondo nove novas espécies: *Bacillus albus, Bacillus paranthracis, Bacillus pacificus, Bacillus tropicus, Bacillus mobilis, Bacillus luti, Bacillus proteolyticus, Bacillus nitratireducens* e *Bacillus paramycoides*. Informações sobre essas novas espécies ainda são raras, e seu impacto nos métodos de análise ainda não foi avaliado.

11.1.1.2. A espécie *Bacillus cereus*

Segundo Logan & DeVos (2009), *B. cereus* é patogênico para humanos e outros animais, provocando intoxicações alimentares e infecções oportunistas. Além das características típicas dos membros do grupo *B. cereus*, apresenta morfologia de bastonetes, Gram positivos. Forma esporos que podem ser elipsoidais ou cilíndricos, subterminais ou paracentrais, sem dilatar o esporângio. As colônias apresentam aparência variável; são caracteristicamente grandes (2-7mm em diâmetro), circulares ou irregulares, com bordas lisas ou onduladas. A massa celular nas colônias geralmente é branca, mas algumas cepas produzem pigmentos castanho rosados em Ágar Nutriente (NA) e outras pigmento amarelo difusível ou pigmento fluorescente amarelo esverdeado em vários meios. Não há relato da produção de pigmentos pelos outros membros do grupo. Anaeróbio facultativo, catalase positivo, oxidase negativo. Produz reação com gema de ovo.

A motilidade é variavel; Logan & DeVos (2009) relatam mais de 85% das cepas móveis, enquanto Tallent *et al.* (2012) relatam 50% móveis e Bennett *et al.* (2015) relatam 50 a 90% das cepas positivas.

Logan & DeVos (2009) relatam temperatura ótima de crescimento por volta de 37 °C, máxima entre 40 e 45 °C e mínima entre 10 e 20 °C, embora cepas piscrotolerantes capazes de crescer a 6 °C já tenham sido isoladas. A Food and Drug Administration (FDA, 2012) relata temperatura ótima entre 28 e 35 °C, máxima de 48 °C e mínima de 4 °C.

De acordo com a ICMSF (1996) o pH ótimo para crescimento de *B. cereus* situa-se entre 6,0 e 7,0, com um mínimo de 5,0 e um máximo de 8,8. A atividade de água mínima é de 0,93. A FDA (2012) relata pH mínimo de 4,9, máximo de 9,3 e tolerância a 7,5% de sal (uma solução de NaCl a 7% apresenta atividade de água de 0,96).

Os esporos apresentam resistência térmica comparável aos de outras bactérias mesófilas, com um valor $D_{121\ °C}$ entre 0,03 e 2,35min e um valor z entre 7,9 e 9,9 °C (em tampão de fosfato de 0,067M). Em caldo de arroz a 100 °C, podem resistir por 4,2 a 6,3 min (ICMSF, 1996).

11.1.2. Epidemiologia

Segundo Logan & DeVos (2009) *B. cereus* produz seis tipos de toxinas, incluindo uma citotoxina, uma toxina emética e quatro enterotoxinas.

A citotoxina, chamada de citotoxina K (CytK), é similar à β-toxina de *Clostridium perfringens* e foi associada a um surto de enterite necrótica na França, com três mortes (Logan & DeVos, 2009).

A toxina emética, chamada de cereulide, é um polipeptídio não antigênico, resistente ao calor (121 °C/30min segundo FDA, 2012, 120 °C/60min segundo Logan & DeVos, 2009), ao pH (2 a 11) e à proteólise. Estável ao frio (60 dias a 4 °C), também é produzida na incubação em baixa temperatura. Sua formação ocorre sob condição aeróbica ou microaeróbica, mas não em condição anaeróbica. A produção não parece estar conectada à esporulação. Também já foi detectada em *B. weihenstephanensis* e outros bacilos, indicando que o plasmídio responsável por sua formação pode sofrer transferência lateral (Logan & DeVos, 2009, FDA, 2012).

Segundo Logan & DeVos (2009), as quatro enterotoxinas produzidas por *B. cereus* são:

a) Hemolisina BL (Hbl), produzida por cerca de 60% das cepas testadas. Tem sido sugerido que esta enterotoxina seja o principal fator de virulência na diarréia provocada por *B. cereus*.

b) Enterotoxina não hemolítica (Nhe), produzida pela maioria das cepas e cujos componentes apresentam certa semelhança com a Hbl.

c) e **d)** Enterotoxina T (BceT) e Enterotoxina FM (EntFM), cujas características e mecanismos de ação ainda são desconhecidos. Bennett *et al.* (2015) não distinguem as enterotoxinas produzidas por *B. cereus*, relatando a existência de uma enterotoxina proteica que consiste em um complexo de multicomponentes. Segundo os autores essa toxina é sensível ao calor, sendo inativada a 56 °C/5min. Antigênica, pode ser detectada por ensaios imunológicos tipo RPLA (reverse passive latex agglutination) ou ELISA (enzime-linked immunosorbent assay) disponíveis comercialmente.

B. cereus provoca dois tipos de doenças de origem alimentar. Uma é a síndrome diarreica, resultante do consumo do alimento contaminado com as células de *B. cereus* seguida da produção de enterotoxina no intestino delgado. Seus sintomas característicos são diarreia aquosa e dores abdominais, que aparecem entre seis e 15 horas após o consumo do alimento contaminado e desaparecem em cerca de 24 horas. Náusea pode acompanhar a diarreia, mas vômito (emese) raramente ocorre (FDA, 2012). A dose infectiva é de 10^4 a 10^9 células de *B. cereus* por grama de alimento (Logan & DeVos, 2009).

A outra é a síndrome emética, provocada pelo consumo do alimento contaminado com a toxina emética pré-formada. É caracterizada por um agudo ataque de náusea e vômito, que aparece entre 0,5 e seis horas depois do consumo do alimento contaminado e desaparece em cerca de 24 horas (FDA, 2012). A formação de toxina emética no alimento, em quantidade suficiente para provocar os sintomas, ocorre quando *B. cereus* se multiplica e atinge uma população na ordem de 10^5 a 10^8 células por grama de alimento (Logan & DeVos, 2009).

Segundo Bennett *et al.* (2015), a presença de *B. cereus* em alimentos não representa risco à saúde, a menos que possa se multiplicar e atingir populações maiores do que 10^5 células viáveis por grama. Os alimentos mais frequentemente implicados em surtos são produtos cozidos ou contendo ingredientes cozidos, particularmente os ricos em amido ou proteínas, como arroz, massas, vegetais, sopas, saladas de vegetais, brotos de sementes, pudins e carnes. Os esporos sobrevivem ao cozimento e, se a refrigeração não for adequada, esses esporos podem germinar e as células vegetativas podem se multiplicar (Bennett *et al.*, 2015).

Na transmissão da síndrome diarreica vários tipos de alimentos têm sido implicados, incluindo carnes, leite, peixes e vegetais. Na síndrome emética a causa mais frequente é arroz cozido ou pratos contendo arroz cozido, mas massas, sopas, caldos, pudins, bolos e pratos contendo batatas também têm sido envolvidos, bem como produtos de queijo (FDA, 2012).

11.1.3. Comentários sobre os métodos de análise

Uma comparação entre os métodos recomendados por diferentes agências reguladoras para *Bacillus cereus* em alimentos encontra-se sumariada no Quadro 11.2.

A contagem de *B. cereus* em alimentos pode ser feita pelo método de plaqueamento direto, mais comum, ou pelo método do número mais provável, recomendado quando se esperam contagens abaixo de 1000 UFC/g.

O método do número mais provável (NMP) é recomendado para a análise de produtos em que se espera baixa contagem de *B. cereus* e/ou alimentos com população alta de espécies competidoras. Também é indicado para produtos desidratados nos quais esporos excedem em número as células vegetativas, requerendo nutrientes adicionais para germinar.

No plaqueamento direto, o meio mais utilizado é o Ágar Manitol Gema de Ovo Polimixina (MYP), que combina a polimixina como agente seletivo e a gema de ovo e o manitol como agentes diferenciais. A produção de colônias com uma forte reação de gema de ovo (atividade de lecitinase), caracterizada por um grande halo de precipitação, é típica dos bacilos do grupo *B. cereus*. A não fermentação do manitol provoca a formação de um halo de viragem alcalina de pH em volta da colônia.

Quadro 11.2. Comparação entre os meios e condições de incubação recomendados por diferentes órgãos internacionais para a análise de *Bacillus cereus* em alimentos.

<table>
<tr><th>Método[a]</th><th>Enriquecimento[b]</th><th>Plaqueamento seletivo diferencial[b]</th><th>Confirmação</th></tr>
<tr><td>APHA 31.61:2015, plaqueamento para contagem de Bacillus cereus em alimentos (Bennett et al., 2015)</td><td>Não se aplica</td><td>MYP ou KG (plaqueamento em superfície) 30-32 °C/20-24h</td><td rowspan="2">Confirmação no grupo B. cereus: coloração de esporos e glóbulos de lípidios intracelulares ou utilização anaeróbia da glucose, tirosina, Voges-Proskauer, nitrato, resistência à lisozima
Diferenciação das espécies do grupo B. cereus: cristais de toxinas intracelulares, motilidade, crescimento rizoide, hemólise</td></tr>
<tr><td>APHA 31.62:2015, NMP para Bacillus cereus em alimentos (Bennett et al., 2015)</td><td>TSB com polimixina 30°C/48h</td><td>MYP ou KG (estrias de esgotamento) 30-32 °C/20-24h</td></tr>
<tr><td>ISO 7932:2004/Amd 1:2020, plaqueamento para contagem de Bacillus cereus presuntivo em alimentos</td><td>Não se aplica</td><td>MYP (plaqueamento em superfície) 30±1 °C/18-24h a 48h</td><td>Hemólise em Ágar Sangue N° 2 (estria ou picada) a 30±1 °C/24±2h</td></tr>
<tr><td>BAM/FDA:2020, plaqueamento para contagem de Bacillus cereus em alimentos (Tallent et al., 2020)</td><td>Não se aplica</td><td>MYP ou Ágar Bacara (plaqueamento em superfície) 30±2 °C/18-24 a 48h</td><td rowspan="2">Confirmação no grupo B. cereus: utilização anaeróbia da glucose, tirosina, Voges-Proskauer, nitrato, resistência à lisozima
Diferenciação das espécies do grupo B. cereus: cristais de toxinas intracelulares, motilidade, crescimento rizoide, hemólise e crescimento psicrotrófico</td></tr>
<tr><td>BAM/FDA:2020, NMP para Bacillus cereus em alimentos (Tallent et al., 2020)</td><td>TSB suplementado com polimixina 30±2 °C/48±2h</td><td>MYP ou Ágar Bacara (estrias de esgotamento) 30±2 °C/18-24 a 48h</td></tr>
</table>

[a]**APHA** = American Public Health Association, **BAM/FDA** = Bacteriological Analytical Manual/Food and Drug Administration, **ISO** = International Organization for Standardization, **NMP** = Número Mais Provável.

[b]**KG** = Ágar Kim-Goepfert, **MYP** = Ágar Manitol Gema de Ovo Polimixina, **TSB** = Caldo Tripticase de Soja.

Outro meio recomendado é o Ágar Kim-Goepfert (KG), que apresenta a mesma sensibilidade e seletividade do MYP, mas é bem menos utilizado. As colônias são idênticas às do MYP, mas não apresentam a coloração, porque o meio não contém manitol. Formulado para estimular a formação de esporos livres em 20-24 horas de incubação, permite a imediata confirmação das colônias (diretamente das placas de contagem), através da coloração de esporos e de glóbulos de lipídios intracelulares (teste confirmatório rápido de Holbrook & Anderson). Para aplicar esse teste às colônias obtidas em MYP, é necessário repicar a cultura em Ágar Nutriente. Dessa forma, o KG é uma alternativa mais rápida na contagem de *B. cereus*. Outra vantagem do KG é que outras espécies de *Bacillus* que produzem lecitinase, como *B. polymyxa*, são incapazes de formar lecitinase nesse meio, nutricionalmente pobre.

Em 2012 a Food and Drug Administration (FDA) introduziu um novo meio no *Bacteriological Analytical Manual* (BAM), para o plaqueamento seletivo diferencial de *B. cereus*, chamado Ágar Bacara. De acordo com Tallent *et al.* (2012), todas as espécies do grupo *B. cereus* formam colônias alaranjadas no Bacara, com halo típico de atividade de lecitinase (exceto a cepa Sterne de *Bacillus anthracis*, que não forma halo). O meio mostrou-se capaz de detectar *B. cereus* em concentrações muito mais baixas do que o MYP em alimentos artificialmente contaminados com bactérias competidoras e diluições do organismo alvo. Bactérias Gram positivas como *Listeria monocytogenes*, *Paenibacillus macerans*, *Paenibacillus polymyxa*, *Bacillus amyloliquefaciens*, *Bacillus circulans*, *Bacillus subtilis*, e *Staphylococcus epidermidis* apresentaram cepas capazes de crescer no MYP, mas foram inibidas no Bacara.

A confirmação das colônias típicas inclui dois grupos de testes, o primeiro para verificar se a cultura isolada pertence ao grupo *B. cereus* e o segundo para diferenciar *B. cereus* dos demais bacilos do grupo.

Para confirmar a cultura no grupo *B. cereus*, a 5ª edição do *Compendium of Methods for the Micro-*

biological Examination of Foods (Bennett *et al.*, 2015) recomenda o teste confirmatório rápido de Holbrook & Anderson (1980), uma técnica que combina a coloração de esporos de Ashby e a coloração de gordura intracelular de Burdon. No método de Holbrook & Anderson, o isolamento de *B. cereus* é feito em PEMBA (Polymyxin Pyruvate Egg-Yolk Bromothymol Blue Agar). Segundo os autores, apenas *B. cereus*, dentre as espécies de *Bacillus* capazes de crescer em PEMBA, apresentam glóbulos de lipídios intracelulares. Devido à similaridade na composição e características diferenciais, o PEMBA pode ser substituído pelo KG no método descrito pelo *Compendium*.

Colônias com características típicas no MYP ou KG também podem ser confirmadas no grupo *B. cereus* através de provas bioquímicas. As características mais típicas do grupo são determinadas, incluindo o teste de utilização anaeróbia da glucose, o teste de decomposição da tirosina, o teste de VP, o teste de nitrato e o teste de resistência à lisozima. Quando há necessidade ou interesse em uma identificação mais rigorosa, para fins regulatórios, por exemplo, o *Compendium* recomenda aplicar o teste de Holbrook & Anderson e as provas bioquímicas. Quando não há necessidade de uma identificação mais rigorosa e as colônias são típicas no KG ou no MYP, as provas bioquímicas podem substituir o teste de Holbrook & Anderson.

Para diferenciar *B. cereus* dos demais bacilos do grupo, os testes aplicados são a verificação da produção de cristais de toxinas intracelulares, a verificação da motilidade, a verificação de crescimento rizoide e a verificação de atividade hemolítica.

11.2. Método de plaqueamento APHA 31.61:2015 para contagem de *Bacillus cereus* em alimentos

Método da American Public Health Association (APHA), descrito no Capítulo 31 da 5ª edição do *Compendium of Methods for the Microbiological Examination of Foods* (Bennett *et al.*, 2015).

Antes de iniciar as atividades, ler atentamente as orientações do Capítulo 3, que apresenta todos os detalhes e cuidados envolvidos na contagem de microrganismos em placas, da seleção das diluições ao cálculo dos resultados. O procedimento descrito abaixo não apresenta esses detalhes, pressupondo que sejam conhecidos pelo analista.

11.2.1. Material requerido para a análise

Preparação da amostra e diluições seriadas

- Diluente: Água Peptonada 0,1% (H_2Op) ou Tampão Fosfato pH 7,2 (PB)
- Tubos de diluição com 9 ml de Água Peptonada 0,1% (H_2Op) ou o Tampão Fosfato pH 7,2 (PB)
- Pipetas de 1 ou 2 ml

  Observação: consultar o Anexo 2.2 do Capítulo 2 para verificar casos especiais em que o tipo ou volume de diluente variam em função da amostra analisada.

Contagem presuntiva

- Placas de Ágar Manitol Gema de Ovo Polimixina (MYP) ou Ágar Kim-Goepfert (KG)
- Alças de espalhamento (Drigalski)
- Estufa incubadora regulada a 30-32 °C

Confirmação do grupo *B. cereus* pelo teste de Holbrook & Anderson

- Solução de Verde Malaquita 5%
- Solução de Sudan Black (0,3% peso/volume em etanol 70%)
- Solução de Safranina 0,5% aquosa
- Xileno (PA)

Confirmação do grupo *B. cereus* por provas bioquímicas (opcional)

- Placas de MYP (se o isolamento foi feito em KG)
- Tubos de Ágar Nutriente (NA) inclinados
- Tubos de Caldo Vermelho de Fenol 1% Glucose
- Tubos de Ágar Tirosina
- Tubos de Caldo VP modificado para *Bacillus*
- Tubos de Caldo Nitrato
- Tubos de Caldo Nutriente Lisozima
- Vaselina líquida ou óleo mineral estéril (ou sistema de geração de anaerobiose)
- Reagentes para teste de VP (solução alcoólica 5% de alfa-naftol, solução aquosa de KOH 40%, creatina em cristais)

- Reagentes para Teste de Nitrato (solução 0,8% de ácido sulfanílico, solução 0,5% de alfa-naftol em ácido acético, pó de zinco livre de nitrato ou nitrito)
- Estufa incubadora regulada a 35 °C

Diferenciação dos membros do grupo *B. cereus*

- Tubos de NA inclinados
- Ágar Motilidade para *B. cereus*
- Placas de Ágar Nutriente (NA)
- Ágar Tripticase de Soja suplementado com sangue de carneiro (TSA-SANGUE)
- Solução de Azul Brilhante de Coomassie
- Estufa incubadora regulada a 30 °C

11.2.2. Procedimento

O esquema geral de análise de *B. cereus* pelo método de plaqueamento APHA 31.61:2015 encontra-se descrito na Figura 11.1.

a) **Preparação da amostra, inoculação e incubação.** Seguindo as orientações descritas no Capítulo 2, homogeneizar 25 g da amostra com 225 ml de Água Peptonada 0,1% (H_2Op) ou Tampão Fosfato pH 7,2 (PB) (diluição 10^{-1}). A partir da 10^{-1}, preparar diluições seriadas.

   Selecionar três diluições adequadas da amostra e inocular 0,1 ml de cada diluição em placas de Ágar Manitol Gema de Ovo Polimixina (MYP) ou Ágar Kim-Goepfert (KG), previamente preparadas e secadas (plaqueamento em superfície). Espalhar o inóculo com alças de Drigalski, até que todo o líquido seja absorvido pelo meio de cultura. Havendo suspeita de contagens inferiores a 100 UFC/g, inocular 1 ml da primeira diluição da amostra, distribuindo o volume por quatro placas de MYP ou KG, três com 0,3 ml e uma com 0,1 ml.

   Havendo interesse em contar exclusivamente os esporos, submeter a amostra a choque térmico por 15 minutos a 70 °C.

   Aguardar que as placas sequem completamente e incubar invertidas, a 30-32 °C/20-24h.

b) **Contagem das colônias presuntivas.** Selecionar para a contagem placas com 10 a 100 colônias, contendo não mais do que 30 colônias típicas de *B. cereus*, pois estas colônias são grandes e os halos característicos podem confundir-se em placas muito cheias.

   No **KG** as colônias típicas de *B. cereus* são esféricas, com bordas perfeitas, planas e secas, translúcidas ou levemente creme, rodeadas por um grande halo de precipitação, devido à reação com a gema de ovo. Menos frequentemente, mas ainda consideradas típicas, as bordas são irregulares e, nesses casos, normalmente são brancas no centro e translúcidas em redor do centro.

   No **MYP** são idênticas às do KG, mas apresentam ainda uma coloração rósea leitosa ao redor das colônias, típica da não-fermentação do manitol.

   Cuidado: O MYP e o KG podem permitir o crescimento de *B. anthracis*, patogênico, com colônias indistinguíveis das colônias de *B. cereus*. Para prevenir riscos de contaminação do analista e do laboratório, recomenda-se: **1)** que o manuseio das placas seja feito sobre bandejas e não diretamente sobre as bancadas, **2)** que ao trabalhar em capela de fluxo laminar se utilize um modelo vertical, adequado ao manuseio de patógenos, **3)** que se mantenha ao alcance das mãos um frasco de desinfetante como solução de cloro a 100ppm ou solução de álcool iodado, para descontaminar qualquer descarga inadvertida de material contaminado, **4)** que o descarte seja precedido da descontaminação em autoclave a 121 °C/30min, **5)** que toda a área de trabalho seja prontamente descontaminada, uma vez concluídas as análises.

c) **Confirmação das colônias no Grupo *B. cereus*.** Selecionar pelo menos cinco colônias típicas bem isoladas para a confirmação. Se houver menos de cinco colônias, selecionar todas. Aplicar o teste confirmatório rápido de Holbrook & Anderson (descrito no item c.1). Havendo necessidade ou interesse em uma verificação mais rigorosa das características típicas do grupo, aplicar também as provas bioquímicas (descritas nos itens c.2 a c.6). Se as colônias obtidas no KG ou MYP forem bem típicas, o teste confirmatório rápido de Holbrook & Anderson pode ser substituído pelas provas bioquímicas.

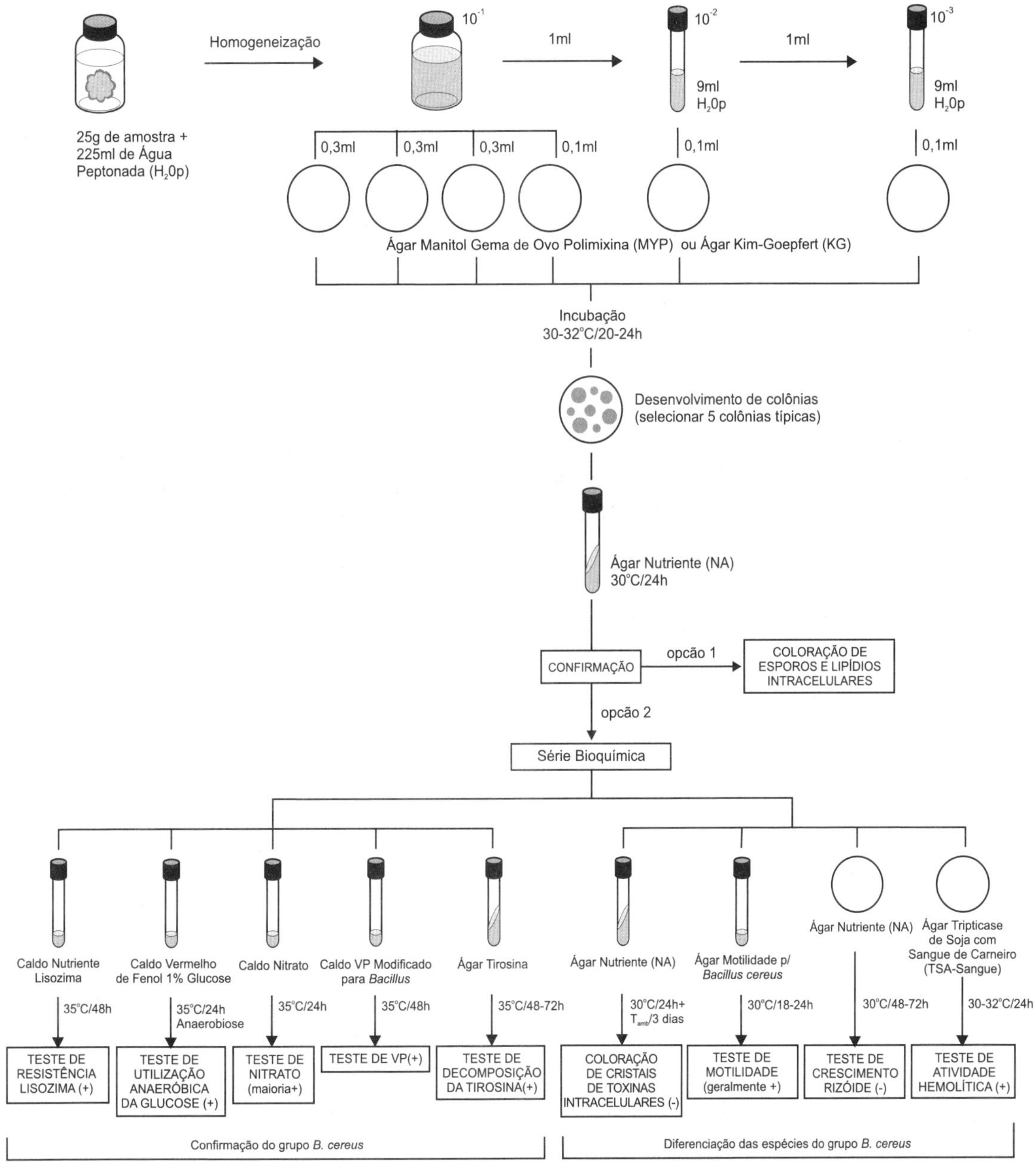

Figura 11.1. Esquema de análise para contagem de *B. cereus* pelo método de plaqueamento APHA 31.61:2015 (Bennett *et al.*, 2015).

c.1) Teste confirmatório rápido de Holbrook & Anderson (coloração de esporos e glóbulos de lípidios intracelulares). As colônias obtidas no KG podem ser submetidas ao teste confirmatório rápido diretamente da placa de contagem. As colônias obtidas no MYP devem ser repicadas em tubos com Ágar Nutriente (NA) inclinado e incubadas a 30 °C/24h, antes da realização do teste. Procedimento:

- Preparar um esfregaço da cultura, tomando o inóculo no centro da colônia, se a cultura estiver com 24h, ou na borda da colônia, se a cultura estiver com 48h. Deixar secar naturalmente e fixar na chama com o mínimo de calor.
- Cobrir o esfregaço com Solução Aquosa 5% de Verde Malaquita e corar a quente durante dois minutos. Para aquecer a solução de verde de malaquita, há três opções: **1)** colocar a lâmina sobre um suporte vazado e o suporte sobre um banho ou frasco com água sob fervura, para aquecer com o vapor de água. **2)** colocar sob a lâmina um "swab" com álcool em chamas, até observar a saída de vapor (sem ferver). **3)** passar a lâmina cuidadosamente na chama de um bico de Bunsen, até a emissão de vapor (sem ferver), pelo menos duas vezes, com intervalo de um minuto.
- Após o tempo de contato de dois minutos, lavar a lâmina em água corrente, secar com lenço de papel (apenas encostar a lâmina no lenço de papel, sem esfregar) e cobrir com Solução de Sudan Black (0,3% peso/volume em etanol 70%) por 20min.
- Descartar o excesso de corante, secar com lenço de papel e lavar a lâmina com xileno (PA), por cinco a dez segundos. **Cuidado.** O xileno é inflamável e os vapores são irritantes e depressores do sistema nervoso central, podendo provocar dor de cabeça, tontura, náusea, perda de consciência e outros sintomas. Manusear com luvas, em capela de exaustão. Não descartar o excedente na pia, manter na capela de exaustão até evaporar.

Nota) O Manual da Oxoid (2000), na descrição do meio *Bacillus cereus* Selective Agar Base (CM 617), recomenda substituir o xileno por Citroclear (H.D. Supplies, 44 Rabans Close, Rabans Lane Industrial Estate, Aylesbury, Buckinghamshire, England, HP19 3RS).

- Secar imediatamente com com lenço de papel e cobrir com Solução de Safranina 0,5% por 20 segundos.
- Lavar em água corrente, secar com lenço de papel e observar ao microscópio óptico com objetiva de imersão. Os membros do grupo *B. cereus* vão apresentar **a)** glóbulos de lipídios corados de azul escuro, dentro do citoplasma das células, **b)** esporos centrais a subterminais, sem dilatação do esporângio, corados de verde pálido, **c)** células vegetativas, coradas de vermelho.

c.2) Teste de utilização anaeróbia da glucose (opcional). Inocular uma alçada da cultura em um tubo de Caldo Vermelho de Fenol 1% glicose, previamente desaerado (fervura por 15 minutos em banho, com as tampas afrouxadas, seguida do imediato resfriamento em banho de gelo). Cobrir a superfície do caldo com óleo mineral ou vaselina líquida estéril e incubar a 35 °C/24h. Alternativamente, em lugar de cobrir o meio com óleo ou vaselina, pode-se incubar os tubos em atmosfera anaeróbia, obtida por um dos métodos relacionados no Capítulo específico de *Clostridium perfringens*. Observar se há ocorrência de viragem ácida do indicador, alterando a cor do meio de vermelho para amarelo (teste positivo) ou se o meio permanece com a cor inalterada (teste negativo). As cepas de *B. cereus* utilizam a glucose anaerobicamente.

c.3) Teste de decomposição da tirosina (opcional). Estriar uma alçada da cultura na rampa de um tubo de Ágar Tirosina inclinado e incubar a 35 °C/48-72h. Observar se há desenvolvimento de uma zona clara e transparente de decomposição e dissolução dos cristais de tirosina, na região abaixo da rampa (teste positivo), ou não formação dessa zona, mantendo o meio opaco inalterado (teste negativo). As cepas de *B. cereus* decompõem a tirosina rapidamente, formando uma zona de 3-4mm de profundidade. É também comum o escurecimento do meio ao longo da região de crescimento, com desenvolvimento de uma coloração castanha.

c.4) Teste de Voges-Proskauer (opcional). Inocular uma alçada com inóculo leve da cultura em um tubo de Caldo VP Modificado para *Bacillus* e incubar a 35 °C/48h. Adicionar, para cada 1 ml de cultura, 0,6 ml de solução de α-naftol 5%, 0,2 ml de solução de KOH 40% e uma pitada de cristais de creatina, na ordem indicada. Agitar vigorosamente, deixar descansar e observar periodicamente, por até uma hora, o desenvolvimento de uma cor vermelha no meio de cultura (teste positivo). A permanência do meio na cor amarelada dos reagentes indica teste negativo. As cepas de *B. cereus* são VP positivas.

c.5) Teste de redução do nitrato (opcional). Inocular uma alçada com inóculo pesado da cultura em um tubo com 3-4 ml de Caldo Nitrato e incubar a 35 °C/24h. Após a incubação, adicionar aos tubos 0,25 ml de cada um dos reagentes para teste de nitrato (A = Solução 0,8% de ácido sulfanílico; B = Solução 0,5% de α-naftol). Observar o desenvolvimento de uma cor rósea avermelhada em no máximo dez minutos (teste positivo). Em caso negativo, adicionar uma pitada de pó de zinco, deixar em repouso por dez minutos e observar se o meio permanece com a cor inalterada (teste positivo) ou adquire uma coloração rósea avermelhada (teste negativo). A maioria das cepas de *B. cereus* reduz o nitrato, sendo poucas as cepas negativas para essa característica.

c.6) Teste de resistência à lisozima (opcional). Inocular uma alçada da cultura em um tubo de Caldo Nutriente Lisozima, inoculando também um tubo de Caldo Nutriente sem lisozima (controle). Incubar a 35 °C/48h e observar se ocorre crescimento nos dois tubos (teste positivo) ou apenas no tubo controle (teste negativo). As cepas de *B. cereus* são resistentes à lisozima.

d) Diferenciação das espécies do Grupo *B. cereus*. Esses testes aplicam-se às culturas confirmadas como pertencentes ao Grupo *B. cereus*, para diferenciação das espécies dentro do Grupo.

d.1) Coloração de cristais de toxinas intracelulares (Método de Sharif & Alaeddinoglu, 1988). Inocular uma alçada da cultura na rampa de um tubo de Ágar Nutriente (NA) inclinado e incubar a 30 °C/24h. Manter o tubo à temperatura ambiente por três dias, para envelhecer a cultura, permitir a formação de esporos e a lise dos esporângios. Preparar um esfregaço da cultura, fixando levemente pelo calor. Cobrir o esfregaço por três minutos com uma Solução de Azul Brilhante de Coomassie (0,25 g de azul brilhante de coomassie + 50 ml de etanol absoluto + 7 ml de ácido acético glacial + 43 ml de água destilada). Lavar a lâmina em água corrente, aguardar secar e observar em microscópio óptico, sob imersão. As cepas de *B. thuringiensis* vão apresentar esporos livres não corados, células vegetativas (bastonetes) coradas de azul e cristais livres corados de azul intenso, tetragonais e bem menores do que as células vegetativas. No interior das células vegetativas (coradas de azul) os esporos e os cristais aparecem brancos. As cepas de *B. cereus* não produzem cristais.

Nota d.1) O procedimento descrito no *Compendium* é diferente, bem mais trabalhoso e utiliza metanol, tóxico, que deve ser manuseado com cuidado, evitando-se inalação ou contato com a pele (trabalhar com luvas e máscara protetora): Cultivar a cultura da mesma forma descrita acima e preparar o esfregaço. Cobrir o esfregaço com metanol por 30 segundos, descartar o excesso de álcool e flambar, para fixação definitiva. Cobrir em seguida o esfregaço com uma solução aquosa 0,5% de fucsina básica, aquecer delicadamente à chama, até a emissão de vapores, aguardar dois minutos e aquecer novamente até nova emissão de vapores. Aguardar 30 segundos, lavar a lâmina em água corrente, secar e observar ao microscópio óptico, sob imersão. As cepas de *B. thuringiensis* vão apresentar esporos livres e uma grande quantidade de cristais tetragonais corados de vermelho.

d.2) Teste de motilidade. Inocular a cultura em um tubo de Ágar Motilidade para *B. cereus*, por picada, no centro do meio e até a profundidade de 1cm do fundo do tubo. Incubar a 30 ºC/18-24h e observar se ocorreu migração das células para as regiões fora da linha de inoculação (motilidade positiva) ou se o crescimento restringiu-se à linha da picada (motilidade negativa). Opcionalmente, a característica de motilidade pode ser observada ao microscópio. Adicionar 0,2 ml de água destilada estéril à rampa de um tubo de NA inclinado e estriar uma alçada da cultura na rampa umidificada. Incubar a 30 ºC/6-8h e transferir uma alçada da cultura, coletada do líquido na base da rampa, para uma gota de água destilada estéril depositada numa lâmina de vidro. Emulsionar o material, cobrir com uma lamínula e observar ao microscópio. As cepas de *B. cereus* e *B. thuringiensis* geralmente são ativamente móveis, enquanto as cepas de *B. anthracis* e *B. mycoides* são imóveis.

d.3) Verificação de crescimento rizóide. Depositar uma alçada da cultura no centro de uma placa de Ágar Nutriente (NA), sem espalhar. Incubar a 30 ºC/48-72h e observar se a colônia desenvolvida apresenta crescimento rizóide (a massa de células se estende para fora do ponto de inoculação, como raízes), característico das cepas de *B. mycoides*.

d.4) Verificação de atividade hemolítica. Inocular até seis culturas em uma placa de Ágar Tripticase de Soja suplementado com sangue de carneiro (TSA-SANGUE), transferindo o inóculo para um único ponto do meio, por simples contato. Incubar a 30-32 ºC/24h e observar se há formação de um halo claro de hemólise em redor das colônias (teste positivo). As cepas de *B. cereus* são fortemente hemolíticas, produzindo halos grandes e bem nítidos, enquanto *B. mycoides* e *B. thuringiensis* são fracamente hemolíticos, produzindo halos menores ou, eventualmente, zona de hemólise restrita à região sob a colônia. As cepas de *B. anthracis* geralmente não são hemolíticas.

e) Cálculo dos resultados. Calcular o número de UFC/g ou ml em função do número de colônias típicas, diluição inoculada e percentagem de colônias confirmadas.

Exemplo: Diluição 10^{-1}, plaqueamento em superfície, seis colônias típicas, seis submetidas à confirmação, três confirmadas (50%).

UFC/g ou ml = $6x10^1x10x0,5 = 3,0x10^2$

11.3. Método do NMP APHA 31.62:2015 para contagem de *Bacillus cereus* em alimentos

Método da American Public Health Association (APHA), descrito no Capítulo 31 da 5ª edição do *Compendium of Methods for the Microbiological Examination of Foods* (Bennett *et al.*, 2015).

O método do NMP é uma alternativa que pode ser utilizada quando as contagens esperadas encontram-se abaixo do limite de detecção do plaqueamento, que é de 100 UFC/g. Antes de iniciar as atividades, ler atentamente as orientações do Capítulo 4, que apresenta todos os detalhes e cuidados envolvidos na contagem de microrganismos pelo NMP, da seleção das diluições ao cálculo dos resultados. O procedimento descrito abaixo não apresenta esses detalhes, pressupondo que sejam conhecidos pelo analista.

11.3.1. Material requerido para a análise

Preparação da amostra e diluições seriadas

- Diluente: Água Peptonada 0,1% (H_2Op) ou Tampão Fosfato pH 7,2 (PB)
- Tubos de diluição com 9 ml de Água Peptonada 0,1% (H_2Op) ou o Tampão Fosfato pH 7,2 (PB)
- Pipetas de 1 ou 2 ml

  Observação: consultar o Anexo 2.2 do Capítulo 2 para verificar casos especiais em que o tipo ou volume de diluente variam em função da amostra analisada.

Contagem presuntiva

- Tubos de Caldo Tripticase de Soja (TSB) suplementado com polimixina

□ Estufa incubadora regulada a 30 °C

Confirmação

□ Os mesmos itens requeridos na contagem em placas (item 11.2.1).

11.3.2. Procedimento

O esquema geral de análise de *B. cereus* pelo método do NMP APHA 31.62:2015 encontra-se descrito na Figura 11.2.

Seguindo as orientações descritas no Capítulo 2, homogeneizar 25 g da amostra com 225 ml de Água Peptonada 0,1% (H_2Op) ou Tampão Fosfato pH 7,2 (PB) (diluição 10^{-1}). A partir da 10^{-1}, preparar diluições seriadas.

Inocular três alíquotas de 1 ml das três primeiras diluições da amostra em uma série de três tubos de Caldo Tripticase de Soja (TSB) suplementado com polimixina B, na mesma concentração utilizada no Ágar Ágar Manitol Gema de Ovo Polimixina (MYP). Incubar os tubos a 30 °C/48h.

Observar crescimento denso, típico de *B. cereus* e estriar uma alçada de cada tubo com crescimento em placas de MYP ou Ágar Kim-Goepfert (KG), incubando as placas a 30-32 °C/20-24h. Verificar a formação de colônias típicas de *B. cereus*, descritas no item 11.2 e selecionar uma ou mais colônias de cada placa para confirmação, que deve ser feita seguindo os mesmos procedimentos descritos no item 11.2.

Anotar o número de tubos cujas culturas foram confirmadas e determinar o Número Mais Provável (NMP)/g conforme a orientação do Capítulo 4, usando uma das tabelas de NMP.

11.4. Método de plaqueamento ISO 7932:2004 para contagem presuntiva de *Bacillus cereus* em alimentos

Método da International Organization for Standardization, aplica-se a todos os alimentos destinados ao consumo humano, às rações animais e à amostras do ambiente de fabricação ou manipulação de alimentos.

Em 2020, foi publicada uma emenda (Amendment 1:2020) à norma ISO 7932:2004, que introduz testes alternativos para confirmação. São testes moleculares sofisticados para detecção de genes, não incluídos no escopo deste manual porque aplicam-se a situações de investigação epidemiológica de surtos. Desse modo, o método descrito não sofreu alteração.

Antes de iniciar as atividades, ler atentamente as orientações do Capítulo 3, que apresenta todos os detalhes e cuidados envolvidos na contagem de microrganismos em placas, da seleção das diluições ao cálculo dos resultados. O procedimento descrito abaixo não apresenta esses detalhes, pressupondo que sejam conhecidos pelo analista.

11.4.1. Material requerido para a análise

□ Diluente: Água Peptonada Tamponada (BPW) ou Água Salina Peptonada (H_2Osp)

□ Tubos de diluição com 9 ml de Água Peptonada Tamponada (BPW) ou Água Salina Peptonada (H_2Osp)

□ Placas de Ágar Manitol Gema de Ovo Polimixina (MYP)

□ Placas de Ágar Sangue Nº 2

□ Estufa incubadora regulada a 30±1 °C

11.4.2. Procedimento

O esquema geral de análise de *B. cereus* pelo método de plaqueamento ISO 7932:2004 encontra-se descrito na Figura 11.3.

a) **Preparação da amostra, inoculação e incubação.** Seguindo os procedimentos descritos no Capítulo 2, homogeneizar 25 g da amostra com 225 ml de Água Peptonada Tamponada (BPW) ou Água Salina Peptonada (H_2Osp) (diluição 10^{-1}). A partir dessa primeira diluição, preparar diluições seriadas.

Selecionar pelo menos duas diluições adequadas da amostra e inocular 0,1 ml de cada diluição em placas de Ágar Manitol Gema de Ovo Polimixina (MYP), previamente preparadas e secadas (plaqueamento em superfície). Espalhar o inóculo com alças de Drigalski, até que todo o líquido seja absorvido pelo meio de cultura.

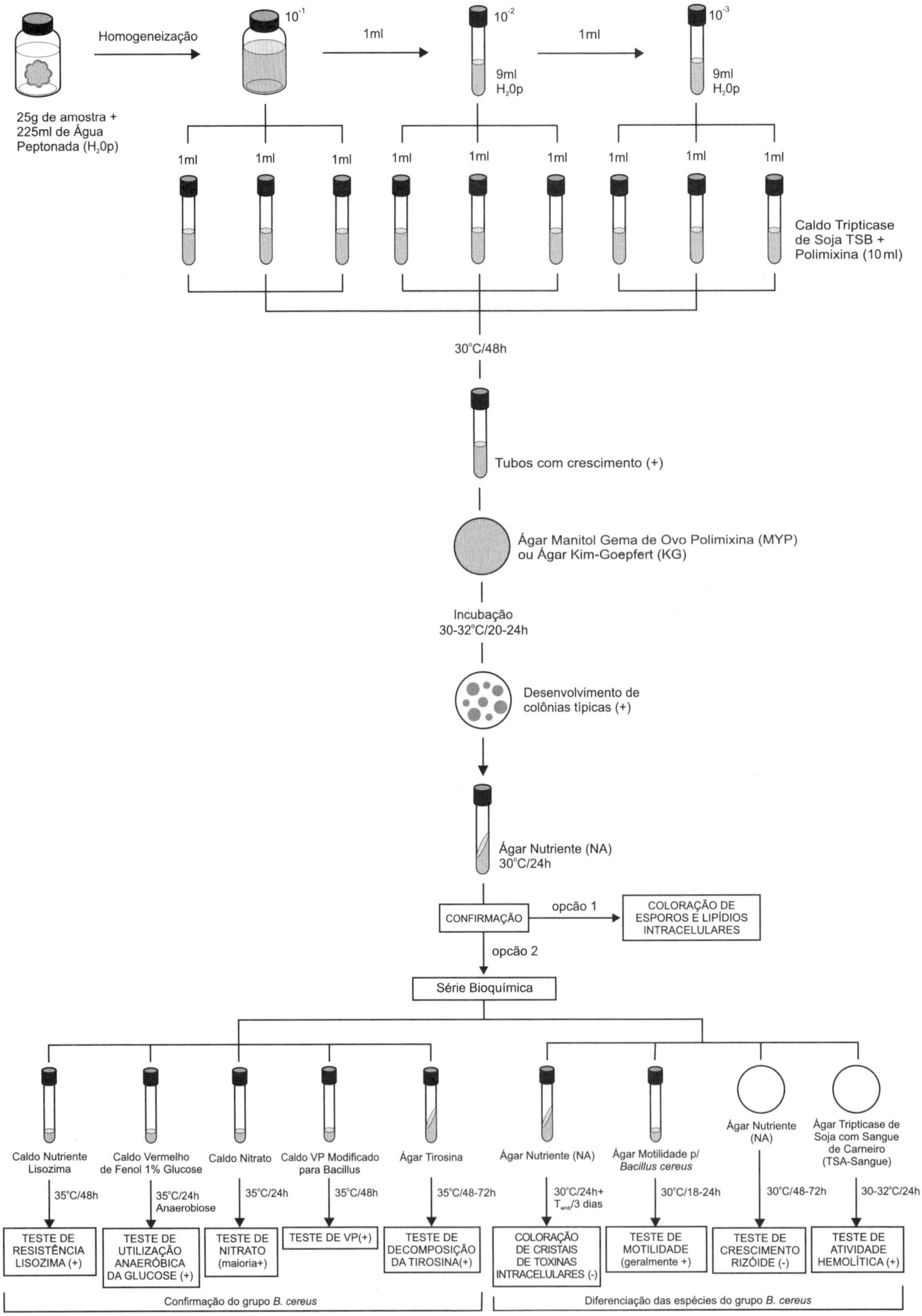

Figura 11.2. Esquema de análise para contagem de *B. cereus* pelo método do NMP APHA 31.62:2015 (Bennett *et al.*, 2015).

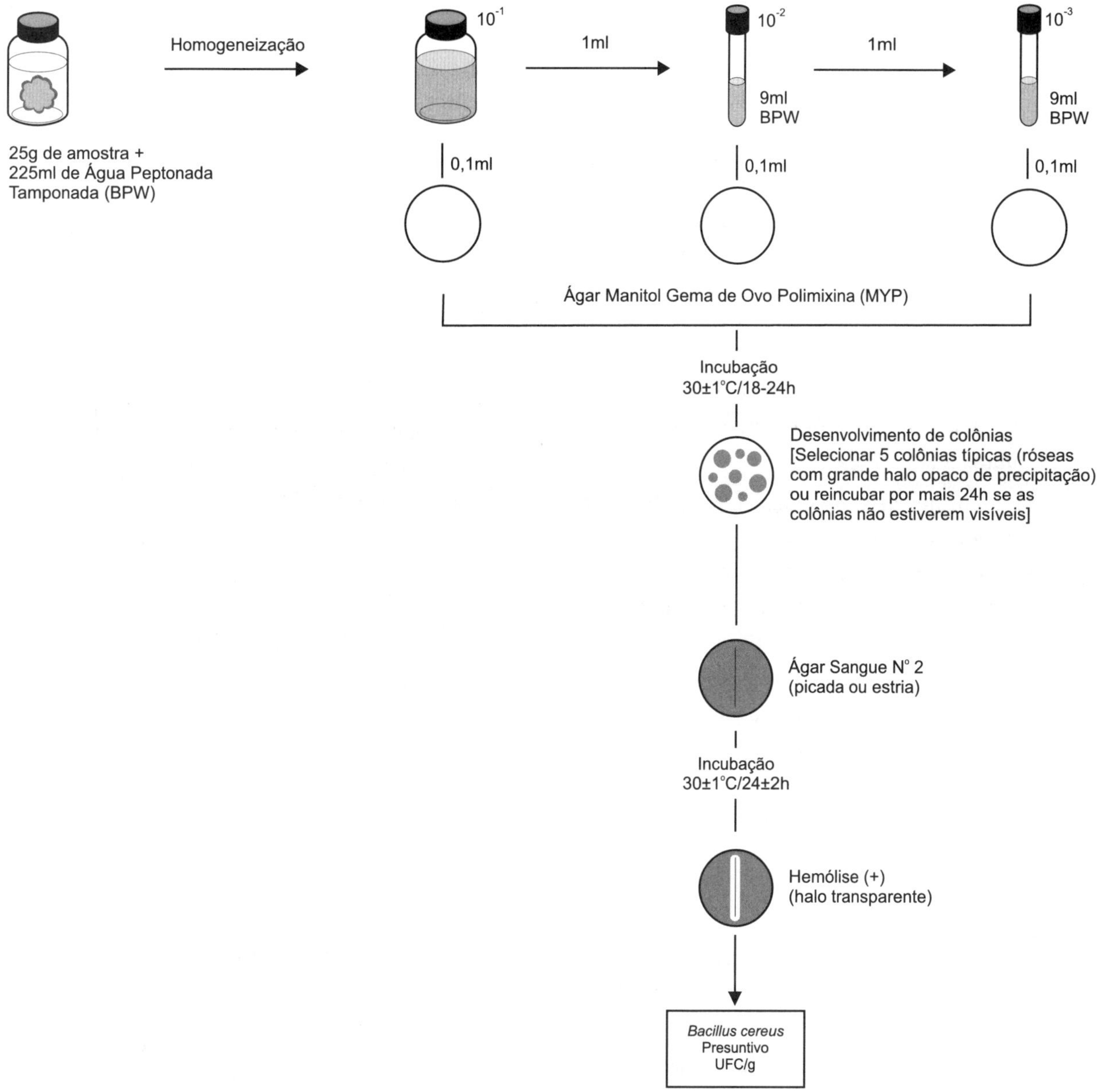

Figura 11.3. Esquema de análise para contagem de *B. cereus* pelo método de plaqueamento ISO 7932:2004.

Nota a.1) O método ISO 7932:2004 especifica plaqueamento em duplicata, mas a ISO 7218:2007/Amd 1:2013 dispensou a duplicata quando for feita a inoculação de pelo menos duas diluições.

Se não houver necessidade de diluições, inocular duas alíquotas de 0,1 ml em duas placas de MYP (duplicata).

Havendo suspeita de contagens inferiores a 100 UFC/g, inocular 2x1 ml da primeira diluição da amostra, distribuindo cada alíquota de 1 ml em três placas de MYP. Havendo interesse em contar exclusivamente os esporos, submeter a amostra a choque térmico por 10 minutos a 80 °C.

Aguardar que as placas sequem completamente e incubar invertidas, a 30±1 °C/18-24h. Se as colônias não estiverem claramente visíveis ao final de 24h de incubação, incubar por 24h adicionais.

b) Contagem e confirmação das colônias presuntivas. Selecionar para a contagem placas com 15 a 150 colônias. As colônias típicas de *B. cereus* são grandes, com halo de viragem alcalina pink (não fermentação do manitol) e, geralmente, rodeadas por uma zona de precipitação, devido à produção de lecitinase.

Nota b.1) Segundo a ISO 7932:2004, algumas cepas de *B. cereus* produzem pouca ou nenhuma lecitinase, formando colônias sem zona de precipitação. Essas colônias também devem ser submetidas à confirmação.

Selecionar cinco colônias típicas para a confirmação e, se houver menos de cinco, selecionar todas. Inocular em placas de Ágar Sangue Nº 2 (estria ou picada) e incubar a 30±1 °C/24±2h. Observar a formação de halo transparente de hemólise em redor da área inoculada.

c) Cálculo dos resultados. Segundo a ISO 7218:2007/Amd 1:2013, calcular usando a fórmula:

$$UFC/g = \sum a \,/\, [v \,.\, (n_1 + 0{,}1\, n_2)\,.\, d]$$

onde:

a = (***b.C/A***) sendo ***C*** = número de colônias típicas presentes em cada placa selecionada para contagem,

A = número de colônias típicas submetidas à confirmação (geralmente cinco) e

b = número de colônias típicas confirmadas, dentre as que foram submetidas à confirmação.

v = volume inoculado em cada placa.

n_1 = número de placas contadas da primeira diluição selecionada

n_2 = número de placas contadas da segunda diluição selecionada

d = primeira diluição retida para contagem (10^0=1, 10^{-1} = 0,1, 10^{-2} = 0,01 e assim por diante).

Exemplo 1) Inoculados 0,1 ml das diluições 10^{-1}e 10^{-2}, uma placa por diluição (n_1 =1 e n_2 = 1). Os resultados obtidos foram:

	Diluição 10^{-1}	Diluição 10^{-2}
Colônias típicas na placa (*C*)	150	17
Colônias típicas submetidas à confirmação (*A*)	5	5
Colônias típicas confirmadas dentre as submetidas à confirmação (*b*)	4	3
Número de colônias consideradas confirmadas nas placas [a = (*b.C*/*A*)]	(4x150/5) = 120	(3x17/5) = 10
Volume inoculado em cada placa (*v*)	0,1 ml	0,1 ml
Primeira diluição retida para contagem (*d*)	10^{-1} = 0,1	
Somatória das colônias consideradas confirmadas nas placas (∑*a*)	120+10 = 130	
UFC/g = ∑*a* / [*v* . (n_1 + 0,1 n_2). *d*]	130 / [0,1 x (1+0,1 x 1) x 0,1] = 130/0,011 = 1,2x10^4	

Exemplo 2) Inoculados 0,1 ml da diluição 10^{-1}, em duplicata (n_1 =2 e n_2 = 0). Os resultados obtidos foram:

	Placa 1	Placa 2
Colônias típicas na placa (*C*)	18	20
Colônias típicas submetidas à confirmação (*A*)	5	5
Colônias típicas confirmadas dentre as submetidas à confirmação (*b*)	4	5
Número de colônias consideradas confirmadas nas placas [a = (*b.C*/*A*)]	(4x18/5) = 14	(5x20/5) = 20
Volume inoculado em cada placa (*v*)	0,1 ml	0,1 ml
Primeira diluição retida para contagem (*d*)	10^{-1} = 0,1	
Somatória das colônias consideradas confirmadas nas placas (∑*a*)	14+20 = 34	
UFC/g = ∑*a* / [*v* . (n_1 + 0,1 n_2). *d*]	34 / [0,1x(2+0,1x0)x0,1] = 34/0,02 = 1,7x10^3	

11.5. Método de plaqueamento ou NMP BAM/FDA:2020 para contagem de *Bacillus cereus* em alimentos

Método da Food and Drug Administration (FDA), descrito no Capítulo 14 do *Bacteriological Analytical Manual Online*, revisão de outubro de 2020 (Tallent *et al.*, 2020).

Antes de iniciar as atividades, ler atentamente as orientações dos Capítulos 3 e 4, que apresentam todos os detalhes e cuidados envolvidos na contagem de microrganismos em placas e NMP, respectivamente, da seleção das diluições ao cálculo dos resultados. O procedimento descrito abaixo não apresenta esses detalhes, pressupondo que sejam conhecidos pelo analista.

11.5.1. Material requerido para a análise

Preparação da amostra e diluições seriadas

- □ Diluente: Tampão Fosfato pH 7,2 (PB)

Contagem presuntiva

- □ Tubos de Caldo Tripticase de Soja (TSB) com Polimixina
- □ Placas de Ágar Manitol Gema de Ovo Polimixina (MYP) ou placas de Ágar Bacara (bioMérieux ou AES Chemunex, Cranbury, NJ)
- □ Alças de espalhamento (Drigalski)

Confirmação

- □ Tubos de Ágar Nutriente (NA) inclinados
- □ Tubos de Caldo Vermelho de Fenol 1% Glucose
- □ Gerador de anaerobiose GasPak (BBL)
- □ Tubos de Ágar Tirosina
- □ Tubos de Caldo VP modificado para *Bacillus*
- □ Tubos de Caldo Nitrato
- □ Tubos de Caldo Nutriente Lisozima
- □ Reagentes para teste de VP (solução alcoólica 5% de alfa-naftol, solução aquosa de KOH 40%, creatina em cristais)
- □ Reagentes para Teste de Nitrato (solução 0,8% de ácido sulfanílico, solução 0,5% de alfa-naftol em ácido acético)
- □ Ágar Motilidade para *B. cereus*
- □ Metanol
- □ Solução 0,5% de fucsina básica
- □ Placas de Ágar Nutriente (NA)
- □ Ágar Tripticase de Soja com 5% de Sangue de Carneiro (TSA-Sangue)

Incubação

- □ Estufa incubadora regulada a 30±2 °C
- □ Estufa incubadora regulada a 35 °C
- □ Estufa incubadora regulada a 43 °C
- □ Estufa incubadora regulada a 6 °C

11.5.2. Procedimento

a) Preparação da amostra

Pesar 50 g da amostra, adicionar 450 ml de Tampão Fosfato pH 7,2 (PB) e homogeneizar em liquidificador (10.000 a 12.000 rpm) por dois minutos (diluição 10^{-1}). A partir da diluição 10^{-1} preparar diluições seriadas da amostra

b) Inoculação e incubação

b.1) Para o método de plaqueamento direto: Selecionar três diluições adequadas da amostra e inocular (plaqueamento em superfície) duas alíquotas (duplicata) de 0,1 mL de cada diluição em duas placas de Ágar Manitol Gema de Ovo Polimixina (MYP) ou Ágar Bacara. Espalhar o inóculo com alças de Drigalski, até que todo o líquido seja absorvido pelo meio de cultura. Incubar as placas a 30 ± 2 °C por 18 a 24 horas e observar a presença de colônias típicas. Não havendo colônias típicas ou se as reações não estiverem claras, reincubar por 24 horas adicionais.

b.2) Para o método de contagem pelo NMP: Selecionar três diluições adequadas da amostra e inocular três alíquotas de 1 mL de cada diluição em três tubos com 15 mL de Caldo Tripticase de Soja (TSB) suplementado com polimixina. Incubar os tubos a 30±2 °C por 48±2 horas e observar se ocorre crescimento (turvação do meio). A partir dos tubos positivos estriar (estrias de esgotamento) uma alçada da cultura em uma placa de Ágar Manitol Gema de Ovo Polimixina (MYP) ou Ágar Bacara. Incubar as placas a

30±2 °C por 18 a 24 horas e observar a presença de colônias típicas. Não havendo colônias típicas ou se as reações não estiverem claras, reincubar por 24 horas adicionais.

c) Confirmação das colônias presuntivas

No método de plaqueamento direto selecionar placas com 15 a 150 colônias típicas de *B. cereus* para a contagem e selecionar pelo menos cinco colônias de cada placa para a confirmação (se houver menos de cinco, selecionar todas). No método de contagem pelo NMP escolher uma ou mais colônias típicas de cada placa para a confirmação.

No **Bacara** as colônias típicas de *B. cereus* são cor de laranja tendendo para o levemente rosado, com um grande halo claro em sua volta, devido à atividade de licitinase.

No **MYP** as colônias são pink com um grande halo de coloração rósea leitosa em sua volta, devido à atividade de licitinase e à não fermentação do manitol.

Inocular cada colônia em um tubo de Ágar Nutriente inclinado e, se houver interesse na análise de enterotoxinas, inocular também um tubo de Caldo Infusão Cérebro Coração (BHI) suplementado com 1% de glicose. Incubar os tubos a 30±2 °C por 18 a 24 horas.

Para confirmar se as culturas pertencem ao grupo *B. cereus*, realizar os testes descritos no item d. Às culturas confirmadas no Grupo *B. cereus*, aplicar os testes descritos no item e, para diferenciar *B. cereus* das demais espécies do grupo.

d) Confirmação das colônias no grupo *B. cereus*

d.1) Teste de utilização anaeróbia da glucose. Inocular uma alçada da cultura em um tubo de Caldo Vermelho de Fenol 1% glicose e incubar a 35 °C por 24 horas em jarro com atmosfera anaeróbia gerada por GasPak (BBL). Observar se há ocorrência de viragem ácida do indicador, alterando a cor do meio de vermelho para amarelo (teste positivo) ou se o meio permanece com a cor inalterada (teste negativo). Incubar um tubo com o caldo não inoculado como controle negativo, porque pode ocorrer uma viragem parcial (para laranja ou amarelado). Essa reação é provocada pela exposição ao CO_2 gerado no jarro e consequente redução do pH do meio de cultura. As cepas de *B. cereus* utilizam a glucose anaerobicamente.

d.2) Teste de decomposição da tirosina. Estriar uma alçada da cultura na rampa de um tubo de Ágar Tirosina inclinado e incubar a 35 °C por 48 horas. Observar se há crescimento e desenvolvimento de uma zona clara e transparente de decomposição e dissolução dos cristais de tirosina, na região abaixo da rampa (teste positivo) ou não formação dessa zona, mantendo o meio opaco inalterado (teste negativo). Nos tubos negativos observar se há crescimento e incubar por sete dias antes de confirmar o resultado como negativo. *B. cereus* decompõe a tirosina.

d.3) Teste de Voges-Proskauer. Inocular uma alçada com inóculo leve da cultura em um tubo com 5 ml de Caldo VP Modificado para *Bacillus* e incubar a 35 °C por 48±2 horas. Transferir 1 ml da cultura para um tubo vazio e adicionar os Reagentes para teste de VP (para cada 1 ml de cultura, 0,6 ml de solução de α-naftol 5% e 0,2 ml de solução de KOH 40%). Agitar e adicionar uma pitada de cristais de creatina. Deixar descansar por uma hora à temperatura ambiente e observar se ocorre o desenvolvimento de uma cor pink ou violeta no meio de cultura (teste positivo). A permanência do meio na cor amarelada dos reagentes indica teste negativo. As cepas de *B. cereus* são VP positivas.

d.4) Teste de redução do nitrato. Inocular uma alçada com inóculo pesado da cultura em um tubo com 5 ml de Caldo Nitrato e incubar a 35 °C por 24 horas. Após a incubação, adicionar aos tubos 0,25 ml de cada um dos reagentes para teste de nitrato (A = Solução 0,8% de ácido sulfanílico; B = Solução 0,5% de alfa-naftol). Observar o desenvolvimento de uma cor laranja em no máximo dez minutos (teste positivo). A maioria das cepas de *B. cereus* reduz o nitrato, sendo poucas as cepas negativas para essa característica.

d.5) Teste de resistência à lisozima. Inocular uma alçada da cultura em um tubo com 2,5 ml de Caldo Nutriente Lisozima, inoculando também um tubo de Caldo Nutriente sem lisozima (controle). Incubar a 35 °C por 24 horas e observar se ocorre crescimento nos dois tubos (teste positivo) ou apenas no tubo controle (teste negativo). Em caso negativo, reincubar por mais 24 horas e repetir a leitura. As cepas de *B. cereus* são resistentes à lisozima.

d.6) Confirmação das características em MYP. Este teste pode ser omitido se o ensaio foi realizado com o Ágar Bacara ou se as características típicas das culturas estiverem claras nas placas de MYP originais, sem interferência de outros microrganismos. Marcar o fundo de uma placa de MYP em seis seções iguais e inocular cada cultura em uma das seções, tocando suavemente a superfície de ágar com a alça de inoculação. Permitir que o inóculo seja totalmente absorvido e incubar a 30 °C por 24 horas. Verificar a formação do halo de precipitação devido à lecitinase, que deve apresentar uma coloração rósea leitosa ao redor das colônias, típica da não fermentação do manitol.

e) Diferenciação das espécies do Grupo *B. cereus*

Esses testes aplicam-se às culturas confirmadas como pertencentes ao grupo *B. cereus*, para diferenciação das espécies dentro do grupo.

e.1) Coloração de cristais de toxinas intracelulares. Inocular uma alçada da cultura na rampa de um tubo de Ágar Nutriente (NA) inclinado e incubar a 30 °C por 24 horas. Manter o tubo à temperatura ambiente por dois a três dias, para envelhecer a cultura, permitir a formação de esporos e a lise dos esporângios. Preparar um esfregaço da cultura, fixando levemente pelo calor. Cobrir o esfregaço com metanol por 30 segundos, descartar o metanol e deixar secar. Cobrir em seguida o esfregaço com uma solução aquosa 0,5% de fucsina básica, aquecer delicadamente à chama, até a emissão de vapores, aguardar um a dois minutos e aquecer novamente até nova emissão de vapores. Aguardar 30 segundos, lavar a lâmina em água corrente, secar sem esfregar e observar ao microscópio óptico, sob imersão. As cepas de *B. thuringiensis* vão apresentar esporos livres não corados e cristais tetragonais corados fortemente, bem menores do que os esporos. Os cristais geralmente são abundantes em culturas de *Bacillus thuringiensis* com três a quatro dias, podendo apresentar-se como cristais livres ou como corpos de inclusão parasporal dentro do exosporium. Entretanto, só são detectados pela técnica de coloração se houver a lise do esporângio. Assim, caso não sejam observados esporos livres na coloração deve-se manter as culturas à temperatura ambiente por mais alguns dias e repetir a coloração dos cristais de toxina. As cepas de *B. cereus* não produzem cristais.

e.2) Teste de motilidade. Inocular a cultura em um tubo de Ágar Motilidade para *B. cereus*, por picada, no centro do meio de cultura. Incubar a 30 °C por 18 a 24 horas e observar se ocorreu migração das células para as regiões fora da linha de inoculação (motilidade positiva) ou se o crescimento se restringiu à linha da picada (motilidade negativa). Opcionalmente, a característica de motilidade pode ser observada ao microscópio. Adicionar 0,2 ml de água destilada estéril à rampa de um tubo de NA inclinado e estriar uma alçada da cultura na rampa umidificada. Incubar a 30 °C por seis a oito horas e suspender uma alçada da cultura (coletada do líquido na base da rampa) em uma gota de água destilada estéril depositada numa lâmina de vidro. Emulsionar o material, cobrir com uma lamínula e observar ao microscópio. As cepas de *B. cereus* e

B. thuringiensis geralmente são ativamente móveis, enquanto as cepas de *B. anthracis* e *B. mycoides* são imóveis.

e.3) Verificação de crescimento rizoide. Depositar uma alçada da cultura de 24 horas no centro de uma placa de Ágar Nutriente (NA), sem espalhar (antes de usar manter as placas de NA à temperatura ambiente por um ou dois dias, para secar o meio de cultura). Incubar a 30 °C por 48 a 72 horas e observar se a colônia desenvolvida apresenta crescimento rizoide (a massa de células se estende para fora do ponto de inoculação, como raízes), característico das cepas de *B. mycoides*.

e.4) Verificação de atividade hemolítica. Marcar o fundo de uma placa de Ágar Tripticase de Soja suplementado com sangue de carneiro (TSA-SANGUE) em seis ou oito scções iguais e inocular cada cultura de 24 horas em uma das seções, tocando suavemente a superfície de ágar com a alça de inoculação. Incubar a 35 °C por 24 horas e observar se há formação de um halo claro de hemólise em redor das colônias (teste positivo). As cepas de *B. cereus* são fortemente hemolíticas, produzindo halos grandes (2 a 4 mm) e bem nítidos. A maioria das cepas de *B. mycoides* e *B. thuringiensis* também são hemolíticas. As cepas de *B. anthracis* geralmente não são hemolíticas.

e.5) Teste para cepas psicrotolerantes. Inocular cada cultura em duas placas de Ágar Tripticase de Soja (TSA). Incubar uma placa a 6 °C por 28 dias e a outra a 43 °C por quatro dias. *B. weihenstephanensis* vai crescer a 6 °C, mas não a 43 °C.

e) Cálculo dos resultados

Calcular o número de UFC/g ou ml em função do número de colônias típicas, diluição inoculada e percentagem de colônias confirmadas.

Exemplo: Diluição 10^{-1}, plaqueamento em superfície, seis colônias típicas, seis submetidas à confirmação, três confirmadas (50%). UFC/g ou ml = $6 \times 10^1 \times 10 \times 0{,}5 = 3{,}0 \times 10^2$.

11.6. Referências

BENNETT, R.W. TALLENT, S.M. & HAIT, J.M., 2015. *Bacillus cereus* and *Bacillus cereus* toxins. In: SALFINGER, Y. & TORTORELLO, M.L (eds), *Compendium of Methods for the Microbiological Examination of Foods*. 5th edition. Washington, DC: American Public Health Association (APHA). Chapter 31, pp.375-390.

CDC (Centers for Disease Control and Prevention), 2008. Anthrax Sterne strain (34F2) of *Bacillus anthracis*. Online. Disponível no site: https://www.cdc.gov/nczved/divisions/dfbmd/diseases/anthrax_sterne/.[Acesso em 18/01/2021].

EUZÉBY, J.P., 2003. *Dictionnaire de Bactériologie Vétérinaire Online*. Disponível no site: http://www.bacdico.net [Acesso em 16/01/06].

FDA, 2012. *Bacillus cereus*. In: Food and Drug Administration, *Bad Bug Book, Foodborne Pathogenic Microorganisms and Natural Toxins*. 2nd edition. Disponível no site: https://www.fda.gov/media/83271/download [acesso em 18/01/2021]. pp.92-95.

GUINEBRETIÈRE, M.H., AUGER, S., GALLERON, N. *et al.*, 2013. *Bacillus cytotoxicus* sp. nov. is a novel thermotolerant species of the *Bacillus cereus* Group occasionally associated with food poisoning. *International Journal of Systematic and Evolucionary Microbiology*, 63:31-40.

HOLBROOK, R. & ANDERSON, J.M., 1980. An improved selective diagnostic medium for the isolation and enumeration of *Bacillus cereus* in foods. *Canadian Journal of Microbiology*, 26:753-759.

ICMSF (International Commission on Microbiological Specifications for Foods), 1996. *Microrganisms in Foods 5. Microbiological Specifications of Food Pathogens*. London, UK: Blackie Academic & Professional.

ICMSF (International Commission on Microbiological Specifications for Foods), 2018. *Microorganisms in Foods 7. Microbiological Testing in Food Safety Management*. 2nd edition. Switzerland: Springer International Publishing AG.

ISO 7932. *Microbiology of food and animal feeding stuffs - Horizontal method for the enumeration of presumptive Bacillus cereus - Colony-count technique at 30 °C*. 3rd edition, 2004, Amendment 1, 2020. The International Organization for Standardization.

LECHNER, S., MAYR, R., FRANCIS, K.P. *et al*., 1998. *Bacillus weihenstephanensis* sp. nov. is a new psychrotolerant species of the *Bacillus cereus* group. *International Journal of Systematic Bacteriology*, 48:1373-1382.

LIU, Y., DU, J., LAI, Q. *et al*., 2017. Proposal of nine novel species of the *Bacillus cereus* group. *International Journal of Systematic and Evolucionary Microbiology*, 67:2499-2508

LOGAN, N.A. & DeVOS, P., 2009. Genus *Bacillus*. In: DeVOS, P., GARRITY, G.M., JONES, D. *et al*. (eds). *Bergey's Manual of Systematic Bacteriology*. 2nd edition, Volume 3. New York, NY: Springer. pp. 21-128.

NAKAMURA, L.K., 1998. *Bacillus pseudomycoides* sp. nov. *International Journal of Systematic Bacteriology*, 48:1031-1035.

SHARIF, F.A. & ALAEDDINOGLU, N.G., 1988. A rapid and simple method for staining of the crystal protein of *Bacillus thuringiensis*. *Journal of Industrial Microbiology*, 3:227-229.

TALLENT, S.M., KOTEWICZ, K.M., STRAIN, E.A. & BENNETT, R.W., 2012. Efficient isolation and identification of *Bacillus cereus* group. *Journal of AOAC International*, 95(2):446-451.

TALLENT, S.M., KNOLHOFF, A., RHODEHAMEL, E.J. *et al*., 2020. *Bacillus cereus*. In: Food and Drug Administration, *Bacteriological Analytical Manual Online*. Chapter 14. Disponível no site https://www.fda.gov/food/laboratory-methods-food/bam-chapter-14-bacillus-cereus [acesso em 18/01/2021].

12 Clostrídios sulfito redutores *Clostridium perfringens*

Revisões da 6ª edição

Não foram inseridas no texto as alterações de nomenclatura bacteriana vigentes em dezembro de 2020, que podem ser consultadas no Anexo 2 deste Manual.

Item 12.1.3 (revisado) Inserido o Quadro 12.3, que compara os meios e condições de incubação recomendados por diferentes órgãos internacionais para a contagem de clostrídios sulfito redutores e *Clostridium perfringens* em alimentos e água.

Item 12.5.2.a. (atualizado) As orientações sobre o volume a ser filtrado foram atualizadas de acordo com a Instrução Normativa 60/2019 da Anvisa.

Itens 12.5.1. e 12.6.1 (revisados) Diluentes revisados conforme as ISOs 8199:2018 e 6887-1 (2017).

Item 12.7.2.a (atualizado) As orientações sobre o volume a ser filtrado foram atualizadas de acordo com a Instrução Normativa 60/2019 da Anvisa.

12.1. Introdução

Clostridium perfringens é uma bactéria patogênica cujas doenças transmitidas por alimentos (DTAs) são classificadas pela International Commission on Microbiological Specifications for Foods (ICMSF, 2018) em dois grupos de risco. A DTA provocada pelas cepas do tipo A, muito comum, é classificada no grupo de risco I, que inclui as doenças "de perigo moderado, usualmente de curta duração e sem ameaça de morte ou sequelas, com sintomas auto limitados mas que provocam severo desconforto". A DTA provocada pelas cepas do tipo C (enterite necrótica), muito mais rara, é classificada no grupo de risco IIIB, que inclui as doenças "de severo perigo para população restrita, representando ameaça de morte, sequelas crônicas ou longa duração".

12.1.1. Taxonomia

O gênero *Clostridium* pertence à família *Clostridiaceae*, composta predominantemente por bactérias anaeróbias estritas, esporogênicas, na forma de bastonetes e parede celular Gram positiva (Wiegel, 2009). *Clostridium* é o gênero tipo da família, contendo mais de 200 espécies descritas, dentre elas *Clostridium perfringens*.

Clostridium perfringens

Rainey *et al.* (2009) descrevem *C. perfringens* como bastonetes Gram positivos, imóveis e esporogênicos, embora a esporulação seja difícil "*in vitro*". Quando vistos os esporos são grandes, ovais, centrais ou subterminais, provocando dilatação do esporângio. A faixa de temperatura de crescimento da maioria das cepas varia de 20 a 50 °C e a ótima varia na faixa de 37 a 45 °C. Uma ou outra cepa pode, eventualmente, crescer a 6 °C, mas essa característica geralmente desaparece após poucos repiques em meio de cultura, porque não há cepas verdadeiramente psicrotróficas nesta espécie. Crescem em pH variando de 5,5 a 8,0 e na presença de 20% de bile. Produzem H_2S e a maioria apresenta atividade de lecitinase em meios contendo gema de ovo. A atividade de catalase é negativa.

De acordo com a ICMSF (1996), a esporulação de *C. perfringens* em meios de cultura é rara, mas os esporos são facilmente produzidos no intestino.

As características mais usadas para a identificação de *C. perfringens* na análise de alimentos são a redução do sulfito (positiva), a motilidade (negativa), a fermentação da lactose (positiva), a hidrólise da gelatina (positiva) e a redução do nitrato (Labbe, 2015, Rhodehamel & Harmon, 2001). Rainey *et al.* (2009), entretanto, relatam que 11 a 39% das cepas de *C. perfringens* não reduzem o nitrato.

Uma das características mais marcantes de *C. perfringens* é a de crescer ativamente em altas temperaturas, com tempo de geração de apenas 10min a 45 °C (Bates, 1997). A 45-46 °C também fermenta o leite rapidamente, produzindo um tipo de coagulação típica, chamada de coagulação tempestuosa. Nesta reação a produção de ácido coagula o leite e a vigorosa produção de gás provoca o rompimento e deslocamento do coágulo. A reação pode ser observada em apenas cinco horas de incubação, partindo-se de um inóculo pesado de culturas jovens e ativas (Rhodehamel & Harmon, 2001).

Em baixas temperaturas, ao contrário, as células vegetativas de *C. perfringens* são bastante sensíveis, podendo morrer rapidamente. A ICMSF (1996) relata sobrevivência de apenas 6% das células em carne estocada a 23 °C negativos por 14 dias. Poucos dias sob refrigeração (entre zero e 10 °C) pode levar à uma redução de três a cinco ciclos logarítmicos na contagem em placa. Também são relativamente sensíveis ao sal; crescem na presença de 2% de NaCl mas são inibidas em 6,5%. A atividade de água mínima é de 0,93.

Clostrídios sulfito redutores a 46 °C

Clostrídios sulfito redutores, como diz o nome, são os clostrídios que reduzem o sulfito a sulfeto de hidrogênio (H_2S) a 46 °C. Sua aplicação na análise de alimentos é oferecer uma indicação simples e rápida da potencial presença de *C. perfringens*, que também é sulfito redutor. Como *C. perfringens* cresce bem a 46 °C, essa temperatura é utilizada para dar uma indicação mais precisa de *C. perfringens*, reduzindo o número de espécies que podem crescer. Ainda assim, um número significativo de espécies sulfito redutoras crescem a 46 °C, incluindo *C. botulinum* e *C. sporogenes*.

Sartory *et al.* (2006) avaliaram 31 espécies de *Clostridium* no Ágar Triptose Sulfito Cicloserina (TSC), meio usado para a contagem de *C. perfringens* (a 35-37 °C) e clostrídios sulfito redutores (a 44 °C). Os resultados, sumariados no Quadro 12.1, mostraram que, além de *C. perfringens*, 16 das 31 espécies cresceram e reduziram o sulfito a 44 °C. Apenas duas espécies tiveram a capacidade de redução do sulfito inibida pela elevação da temperatura (*C. ghonii* e *C. sphenoides*), crescendo nas duas temperaturas mas produzindo H_2S apenas a 37 °C.

Quadro 12.1. Espécies de clostrídios sulfito redutores detectadas no Ágar Triptose Sulfito Cicloserina (TSC) incubado a 37 e a 44 °C (Sartory *et al.*, 2006).

Espécie de *Clostridium*	Redução do sulfito em TSC		**Espécie de *Clostridium***	Redução do sulfito em TSC	
	a 37 °C	a 44 °C		a 37 °C	a 44 °C
C. perfringens	+	+	*C. limosum*	+	+
C. absonum	+	+	*C. paraputrificum*	+	+
C. baratii	+	+	*C. sardiniense*	+	+
C. bifermentans	+	+	*C. septicum*	+	+
C. botulinum	+	+	*C. sordellii*	+/-[a]	+/-[a]
C. butyricum	+/-[a]	+/-[a]	*C. sphenoides*	+	-
C. chauvoei	+/-[a]	+/-[a]	*C. sporogenes*	+	+
C. cochlearium	+	+	*C. tertium*	+	+
C. ghonii	+	-	*C. tetanomorphum*	+/-[a]	+/-[a]
C. histolyticum	+/-[a]	+/-[a]			

[a] = Resultado variável entre as cepas testadas.

12.1.2. Epidemiologia

C. perfringens é capaz de produzir uma série de toxinas e, com base na capacidade de produzir as quatro toxinas mais letais (alfa, beta, epsilon e iota), as cepas da espécie são classificadas em cinco tipos: A, B, C, D e E (Rainey *et al.*, 2009), conforme mostrado no Quadro 12.2.

A toxina alfa é comum a todos os tipos, embora seja produzida em maior quantidade pelo tipo A. É uma fosfolipase que hidrolisa a lecitina (lecitinase), não associada com doenças transmitidas por alimentos. Provoca gangrena gasosa (mionecrose), uma infecção de feridas que atinge animais e humanos (Rainey *et al.*, 2009). A produção da toxina alfa pode ser observada em meios contendo gema de ovo, nos quais as colônias apresentam um halo turvo de precipitação, característico da atividade de lecitinase. A inibição da atividade da toxina alfa pela respectiva antitoxina, nos mesmos meios de cultura (reação de Nagler), é um teste diagnóstico usado na confirmação de *C. perfringens*. Há, entretanto, cepas enterotoxigênicas que são lecitinase negativas e cepas que são fracamente positivas, não sendo detectadas nesse teste (ICMSF, 1996).

Quadro 12.2. Classificação de *C. perfringens* em tipos com base na produção das toxinas alfa, beta, epsilon e iota (Rainey *et al.*, 2009).

Tipo de *C. perfringens*	Toxinas
Tipo A	alfa
Tipo B	alfa, beta, epsilon
Tipo C	alfa, beta
Tipo D	alfa, epsilon
Tipo E	alfa, iota

Nem todos os tipos de *C. perfringens* são associados com doenças transmitidas por alimentos. As mais comuns são a gastroenterite provocada pelo tipo A e a enterite necrótica provocada pelo tipo C.

Segundo a FDA (2012), a gastroenterite provocada pelo tipo A é resultante da ação de uma enterotoxina chamada CPE (*C. perfringens* enterotoxin), produzida no intestino do hospedeiro após a ingestão de alimentos com um número alto de células ($>10^6$/g). A produção da CPE é associada com a formação de esporos "in vivo", estimulada pelas condições ácidas do estômago e pelos sais biliares no intestino. Durante o processo de esporulação, as células produzem CPE, liberada no organismo junto com os esporos, quando ocorre a lise do esporângio. A CPE provoca uma desordem intestinal caracterizada por cólica abdominal e diarreia aquosa, que ocorre cerca de 16 horas após o consumo do alimento contaminado com mais de 10^6 células ou esporos/g. Dura entre 12 e 24 horas, porém, em idosos e crianças pode durar até duas semanas. Em surtos, o diagnóstico é confirmado pela detecção da CPE em fezes de pacientes. A confirmação da presença de *C. perfringens* nos alimentos suspeitos ou nas fezes dos pacientes (contagem $>10^6$/g) também confirma o diagnóstico. É importante ressaltar, entretanto, que pode não ser detectado um número alto de células nos alimentos, porque *C. perfringens* perde a viabilidade se o produto for resfriado ou congelado por período de tempo prolongado.

A enterite necrótica é uma doença muito mais séria, embora bem mais rara, também provocada pela ingestão de alimentos contaminados com alto número de células ou esporos de *C. perfringens* tipo C ($>10^6$/g). Os sintomas são resultantes da produção da beta toxina, incluindo dor e distensão abdominal, diarreia (às vezes com sangue), vômito e necrose parcial do intestino delgado (FDA, 2012). Segundo Bates (1997), os primeiros casos ocorreram durante a Segunda Guerra Mundial, devidos ao consumo de carne enlatada. Em 1966-1967, novos casos foram relatados na Nova Guiné, devidos ao consumo de carne de porco contaminada, sendo chamada de síndrome "pigbel". A toxina beta é sensível à tripsina, mas, na Nova Guiné, a população é mais vulnerável, devido ao alto consumo de batata doce. A batata doce contém um inibidor de tripsina que predispõe ao desenvolvimento da doença, particularmente em crianças e adolescentes. A fome e a desnutrição também reduzem o nível de tripsina no trato gastrointestinal, aumentando a susceptibilidade à toxina beta. Esse, provavelmente, foi um dos fatores associados aos casos de enterite necrótica durante a Segunda Guerra. Casos esporádicos têm sido relatados na Uganda, Malásia e Indonésia (Murrel, 1983).

C. perfringens é amplamente distribuído no solo, poeira e vegetação. Também faz parte da microbiota normal do trato intestinal do homem e dos animais (FDA, 2012). A partir dessas fontes pode atingir uma gama bastante variada de alimentos, sendo comum a presença de esporos em carcaças de bovinos e aves, em peixes, em vegetais, em condimentos, em massas, em farinhas, em gelatina, em leite e em pós para preparo de alimentos doces ou salgados.

Produtos cozidos ou assados (principalmente carnes), preparados em grandes quantidades e mantidos de um dia para o outro até o momento de servir, são os mais frequentemente associados a surtos. Os esporos sobrevivem às temperaturas normais de cozimento e, durante o resfriamento lento (normal na refrigeração de grandes porções de alimentos) ou armazenamento em temperatura ambiente, podem germinar e se multiplicar. Embora seja uma bactéria anaeróbia, a sensibilidade de *C. perfringens* ao oxigênio é menos acentuada do que a de outros clostrídios, podendo crescer no interior da massa de alimentos. Mesmo que as refeições sejam reaquecidas para o consumo, o aquecimento inadequado permite a sobrevivência de um número suficiente de células para provocar a infecção. Alimentos como carne enrolada, panquecas, tortas ou bolos de carne também apresentam, em seu interior, condições favoráveis ao crescimento de *C. perfringens*, se mantidos em temperaturas abusivas. Da mesma forma, a prática de manter carne assada (churrasco) quente em caixas de isopor, até o momento de servir, oferece condições para a multiplicação de *C. perfringens*. Dependendo do tempo de permanência do produto nas caixas, a população pode atingir a dose infectiva e provocar a doença.

Cepas não patogênicas de *C. perfringens* também são comum em água, onde a presença dos esporos está constantemente associada a dejetos humanos. Os esporos apresentam grande longevidade em água, em função da grande resistência às condições desfavoráveis do meio ambiente. Por esse motivo, são úteis na detecção de contaminação fecal remota, em situações nas quais outros indicadores, como *E. coli*, já não se encontrariam presentes (Junqueira *et al.*, 2012)

12.1.3. Comentários sobre os métodos de análise

Os métodos recomendados por diferentes agências reguladoras para a análise de clostrídios sulfito redutores e *Clostridium perfringens* em alimentos e água encontram-se sumariados no Quadro 12.3.

Há vários meios de cultura disponíveis para a enumeração de *C. perfringens* em alimentos, cuja característica diferencial é a presença de ferro e sulfito. Muitos clostrídios, incluindo *C. perfringens*, reduzem sulfito a sulfeto, que reage com o ferro e precipita na forma de sulfeto de ferro, produzindo colônias pretas.

O Ágar Triptose Sulfito Cicloserina (TSC) é o mais utilizado para a enumeração de *C. perfringens* por plaqueamento direto, constituindo-se também numa excelente alternativa para a enumeração de clostrídios sulfito-redutores em geral, conseguindo suprimir o crescimento de praticamente todos os anaeróbios facultativos que acompanham os clostrídios em alimentos.

Na enumeração de *C. perfringens*, o TSC pode ser suplementado com gema de ovo, para verificar a produção da toxina alfa (lecitinase). A incorporação da gema de ovo, entretanto, não apresenta muita vantagem, porque alguns anaeróbios facultativos podem produzir reação similar. Além disso, nem todas as cepas de *C. perfringens* produzem halo de reação de lecitinase, não sendo possível descartar as colônias sem halo. O halo produzido por uma colônia também pode ser obscurecido pelos halos de outras colônias, dificultando a visualização da reação.

Todas as colônias pretas no Ágar TSC são presuntivas de clostrídios sulfito redutores e *C. perfringens*. Para a confirmação de sulfito redutores a determinação da morfologia (bastonetes) e da coloração de Gram (+) é suficiente.

Para a confirmação de *C. perfringens* os testes bioquímicos recomendadas são a motilidade (-), a fermentação da lactose (+), a hidrólise da gelatina (+) e a redução do nitrato a nitrito (+). A ISO 7937:2004 também apresenta a alternativa de confirmação no Caldo Lactose Sulfito (LS) a 46 °C. Após 18 a 24h de incubação em LS, as culturas com escurecimento do meio e com pelo menos um quarto do tubo de Durham preenchido pelo gás são confirmadas como *C. perfringens*.

Na análise de água, ao contrário dos alimentos, é mais comum é a enumeração dos esporos do que das células vegetativas de clostrídios sulfito redutores e *C. perfringens*. Os esporos de *C. perfringens* são excretados em grande quantidade nas fezes e apresentam grande longevidade no ambiente, servindo como indicadores de contaminação fecal.

A ISO 14189:2013 também usa o Ágar TSC para a contagem de *C. perfringens* em água (filtração em membrana), mas faz a confirmação através do teste de fosfatase ácida. As fosfatases são hidrolases que agem sobre compostos de fósforo e encontra-se em diversas formas moleculares, podendo ser classificadas em ácidas, neutras e alcalinas, dependendo do pH necessário para o desenvolvimento de sua atividade ótima.

Para a contagem de esporos de clostrídios sulfito redutores em água, o método ISO 6461-1:1986 (NMP) faz a inoculação no Caldo DRCM (Differential Reinforced Clostridium Medium), que contém sulfito de sódio e citrato férrico. A redução do sulfito resulta em sulfeto, que reage com o ferro formando sulfeto de ferro, preto, com escurecimento do meio.

Quadro 12.3. Meios e condições de incubação recomendados por diferentes órgãos internacionais para a análise de clostrídios sulfito redutores e *Clostridium perfringens* em alimentos e água.

Método[a]	**Choque térmico e enriquecimento**[b]	**Plaqueamento seletivo diferencial**[b]	**Confirmação**[b]
APHA 33.72:2015, plaqueamento para *Clostridium perfringens* em alimentos (Labbe, 2015)	Não se aplica	TSC (plaqueamento em profundidade com sobrecamada) 35-37 °C por 18 a 24 horas em anaerobiose	Lactose, gelatina, motilidade, nitrato e, se necessário, rafinose e salicina
ISO 7937:2004, plaqueamento para *Clostridium perfringens* em alimentos	Não se aplica	TSC (plaqueamento em profundidade com sobrecamada) 37±1 °C por 20±2 horas em anaerobiose	Duas opções: Crescimento em LS a 46 °C ou Lactose, gelatina, motilidade e nitrato
BAM/FDA:2001, plaqueamento para *Clostridium perfringens* em alimentos (Rhodehamel & Harmon, 2001)	Não se aplica	TSC sem gema de ovo (plaqueamento em profundidade com dupla camada) ou TSC com gema de ovo (plaqueamento em superfície com sobrecamada) 35 °C/20-24 horas em anaerobiose	Fermentação tempestuosa do leite a 46 °C Adicionais para isolados de surtos ou com fermentação tempestuosa lenta: lactose, gelatina, motilidade e nitrato Adicionais em caso de dúvida: fermentação da rafinose e salicina
APHA 33.71:2015, presença/ausência para *Clostridium perfringens* em alimentos (Labbe, 2015)	Choque térmico: não se aplica Enriquecimento: Caldo de Fígado a 35-37 °C/20-24 horas	TSC (estrias de esgotamento) 35-37 °C/18-24h em anaerobiose	Lactose, gelatina, motilidade, nitrato e, se necessário, rafinose e salicina
ISO 14189:2013, filtração para *Clostridium perfringens* em água	Choque térmico a 60±2 °C/15±1min Enriquecimento: não se aplica	TSC (membrana) 44±1 °C/21±3h em anaerobiose	Teste de fosfatase ácida
ISO 6461-1:1986, número mais provável para esporos de clostrídios sulfito redutores em água	Choque térmico a 75±5 °C/15min Enriquecimento: DRCM a 37±1 °C/44±4h em anaerobiose	Não se aplica	Verificação do escurecimento do DRCM
ISO 6461-2:1986, filtração em membrana para esporos de clostrídios sulfito redutores em água	Choque térmico a 75±5 °C/15min Enriquecimento: não se aplica	TSC ou Ágar Sulfito Ferro (membrana) 37±1 °C/24-48±4h em anaerobiose	Colônias típicas pretas

[a]**APHA** = American Public Health Association, **BAM/FDA** = Bacteriological Analytical Manual/Food and Drug Administration, **ISO** = International Organization for Standardization.

[b]**DRCM** = Caldo Diferencial Reforçado para Clostrídios, **LS** = Caldo Lactose Sulfito, **TSC** = Ágar Triptose Sulfito Cicloserina.

12.2. Método de plaqueamento APHA 33.72:2015 para contagem de clostrídios sulfito redutores e *Clostridium perfringens* em alimentos

Método da American Public Health Association (APHA), descrito no Capítulo 33 da 5ª edição do *Compendium of Methods for the Microbiological Examination of Foods* (Labbe, 2015).

Antes de iniciar as atividades, ler atentamente as orientações do Capítulo 3, que apresenta todos os detalhes e cuidados envolvidos na contagem de microrganismos em placas, da seleção das diluições ao cálculo dos resultados. O procedimento descrito abaixo não apresenta esses detalhes, pressupondo que sejam conhecidos pelo analista.

12.2.1. Material requerido para a análise

Preparação da amostra e diluições seriadas

- □ Solução Glicerol Sal Tamponada (para estocagem congelada de amostras)
- □ Diluente: Água Peptonada 0,1% (H_2Op) ou Tampão Fosfato pH 7,2 (PB)
- □ Tubos de diluição com 9 ml de Água Peptonada 0,1% (H_2Op) ou o Tampão Fosfato pH 7,2 (PB)
- □ Pipetas de 1 ou 2 ml

  Observação: consultar o Anexo 2.2 do Capítulo 2 para verificar casos especiais em que o tipo ou volume de diluente variam em função da amostra analisada.

Contagem presuntiva

- □ Ágar Triptose Sulfito Cicloserina (TSC)
- □ Sistema de geração de anaerobiose (Anaerobac da Probac do Brasil, Anaerogen da Oxoid, Anaerocult A da Merck, ou GasPak® da BD Biosciences).
- □ Estufa incubadora regulada a 35-37 °C

Testes confirmativos

- □ Tubos de Meio de Tioglicolato (TGM)
- □ Tubos de Meio de Lactose Gelatina
- □ Tubos de Ágar Nitrato Motilidade
- □ Reagentes de Nitrato (Solução 0,8% de ácido sulfanílico, Solução 0,5% de alfa-naftol, Zinco em pó livre de nitrato ou nitrito)
- □ Tubos de Meio de Fermentação para *C. perfringens*
- □ Solução 0,04% de Azul de Bromotimol

12.2.2. Procedimento

O procedimento para contagem de *C. perfringens* em alimentos pelo método de plaqueamento APHA 33.72:2015 encontra-se descrito na Figura 12.1.

a) Estocagem das amostras para a análise. O *Compendium* recomenda que amostras destinadas à enumeração de *C. perfringens* sejam analisadas, se possível, imediatamente. Na impossibilidade de se proceder à análise imediata, que sejam refrigeradas pelo menor tempo possível, não devendo ser congeladas ou mantidas sob refrigeração prolongada. Havendo necessidade de estocagem por mais de 48 horas, tratar as amostras com Solução Glicerol Sal Tamponada (na quantidade requerida para atingir a concentração final de 10% na amostra) e estocar entre 55 e 60 °C negativos.

b) Preparação das amostras e inoculação. Seguindo as recomendações do Capítulo 2, homogeneizar 25 g da amostra com 225 ml de Água Peptonada 0,1% (H_2Op) ou Tampão Fosfato pH 7,2 (PB) (diluição 10^{-1}). A partir da 10^{-1}, preparar diluições seriadas.

Nota b.1) As amostras não devem ser submetidas a choque térmico para contagem de esporos (uma prática comum na análise de água e de fezes), porque *C. perfringens* raramente esporula em alimentos.

Selecionar três diluições adequadas da amostra e inocular em Ágar Triptose Sulfito Cicloserina (TSC), plaqueamento em superfície ou em profundidade. Alternativamente, pode-se utilizar o Ágar TSC com gema de ovo, plaqueamento em superfície. Aguardar que as placas sequem e cobrir a superfície com uma sobrecamada de TSC, sem gema de ovo.

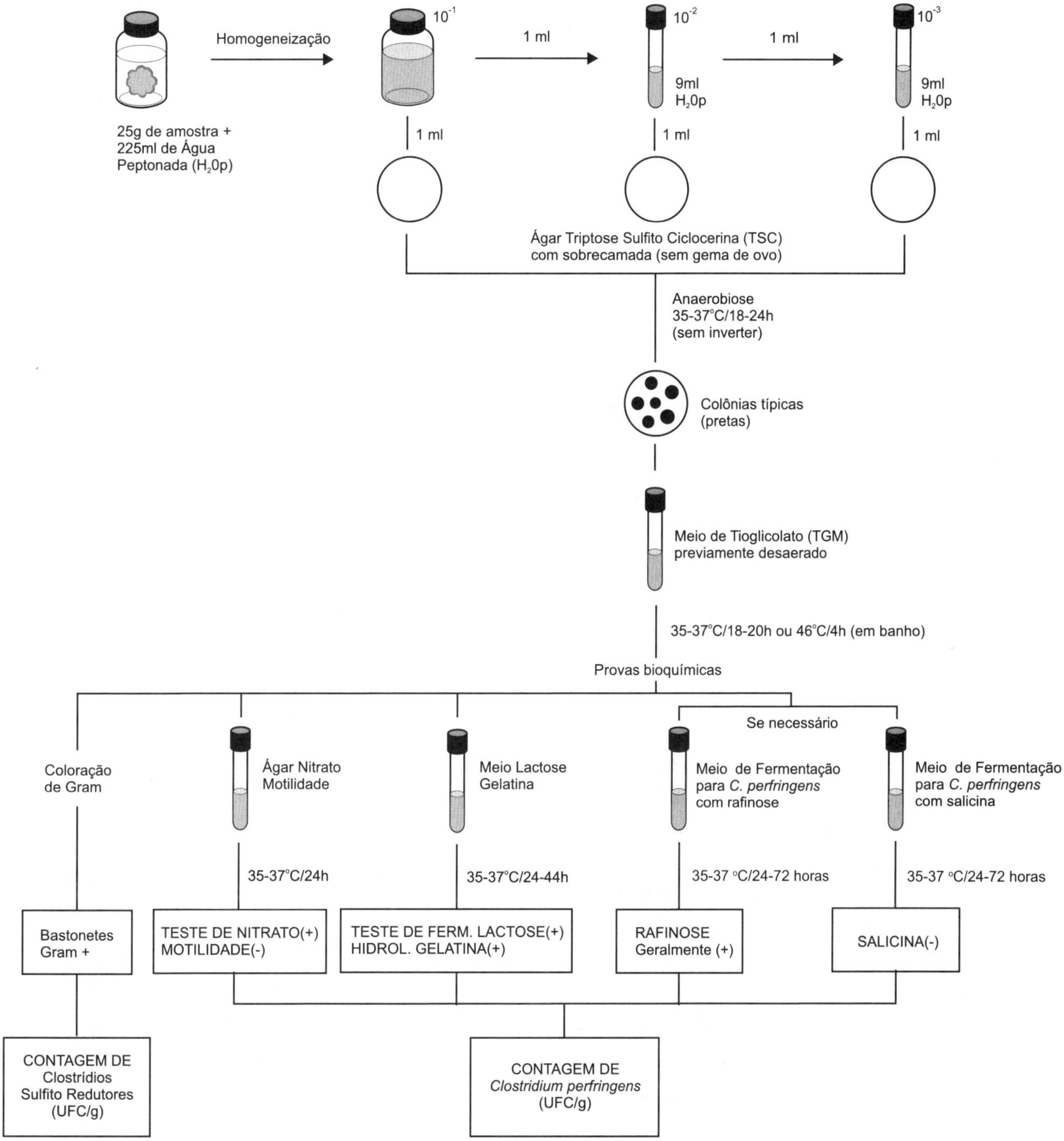

Figura 12.1. Esquema de análise para contagem de *C. perfringens* em alimentos pelo método de plaqueamento APHA 33.72:2015 (Labbe, 2015).

c) Incubação.

Aguardar a completa solidificação da sobrecamada e incubar as placas a 35-37 °C/18-24h, em atmosfera anaeróbia, sem inverter.

Para obtenção da atmosfera anaeróbia, pode-se utilizar o processo de exaustão de ar e introdução de 90% de gás nitrogênio e 10% de gás carbônico, em incubadora anaeróbia ou jarro tipo Baird & Taitlock. Através das válvula de admissão e de exaustão, proceder à exaustão e introdução dos gases por três ou quatro vezes. Alternativamente, pode-se utilizar sistemas geradores de anaerobiose, disponíveis comercialmente (BD Biosciences GasPak® Anaerobic Systems, Anaerogen Oxoid, Anaerocult A Merck, Anaerobac Probac do Brasil).

Nota c.1) No Brasil é comum a incubação do TSC a 46 °C para a contagem de clostrídios sulfito redutores indicadores de *C. perfringens*. Sendo observadas colônias típicas (pretas), a confirmação é feitas através de uma simples coloração de Gram, sendo consideradas confirmadas as culturas Gram positivas.

d) Contagem das colônias presuntivas de clostrídios sulfito redutores e *C. perfringens*. Selecionar placas com 20 a 200 colônias e contar as colônias típicas de clostrídios sulfito redutores e *C. perfringens*, que são pretas. No caso do TSC com gema de ovo as colônias de *C. perfringens* podem apresentar ou não um halo de precipitação, devido à reação de lecitinase com a gema de ovo.

Cuidado. O Ágar TSC permite crescimento e produção de toxina de *C. botulinum*, não havendo distinção entre suas colônias e as colônias de *C. perfringens* (Serrano & Junqueira, 1991). O manuseio e o descarte dessas placas, bem como de todo o material envolvido nas etapas subsequentes da análise, devem ser feitos com o máximo cuidado, para evitar riscos de contaminação do analista e do laboratório. Trabalhar com luvas, colocar o material sobre bandejas, não diretamente sobre a bancada, nunca pipetar culturas com a boca, desinfetar todas as superfícies com solução de NaOH 1N e esterilizar todo o material de descarte a 121 °C/30min.

e) Confirmação das colônias típicas de clostrídios sulfito redutores e *C. perfringens*. Selecionar cinco colônias típicas (10 no caso de análises oficiais) e transferir para Meio de Tioglicolato (TGM). Incubar a 46 °C/4h (em banho) ou a 35-37 °C/18-20h. Inocular a cultura obtida nos meios abaixo, para realização das provas bioquímicas de confirmação.

Colônias não isoladas devem ser purificadas por estrias em Ágar TSC (a partir do TGM) e novamente inoculadas no TGM, antes da realização das provas bioquímicas.

Para a confirmação de sulfito redutores, determinar a morfologia (bastonetes) e a coloração de Gram (+), conforme procedimento de coloração de Gram descrito no Capítulo 5.

Para a confirmação de *C. perfringens*, submeter as culturas aos testes de fermentação da lactose (+), hidrólise da gelatina (+), redução do nitrato a nitrito (+) e motilidade (-) descritos abaixo.

e.1) Teste de fermentação da lactose e hidrólise da gelatina (meio de lactose gelatina). Inocular uma alçada da cultura em tubos de Meio de Lactose Gelatina (previamente desaerados) e incubar a 35-37 °C/24-44h. Observar se há formação de bolhas e viragem ácida do indicador (vermelho de fenol), alterando a cor do meio de vermelha para amarela (fermentação da lactose positiva), ou se o meio permanece com a cor inalterada (fermentação da lactose negativa). Transferir os tubos para uma geladeira e manter sob refrigeração por duas horas, observando em seguida se o meio permanece líquido (hidrólise da gelatina positiva) ou se adquire uma consistência firme (hidrólise da gelatina negativa). *C. perfringens* fermenta a lactose e hidrolisa a gelatina.

e.2) Teste de redução do nitrato e teste de motilidade (ágar nitrato motilidade). Com uma agulha de inoculação, inocular a cultura por picada, no centro do Ágar Nitrato Motilidade previamente desaerado, até uma profundidade distante 1cm do fundo do tubo. Incubar a 35-37 °C/24h e fazer a leitura do teste de motilidade, observando se houve migração de células para regiões fora da linha de inoculação (motilidade positiva), ou se o crescimento restringiu-se à região da picada (motilidade negativa). Para a realização do teste de redução do nitrato, adicionar aos tubos de cultura 0,1 ml de cada um dos reagentes de nitrato (A = solução 0,8% de ácido sulfanílico; B = solução 0,5% de alfa-naftol). Observar imediatamente se há desenvolvimento de uma cor vermelha no meio de cultura (teste positivo) e, em caso negativo, adicionar uma pitada de pó de zinco ao meio, observando se ocorre alteração de cor. Se o meio continuar com a cor inalterada, não há nitrato presente, indicando teste positivo. Se o meio adquirir cor vermelha, há nitrato presente, indicando teste negativo. *C. perfringens* é imóvel e reduz o nitrato.

e.3) Testes de fermentação da rafinose e salicina. Esses testes são requeridos apenas para as culturas que exibirem alguma reação atípica nos testes anteriores. A partir de uma cultura de 24 horas em Meio de Tioglicolato (TGM), inocular 0,1 ml em tubos de Meio de Fermentação para *C. perfringens* com rafinose e 0,1 ml em tubos de Meio de Fermentação para *C. perfringens* com salicina. Incubar a 35-37 °C/24h e, após a incubação, verificar se houve produção de ácido, transferindo 1 ml da cultura para um tubo de ensaio e adicionando duas gotas de solução 0,04% de azul de bromotimol. O desenvolvimento de uma cor amarela no meio de cultura indica teste positivo. Em caso negativo, reincubar a cultura e verificar novamente com 48 e com 72 horas de incubação. As cepas de *C. perfringens* usualmente fermentam a rafinose e não fermentam a salicina.

f) Cálculo dos resultados. Considerar como clostrídios sulfito redutores todas as culturas de bastonetes Gram positivos.

Considerar como *C. perfringens* todas as culturas com as seguintes características: fermentação da lactose (+), hidrólise da gelatina (+), redução do nitrato (+), motilidade (-). Caso uma destas reações seja atípica, verificar adicionalmente a capacidade de fermentação da rafinose (usualmente positiva) e da salicina (usualmente negativa).

Calcular o número de UFC/g ou ml em função do número de colônias típicas, diluição inoculada e percentagem de colônias confirmadas.

Exemplo. Plaqueamento em profundidade, diluição 10^{-2}, 25 colônias típicas, 10 submetidas à confirmação, oito confirmadas (80%).

UFC/g ou ml = $25x10^2x0,8 = 2,0x10^3$.

12.3. Método de presença ou ausência APHA 33.71:2015 para *Clostridium perfringens* em alimentos

Método da American Public Health Association (APHA), descrito no Capítulo 33 da 5ª edição do *Compendium of Methods for the Microbiological Examination of Foods* (Labbe, 2015).

Este método objetiva verificar a presença ou ausência de *C. perfringens* em amostras de alimentos com baixas contagens e provável incidência de células injuriadas.

Cuidado. Todas as etapas do teste de presença/ausência permitem o crescimento e a produção de toxina de *C. botulinum*, não havendo distinção segura entre as culturas. Por este motivo, recomenda-se a observação dos mesmos cuidados indicados no método de contagem direta em placas (item 12.2).

12.3.1. Material requerido para a análise

Teste presuntivo

- □ Tubos de Caldo de Fígado (CF)
- □ Ágar Selo (Ágar 2% estéril)
- □ Estufa incubadora regulada a 35-37 °C

Teste confirmativo

- □ os mesmos itens requeridos na contagem em placas (item 12.2.1)

12.3.2. Procedimento

O procedimento do método de presença/ausência APHA 33.71:2015 para *C. perfringens* em alimentos encontra-se descrito na Figura 12.2.

a) Inoculação. Inocular porções de aproximadamente 2g da amostra em tubos com 15-20 ml de Caldo de Fígado (CF), previamente desaerados. Cobrir a superfície do meio inoculado com um selo de 2cm de Ágar 2%.

b) Incubação. Incubar os tubos a 35-37 °C por 20-24 horas e observar se ocorrem crescimento e produção de gás, com deslocamento do selo de Ágar.

c) Confirmação. A partir dos tubos com crescimento e produção de gás, estriar as culturas em placas de Ágar TSC com ou sem gema de ovo. Incubar a 35-37 °C/18-24h e observar a presença de colônias típicas, descritas no item 12.2. Havendo colônias típicas, selecionar pelo menos uma para a confirmação, feita da mesma forma descrita no método de plaqueamento APHA 33.72:2015 (item 12.2).

12.4. Método do NMP ISO 6461-1:1986 para esporos de clostrídios sulfito redutores em água

Método da International Organization for Standardization (ISO 6461-1:1986) para determinação do número mais provável (NMP) de esporos de clostrídios sulfito redutores em água.

12.4.1. Material requerido para a análise

- □ Pipetas de 10 ml para transferência dos volumes
- □ Tubos com 10 ml Caldo Diferencial Reforçado para Clostrídios (DRCM) em concentração dupla para inoculação de 10 ml da amostra
- □ Sistema de geração de anaerobiose (Anaerobac da Probac do Brasil, Anaerogen da Oxoid, Anaerocult A da Merck, ou GasPak® da BD Biosciences).
- □ Banho-maria a 75±5 °C para choque térmico
- □ Estufa incubadora regulada a 37±1 °C

12.4.2. Procedimento

O procedimento para contagem de esporos de clostrídios sulfito redutores em água pelo método do NMP ISO 6461-1:1986 está descrito na Figura 12.3.

Antes de iniciar as atividades, ler atentamente as orientações do Capítulo 4, que apresenta todos os detalhes e cuidados envolvidos na contagem de microrganismos pelo NMP, da seleção das diluições ao cálculo dos resultados. O procedimento descrito abaixo não apresenta esses detalhes, pressupondo que sejam conhecidos pelo analista.

a) Preparação das amostras. Submeter as amostras à choque térmico a 75±5 °C/15min, para destruição de células vegetativas e ativação dos esporos.

b) Inoculação e incubação. Com uma pipeta de 10 ml ou 25 ml, adicionar 10 porções de 10 ml da amostra em 10 tubos contendo 10 ml de Caldo Diferencial Reforçado para Clostrídios (DRCM) em concentração dupla, previamente desaerados. Incubar os tubos a 37±1 °C por 44±4 horas em jarro com atmosfera anaeróbia e observar se há ocorrência de crescimento com escurecimento do meio.

Nota b.1) A inoculação de 100 ml da amostra é o procedimento padrão para análise de águas nas quais são esperadas baixas contagens ou ausência. Para amostras mais contaminadas, recomenda-se utilizar o teste de NMP de diluição múltipla, inoculando-se pelo menos três diluições, 5 x 1 ml de cada diluição em 5 x 10 ml de DRCM concentração simples (série de cinco tubos).

Nota b.2) Observar os seguintes procedimentos na preparação dos tubos de Caldo DRCM antes da inoculação: Desaerar os tubos fervendo por 10 minutos em banho-maria, com as tampas afrouxadas, e resfriando imediatamente em banho de água fria. Suplementar com a solução de citrato férrico e sulfito de sódio para Caldo DRCM, adicionando 0,4 ml da solução em 10 ml de DRCM concentração dupla e 0,2 ml da solução em 10 ml de DRCM concentração simples.

c) Cálculo dos resultados. Considerar como clostrídios sulfito redutores todas as culturas

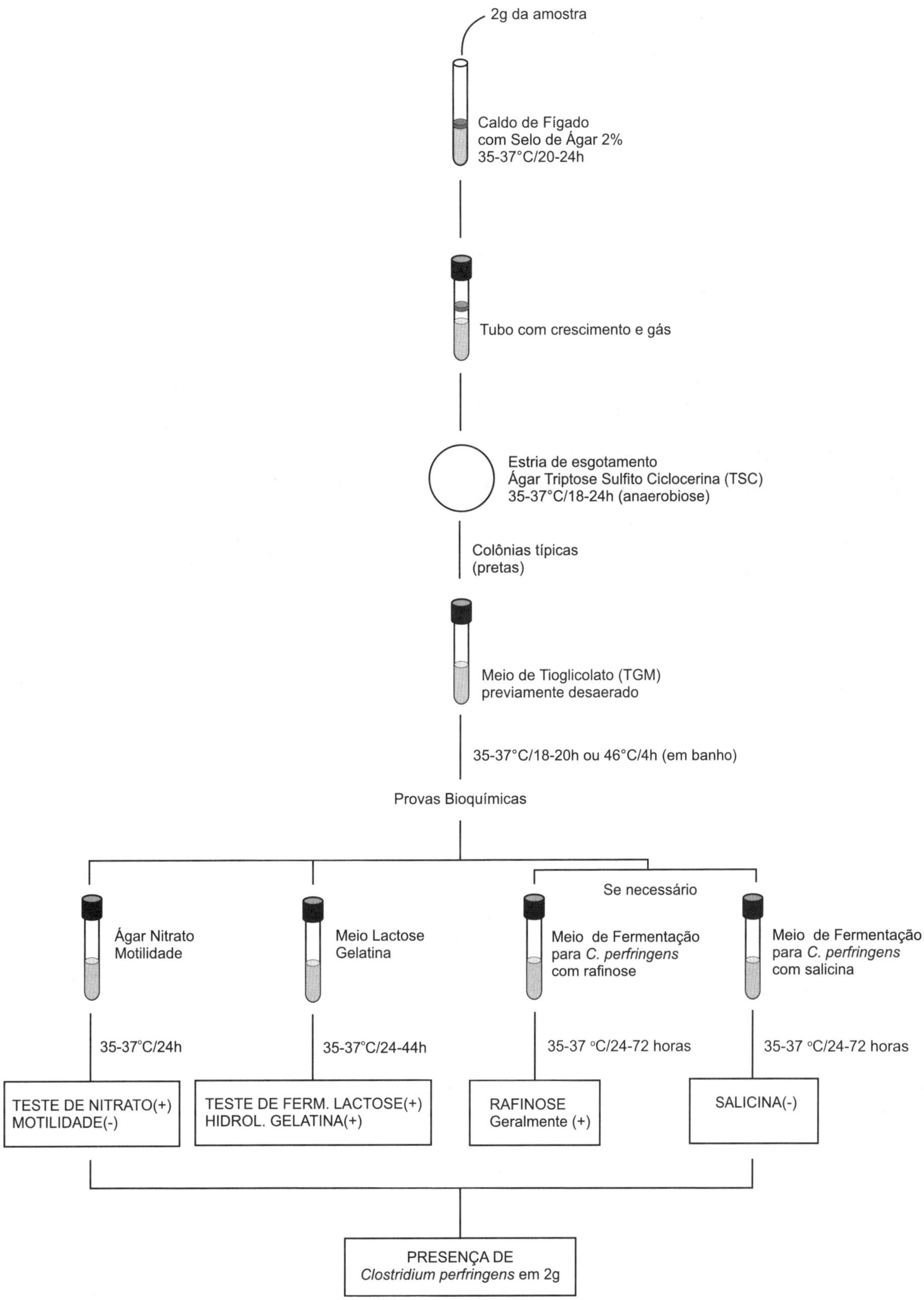

Figura 12.2. Esquema de análise para o método de presença/ausência APHA 33.71:2015 para *C. perfringens* em alimentos (Labbe, 2015).

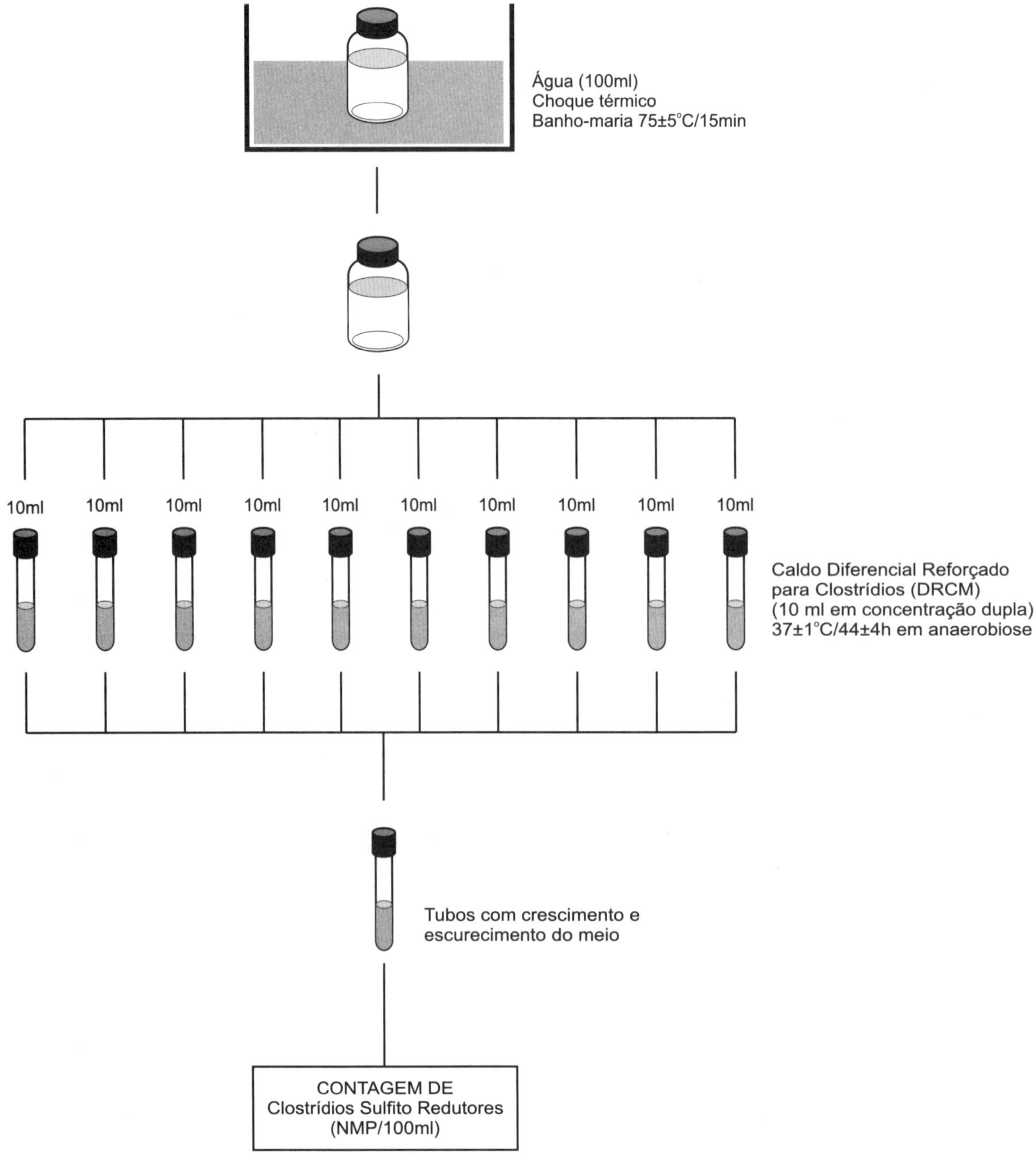

Figura 12.3. Esquema de análise para contagem de esporos de clostrídios sulfito redutores em água pelo método do NMP ISO 6461-1:1986.

que apresentarem escurecimento do DRCM. Determinar o Número Mais Provável (NMP) em uma tabela de NMP apropriada às diluições inoculadas.

12.5. Método de filtração em membrana ISO 14189:2013 para contagem de *Clostridium perfringens* em água

Método da International Organization for Standardization (ISO 14189:2013) para determinação do número de UFC de *Clostridium perfringens* (esporos ou células vegetativas) em água.

12.5.1. Material requerido para a análise

- □ Diluente: Água Peptonada 0,1% ou Solução Salina 0,85% (se for necessária a preparação de diluições)
- □ Ágar Triptose Sulfito Cicloserina (TSC)
- □ Ágar Columbia Sangue (CBA) ou Ágar Tripticase de Soja Sangue (TSA-SANGUE)
- □ Reagente de Fosfatase Ácida
- □ Sistema de geração de anaerobiose (Anaerobac da Probac do Brasil, Anaerogen da Oxoid, Anaerocult A da Merck, ou GasPak® da BD Biosciences).
- □ Sistema de filtração em membrana
- □ Filtros membranas de poro 0,45µm
- □ Estufas incubadoras reguladas a 44±1 °C e a 36±2 °C
- □ Banho maria com temperatura regulada a 60±2 °C

12.5.2. Procedimento

O procedimento para contagem de *C. perfringens* em água pelo método de filtração em membrana ISO 14189:2013 encontra-se descrito na Figura 12.4.

Transportar e manter as amostras sob refrigeração (5±3 °C). Iniciar as análises preferencialmente no mesmo dia ou, se impossível, não ultrapassar 18h da coleta no caso de contagem de células vegetativas ou 72h no caso de esporos.

Antes de iniciar as atividades, ler atentamente as orientações do Capítulo 3, que apresenta todos os detalhes e cuidados envolvidos na contagem de microrganismos por filtração em membrana. O procedimento descrito abaixo não apresenta esses detalhes, pressupondo que sejam conhecidos pelo analista.

a) Choque térmico e filtração. Se for objetivada a contagem de células vegetativas, o choque térmico deve ser suprimido. Para a contagem de esporos, aplicar o choque térmico a 60±2 °C/15±1min, em banho com temperatura controlada. Garantir que o volume de água do banho seja suficiente para cobrir os frascos até a altura da superfície da amostra. Iniciar a contagem dos 15min a partir do momento em que os frascos atingirem a temperatura de 60 °C, usando um segundo frasco com o mesmo volume de amostra para acompanhar a subida da temperatura com um termômetro. O tempo de subida não deve exceder 15mim.

Homogeneizar a amostra por agitação e filtrar em filtro membrana com porosidade de 0,45 µm. O volume a ser filtrado depende do objetivo do ensaio. Para a contagem ou presença/ausência de esporos de *C. perfringens* em 50 ml, como estabelecido pela Instrução Normativa nº 60 de 23/12/2019 (Anvisa, 2019) para água envasada (água mineral natural, água natural, água adicionada de sais e água do mar dessalinizada potável), filtrar 50 ml. Para outros tipos de água, nas quais se espera contagens maiores, recomenda-se filtrar volumes menores ou diluições.

É recomendável o uso de funis de metal para a análise de esporos, que possam ser flambados entre a filtração de uma amostra e outra.

b) Incubação e contagem das colônias. Transferir cada membrana para uma placa de Ágar Triptose Sulfito Cicloserina (TSC) e incubar as placas 44±1 °C/21±3h, invertidas, em condições anaeróbias.

Nota b.1) Para intensificar o escurecimento das colônias pode-se colocar a membrana sobre uma fina camada prévia do meio de cultura na placa e, em seguida, cobrir com uma segunda camada do mesmo meio.

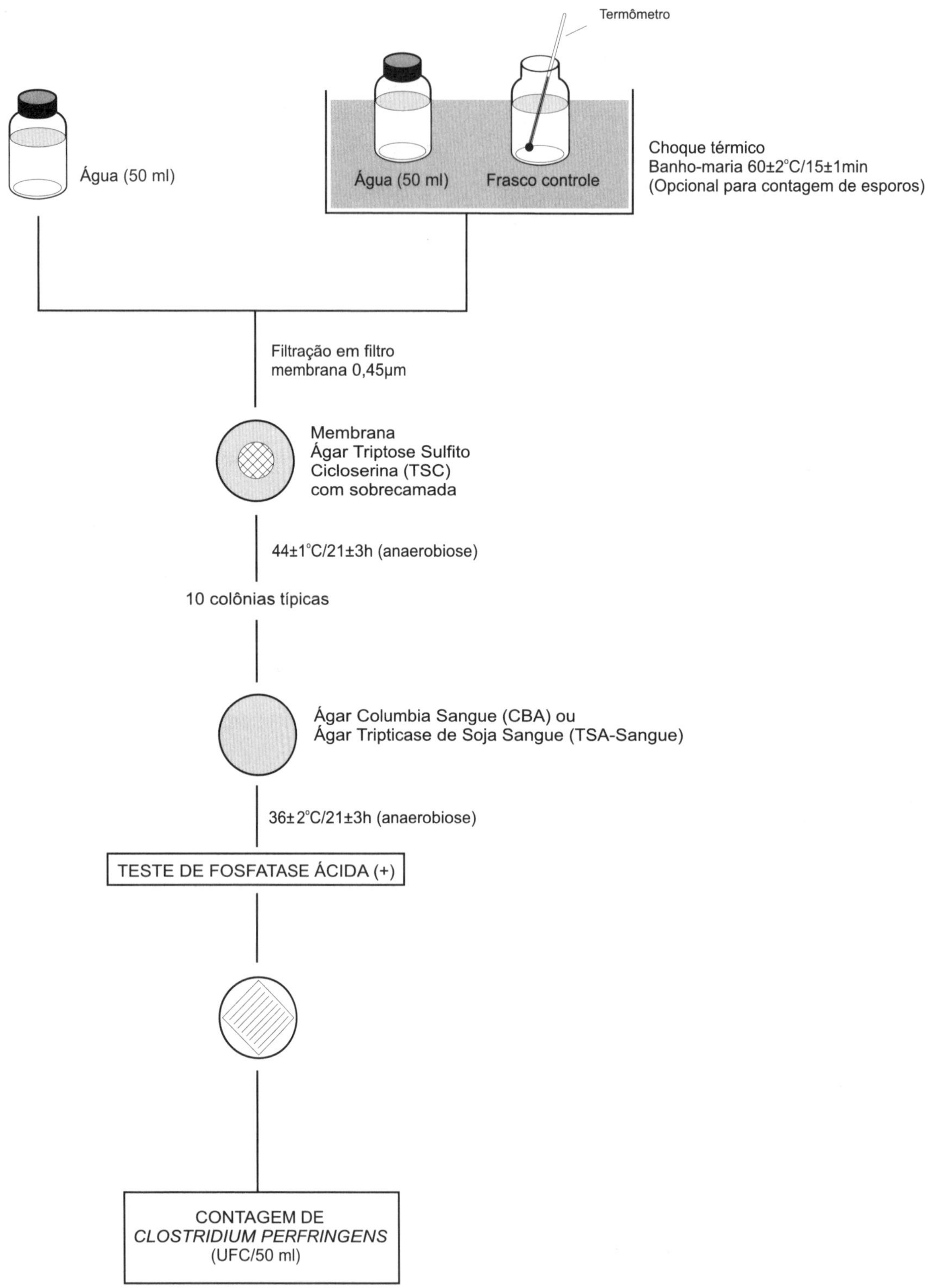

Figura 12.4. Esquema de análise para contagem de *C. perfringens* em água pelo método de filtração em membrana ISO 14189:2013.

Contar todas as colônias pretas, cinza ou castanho amareladas, consideradas típicas de clostrídios sulfito redutores. A coloração escura tende a desaparecer com o tempo, sendo assim recomendável que as colônias sejam contadas em no máximo 30min após a retirada da atmosfera anaeróbia.

c) **Confirmação pelo teste de fosfatase ácida.** Selecionar dez colônias típicas para a confirmação e, se houver menos de 10, selecionar todas. Estriar em placas de Ágar Columbia Sangue (CBA) ou Ágar Tripticase de Soja Sangue (TSA-SANGUE) e incubar a 36±2 °C/21±3h sob anaerobiose.

Nota c.1) Na indisponibilidade de sangue pode ser usada a base do meio de cultura sem sangue.

Para a realização do teste, estriar a cultura em uma folha de papel de filtro e pingar duas gotas do Reagente de Fosfatase Ácida sobre a cultura. O desenvolvimento de uma coloração arroxeada é considerado resultado positivo, típico de *C. perfringens*.

d) **Cálculo dos resultados.** Calcular a contagem de *C. perfringens* no volume inoculado usando a fórmula:

$$UFC/volume = b\,.\,C/A$$

onde:

b = número de colônias típicas confirmadas, dentre as que foram submetidas à confirmação,

C = número de colônias típicas presentes na placa e

A = número de colônias típicas submetidas à confirmação (10 e se houver menos de 10, todas).

Exemplo) Filtrados 100 ml da amostra e o resultados obtidos foram:

Colônias típicas na placa (***C***)	25
Colônias típicas submetidas à confirmação (***A***)	10
Colônias típicas confirmadas dentre as submetidas à confirmação (***b***)	8
UFC/100 ml = ***b.C/A***	8x25/10 = 20

12.6. Método de plaqueamento ISO 7937:2004 para contagem de *Clostridium perfringens* em alimentos

Método da International Organization for Standardization, aplica-se a todos os alimentos destinados ao consumo humano, às rações animais e à amostras do ambiente de fabricação ou manipulação de alimentos.

Antes de iniciar as atividades, ler atentamente as orientações do Capítulo 3, que apresenta todos os detalhes e cuidados envolvidos na contagem de microrganismos em placas, da seleção das diluições ao cálculo dos resultados. O procedimento descrito abaixo não apresenta esses detalhes, pressupondo que sejam conhecidos pelo analista.

12.6.1. Material requerido para a análise

Preparação da amostra e diluições seriadas

- □ Água Peptonada Tamponada (BPW) ou Água Salina Peptonada (H_2Osp)
  Observação: consultar o Anexo 2.2 do Capítulo 2 para verificar casos especiais em que o tipo ou volume de diluente variam em função da amostra analisada.

Contagem presuntiva

- □ Placas de Ágar Triptose Sulfito Cicloserina (TSC)
- □ Sistema de geração de anaerobiose (Anaerobac da Probac do Brasil, Anaerogen da Oxoid, Anaerocult A da Merck, ou GasPak® da BD Biosciences).
- □ Estufa incubadora regulada a 37±1 °C
- □ Estufa incubadora regulada a 46±0,5 °C

Testes confirmativos

- □ Tubos de Meio de Tioglicolato (TGM)
- □ Tubos de Caldo Lactose Sulfito (LS) com tubos de Durham
- □ Tubos de Meio de Lactose Gelatina
- □ Tubos de Ágar Nitrato Motilidade
- □ Reagente de Nitrato ISO 7937

12.6.2. Procedimento

O esquema geral de análise de *Clostridium perfringens* pelo método de plaqueamento ISO 7937:2004 encontra-se descrito na Figura 12.5.

a) **Preparação da amostra, inoculação e incubação.** Seguindo as recomendações do Capítulo 2, homogeneizar 25 g da amostra com 225 ml de Água Salina Peptonada (H_2Osp) ou Água Peptonada Tamponada (BPW) (diluição 10^{-1}). A partir da diluição 10^{-1}, preparar diluições seriadas.

Selecionar pelo menos duas diluições adequadas da amostra e inocular 1 ml de cada diluição em placas de Ágar Triptose Sulfito Cicloserina (TSC), plaqueamento em profundidade.

Nota a.1) O método ISO 7932:2004 especifica plaqueamento em duplicata, mas a ISO 7218:2007/Amd 1:2013 dispensou a duplicata quando for feita a inoculação de pelo menos duas diluições.

Se não houver necessidade de diluições, inocular duas alíquotas de 1 ml em duas placas de TSC (duplicata).

Após a solidificação do meio de cultura, cobrir com uma sobrecamada do mesmo meio.

Aguardar a solidificação da sobrecamada e incubar as placas a 37±1 °C/20±2h, em atmosfera anaeróbia.

Para obtenção da atmosfera anaeróbia, pode-se utilizar o processo de exaustão de ar e introdução de 90% de gás nitrogênio e 10% de gás carbônico, em incubadora anaeróbia ou jarro tipo Baird & Taitlock. Através das válvula de admissão e de exaustão, proceder à exaustão e introdução dos gases por três ou quatro vezes.

Alternativamente, pode-se utilizar sistemas geradores de anaerobiose, disponíveis comercialmente (BD Biosciences GasPak® Anaerobic Systems, Anaerogen Oxoid, Anaerocult A Merck, Anaerobac Probac do Brasil).

b) **Contagem das colônias presuntivas.** Selecionar todas as placas com não mais de 150 colônias e contar as colônias pretas, típicas de *C. perfringens*.

Cuidado. O Ágar TSC permite crescimento e produção de toxina de *C. botulinum*, não havendo distinção entre suas colônias e as colônias de *C. perfringens* (Serrano & Junqueira, 1991). O manuseio e o descarte dessas placas, bem como de todo o material envolvido nas etapas subsequentes da análise, devem ser feitos com o máximo cuidado, para evitar riscos de contaminação do analista e do laboratório. Trabalhar com luvas, colocar o material sobre bandejas, não diretamente sobre a bancada, nunca pipetar culturas com a boca, desinfetar todas as superfícies com solução de NaOH 1N e esterilizar todo o material de descarte a 121 °C/30min.

Para a confirmação, selecionar cinco colônias típicas de cada placa com menos de 150 colônias e, se houver menos de cinco, selecionar todas. Inocular em Meio de Tioglicolato (TGM) e incubar a 37±1 °C/18-24h, em condições anaeróbias.

Há dois procedimentos recomendados para a confirmação, o crescimento no Caldo Lactose Sulfito (LS) a 46 °C (item c) ou os teste de fermentação da lactose, hidrólise da gelatina, redução do nitrato e motilidade (item d), ficando a critério do laboratório optar pelo que melhor atende às suas necessidades. No caso da confirmação no Caldo LS, não é necessária a purificação das culturas, porque o meio incubado a 46 °C é muito específico para *C. perfringens*. No caso dos teste de lactose/gelatina e nitrato/motilidade, colônias não isoladas devem ser purificadas (estrias de esgotamento em Ágar TSC) antes da realização das provas bioquímicas.

c) **Confirmação no Caldo Lactose Sulfito (LS) a 46 °C.** Inocular cinco gotas de cada cultura obtida no TGM em um tubo de Caldo Lactose Sulfito (LS). Incubar os tubos a 46±0,5 °C/18-24h. Após a incubação, verificar se ocorre escurecimento do meio (redução do sulfito) e produção de gás no tubo de Durham. Considerar confirmadas como *C. perfringens* as culturas com escurecimento do meio e com pelo menos

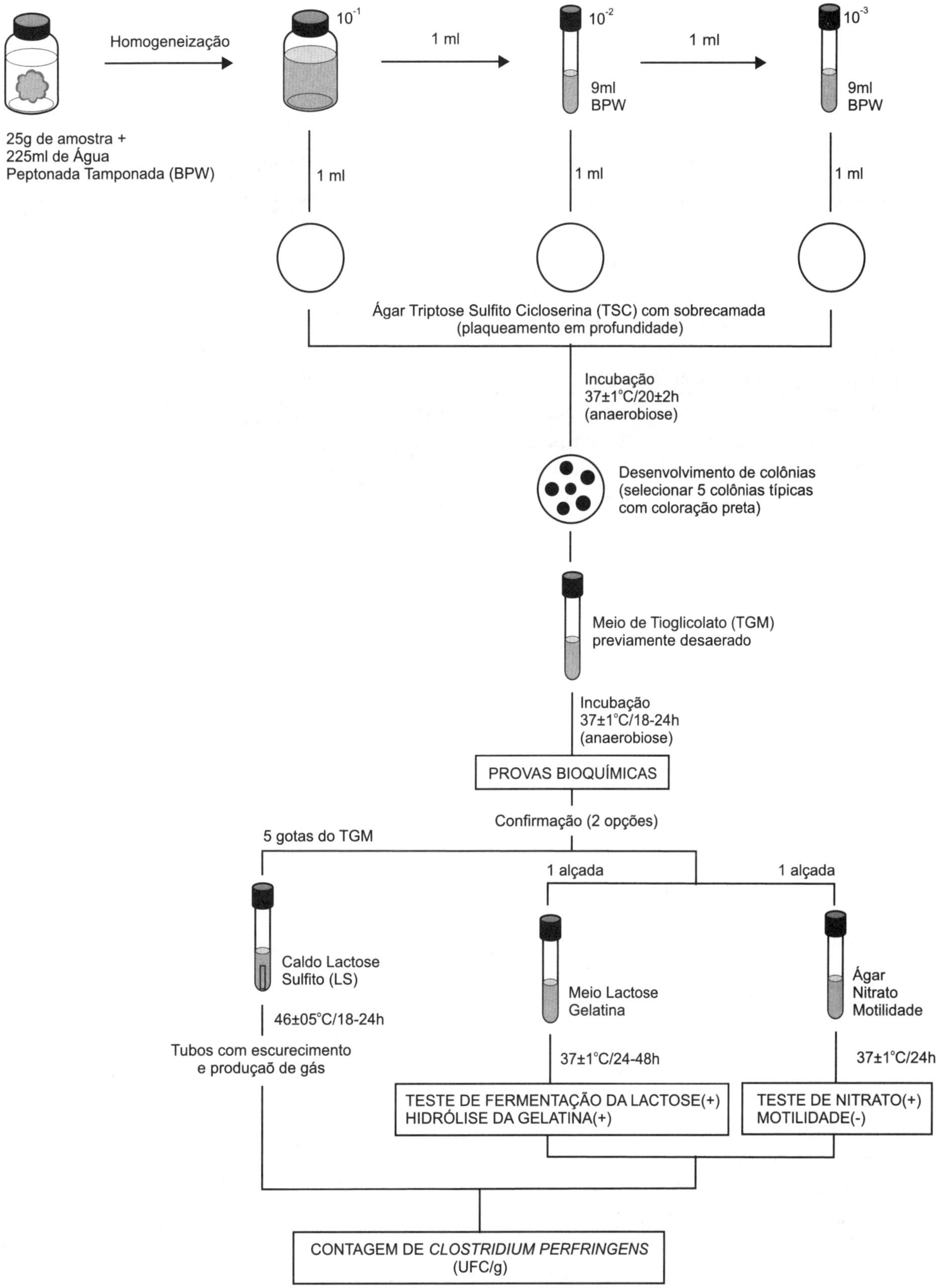

Figura 12.5. Esquema de análise para contagem de *Clostridium perfringens* pelo método de plaqueamento ISO 7937:2004.

um quarto do tubo de Durham preenchido pelo gás. Nos casos em que a quantidade de gás seja menor do que um quarto do tubo de Durham, transferir cinco gotas da cultura obtida no Caldo LS para um novo tubo de LS e repetir a leitura após 18-24h de incubação a 46±0,5 °C.

d) Confirmação através dos testes de fermentação da lactose, hidrólise da gelatina, redução do nitrato e motilidade. Inocular cada cultura obtida em TGE nos meios abaixo, para realização das provas bioquímicas de confirmação.

d.1) Teste de fermentação da lactose e hidrólise da gelatina (meio de lactose gelatina). Inocular uma alçada com inóculo pesado da cultura em tubos de Meio de Lactose Gelatina (previamente desaerados) e incubar a 37±1 °C/24h. Observar se há formação de bolhas e viragem ácida do indicador (vermelho de fenol), alterando a cor do meio de vermelha para amarela (fermentação da lactose positiva), ou se o meio permanece com a cor inalterada (fermentação da lactose negativa). Transferir os tubos para uma geladeira (5 °C) e manter sob refrigeração por uma hora, observando em seguida se o meio permanece líquido (hidrólise da gelatina positiva) ou se adquire uma consistência firme (hidrólise da gelatina negativa). Em caso negativo (o meio permanece firme), reincubar a 37±1 °C e repetir a leitura com 48h. *C. perfringens* fermenta a lactose e hidrolisa a gelatina.

d.2) Teste de redução do nitrato e teste de motilidade (ágar nitrato motilidade). Com uma agulha de inoculação, inocular a cultura por picada, no centro do Ágar Nitrato Motilidade previamente desaerado, até uma profundidade distante 1cm do fundo do tubo. Incubar a 37±1 °C/24h e fazer a leitura do teste de motilidade, observando se houve migração de células para regiões fora da linha de inoculação (motilidade positiva), ou se o crescimento restringiu-se à região da picada (motilidade negativa). Para a realização do teste de redução do nitrato, adicionar aos tubos de cultura 0,2 a 0,5 ml do Reagente de Nitrato ISO 7937, em uma capela de exaustão. Observar se há desenvolvimento de uma cor vermelha no meio de cultura (teste positivo) e, em caso negativo após 15min, adicionar uma pitada de pó de zinco ao meio, observando se ocorre alteração de cor. Se o meio continuar com a cor inalterada, não há nitrato presente, indicando teste positivo. Se o meio adquirir cor vermelha, há nitrato presente, indicando teste negativo. *C. perfringens* é imóvel e reduz o nitrato.

e) Cálculo dos resultados.

Segundo a ISO 7218:2007/Amd 1:2013, calcular usando a fórmula:

$$UFC/g = \sum a \,/\, [v \cdot (n_1 + 0{,}1\, n_2) \cdot d]$$

onde:

a = ($b.C/A$) sendo C = número de colônias típicas presentes em cada placa selecionada para contagem,

A = número de colônias típicas submetidas à confirmação (geralmente cinco) e

b = número de colônias típicas confirmadas, dentre as que foram submetidas à confirmação.

v = volume inoculado em cada placa.

n_1 = número de placas contadas da primeira diluição selecionada

n_2 = número de placas contadas da segunda diluição selecionada

d = primeira diluição retida para contagem (10^0=1, 10^{-1}= 0,1, 10^{-2}= 0,01 e assim por diante).

Exemplo 1) Inoculados 1 ml das diluições 10^{-1} e 10^{-2}, uma placa por diluição (n_1 =1 e n_2 = 1). Os resultados obtidos foram:

	Diluição 10^{-1}	Diluição 10^{-2}
Colônias típicas na placa (C)	150	17
Colônias típicas submetidas à confirmação (A)	5	5
Colônias típicas confirmadas dentre as submetidas à confirmação (b)	4	3
Número de colônias consideradas confirmadas nas placas [a = ($b.C/A$)]	(4x150/5) = 120	(3x17/5) = 10
Volume inoculado em cada placa (v)	1 ml	1 ml
Primeira diluição retida para contagem (d)	10^{-1} = 0,1	
Somatória das colônias consideradas confirmadas nas placas ($\sum a$)	120+10 = 130	
$UFC/g = \sum a / [v \cdot (n_1 + 0{,}1\, n_2) \cdot d]$	130 / [1 x (1+0,1 x 1) x 0,1] = 130/0,11 = 1,2x10^3	

Exemplo 2) Inoculados 1 ml da diluição 10^{-1}, em duplicata ($n_1 = 2$ e $n_2 = 0$). Os resultados obtidos foram:

	Placa 1	Placa 2
Colônias típicas na placa (*C*)	18	20
Colônias típicas submetidas à confirmação (*A*)	5	5
Colônias típicas confirmadas dentre as submetidas à confirmação (*b*)	4	5
Número de colônias consideradas confirmadas nas placas [a = (*b.C/A*)]	(4x18/5) = 14	(5x20/5) = 20
Volume inoculado em cada placa (*v*)	1 ml	1 ml
Primeira diluição retida para contagem (*d*)	$10^{-1} = 0{,}1$	
Somatória das colônias consideradas confirmadas nas placas ($\sum a$)	14+20 = 34	
$UFC/g = \sum a / [v . (n_1 + 0{,}1\ n_2). d]$	34 / [1x(2+0,1x0)x0,1] = 34/0,2 = $1{,}7x10^2$	

12.7. Método de filtração ISO 6461-2:1986 para contagem de esporos de clostrídios sulfito redutores em água

Método da International Organization for Standardization (ISO 6461-2:1986), aplica-se a todos os tipos de água que não contenham material em suspensão.

12.7.1. Material requerido para a análise

- □ Ágar Sulfito Ferro ou Ágar Triptose Sulfito Cicloserina Base (TSC sem cicloserina e sem gema de ovo)
- □ Sistema de filtração em membrana
- □ Filtros membranas de poro 0,2µm
- □ Sistema de geração de anaerobiose (Anaerobac da Probac do Brasil, Anaerogen da Oxoid, Anaerocult A da Merck, ou GasPak® da BD Biosciences).
- □ Estufa incubadora regulada a 37±1 °C

12.7.2. Procedimento

O procedimento para contagem de esporos de clostrídios sulfito redutores em água pelo método de filtração em membrana ISO 6461-2:1986 encontra-se descrito na Figura 12.6.

Antes de iniciar as atividades, ler atentamente as orientações do Capítulo 3, que apresenta todos os detalhes e cuidados envolvidos na contagem de microrganismos por filtração em membrana. O procedimento descrito abaixo não apresenta esses detalhes, pressupondo que sejam conhecidos pelo analista.

a) Choque térmico e filtração. Aplicar o choque térmico a 75±5 °C/15min, em banho com temperatura controlada. Garantir que o volume de água do banho seja suficiente para cobrir os frascos até a altura da superfície da amostra. Iniciar a contagem dos 15min a partir do momento em que os frascos atingirem a temperatura de 75 °C, usando um segundo frasco com o mesmo volume de amostra para acompanhar a subida da temperatura com um termômetro.

Homogeneizar a amostra por agitação e filtrar em filtro membrana com porosidade de 0,2 µm. O volume a ser filtrado depende do objetivo do ensaio. Para a contagem ou presença/ausência de esporos de clostrídios sulfito redutores em 50 ml, como estabelecido pela Instrução Normativa nº 60 de 23/12/19 (Anvisa, 2019) para água envasada (água mineral natural, água natural, água adicionada de sais e água do mar dessalinizada potável), filtrar 50 ml. Para outros tipos de água, nos quais são esperadas contagens maiores, recomenda-se filtrar volumes menores ou diluições.

É recomendável o uso de funis de metal para a análise de esporos, que possam ser flambados entre a filtração de uma amostra e outra.

b) Incubação e contagem das colônias. Transferir cada membrana, invertida (com a face onde estão retidos os microrganismos para baixo) em uma placa estéril vazia. Adicionar 18 ml de Ágar Triptose Sulfito Cicloserina Base (TSC sem cicloserina e sem gema de ovo) ou Ágar Sulfito Ferro e incubar as placas 37±1 °C/20±4h e 44±4h, sob anaerobiose. Se

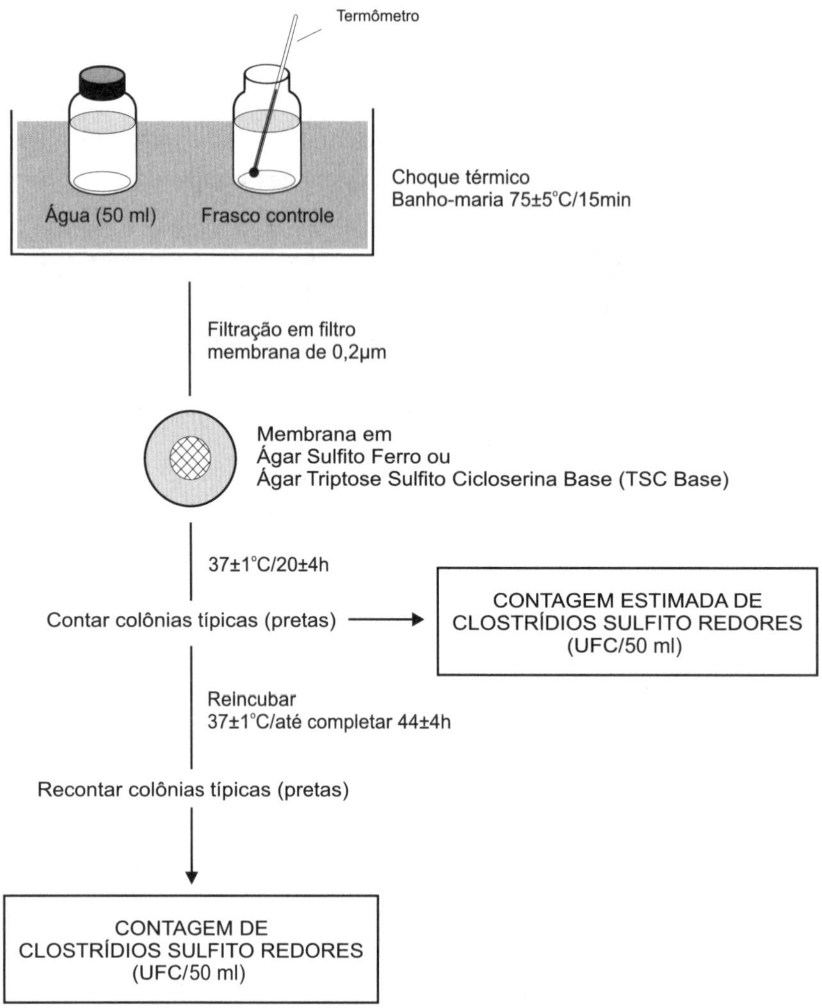

Figura 12.6. Esquema de análise para contagem de esporos clostrídios sulfito redutores em água pelo método de filtração em membrana ISO 6461-2:1986.

a geração de atmosfera anaeróbia for feita em jarro ou em incubador anaeróbio, a membrana pode ser posicionada diretamente sobre a superfície do meio de cultura, sem inverter.

Nota b.1) Para intensificar o escurecimento das colônias pode-se colocar a membrana invertida sobre uma fina camada prévia do meio de cultura na placa e, em seguida, cobrir com uma segunda camada do mesmo meio.

Após 20±4h de incubação, contar todas as colônias pretas, consideradas típicas de clostrídios sulfito redutores. Reincubar as placas por 24 horas adicionais e recontar as colônias.

c) Cálculo dos resultados. A contagem com 44h deve ser usada no cálculo dos resultados, mas, caso não seja possível contar (espalhamento ou número excessivo de colônias), usar a contagem de 20 horas e reportar como estimada.

O número de esporos de clostrídios sulfito redutores no volume inoculado é igual ao número de colônias pretas presentes na placa.

12.8. Referências

ANVISA (Agência Nacional de Vigilância Sanitária), 2019. Instrução Normativa Nº 60 de 23 de dezembro de 2019. Dispõe sobre os padrões microbiológicos de alimentos e sua aplicação. *D.O.U. - Diário Oficial da União de 26 de dezembro de 2019.*

BATES, J.R., 1997. *Clostridium perfringens*. In: HOCKING, A.D. (ed.), *Foodborne Microorganisms of Public Health Significance*. 5th edition. Australia: Trenear Printing Service Pty Limited. Chapter 13, pp.407-428.

FDA, 2012. *Clostridium perfringens*. In: Food and Drug Administration, *Bad Bug Book, Foodborne Pathogenic Microorganisms and Natural Toxins*. 2nd edition. Disponível no site: https://www.fda.gov/media/83271/download [acesso em 18/01/2021]. pp.83-86.

ICMSF (International Commission on Microbiological Specifications for Foods), 1996. *Microrganisms in Foods 5. Microbiological Specifications of Food Pathogens.* London, UK: Blackie Academic & Professional.

ICMSF (International Commission on Microbiological Specifications for Foods), 2018. *Microrganisms in Foods 7. Microbiological Testing in Food Safety Management.* 2nd edition. Switzerland: Springer International Publishing AG.

ISO 6461-1. *Water quality – Detection and enumeration of the spores of sulfite-reducing anaerobes (clostridia) – Part 1: Method by enrichment in liquid medium.* 1st edition, 1986. The International Organization for Standardization.

ISO 6461-2. *Water quality – Detection and enumeration of the spores of sulfite-reducing anaerobes (clostridia) – Part 2: Method by membrane filtration.* 1st edition, 1986. The International Organization for Standardization.

ISO 7218. *Microbiology of food and animal feeding stuffs – General requirements and guidance for microbiological examination.* 3rd edition, 2007, Amendment 1, 2013. The International Organization for Standardization.

ISO 7937. *Microbiology of food and animal feeding stuffs - Horizontal method for the enumeration of Clostridium perfringens - Colony-count technique.* 3rd edition, 2004. The International Organization for Standardization.

ISO 14189. *Water quality - Enumeration of Clostridium perfringens - Method using membrane filtration.* 1st edition, 2013. The International Organization for Standardization.

JUNQUEIRA, V.C.A., CANTUSIO-NETO, R., SILVA, N., TERRA, J.H. 2012. Comparison of methods for the enumeration of *Clostridium perfringens* spores in water. *Water Science & Technology*, 65(2):227-232.

LABBE, R.G., 2015. *Clostridium perfringens*. In: SALFINGER, Y. & TORTORELLO, M.L. (eds), *Compendium of Methods for the Microbiological Examination of Foods*. 5th edition. Washington, DC: American Public Health Association (APHA). Chapter 33, pp.403-409.

MURRELL, T.G.C., 1983. Pigbel in Papua New Guinea: An Ancient Disease Rediscovered. *International Journal of Epidemiology*, 12(2):211-214.

RAINEY, F.A., HOLLEN, B.J. & SMALL, A., 2009. Genus I *Clostridium* Prazmowski. In: DeVOS, P., GARRITY, G.M., JONES, D. *et al.* (eds), *Bergey's Manual of Systematic Bacteriology*. 2nd edition, Volume 3. New York, NY: Springer. pp. 738-828.

RHODEHAMEL, E.J. & HARMON, S.M., 2001. *Clostridium perfringens.* In: Food and Drug Administration, *Bacteriological Analytical Manual Online*. Chapter 16. Disponível no site: https://www.fda.gov/food/laboratory-methods-food/bam-chapter-16-clostridium-perfringens [acesso em 18/01/2021].

SARTORY, D.P., WALDOCK, R., DAVIES, C.E. & FIELD, A.M., 2006. Evaluation of acid phosphatase as a confirmation test for *Clostridium perfringens* isolated from water. *Letters in Applied Microbiology*, 42:418-424.

SERRANO, A.M., JUNQUEIRA, V.C.A., 1991. Crescimento de *Clostridium botulinum* em meios de cultura de *Clostridium perfringens* em diferentes atmosferas anaeróbias e temperaturas de incubação. *Revista de Microbiologia*, 22(2):131-135.

WIEGEL, J., 2009. Family I. *Clostridiaceae* Pribram 1933. In: DeVOS, P., GARRITY, G.M., JONES, D. *et al.* (eds), *Bergey's Manual of Systematic Bacteriology*. 2nd edition, Volume 3. New York, NY: Springer. pp. 736-738.

13 Contagem de enterococos

Revisões da 6ª edição

Item 13.1.1.1 (revisado) Atualizado o Quadro 13.1 com novas espécies.

Item 13.1.2 (revisado) Inserido o Quadro 13.3, que contém os métodos recomendados por diferentes agências reguladoras para a análise de enterococos em alimentos e água.

Item 13.4 (revisado) O método de filtração em membrana APHA/AWWA/WEF 9230C.3c foi revisado segundo a 23ª edição do *Standard Methods for the Examination of Water and Wastewater*, com uma pequena alteração nos itens 13.4.2.b.e 13.4.2.c, passando o tempo de incubação de 48±4h para 48±3h.

Item 13.4.2.a (atualizado) As orientações sobre o volume a ser filtrado foram atualizadas de acordo com a Instrução Normativa 60/2019 da Anvisa.

Item 13.5.2.a (revisado) As orientações sobre o volume a ser filtrado foram atualizadas de acordo com a Instrução Normativa 60/2019 da Anvisa.

13.1. Introdução

O termo enterococos usado neste capítulo refere-se às espécies dos gêneros *Enterococcus* e *Streptococcus* associadas ao trato intestinal de humanos e animais e que são tradicionalmente usados como indicadores de contaminação fecal. Até 1984 todas as espécies que atendiam a essas características estavam afiliadas ao gênero *Streptococcus* (conhecidas como grupo dos *Streptococcus* fecais) e apresentavam o fator antigênico do grupo D de Lancefield. Neste grupo dos *Streptococcus* fecais havia um subgrupo de espécies chamadas de "enterococos", que diferiam dos demais estreptococos fecais na capacidade de crescer na presença de 0,4% de azida de sódio e 6,5% de NaCl, bem como nas temperaturas de 10 e 45 ºC e em pH 9,6.

A classificação sorológica de Lancefield (1933) foi proposta para os *Streptococcus* β hemolíticos, com base em antígenos presentes na parede celular. Os antígenos foram reunidos em grupos específicos, designados por letras do alfabeto (Leclerc *et al.*, 1996). O grupo D era característico das espécies de *Streptococcus* fecais, incluindo as do subgrupo "enterococos".

13.1.1. Taxonomia

Os termos "*Streptococcus* fecais", "enterococos" e "*Streptococcus* do grupo D de Lancefield" foram por muito tempo usados mais ou menos como sinônimos, para descrever os *Streptococcus* associados ao trato intestinal (Leclerc *et al.*, 1996). Em 1984, entretanto, as espécies do subgrupo "enterococos" foram separadas do gênero *Streptococcus* e transferidas para o novo gênero *Enterococcus* (*Enterococcus faecalis* e *Enterococcus faecium* por Schleifer & Kilpper-Bälz, 1984 e *Enterococcus avium*, *Enterococcus casseliflavus*, *Enterococcus durans* e *Enterococcus gallinarum* por Collins *et al.*, 1984).

Posteriormente, várias novas espécies foram incorporadas ao gênero, nem sempre apresentando todas as características do subgrupo original (origem intestinal, grupo D de Lancefield, capacidade de crescer na presença de 0,4% de azida de sódio, 6,5% de NaCl, 10 e 45 ºC e pH 9,6). Como consequência, o termo enterococos atualmente representa todos os membros do gênero *Enterococcus*, que compõem uma coleção de espécies não só de origem intestinal, mas também presente no solo, na água e nas plantas.

13.1.1.1. *Streptococcus* fecais

As espécies de estreptococos fecais mantidas no gênero *Streptococcus* após a criação do gênero *Enterococcus* foram *Streptococcus bovis* e *Streptococcus equinus*, ambas listadas na 1ª edição do *Bergey's Manual of Systematic Bacteriology* (Hardie, 1986). Com o tempo, sucessivos estudos taxonômicos resultaram na gradual subdivisão das cepas dessas espécies em novas espécies, designadas como "grupo bovis" ou "complexo *S.bovis/S.equinus*" ou ainda "grupo *S.bovis/S.equinus*" (Whiley & Hardie, 2009). Com base em estudos de hibridização DNA-DNA as linhagens tipo de *S. bovis* e de *S.equinus* mostraram pertencer ao mesmo grupo de similaridade, de forma que esses dois nomes são hoje reconhecidos como sinônimos, sendo *S. equinus* o epíteto que tem prioridade.

Há quatro espécies no "complexo *S.bovis/S. equinus*": *S. equinus*, *S. alactolyticus*, *S. infantarius* e *S. gallolyticus* (subdividida em três subspécies, *gallolyticus*, *macedonicus* e *pasteurianus*) (Whiley & Hardie, 2009, DSMZ, 2016, Euzéby, 2016). O antígeno do grupo D de Lancefield é encontrado nas quatro espécies (se não em todas as cepas, pelo menos em algumas cepas de cada espécie). Além dessas, quatro outras espécies isoladas do intestino de animais já foram descritas: *S. entericus* (Vela *et al.*, 2002), *S. henryi* e *S. cabali* (Milinovich *et al.*, 2008) e *S. danieliae* (Clavel *et al.* 2013), *Streptococcus pantholopis* (Bai *et al.*, 2016) e *Streptococcus caviae* (Palakawong Na Ayudthaya *et al.*, 2017). O antigeno do grupo D está presente em *S. entericus* e *S. henryi*, mas não em *S. cabali*, *S. danieliae* e *S. pantholopis*.

Assim, o termo *Streptococcus* fecais atualmente representa estas espécies associadas ao trato intestinal de humanos e outros animais, cuja origem e nomenclatura encontram-se descritas no Quadro 13.1.

Características bioquímicas dos estreptococos fecais (Whiley & Hardie, 2009): Todos os estreptococos fecais são bactérias lácticas com metabolismo de carboidratos homofermentativo, produzindo ácido láctico como produto final da fermentação, sem gás. A morfologia é de cocos, Gram positivos, imóveis, arranjados em cadeias. Não esporogênicos, não pigmentados. Catalase negativos, anaeróbios facultativos. A temperatura ótima de crescimento é 37 °C. Quimiorganotróficos, apresentam requerimentos nutricionais complexos para crescimento.

13.1.1.2. *Enterococcus*

Muitas espécies de *Enterococcus* fazem parte da flora intestinal de mamíferos, aves e outros animais. Também são encontrados nos alimentos, nas plantas, no solo e na água.

As espécies de origem intestinal são *E. faecalis*, *E. faecium*, *E. durans*, *E. cecorum*, *E. hirae*, *E. villorum*, *E. raffinosus*, *E. canintestini*, *E. canis* e *E. avium*, com predomínio de *E. faecalis* e *E. faecium* (Silva *et al.*, 2013).

As espécies mais comuns no ambiente (plantas, solo e água) são *E. casseliflavus*, *E. haemoperoxidus*, *E. moraviensis*, *E. mundtii* e *E. sulfureus*, embora *E. faecalis* e *E. faecium* também possam ser encontradas (Silva *et al.*, 2013). De acordo com Svec & DeVriese (2009) os enterococos são contaminantes transitórios das plantas, provavelmente disseminados por insetos. Também não são habitantes naturais do solo, onde a contaminação advém dos animais, das plantas, do vento e da chuva. Na água sua presença é considerada uma indicação de contaminação fecal, sendo usados como indicadores de contaminação remota, porque conseguem sobreviver por longos períodos de tempo. Moore *et al.* (2007) avaliaram o uso dos enterococos como indicadores de contaminação fecal em amostras de água da California (esgoto urbano, baías e oceano), observando que 42 a 54% das cepas isoladas eram de espécies associadas a plantas (*E. casseliflavus* e *E. mundtii*). As demais eram espécies de origem fecal, predominando *E. faecalis* e *E faecium* nas amostras de esgoto, como esperado.

As espécies mais comuns em alimentos são *E. faecium* e *E. faecalis*, embora *E. casseliflavus*, *E. durans*, *E. gallinarum*, *E. hermanniensis*, *E. hirae*, *E. italicus* e *E. mundtii* também sejam encontradas (Silva *et al.*, 2013). De acordo com Craven *et al.* (1997) o uso dos enterococos como indicadores em alimentos já não é tão comum, devido à sua maior resistência a fatores ambientais, em comparação com as enterobactérias. Como podem

Quadro 13.1. Espécies do gênero *Streptococcus* associadas ao trato intestinal de humanos e outros animais e origem relatada.

Espécie	Sinônimos (DSMZ, 2016, Euzéby, 2016)	Grupo Lancefield	Origem (referência)
Streptococcus alactolyticus Farrow *et al.* 1985 (grupo bovis)	*Streptococcus intestinalis* (heterotypic synonym)	D (ocasionalmente G)	Intestino de suínos e fezes de galinhas (1).
Streptococcus equinus Andrews & Horder 1906 (grupo bovis)	*Streptococcus bovis* (heterotypic synonym)	D	Fezes humanas, suínas e de ruminantes (bovinos, equinos, ovinos e outros) (1).
S. gallolyticus subsp. *gallolyticus* (Osawa *et al.* 1996) Schlegel *et al.* 2003 emend. Beck *et al.* 2008 (grupo bovis)	-	D	Fezes de vários animais incluindo marsupiais (koala, canguru, gambá) e mamíferos (bovinos, equinos, pequenos ruminantes) e outros) (1).
S. gallolyticus subsp. *macedonicus* (Tsakalidou *et al.* 1998) Schlegel *et al.* 2003 (grupo bovis)	*Streptococcus waius* (heterotypic syn.), *Streptococcus macedonicus* (basonym)	F ou não reativo	Produtos lácteos e indústria de laticínios (1).
Streptococcus infantarius Schlegel *et al.* 2000 (grupo bovis)	*S. lutetiensis*	D ou não reativo	A linhagem tipo foi isolada das fezes de uma criança e as outras cepas foram isoladas de alimentos (produtos lácteos, ervilhas congeladas) e de espécimes clínicos (sangue e um caso de endocardite) (1).
Streptococcus entericus Vela *et al.* 2002	Nova espécie	D	Isolado das fezes e do intestino de um bezerro com enterite, mas o habitat é desconhecido (1).
Streptococcus caballi Milinovich *et al.* 2008	Nova espécie	-	Isolado do reto de cavalos com laminite equina induzida por oligofrutose (3).
Streptococcus henryi Milinovich *et al.* 2008	Nova espécie	D	Isolado do reto de cavalos com laminite equina induzida por oligofrutose (3).
Streptococcus danieliae Clavel *et al.* 2013	Nova espécie	Não reativo	Isolado do intestino de ratos (2)
Streptococcus pantholopis Bai *et al.* 2016	Nova espécie	Não reativo	Isolado de fezes do antílope tibetano (*Pantholops hodgsonii*) (4)
Streptococcus caviae Palakawong Na Ayudthaya *et al.* 2017	Nova espécie	Não reativo	Amostras fecais de porquinho da índia (5)

Referências: 1) Whiley & Hardie (2009), 2) Clavel *et al.* (2013), 3) Milinovich *et al.* (2008), 4) Bai *et al.* (2016) 5) Palakawong Na Ayudthaya *et al.* (2017).

sobreviver em condições que seriam letais para os coliformes ou *E. coli*, sua presença pode não ter qualquer relação com os patógenos entéricos. Por outro lado, essa maior resistência pode ser útil para avaliar a eficácia de procedimentos de desinfecção no ambiente de indústrias de alimentos, ou para verificar a qualidade higiênico-sanitária de produtos ácidos ou congelados, em que os coliformes ou *E. coli* podem não sobreviver.

Características bioquímicas do gênero *Enterococcus* (Svec & DeVriese, 2009): Todos os *Enterococcus* são bactérias lácticas, anaeróbios facultativos, com metabolismo de carboidratos homofermentativo, produzindo ácido láctico como produto final da fermentação, sem gás. Quimiorganotróficos, apresentam requerimentos nutricionais complexos para crescimento. A morfologia é de cocos, Gram positivos, isolados, aos pares ou em cadeias. Normalmente imóvies (*E. columbae*, *E. casseliflavus* e *E. gallinarum* podem apresentar cepas móveis). Normalmente não pigmentados (*E. gilvus*, *E. mundtii*, *E. pallens*, *E. sulfureus* e algumas cepas de *E. casseliflavus* e *E. haemoperoxidus* são pigmentados de amarelo). Catalase negativos (algumas cepas podem apresentar pseudo catalase em meios contendo sangue). A temperatura ótima da maioria é de 35-37 ºC. Muitas espécies (mas não todas) crescem a

42 °C (e até a 45 °C) e também a 10 °C. São muito resistentes à secagem. As seguintes características são comuns a quase todas as espécies, com raras exceções (alguns testes ainda não foram relatados para as novas espécies menos conhecidas): crescem na presença de bile (40%), hidrolisam a esculina (atividade de β-glicosidase) e produzem leucina arilamidase (LAP). As características consideradas típicas do gênero não se aplicam à várias das espécies descritas mais recentemente: apresentam o antígeno do grupo D de Lancefield, resistem à azida de sódio (0,4%), crescem a 10 e 45 °C e na presença de 6,5% de NaCl, produzem pirrolidonil arilamidase (PYR).

A 2ª edição do *Bergey's Manual of Systematic Bacteriology* (Svec & DeVriese, 2009) divide as espécies de *Enterococcus* em grupos, cujos membros apresentam características fenotípicas similares e são dificilmente diferenciados uns dos outros:

- **Grupo *E. faecalis***: *E. faecalis*, *E. caccae*, *E. hemoperoxidus*, *E. moraviensis*, *E. silesiacus* e *E. termitis*. Formam colônias vermelho escuras com brilho metálico no Ágar Slanetz-Bartley (m-Enterococos). Crescem a 10 °C e em 6,5% de NaCl. Produzem o antígeno do grupo D de Lancefield. Sobrevivem ao calor a 60 °C por 30 minutos.
- **Grupo *E. faecium***: *E. faecium*, *E. durans*, *E. canis*, *E. hirae*, *E. mundtii*, *E. ratti* e *E. villorum*. Essas espécies são estreitamente relacionadas e a diferenciação por testes bioquímicos não é confiável. *E. faecium* cresce em pH 9,6 e sobrevive ao calor a 60 °C por 30 minutos.
- **Grupo *E. avium*:** *E. avium*, *E. devriesei*, *E. gilvus*, *E.malodurаtus*, *E.pseudoavium* e *E. raffinosus*. A maioria dessas espécies forma colônias pequenas e fortemente hemolíticas em Ágar Sangue e cresce lentamente no Ágar m-Enterococos. Crescem a 10° e 45 °C e na presença de 6,5% de NaCl. Fermentam adonitol e L-sorbose. A presença do antígeno do grupo D de Lancefield pode ser negativa.
- **Grupo *E. gallinarum***: *E. gallinarum* e *E. casseliflavus*. São móveis (com raras cepas imóveis). O crescimento no Ágar m-Enterococos é pobre, podendo ser favorecido em atmosfera de CO_2.
- **Grupo *E. italicus***: *E. italicus* e *E. camelliae*. Apresentam pouca atividade bioquímica, em comparação com as outras espécies.

13.1.1.3. Diferenciação entre *Enterococcus* e *Streptococcus* fecais

As características mais usadas para diferenciar estes dois grupos são apresentadas no Quadro 13.2.

Quadro 13.2. Características mais usadas para diferenciar *Enterococcus* de *Streptococcus* intestinais (Svec & DeVriese, 2009, Whiley & Hardie, 2009).

Microrganismo	Crescimento					Hidrólise da esculina	PYR[b]	LAP[b]
	10 °C	45 °C	6,5% NaCl	pH 9,6	40% Bile			
Enterococcus	+[c]	+[c]	+[c]	+[c]	+[c]	+[c]	+[c]	+[c]
Streptococcus alactolyticus	-	+	-	-	-	+	-	+
Streptococcus entericus	-	-	-	+	ND	+	d	+
Streptococcus equinus	-	+	-	-	+	+	-	+
S. gallolyticus subsp. *gallolyticus*	+	+	-	ND	ND	+	-	+
S. gallolyticus subsp. *macedonicus*	-	+	d	ND	ND	-	-	+
Streptococcus infantarius	ND	ND	-	ND	ND	d	-	+
Streptococcus caballi[a]	ND	ND	-	ND	+	+	-	+
Streptococcus henryi[a]	ND	ND	-	ND	+	+	-	+

Símbolos usados nos resultados mostrados para as espécies de *Streptococcus* (exceto *S. henryi* e *S. caballi*):
+, <85% positivo; **d**, varia entre as cepas (16-84% positivo); -, 0-15% positivo; **w**, reação fraca; **ND**, não determinado (Whiley & Hardie, 2009).

[a] = Dados de Milinovich *et al.*, 2008.

[b] = **PYR** = produção de pirrolidonil arylamidase = pirrolidonil aminopeptidase; **LAP** = produção de leucina arilamidase = leucina aminopeptidase.

[c] = O resultado positivo é tradicionalmente considerado típico do gênero *Enterococcus*, mas não se aplica a algumas das espécies descritas mais recentemente (Svec & DeVriese, 2009).

De maneira geral, Svec & DeVriese (2009) consideram como *Enterococcus* presuntivos os cocos Gram positivos, catalase negativos, com bom crescimento em meios seletivos contendo 0,4% de azida de sódio e na presença de 6,5% de NaCl. Dentre os estreptococos fecais, apenas cepas de *S. bovis* apresentam características similares às dos *Enterococcus* nesses meios, mas não crescem em 6,5% de NaCl.

13.1.2. Comentários sobre os métodos de análise

Os métodos recomendados por diferentes agências reguladoras para a análise de enterococos em alimentos e água encontram-se sumariados no Quadro 13.3.

O método mais usado na análise de alimentos é o plaqueamento em Ágar KF *Streptococcus*, exceto para leite e seus derivados que, para inibir os lactobacilos e estreptococos lácticos, exigem meios mais seletivos. O KF é um meio seletivo diferencial, que utiliza a azida de sódio como principal agente seletivo, o cloreto de trifeniltetrazolium (TTC) como agente diferencial e os carboidratos maltose (2%) e lactose (0,1%) como fontes de carbono. Nesse meio, *E. faecalis* reduz o TTC até o seu derivativo final, formazan, produzindo colônias vermelho-escuras. Outros enterococos também podem crescer, mas são redutores fracos do TTC, produzindo colônias róseas. A reação das novas espécies de *Enterococcus* descobertas depois da criação do gênero, ainda não foi descrita.

A maioria das demais bactérias lácticas são parcial ou totalmente inibidas no Ágar KF, embora algumas cepas de *Pediococcus*, *Lactobacillus* e *Aerococcus* possam crescer e produzir colônias levemente róseas. A azida de sódio também pode inibir várias cepas de *S. bovis*, *S. equinus* e, possivelmente, diversas das novas espécies do gênero *Enterococcus*.

Alternativamente, pode ser utilizado o Ágar Gentamicina Tálio Carbonato Fluorogênico (FGTC), que substitui a azida por outros agentes seletivos e utiliza o amido e um substrato fluorogênico como agentes diferenciais. O FGTC pode elevar em duas vezes ou mais a recuperação de enterococos em alimentos, com um período de incubação bem menor (18-24h) do que o do KF (48h). Assim como o KF, ainda não foi testado com as novas espécies de *Enterococcus*.

Para a análise de produtos lácteos, o Capítulo 8 da 17ª edição do *Standard Methods for the Examination of Dairy Products* (Frank & Yousef, 2004) recomenda o plaqueamento em profundidade usando como meio de cultivo o Ágar Citrato Azida, com sobrecamada do mesmo meio e incubação

Quadro 13.3. Meios e condições de incubação recomendados por diferentes órgãos internacionais para a análise de enterococos em alimentos e água.

Método[a]	Enriquecimento	Plaqueamento seletivo diferencial	Confirmação
APHA 10.5:2015, plaqueamento para enterococos em alimentos (Laird, 2015)	Não aplicado	Ágar KF *Streptococcus* (plaqueamento em profundidade) 35±1 °C/48±2h	Não requerida
APHA 10.2:2015, NMP para enterococos em alimentos (Laird, 2015)	Caldo KF *Streptococcus* 35±1°C/46-48h	Não requerido	Coloração de Gram (se necessário)
APHA/AWWA/WEF 9230C.3.c:2017, filtração para enterococos em água (Braun-Howland & Hunt, 2017)	Não aplicado	Ágar m-Enterococos (membrana) 35±0,5 °C/48±3h	Catalase e coloração de Gram
ISO 7899-2:2000, filtração para enterococos em água	Não aplicado	Ágar m-Enterococos (membrana) 36±2 °C/44±4h	Hidrólise da esculina no Ágar Bile Esculina Azida

[a]**APHA** = American Public Health Association, **AWWA** = American Water Works Association, **ISO** = International Organization for Standardization, **WEF** = Water Environment Federation. **NMP** = Número mais provável.

a 37 °C/48-72h. As colônias dos enterococos são coradas de azul pelo azul de tetrazólio presente no meio.

A contagem pelo método do Número Mais Provável (NMP) também pode ser utilizada, embora seja mais rara na análise de alimentos. O meio de cultura é o KF *Streptococcus* na forma de caldo e a ocorrência de crescimento com viragem amarela e sem produção espuma (gás) é considerada confirmativa.

Na análise de água, a contagem de estreptococos fecais e enterococos pode ser feita pela técnica da membrana filtrante, segundo método da 23ª Edição do *Standard Methods for the Examination of Water and Wastewater* (SMEWW) (Braun-Howland & Hunt, 2017) e da ISO 7899-2:2000. Dentre os meios de cultura sugeridos no SMEWW, o de uso mais simples é o Ágar m-Enterococos, também usado na ISO 7899-2. É um meio seletivo diferencial, que utiliza a azida de sódio como agente seletivo para bactérias Gram negativas, o cloreto de trifeniltetrazolium (TTC) como agente diferencial e a glicose como carboidrato para fermentação. O desenvolvimento de colônias típicas é considerado presuntivo para *Enterococcus* + *Streptococcus* fecais, confirmados por morfologia, coloração de Gram e teste de catalase (SMEWW) ou teste de crescimento em Ágar Bile Esculina Azida (ISO 7899-2:2000). A diferenciação dos *Enterococcus* é opcional.

13.2. Método de plaqueamento APHA 10.5:2015 para contagem de enterococos em alimentos

Método da American Public Health Association (APHA), descrito no Capítulo 10 da 5ª *edição do Compendium of Methods for the Microbiological Examination of Foods* (Laird, 2015). Incluídas também as recomendações específicas do Capítulo 8 do *Standard Methods for the Examination of Dairy Products* (Frank & Yousef, 2004), para a análise de produtos lácteos.

Antes de iniciar as atividades, ler atentamente as orientações do Capítulo 3, que apresenta todos os detalhes e cuidados envolvidos na contagem de microrganismos em placas, da seleção das diluições ao cálculo dos resultados. O procedimento descrito abaixo não apresenta esses detalhes, pressupondo que sejam conhecidos pelo analista.

13.2.1. Material requerido para a análise

Preparação da amostra e diluições seriadas

- □ Diluente: Água Peptonada 0,1% (H_2Op) ou Tampão Fosfato pH 7,2 (PB)
- □ Tubos de diluição com 9 ml de Água Peptonada 0,1% (H_2Op) ou o Tampão Fosfato pH 7,2 (PB)
- □ Pipetas de 1 ou 2 ml
  Observação: consultar o Anexo 2.2 do Capítulo 2 para verificar casos especiais em que o tipo ou volume de diluente variam em função da amostra analisada.

Contagem em placas

- □ Ágar KF *Streptococcus* (KF) ou Ágar Gentamicina Tálio Carbonato Fluorogênico (FGTC)
- □ Ágar Citrato Azida (para produtos lácteos)
- □ Estufa incubadora regulada a 35±1 °C

13.2.2. Procedimento

O esquema geral de análise para contagem de enterococos em alimento pelo método de plaqueamento APHA 10.5:2015 encontra-se descrito na Figura 13.1.

a) **Preparação da amostra e inoculação.** Seguindo os procedimentos descritos no Capítulo 2, homogeneizar 25 g da amostra com 225 ml de Água Peptonada 0,1% (H_2Op) ou Tampão Fosfato pH 7,2 (PB) (diluição 10^{-1}). No caso de alimentos desidratados, preparar uma diluição inicial de 1:1, homogeneizar, manter em repouso por uma hora sob refrigeração e adicionar o restante do diluente, até completar 10^{-1}. A partir

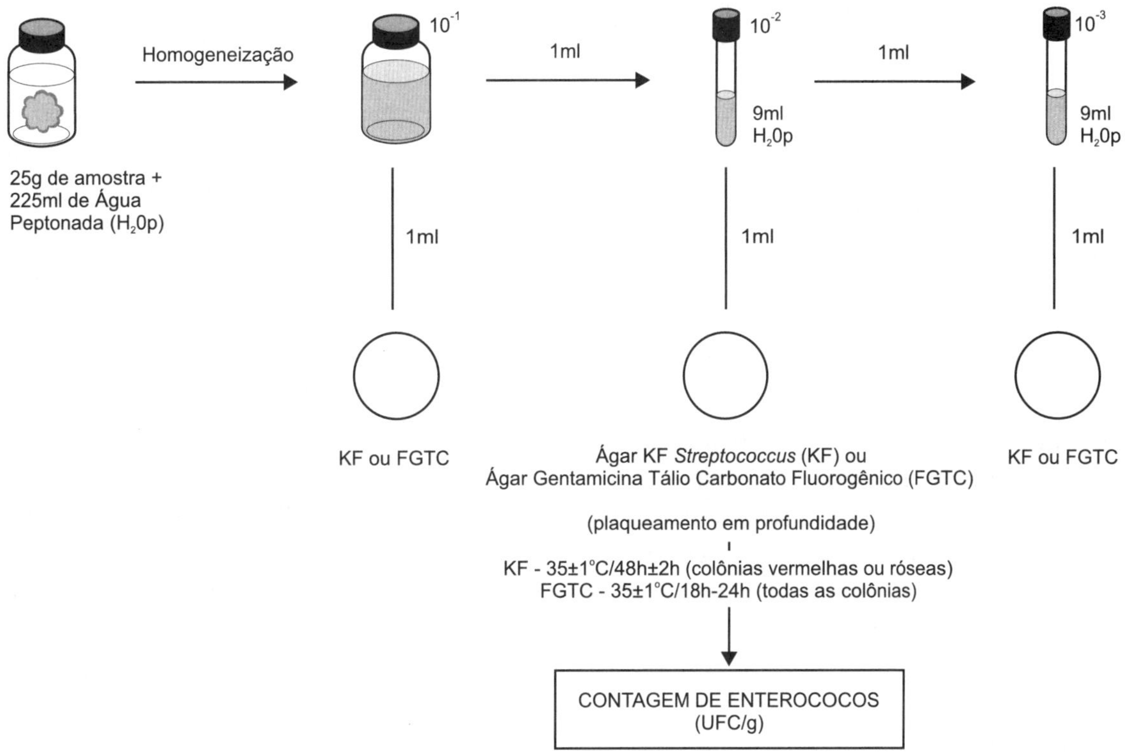

Figura 13.1. Esquema de análise para quantificação de enterococos em alimentos pelo método de plaqueamento APHA 10.5:2015 (Laird, 2015).

da diluição 10^{-1}, preparar diluições decimais seriadas da amostra.

Selecionar três diluições adequadas da amostra e inocular 1 ml de cada diluição, em profundidade, no Ágar KF *Streptococcus* (KF) ou no Ágar Gentamicina Tálio Carbonato Fluorogênico (FGTC).

Nota a.1) No caso de produtos lácteos, o *Standard Methods for the Examination of Dairy Products* recomenda o Ágar Citrato Azida com sobrecamada do mesmo meio.

b) Incubação. Aguardar a completa solidificação do meio e incubar nas seguintes condições:

- Ágar KF: 35±1 °C/48±2h
- Ágar FGTC: 35±1 °C/18-24h.

Nota b.1) Ágar Citrato Azida: 37±1 °C/48-72h

c) Contagem de colônias e cálculo dos resultados. No Ágar KF, selecionar placas com 25 a 250 colônias e contar apenas as colônias típicas, que são vermelhas ou róseas. Determinar o número de UFC/g ou ml multiplicando o número de colônias típicas pelo inverso da diluição.

No Ágar FGTC as colônias com halo transparente (hidrólise do amido) sob luz visível e com fluorescência azulada brilhante sob luz ultravioleta, ondas longas na faixa de 365nm (degradação do substrato fluorogênico) são indicativas de *S. bovis*. Colônias fluorescentes sem hidrólise do amido são indicativas de *E. faecium* e biótipos relacionados. Colônias sem fluorescência e sem hidrólise de amido são indicativas de *E. faecalis*, *E. avium*, *S. equinus* e outros estreptococos. Para a enumeração total dos enterococos, contar as colônias de todos os tipos e determinar o número de UFC/g ou ml multiplicando o número de colônias pelo inverso da diluição.

Nota c.1) No Ágar Citrato Azida, selecionar placas com 25 a 250 colônias e contar apenas as colônias típicas, que são azuis. Determinar o número de UFC/g ou ml multiplicando o número de colônias típicas pelo inverso da diluição.

13.3. Método do NMP APHA 10.2:2015 para contagem de enterococos em alimentos

O método do NMP é recomendado (mas não descrito) no Capítulo 10 da 5ª edição do *Compendium of Methods for the Microbiological Examination of Foods* (Laird, 2015). A descrição encontra-se no *Difco & BBL Manual* (Zimbro & Power, 2003). Antes de iniciar as atividades, ler atentamente as orientações do Capítulo 4, que apresenta todos os detalhes e cuidados envolvidos na contagem de microrganismos pelo NMP, da seleção das diluições ao cálculo dos resultados. O procedimento descrito abaixo não apresenta esses detalhes, pressupondo que sejam conhecidos pelo analista.

13.3.1. Material requerido para a análise

Preparação da amostra e diluições seriadas

- □ Diluente: Água Peptonada 0,1% (H_2Op) ou Tampão Fosfato pH 7,2 (PB)
- □ Tubos de diluição com 9 ml de Água Peptonada 0,1% (H_2Op) ou o Tampão Fosfato pH 7,2 (PB)
- □ Pipetas de 1 ou 2 ml
  Observação: consultar o Anexo 2.2 do Capítulo 2 para verificar casos especiais em que o tipo ou volume de diluente variam em função da amostra analisada.

Contagem pelo NMP

- □ Caldo KF *Streptococcus*
- □ Reagentes para coloração de Gram
- □ Estufa incubadora regulada a 35±1 °C

13.3.2. Procedimento

O esquema geral de análise para contagem de enterococos em alimentos pelo método do NMP APHA 10.2:2015 encontra-se descrito na Figura 13.2.

a) Preparação da amostra e diluições seriadas. Seguindo os procedimentos descritos no Capítulo 2, homogeneizar 25 g da amostra com 225 ml de Água Peptonada 0,1% (H_2Op) ou Tampão Fosfato pH 7,2 (PB) (diluição 10^{-1}). No caso de alimentos desidratados, preparar uma diluição inicial de 1:1, homogeneizar, manter em repouso por uma hora sob refrigeração e adicionar o restante do diluente até completar 10^{-1}. A partir da diluição 10^{-1} preparar diluições decimais seriadas da amostra.

b) Inoculação. Inocular três alíquotas de 1 ml das três primeiras diluições da amostra, em uma série de três tubos com 10 ml de caldo KF *Streptococcus*. Se as contagens esperadas são baixas, inocular alíquotas maiores, seguindo as orientações do Capítulo 4.

c) Incubação. Incubar os tubos a 35±1 °C/46-48h, com as tampas ligeiramente afrouxadas. Observar se ocorre crescimento com viragem do indicador, alterando a cor do meio de roxo para amarelo, sem produção de espuma (gás), indicativo de enterococos.

d) Confirmação. A confirmação só é necessária se houver produção de espuma. Nesse caso, verificar a morfologia e coloração de Gram das culturas e considerar como enterococos todas as culturas de cocos Gram positivos em pares ou pequenas cadeias.

e) Cálculo dos resultados. Anotar o número de tubos positivos e determinar o NMP/g conforme a orientação do Capítulo 4, usando uma das tabelas de NMP.

13.4. Método de filtração em membrana APHA/AWWA/WEF 9230C.3c:2017 para contagem de enterococos em água

Método da 23ª edição do *Standard Methods for the Examination of Water and Wastewater* (Braun-Howland & Hunt, 2017), seção 9230C.3c.

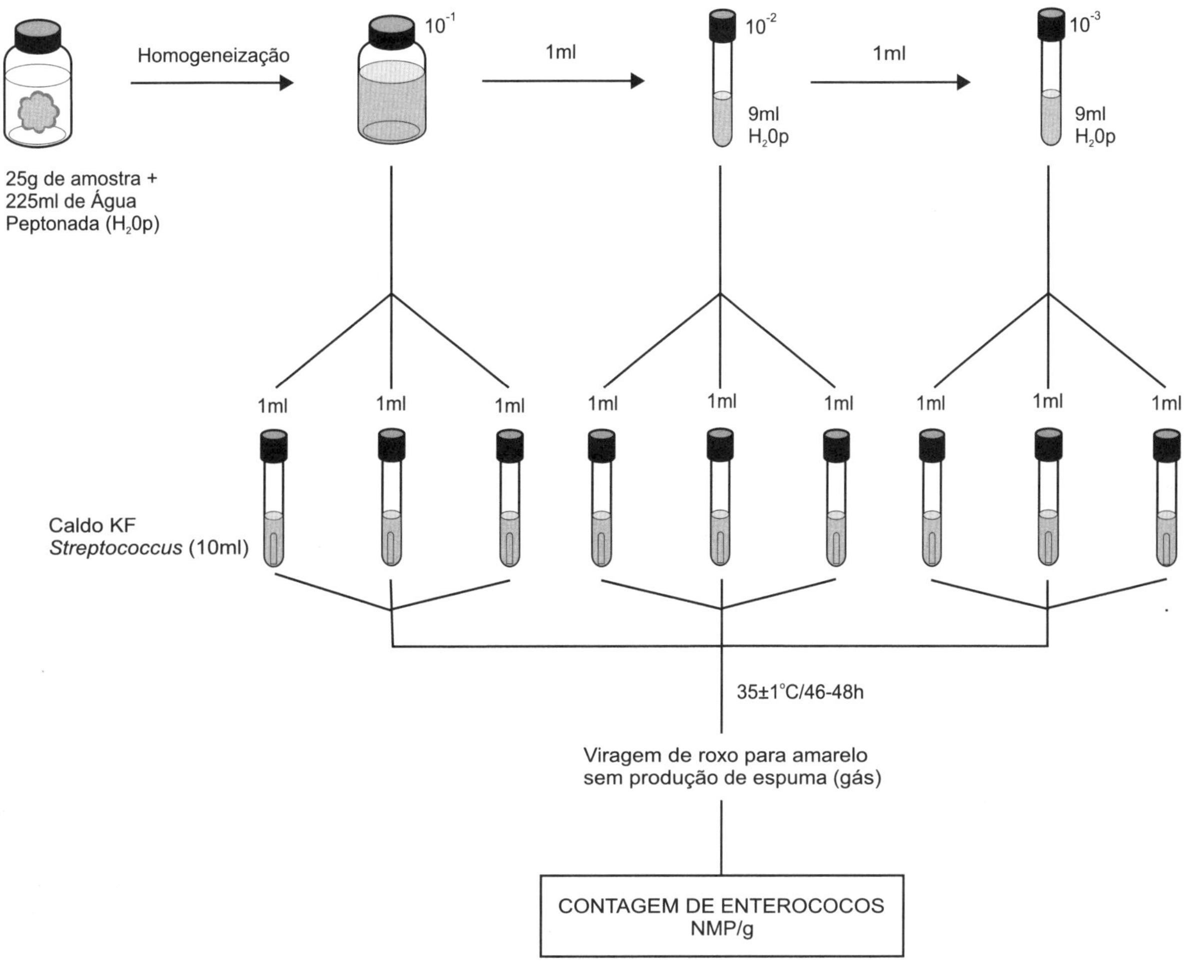

Figura 13.2. Esquema de contagem de enterococos em alimentos pelo método do NMP APHA 10.2:2015 (Laird, 2015).

Antes de iniciar as atividades, ler atentamente as orientações do Capítulo 3, que apresenta todos os detalhes e cuidados envolvidos na contagem de microrganismos pela técnica da filtração em membrana. O procedimento descrito abaixo não apresenta esses detalhes, pressupondo que sejam conhecidos pelo analista.

13.4.1. Material requerido para a análise

- □ Conjunto de filtração previamente esterilizado
- □ Pinças para transferência das membranas, mergulhadas em etanol
- □ Membranas de 47mm de diâmetro, porosidade de 0,45µm, brancas e quadriculadas
- □ Provetas de 100 ml estéreis
- □ Água de diluição (Tampão Fosfato com cloreto de magnésio)
- □ Placas de Petri com Ágar m-Enterococos
- □ Estufa incubadora regulada a 35±0,5 °C

Confirmação

- □ Ágar Infusão Cérebro Coração (BHI)
- □ Reagentes para coloração de Gram
- □ Reagente de catalase

13.4.2. Procedimento

O esquema geral de análise para contagem de enterococos em água pelo método de filtração em membrana APHA/AWWA/WEF 9230C.3.c:2017 encontra-se descrito na Figura 13.3.

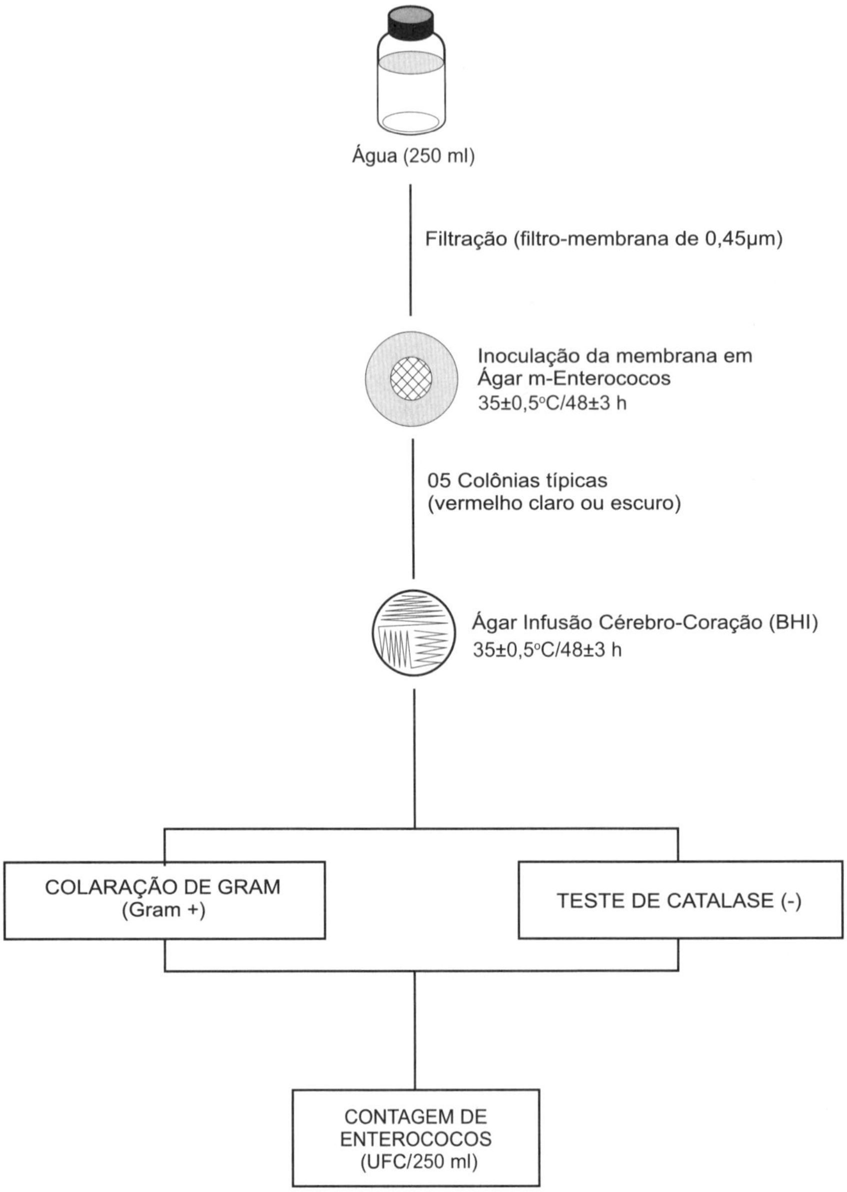

Figura 13.3. Esquema de análise para contagem de enterococos em água pelo método de filtração em membrana APHA/AWWA/WEF 9230C.3.c:2017 (Braun-Howland & Hunt, 2017).

a) Preparação da amostra e filtração. Homogeneizar a amostra por agitação e filtrar em filtro membrana com porosidade de 0,45 µm. O volume a ser filtrado depende do objetivo do ensaio. Para a contagem ou presença/ausência de enterococos em 250 ml, como estabelecido pela Instrução Normativa nº 60 de 23/12/19 (Anvisa, 2019) para água envasada (água mineral natural, água natural, água adicionada de sais e água do mar dessalinizada potável), filtrar 250 ml. Para outros tipos de água, nos quais se espera contagens maiores, recomenda-se filtrar volumes menores ou diluições.

b) Incubação e contagem das colônias. Transferir a membrana para uma placa de Ágar m-Enterococos e incubar 35±0,5 °C/48±3h, invertida. Contar apenas as colônias típicas (vermelho claro ou escuro) e selecionar para contagem as placas com número total de colônias inferior a 200 e número de colônias típicas entre 20 e 60.

c) Confirmação: Selecionar cinco colônias típicas de cada placa para confirmação e, se houver menos de cinco, selecionar todas. Inocular (estrias de esgotamento) cada colônia em uma placa de Ágar Infusão Cérebro Coração (BHI) e incubar a 35±0,5 °C por 24±2h a 48±3h. A partir de uma colônia bem isolada do BHI, submeter à coloração de Gram e teste de catalase. As culturas Gram positivas (cocos ou bastonetes) catalase negativas são consideradas confirmadas como enterococos ou estreptococos fecais.

d) Cálculo dos resultados. Considerar como *Enterococcus* + *Streptococcus* fecais as culturas Gram positivas (cocos ou bastonetes) catalase negativas.

Nas situações normais, em que são filtrados 100 ml da amostra, o número total de colônias na placa não ultrapassou 200 e o número de colônias típicas manteve-se na faixa recomendada de 20 a 60, o número de unidades formadoras de colônias (UFC)/100 ml da amostra é dado pela fórmula:

$$UFC/100\ ml = N^{o}\ colônias\ típicas \times \frac{N^{o}\ colônias\ confirmadas}{N^{o}\ colônias\ submetidas\ à\ confirmação}$$

Se foi filtrado um volume diferente de 100 ml, considerar o volume no cálculo do resultado. Nesse caso, o número de UFC/100 ml é dado pela seguinte fórmula:

$$UFC/100\ ml = N^{o}\ colônias\ típicas \times \frac{N^{o}\ colônias\ confirmadas}{N^{o}\ colônias\ submetidas\ à\ confirmação \times \frac{100}{volume\ filtrado}}$$

Se não houver desenvolvimento de colônias típicas em nenhuma placa, expressar o resultado como ausência ou menor que um no volume filtrado.

Se nenhuma placa apresentar contagem acima de 20 colônias típicas, utilizar o número obtido no cálculo do resultado.

Se as placas apresentarem mais de 60 colônias típicas, fazer a contagem desde que o número total de colônias na placa não exceda 200.

Quando a placa contiver um número de colônias superior a 200, impedindo a contagem, relatar o resultado como presença ou ausência, dependendo da presença de colônias típicas confirmadas.

Nota d.1) Os resultados obtidos não diferenciam os membros do gênero *Enterococcus* e os membros do gênero *Streptococcus*.

13.5. Método de filtração em membrana ISO 7899-2:2000 para contagem de enterococos em água

Método da International Organization for Standardization (ISO 7899-2:2000) para contagem de enterococos em água. Segundo a norma, *Enterococcus faecalis*, *Enterococcus faecium*, *Enterococcus durans* e *Enterococcus hirae* são as espécies normalmente detectadas por este método, mas outras espécies de *Enterococcus* e algumas espécies de *Streptococcus* (*S. bovis* e *S. equinus*) podem ser ocasionalmente detectadas. Esses *Streptococcus* não sobrevivem por muito tempo na água e provavelmente não serão quantificados. O objetivo da norma é a detecção dos enterococos indicadores de contaminação fecal, ainda que espécies de origem não fecal também possam estar presentes na água. O escopo principal do método é a análise de água de consumo humano (potável) e a água de piscinas, mas pode ser aplicado a qualquer tipo de água que não contenha material em suspensão.

Antes de iniciar as atividades, ler atentamente as orientações do Capítulo 3, que apresenta todos os detalhes e cuidados envolvidos na contagem de microrganismos pela técnica da filtração em membrana. O procedimento descrito abaixo não apresenta esses detalhes, pressupondo que sejam conhecidos pelo analista.

13.5.1. Material requerido para a análise

- □ Conjunto de filtração previamente esterilizado
- □ Pinças para transferência das membranas, mergulhadas em etanol
- □ Membranas de porosidade de 0,45µm
- □ Diluente (Solução Salina 0,85% ou Água Peptonada 0,1%), se necessário
- □ Placas de Ágar m-Enterococos
- □ Placas de Ágar Bile Esculina Azida
- □ Estufa incubadora regulada a 36±2 ºC
- □ Estufa incubadora regulada a 44±0,5 ºC

13.5.2. Procedimento

O esquema geral de análise para contagem de enterococos em água pelo método de filtração em membrana ISO 7899-2:2000 encontra-se descrito na Figura 13.4.

a) Preparação da amostra, filtração e incubação. Homogeneizar a amostra por agitação e filtrar em filtro membrana com porosidade de 0,45 µm. O volume a ser filtrado depende do objetivo do ensaio. Para a contagem ou presença/ausência de enterococos em 250 ml, como estabelecido pela Instrução Normativa

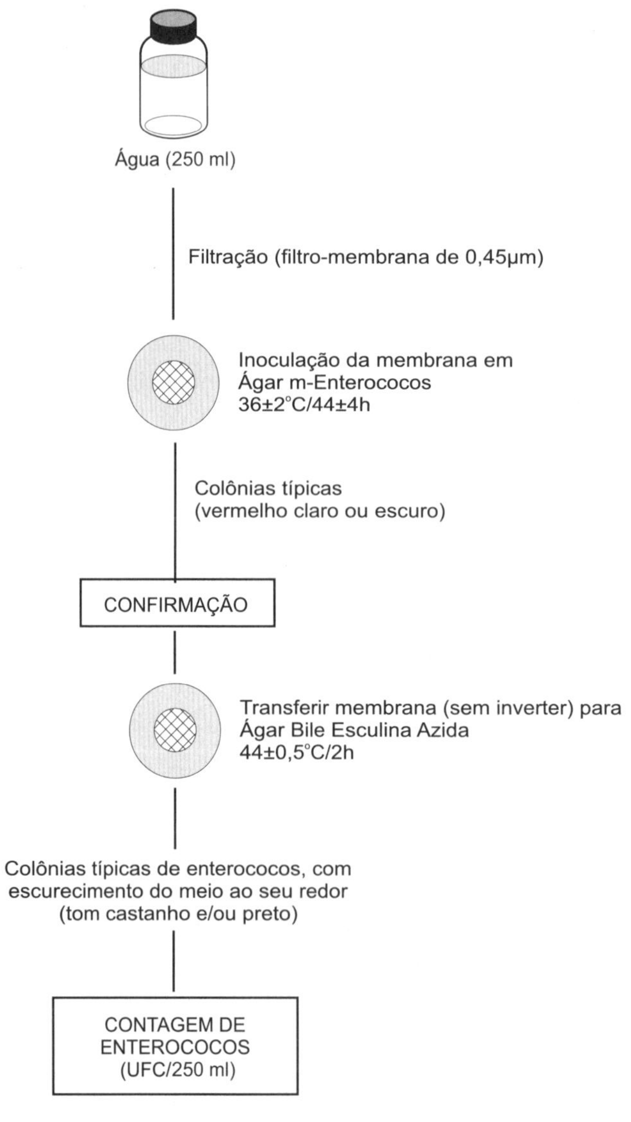

Figura 13.4. Esquema de análise para contagem de enterococos em água pelo método de filtração em membrana ISO 7899-2:2000.

nº 60 de 23/12/2019 (Anvisa, 2019) para água envasada (água mineral natural, água natural, água adicionada de sais e água do mar dessalinizada potável), filtrar 250 ml. Para outros tipos de água, nos quais se espera contagens maiores, recomenda-se filtrar volumes menores ou diluições.

Transferir a membrana para uma placa de Ágar m-Enterococos e incubar a placa, invertida, a 36±2 °C por 44±4 horas.

b) **Confirmação das colônias.** Selecionar placas com 10 a 200 colônias e verificar a presença de colônias típicas, que são aquelas com uma coloração vermelha, marrom ou pink no centro ou em toda a massa de células. Havendo colônias típicas, transferir a membrana para uma placa de Ágar Bile Esculina Azida (sem inverter). Incubar as placas a 44±0,5 ºC/2h e ler imediatamente. Considerar como enterococos as colônias típicas que apresentarem escurecimento do meio em seu redor (cor castanha a preta) devido à hidrólise da esculina.

c) **Cálculo dos resultados.** Contar as colônias confirmadas e relatar como UFC/volume filtrado. Para cálculo em situações não usuais, seguir as orientações do Capítulo 3, Item 3.7. Se não houver desenvolvimento de colônias típicas em nenhuma placa, expressar o resultado como ausência ou menor que 1 UFC no volume filtrado.

13.6. Referências

ANVISA (Agência Nacional de Vigilância Sanitária), 2019. Instrução Normativa Nº 60 de 23 de dezembro de 2019. Dispõe sobre os padrões microbiológicos de alimentos e sua aplicação. *D.O.U. - Diário Oficial da União de 26 de dezembro de 2019.*

BAI, X., XIONG, Y, LU, S. *et al.*, 2016. *Streptococcus pantholopis* sp. nov., isolated from faeces of the Tibetan antelope (*Pantholops hodgsonii*). *International Journal of Systematic and Evolutionary Microbiology*, 66:3281-3286.

BRAUN-HOWLAND, E. & HUNT, M.E., 2017. Microbiological examination. In: BAIRD, R.B., EATON, A.D & RICE, E.W. (eds), *Standard Methods for the Examination of Water & Wastewater*. 23rd edition. Washington, DC: American Public Health Association (APHA), American Water Works Association (AWWA) & Water Environment Federation (WEF). Part 9000, pp. 9.1 to 9.233.

CLAVEL, T., CHARRIER, C. & HALLER, D., 2013. *Streptococcus danieliae* sp. nov., a novel bacterium isolated from the caecum of a mouse. *Archives of Microbiology*, 195:43-49.

COLLINS, M.D., JONES, D., FARROW, J.A.E. *et al.*, 1984. *Enterococcus avium* nom. rev., comb. nov.; *E. casseliflavus* nom. rev., comb. nov.; *E. durans* nom. rev., comb. nov.; *E. gallinarum* comb. nov.; and *E. malodoratus* sp. nov. *International Journal of Systematic Bacteriology*, 34:220-223.

CRAVEN, H.M., EYLES, M.J. & DAVEY, J.A., 1997. Enteric indicator organisms in foods In: HOCKING, A.D. (ed.), *Foodborne Microorganisms of Public Health Significance*. 5th edition. Australia: Trenear Printing Service Pty Limited. Chapter 5, pp.139-168.

DSMZ (Deutsche Sammlung von Mikroorganismen und Zellkulturen), 2016. *Bacterial Nomenclature Up-to-Date*. Online. Disponível no site: https://www.dsmz.de/bacterial-diversity/prokaryotic-nomenclature-up-to-date/prokariotic-nomenclature-up-to-date.html [Acesso em 10/05/2016].

EUZÉBY, J.P., 2016. *List of Prokaryotic names with Standing in Nomenclature*. Online. Disponível no site: https://www.bacterio.net/ [Accesso em 10/05/2016].

FRANK, J.F. & YOUSEF, A.E., 2004. Tests for groups of microrganisms. In: WEHR, H.M. & FRANK, J.F. (eds), *Standard Methods for the Examination of Dairy Products*. 17th edition. Washington, DC: American Public Health Association (APHA). Chapter 8, Section 8.080, pp.227-247.

HARDIE J.M., 1986. Genus *Streptococcus*. SNEATH, P.H.A., MAIR, N.S., SHARPE, M.E. & HOLT, J.G. (eds), *Bergey's Manual of Systematic Bacteriology*. 1st edition, Volume 2. Baltimore, MD: Williams & Wilkins. pp.1043-1071.

ISO 7899-2. *Water quality - Detection and enumeration of intestinal enterococci - Part 2: Membrane filtration method*. 2nd edition, 2000. The International Organization for Standardization.

LAIRD, K., 2015. Enterococci. In: SALFINGER, Y. & TORTORELLO, M.L. (eds), *Compendium of Methods for the Microbiological Examination of Foods*. 5th edition.

Washington, DC: American Public Health Association (APHA). Chapter 10, pp.121-126.

LANCEFIELD, R.C., 1933. A serological differentiation of human and other groups of hemolytic sterptococci. *Journal of Experimental Medicine*, 57:591-595.

LECLERC, H, DeVRIESE, L.A. & MOSSEL, D.A.A., 1996. Taxonomical changes in intestinal (faecal) enterococci and streptococci: consequences on their use as indicators of faecal contamination in drinking water. *Journal of Applied Bacteriology*, 81:459-466.

MILINOVICH, G.J., BURRELL, P.C., POLLITT, C.C. *et al.*, 2008. *Streptococcus henryi* sp. nov. and *Streptococcus caballi* sp. nov., isolated from the hindgut of horses with oligofructose-induced laminitis. *International Journal of Systematic and Evolucionary Microbiology*, 58;262-266.

MOORE, D., GUZMAN, J., HANNAH, P. *et al.*, 2007. *Does Enterococcus Indicate Fecal Contamination? Presence of Plant-Associated Enterococcus in Southern California Recreational Water.* [Lecture] Headwaters to Ocean (H_2O) Conference, Long Beach, California, USA, 24th October.

PALAKAWONG-NA-AYUDTHAYA, S., HILDERINK, L.J., VAN-DER-OOST, J. *et al.*, 2017. *Streptococcus caviae* sp. nov., isolated from guinea pig faecal samples. *International Journal of Systematic and Evolutionary Microbiology*, 67:1551-1556.

SCHLEIFER, K.H. & KILPPER-BÄLZ, R., 1984. Transfer of *Streptococcus faecalis* and *Streptococcus faecium* to the genus *Enterococcus* nom. rev. as *Enterococcus faecalis* comb. nov. and *Enterococcus faecium* comb. nov. *International Journal of Systematic Bacteriology*, 34:31-34.

SILVA, N., TANIWAKI, M.H., JUNQUEIRA, V.C.A. *et al.*, 2013. *Microbiological Examination Methods of Food and Water - A Laboratory Manual.* The Netherlands: CRC Press/Balkema. Chapter 13, pp 137-149.

SVEC, P. & DeVRIESE, L.A., 2009. Genus I *Enterococcus* (*ex* Thiercelin and Jouhaud 1903) Schleifer and Kilpper-Bälz 1984. In: DeVOS, P., GARRITY, G.M., JONES, D. *et al.* (eds), *Bergey's Manual of Systematic Bacteriology*. 2nd edition, Volume 3. New York, NY: Springer. pp.594-607.

VELA, A.I., FERNÁNDEZ, E., LAWSON, P.A. *et al.*, 2002. *Streptococcus entericus* sp. nov., isolated from cattle intestine. *International Journal of Systematic and Evolucionary Microbiology.*, 52:665-669.

WHILEY, R.A. & HARDIE, J.M., 2009. Genus I *Streptococcus* Rosenbach 1884. In: DeVOS, P., GARRITY, G.M., JONES, D. *et al.* (eds), *Bergey's Manual of Systematic Bacteriology*. 2nd edition, Volume 3. New York, NY: Springer. pp.655-711.

ZIMBRO, M.J. & POWER, D.A., 2003. *Difco & BBL Manual.* Sparks, MD: Becton, Dickinson and Company. pp.279-280.

14 Contagem de bactérias lácticas

Revisões da 6ª edição

Não foram inseridas no texto as alterações de nomenclatura bacteriana vigentes em dezembro de 2020, que podem ser consultadas no Anexo 2 deste Manual.

Item 14.3.3 (corrigido) Nesse procedimento, o Caldo Rogosa SL é suplementado com 0,04% de cicloheximida.

14.1. Introdução

Bactérias lácticas são um grupo que tem como principal característica a fermentação de carboidratos com produção de ácido láctico.

14.1.1. Taxonomia

Originalmente, esse grupo incluia quatro gêneros de grande importância em alimentos: *Lactobacillus*, *Leuconostoc*, *Pediococcus* e *Streptococcus*. Gradativamente, esses gêneros foram subdivididos nos novos gêneros *Carnobacterium*, *Enterococcus*, *Fructobacillus*, *Lactococcus*, *Oenococcus*, *Tetragenococcus*, *Vagococcus* e *Weissella*, cujas principais características encontram-se sumariadas no Quadro 14.1.

Todas são Gram positivas, não esporogênicas, anaeróbias facultativas, catalase e oxidase negativas. O metabolismo de carboidratos pode ser homofermentativo, resultando primordialmente em ácido láctico, ou heterofermentativo, resultando em ácido láctico, CO_2 e outros produtos de fermentação. As exigências nutricionais são complexas, a maioria dependendo da presença de vitaminas, carboidratos e outros fatores para o crescimento. Acetato e tween 80 são estimuladores do crescimento para a maioria, sendo normalmente adicionados aos meios de isolamento.

Carnobacterium Collins *et al.* 1987

Informações: Hammes & Hertel (2009a). Atualização da nomenclatura: Euzéby (2016). Esse gênero foi criado em 1987, para acomodar espécies anteriormente classificadas como *Lactobacillus* (*L. carnis*, *L. divergens* e *L. piscicola*). São deteriorantes de alimentos de origem animal e de pescados, isolados predominantemente de embutidos cárneos embalados à vácuo refrigerados. As espécies predominantemente isoladas de carnes e produtos cárneos são *Carnobacterium divergens* e *Carnobacterium maltaromaticum*, que provocam descoloração, acidificação e odor estranho, atingindo carne não processada, presunto cozido, lombo de porco defumado, salsichas e carne de aves. *Carnobacterium viridans* provoca esverdeamento em salsichas. *Carnobacterium gallinarum* e *Carnobacterium mobile* são encontrados em carne de aves. Queijos são um grande reservatório de carnobactérias e *Carnobacterium maltaromaticum* provoca odor de malte em leite. O intestino e as guelras de peixes são habitat dessas bactérias e algumas cepas de *C. maltaromaticum* (anteriormente classificadas como "*Carnobacterium piscicola*") são patogênicas para peixes. *Carnobacterium inhibens* e *Carnobacterium divergens* são comumente associados com peixes saudáveis marinhos e de água doce. *Carnobacterium maltaromaticum*, *Carnobacterium divergens* e *Carnobacterium mobile* também são associados à frutos do mar embalados à vácuo ou em atmosfera modificada.

Descrição do gênero feita por Hammes & Hertel (2009a): Bastonetes Gram positivos não esporogênicos, finos, retos ou ligeiramente arqueados, isolados, aos pares ou em pequenas cadeias.

Quadro 14.1. Principais características das bactérias lácticas associadas com alimentos (referências citadas entre parênteses).

Característica	***Carnobacterium***	***Enterococcus***	***Fructobacillus***	***Lactococcus***	***Lactobacillus***
Morfologia	Bastonetes (6)	Cocos (6)	Bastonetes (6)	Cocos (6)	Maioria bastonetes mas há cocobacilos (6)
Gram	+ (6)	+ (6)	+ (6)	+ (6)	+ (6)
Motilidade	d (1)	d (3)	- (6)	- (3)	d (1)
Catalase	- (6)	- (6)		- (6)	- (6)
Temperatura ótima (°C)		35-37 (6)	30 (6)		30-40 (6)
pH ótimo	6,8-9,0 (6)		6,5 (6)		5,5-6,2 (6)
Crescimento a 10 °C	+ (6)	+ (3)		+ (3)	
Crescimento a 15 °C	+ (1)			+ (6)	d (1)
Crescimento a 45 °C	- (1)	+ (3)		- (3)[a]	d (1)
Crescimento em pH 4.5					+ (6)
Crescimento em pH 5.0				+ (6)	+ (6)
Crescimento em pH 9.0	+ (6)				
Crescimento em pH 9.6		+ (6)[d, e]		-	-
Crescimento em 6.5% NaCl		+ (3)	+ (6)	d (3)	
Crescimento em 40% bile		+ (6)[d, e]		+/-	
CO_2 a partir de glicose	d (1)	- (3)	+ (6)	- (3)	+ ou - (6)
PYR (pirrolidonil arilamidase)		+ (3)		+ (3)	
LAP (leucine arilamidase)		+ (3)		+ (3)	
ADH (arginine dehydrolase)	+ (4)	+ ou - (6)		+ ou - (6)	
Teste de bile esculina		+ (5)		+ (5)[e]	
Hidrólise da esculina	+ ou -				
Sensibilidade à vancomicina		S (3)		S (3)	
Crescimento em Ágar Acetato	- (1)	+ (7)	+ (6)	+ (6)	+ (1)
Formação de dextrana a partir de sacarose	- (4)				maioria - (4)
Redução do nitrato	- (6)				pouco comum
Característica	***Leuconostoc***	***Pediococcus***	***Streptococcus***	***Tetragenococcus***	***Weissella***
Morfologia	Cocos (6)	Cocos (6)	Cocos (6)	Cocos (6)	Cocos, cocobacilos ou bastonetes (6)
Gram	+ (6)	+ (6)	+ (6)	+ (6)	+ (6)
Motilidade	- (1,3)	- (3)	- (3)	- (6)	- (1)
Catalase	- (6)	- (6)	- (6)	- (6)	- (6)
Temperatura ótima (°C)	20-30 (6)	25-35 (6)	37 (6)	25-35 (6)	
pH ótimo				7,0-8,0 (6)	
Crescimento a 10 °C	+ (3)	- (3)	- (3)	- (6)	+/- (5)
Crescimento a 15 °C				+ ou - (6)	+ (1)
Crescimento a 45 °C	d (3)	+ (3)	d (3)	- (6)	d (1)
Crescimento em pH 4.5	pode ocorrer (6)	+ (6)		- (6)	
Crescimento em pH 5.0	+ (6)	+ (2)		- (2)	
Crescimento em pH 9.0		- (2)		+ (2)	
Crescimento em pH 9.6		+/-	+/-		
Crescimento em 6.5% NaCl	d (3)	d (3)	- (3)[b]	+ (6)	+ (5)
Crescimento em 40% bile		+/-	+/-		
CO_2 a partir de glicose	+ (1,3)	- (3)	- (3)	- (6)	+ (1)
PYR (pirrolidonil arilamidase)	- (3)	- (3)	- (3)[c]	- (5)	- (5)[d]
LAP (leucine arilamidase)	- (3)	+ (3)	+ (3)	+ (5)	- (5)[d]
ADH (arginine dehydrolase)	- (4)	maioria - (4)		- (6)	maioria + (4)
Teste de bile esculina	+/- (5)	+ (5)	+/- (5)	+ (5)	
Sensibilidade à vancomicina	R (3)	R (3)	S (3)	S (5)	R (5)[d]
Crescimento em Ágar Acetato	+ (6)	+ (6)	+ (6)	+ (6)[f]	+ (6)
Formação de dextrana a partir de sacarose	maioria - (4)	- (4)			maioria - (4)
Redução do nitrato	- (6)	- (6)		- (6)	

Símbolos: Usados nas referências 1 e 3 citadas entre parênteses, +, >85% das cepas positivas; **d**, varia entre as cepas (16-84% positive); -, 0-15% das cepas positivas. As referências 1, 4, 5 e 6 não relatam a porcentagem de cepas que apresentam o resultado **+ ou -**.

Referências citadas entre parênteses: 1) Tabela 87 de Leiner & Vancanneyt (2009); **2)** Tabela 89 de Holzapfel, Frans *et al.* (2009); **3)** Tabela 93 de Ezaki & Kawamura (2009); **4)** Tabela 121 de Holzapfel *et al.* (2009); **5)** Tabela de Euzéby (2006); **6)** dado obtido das referências citadas na descrição do gênero.

[a] Algumas cepas crescem lentamente a 45°C.

[b] Alguns estreptococos β-hemolíticos crescem em 6.5% de NaCl.

[c] Há cepas de *Streptococcus pyogenes* que apresentam atividade.

[d] Característica não verificada para todas as espécies.

[e] Com algumas exceções.

[f] Com o pH ajustado em 7.0 e a concentração de NaCl ajustada em 4-6%.

Móveis ou imóveis. São muito semelhantes aos *Lactobacillus*, mas, ao contrário desses, não crescem em meios ricos em acetato, como o Caldo ou o Ágar Rogosa SL (que contém 2,5% de acetato de sódio). O Ágar MRS (De Man Rogosa & Sharpe) sem acetato é uma opção favorável ao isolamento, com a formação de colônias de 0,5 a 2mm. Não acidúricos, são favorecidos em pH neutro ou alcalino (6,8 a 9,0) e o uso de meios com pH 8,0 a 9,0 previne o crescimento de lactobacilos acompanhantes na análise de alimentos. Não crescem em 8% de NaCl. Psicrotróficos, a maioria cresce a 0 °C mas não a 45 °C. Catalase e oxidase negativos (algumas espécies apresentam atividade de catalase na presença de heme). Anaeróbios facultativos, heterofermentativos atípicos, produzem ácido láctico a partir da glicose, frequentemente sem CO_2, mas o CO_2 pode ser produzido dependendo do substrato. Uma espécie, *Carnobacterium pleistocenium* produz etanol, ácido acético e CO_2 a partir de carboidratos, mas não produz ácido láctico. Assim, a definição de bactéria láctica não se aplica a esta espécie.

Enterococcus (ex Thiercelin & Jouhaud 1903) Schleifer & Kilpper-Bälz 1984

Atualização da nomenclatura: Euzéby (2016). Este gênero foi criado em 1984 para acomodar os anteriormente chamados "estreptococos fecais" do grupo serológico de Lancefield D, que têm o trato intestinal como seu habitat natural e ocorrem em grandes quantidades nas fezes de humanos e outros animais. Para maiores informações sobre sua importância em alimentos e descrição do gênero consulte o capítulo específico para enterococos.

Fructobacillus Endo & Okada 2008

Informações: Endo & Okada 2008. Atualização da nomenclatura: Euzéby (2016).

Este gênero foi criado para acomodar quatro espécies previamente classificadas como *Leuconostoc* (*L. durionis*, *L. ficulneum*, *L. fructosum e L. pseudoficulneum*). Essas espécies foram consideradas atípicas no gênero *Leuconostoc* em função de suas características bioquímicas e/ou sua posição filogenética determinada na análise da sequência do gene do rRNA 16S. Além disso, suas células são bastonetes, o que difere dos membros do gênero *Leuconostoc sensu stricto*, que são cocóides ou alongadas. *Fructobacillus* são encontrados em frutos, flores e em alimentos fermentados derivados de frutas com alto teor de D-frutose, o que sugere uma adaptação a esses ambientes.

Descrição do gênero feita por Endo & Okada (2008): Bastonetes Gram positivos não esporogênicos, isolados, aos pares ou em pequenas cadeias, imóveis. Anaeróbios facultativos, crescem ativamente usando D-frutose como substrato, mas pobremente usando D-glicose. Heterofermentativos, produzem ácido láctico, CO_2 e ácido acético a partir da glicose, frutose e alguns outros poucos carboidratos. Não produzem etanol. Não reduzem o nitrato. A temperatura ótima é de aproximadamente 30 °C e o pH ótimo é de aproximadamente 6,5. Xerotolerantes, crescem em 5% de NaCl e 40% de D-frutose, pobremente em 7,5% de NaCl e 50% de futose.

Lactobacillus Beijerinck 1901 emend. Cai *et al.* 2012

Informações: Hammes & Hertel (2009b). Atualização da nomenclatura: Euzéby (2016).

É um dos gêneros originais de bactérias lácticas e várias espécies de importância em alimentos foram reclassificadas nos novos gêneros *Carnobacterium* e *Weissella*. São bactérias extremamente úteis, muitas delas reconhecidas como probióticas, incluindo *Lactobacillus acidophilus*, *Lactobacillus rhamnosus* e *Lactobacillus casei*. Nos alimentos, podem ser utilizadas como coadjuvantes de fabricação de inúmeros produtos fermentados: *Lactobacillus delbrueckii* subsp. *bulgaricus* é utilizado como fermento láctico na produção de iogurtes e leites fermentados. *Lactobacillus helveticus*, *Lactobacillus delbrueckii* subsp. *lactis* e *Lactobacillus delbrueckii* subsp. *bulgaricus*, em combinação com *Streptococcus thermophilus*, são utilizados como fermento na produção de queijos. *Lactobacillus brevis*, *Lactobacillus plantarum*, *Lactobacillus curvatus* e *Lactobacillus sakei* são associados à fermentação de chucrute e pepinos. *Lactobacillus plantarum*, *Lactobacillus sakei*, *Lactobacillus curvatus*, em associação com *Staphylococcus* e *Micrococcus*, são utilizados como fermento na fabricação de produtos cárneos fermentados. Em contraste, também são deteriorantes de produtos ácidos, incluindo maionese e outros molhos para saladas, produtos vegetais, sucos de frutas, refrigerantes cervejas, vinhos e outros alimentos. Lactobacilos também fazem parte da flora normal da boca, trato intestinal e vagina de humanos e outros animais. Não são patogênicos.

Descrição do gênero feita por Hammes & Hertel (2009b), Haakensen *et al.* (2009) e Cai *et al.* (2012): Gram positivos não esporogênicos, imóveis com raras exceções. A morfologia da maioria das espécies é de bastonetes de diversos tamanhos, mas o formato de cocobacilos ocorre em várias espécies (as células de *Lactobacillus dextrinicus*, anteriormente "*Pediococcus dextrinicus*" são cocos). Várias espécies apresentam uma mistura de bastonetes curtos e longos como é o caso de *Lactobacillus fermentum* e *Lactobacillus brevis*. As colônias em meios sólidos geralmente são pequenas, com margens perfeitas, não pigmentadas ou, em raros casos, amareladas ou avermelhadas. Em meios líquidos o crescimento se dá por todo o líquido, mas as células sedimentam assim que a multiplicação cessa. O sedimento é liso e homogêneo, raramente granular ou gomoso. Catalase e oxidase negativos (algumas espécies apresentam atividade de catalase ou pseudo catalase em meios contendo sangue). A reação de benzidina é negativa. Anaeróbios facultativos, o crescimento é acentuado em atmosfera anaeróbia ou microaerófila. Podem ser homofermentativos (produzindo dois moles de ácido láctico por mol de hexose) ou heterofermentativos (produzindo ácido láctico, CO_2 e etanol ou ácido acético a partir de hexoses). Os requerimentos nutricionais são complexos, exigindo aminoácidos, peptídeos, ácidos graxos, derivados de ácidos nucleicos, vitaminas, sais e carboidratos fermentáveis para crescimento. A temperatura ótima é de 30 a 40 °C e a faixa de crescimento é de 2 °C a 53 °C. Acidúricos, o pH ótimo é de 5,5 a 6,2, crescendo em pH 5,0 ou menor e tendo a velocidade de crescimento reduzida em pH neutro ou alcalino.

Lactococcus Schleifer *et al.* 1986

Informações: Teuber (2009). Atualização da nomenclatura: Euzéby (2016).

Esse gênero foi criado em 1986 para acomodar espécies anteriormente classificadas como *Streptococcus* (*S. lactis*, *S. raffinolactis*, *S. cremoris*, *S. garvieae*, *S. plantarum*) e *Lactobacillus* (*L. hordniae* e *L. xylosus*). São bactérias extremamente úteis, isolados predominantemente de leite e produtos lácteos, onde ocorrem naturalmente. Também são encontrados naturalmente na pastagem, nos equipamentos de ordenha, no úbere, na saliva e na pele do gado leiteiro. *Lactococcus lactis* subsp. *cremoris* e *Lactococcus lactis* subsp. *lactis* são utilizados como fermento na produção de vários produtos lácteos fermentados. Várias cepas produzem bacteriocinas (peptídeos com ação antibacteriana sobre bactérias estreitamente relacionadas). A bacteriocina mais conhecida é a nisina, produzida por *Lactococcus lactis* subsp. *lactis*, com ação sobre uma vasta gama de bactérias Gram-positivas. Em contraste, *Lactococcus piscium* é deteriorante de carnes refrigeradas embaladas a vácuo. Quanto à patogenicidade, em raras ocasiões *Lactococcus lactis* foi isolado de casos humanos de infecção do trato urinário, infecção de feridas e pacientes com endocardite.

Descrição do gênero feita por Teuber (2009): Cocos Gram positivos não esporogênicos, isolados, aos pares ou em cadeias, imóveis. Os cocos frequentemente são levemente alongados na direção das cadeias. As colônias em Ágar Elliker ou M17 são pequenas, lisas, circulares com margens perfeitas. Catalase negativos, quimio-organotróficos, apresentam requerimentos nutricionais complexos, requerendo aminoácidos, ácidos graxos, derivados de ácidos nucleicos, vitaminas e carboidratos fermentáveis para crescimento. Anaeróbios facultativos, microaerófilos, homofermentativos. Mesófilos, crescem entre 10 e 40 °C, alguns também a 7 °C sob incubação prolongada (10 a 14 dias). *Lactococcus picium* cresce a 5 °C e a 30 °C, mas não a 40 °C. O pH ótimo é neutro e o mínimo está por volta de 4,5. Geralmente crescem em 4% de NaCl (exceto *Lactococcus lactis* subsp. *cremo-*

ris) mas não em 6,5. A maioria pertence ao grupo sorológico N de Lancefield.

Leuconostoc van Tieghem 1878

Informações: Holzapfel *et al.* (2009). Atualização da nomenclatura: Euzéby (2016).

É um dos gêneros originais de bactérias lácticas e algumas espécies de importância em alimentos foram reclassificadas nos novos gêneros *Oenococcus* e *Weissella*. Nos alimentos podem ser encontrados como deteriorantes ou como coadjuvantes de fabricação de produtos fermentados. *Leuconostoc mesenteroides* subsp. *cremoris* e *Leuconostoc lactis* são frequentemente incorporados como fermento em produtos lácteos fermentados. *Leuconostoc mesenteroides* subsp. *mesenteroides*, embora não seja a espécie dominante, exerce um papel importante no início da fermentação de chucrute e pepinos fermentados. *Leuconostoc fallax* também está envolvido nos primeiros estágios da fermentação de chucrute. *Leuconostoc citreum*, *Leuconostoc gelidum*, *Leuconostoc kimchi* e *Leuconostoc mesenteroides* dominam os estágios iniciais da fermentação do "kimchi" (um prato coreano feito de couve, rabanete e pepino fermentados). *Leuconostoc mesenteroides* subesp. *mesenteroides* e subsp. *dextranicum* estão associados à produção de "tapai" (arroz ou mandioca doces fermentados). *Leuconostoc mesenteroides* subsp. *mesenteroides* também está envolvido na fermentação submersa de grãos de café. Em sucos de frutas, ao contrário, os leuconostocs são deteriorantes, provocando alteração do sabor, devido à produção de acetoína e diacetil. Também participam da deterioração de diversos tipos de produtos cárneos (embutidos, embalados à vácuo ou em atmosferas modificadas), provocando limosidade superficial e aroma de fermentado. *Leuconostoc carnosum* e *Leuconostoc gelidum* são deteriorantes de presunto fatiado embalado à vácuo, onde provocam pontos de coloração amarela. Na produção de açúcar, *Leuconostoc mesenteroides* subsp. *mesenteroides* provoca perda de rendimento, consumindo até 5% da sacarose da cana por dia, entre a colheita e o processamento. Também produz a goma dextrana, que interfere nas etapas de refino.

Descrição do gênero feita por Holzapfel *et al.* (2009): Cocos Gram positivos elipsoidais a esféricos, frequentemente alongados, usualmente aos pares ou em pequenas cadeias, imóveis, não esporogênicos. Quimio-organotróficos, anaeróbios facultativos, crescem melhor em condição microaerófila a anaeróbia. Apresentam requerimentos nutricionais complexos, requerendo meios ricos e um carboidrato fermentável para crescimento. Heterofermentativos, produzem ácido láctico, CO_2 e etanol a partir da glicose. Catalase e oxidase negativos. A temperatura ótima é de 20 a 30 °C, com mínimo de 5 °C para a maioria das espécies. Cepas isoladas de carne podem crescer em temperaturas mais baixas, como *Leuconostoc gasicomitatum*, que cresce a 4 °C e *Leuconostoc carnosum* e *Leuconostoc gelidum*, que crescem a 1 °C. Não acidofílicos, podem crescer em pH 4,5, mas preferem meios com pH inicial de 6,5.

Oenococcus Dicks *et al.* 1995 emend. Endo & Okada 2006

Informações: Dicks & Holzapfel (2009). Atualização da nomenclatura: Euzéby (2016).

Esse gênero foi criado em 1995 para acomodar uma única espécie, *Oenococcus oeni*, anteriormente classificada como "*Leuconostoc oenos*" (o nome específico foi corrigido). Quando o gênero foi criado as características fenotípicas que distinguiam *Oenococcus oeni* dos leuconostocs era sua natureza acidofílica (*O. oeni* cresce em pH 3,5-3,9 com ótimo em 4,8, enquanto *Leuconostoc* não cresce em condições tão ácidas), a exigência de um fator de crescimento presente no suco de tomate (um glico derivativo do ácido pantotênico que *Leuconostoc* não exige) e a resistência ao álcool (cresce na presença de 10% de etanol, enquanto *Leuconostoc* não cresce). Posteriormente duas novas espécies de *Oenococcus* foram descritas, que não apresentam todas essas características típicas. *Oenococcus oeni* é encontrado quase que exclusivamente em mosto de uva, em vinho e em cidra. Esta espécie tem um papel importante na manufatura de certos tipos de vinho, nos quais converte ácido málico em ácido láctico (fermentação maloláctica). Este tipo de fermentação secundária contribui para o desenvolvimento do *flavor* e textura de vinhos com baixo pH. Em outros tipos de vinho, ao contrário, é indesejável porque resulta em alteração do aroma e sabor, bem como na criação de condições favoráveis à multiplicação de outros tipos de bactérias deteriorantes. *Oenococcus kitaharae* foi isolado a partir da compostagem do resíduo de "shochu", uma bebida alcoólica japonesa destilada, produzida a partir de arroz, batata doce, cevada e outros materiais amiláceos. *Oenococcus alcoholitolerans* foi isolado de cachaça e do processo de fermentação usado na produção de álcool

Descrição do gênero feita por Dicks & Holzapfel (2009): Cocos Gram positivos elipsoidais a esféricos, usualmente aos pares ou em pequenas cadeias, imóveis, não esporogênicos. Quimio-organotróficos, anaeróbios facultativos, apresentam requerimentos nutricionais complexos, requerendo meios ricos com aminoácidos, fatores de crescimento complexos e, dependendo da espécie, suco de tomate, suco de uva, ácido pantotênico ou ácido 4'-O-(β-glicopiranosil)-D-pantotênico. Heterofermentativos, produzem ácido láctico, CO_2 e etanol ou acetato partir da glicose. Catalase e oxidase negativos. Microaerófilos, o crescimento superficial é favorecido em atmosfera com 10% de CO_2. As colônias geralmente só se desenvolvem com cinco dias de incubação e são pequenas (menos de 1mm). Dependendo da espécie podem ser acidofílicos (preferindo pH inicial de 4,8 para crescer) ou não acidofílicos (crescendo em pH 5,0 a 7,5, com ótimo em 6,0-6,8). A faixa de temperatura de crescimento é de 20 a 30 ºC. Resistentes ao álcool, crescem em 5% de etanol e, dependendo da espécie, também em 10%.

***Pediococcus* Claussen 1903**

Informações: Holzapfel *et al.* (2005) e Holzapfel, Frans *et al.* (2009). Atualização da nomenclatura: Euzéby (2016).

Pediococcus é um dos gêneros originais de bactérias lácticas mas uma espécie foi reclassificada no novo gênero *Tetragenococcus* (*T. halophilus*), uma no gênero *Lactobacillus* (*L. dextrinicus*) e uma no gênero *Aerococcus* (*A. urinaeequi*). Os pediococos compartilham o mesmo *habitat* de outras bactérias lácticas, principalmente *Lactobacillus*, *Leuconostoc* e *Weisella*. Algumas espécies são naturalmente associadas à plantas e frutas. Nos alimentos podem ser encontrados como deteriorantes ou como coadjuvantes de fabricação de produtos fermentados. *Pediococcus acidilactici*, *Pediococcus pentosaceus*, *Pediococcus parvulus*, *Pediococcus inopinatus* e *Pediococcus dextrinicus* são associados à fermentação de chucrute, pepinos, azeitonas, ensilagens de forragem e outros produtos de origem vegetal. Em vários países da Ásia são adicionados a substratos ricos em amido, para a produção de bebidas alcoólicas. Em produtos cárneos como linguiças curadas, *Pediococcus acidilactici* e *Pediococcus pentosaceus* também parecem participar do processo de fermentação e maturação. *Pediococcus damnosus* é associado à deterioração de cervejas e vinhos. Algumas cepas de pediococos têm sido associadas à infecções em humanos e podem ser consideradas patógenos oportunistas.

Descrição do gênero feita por Holzapfel, Frans *et al.* (2009): Cocos Gram positivos não esporogênicos, isolados, aos pares ou em tétrades (grupo de quatro células), imóveis. *Pediococcus* e *Tetragenococcus* são as únicas bactérias lácticas cujas células se dividem em dois planos perpendiculares, formando arranjos em pares e em tétrades, mas nunca em cadeias. As células são perfeitamente esféricas e raramente ovóides, ao contrário do que se observa em outras bactérias láticas na forma de cocos, como *Leuconostoc*, *Lactococcus* e *Enterococcus*. Quimio-organotróficos, anaeróbios facultativos, homofermentativos, produzem ácido láctico sem CO_2 a partir da glicose. Catalase e oxidase negativos (há relatos de que algumas cepas de *Pediococcus pentosaceus* produzem catalase ou pseudo catalase). Não reduzem o nitrato. A temperatura ótima é de 25 a 35 ºC, dependendo da espécie. Crescem em pH 4,5 mas não em 9,0.

***Streptococcus* Rosenbach 1884**

Informações: Hardie (1986) e Whiley & Hardie (2009). Atualização da nomenclatura: Euzéby (2016).

Streptococcus é um dos gêneros originais de bactérias lácticas, mas a maioria das espécies de importância em alimentos foram reclassificadas nos novos gêneros *Enterococcus* e *Lactococcus*. Uma espécie, *Streptococcus thermophilus*, é amplamente utilizada como fermento láctico na produção de iogurtes, leites fermentados e queijos. *Streptococcus uberis* e *Streptococcus dysgalactiae* provocam mastite em gado leiteiro, contaminando o leite cru (Lafarge *et al.*, 2004). As espécies do grupo "bovis" são habitantes normais do trato intestinal de bovinos e equinos, respectivamente, sendo consideradas "estreptococos fecais" e apresentando várias características em comum com os *Enterococcus* (*vide* capítulo específico de *Enterococcus*).

Descrição do gênero feita por Whiley & Hardie (2009): Cocos esféricos ou ovóides, Gram positivos não esporogênicos, imóveis, ocorrendo aos pares ou em cadeias quando crescem em meios líquidos. Normalmente não pigmentados (*Streptococcus agalactiae* é amarelo, laranja ou vermelho). Quimio-organotróficos, apresentam requerimentos nutricionais complexos. Anaeróbios facultativos, algumas espécies exigem CO_2 adicional para crescimento (condição microaerófila). Homofermentativos, produzem ácido láctico sem CO_2 a partir da glicose. Catalase negativos. Geralmente produzem leucina arilamidase (LAP) e não produzem pirrolidonil arilamidase (PYR). A temperatura ótima é de 37 °C, com máxima e mínima variando entre as espécies. *Streptococcus thermophilus* é termodúrico, sobrevive à pasteurização clássica (60 °C/30min), cresce rapidamente a 45 °C e não cresce a 15 °C.

Tetragenococcus Collins *et al.* 1993

Informações: Dicks *et al.*(2009). Atualização da nomenclatura: Euzéby (2016):

Esse gênero foi criado em 1993 para acomodar uma espécie halofílica (*Tetragenococcus halophilus*) anteriormente classificada como *Pediococcus*. Novas espécies foram posteriormente descobertas e uma espécie anteriormente classificada como *Enterococcus* (*E. solitarius*) foi também alocada no gênero. As características morfológicas e bioquímicas dos tetragenococos são as mesmas dos pediococos, dos quais são diferenciados principalmente pela tolerância ao sal (crescem em concentrações maiores do que 10% de NaCl e *Tetragenococcus halophilus* cresce em mais de 18%). Também são menos tolerantes à acidez do que os pediococos, crescendo em valores mais altos de pH mas não em pH 4,5 ou menor Estão envolvidos na fermentação láctica de alimentos como molhos de soja fermentado, "shottsuru" (molho de peixe fermentado), "kimchi" (vegetais fermentados) e outros fermentados com alto teor de sal.

Descrição do gênero feita por Dicks *et al.* (2009): Cocos Gram positivos não esporogênicos, imóveis. Ocorrem isolados, aos pares ou, caracteristicamente, dividem-se em dois planos perpendiculares formando tétrades (grupo de quatro células). As células são perfeitamente esféricas e ocasionalmente ovóides. Quimio-organotróficos, anaeróbios facultativos, homofermentativos, produzem ácido láctico sem CO_2. Catalase e oxidase negativos. A temperatura ótima varia entre 25 e 35 °C e não crescem a 10 nem a 45 °C. Levemente alcalofílicos, o pH ótimo é de 7,0-8,0 e não crescem em pH 4,5. Moderadamente halofílicos, crescem em concentrações de NaCl entre 4 e 18%, com ótimo entre 5 e 10%. A maioria também cresce em 1% e em 25% de NaCl.

Vagococcus Collins *et al.* 1990

Informações: Collins (2009). Atualização da nomenclatura: Euzéby (2016):

Esse gênero foi criado para acomodar, inicialmente, uma nova espécie de bactéria, com todas as características de *Lactococcus*, porém, móvel com flagelos peritríquios (*Vagococcus fluvialis*). Essa espécie, originalmente isolada de fezes de frangos e de água doce, mais tarde foi encontrada em diversas outras fontes, podendo ser um patógeno oportunista para humanos e animais. Outras novas espécies foram descobertas posteriormente, isoladas de diversos ambientes. Várias causam doenças em peixes. *Vagococcus carniphilus* foi isolado de carne bovina. *Vagococcus penaei* foi isolado da microbiota de camarão cozido deteriorado. A patogenicidade dessas bactérias, sua participação no desenvolvimento de doenças ou sua importância em alimentos ainda são pouco conhecidas.

Descrição do gênero feita por Collins (2009): Cocos ovóides, Gram positivos não esporogênicos, isolados, aos pares ou em pequenas cadeias, móveis (a maioria) ou imóveis. Não pigmentados. Anaeróbios facultativos, homofermentativos, produzem ácido láctico mas não CO_2 a partir da glicose e outros carboidratos. Catalase negativos. Não reduzem o nitrato. Crescem a 10 mas não a 45 ºC. Algumas cepas crescem em pH 9,6 e outras não. Geralmente não crescem em 6,5% de NaCl. Produzem leucina arilamidase (LAP) e pirrolidonil arilamidase (PYR). Não produzem arginina dehidrolase e beta glicuronidase. Não hidrolizam o hipurato. Sensíveis à vancomicina. Provocam alfa hemólise em ágar sangue de carneiro ou cavalo. Alguns reagem com o antisoro do grupo sorológico N de Lancefield, outros reagem fracamente com o grupo D, outros não reagem a qualquer grupo.

Weissella Collins *et al.* 1994 emend. Padonou *et al.* 2010

Informações: Björkroth *et al.* (2009). Atualização da nomenclatura: Euzéby (2016).

Esse gênero foi criado em 1994, para acomodar espécies anteriormente classificadas como *Leuconostoc* (*L. paramesenteroides*) e *Lactobacillus* (*L. confusus*, *L. halotolerans*, *L. kandleri*, *L. minor* e *L. viridescens*). Nos alimentos podem ser encontradas como deteriorantes ou como coadjuvantes de fabricação de produtos fermentados. *Weissella cibaria*, *Weissella confusa* e *Weissella koreensis* são associadas à fermentação de alimentos de origem vegetal. *Weissella confusa* é associada à queijos gregos, "pozol" mexicano e "chili bo" da Malásia. *Weissella halotolerans*, *Weissella hellenica* e *Weissella viridescens* são frequentemente isoladas de carnes e podutos cárneos deteriorados (podem provocar esverdeamento em cárneos curados) e também são encontradas em leite. *Weissella minor* tem sido isolada de equipamentos utilizados na indústria láctea.

Descrição do gênero feita por Björkroth *et al.* (2009) e Padonou *et al.* (2010): Bastonetes curtos, cocobacilos ou cocos ovais, Gram positivos, não esporogênicos, isolados, aos pares ou em pequenas cadeias. Pode ocorrer pleomorfismo em cepas de algumas espécies como *Weissella minor.* Imóveis com exceção de *Weissela beninensis*. Quimio-organotróficos, anaeróbios facultativos, apresentam requerimentos nutricionais complexos, requerendo aminoácidos, peptídeos, ácidos graxos, derivados de ácidos nucleicos, vitaminas e um carboidrato fermentável para crescimento. Heterofermentativos, produzem ácido láctico, CO_2 e etanol ou ácido acético a partir da glicose. Catalase e oxidase negativos. A faixa de temperatura de crescimento é de 15 a 42-45 ºC. Acidúricos.

14.1.2. Comentários sobre os métodos de análise

A contagem de bactérias lácticas apresentada nesse capítulo objetiva quantificar todas as bactérias do grupo, sem diferenciação entre os gêneros. Os meios de cultura utilizados são especialmente formulados para garantir o crescimento das espécies mais exigentes. A incubação normalmente é feita em condições microaerófilas, para recuperar as espécies mais sensíveis ao oxigênio.

Para a contagem de bactérias lácticas em alimentos em geral a ISO 15214:1998 recomenda o plaqueamento em profundidade, utilizando o Ágar de Man Rogosa & Sharpe (MRS) como meio de cultivo. A incubação é feita a 30 ºC/72h, indicada para a contagem de mesófilos, em atmosfera anaeróbia ou microaerófila.

Para a contagem total de bactérias lácticas em produtos lácteos, fermentados ou não, o Capítulo 8 do *Standard Methods for the Examination of Dairy Products* (Frank & Yousef, 2004) recomenda, o plaqueamento em profundidade, utilizando o Ágar de Man Rogosa & Sharpe (MRS) ou o Ágar Elliker como meios de cultivo. A incubação a 32 ºC/48h é indicada para a contagem de mesófilos e a 37 ºC/48h para a contagem de termodúricos. Para garantir condições microaerófilas pode ser usada sobrecamada do mesmo meio ou jarros com atmosfera microaerófila.

Para a contagem de bactérias lácticas deteriorantes em diversos produtos, há recomendações em vários capítulos da 5ª edição do *Compendium of Methods for the Microbiological Examination of Foods*, incluindo o Capítulo 19 (Njongmeta *et al.*, 2015), o Capítulo 47 (Bradley Jr. *et al.*, 2015), o Capítulo 53 (Ananth *et al.*, 2015), o Capítulo 58 (Parish *et al.*, 2015) e o Capítulo 67 (Taylor & Pérez, 2015).

Dois métodos podem ser usados, o plaqueamento em profundidade ou a técnica do Número Mais Provável (NMP), com uma série de opções de meios de cultura. Esses meios, suas principais aplicações, método de utilização e condições de incubação encontram-se sumariados no Quadro 14.2 e descritas abaixo.

a) Ágar/Caldo MRS. O MRS (de Man Rogosa & Sharpe) é um meio desenvolvido para favorecer o crescimento de vários lactobacilos, particularmente os do leite. Permite também um crescimento luxurioso de *Leuconostoc* e *Pediococcus* (Bradley *et al.*, 2015). O caldo é recomendado para a contagem de bactérias lácticas heterofermentativas pelo método do NMP, em diferentes produtos (Njongmeta *et al.*, 2015). O ágar é um dos meios mais usados para a contagem em placas, podendo ser acidificado e/ou suplementado com vários componentes, para conferir uma certa seletividade e/ou especificidade.

a.1) Ágar MRS Frutose 0,5%. A adição de 0,5% de frutose ao MRS, incubado a 20-28 °C, favorece o crescimento de *Lactobaccilus fructivorans* e *Lactobacillus brevis* deteriorantes de maionese e outros molhos para saladas. A suplementação é feita adicionando-se 5 ml de uma solução aquosa 10% de frutose (esterilizada por filtração) a 100 ml do ágar MRS estéril, fundido e resfriado (Ananth *et al.*, 2015).

a.2) Ágar MRS Acidificado. A acidificação do MRS é feita para inibir bactérias esporogênicas. Usado no plaqueamento em profundidade, tem-se mostrado útil na enumeração de bactérias lácticas deteriorantes totais em produtos vegetais. A acidificação é feita adicionado-se ácido acético glacial estéril ao ágar MRS já esterilizado, fundido e resfriado, até que o pH chegue a 5,5±0,1 (Njongmeta *et al.*, 2015, Taylor & Pérez, 2015).

a.3) Ágar MRS Acidificado Frutose 1%. A adição de 1% de frutose ao MRS acidificado, incubado a 30 °C, favorece o crescimento de *Lactobaccilus fructivorans* e *Lactobacillus plantarum* deteriorantes de produtos vegetais. Preparar o meio adicionando 10 ml de uma solução aquosa 10% de frutose (esterilizada por filtração) a 100 ml do ágar MRS (estéril, fundido e resfriado) e ácido acético glacial estéril até que o pH chegue a 5,4±0,2 (Njongmeta *et al.*, 2015, Taylor & Pérez, 2015).

a.4) Ágar MRS Ácido Sórbico 0,1%. A adição de 0,1% de ácido sórbico ao MRS é feita para inibir leveduras. É particularmente útil para a contagem de bactérias lácticas deteriorantes em produtos cárneos fermentados. Para a preparação do meio, ajustar o pH do MRS (estéril, fundido e resfriado) em 5,7±0,1, com ácido clorídrico 5N. Adicionar então o ácido sórbico (dissolvido em NaOH), na quantidade necessária para concentração final 0,1% (Njongmeta *et al.*, 2015). A ISO 15214:1998 recomenda a concentração final de 0,14% de ácido sórbico para esta finalidade.

a.5) Ágar MRS Ácido Sórbico Cisteína. Essa modificação objetiva inibir leveduras e bactérias Gram negativas, na contagem de bactérias lácticas deteriorantes em produtos cárneos fermentados. Para a preparação do meio, suplementar o MRS com 0,1% de cloridrato de cisteína (cisteína-HCl) e esterilizar. Ajustar o pH do meio estéril, fundido e resfriado em 5,7±0,1, com ácido clorídrico. Adicionar então o ácido sórbico (dissolvido em NaOH), na quantidade necessária para concentração final 0,02% (Njongmeta *et al.*, 2015).

a.6) Ágar MRS com sobrecamada de Ágar APT Acidificado. Essa combinação de meios é particularmente útil para a a quantificação de bactérias lácticas deteriorantes de molhos para saladas. O plaqueamento em pro-

Quadro 14.2. Meios de cultura para contagem de bactérias lácticas em alimentos, suas principais aplicações e forma de utilização.

Meio[a] (referência)	Aplicação	Método[b]	Condição de incubação
Ágar MRS ou Ágar Elliker (Frank & Yousef, 2004)	Contagem total de bactérias lácticas em produtos lácteos	Plaqueamento em profundidade e sobrecamada do mesmo meio	32±1 °C/48±3h (favorece mesófilos) ou 37±1 °C/48±3h (favorece termodúricos) atmosfera normal
Ágar MRS (ISO 15214:1998)	Contagem total de bactérias lácticas em alimentos em geral	Plaqueamento em profundidade	30±1 °C/72±3h anaerobiose ou microaerofilia
Ágar MRS Frutose 0,5% (Ananth *et al.*, 2015)	Favorecer *Lactobacillus fructivorans* e *Lactobacillus brevis* deteriorantes em maionese e molhos para saladas	Plaqueamento em profundidade e sobrecamada do mesmo meio ou atmosfera microaerófila	20-28 °C/até 14 dias sobrecamada ou microaerofilia
Ágar MRS Acidificado (Njongmeta *et al.*, 2015)	Contagem total de bactérias lácticas em produtos vegetais	Plaqueamento em profundidade	35±1 °C/72±3h anaerobiose
Ágar MRS Acidificado Frutose 1% (Njongmeta *et al.*, 2015)	Favorecer *Lactobacillus fructivorans* e *Lactobacillus plantarum* deteriorantes em produtos vegetais	Plaqueamento em profundidade e sobrecamada do mesmo meio	30±1 °C/5 dias atmosfera normal
Ágar MRS Ácido Sórbico 0,1% (Njongmeta *et al.*, 2015)	Contagem de lácticas deteriorantes em produtos cárneos fermentados, inibindo leveduras	Plaqueamento em profundidade	20±1 °C/5 dias anaerobiose
Ágar MRS Ácido Sórbico Cisteína (Njongmeta *et al.*, 2015)	Contagem de lácticas deteriorantes em produtos cárneos fermentados, inibindo leveduras e bactérias Gram negativas	Plaqueamento em profundidade	20±1 °C/5 dias anaerobiose
Ágar MRS com sobrecamada de APT acidificado (Njongmeta *et al.*, 2015)	Contagem de lácticas deteriorantes em molhos para saladas	Plaqueamento em profundidade e sobrecamada de APT acidificado	35±1 °C/96±4h atmosfera normal
Ágar APT (Njongmeta *et al.*, 2015)	Enumerar lácticas heterofermentativas em produtos cárneos curados e propagar pediococos	Plaqueamento em profundidade e sobrecamada do mesmo meio	25±1 °C/72±3h atmosfera normal
Ágar APT Sacarose BCP (Njongmeta *et al.*, 2015)	Enumerar lácticas deteriorantes de produtos cárneos, diferenciando de outras bactérias (não produtoras de ácido) presentes	Plaqueamento em profundidade e sobrecamada do mesmo meio	25±1 °C/48-72h atmosfera normal
Ágar APT Glicose (Njongmeta *et al.*, 2015)	Enumerar lácticas deteriorantes de frutos do mar	Plaqueamento em profundidade	20±1 °C/72±3h anaerobiose
OSA (Parish *et al.*, 2015)	Enumerar microrganismos deteriorantes (não só lácticas) de suco de laranja concentrado congelado e outros produtos derivados de laranja	Plaqueamento em profundidade e sobrecamada do mesmo meio	30±1 °C/48±3h atmosfera normal
Caldo MRS (com tubos de Durham) (Njongmeta *et al.*, 2015)	Contagem de bactérias lácticas heterofermentativas	Técnica do NMP	35±1 °C/4 dias atmosfera normal
Caldo Rogosa SL (suplementado com 0,04% de cicloheximida)[c] e Ágar MRS Modificado (Njongmeta *et al.*, 2015)	Contagem de bactérias lácticas em matéria vegetal	Técnica do NMP	Rogosa 45±1 °C/3 a 5 dias atmosfera normal MRS Modificado 30±1 °C/72±3h anaerobiose

[a] **MRS** = de Man Rogosa & Sharpe, **APT** = All Purpose Tween, **BCP** = Púrpura de bromocresol, **OSA** = Agar Soro de Laranja.

[b] Em todos os procedimentos descritos as culturas isoladas devem ser confirmadas por coloração de Gram (+), forma das células (cocos, bastonetes ou cocobacilos) e teste de catalase (-).

[c] Nesse procedimento o Caldo Rogosa SL pode ser substituído por leite em pó reconstituído a 10%, suplementado com 0,05% de glicose e 0,1% de extrato de levedura, incubado a 30±1 °C/3-5 dias.

fundidade permite uma certa recuperação do "stress" no Ágar MRS, antes da adição da sobrecamada. Depois de adicionada, a sobrecamada de APT acidificado elimina a interferência de bactérias esporogênicas, frequentemente presentes nesses produtos. O Ágar APT acidificado é preparado adicionando-se ácido tartárico (solução aquosa a 10%, esterilizada a 121 ºC/15min) ao Ágar APT estéril, fundido e resfriado, até que o pH chegue a 4,0±0,1 (Njongmeta *et al.*, 2015).

a.7) Ágar MRS Modificado. Essa modificação objetiva o isolamento de bactérias lácticas em matéria vegetal. A preparação é feita adicionando-se 0,01% de TTC (cloreto de 2,3,5-trifeniltetrazólium) ao Ágar MRS antes da esterilização. A adição de TTC facilita a visualização de colônias, que adquirem uma coloração vermelha (Njongmeta *et al.*, 2015).

b) Ágar APT (All Purpose Tween). Originalmente desenvolvido para a contagem de bactérias lácticas em produtos cárneos curados, é também utilizado para a propagação de *Pediococcus*. Pode ser suplementado com sacarose ou glicose, para conferir uma certa especificidade ao meio (Njongmeta *et al.*, 2015).

b.1) Ágar APT BCP Sacarose 2%. A adição de 2% de sacarose ao APT com 0,032g/l de BCP (púrpura de bromocresol) é utilizada para enumerar bactérias lácticas deteriorantes de produtos cárneos, diferenciando de outras bactérias não produtoras de ácidos. Preparar o meio adicionando 20g de sacarose e 0,032g de BCP a um litro de APT, antes da esterilização (Njongmeta *et al.*, 2015).

b.2) Ágar APT Glicose 1,5%. A adição de mais 5g/l de glicose ao APT, que já contém 10g/l, é utilizada para enumerar bactérias lácticas deteriorantes de pescados e frutos do mar. Preparar o meio adicionando 5g de glicose a um litro de APT, antes da esterilização (Njongmeta *et al.*, 2015).

c) Ágar Soro de Laranja (OSA). Meio de enriquecimento desenvolvido especificamente para o cultivo e enumeração de microrganismos associados com a deterioração de produtos derivados de frutas cítricas, permite ótimo crescimento de *Lactobacillus* e outros microrganismos acidúricos. É particularmente indicado para a contagem total de microrganismos aeróbios em suco de laranja concentrado congelado e outros produtos derivados de laranja, incubação a 30 ºC/48h (Parish *et al.*, 2015).

d) Ágar/Caldo Rogosa SL/Ágar MRS Modificado. Rogosa SL é um meio com características seletivas (pH 5,4 e alta concentração de acetato), desenvolvido para o cultivo de *Lactobacillus* de origem oral e fecal. Suplementado com 0,04% de cicloeximida é indicado para a contagem de bactérias lácticas deteriorantes de matéria vegetal, pela técnica do NMP. Para o plaqueamento é utilizado o Ágar MRS Modificado, preparado adicionando-se 0,01% de TTC (cloreto de 2,3,5-trifeniltetrazólium) ao Ágar MRS. Nesse procedimento o Caldo Rogosa pode ser substituído por leite em pó reconstituído a 10%, suplementado com 0,05% de glicose e 0,1% de extrato de levedura, esterilizado a 108 ºC/10min (Njongmeta *et al.*, 2015, Taylor & Pérez, 2015).

14.2. Métodos de plaqueamento APHA 19.52:2015 para contagem de bactérias lácticas em alimentos

Metodologia da American Public Health Association (APHA), descrita no Capítulo 19 da 5ª edição do *Compendium of Methods for the Microbiological Examination of Foods* (Njongmeta *et al.*, 2015) e no Capítulo 8 da 17ª edição do *Standard Methods for the Examination of Dairy Products* (Frank & Yousef, 2004).

Antes de iniciar as atividades, ler atentamente as orientações dos Capítulo 3, que apresenta todos os detalhes e cuidados envolvidos na contagem de microrganismos em placas. O procedimento descrito abaixo não apresenta esses detalhes, pressupondo que sejam conhecidos pelo analista.

Atenção. Recomenda-se que amostras destinadas à enumeração de bactérias lácticas não sejam congeladas, em função da alta sensibilidade desses microrganismos às injúrias pelo congelamento. Se o produto é normalmente congelado, não deve ser descongelado e recongelado antes das análises.

14.2.1. Material requerido para a análise

Preparação da amostra e diluições seriadas

- □ Diluente: Água Peptonada 0,1% (H_2Op) e tubos de diluição com 9 ml de Água Peptonada 0,1% (H_2Op)
- □ Pipetas de 1 ou 2 ml

  Observação: consultar o Anexo 2.2 do Capítulo 2 para verificar casos especiais em que o tipo ou volume de diluente variam em função da amostra analisada.

Contagem em placas

- □ Meio(s) de cultura: selecionar de acordo com as orientações do Quadro 14.2
- □ Sistema de geração de atmosfera anaeróbia ou microaerófila (se recomendado no Quadro 14.2)
- □ Estufa incubadora regulada na temperatura recomendada no Quadro 14.2.

Confirmação

- □ Reagentes para coloração de Gram
- □ Reagente de catalase

14.2.2. Procedimento

O procedimento de análise de bactérias lácticas em alimentos pelo método de plaqueamento APHA 19.52:2015 encontra-se descrito na Figura 14.1.

a) **Preparação da amostra e diluições seriadas.** Seguindo os procedimentos descritos no Capítulo 2, homogeneizar 25 g da amostra com 225 ml de Água Peptonada 0,1% (H_2Op) (diluição 10^{-1}). A partir da diluição 10^{-1}, preparar diluições seriadas. Atenção: Não deve ser utilizado Tampão Fosfato na preparação das amostras, porque pode causar injúrias às células. O diluente recomendado pelo *Compendium* é a Água Peptonada 0,1%.

Nota a.1) Segundo o capítulo 47 do *Compendium* (Bradley *et al.*, 2015), pode ser vantajoso utilizar liquidificador na homogeneização de amostras para contagem de fermentos lácteos em produtos fermentados (ajuda a romper cadeias de bactérias lácticas). Isso é particularmente útil para produtos recentemente fabricados, podendo resultar em contagens mais acuradas das bactérias presentes. O copo do liquidificador e o diluente devem ser resfriados antes da homogeneização.

b) **Inoculação.** Selecionar três diluições adequadas e inocular 1 ml de cada diluição em placas de Petri estéreis vazias, adicionando, em seguida, o meio de cultura mais adequado à amostra analisada. Para a seleção do meio, seguir a orientação do Quadro 14.2. Nas situações em que seja recomendada a utilização de sobrecamada, aguardar a completa solidificação do ágar e adicionar uma pequena quantidade do meio recomendado para a sobrecamada, cobrindo totalmente a superfície do meio inoculado.

c) **Incubação.** Incubar as placas invertidas, nas condições estabelecidas no Quadro 14.2. Placas com sobrecamada podem ser incubadas em atmosfera normal. Placas sem sobrecamada devem ser acondicionadas em jarro com atmosfera anaeróbia ou microaerófila, conforme a recomendação do Quadro 14.2. Para obtenção da atmosfera anaeróbia, podem ser utilizados sistemas geradores de anaerobiose disponíveis comercialmente, como o BD Biosciences GasPak® Anaerobic Systems, o Anaerogen Oxoid, o Anaerocult A Merck e o Anaerobac Probac do Brasil. Para a geração da atmosfera microaerófila também podem ser utilizados sistemas disponíveis comercialmente, como o Anaerocult C Merck e o Microaerobac Probac do Brasil.

d) **Confirmação das colônias e cálculo dos resultados.** Selecionar para a contagem as placas com 25 a 250 colônias e contar todas. Selecionar pelo menos cinco colônias presentes nas placas e submeter à coloração de Gram e teste de catalase. As culturas Gram positivas (cocos ou bastonetes) catalase negativas são consideradas confirmadas como bactérias lácticas. Calcular o número de UFC/g ou ml em função do número de colônias confirmadas e diluição inoculada.

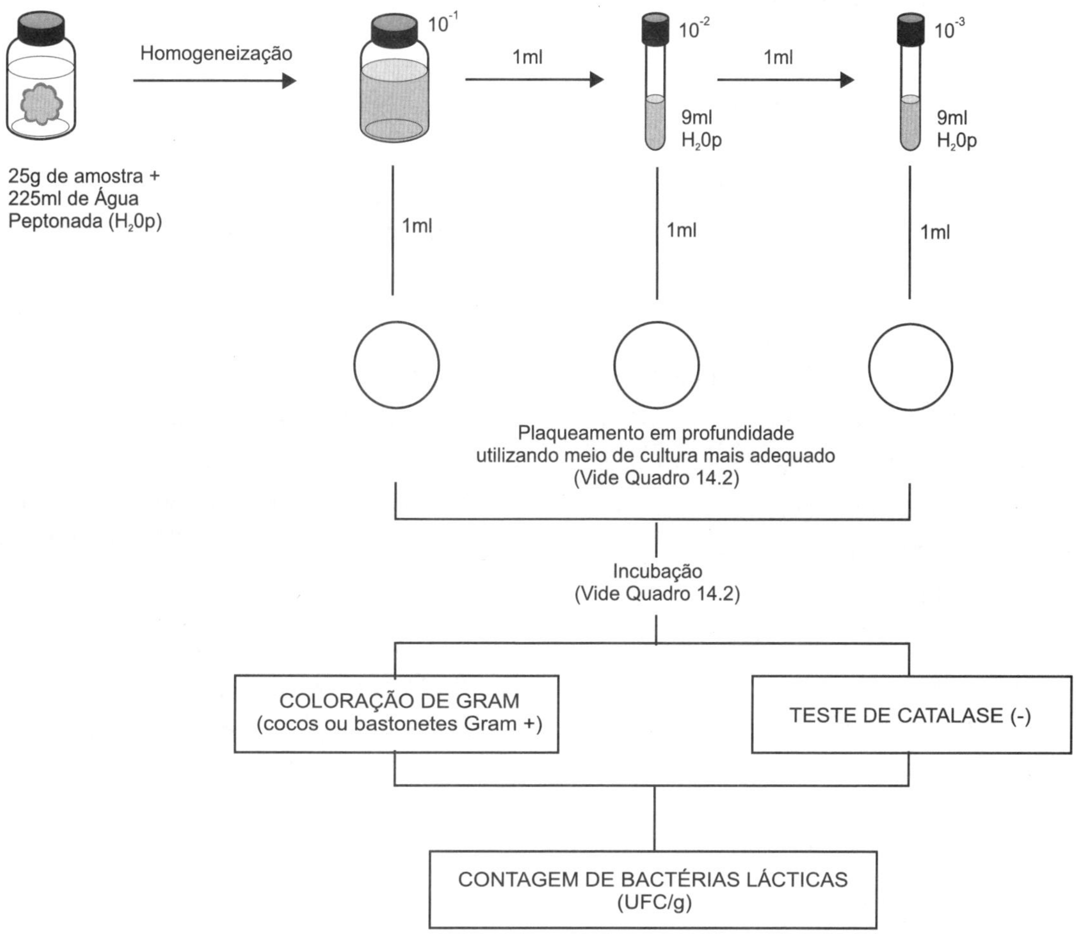

Figura 14.1. Esquema de análise de bactérias lácticas em alimentos pelo método de plaqueamento APHA 19.52:2015 (Njongmeta *et al.*, 2015).

Exemplo. Plaqueamento em profundidade, diluição 10^{-2}, 25 colônias presentes, cinco submetidas à confirmação, quatro confirmadas (80%). UFC/g ou ml = $25 \times 10^2 \times 0{,}8 = 2{,}0 \times 10^3$.

14.3. Métodos de NMP APHA 19.526:2015 e APHA 19.524:2015 para contagem de bactérias lácticas em alimentos

Metodologia da American Public Health Association (APHA), descrita no Capítulo 19 da 5ª edição do *Compendium of Methods for the Microbiological Examination of Foods* (Njongmeta *et al.*, 2015).

Há dois procedimentos recomendados, um utilizando o Caldo MRS, para bactérias lácticas heterofermentativas, e outro utilizando o Caldo Rogosa SL, para bactérias lácticas totais. Antes de iniciar as atividades, ler atentamente as orientações do Capítulo 4, que apresenta todos os detalhes e cuidados envolvidos na contagem de microrganismos pelo NMP, da seleção das diluições ao cálculo dos resultados. O procedimento descrito abaixo não apresenta esses detalhes, pressupondo que sejam conhecidos pelo analista.

Atenção: Amostras destinadas à enumeração de bactérias lácticas não devem ser congeladas, em função da alta sensibilidade desses microrganismos às injúrias pelo congelamento. Se o produto é normalmente congelado, não deve ser descongelado e recongelado antes das análises.

14.3.1. Material requerido para a análise

Preparação da amostra e diluições seriadas

- □ Diluente: Água Peptonada 0,1% (H_2Op)
- □ Tubos de diluição com 9 ml de Água Peptonada 0,1% (H_2Op)
- □ Pipetas de 1 ou 2 ml

Observação: consultar o Anexo 2.2 do Capítulo 2 para verificar casos especiais em que o tipo ou volume de diluente variam em função da amostra analisada.

Contagem utilizando o Caldo MRS

- □ Caldo MRS (DeMan Rogosa & Sharpe)
- □ Estufa incubadora regulada a 35±1 °C

Contagem utilizando o Caldo Rogosa SL

- □ Caldo Rogosa SL suplementado com 0,04% de ciclohexímida
- □ Ágar MRS Modificado
- □ Sistema de geração de atmosfera anaeróbia
- □ Estufa incubadora regulada 45±1 °C
- □ Estufa incubadora regulada 30±1 °C

Confirmação

- □ Reagentes para coloração de Gram
- □ Reagente de catalase

14.3.2. Procedimento APHA 19.526:2015 utilizando o Caldo MRS

O procedimento de análise de bactérias lácticas heterofermentativas pelo método do NMP APHA 19.526:2015 utilizando o Caldo MRS encontra-se descrito na Figura 14.2.

a) **Preparação da amostra e diluições seriadas.** Seguindo os procedimentos descritos no Capítulo 2, homogeneizar 25 g da amostra com 225 ml de Água Peptonada 0,1% (H_2Op) (diluição 10^{-1}). A partir da diluição 10^{-1}, preparar diluições seriadas. **Atenção**: não deve ser utilizado Tampão Fosfato na preparação das amostras, porque pode causar injúrias às células. O diluente recomendado pelo *Compendium* é a Água Peptonada 0,1%.

b) **Inoculação e incubação.** Selecionar três diluições adequadas da amostra e inocular uma série de três tubos de Caldo MRS por diluição, adicionando 1 ml da diluição por tubo com 10 ml de MRS com tubos de Durham. Incubar os tubos a 35±1 °C/4 dias.

c) **Confirmação.** Verificar os tubos com crescimento e produção de gás, indicativos de bactérias lácticas heterofermentativas, e submeter à coloração de Gram e teste de catalase. As culturas Gram positivas (cocos ou bastonetes) catalase negativas são consideradas confirmadas.

d) **Cálculo dos resultados.** Anotar o número de tubos confirmados e determinar o NMP/g ou ml conforme a orientação do Capítulo 4, usando uma das tabelas de NMP.

14.3.3. Procedimento APHA 19.524:2015 utilizando o Caldo Rogosa SL

O procedimento de análise de bactérias lácticas pelo método do NMP APHA 19.524:2015 utilizando o Caldo Rogosa SL encontra-se descrito na Figura 14.3.

a) **Preparação da amostra e diluições seriadas.** Seguindo os procedimentos descritos no Capítulo 2, homogeneizar 25 g da amostra com 225 ml de Água Peptonada 0,1% (H_2Op) (diluição 10^{-1}). A partir da diluição 10^{-1}, preparar diluições seriadas. **Atenção**: não deve ser utilizado Tampão Fosfato na preparação das amostras, porque pode causar injúrias às células. O diluente recomendado pelo *Compendium* é a Água Peptonada 0,1%.

b) **Inoculação e incubação.** Selecionar três diluições adequadas da amostra e inocular uma série de três tubos de Caldo Rogosa SL suplementado com 0,04% de ciclohexímida por diluição, adicionando 1 ml da diluição por tubo com 10 ml de Rogosa. Incubar os tubos por três a cinco dias a 45±1 °C. O Caldo Rogosa SL pode ser substituído por leite em pó reconstituído a 10%, suplementado com 0,05% de glicose. Nesse caso os tubos devem ser incubados por três a cinco dias a 30±1 °C.

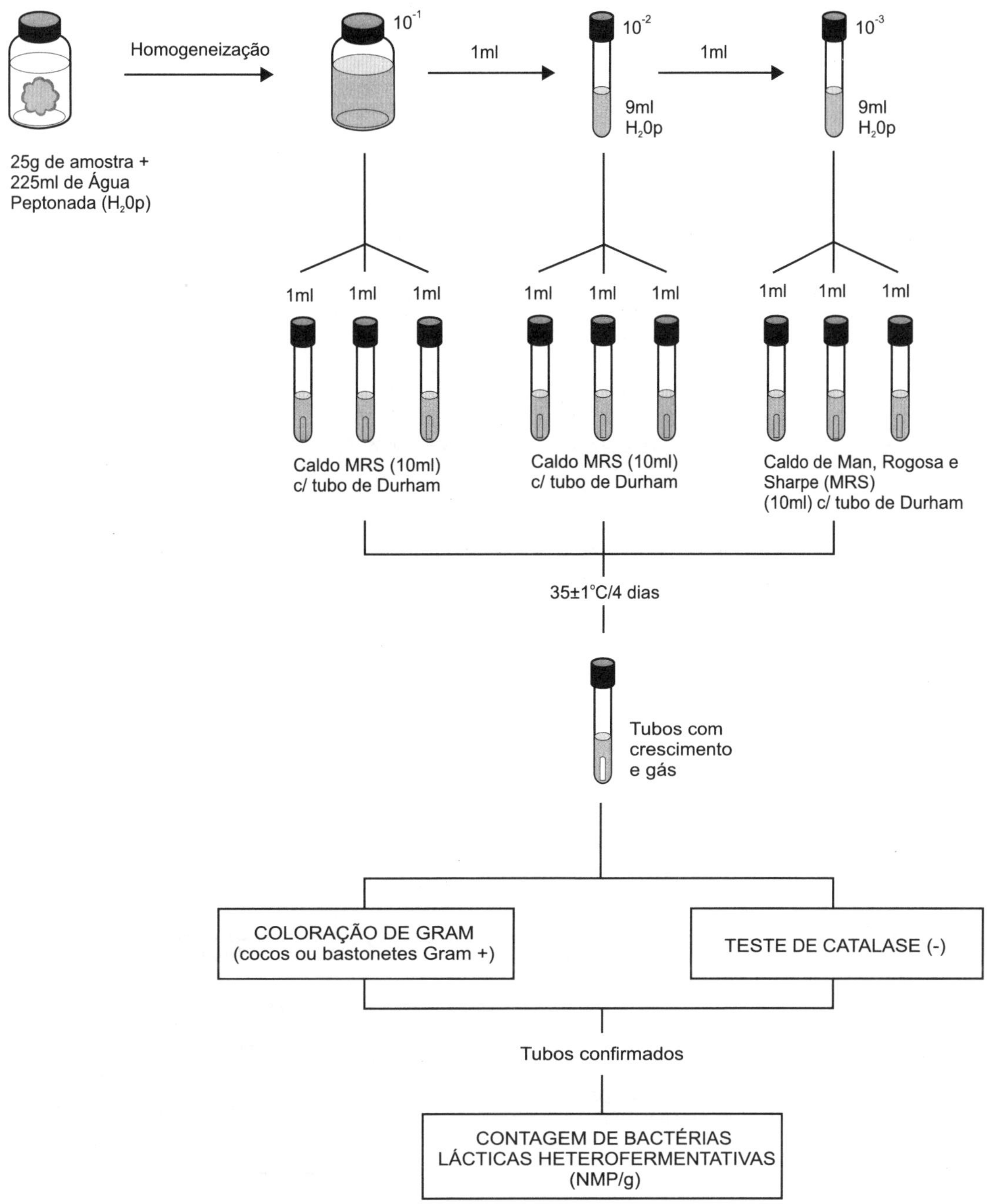

Figura 14.2. Esquema de análise de bactérias lácticas heterofermentativas em alimentos pelo método de NMP APHA 19.526:2015 (Njongmeta *et al.*, 2015).

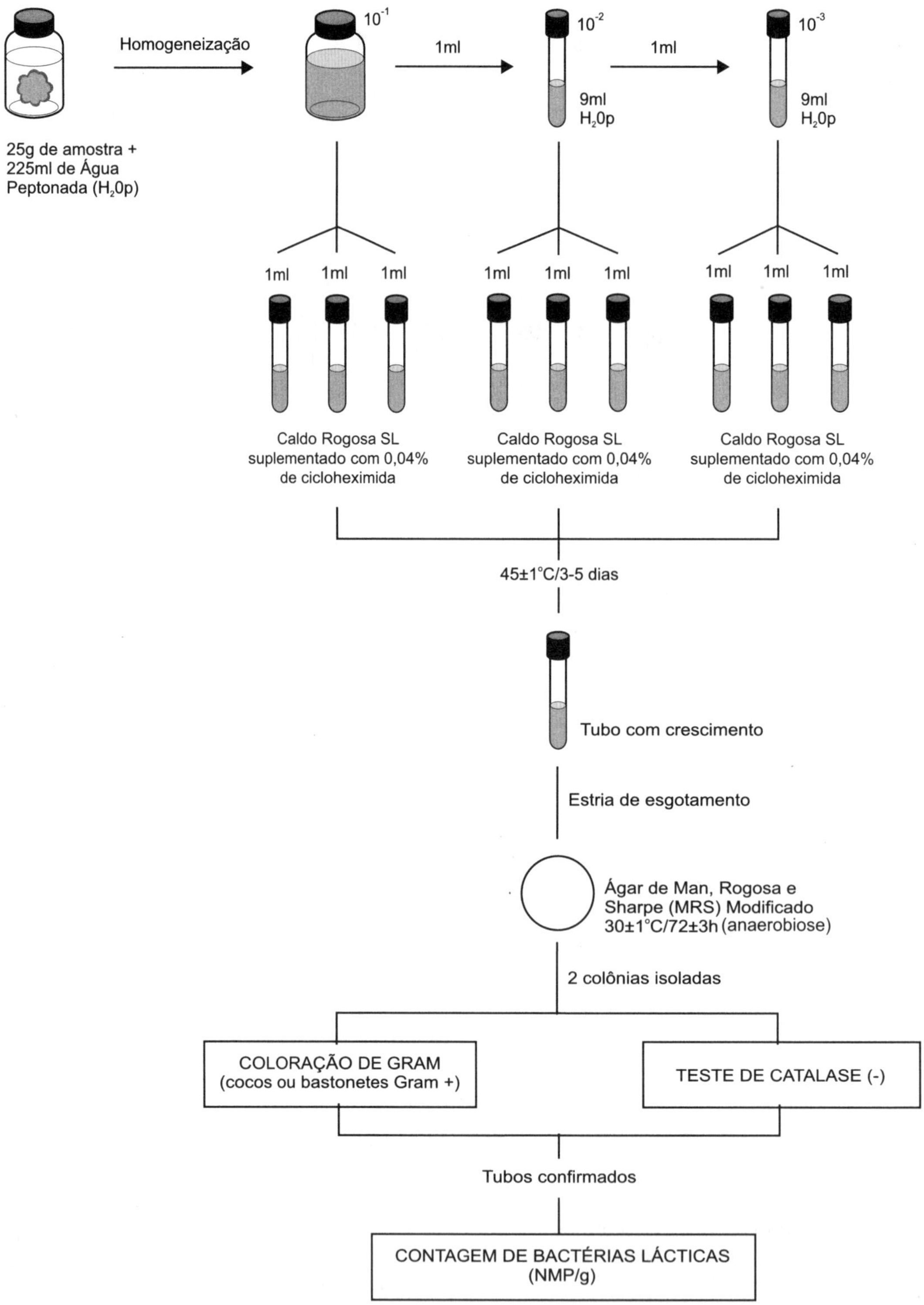

Figura 14.3. Esquema de análise de bactérias lácticas em alimentos pelo método de NMP APHA 19.524:2015 (Njongmeta *et al.*, 2015).

c) **Plaqueamento.** De cada tubo com crescimento, estriar (estrias de esgotamento) uma alçada da cultura em placas de Ágar MRS Modificado e incubar as placas a 30±1 °C/72±3h, em atmosfera anaeróbia.

d) **Confirmação.** Selecionar duas colônias isoladas de cada placa e submeter à coloração de Gram e teste de catalase. As culturas Gram positivas (cocos ou bastonetes) catalase negativas são consideradas confirmadas como bactérias lácticas.

e) **Cálculo dos resultados.** Anotar o número de tubos confirmados e determinar o NMP/g ou ml conforme a orientação do Capítulo 4, usando uma das tabelas de NMP.

14.4. Método de plaqueamento ISO 15214:1998 para contagem de bactérias lácticas em alimentos

Método da International Organization for Standardization, aplica-se a todos os alimentos destinados ao consumo humano e às rações animais. Antes de iniciar as atividades, ler atentamente as orientações do Capítulo 3, que apresenta todos os detalhes e cuidados envolvidos na contagem de microrganismos em placas, da seleção das diluições ao cálculo dos resultados. O procedimento descrito abaixo não apresenta esses detalhes, pressupondo que sejam conhecidos pelo analista.

14.4.1. Material requerido para a análise

□ Diluente: Água Peptonada Tamponada (BPW)
□ Tubos de diluição com 9 ml de Água Peptonada Tamponada (BPW)
□ Placas de Ágar DeMan Rogosa & Sharpe (MRS)
□ Sistema de geração de atmosfera anaeróbia ou microaerófila
□ Reagentes para coloração de Gram
□ Reagente de catalase
□ Estufa incubadora regulada a 30±1 °C

14.4.2. Procedimento

O esquema geral de análise para contagem de bactérias lácticas em alimentos pelo método de plaqueamento ISO 15214:1998 encontra-se descrito na Figura 14.4.

a) **Preparação da amostra, inoculação e incubação.** Seguindo os procedimentos descritos no Capítulo 2, homogeneizar 25 g da amostra com 225 ml de Água Peptonada Tamponada (BPW) (diluição 10^{-1}). A partir dessa primeira diluição, preparar diluições seriadas.

Selecionar pelo menos duas diluições adequadas da amostra e inocular 1 ml de cada diluição em placas de Ágar DeMan Rogosa & Sharpe (MRS) (plaqueamento em profundidade). Se não houver necessidade de diluições, inocular duas alíquotas de 1 ml em duas placas de MRS (duplicata). Se houver suspeita de excessiva contaminação da amostra por leveduras usar o MRS com suplementado com 0,14% de ácido sórbico.

Nota a.1) O pH estabelecido pela ISO 15214:1998 para o Ágar MRS é de 5,7±0,1, enquanto nos equivalentes comerciais é de 6,2±0,2. A ISO considera aceitável o uso dos equivalentes comerciais mas recomenda levar em conta o fato de que pode haver alguma diferença entre os resultados obtidos.

Incubar as placas invertidas a 30±1 °C/72±3h em jarros com atmosfera anaeróbia ou microaerófila. Para obtenção da atmosfera anaeróbia, podem ser utilizados sistemas geradores de anaerobiose disponíveis comercialmente, como o BD Biosciences GasPak® Anaerobic Systems, o Anaerogen Oxoid, o Anaerocult A Merck e o Anaerobac Probac do Brasil. Para a geração da atmosfera microaerófila também podem ser utilizados sistemas disponíveis comercialmente, como o Anaerocult C Merck e o Microaerobac Probac do Brasil. Uma outra forma de obter a atmosfera microaerófila é acender uma vela no jarro, imediatamente antes de fechar. Depois que a vela apagar, a atmosfera obtida é adequada para o crescimento das bactérias lácticas.

Nota a.3) Em alguns produtos há bactérias lácticas psicrotróficas ou termodúricas que podem não crescer ou crescer lentamente a 30 °C.

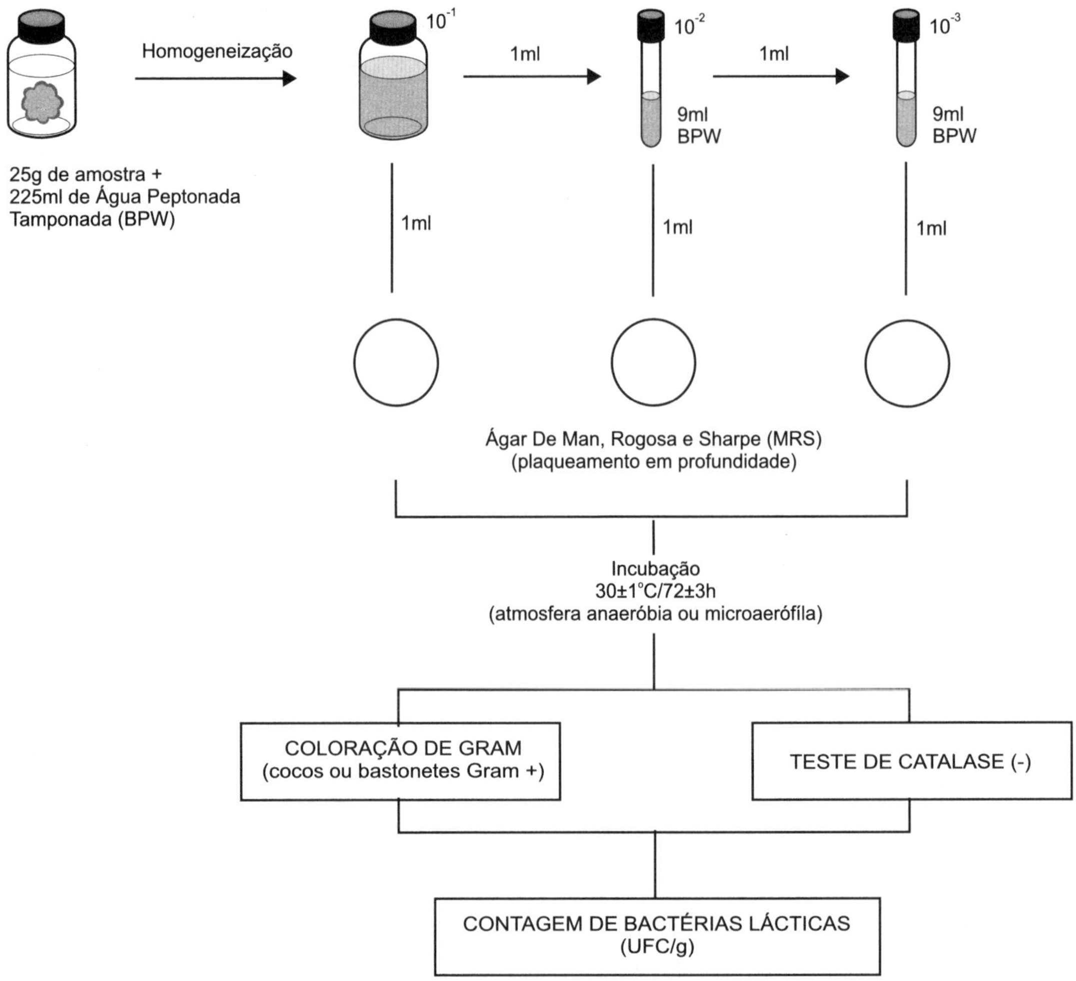

Figura 14.4. Esquema de análise para contagem de bactérias lácticas em alimentos pelo método de plaqueamento ISO 15214:1998.

b) Contagem e confirmação das colônias. Selecionar para a contagem placas com 15 a 300 colônias. Selecionar cinco colônias de cada placa e submeter à coloração de Gram e teste de catalase, conforme descritos no Capítulo 5. As culturas de bactérias Gram positivas (cocos ou bastonetes) catalase negativas são consideradas confirmadas como bactérias lácticas.

Nota b.1) Na ISO 15214:1998 a confirmação das colônias é opcional, devendo ser feita quando há suspeita de presença de outros tipos de microrganismos.

Nota b.2) Algumas espécies de *Leuconostoc* podem formar colônias grandes e gomosas que impedem o desenvolvimento de outras colônias. Havendo observação desse tipo de colônia levar em consideração o fato de que a contagem total de bactérias lácticas pode estar sendo subestimada.

c) Cálculo dos resultados. Segundo a ISO 7218:2007/Amd 1:2013, calcular usando a fórmula:

$$UFC/g = \sum a \,/\, [v \,.\, (n_1 + 0{,}1\; n_2).\; d]$$

onde:

a = (***b.C/A***) sendo ***C*** = número de colônias típicas presentes em cada placa selecionada para contagem,

A = número de colônias típicas submetidas à confirmação (geralmente cinco) e

b = número de colônias típicas confirmadas, dentre as que foram submetidas à confirmação.

v = volume inoculado em cada placa.

n_1 = número de placas contadas da primeira diluição selecionada

n_2 = número de placas contadas da segunda diluição selecionada

d = primeira diluição retida para contagem (10^0=1, 10^{-1}= 0,1, 10^{-2}= 0,01 e assim por diante).

Exemplo 1) Inoculados 0,1 ml das diluições 10^{-1}e 10^{-2}, uma placa por diluição (n_1 = 1 e n_2 = 1). Os resultados obtidos foram:

	Diluição 10^{-1}	Diluição 10^{-2}
Colônias típicas na placa (*C*)	150	17
Colônias típicas submetidas à confirmação (*A*)	5	5
Colônias típicas confirmadas dentre as submetidas à confirmação (*b*)	4	3
Número de colônias consideradas confirmadas nas placas [a = (*b.C/A*)]	(4x150/5) = 120	(3x17/5) = 10
Volume inoculado em cada placa (*v*)	0,1 ml	0,1 ml
Primeira diluição retida para contagem (*d*)	10^{-1} = 0,1	
Somatória das colônias consideradas confirmadas nas placas ($\sum a$)	120+10 = 130	
$UFC/g = \sum a / [v \,.\, (n_1 + 0{,}1\, n_2).\, d]$	130 / [0,1 x (1+0,1 x 1) x 0,1] = 130/0,011 = 1,2x10^4	

Exemplo 2) Inoculados 0,1 ml da diluição 10^{-1}, em duplicata (n_1 = 2 e n_2 = 0). Os resultados obtidos foram:

	Placa 1	Placa 2
Colônias típicas na placa (*C*)	18	20
Colônias típicas submetidas à confirmação (*A*)	5	5
Colônias típicas confirmadas dentre as submetidas à confirmação (*b*)	4	5
Número de colônias consideradas confirmadas nas placas [a = (*b.C/A*)]	(4x18/5) = 14	(5x20/5) = 20
Volume inoculado em cada placa (*v*)	0,1 ml	0,1 ml
Primeira diluição retida para contagem (*d*)	10^{-1} = 0,1	
Somatória das colônias consideradas confirmadas nas placas ($\sum a$)	14+20 = 34	
$UFC/g = \sum a / [v \,.\, (n_1 + 0{,}1\, n_2).\, d]$	34 / [0,1x(2+0,1x0)x0,1] = 34/0,02 = 1,7x10^3	

14.5. Referências

ANANTH, V., CIRIGLIANO, M.C. & ILLSLEY, R., 2015. Salad dressings. In: SALFINGER, Y. & TORTORELLO, M.L. (eds), *Compendium of Methods for the Microbiological Examination of Foods*. 5th edition. Washington, DC: American Public Health Association (APHA). Chapter 53, pp. 731-738.

BJÖRKROTH, J., DICKS, L.M.T. & HOLZAPFEL, W.H., 2009. Genus *Weissella*. In: DeVOS, P., GARRITY, G.M., JONES, D. *et al.* (eds), *Bergey's Manual of Systematic Bacteriology*. 2nd edition, Volume 3. New York, NY: Springer. pp.643-654.

BRADLEY-Jr., R.L., HOUCK, K. & SMUKOWSKI, M., 2015. Milk and milk products. In: SALFINGER, Y. & TORTORELLO, M.L. (eds), *Compendium of Methods for the Microbiological Examination of Foods*. 5th edition. Washington, DC: American Public Health Association (APHA). Chapter 47, pp. 645-660.

CAI, Y., PANG, H., KITAHARA, M. & OHKUMA, M., 2012. *Lactobacillus nasuensis* sp. nov., a lactic acid bacterium isolated from silage, and emended description of the genus *Lactobacillus*. *International Journal of Systematic and Evolutionary Microbioogy*, 62:1140-1144.

COLLINS, M.D., 2009. Genus *Vagococcus*. In: DeVOS, P., GARRITY, G.M., JONES, D. *et al.* (eds), *Bergey's Manual of Systematic Bacteriology*. 2nd edition, Volume 3. New York, NY: Springer. pp.616-623.

DICKS, L.M.T. & HOLZAPFEL, W.H., 2009. Genus *Oenococcus*. In: DeVOS, P., GARRITY, G.M., JONES, D. *et al.* (eds), *Bergey's Manual of Systematic Bacteriology*. 2nd edition, Volume 3. New York, NY: Springer. pp.635-642.

DICKS, L.M.T., HOLZAPFEL, W.H., SATOMI, M. *et al.*, 2009. Genus *Tetragenococcus*. In: DeVOS, P., GARRITY, G.M., JONES, D. *et al.* (eds), *Bergey's Manual of Systematic Bacteriology*. 2nd edition, Volume 3. New York, NY: Springer. pp.611-616.

ENDO, A. & OKADA, S., 2008. Reclassification of the genus *Leuconostoc* and proposals of *Fructobacillus fructosus* gen. nov., comb. nov., *Fructobacillus durionis* comb. nov., *Fructobacillus ficulneus* comb. nov. and *Fructobacillus pseudoficulneus* comb. nov. *International Journal of Systematic and Evolutionary Microbioogy*, 58:2195-2205.

EUZÉBY J.P., 2016. *List of Prokaryotic Names with Standing in Nomenclature*. Online. Disponível no site: https://www.bacterio.net/ [Acesso em 10/08/2016].

EUZÉBY J.P., 2006. *Quelques caractères bactériologiques des coques à Gram positif et catalase négative*. Online. Disponível no site: http://www.bacterio.cict.fr/bacdico/ss/tstreptococcaceae.html [Acesso em 20/01/2012].

EZAKI, T. & KAWAMURA, Y., 2009. Genus *Abiotrophia*. In: DeVOS, P., GARRITY, G.M., JONES, D. *et al.* (eds), *Bergey's Manual of Systematic Bacteriology*. 2nd edition, Volume 3. New York, NY: Springer. pp.536-538.

FRANK, J.F., YOUSEF, A.E., 2004. Tests for groups of microrganisms. In: WEHR, H.M. & FRANK, J.F. (eds), *Standard Methods for the Examination of Dairy Products*. 17th edition. Washington, DC: American Public Health Association (APHA). Chapter 8, Section 8.071, p.227-247.

HAAKENSEN, M., DOBSON, C.M., HILL, J.E. & ZIOLA, B., 2009. Reclassification of *Pediococcus dextrinicus* (Coster and White 1964) Back 1978 (Approved Lists 1980) as *Lactobacillus dextrinicus* comb. nov., and emended description of the genus *Lactobacillus*. *International Journal of Systematic and Evolutionary Microbiology*, 59:615-621.

HAMMES, W.P. & HERTEL, C., 2009a. Genus *Carnobacterium*. In: DeVOS, P., GARRITY, G.M., JONES, D. *et al.* (eds), *Bergey's Manual of Systematic Bacteriology*. 2nd edition, Volume 3. New York, NY: Springer. pp.549-557.

HAMMES, W.P. & HERTEL, C., 2009b. Genus *Lactobacillus*. In: DeVOS, P., GARRITY, G.M., JONES, D. *et al.* (eds), *Bergey's Manual of Systematic Bacteriology*. 2nd edition, Volume 3. New York, NY: Springer. pp.465-511.

HARDIE J.M., 1986. Genus *Streptococcu*. In: SNEATH, P.H.A., MAIR, N.S., SHARPE, M.E. & HOLT, J.G. (eds), *Bergey's Manual of Systematic Bacteriology*. 1st edition, Volume 2. Baltimore, MD: Williams & Wilkins. pp.1043-1071.

HOLZAPFEL, W.H., BJÖRKROTH, J.A. & DICKS, L.M.T., 2009. Genus *Leuconostoc*. In: DeVOS, P., GARRITY, G.M., JONES, D. *et al.* (eds), *Bergey's Manual of Systematic Bacteriology*. 2nd edition, Volume 3. New York, NY: Springer. pp.624-635.

HOLZAPFEL, W.H., FRANZ, C.M.A.P.,LUDWIG, W. *et al.*, 2005. The Genera *Pediococcus* and *Tetragenococcus*. In: DWORKIN, M. *et al.* (eds), *The Prokaryotes: An Evolving Electronic Resource for the Microbiological Community*, Release 3.20, 31/12/2005. New York, NY: Springer-Verlag.

HOLZAPFEL, W.H., FRANZ, C.M.A.P., LUDWIG, W. & DICKS, L.M.T., 2009. Genus *Pediococcus*. In: DeVOS, P., GARRITY, G.M., JONES, D. *et al.* (eds), *Bergey's Manual of Systematic Bacteriology*. 2nd edition, Volume 3. New York, NY: Springer. pp.513-532.

ISO 7218. *Microbiology of food and animal feeding stuffs – General requirements and guidance for microbiological examination*. 3rd edition, 2007, Amendment 1, 2013. The International Organization for Standardization.

ISO 15214. *Microbiology of food and animal feeding stuffs — Horizontal method for the emumeration of mesophilic lactic acid bacteria - Colony-count technique at 30°C.*. 1st edition, 1998. The International Organization for Standardization.

LAFARGE, V., OGIER, J.C., GIRARD, V. *et al.*, 2004. Raw Cow Milk Bacterial Population Shifts Attributable to Refrigeration. *Applied and Environmental Microbiology*, 70(9): 5644-5650.

LEINER, J.J. & VANCANNEYT, M., 2009. Genus *Paralactobacillus*. In: DeVOS, P., GARRITY, G.M., JONES, D. *et al.* (eds), *Bergey's Manual of Systematic Bacteriology*. 2nd edition, Volume 3. New York, NY: Springer. pp.511-513.

NJONGMETA, N.A., HALL, P.A., LEDENBACH, L. &FLOWERS, R.S., 2015. Acid-producing microrganisms. In: SALFINGER, Y. & TORTORELLO, M.L. (eds), *Compendium of Methods for the Microbiological Examination of Foods*. 5th edition. Washington, DC: American Public Health Association (APHA). Chapter 19, pp. 229-236.

PADONOU, S.W., SCHILLINGER, U., NIELSEN, D.S. *et al.*, 2010. *Weissella beninensis* sp. nov., a motile lactic acid bacterium from submerged cassava fermentations, and emended description of the genus *Weissella*. *International Journal of Systematic and Evolutionary Microbiology*, 60:2193-2198.

PARISH, M.E., WOROBO, R.W. & DANYLUK, MD., 2015. Juice and juice-containing beverages. In: SALFINGER, Y. & TORTORELLO, M.L. (eds), *Compendium of Methods for the Microbiological Examination of Foods*. 5th edition. Washington, DC: American Public Health Association (APHA). Chapter 58, pp. 769-777.

TAYLOR, T.M. & PÉREZ, K.L., 2015. Microbiological media, reagents, and stains. In: SALFINGER, Y. & TORTORELLO, M.L. (eds), *Compendium of Methods for the Microbiological Examination of Foods*. 5th edition. Washington, DC: American Public Health Association (APHA). Chapter 67, pp. 885-950.

TEUBER, M., 2009. Genus *Lactococcus*. In: DeVOS, P., GARRITY, G.M., JONES, D. *et al.* (eds), *Bergey's Manual of Systematic Bacteriology*. 2nd edition, Volume 3. New York, NY: Springer. pp.711-722.

WHILEY, R.A. & HARDIE, J.M., 2009. Genus *Streptococcus*. In: DeVOS, P., GARRITY, G.M., JONES, D. *et al.* (eds), *Bergey's Manual of Systematic Bacteriology*. 2nd edition, Volume 3. New York, NY: Springer. pp.655-710.

15 *Campylobacter*

Revisões da 6ª edição

Item 15.1.3 (revisado) Revisado o Quadro 15.2 com as alterações da ISO 10272-1:2017 e ISO 10272-2:2017.

Item 15.2 (revisado) O método de presença/ausência ISO 10272-1 foi revisado conforme a edição de 2017 da norma, com as seguintes alterações:

15.2.2.a) Alteradas as condições de enriquecimento em função do tipo de amostra analisada. O método foi validado para unidade analítica de 10 g ou menor (nota a.1). Restringidas as formas de obtenção da atmosfera microaerófila (nota a.2) e dispensado o enriquecimento para amostras com população elevada de *Campylobacter*, como fezes de aves ou carne crua de aves (nota a.3).

15.2.2.b) Inseridas orientações obre como fazer a o plaqueamento seletivo diferencial diretamente (sem enriquecimento) (nota b.2). Permitida a refrigeração das placas por 72 horas antes da seleção de colônias para confirmação (nota b.3).

15.2.2.d) O teste de crescimento a 25 °C passa a ser feito em atmosfera aeróbia. O teste de crescimento a 41,5 °C em atmosfera aeróbica foi excluído.

15.2.2.e) Excluído o teste de sensibilidade à cefalotina e ao ácido nalidíxico.

Item 15.3 (novo) Incluído o método de plaqueamento ISO 10272-2 (2017) para contagem de *Campylobacter* termotolerantes em alimentos.

15.1. Introdução

Campylobacter é uma das principais causas de diarréia em humanos, em vários países superando *Salmonella* em importância. *Campylobacter jejuni* subsp. *jejuni* é a espécie mais frequentemente associada com gastrenterites agudas veiculadas por alimentos, seguido de *Campylobacter coli* (Habib *et al.*, 2013). *Campylobacter lari* e *Campylobacter upsaliensis* também são reconhecidos como patógenos primários, mas não isolados com tanta frequência (WHO, 2020).

As doenças de origem alimentar (DTAs) provocadas por *C. jejuni* subsp. *jejuni* incluem gastroenterite, septicemia, meningite, aborto e síndrome de Guillain-Barré (SGB). A SGB é classificada pela International Commission on Microbiological Specifications for Foods (ICMSF, 2018) no grupo de risco IIIB, que inclui as doenças "de severo perigo para população restrita, representando ameaça de morte, sequelas crônicas ou longa duração".

15.1.1. Taxonomia

Campylobacter faz parte da família *Campylobacteriaceae*, que inclui as bactérias na forma de bastonetes curvos espiralados (Vandamme *et al.*, 2005a). A descrição do gênero foi publicada em 2005 na 2ª edição do *Bergey's Manual of Systematic Bacteriology* (Vandamme *et al.*, 2005b), sendo posteriormente corrigida por Vandamme *et al.* (2010).

15.1.1.1. *Campylobacter* Sebald & Véron 1963 emend. Vandamme *et al.* 2010

As células da maioria das espécies de *Campylobacter* são bastonetes finos espiralados (0,2-0,5µm de espessura e 0,5-5µm de comprimento), com uma ou mais espirais (em algumas espécies predominam bastonetes curvos ou retos). Gram negativos, não esporogênicos. Apresentam arranjo típico em forma de "S" ou "asa de gaivota", quando as células se juntam duas a duas. Em culturas velhas tendem a apresentar morfologia cocoide. São móveis em sua maioria, apresentando motilidade característica em movimentos tipo saca-rolha ou vaivém.

Microaerófilos com metabolismo respiratório. Várias espécies requerem anaerobiose para crescimento ótimo e crescem apenas microaerobicamente na presença de fumarato com formiato e hidrogênio. Requerem concentração de oxigênio entre 3 e 15% e concentrações de CO_2 entre 3 e 15%. O sangue ou o soro estimulam o crescimento, mas não são indispensáveis. O metabolismo energético é oxidativo e são oxidase positivos, exceto *C. gracilis* e algumas cepas de *C. concisus* e *C. showae*. Quimioorganotróficos. Não utilizam carboidratos como fonte de energia, sempre derivada da oxidação de aminoácidos ou de ácidos intermediários do ciclo do ácido tricarboxílico. Tipicamente não proteoliticos, não hidrolisam gelatina, caseína, amido ou tirosina (embora *C. ureolyticus* seja capaz de digerir gelatina e caseína).

São inativos na maior parte dos testes bioquímicos convencionais, não produzindo ácidos ou compostos neutros de metabolismo. Vermelho de metila (VM) e Voges-Proskauer (VP) negativos. Algumas espécies apresentam atividade de arilsulfatase mas não de lecitinase ou lipase. A maioria reduz o nitrato. Não produzem pigmentos. Crescem a 35-37 °C, não crescem a 4 °C.

A maioria das espécies são patogênicas para o homem e/ou outros animais, sendo encontradas nos órgãos reprodutivos, trato intestinal e cavidades orais de diversas espécies.

No Quadro 15.1, são apresentadas as principais características das espécies de *Campylobacter* descritas até junho de 2016.

15.1.1.2. *Campylobacter* termotolerantes

As espécies de *Campylobacter* normalmente associadas com doenças transmitidas por alimentos são *C. jejuni* subsp. *jejuni*, *C. coli*, *C. lari* e *C. upsaliensis*, que constituem um grupo distinto no gênero *Campylobacter*, chamado de termotolerantes. Caracteristicamente, essas espécies apresentam temperatura ótima de crescimento por volta de 42 °C e não crescem abaixo dos 30 °C (Corry & Line, 2015).

No Quadro 15.1 são apresentadas as principais características dessas espécies, em comparação com outras que também crescem a 42 °C mas não a 25 °C.

As células de *C. jejuni* apresentam a morfologia típica das espécies do gênero *Campylobacter*, podendo assumir forma cocoide com a idade ou exposição a concentrações tóxicas de oxigênio. São móveis com um único flagelo polar, que parece ser um fator de virulência necessário à colonização do trato intestinal por essa espécie. Em meios sólidos forma dois tipos de colônias: O primeiro tipo são colônias acinzentadas, planas, com bordas irregulares e tendência a espalhar-se e aglomerar-se ao longo das estrias. O segundo são colônias convexas, com bordas regulares e centro preto. A maioria das cepas é fracamente hemolítica em ágar sangue, mas esta característica pode ser afetada pela composição do meio, atmosfera de incubação e tempo/temperatura de incubação. Todas as cepas crescem na presença de 1% de ox-bile (Vandamme *et al.*, 2005b).

Segundo a ICMSF (1996) a temperatura de crescimento de *C. jejuni* subsp. *jejuni* está na faixa de 32 a 45 °C, não crescendo a 25 ou a 47 °C. Esta subespécie não é resistente ao calor, sendo facilmente destruída pela pasteurização ($D_{55°C}$ variando entre 0,6 e 2,3min). O pH ótimo de crescimento está entre 6,5 e 7,5 e o máximo entre 9,0 e 9,5. Não cresce em pH 4,7 e morre rapidamente em pH 4,0. É bastante sensível à secagem e não cresce na presença de 2% de NaCl. Vandamme *et al.* (2005b) relatam ainda crescimento em meios sólidos contendo 1-1,5% de ox-bile e 0,02% de safranina. Reduzem e toleram 0,04% de cloreto de trifeniltetrazólio (TTC) (90% das cepas). A maioria cresce na presença de 100 mg/l de 5-fluorouracil (90% das cepas) e 32 mg/l de cefalotina (95% das cepas).

Quadro 15.1. Características bioquímicas e de crescimento das espécies de *Campylobacter* descritas até junho de 2016.

1) Oxidase, **2)** Catalase, **3)** Urease, **4)** Redução nitrato, **5)** Hidrólise do hipurato, **6)** Hidrólise do indoxil acetato, **7)** H_2S em TSI, **8)** α-Hemólise, **9)** Crescimento a 25 °C, **10)** Crescimento a 42 °C, **11)** Crescimento em Ágar Charcoal Cefoperazona Desoxicolato (CCDA), **12)** Crescimento na presença de Glicina 1%, **13)** Resistência ao ácido nalidíxico 30µg, **14)** Resistência à cefalotina 30µg

Espécie	1	2	3	4	5	6	7	8	9	10	11	12	13	14
	Ox	Cat	Ure	Nit	Hip	Ind	H_2S	Hem	25 °C	42 °C	CCDA	Gli	Ac Nal	Cef
C. iguaniorum[a]	+	+	-	+	-	-	+	+	+	-	+	+	+	-
C. avium[a]	+	+	-	+	+	+	-	-	-	+	-	-	-	+
C. canadensis[a]	+	v	v	v	-	-	v	-	-	+	+	v	v	-
C. coli[a]	+	+	-	+	-	+	-	(-)	-	+	+	(+)	-	+
C. concisus[a]	v	-	-	(-)	-	-	-	(-)	-	(+)	(-)	(-)	(+)	-
C. corcagiensis[b]	+	+	+	(+)	-	v	+	-	+ (ana)	+ (ana)	ND	+	+	ND
C. cuniculorum[a]	+	-	-	+	-	+	-	-	-	(+)	(+)	-	v	(+)
C. curvus[a]	+	-	-	+	(-)	v	(-)	(-)	-	v	(+)	+	+	-
C. fetus subsp. *fetus*[a]	+	+	-	+	-	-	-	-	+	(+)	+	+	+	-
C. fetus subsp. *venerealis*[a]	+	(+)	-	(+)	-	-	-	v	+	-	+	(-)	v	-
C. fetus subsp. *testudinum*[c]	+	+	-	+	-	-	-	ND	+	+ (69%)	ND	+	ND	ND
C. gracilis[a]	-	(-)	-	(+)	-	(+)	-	-	-	v	v	+	v	-
C. helveticus[a]	+	-	-	+	-	+	-	+	-	+	+	v	-	-
C. hominis[a]	+	-	-	v	-	-	-	ND	-	(-)	ND	+	v	-
C. hyointestinalis subsp. *hyointestinalis*[a]	+	+	-	+	-	-	+	v	(-)	+	+	+	+	(-)
C. hyointestinalis subsp. *lawsonii*[a]	+	+	-	+	-	-	+	v	-	+	+	v	+	-
C. insulaenigrae[a]	+	+	-	-	-	-	-	ND	-	-	ND	-	+	+
C. jejuni subsp. *doylei*[a]	+	v	-	-	+	+	-	+	-	-	+	(-)	-	-
C. jejuni subsp. *jejuni*[a]	+	+	-	+	+	+	-	+	-	+	+	+	-	+
C. lanienae[a]	+	+	-	+	-	-	-	+	-	+	ND	-	+	+
C. lari subsp. *concheus*[a]	+	+	-	+	-	ND	ND	ND	-	+	+	(+)	-	+
C. lari subsp. *lari*[a]	+	+	-	+	-	-	-	+	-	+	+	+	(+)	+
C. mucosalis[a]	+	-	-	(-)	-	-	+	-	-	+	+	(-)	(+)	-
C. peloridis[a]	+	+	ND	ND	-	ND	ND	ND	-	+	+	+	(+)	(-)
C. rectus[a]	+	(-)	-	+	-	+	-	+	-	(-)	-	+	(+)	-
C. showae[a]	v	+	-	+	-	v	v	+	-	v	+	v	-	-
C. sputorum[a]	+	ND	ND	(+)	-	-	+	+	-	+	(+)	+	(+)	-
C. subantarcticus[a]	+	+	ND	+	-	+	-	+	-	+	ND	(+)	+	-
C. upsaliensis[a]	+	-	-	+	-	-	-	+	-	+	+	+	-	(-)
C. ureolyticus[d]	+	v	+	+	-	v	-	v	-	v	+	+	-	-
C. volucris[a]	+	+	ND	+	-	-	ND	ND	-	+	ND	-	+	+

[a] Dados de Gilbert *et al.*, 2015: **+**, 90–100% das cepas positivas; **(+)**, 75–89% das cepas positivas; **v**, 26–74% das cepas positivas; **(-)**, 11–25% das cepas positivas; **-**, 0–10% das cepas positivas; **ND**, não determinado.

[b] Dados de Koziel *et al.* (2014): **+**, positivo; **w**, fracamente positivo; **(+)**, 68-95% das cepas positivas; **v**, 34-67% das cepas positivas; **(-)**, 5-33% das cepas positivas; **-**, negativo.

[c] Dados de Fitzgerald *et al.* (2014), que não relata a porcentagem de cepas relacionadas aos símbolos na maioria dos casos.

[d] Dados de Vandamme *et al.* (2010), que não relata a porcentagem de cepas relacionadas aos símbolos.

As células de *C. coli* apresentam a morfologia típica das espécies do gênero *Campylobacter* e também tendem a assumir forma cocoide com a idade ou exposição a concentrações tóxicas de oxigênio. As colônias em meios sólidos são redondas, com 1-2mm em diâmetro, convexas (elevadas), lisas e brilhantes. Nos meios úmidos tendem a espalhar-se na direção das estrias, adquirindo uma aparência plana e acinzentada. A maioria das cepas não são hemolíticas (mas não todas). Crescem em meios sólidos contendo 1-1,5% de ox-bile, 0,02% de safranina, 32 mg/l de cefalotina e 0,04% de cloreto de trifeniltetrazólio (TTC). Reduzem o TTC e a maioria (76% das cepas) é resistente a 100 mg/l de 5-fluorouracila (Vandamme *et al.*, 2005b).

A diferenciação entre *C. coli* e *C. jejuni* subsp. *jejuni* é difícil. A característica mais usada para esta finalidade é a incapacidade de *C. coli* para hidrolisar o hipurato, embora algumas cepas de *C. jejuni* subsp. *jejuni* também apresentem resultado negativo.

15.1.2. Epidemiologia

A doença causada pelo *C. jejuni* subsp. *jejuni* é chamada de campilobacteriose, cuja manifestação mais comum é uma gastroenterite (enterite por *Campylobacter*) que geralmente não requer tratamento. A dose infectiva é estimada em 10.000 células, porém, há estudos mostrando que a ingestão de menos de 500 organismos levou ao desenvolvimento de sintomas em voluntários. O período de incubação geralmente é de dois a cinco dias e a duração é de dois a dez dias. Os principais sintomas são febre, diarreia, cólicas abdominais e vômito. A diarréia pode ser aquosa, com ou sem muco e com ou sem sangue (que pode estar oculto) e leucócitos fecais. Outros sintomas são dor abdominal, náusea, dor de cabeça e dores musculares. A maior parte das infecções é auto-limitada e não necessita tratamento com antibióticos (FDA, 2012).

Crianças com menos de 5 anos de idade e adultos jovens de 15 a 29 anos de idade são o grupo mais frequentemente atingido pela gastroenterite, sendo maior a incidência entre crianças de seis a 12 meses de idade. Em indivíduos com HIV/AIDS estima-se que a incidência seja 40 vezes maior, em comparação com outros indivíduos da mesma faixa etária (FDA, 2012).

Complicações não são comuns, embora possam ocorrer bacteremia e infecções em outros órgãos, como meningite, hepatite, colecistite, e pancreatite. Estima-se em 1,5 a cada 1.000 casos a frequência de bacteremia. Mulheres grávidas também podem ser afetadas, levando à infecção do feto (sepse neonatal), aborto ou morte fetal. Síndrome hemolítico-urêmica e colite recorrente após a infecção por *C. jejuni* também têm sido documentadas (FDA, 2012).

Doenças auto-imunes são outra complicação potencial de longo prazo associadas à campilobacteriose. Uma delas é a atrite reativa, que pode ser desencadeada em cerca de 2% dos casos de gastroenterite. Outra é a síndrome de Guillain-Barré (SGB), que pode ocorrer duas a três semanas após a infecção. A doença é uma paralisia semelhante à poliomielite, que pode resultar em disfunção neurológica respiratória grave ou, eventualmente, em morte. A duração é de várias semanas, requerendo cuidados intensivos. Estima-se que uma em cada 2.000 infecções diagnosticadas evoluem para SGB. Nem todos os casos de SGB são associados à campilobacteriose, mas vários estudos têm mostrado que até 40% dos quadros de SGB evoluem a partir de uma infecção por *Campylobacter*. Acredita-se que os antígenos presentes nas células de *C. jejuni* são semelhantes aos presentes em certos tecidos do sistema nervoso em seres humanos, o que leva à reação auto-imune (FDA, 2012).

As cepas de *Campylobacter* são amplamente distribuídas em animais de sangue quente, domésticos ou silvestres. São prevalentes em frangos, bovinos, suínos, ovinos e em animais de estimação, incluindo cães e gatos. A principal rota de transmissão é o consumo de alimentos contaminados, principalmente carne mal cozida, produtos cárneos e leite cru. Água contaminada não tratada também é uma fonte reconhecida de infecção. A campilobacteriose é considerada uma zoonose, isto é, uma doença transmitida dos animais ou produtos animais para o homem. Nos animais raramente provoca doenças (WHO, 2020).

Campylobacter é um contaminante comum em aves, que normalmente podem carregar 10^2 a 10^5 células por carcaça. Considerando-se que menos de 500 células podem causar infecção, produtos de aves representam um risco significativo para os consumidores (FDA, 2012) O congelamento reduz a população, mas os estudos demonstram que *Campylobacter* pode ser detectado em carne de frango mesmo depois de várias semanas a -20 ºC (Habib *et al.*, 2013, Jasson *et al.*, 2007, Alter & Scherer, 2006, Babakhani *et al.*, 1993). A contaminação das carcaças é primariamente superficial, mas as células podem penetrar em aberturas e fendas da pele, onde proteínas, ácidos graxos e gorduras oferecem proteção contra a ação deletéria do congelamento (Solow *et al.*, 2003, Davis & Conner, 2007).

15.1.3. Comentários sobre os métodos de análise

Os métodos da International Organization for Standardization (ISO 10272-1 e 2, 2017), da Food and Drug Administration (Hunt *et al.*, 2018) e do United States Department of Agriculture (MLG/USDA, 2016) são direcionados às espécies termotolerantes de *Campylobacter*, com temperatura de incubação de 41,5 ou 42 ºC. As principais etapas de cada um desses procedimentos estão descritas no Quadro 15.2. São muito semelhantes, incluindo uma etapa de pré-enriquecimento em caldo seletivo incubado a 37 ºC (exceto o MLG/USDA, que dispensa esta etapa), uma etapa de enriquecimento no mesmo caldo, mas com temperatura de incubação elevada para 41,5 ou 42 ºC, uma etapa de plaqueamento em um ou dois meios seletivos diferenciais, incubados a 41,5 ou 42 ºC e uma seleção inicial das culturas para confirmação, baseada nas características típicas de forma, arranjo e motilidade de *Campylobacter*.

São requeridos cuidados no transporte e estocagem das amostras. O BAM/FDA destaca que *Campylobacter* é sensível ao ar, secagem, baixo pH, aquecimento, congelamento e estocagem prolongada, podendo sofrer injúrias que dificultam a detecção. Células velhas ou estressadas gradualmente adquirem forma cocoide e se tornam mais difíceis de cultivar. Para estocagem prolongada, *C. jejuni* subsp *jejuni* pode sobreviver duas a quatro semanas sob refrigeração (4 ºC), se for garantida baixa tensão de oxigênio e proteção contra perda de umidade (exceto no caso de leite cru). Nas mesmas condições, também pode sobreviver dois a cinco meses a 20 ºC negativos. Outras espécies, nas mesmas condições, podem sobreviver (mas não se multiplicar) uma a três semanas a 4 ºC (exceto no caso de leite cru). A população diminui dois ciclos logarítmicos a 20 ºC negativos, mas os sobreviventes podem ser recuperados após mais de cinco meses. Uma vez abertos os frascos ou embalagens, a análise deve ser feita o mais rápido possível, porque a introdução de oxigênio é particularmente deletéria para as células, já debilitadas pela estocagem prolongada.

Na realização do ensaio, a incubação é feita sob condições microaerófilas. O BAM/FDA indica uma composição gasosa com 5% de O_2, 10% de CO_2 e 85% de N_2. O MLG/USDA indica 6 a 12% de O_2 e 5 a 8% de CO_2. A ISO 10272-1 (2017) e a ISO 10272-2 (2017) indicam 5±2% de O_2, 10±3% de CO_2, menos de 10% de H_2 (opcional) e a quantidade de N_2 necessária para completar 100%.

Para aumentar a tolerância ao oxigênio, os meios de cultivo contém diversas combinações dos seguintes agentes sequestrantes: sulfato ferroso, metabissulfito de sódio, piruvato de sódio (a combinação desses três é chamada de suplemento FBP), charcoal, heme e sangue. Esses agentes previnem o acúmulo de foto-derivativos do oxigênio nos meios de cultura e neutralizam o peróxido de hidrogênio produzido durante o crescimento (particularmente o sangue, o charcoal e o piruvato de sódio) (Bolton *et al.*, 1984). O sangue também neutralisa inibidores da trimetroprima.

Para reduzir a competição da microbiota acompanhante os meios contém diversas combinações dos seguintes antibióticos: cefoperazona de sódio,

Quadro 15.2. Meios e condições de incubação recomendados pela FDA, USDA e ISO nas diversas etapas da análise de *Campylobacter* em alimentos.

<table>
<tr><th>Método</th><th>Pré-enriquecimento[a]</th><th>Enriquecimento[a]</th><th>Plaqueamento[a]</th><th>Seleção das culturas para confirmação</th></tr>
<tr><td>BAM/FDA:2018
presença ausência</td><td>BEB[b]
37±2 °C/4h ou
30±2 °C/3h + 37±2 °C/2h
Agitação
Atmosfera microaerófila</td><td>Transferir para 42±1 °C manter por 23-24h com agitação ou 28-29h sem agitação[c]
Atmosfera microaerófila</td><td>AHB e m-CCDA
42±1 °C/24-48h
Atmosfera microaerófila</td><td>Forma, arranjo e motilidade típicos</td></tr>
<tr><td>MLG/USDA:2016
presença ausência</td><td>Não tem</td><td>BEB
42±1 °C/48±2h
Atmosfera microaerófila</td><td>Campy-Cefex
42±1 °C/48±2h
Atmosfera microaerófila</td><td>Forma, arranjo e motilidade típicos; teste sorológico em látex</td></tr>
<tr><td>MLG/USDA:2016
contagem em placas</td><td colspan="2">Carcaças de frango: rinsar com 400ml de BPW;
Cortes de frango: diluição 1:5 em BPW;
Esponjas: recolher em 25 ml de BPW;
Plaquear 1 ml do BPW diretamente em superfície, sem pré-enriquecimento ou enriquecimento</td><td>Campy-Cefex
(0,3-0,3-0,3-0,1ml)
42±1 °C/48±2h
Atmosfera microaerófila</td><td>Forma, arranjo e motilidade típicos; teste sorológico em látex</td></tr>
<tr><td rowspan="2">ISO 10272-1:2017
presença/ausência</td><td>Amostras com baixa população acompanhante e/ou com células de Campylobacter injuriadas: BEB a 37±1 °C/4-6h em atmosfera microaerófila</td><td>Transferir BEB para 41,5±1 °C
Manter por 44±4h em atmosfera microaerófila</td><td rowspan="2">m-CCDA[d] a 41,5±1 °C/44±4h e segundo meio de escolha do laboratório[e]
Atmosfera microaerófila</td><td rowspan="2">Forma, arranjo e motilidade típicos</td></tr>
<tr><td>Amostras com alta população acompanhante: não aplicado</td><td>Caldo Preston a 41,5±1 °C/24±2h em atmosfera microaerófila</td></tr>
<tr><td>ISO 10272-2:2017
contagem em placas</td><td colspan="2">Preparar a 1ª diluição e as diluições subsequentes conforme orientação do capítulo 2, passando diretamente ao plaqueamento em superfície, sem pré-enriquecimento ou enriquecimento</td><td>Plaqueamento em superfície
m-CCDA[d]
41,5±1 °C/44±4h
Atmosfera microaerófila</td><td>Forma, arranjo e motilidade típicos</td></tr>
</table>

BAM/FDA = *Bacteriological Analytical Manual Online* da Food and Drug Administration (Hunt *et al.*, 2018), **MLG/USDA** = *Microbiological Laboratory Guidebook Online* do United States Department of Agriculture (USDA, 2016).

[a] **AHB** = Ágar Abeyta-Hunt-Bark, **BEB** = Caldo Bolton, **BPW** = Água Peptonada Tamponada, **m-CCDA** = Ágar *Campylobacter* Charcoal Diferencial Modificado = Ágar Charcoal Cefoperazona Desoxicolato Modificado.

[b] 37 ± 2 °C por 4 horas para amostras com menos de 10 dias de produção e produtos lácteos, 30 ± 2 °C por 3 horas seguidas de 37 ± 2 °C por 2 horas para amostras que tenham sido mantidas sob refrigeração por mais de 10 dias e amostras de moluscos e crustáceos.

[c] Moluscos e crustáceos 27-28 horas sob agitação ou 48 horas sem agitação, produtos lácteos 48 horas com ou sem agitação.

[d] A formulação do m-CCDA descrita pelo BAM/FDA e ISO 10272-1/2 são ligeiramente diferentes (vide Capítulo de preparo de meios e reagente).

[e] Recomenda-se selecionar meios baseados em princípios diferentes do m-CCDA. O Ágar de Skirrow, o Ágar de Preston, o Ágar Karmali e o Ágar Butzler podem ser utilizados

trimetroprima, vancomicina, rifampicina, anfotericina B e cicloeximida. A vancomicina inibe bactérias Gram positivas, a trimetroprima inibe *Proteus*, a cefoperazona de sódio inibe bactérias Gram negativas entéricas e algumas Gram positivas, a anfotericina B e a cicloeximida inibem fungos.

O método de presença/ausência ISO 10272-1, descrito nesse capítulo, utiliza apenas três testes para a confirmação de *Campylobacter* termotolerantes em nível de gênero, a morfologia, arranjo e motilidade típicos (culturas atípicas podem ser descartadas), o teste de oxidase positivo e o crescimento negativo a 25 °C em condições aeróbias. A diferenciação das quatro espécies alvo do ensaio (*C. jejuni* subsp. *jejuni*, *C. coli*, *C. lari* e *C. upsaliensis*) é opcional e utiliza três testes: catalase, hidrólise do hipurato e hidrólise do indoxil acetato. O método de contagem em placas ISO 10272-2 é idêntico, a partir do plaqueamento seletivo diferencial.

O BAM/FDA e o MLG/FSIS/USDA também utilizam a morfologia, arranjo e motilidade típicos para seleção ou descarte das culturas, comprovando a importância dessas características na identificação de *Campylobacter*. Para a confirmação, entretanto, indicam um número maior de testes que, em havendo interesse, podem ser acessados gratuitamente no BAM ou MLG online (endereço eletrônico nas referências).

15.2. Método presença/ausência ISO 10272-1:2017 para *Campylobacter* termotolerante em alimentos

Método da International Organization for Standardization, aplica-se a todos os alimentos destinados ao consumo humano, às rações animais, a amostras do ambiente de fabricação ou manipulação de alimentos e amostras da fase de produção primária, como fezes de animais, poeira e "swabs".

15.2.1. Material requerido para a análise

- □ Caldo Bolton (para amostras com baixa população acompanhante) ou Caldo Preston (para amostras com alta população acompanhante)
- □ Ágar Charcoal Cefoperazona Desoxicolato Modificado (m-CCDA)
- □ Segundo meio, de livre escolha do laboratório (Ágar de Skirrow ou Ágar de Preston ou Ágar Karmali ou Ágar Butzler)
- □ Ágar Columbia Sangue (CBA)
- □ Reagente de Kovacs para teste de oxidase
- □ Reagente de Catalase (peróxido de hidrogênio 3%) (opcional)
- □ Solução de hipurato de sódio (opcional)
- □ Solução de ninidrina (opcional)
- □ Discos de indoxil acetato (2,5 a 5,0 mg) (opcional)
- □ Sistema de geração de atmosfera microaeróbila
- □ Estufa incubadora a 37±1 °C
- □ Estufa incubadora a 41,5±1 °C
- □ Estufa incubadora a 25±1 °C

15.2.2. Procedimento

O esquema da análise de *Campylobacter* spp pelo método ISO 10272-1:2017 encontra-se descrito na Figura 15.1. Antes de iniciar as atividades, ler atentamente as orientações do Capítulo 5, que apresenta todos os detalhes e cuidados envolvidos na detecção da presença/ausência de microrganismos. O procedimento descrito abaixo não apresenta esses detalhes, pressupondo que sejam conhecidos pelo analista.

a) Enriquecimento

Há dois procedimentos para o enriquecimento, dependendo do tipo de amostra.

a1) Para amostras com baixa população de *Campylobacter* e baixa população de microbiota acompanhante e/ou para amostras com células injuriadas de *Campylobacter*, como alimentos cozidos ou congelados. Seguindo as orientações do Capítulo 2, homogeneizar uma porção de 10 g ou 10 ml da amostra em 90 ml de Caldo Bolton. Incubar em atmosfera microaeróbila a 37±1 °C por 4 a 6 horas e transferir para 41,5±1 °C por 44±4 horas. Composição da atmosfera microaeróbila: 5±2% de O_2, 10±3% de CO_2, menos de 10% de H_2 (opcional) e a quantidade de N_2 necessária para completar 100%.

a2) Para amostras com baixa população de *Campylobacter* e alta população de microbiota acompanhante, como carnes cruas ou leite cru. Seguindo as orientações do Capítulo 2, homogeneizar uma porção de 10 g ou 10 ml da amostra em 90 ml de Caldo Preston. Incubar em atmosfera microaeróbila a 41,5±1 °C por 24±2 horas.

Nota a.1) A quantidade de amostra na unidade analítica pode variar, desde que mantida a diluição 1:10. O método foi validado para unidade analítica de 10 g (exceto amostras fecais). Porções menores podem ser utilizadas, mas porções maiores exigem validação ou verificação para demonstrar que não apresentam efeito negativo na detecção de *Campylobacter*.

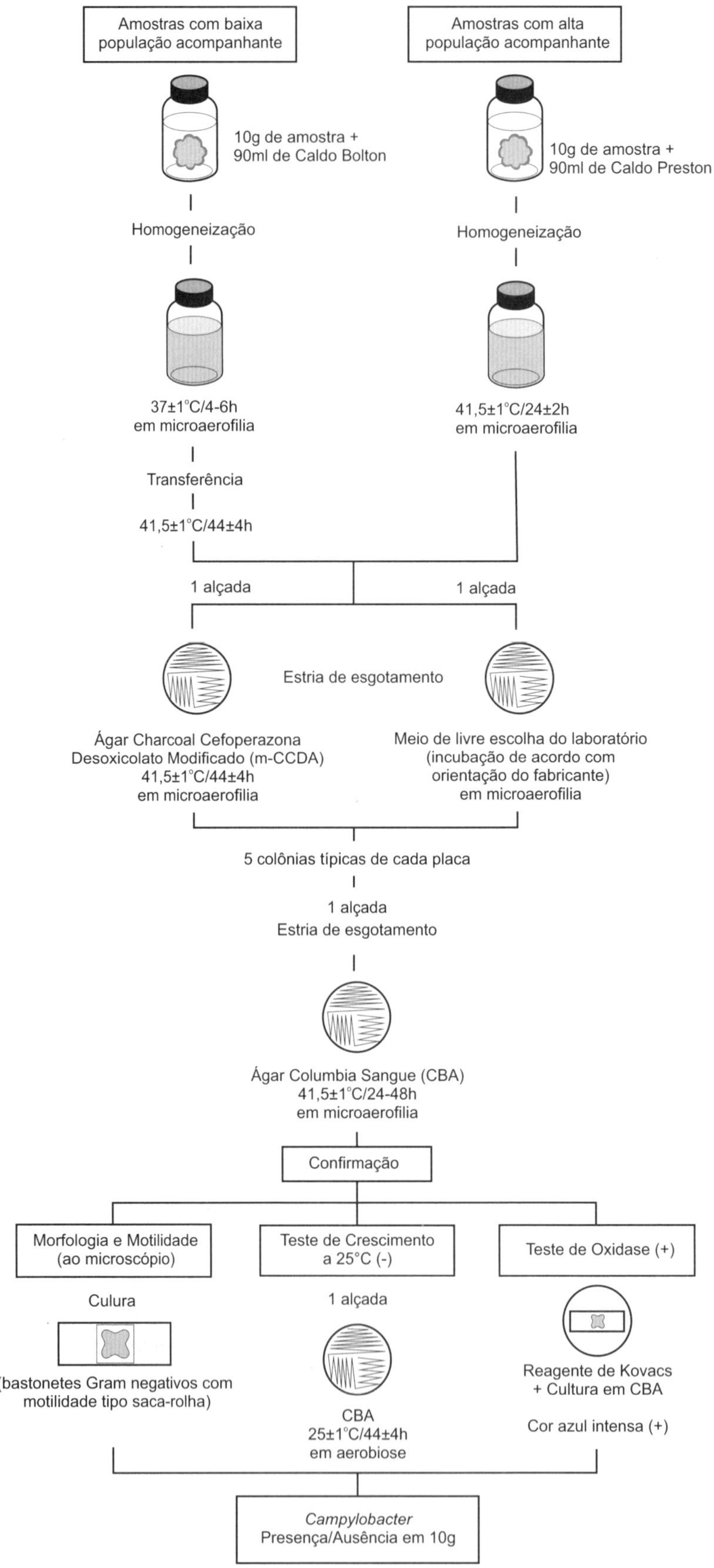

Figura 15.1. Esquema da análise de presença/ausência de *Campylobacter* pelo método ISO 10272-1(2017).

Nota a.2) A obtenção da atmosfera microaerófila pode ser feita usando jarros com "kits" comerciais de geração de gás. Nesse caso, deve ser obedecida a orientação do fabricante, particularmente quanto aos "kits" mais adequados à capacidade dos jarros utilizados. Alternativamente, os jarros podem ser preenchidos com uma mistura apropriada de gases antes da incubação.

Nota a.3) Para amostras com população elevada de *Campylobacter*, como fezes de aves ou carne crua de aves, o enriquecimento não é necessário e pode-se passar diretamente ao plaqueamento seletivo diferencial (vide nota b.2).

b) Plaqueamento diferencial

De cada cultura em Caldo Bolton ou Caldo Preston estriar uma alçada (estrias de esgotamento) em Ágar Charcoal Cefoperazona Desoxicolato Modificado (m-CCDA) e uma alçada em um segundo meio, de livre escolha do laboratório. Incubar as placas de m-CCDA a 41,5±1 °C por 44±4 horas, em atmosfera microaerófila. Incubar as placas do segundo meio opcional de acordo com a orientação do fabricante, em atmosfera microaerófila.

Nota b.1) Para selecionar o segundo meio de plaqueamento, a ISO 10272 recomenda optar por meios baseados em princípios diferentes do m-CCDA. O Ágar de Skirrow, o Ágar de Preston, o Ágar Karmali e o Ágar Butzler podem ser utilizados. Seguir as orientações do fabricante para selecionar as colônias típicas no meio opcional.

Nota b.2) No caso das amostras a serem plaqueadas diretamente, sem enriquecimento, seguir a seguinte orientação: para amostras de fezes estriar (estrias de esgotamento) o material na primeira metade da placa, flambar a alça e puxar o inóculo, estriando na outra metade da placa. Para outras amostras, diluir e homogeneizar em Água Salina Peptonada ou em Caldo Preston (diluição 1: 2, por exemplo) e plaquear uma alçada por estrias de esgotamento. A utilização de um segundo meio de plaqueamento com agentes selectivos diferentes dos do mCCDA poderá melhorar a detecção de *Campylobacter*, especialmente na presença de microbita acompanhante resistente à cefoperazona e outros antibióticos ß-lactâmicos de 3ª geração.

Nota b.3) Após a incubação as placas podem ser estocadas sob refrigeração (5±3 °C), preferencialmente em atmosfera microaerófila, para posterior confirmação das colônias suspeitas.

c) Seleção das colônias e purificação das culturas para a confirmação

Após o período de incubação, verificar se há desenvolvimento de colônias típicas de *Campylobacter* nos meios de plaqueamento diferencial. No Ágar m-CCDA as colônias típicas são acinzentadas, geralmente com brilho metálico, planas e úmidas, com tendência ao espalhamento. Outras formas de colônias podem ocorrer. No segundo meio de plaqueamento, seguir as orientações do fabricante para verificar as características típicas das colônias de *Campylobacter*.

Nota c.1) A aparência das colônias de *Campylobacter* pode variar de uma cepa para outra e, também, de lote para lote do meio de cultura utilizado. Reconhecer as colônias típicas pode depender da experiência do analista.

No fundo de cada placa inoculada, marcar cinco colônias típicas para a confirmação e, se houver menos de cinco, marcar todas. Selecionar uma das colônias marcadas, submeter à confirmação e, se o resultado dessa for negativo, submeter as outras à confirmação.

Estriar (estrias de esgotamento) a cultura de cada colônia selecionada em uma placa de Ágar Columbia Sangue (CBA), para purificação. Incubar as placas a 41,5±1 °C por 24 a 48 horas, em atmosfera microaerófila. Após a incubação, utilizar a cultura em CBA para a realização dos testes de confirmação.

Note c.2) As características de morfologia e motilidade podem ser observadas antes da transferência para o CBA.

d) Confirmação

d.1) Morfologia e motilidade. A partir das placas de CBA examinar a morfologia e motilidade ao microscópio, em montagens úmidas. Manter para os testes subsequentes as culturas típicas de *Campylobacter*, que são bastonetes curvos com motilidade tipo "saca-rolha". **Cuidado**. Vazamentos para fora da lamínula podem conter uma dose infectiva de *Campylobacter*. Trabalhar com luvas, descartar imediatamente as lâminas em frasco com álcool 70%, descontaminar as bancadas e a mesa e lente do microscópio.

d.2) Teste de crescimento a 25 °C em atmosfera aeróbia. A partir das placas de CBA, estriar uma alçada da cultura em uma nova placa de CBA e incubar a 25±1 °C por 44±4 horas, em atmosfera aeróbia. As espécies de *Campylobacter* termotolerantes alvo desse ensaio não crescem a 25 °C.

d.3) Teste de oxidase. Colocar um disco ou fita de papel de filtro no interior de uma placa de Petri e embeber o centro do papel com o reagente de Kovacs para teste de oxidase (solução aquosa 1% de cloridrato de N,N,N,N-tetrametil-p-fenilenodiamina). Com uma alça de platina ou palitos estéreis (não utilizar alça de níquel-cromo), remover uma pequena quantidade da cultura em CBA e espalhar sobre o reagente no papel, observando se ocorre o desenvolvimento de uma cor azul intensa, em aproximadamente dez segundos (teste positivo). O não desenvolvimento da cor azul no intervalo de um minuto indica teste negativo. As espécies de *Campylobacter* termotolerantes alvo desse ensaio são oxidase positivas.

e) Identificação da espécie (opcional)

Considerar como *Campylobacter* as culturas com morfologia de pequenos bastonetes curvos, motilidade tipo "saca-rolha, sem crescimento aeróbico 25 °C negativo e oxidase positivas.

Dentre as espécies de *Campylobacter* que crescem a 41,5 °C as mais frequentemente encontradas são *Campylobacter jejuni* e *Campylobacter coli*, mas *Campylobacter lari* e *Campylobacter upsaliensis* também têm sido relatadas. Havendo interesse os testes a seguir permitem sua diferenciação:

e.1) Teste de catalase. Em uma lâmina de microscópio, depositar uma alçada da cultura em uma gota de Reagente de Catalase (peróxido de hidrogênio 3%). Observar a ocorrência de borbulhamento em 30 segundos (teste positivo) ou não (teste negativo). Usar como controle positivo a cepa de *Campylobacter jejuni* WDCM 00005 e como controle negativo o *Enterococcus faecalis* WDCM 00087.

e.2) Teste de hidrólise do hipurato. Transferir uma alçada com inóculo pesado da cultura para um tubo com 0,4 ml de solução de hipurato de sódio, com o cuidado de não carregar ágar junto com o inóculo. Misturar bem por agitação e incubar a 37±1 °C por 4 horas em estufa ou 37±1 °C por 2 horas em banho-maria. Cuidadosamente, adicionar ao tubo 0,2 ml de solução de ninidrina, sobre a superfície da solução de hipurato. Não agitar. Reincubar a 37±1 °C por 10 minutos e observar o desenvolvimento de uma cor violeta-escura (teste positivos) ou a não alteração da cor (teste negativo). Cor levemente violeta é considerada negativa. Usar como controle positivo a cepa de *Campylobacter jejuni* WDCM 00005 e como controle negativo o *Campylobacter coli* WDCM 00004

e.3) Teste de hidrólise do indoxil acetato. Colocar uma alçada da cultura sobre um disco de indoxil acetato (2,5 a 5,0 mg) e adicionar uma gota de água destilada. Observar a mudança de cor do disco para azul-escuro, em cinco a dez minutos (teste positivo), ou não alteração de cor (teste negativo). Podem ser usados discos de indoxil acetato disponíveis comercialmente. Nesse caso, seguir as instruções do fabricante. Usar como controle positivo a cepa de *Campylobacter jejuni* WDCM 00005 e como controle negativo o *Campylobacter lari* WDCM 00204.

f) Interpretação dos resultados

Considerar como *Campylobacter* spp as culturas com morfologia de pequenos bastonetes curvos, motilidade tipo "saca rolha, crescimento aeróbico a 25 °C negativo e teste de oxidase positivo.

Se foram feitos os testes de identificação das espécies, interpretar os resultados de acordo com o Quadro 15.3 abaixo:

Quadro 15.3. Características das espécies de *Campylobacter* termotolerantes nos testes de identificação.

Teste	*C. jejuni*	*C. coli*	*C. lari*	*C. upsaliensis*
Catalase	+	+	+	- ou levemente +
Hidrólise do hipurato	+[a]	-	-	-
Hidrólise do indoxil acetato	+	+	-	+

+ = positivo, – = negativo. [a] Algumas cepas de *C. jejuni* negativas para a hidrólise do hipurato têm sido relatadas.

15.3. Método plaqueamento ISO 10272-2:2017 para contagem de *Campylobacter* termotolerante em alimentos

Método da International Organization for Standardization, aplica-se a todos os alimentos destinados ao consumo humano, às rações animais, às amostras do ambiente de fabricação ou manipulação de alimentos e às amostras da fase de produção primária, como fezes de animais, poeira e "swabs".

15.3.1. Material requerido para a análise

- Água Salina Peptonada (H_2Osp) ou Água Peptonada Tamponada (BPW)
- Ágar Charcoal Cefoperazona Desoxicolato Modificado (m-CCDA)
- Ágar Columbia Sangue (CBA)
- Reagente de Kovacs para teste de oxidase
- Reagente de Catalase (peróxido de hidrogênio 3%) (opcional)
- Solução de hipurato de sódio (opcional)
- Solução de ninidrina (opcional)
- Discos de indoxil acetato (2,5 a 5,0 mg) (opcional)
- Sistema de geração de atmosfera microaerófila
- Estufa incubadora a 37±1 °C
- Estufa incubadora a 41,5±1 °C
- Estufa incubadora a 25±1 °C

15.3.2. Procedimento

O esquema da análise de *Campylobacter* spp pelo método ISO 10272-2:2017 encontra-se descrito na Figura 15.2. Antes de iniciar as atividades, ler atentamente as orientações do Capítulo 3, que apresenta todos os detalhes e cuidados envolvidos na contagem de microrganismos em placas, da seleção das diluições ao cálculo dos resultados. O procedimento descrito abaixo não apresenta esses detalhes, pressupondo que sejam conhecidos pelo analista.

a) Preparação da amostra, inoculação e incubação

Seguindo as orientações do Capítulo 2, homogeneizar uma porção de 10 g ou 10 ml da amostra em 90 ml de Água Salina Peptonada (H_2Osp) ou Água Peptonada Tamponada (BPW) (diluição 10^{-1}).

A partir dessa primeira diluição, preparar diluições decimais seriadas. Selecionar pelo menos duas diluições adequadas da amostra e inocular 0,1 mL de cada diluição em placas de Ágar Charcoal Cefoperazona Desoxicolato Modificado (m-CCDA) (plaqueamento em superfície).

Para amostras com contagem baixa de *Campylobacter* plaquear 1 ml da diluição 10^{-1} na superfície de uma placa de 140 mm ou distribuir o volume de 1 ml em três placas de 90 mm. Nesse caso, como uma única diluição está sendo inoculada, deve-se fazer o plaqueamento em duplicata (duas placas de 140 mm ou seis placas de 90 mm).

Incubar as placas invertidas, em atmosfera microaerófila a 41,5±1 °C por 44±4 horas. Composição da atmosfera microaerófila: 5±2% de O_2, 10±3% de CO_2, menos de 10% de H_2 (opcional) e a quantidade de N_2 necessária para completar 100%.

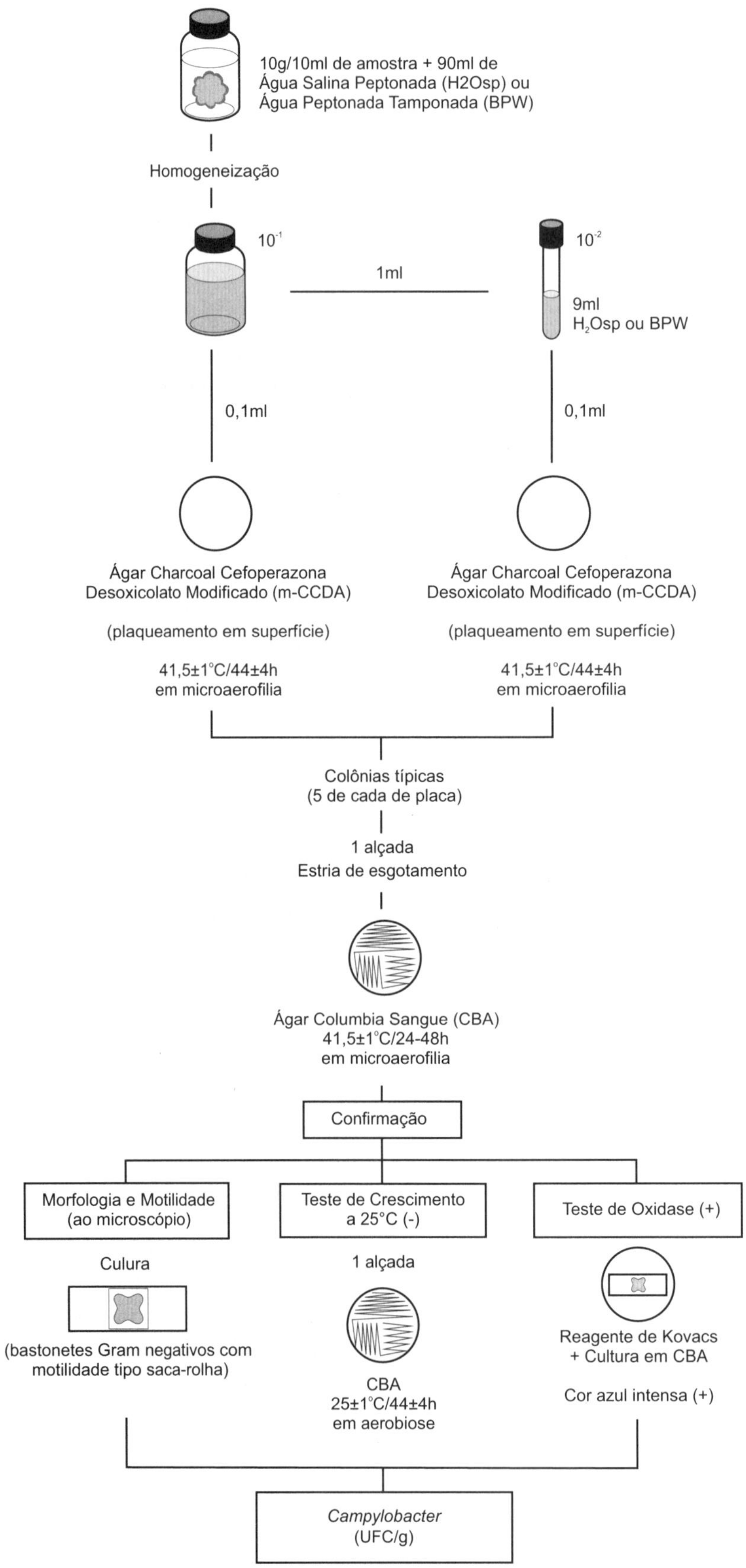

Figura 15.2. Esquema da análise de contagem de *Campylobacter* termotolerantes em alimentos pelo método de plaqueamento ISO 10272-2(2017).

Nota a.1) Após a incubação as placas podem ser estocadas sob refrigeração (5±3 °C), preferencialmente em atmosfera microaerófila, para posterior confirmação das colônias suspeitas.

b) Seleção das colônias e purificação das culturas para a confirmação

Selecionar para contagem as placas contendo até 150 colônias típicas ou suspeitas. No Ágar m-CCDA as colônias típicas são acinzentadas, geralmente com brilho metálico, planas e úmidas, com tendência ao espalhamento. Outras formas de colônias podem ocorrer.

Nota b.1) A aparência das colônias de *Campylobacter* pode variar de uma cepa para outra e também de lote para lote do meio de cultura utilizado. Reconhecer as colônias típicas pode depender da experiência do analista.

No fundo de cada placa marcar cinco colônias típicas para a confirmação e, se houver menos de cinco, marcar todas. Estriar (estrias de esgotamento) a cultura de cada colônia em uma placa de Ágar Columbia Sangue (CBA), para purificação. Incubar as placas a 41,5±1 °C por 24 a 48 horas, em atmosfera microaerófila. Após a incubação, utilizar a cultura em CBA para a realização dos testes de confirmação.

Nota b.2) As características de morfologia e motilidade podem ser observadas antes da transferência para o CBA.

c) Confirmação

Seguir o mesmo procedimento descrito para o método ISO 10272-1:2017, itens 15.2.2.d e 15.2.2.e.

d) Cálculo dos resultados

Considerar como *Campylobacter* spp as culturas com morfologia de pequenos bastonetes curvos, com motilidade tipo "saca-rolha, crescimento aeróbico a 25 °C negativo e teste de oxidase positivo.

Calcular os resultados de acordo com as orientações do Capítulo 3.

15.4. Referências

ALTER, T. & SCHERER, K., 2006. Stress response of *Campylobacter* spp. and its role in food processing. *Journal of Veterinary Medicine Series B*, 53(8):351-357.

BABAKHANI, F.K.; BRADLEY; G.A. & JOENS, L.A., 1993. Newborn piglet model for campylobacteriosis. *Infection and Immunity*, 61(8):3466-3475.

BOLTON, F.J., COATES, D., HUTCHINSON, D.N., 1984. The ability of campylobacter media supplements to neutralize photochemically induced toxicity and hydrogen peroxide. *Journal of Applied Bacteriology*, 56(1):151-157.

CORRY, J.E.L. & LINE, J.E., 2015. *Campylobacter*. In: SALFINGER, Y. & TORTORELLO, M.L. (eds), *Compendium of Methods for the Microbiological Examination of Foods*. 5th edition. Washington, DC: American Public Health Association (APHA). Chapter 30, pp.365-373.

DAVIS, M.A.; CONNER, D.E., 2007. Survival of *Campylobacter jejuni* on poultry skin and meat at varying temperatures. *Poultry Science*, 86(4):765-777.

FDA, 2012. *Campylobacter jejuni*. In: Food and Drug Administration, *Bad Bug Book, Foodborne Pathogenic Microorganisms and Natural Toxins*. 2nd edition. Disponível no site: https://www.fda.gov/media/83271/download [acesso em 18/01/2021]. pp.14-17.

FITZGERALD, C., TU, Z. C., PATRICK, M. *et al*., 2014. *Campylobacter fetus* subsp. *testudinum* subsp. nov., isolated from humans and reptiles. *International Journal of Systematic and Evolutionary Microbiology*, 64:2944-2948.

GILBERT, M.J., KIK, M., MILLER, W.G. *et al*., 2015. *Campylobacter iguaniorum* sp. nov., isolated from reptiles. *International Journal of Systematic and Evolutionary Microbiology*, 65:975-982.

HABIB, I., ZUTTER, L. & UYTTENDAELE, M., 2013. *Campylobacter* species. In: DOYLE, M.P. & BUCHANAN, R.L. (eds), *Food Microbiology: Fundamentals and Frontiers*. 4th edition. Washington, DC: ASM Press. Chapter 11, pp.263-286.

HUNT, J.M., ABEYTA, C. & TRAN, T., 2018. *Campylobacter*. In: Food and Drug Administration, *Bacteriological Analytical Manual Online*. Chapter 7. Disponível no site: https://www.fda.gov/food/laboratory-methods-food/bam-chapter-7-campylobacter [acesso em 18/01/2021].

ICMSF (International Commission on Microbiological Specifications for Foods), 1996. *Microrganisms in Foods 5. Microbiological Specifications of Food Pathogens*. London, UK: Blackie Academic & Professional.

ICMSF (International Commission on Microbiological Specifications for Foods), 2018. *Microorganisms in Foods 7. Microbiological Testing in Food Safety Management.* 2nd edition. Switzerland: Springer International Publishing AG.

ISO 10272-1. *Microbiology of the food chain - Horizontal method for detection and enumeration of Campylobacter spp. —Part 1: Detection method.* 2nd edition, 2017. The International Organization for Standardization.

ISO 10272-2. *Microbiology of the food chain - Horizontal method for detection and enumeration of Campylobacter spp. —Part 2: Colony-count technique.* 1st edition, 2017. The International Organization for Standardization.

JASSON, V., UYTTTENDAELE, M., RAJKOVIC, A., DEBEVERE, J., 2007. Establishment of procedures provoking sub-lethal injury of *Listeria monocytogenes*, *Campylobacter jejuni* and *Escherichia coli* O157 to serve method performance testing. *International Journal of Food Microbiology*, 118(3):241-249.

KOZIEL, M., O'DOHERTY, P., VANDAMME, P. *et al.*, 2014. *Campylobacter corcagiensis* sp. nov., isolated from faeces of captive lion-tailed macaques (*Macaca silenus*). *International Journal of Systematic and Evolutionary Microbiology*, 64:2878-2883.

MLG/USDA, 2016. Isolation, identification, and enumeration of *Campylobacter jejuni/coli* from meat and poultry products. In: United States Department of Agriculture, *Microbiology Laboratory Guidebook Online*. Chapter 41.04. Disponível no site: https://www.fsis.usda.gov/wps/wcm/connect/0273bc3d--2363-45b3-befb-1190c25f3c8b/MLG-41.pdf?MOD=AJPERES [acesso em 18/01/2021].

SOLOW, B.T., CLOAK, O.M. & FRATAMICO, P.M., 2003. Effect of temperature on viability of *Campylobacter jejuni* and *Campylobacter coli* on raw chicken or pork skin. *Journal of Food Protection*, 66 (11):2023-2031.

VANDAMME, P., DEWHIRST, F.E., PASTER, B.J., ON, S.L.W. (2005a) Family I. *Campylobacteraceae*. In: Brenner, D.J., Krieg, N.R. & Staley, J.T. (eds), *Bergey's Manual of Systematic Bacteriology*. 2nd edition, Volume 2, Part C. New York, NY: Springer. pp.1145-1146.

VANDAMME, P., DEWHIRST, F.E., PASTER, B.J., ON, S.L.W (2005b) Genus I. *Campylobacter*. In: Brenner, D.J., Krieg, N.R. & Staley, J.T. (eds), *Bergey's Manual of Systematic Bacteriology*. 2nd edition, Volume 2, Part C. New York, NY: Springer. pp.1147-1160.

VANDAMME, P., DEBRUYNE, L., DE BRANDT, E. & FALSEN, E., 2010. Reclassification of *Bacteroides ureolyticus* as *Campylobacter ureolyticus* comb. nov., and emended description of the genus *Campylobacter. International Journal of Systematic and Evolutionary Microbiology*, 60:2016-2022.

WHO (World Health Organization), 2020. *Campylobacter*. Online. Disponível no site: https://www.who.int/en/news-room/fact-sheets/detail/campylobacter [acesso em 18/01/2021].

16 *Cronobacter*

Revisões da 6ª edição

Não foram inseridas no texto as alterações de nomenclatura bacteriana vigentes em dezembro de 2020, que podem ser consultadas no Anexo 2 deste Manual.

Item 16.1.4 (revisado) Inserido Quadro 16.4 com os métodos recomendados por diferentes agências reguladoras para a análise de *Cronobacter* em alimentos. Comentários atualizados sobre a ISO 22964, com as alterações da edição de 2017. Inserido Quadro 16.5 com os "kits" analíticos oficializados pela AOAC International para detecção de *Cronobacter*.

Item 16.2 (revisado) Método ISO 22964 atualizado conforme a edição de 2017 da norma, com alterações em quase todos os itens.

Item 16.3 (novo) Incluído o método BAM/FDA:2018 para *Cronobacter* em fórmulas infantis em pó.

16.1. Introdução

Cronobacter (*Enterobacter sakazakii*) é um gênero de bactérias patogênicas, cujas doenças transmitidas por alimentos (DTAs) são classificadas pela International Commission on Microbiological Specifications for Foods (ICMSF, 2018) no grupo de risco IIIB, que inclui as doenças "de severo perigo para população restrita, representando ameaça de morte, sequelas crônicas ou longa duração". A população de risco são crianças de até um ano, particularmente os prematuros e os recém nascidos de baixo peso corporal, que podem sofrer doenças graves. O veículo mais comum das infecções tem sido fórmulas infantis em pó, utilizadas em hospitais e maternidades para a preparação de mamadeiras. A partir das fórmulas em pó, focos de contaminação podem acumular-se em frascos e utensílios usados na preparação das mamadeiras, facilitando a disseminação da bactéria.

16.1.1. Taxonomia

As informações abaixo são de Iversen *et al.* (2007) e Iversen *et al.* (2008).

Cronobacter é um gênero da família *Enterobactericeae*, cujas cepas, até 1980, eram designadas como variantes de *Enterobacter cloacae* pigmentadas de amarelo. Em 1980 Farmer III *et al.* (1980) propuseram a alocação dessas cepas numa nova espécie, chamada de *Enterobacter sakazakii*. Iversen *et al.* (2007) propuseram a divisão das cepas em várias novas espécies, alocadas em um novo gênero, chamado de *Cronobacter*. Em 2008 foi publicada oficialmente por Iversen *et al.* (2008) a taxonomia do novo gênero e das novas espécies.

***Cronobacter* Iversen *et al.* 2008, gen. nov.**

Morfologia de bastonete, Gram negativo, geralmente móvel com flagelos peritríquios, não esporogênico, anaeróbio facultativo, catalase positivo e oxidase negativo. Reduz o nitrato, utiliza o citrato, hidrolisa a esculina e a arginina e descarboxila a ornitina. Geralmente a fermentação da glicose e outros carboidratos é do tipo butilenoglicólica, produzindo acetoína e apresentando teste de Voges Proskauer (VP) positivo e teste de vermelho de metila (VM) negativo. Não produz H_2S, cresce na faixa de temperatura entre seis e 45 ºC e na faixa de pH entre cinco e dez, nenhuma cepa crescendo abaixo de 4,5. Cresce na presença de 7% de NaCl, mas não em 10%.

A diferenciação das cepas de *Cronobacter* de outras espécies da família *Enterobacteriaceae* encontra-se sumariada no Quadro 16.1. A diferenciação entre as espécies de *Cronobacter* encontra-se no Quadro 16.2.

Características nutricionais e de crescimento

As informações abaixo são de Farmer III *et al.* (1980), Iversen & Forsythe (2003) e Iversen *et al.* (2004).

Cronobacter cresce utilizando glicose ou citrato como únicas fontes de carbono e energia, não apresentando requerimento de vitaminas, aminoácidos ou outros fatores orgânicos de crescimento. Forma cápsulas de material polissacarídico, composto de ácido glicurônico (29-32%), D-glicose (23-30%), D-galactose (19-24%), D-fucose (13-22%) e D-manose (0-8%). Sua condição de anaeróbio facultativo permite crescimento sob atmosfera anaeróbia (jarro ou caixa de luvas sem oxigênio). A temperatura ótima varia na faixa de 37 a 43 °C, dependendo do meio de cultura. O tempo de geração a 37 °C varia na faixa de 14 a 29 minutos, em diferentes meios de cultura e na faixa de 19 a 21 minutos em fórmula infantil reconstituída. A seis e a 21 °C o tempo de geração é de 13,7 e 1,7h, respectivamente (em fórmula infantil reconstituída), podendo portanto crescer, ainda que lentamente, sob refrigeração.

Características em meios de cultura sólidos à base de peptonas. Como membro da família *Enterobacteriaceae*, *Cronobacter* cresce em todos os meios seletivos utilizados para isolamento e contagem de enterobactérias, como o Agar MacConkey, o Ágar Vermelho Violeta Bile (VRB), o Ágar Eosina Azul de Metileno (EMB) e outros. Todas as cepas crescem rapidamente em Ágar Trpticase de Soja (TSA) e, após 48h a 25 °C, formam colônias de 2 a 3mm de diâmetro, com uma coloração amarela brilhante. Essa pigmentação, intensa à 25 °C, é muito reduzida na incubação a 36 °C. Quando recém isoladas, as cepas apresentam dois ou mais tipos morfológicos de colônias no primeiro repique de purificação por estrias de esgotamento: colônias secas ou mucóides, com bordas imperfeitas, elásticas e difíceis de remover com uma alça ou agulha de inoculação (tipo A) e colônias lisas e fáceis de remover (tipo B). Culturas estoque feitas a partir de colônias tipo A rapidamente convertem ao tipo B. Algumas cepas também produzem colônias lisas com pigmentação muito fraca, difíceis de reconhecer como amarelas.

Características de crescimento em meios líquidos. O crescimento é rápido em Caldo Tripticase de Soja (TSB), passando de 10^4 a 10^9 em uma noite. A massa de células tende a sedimentar e, observado em montagens úmidas com aumento de 440 vezes, o sedimento é similar ao produzido por *Pantoea agglomerans*, contendo aglomerados de células e massas amorfas (talvez de células aglomeradas). Em Caldo *E. coli* (EC), usado na contagem de coliformes termotolerantes (fecais), 70 a 90% das cepas produzem gás de lactose a 35 °C mas apenas 58% o fazem a 44,5 °C. Esses dados indicam que o microrganismo pode não ser detectado no ensaio de coliformes fecais em Caldo EC, que verifica a produção de gás a 44,5-45,5 °C.

Resistência térmica. Iversen *et al.* (2004) realizaram uma avaliação da resistência térmica de duas cepas de *Cronobacter* (linhagem tipo e uma linhagem encapsulada) em Caldo Tripticase de Soja (TSB) e em fórmula infantil reconstituída. Os resultados estabeleceram valor D_{58} na faixa de 1,3 a 3,8 minutos e valor D_{62} na faixa de 0,2 a 0,4 minutos, sem diferença significativa entre as linhagens ou entre o TSB e a fórmula infantil reconstituída. O valor z médio obtido para as duas cepas foi de 5,7 °C. Esses dados de termotolerância foram considerados pelos autores como similares aos de outras enterobactérias, como *Salmonella* em leite em pó reconstituído. Utilizando os valores de D_{60} (1,1 min) e z (5,7 °C) os autores fizeram uma previsão do valor D a 71,2 °C, estimado em 0,7 segundos. Com base nessa previsão concluíram que o processo de pasteurização HTST (high temperature short time = 71,7 °C/15s) é eficaz contra *Cronobacter*, podendo promover 21 reduções decimais na população alvo.

Quadro 16.1. Características bioquímicas de *Cronobacter* spp. e outras enterobactérias (Iversen *et al.*, 2007).

Espécie	α-GLI	VP	ADH	ODC	SAC	RAF	CEL	ARA	CIT	VM	ADO	SOR	LDC	H_2S
Cronobacter spp.	+	+	+	+	+	+	+	+	+	-	-	-	-	-
Buttiauxella agrestis	v	-	-	+	-	+	+	+	+	+	-	-	-	-
Citrobacter koseri	-	-	v	+	v	-	+	+	+	+	+	+	-	-
Citrobacter freundii	-	-	v	-	v	v	v	+	v	+	-	+	-	+
Edwardsiella tarda	-	-	-	+	-	-	-	-	-	+	-	-	+	+
Enterobacter aerogenes	-	+	-	+	+	+	+	+	+	-	+	+	+	-
Enterobacter asburiae	-	-	v	+	+	v	+	+	+	+	-	+	-	-
Enterobacter cancerogenus	-	+	+	+	-	-	+	+	+	-	-	-	-	-
Enterobacter cloacae	-	+	+	+	+	+	+	+	+	-	v	+	-	-
Enterobacter georgoviae	-	+	-	+	+	+	+	+	+	-	-	-	+	-
Enterobacter hormaechei	-	+	v	+	+	-	+	+	+	v	-	-	-	-
Enterobacter pyrinus	v	v	-	+	+	-	+	+	-	v	-	-	+	-
Escherichia coli	-	-	v	v	v	v	-	+	-	+	-	+	(+)	-
Hafnia alvei	(-)	(+)	-	+	-	-	(-)	+	-	v	-	-	+	-
Klebsiella pneumoniae	(-)	+	-	-	+	+	+	+	+	-	+	+	+	-
Kluyvera spp.	v	-	-	+	+	+	+	+	(+)	+	-	v	v	-
Leclercia adecarboxylata	-	-	-	-	v	v	+	+	-	+	+	-	-	-
Morganella morganii	-	-	-	+	-	-	-	-	-	+	-	-	-	(-)
Pantoea spp.	-	v	-	-	v	v	v	+	v	v	-	v	-	-
Proteus vulgaris	+	-	-	v	(+)	-	-	-	v	v	-	-	-	+
Providencia spp.	-	-	-	-	v	-	-	-	v	+	v	-	-	v
Rahnella aquatilis	-	-	v	-	+	+	+	+	(-)	-	-	+	-	-
Raoultella terrigena	-	+	-	(-)	+	+	+	+	v	v	+	+	+	-
Salmonella sp.	-	-	v	(+)	-	-	v	(+)	v	+	-	v	(+)	v
Serratia marcescens	v	+	-	+	+	-	-	-	+	(-)	v	+	+	-
Yersinia enterocolitica	-	-	-	+	+	-	v	+	-	+	-	+	-	-

α-GLI = produção da enzima α-glicosidase, **VP** = Voges Proskauer, **ADH** = arginina dehidrolase, **ODC** = ornitina descarboxilase, **SAC** = ácido a partir de sacarose, **RAF** = ácido a partir de rafinose, **CEL** = ácido a partir de celobiose, **ARA** = ácido a partir de arabinose, **CIT** = utilização do citrato, **VM** = vermelho de metila, **ADO** = ácido a partir de adonitol, **SOR** = ácido a partir de sorbitol, **LDC** = lisina descarboxilase, **H_2S** = produção de sulfeto de hidrogênio.

+ = 90 a 100% das cepas positivas, **(+)** = 80 a 90% das cepas positivas, **v** = 20 a 80% das cepas positivas, **(-)** = 10 a 20% das cepas positivas, **-** = menos de 10% das cepas positivas.

Quadro 16.2. Características bioquímicas das espécies de *Cronobacter* spp. (Iversen *et al.*, 2008).

Características[a]	*C. sakazakii*	*C. malonaticus*	*C. turicensis*	*Cronobacter* genosp. 1	*C. muytjensii*	*C. dublinensis* subsp. *dublinensis*	*C. dublinensis* subsp. *lactaridi*	*C. dublinensis* subsp. *lausannensis*
Indol[b]	-	-	-	-	+	+	+	v
Dulcitol[c]	-	-	+	+	+	-	-	-
Lactulose	+	+	+	+	+	+	+	-
Malonato[d]	-	+	+	v	+	+	-	-
Maltitol	+	+	+	+	-	+	+	-
Palatinose	+	+	+	+	v	+	+	+
Putrescina	+	v	+	v	+	+	+	v
Melezitose	-	-	+	-	-	+	-	-
Turanose	+	+	+	v	v	+	v	-
myo-Inositol[c]	v	v	+	+	+	+	+	-
cis-Aconitato	+	+	+	+	v	+	+	+
trans-Acontitato	-	+	-	+	v	+	+	+
1-0-metil-α-D--glicopiranosídeo	+	+	+	+	-	+	+	+
4-Aminobutirato	+	+	+	v	+	+	+	+

+ = 90 a 100% das cepas positivas, v = 20 a 80% das cepas positivas, - = menos de 10% das cepas positivas.

[a] Dados obtidos usando o Biotype 100 System (BioMérieux) com o Biotype Medium 1, exceto quando especificada outra condição.

[b] Usando reagente de Kovacs após crescimento em caldo triptona.

[c] Dado obtido usando o Biolog Phenotype MicroArray (Biolog).

[d] Usando o Caldo Malonato Fenilalanina.

16.1.2. Epidemiologia

Segundo a FDA (2012) há um número relativamente pequeno de casos de infecções por *Cronobacter* documentados e o organismo tem sido raramente encontrado em alimentos e espécimes clínicos. Desde 1958 houve 120 casos notificados em recém-nascidos, com uma média de menos de cinco casos/ano em todo o mundo. Estudos epidemiológicos sugerem uma taxa de menos de 1% de confirmação entre os pacientes com sintomas suspeitos, embora este dado não leve em consideração os potenciais falso-negativos.

Por outro lado, embora seja raro, esse microrganismo tem uma taxa de mortalidade muito alta entre a população de risco (10 a 80%) que, em 75% dos casos notificados são bebes com menos de um mês de vida (em 50% dos casos com menos de uma semana). Crianças com mais de seis meses são raramente afetadas e adultos são considerados de baixo risco, embora alguns poucos casos tenham sido relatados envolvendo idosos e indivíduos imunocomprometidos (FDA, 2012).

A maioria das infecções se dá pela rota oral, embora haja casos de transmissão no canal de parto ou através de feridas. A dose infectiva não foi bem determinada, mas parece estar entre 10 e 100 células. Os sintomas em recém nascidos são severos e ocorrem poucos dias após o contato com o microrganismo, incluindo falta de resposta à alimentação, irritabilidade, icterícia, ronqueira ao respirar, instabilidade na temperatura corporal, convulsões, abscesso cerebral, hidrocefalia e atraso no desenvolvimento. Com a evolução da infecção *Cronobacter* pode atingir o sistema nervoso central e a corrente sanguínea. O organismo também tem sido associado com septicemia, meningite e enterocolite necrotizante, embora não tenha sido firmemente estabelecido como o agente causador (FDA, 2012).

Dentre os sobreviventes de infecções por *Cronobacter* a colonização varia de duas a oito semanas e os atingidos por meningite podem desenvolver complicações neurológicas graves. Os casos fatais ocorrem principalmente entre os prematuros e os recém nascidos com baixo peso corporal. Nos últimos anos a principal causa tem sido a septicemia, que pode levar à morte poucas horas ou alguns dias após os primeiros sinais da infecção generalizada (FDA, 2012).

16.1.3. Ecologia

Segundo a FAO (Food and Agriculture Organization) e a OMS (Organização Mundial de Saúde) (FAO/WHO, 2004), o reservatório de *Cronobacter* é desconhecido em muitos casos, porém, um número grande de relatos confirmaram as fórmulas infantis em pó como fonte e veículo de infecções. Um levantamento feito por Muytjens *et al.* (1988) em 141 amostras de fórmulas infantis em pó, originadas de 28 países, detectou a presença de membros da família *Enterobacteriaceae* em 52,5%. As espécies mais frequentemente encontradas foram *Pantoea agglomerans* (em 35 amostras), *Enterobacter cloacae* (em 30 amostras), *Cronobacter* (em 20 amostras) e *Klebsiella pneumoniae* (em 13 amostras). A contagem desses microrganismos foi menor do que uma UFC/100g em 78% das amostras e as maiores contagens observadas foram de 92 UFC/100g (*E. cloacae*) e 66 UFC/100g (*Cronobacter*).

Nazarowec-White & Farber (1997) avaliaram 120 amostras de fórmulas infantis de três diferentes fabricantes do Canadá, detectando *Cronobacter* em 6,7%. A contagem mais frequentemente encontrada foi de 0,36 NMP/100g.

Heuvelink *et al.* (2001) avaliaram 40 amostras de fórmulas infantis e 170 amostras de leite em pó (presença/ausência em 25g), detectando *Cronobacter* em uma amostra de fórmula e sete amostras de leite em pó.

No Brasil, Santos *et al.* (2005), em levantamento realizado pelo ITAL (Instituto de Tecnologia de Alimentos de Campinas, SP), analisaram, no período de maio de 2004 a outubro de 2005, 86 amostras de fórmulas infantis em pó, 20 de fórmulas reconstituídas (mamadeiras prontas) e cinco de amido, originárias de hospitais de Campinas (SP), indústrias ou distribuidores. A presença de *Cronobacter* foi detectada em 12 das amostras de fórmula em pó, em quatro das amostras de amido e em nenhuma das mamadeiras. A contagem mais frequentemente encontrada foi de 0,51 NMP/100g.

De acordo com a FAO/WHO (2004), esses dados indicaram que o nível de contaminação das fórmulas infantis por *Cronobacter* era baixo mas, ainda assim, de alto risco, dado o potencial de multiplicação no intervalo entre a preparação e o consumo do produto reconstituído. Com base nas conclusões preliminares da análise de risco microbiológico (risk assessment), a inclusão de uma etapa letal no momento do preparo e a redução do intervalo entre a reconstituição e o consumo reduziriam o risco (FAO/WHO, 2004). Iversen & Forsythe (2003) destacaram também a importância da higiene dos utensílios usados na preparação, como liquidificadores, por exemplo. Segundo esses autores é muito provável que focos do microrganismo nos utensílios sejam a principal fonte de contaminação das mamadeiras e porções servidas. De fato, na investigação de vários surtos e casos esporádicos, o microrganismo foi isolado dos liquidificadores, frascos, escovas de limpeza e outros itens do ambiente de preparação (Kandhai *et al.*, 2004).

Nos ingredientes usados na formulação de alimentos infantis (leite em pó, amido, lactose, sacarose, lecitina, vitaminas), a FAO/WHO (2004) destaca que vários apresentam alto risco de conter *Enterobacteriaceae* (amido, por exemplo), enquanto outros não (óleos, por exemplo). No levantamento apresentado nessa publicação, o amido e a lactose foram os mais frequentemente contaminados com enterobactérias e *Cronobacter*.

Além das fórmulas infantis e seus ingredientes, Iversen & Forsythe (2003) destacam alguns relatos de isolamento de *Cronobacter* em queijo, pão fermentado, tofu, chá azedo, carnes curadas, carne moída, linguiça e pão tipo Khamir (o organismo faz parte da microbiota superficial da semente de sorgo e também da semente de arroz). Considerando que *Cronobacter* não faz parte da microbiota normal do homem e outros animais, é provável que o solo, a água e os vegetais sejam as principais fontes de contaminação dos alimentos e que ratos e moscas sejam fontes adicionais de contaminação (Iversen & Forsythe, 2003). Ainda segundo os autores, é plausível supor que o organismo ocorra em uma gama maior de alimentos, porém, não há estudos detalhados que comprovem isso, até o momento. Destacam, entretanto, que há variação na eficiência dos métodos de isolamento utilizados e que os levantamentos existentes provavelmente subestimam a prevalência e a concentração de *Cronobacter* nos alimentos.

No ambiente doméstico e industrial (fábricas de leite em pó, chocolate, cereais, condimentos, massas e farinhas), Kandhai *et al.* (2004) analisaram 147 amostras e detectaram *Cronobacter* em 35 (24%). O microrganismo foi encontrado em quase todos os ambientes e a análise estatística mostrou não haver diferença significativa na proporção de amostras positivas entre os ambientes. Segundo os autores, esses dados são uma forte indicação de que *Cronobacter* é um microrganismo amplamente distribuído no ambiente doméstico e nas fábricas de alimentos.

Na água, solo, lodo, fezes de pássaro, roedores, animais domésticos e gado, Nazarowec-White & Farber (1997) não conseguiram isolar este microrganismo de nenhuma amostra.

Em 2008 foi feito um levantamento de dados para a FAO/OMS, em que laboratórios de oito países, incluindo o do Instituto de Tecnologia de Alimentos (ITAL/Brasil), analisaram amostras locais de fórmulas infantis, alimentos infantis e bebidas infantis, para a presença de *Cronobacter*. Esse estudo foi publicado por Chap *et al.* (2009), encontrando *Cronobacter* em três de 89 amostras de fórmulas infantis (3%) e em 24 de 170 amostras de outros alimentos e bebidas infantis (14%). Nesse estudo a unidade analítica utilizada nos ensaios foi de 25g.

Ainda em 2008 o Codex Alimentarius estabeleceu o "Code of Hygienic Practice for Powdered Formulae for Infants and Young Children" (Codex Alimentarius/CAC/RCP 66, 2008 revisão 1 2009), definindo o plano de amostragem de lotes e o padrão microbiológico de fórmulas infantis em pó (produto acabado). O escopo desse código abrange os seguintes produtos em pó:

- Fórmulas infantis e fórmulas para finalidades médicas especiais, a serem usadas como a única fonte de nutrição.
- Fórmulas infantis de seguimento, a serem usadas em combinação com outros alimentos, como parte da dieta de amamentação de crianças.
- Fórmulas em pó para finalidades médicas especiais, destinadas a substituir ou suplementar parcialmente o leite materno, as fórmulas infantis ou as fórmulas da continuação.
- Fortificadores do leite materno, destinados a suplementar o leite de peito.

Além de *Cronobacter*, o Codex também incluiu os ensaios de *Salmonella*, *Enterobacteriaceae* e aeróbios mesófilos totais, para a avaliação de lotes de produto final (Quadro 16.3).

No Brasil há poucos estudos relatados na literatura sobre a ocorrência de *Cronobacter* spp em fórmulas infantis. Todos os trabalhos encontrados (Santos *et al.*, 2013, Oliveira *et al.*, 2011, Santos, 2011, Freitas *et al.*, 2011, Chap *et al.*, 2009, Palcich *et al.*, 2009, Gillio, 2006, Santos, 2006) são de amostragens realizadas entre 2004 e 2008, antes da publicação do "Code of Hygienic Practice for Powdered Formulae" pelo Codex Alimentarius (2008 revisão 2009). No total de estudos relatados foram analisadas 368 amostras de fórmulas infantis em pó e encontradas 13 amostras positivas (3,5%). A maioria das amostras positivas (12) foi detectada no estudo de Santos (2006), que analisou 98 amostras com unidade analítica de 500g, fracionada em cinco alíquotas de 100g para determinar o número mais provável (NMP). A contagem de *Cronobacter*

Quadro 16.3. Critérios microbiológicos do Codex Alimentarius para lotes de fórmulas infantis em pó (produto acabado) (Codex Alimentarius/CAC/RCP 66, 2008 revisão 1 2009).

Microrganismo	*n*	*c*	*m*	*M*	Tipo de plano
Cronobacter sp	30	0	ausência em 10g	não se aplica	duas classes
Salmonella	60	0	ausência em 25g	não se aplica	duas classes
Enterobacteriaceae	10	2	ausência em 10g	não se aplica	duas classes
Aeróbios mesófilos totais	5	2	$5,0x10^2$ UFC/g	$5,0x10^3$ UFC/g	três classes

n: é o número de unidades de amostras a serem colhidas aleatoriamente de um mesmo lote, para serem analisadas individualmente.

m: é o padrão microbiológico.

M: é um limite tolerável, acima do padrão, que pode ser atingido por algumas (c) unidades de amostra, mas não pode ser ultrapassado por nenhuma.

c: dentre as ***n*** unidades de amostra que constituem a amostra representativa do lote, ***c*** é o número máximo de unidades que podem ser aceitas com contagens acima do padrão ***m***, desde que não acima do limite ***M***. Nos casos em que o padrão microbiológico é ausência, ***c*** é igual a zero e aplica-se o plano de duas classes.

spp encontrada nessas amostras variou de 0,22 a 0,92 NMP/100g (média de 0,54 NMP/100g e desvio padrão de 0,39). A outra amostra positiva foi relatada por Palcich *et al.* (2009), que analisaram 186 amostras com unidade analítica de 333g e encontraram uma amostra positiva, com contagem de 0,3 NMP/100g.

Os dados encontrados mostram que, mesmo antes da publicação do "Code of Hygienic Practice for Powdered Formulae" pelo Codex Alimentarius, a contaminação das fórmulas infantis no Brasil era muito baixa e atendia o padrão que foi posteriormente fixado pelo Codex (plano de amostragem ***n*** = 30, ***c*** = 0, ***m*** = ausência em 10g, que implica numa contagem média detectável de 1/340g se o desvio padrão for de 0,8 ou 1/100g se o desvio padrão for de 0,5, probablidade de detecção de 95% nos dois casos).

Também é importante destacar que o estudo de Santos (2006), que detectou a maior porcentagem de amostras positivas relatada, é uma tese de mestrado desenvolvida com amostras suspeitas enviadas por fabricantes ou importadores, no ano do primeiro "recall" de fórmulas infantis feito pela ANVISA (Agência Nacional de Vigilância Sanitária) no Brasil.

Alguns estudos analisaram, além das fórmulas infantis em pó, também as mamadeiras preparadas com essas fórmulas e o ambiente e utensílios de preparação dessas mamadeiras. No total de estudos relatados foram analisadas 187 amostras de utensílios e ambiente de preparação, sendo encontrada uma amostra positiva (0,5%). No total foram também analisadas 142 amostras de fórmulas reconstituídas, incluindo mamadeiras recém preparadas, mamadeiras refrigeradas e restos de mamadeiras, coletados depois da alimentação das crianças. Apenas uma amostra (0,7%) de resto de mamadeira foi positiva para *Cronobacter* spp.

Um estudo (Palcich *et al.*, 2009), determinou a variação na população de *Cronobacter* spp nas fórmulas reconstituídas, quando mantidas a 25 °C (temperatura das UTIs neonatais) por 4h (tempo médio entre o preparo e o consumo das fórmulas nas UTIs neonatais visitadas pelos pesquisadores). A população sofreu uma elevação de dois ciclos logarítmicos.

16.1.4. Comentários sobre os métodos de análise

Os métodos recomendados por diferentes agências reguladoras para a análise de *Cronobacter* em alimentos encontram-se sumariados no Quadro 16.4.

Em 2006 a International Organization for Standardization publicou a ISO 22964 (2006), para a detecção da presença/ausência de *Cronobacter* em fórmulas infantis, leite em pó e amostras do ambiente de fabricação desses produtos. Em 2017 o método foi revisado estendendo o escopo para alimentos e ração e alterando os meios de enriquecimento seletivo e plaqueamento diferencial.

Quadro 16.4. Meios e condições de incubação recomendados por diferentes órgãos internacionais para a análise de *Cronobacter* em alimentos.

Método[a]	Pre enriquecimento[b]	Enriquecimento seletivo[b]	Plaqueamento diferencial[b]	Confirmação[c]
ISO 22964:2017 = método P/A para *Cronobacter* em alimentos	BPW 34-38 °C/18±2h	CSB 41,5±1 °C/24±2h	CCI (estrias de esgotamento) 41,5±1 °C/24±2h	Oxidase, hidrólise do PNP, lisina e ornitina decarboxilase, VM, VP e fermentação de D-arabitol, D-Sorbitol, D-Sacarose e alfa-metil-D-glicosídeo
BAM/FDA:2018 = método PA ou NMP para *Cronobacter* em fórmulas infantis em pó (Chen *et al.*, 2018)	BPW 36±1 °C/24±2h	Não aplicado As células são concentradas por centrifugação a 3.000×g/10min	Ágar DFI Cromogênico e Ágar R&F *Cronobacter* Cromogênico 36±1 °C/18-24h	Rapid ID 32E biochemical strips (bioMérieux) ou Vitek Gram Negative Identification Card (bioMérieux)

[a] **ISO** = International Organization for Standardization, **BAM/FDA** = *Bacteriological Analytical Manual* da Food and Drug Administration. **P/A** = Presença/Ausência, **NMP** = Número Mais Provável.

[b] **BPW** = Água Peptonada Tamponada, **CCI** = Ágar Cromogênico de Isolamento de *Cronobacter*, **CSB** = Caldo *Cronobacter* Seletivo.

[c] **VM** = vermelho de metila, **PNP** = 4-nitrofeni-α-D-glicopiranosídeo, **VP** = Voges-Proskauer.

O método segue quatro etapas: o pré-enriquecimento, para a reparação de células injuriadas, o enriquecimento seletivo, para elevar a população alvo a níveis detectáveis, o plaqueamento seletivo diferencial, para obtenção de colônias com características típicas, e a confirmação, para verificar se as culturas isoladas são de *Cronobacter*.

O pré-enriquecimento é feito em Água Peptonada Tamponada (BPW), podendo ser aplicado a qualquer tipo de amostra e utilizado no ensaio simultâneo de *Salmonella*. A edição de 2006 da norma não especificava a quantidade de amostra a ser inoculada, mas a edição de 2017 validou o procedimento para unidade analítica de 10g ou menor, exigindo estudos de validação ou verificação para unidades analíticas maiores, como as usadas quando se faz a composição de amostras para a análise.

Na edição de 2006 o enriquecimento seletivo era feito em Caldo Lauril Sulfato Triptose Modificado Vancomicina (mLST-V), que contém 3,4% (p/v) de NaCl e 10 mg/l de vancomicina. O caldo LST original não contém vancomicina e o teor de sal é de 0,5%. É o meio tradicionalmente utilizado para a contagem de coliformes em alimentos pelo NMP, incubado a 35 °C por 24 horas. A elevação do teor de sal e a incubação a 44 °C criam condições mais competitivas para *Cronobacter*, em relação às enterobactérias. *Cronobacter* cresce a 44 °C (Brenner *et al.*, 2005), ao contrário de inúmeros coliformes e, segundo Breeuwer *et al.* (2003), também é mais resistente à secagem e à pressão osmótica do que *E. coli*, *Salmonella* e outras enterobactérias. A vancomicina normalmente é adicionada aos meios de cultura para inibir bactérias Gram positivas.

A edição de 2017 substituiu o mLST-V pelo Caldo *Cronobacter* Selectivo (CSB), que, ao contrário do LST, contém sacarose em lugar da lactose. A vancomicina continua sendo o antibiótico usado como agente seletivo.

No plaqueamento diferencial o método ISO foi o primeiro a usar um meio cromogênico para *Cronobacter*. Na edição de 2006 adotou o Ágar de Isolamento de *Enterobacter sakazakii* (ESIA), mas na edição de 2017 o ESIA foi substituído pelo Ágar Cromogênico de Isolamento de *Cronobacter* (CCI), que suprimiu o cristal violeta como agente seletivo e reduziu a concentração do desoxicolato de sódio de 0,6 g/l para 0,15 g/l. O 5-Bromo-4-chloro-3-indolyl α-D-glucopyranoside foi mantido como substrato cromogênico, mas foram incorporados ao meio o tiosulfato de sódio e o citrato de ferro amoniacal, para diferenciar as enterobactérias produtoras de sulfeto de hidrogênio (H_2S), cujas colônias desenvolvem uma coloração cinza ou castanha.

Uma outra alteração da edição de 2006 para a edição de 2017 dessa ISO é a primeira triagem das

Quadro 16.5. "Kits" analíticos oficializados pela AOAC International para detecção de *Cronobacter* (Latimer, 2019).

AOAC Official Method	Analito	Fabricante	Nome do "kit	Aplicação
2018.01	*Cronobacter* sp	3M Food Safety, St. Paul, MN, USA	3M™ Molecular Detection Assay (MDA) 2	Alimentos, fórmulas infantis, superfícies
2019.01	*Cronobacter* sp	bioMérieux, Inc.	GENE-UP® *Cronobacter* (CRO) Test Method	Alimentos, fórmulas infantis, superfícies

colônias típicas para confirmação, que na edição de 2006 era feita através da observação da produção de pigmento amarelo em TSA. Na edição de 2017 essa triagem não existe mais e os testes bioquímicos de confirmação também foram alterados para oxidase, lisina e ornitina descarboxilase, hidrólise de 4-nitrofenil-α-D-glucopiranósido (PNP), fermentação de arabitol, sorbitol, sacarose e α-metil-D-glucosídeo (opcional), teste de Vermelho de Metila (opcional) e teste de Voges-Proskauer (opcional).

Outros métodos. Outros métodos oficializados pela AOAC International são os "kits" analíticos descritos no Quadro 16.5.

16.2. Método de presença ou ausência ISO 22964:2017 para *Cronobacter* em alimentos

Esse método é aplicável a alimentos e ingredientes destinados ao consumo humano, à ração animal e a amostras do ambiente de fabricação e manipulação desses produtos.

16.2.1. Material requerido para a análise

- Caldo de pré-enriquecimento: Água Peptonada Tamponada (BPW)
- Caldo *Cronobacter* Seletivo (CSB)
- Ágar Cromogênico de Isolamento de *Cronobacter* Agar (CCI)
- Placas de Ágar Tripticase de Soja (TSA)
- Reagente de Kovacs para teste de oxidase (solução aquosa 1% de cloridrato de N,N,N,N-tetrametil-p-fenilenodiamina)
- Alça de platina ou palitos estéreis para teste de oxidase
- "Kits" de identificação ou os meios abaixo para provas bioquímicas:
- Solução Salina Fisiológica (0,85 % NaCl)
- Solução de Alfa-Glicosidase
- Caldo Descarboxilase 0,5% L-Lisina
- Caldo Descarboxilase 1% L-Ornitina
- Caldo Vermelho de Fenol 1% D-Sorbitol
- Caldo Vermelho de Fenol 1% D-Sacarose
- Caldo Vermelho de Fenol 1% D-Arabitol
- Caldo Vermelho de Fenol 1% alfa-metil-D-glicosídeo
- Caldo VM VP (opcional)
- Reagentes de Voges-Proskauer (VP) (opcional)
- Reagente de Vermelho de Metila (opcional)
- Estufa incubadora regulada a 34-38 °C
- Estufa incubadora regulada a 41,5±1 °C
- Estufa incubadora regulada a 37±1 °C
- Espectrofotômetro a 405 nm

16.2.2. Procedimento

O esquema geral de análise para detecção de *Cronobacter* pelo método da ISO 22964 (2017) encontra-se descrito na Figura 16.1.

Antes de iniciar as atividades, ler atentamente as orientações do Capítulo 5, que apresenta todos os detalhes e cuidados envolvidos nos testes de presença/ausência de microrganismos. O procedimento descrito abaixo não apresenta esses detalhes, pressupondo que sejam conhecidos pelo analista.

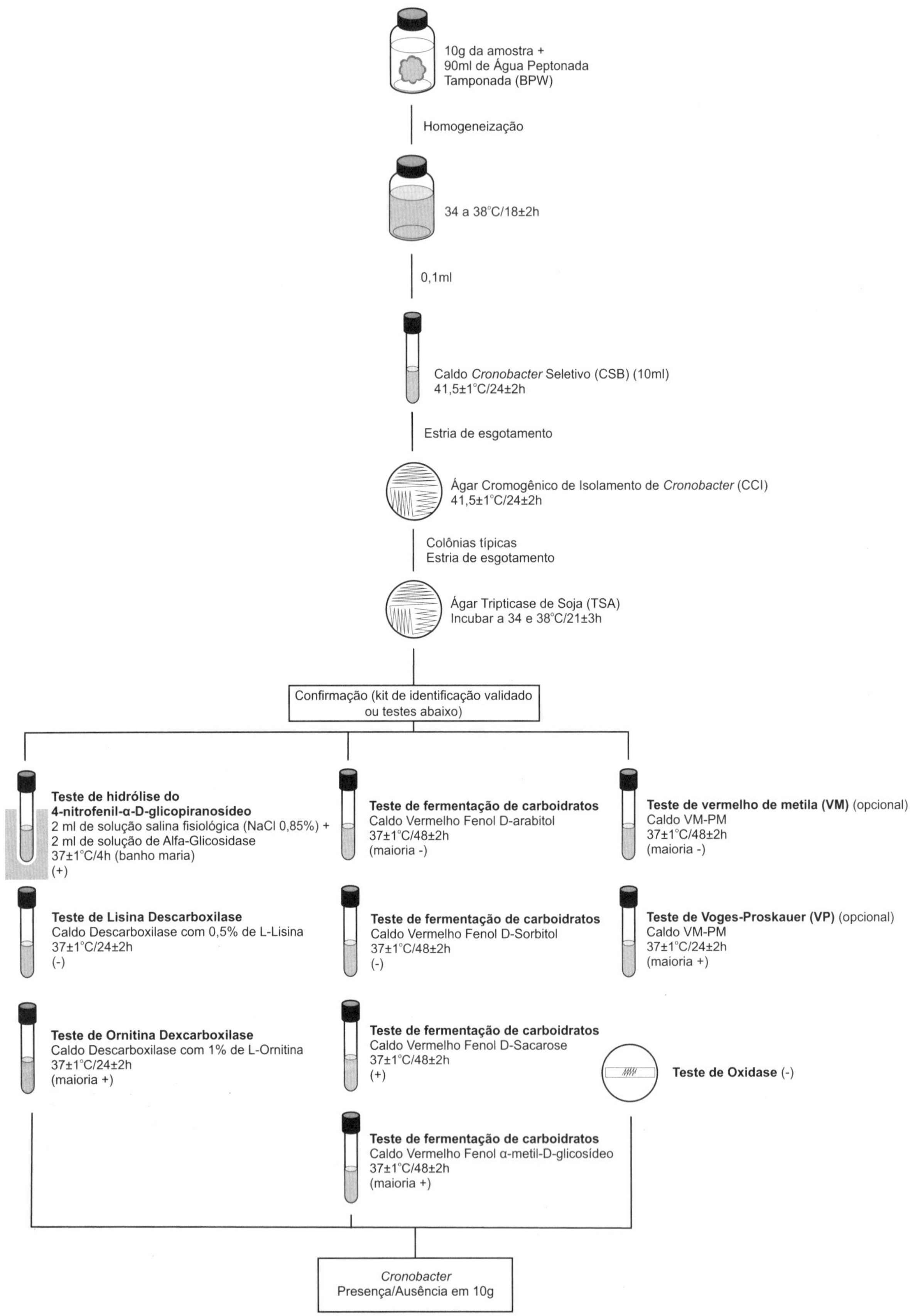

Figura 16.1. Esquema geral de análise para detecção de *Cronobacter* pelo método ISO 22964 (2017).

a) Pré-enriquecimento

Preparar a diluição 1:10, homogeneizando 10 g da amostra com 90 ml de Água Peptonada Tamponada (BPW). Incubar os frascos de BPW entre 34 e 38 °C por 18±2 horas.

Nota a.1) Este documento foi validado para unidade analítica de 10 g. Quantidades menores podem ser usadas, mas para a análise de quantidades maiores deve ser feito um estudo de validação ou verificação para demonstrar que não há efeito negativo na detecção de *Cronobacter*. A verificação pode ser conduzida de acordo com o protocolo descrito na ISO 6887-1 (2017), Anexo D (protocolo de verificação para composição de amostras para testes qualitativos).

b) Enriquecimento seletivo

De cada alíquota pré-enriquecida, transferir 0,1 ml para 10 ml de Caldo *Cronobacter* Seletivo (CSB). Incubar os frascos de CSB a 41,5±1 °C por 24±2 horas.

c) Plaqueamento seletivo diferencial

Agitar cuidadosamente os frascos de caldo CSB e estriar uma alçada de cada cultura (estrias de esgotamento) em uma placa de Ágar Cromogênico de Isolamento de *Cronobacter* (CCI). Incubar as placas a 41,5±1 °C por 24±2 horas.

d) Confirmação das colônias típicas

Selecionar cinco colônias típicas para os testes de confirmação. As colônias de *Cronobacter* em CCI são pequenas a médias (1 a 3 mm), azuis ou azul-esverdeadas. As colônias de outras bactérias que não *Cronobacter* geralmente são brancas (com ou sem centro verde), cinzas ou pretas e algumas espécies naturalmente pigmentadas formam colônias amarelas ou vermelhas.

Estriar cada colônia selecionada (estrias de esgotamento) em uma placa de Ágar Tripticase de Soja (TSA) e incubar entre 34 e 38 °C por 21±3 horas. De cada placa de TSA selecionar uma colônia isolada e submeter aos testes bioquímicos descritos a seguir, para confirmação. Utilizar o material da mesma colônia, para a realização de todos os testes bioquímicos, que podem ser substituídos pelos disponíveis em "kits" miniaturizados de identificação validados.

d.1) Teste de oxidase. Colocar um disco ou fita de papel de filtro no interior de uma placa de Petri e embeber o centro do papel com o reagente de Kovacs para teste de oxidase (solução aquosa 1% de cloridrato de N,N,N,N-tetrametil-p-fenilenodiamina). De preferência, utilizar discos ou tiras impregnados com o reagente, disponíveis comercialmente. Com uma alça de platina ou palitos estéreis, remover uma pequena quantidade da cultura e espalhar sobre o reagente no papel, observando se ocorre o desenvolvimento de uma cor azul intensa, em aproximadamente 10 segundos (teste positivo). O não desenvolvimento da cor azul no intervalo de um minuto indica teste negativo. As cepas de *Cronobacter* são oxidase negativas. **Atenção**. Não devem ser utilizadas alças de níquel-cromo na transferência do inóculo para o teste de oxidase.

d.2) Teste de hidrólise do 4-nitrofenil-α-D-glicopiranosídeo. Suspender uma alçada de cada cultura em 2 ml de solução salina fisiológica (NaCl 0,85%) e adicionar 2 ml da Solução de Alfa-Glicosidase. Incubar em banho-maria a 37±1 °C por 4 horas e verificar o desenvolvimento de cor amarela em espectrofotômetro a 405 nm. Um valor de absorção mínimo de 0,3 após quatro horas pode ser considerado como resultado positivo.

d.3) Teste lisina e ornitina descarboxilase. Inocular uma alçada de cada cultura em tubos de Caldo Descarboxilase com 0,5% de L-Lisina e Caldo Descarboxilase com 1% de L-Ornitina. Incubar os tubos a 37±1 °C por 24±2 horas. Observar se ocorre desenvolvimento de cor violeta (teste positivo) ou amarela (teste negativo).

d.4) Teste de fermentação de carboidratos. Inocular uma alçada de cada cultura em tubos de Caldo Vermelho de Fenol Carboidratos (D-arabitol, D-Sorbitol, D-Sacarose e α-metil-D-glicosídeo). Incubar os tubos a 37±1 °C por 48±2 horas e observar se ocorre

Quadro 16.6. Guia para a interpretação dos testes usados para confirmação de *Cronobacter* conforme a ISO 22964 (2017).

Teste	Resultado
Oxidase	-
Hidrólise do 4-nitrofenil-α-D-glicopiranosídeo	+
Lisina descarboxilase	-
Ornitina descarboxilase	+ (maioria das cepas)
Vermelho de metila (VM)	- (maioria das cepas)
Voges Proskauer (VP)	+ (maioria das cepas)
Ácido a partir do D-arabitol	- (maioria das cepas)
Ácido a partir do D-sorbitol	-
Ácido a partir da D-sacarose	+
Ácido a partir do α-metil-D-glicosídeo	+ (maioria das cepas)

desenvolvimento de cor amarela (teste positivo) ou vermelha (teste negativo).

d.5) Teste de vermelho de metila (VM) (opcional). Inocular uma alçada de cada cultura em tubos de Caldo VM-VP. Incubar os tubos a 37±1 °C por 48±2 horas. Adicionar cinco gotas do reagente de vermelho de metila a cada tubo. O desenvolvimento de uma cor vermelha indica teste positivo. Cor amarela indica resultado negativo.

d.6) Teste de Voges-Proskauer (VP) (optional). Inocular uma alçada de cada cultura em tubos de Caldo VM-VP. Incubar os tubos a 37±1 °C por 24±2 horas. Adicionar os reagentes de VP (0,2 ml de KOH 40% e 0,6 ml de solução de 1-naftol). Deixar descansar por 1±0,5 hora. O desenvolvimento de uma cor vermelha ou rósea no meio de cultura indica teste positivo). A permanência do meio na cor do reagente (amarelada ou ligeiramente esverdeada) indica teste negativo.

e) Interpretação dos resultados

Interpretar os resultados de acordo com o Quadro 16.6.

16.3. Método de presença ou ausência BAM/FDA:2018 para *Cronobacter* em fórmulas infantis em pó

Método da Food and Drug Administration (FDA), descrito no capítulo 29 do *Bacteriological Analytical Manual Online* (Chen *et al.*, 2018), aplica-se à análise de fórmulas infantis em pó.

16.3.1. Material requerido para a análise

- □ Água Peptonada Tamponada (BPW)
- □ Tampão Fosfato Salina (PBS)
- □ Ágar DFI Cromogênico
- □ Ágar R&F *Cronobacter* Cromogênico
- □ API Rapid ID 32E (bioMérieux) ou Vitek Gram Negative Identification Card (bioMérieux)
- □ Ultracentrífuga com rotor do tipo "swinging-bucket"
- □ Estufa incubadora a 36±1 °C

16.3.2. Procedimento

O esquema geral de análise para detecção de *Cronobacter* em fórmulas infantis em pó pelo método BAM/FDA (2018) encontra-se descrito na Figura 16.2.

Antes de iniciar as atividades, ler atentamente as orientações do Capítulo 5, que apresenta todos os detalhes e cuidados envolvidos nos testes de presença/ausência de microrganismos. O procedimento descrito abaixo não apresenta esses detalhes, pressupondo que sejam conhecidos pelo analista.

a) Enriquecimento

Seguindo os procedimentos descritos no capítulo 2, homogeneizar 100 g da amostra com 900 ml de Água Peptonada Tamponada (BPW). Incubar os frascos de BPW 36±1 °C por 24±2 horas.

Após o período de incubação, transferir duas alíquotas de 40 ml do BPW para dois tubos de centrífuga. Centrifugar as alíquotas a 3.000 × g por 10 minutos.

Eliminar o sobrenadante e suspender cada sedimento resultante em 0,2 ml de Tampão Fosfato Salina (PBS). Usar esta suspensão de PBS contendo as células para posterior plaqueamento seletivo diferencial.

Nota a.1) Utilizar uma centrífuga com rotor de caçamba móvel ("swinging-bucket"), porque as centrífugas de ângulo fixo apresentam problemas em separar as gorduras do sedimento.

Nota a.2) Para a contagem de NMP, se necessário, homogeneizar 3x100 g, 3x10 g e 3x1 g da amostra com 3x900 ml, 3x90 ml e 3x9 ml de Água Peptonada Tamponada (BPW). Incubar a 36±1 °C por 24±2 horas e realizar todas as etapas subsequentes para cada frasco ou tubo separadamente.

b) Plaqueamento seletivo diferencial

A partir de um dos tubos de PBS inocular duas placas de Ágar DFI Cromogênico por estrias de esgotamento (uma alçada) e mais duas placas de DFI por plaqueamento em superfície (0,1 ml).

A partir do outro tubo de PBS inocular duas placas de Ágar R&F *Cronobacter* Cromogênico por estrias de esgotamento (uma alçada) e mais duas placas de R&F por plaqueamento em superfície (0,1 ml).

Incubar as placas a 36±1 °C por 18 a 24 horas.

c) Confirmação

Após o período de incubação observar a presença de colônias típicas nas placas de DFI e R&F.

No DFI as colônias de *Cronobacter* podem apresentar-se verde-escuras, verde-claras ou castanho-esverdeadas. Algumas colônias podem mostrar o centro verde e a borda branca ou amarela.

No fundo vermelho das placas de R&F as colônias são azuis a pretas ou azuis a cinzentas. Caso a microbiota acompanhante mude a cor do meio de vermelho para amarelo, as colônias de *Cronobacter* irão apresentar-se azuis ou verdes.

Selecionar uma colônia típica de cada placa de DFI e R&F para a confirmação.

Nota c.1) Não havendo colônias isoladas em alguma placa muito cheia, estriar (estrias de esgotamento) uma alçada da massa de células em outra placa do mesmo meio para purificação e obtenção de colônias isoladas.

Usar os "kits" de identificação API Rapid ID 32E (bioMérieux) or Vitek Gram Negative (bioMérieux) para a identificação, seguindo as instruções dos fabricantes.

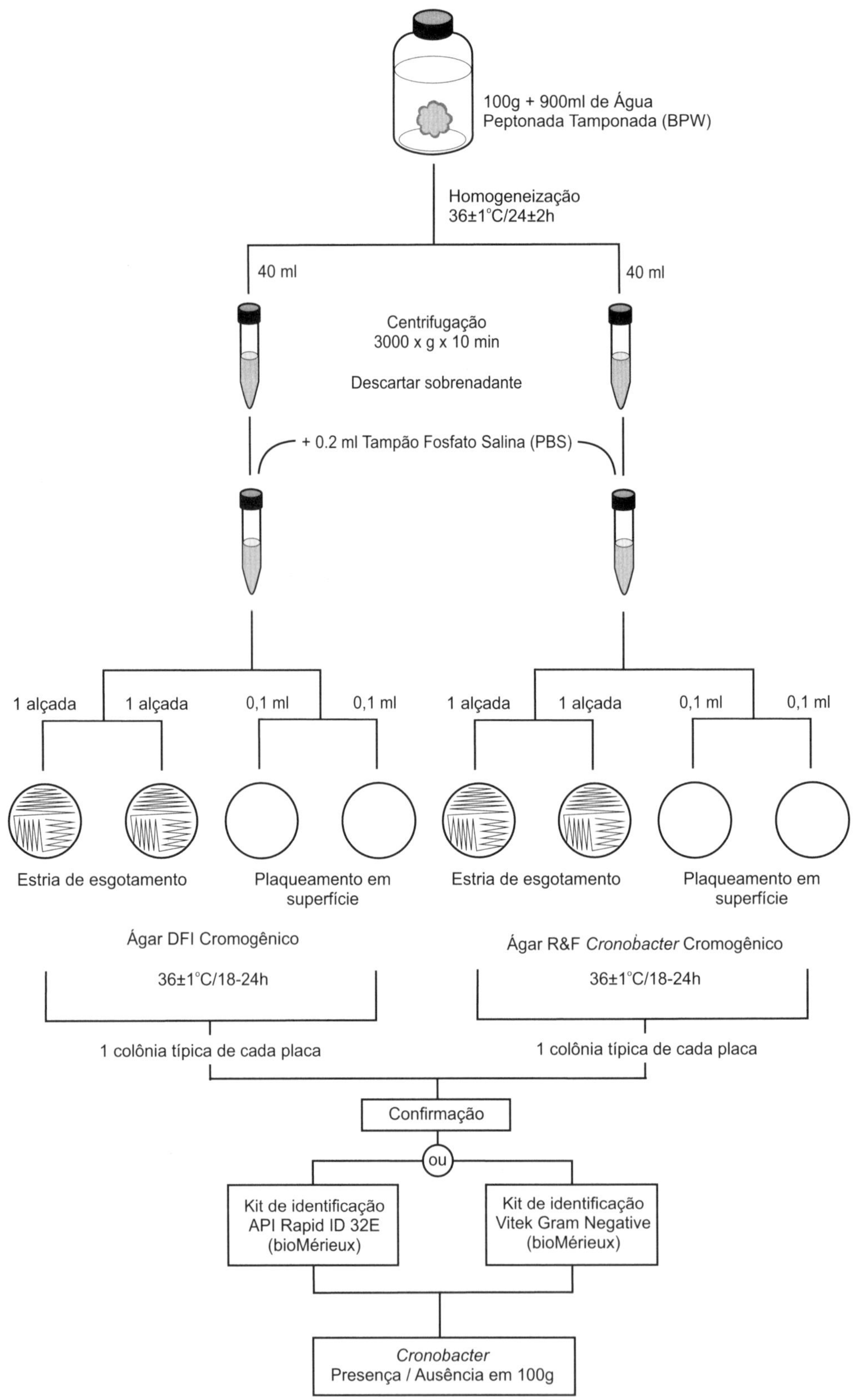

Figura 16.2. Esquema geral de análise para detecção de *Cronobacter* em fórmulas infantis em pó pelo método BAM/FDA:2018.

16.4. Referências

BREEUWER P., LARDEAU A., PETERZ, M. & JOOSTEN, H.M., 2003. Desiccation and heat tolerance of *Enterobacter sakazakii*. *Journal of Applied Microbiology* 95(5):967-973.

BRENNER, D.J., KRIEG, N.R. & STALEY, J.T. (eds), 2005. *Bergey's Manual of Systematic Bacteriology*. 2nd edition, Volume 2. New York, NY: Springer Science+Business Media Inc.

CHAP, J., JACKSON, P., SIQUEIRA, R., *et al.*, 2009. International survey of *Cronobacter sakazakii* and other *Cronobacter* spp. in follow up formulas and infant foods. *International Journal of Food Microbiology*, 136(2):185-188.

CHEN, Y., LAMPEL, K. & HAMMACK, T., 2018. *Cronobcter*. In: Food and Drug Administration, *Bacteriological Analytical Manual Online*. Chapter 29. Disponível no site: https://www.fda.gov/food/laboratory-methods-food/bam-chapter-29-cronobacter [acesso em 18/01/2021].

CODEX ALIMENTARIUS/CAC/RCP 66: 2008 revisão 1: 2009. *Code of Hygienic Practice for Powdered Formulae for Infants and Young Children*. Online. Disponível no site: http://www.fao.org/fao-who-codexalimentarius/sh-proxy/en/?lnk=1&url=https%253A%252F%252Fworkspace.fao.org%252Fsites%252Fcodex%252FStandards%252FCXC%2B66-2008%252FCXP_066e.pdf [acesso em 18/01/2021].

FAO/WHO, 2004. *Enterobacter sakazakii* and other microorganims in powdered infant formula. Meeting Report. Food and Agriculture Organization/World Health Organization. Online. Disponível no site: http://www.fao.org/3/a-y5502e.pdf [acesso em 18/01/2021].

FARMER III, J.J., ASBURY, M.A., HICKMAN, F.W. *et al.*, 1980. *Enterobacter sakazakii*: a new species of *Enterobacteriaceae isolated from clinical specimens. International Journal of Systemactic Bacteriology*, 30(3):569-584.

FDA, 2012. *Cronobacter* species. In: Food and Drug Administration, *Bad Bug Book, Foodborne Pathogenic Microorganisms and Natural Toxins*. 2nd edition. Disponível no site: https://www.fda.gov/media/83271/download [acesso em 18/01/2021]. pp.50-53.

FREITAS, L.G., RISTORI, C.A., JAKABI, M. *et al.*, 2011. Ocorrência de *Cronobacter* spp. (*Enterobacter sakazakii*) em alimentos infantis adquiridos em um hospital público. *Revista do Instituto Adolfo Lutz*, 70(4):548-553.

GILLIO, C.M., 2006. *Enterobacter sakazakii em fórmulas lácteas infantis desidratadas, para bebês de 0-6 meses*. Dissertação de Mestrado, Faculdade de Ciências Farmacêuticas, Universidade de São Paulo (USP).

HEUVELINK, A.E., KODDE, F.D., ZWARTKRUIS-NAHUIS, J.T.M. & de BOER, E., 2001. *Enterobacter sakazakii* in melkpoeder. Citado por IVERSEN & FORSYTHE (2003).

ICMSF (International Commission on Microbiological Specifications for Foods), 2018. *Microrganisms in Foods 7. Microbiological Testing in Food Safety Management*. 2nd edition. Switzerland: Springer International Publishing AG..

ISO 6887-1. *Microbiology of the food chain - Preparation of test samples, initial suspension and decimal dilutions for microbiological examination -Part 1:General rules for the preparation of the initial suspension and decimal dilutions*. 2nd edition, 2017. The International Organization for Standardization.

ISO 22964. *Microbiology of the food chain — Horizontal method for the detection of Cronobacter spp.* 1st edition, 2017. The International Organization for Standardization.

IVERSEN, C. & FORSYTHE, S. 2003. Risk profile of *Enterobacter sakazakii*, an emergent pathogen associated with infant milk formula. *Trends in Food Science & Technology*, 14:443-454.

IVERSEN, C., LANE, M. & FORSYTHE, S., 2004. The growth profile, thermotolerance and biofilm formation of *Enterobacter sakazakii* in infant formula milk. *Letters in Applied Microbiology*, 38:378-382.

IVERSEN, C., LEHNER, A., MULLANE, N. *et al.*, 2007. The taxonomy of *Enterobacter sakazakii*: proposal of a new genus *Cronobacter* gen. nov. and descriptions of *Cronobacter sakazakii* comb. nov. *Cronobacter sakazakii* subsp. *sakazakii*, comb. nov., *Cronobacter sakazakii* subsp. *malonaticus* subsp. nov., *Cronobacter turicensis* sp. nov., *Cronobacter muytjensii* sp. nov., *Cronobacter dublinensis* sp. nov. and *Cronobacter* genomospecies 1. *BMC Evolutionary Biology*, 7:64.

IVERSEN, C., MULLANE N., McCARDELL, B. *et al.*, 2008. *Cronobacter* gen. nov., a new genus to accommodate the biogroups of *Enterobacter sakazakii*, and proposal of *Cronobacter sakazakii* gen. nov., comb. nov., *Cronobacter malonaticus* sp. nov., *Cronobacter turicensis* sp. nov., *Cronobacter muytjensii* sp. nov., *Cronobacter dublinensis* sp. nov., *Cronobacter* genomospecies 1, and of three subspecies, *Cronobacter dublinensis* subsp. *dublinensis* subsp. nov., *Cronobacter dublinensis* subsp. *lausannensis* subsp. nov. and *Cronobacter dublinensis* subsp. *lactaridi* subsp. nov. *International Journal of Systematic and Evolucionary Microbiology*, 58:1442-1447.

KANDHAI, M.C., REIJ, M.W., GORRIS, L.G.M. *et al.*, 2004. Occurrence of *Enterobacter sakazakii* in food production environments and households. *The Lancet*, 363:39-40.

LATIMER-Jr., G.W. (ed.), 2019. *Official Methods of Analysis of AOAC International*. 21st edition. Gaithersburg, MD: AOAC International.

MUYTJENS, H.L., ROELOFS-WILLEMSE, H. & JASPAR, G.H.J., 1988. Quality of powdered substitutes for breast milk with regard to members of the family *Enterobacteriaceae*. *Journal of Clinical Microbiology*, 26:743-746.

NAZAROWEC-WHITE, M. & FARBER, J.M. 1997. Incidence, survival, and growth of *Enterobacter sakazakii* in infant formula. *Journal of Food Protection*, 60(3):226-230.

OLIVEIRA, J.V.; SILVA, M.C.C; LIMA, D.P. *et al.*, 2011. *Avaliação da incidência de Cronobacter spp. em maternidades públicas de Belo Horizonte-MG*. 26º Congresso Brasileiro de Microbiologia – 2011, Resumo:108-1

PALCICH, G., GILLIO, C.M., ARAGON-ALEGRO L.C. *et al.*, 2009. *Enterobacter sakazakii* in dried infant formulas and milk kitchens of maternity wards in São Paulo, Brazil. *Journal of Food Protection*, 72(1):37-42.

SANTOS, R.F.S, SILVA, N., JUNQUEIRA, V.C.A. *et.al.*, 2005. Incidência de *Enterobacter sakazakii* em alimentos infantis. *Anais do 3º Simpósio em Ciências de Alimentos*, Florianópolis, 2005. Trabalho Nº 424.

SANTOS, R.F.S., 2006. *Ocorrência de Enterobacter sakazakii em fórmulas infantis para lactentes em hospitais e maternidades da região de Campinas/SP*. Dissertação de mestrado, Faculdade de Engenharia de Alimentos, Universidade Estadual de Campinas (UNICAMP).

SANTOS, R.F.S., 2011. *Avaliação de diferentes métodos para detecção de Cronobacter spp (Enterobacter sakazakii) em alimentos*. Tese de doutorado, Faculdade de Engenharia de Alimentos, Universidade Estadual de Campinas (UNICAMP).

SANTOS, R.F.S., SILVA, N., JUNQUEIRA, V.C.A. *et al.*, 2013. Screening for *Cronobacter* species in powdered and reconstituted infant formulas and from equipment used in formula preparation in maternity hospitals. *Annals of Nutrition & Metabolism*, 63:62–68.

17 *Escherichia coli* O157:H7

Revisões da 6ª edição

Item 17.1.3 (revisado) Atualizado o Quadro 17.2 com os métodos AOAC 2017.01, 2017.05 e 2019.03.

Item 17.2 (revisado) A versão de 2016 do método BAM/FDA foi substituída pela versão de julho de 2020, sem alterações.

17.1. Introdução

Há seis grupos de *Escherichia coli* enteropatogênicas reconhecidos: **1)** *E. coli* enteropatogênica (EPEC), **2)** *E. coli* enterotoxigênica (ETEC), **3)** *E. coli* enteroinvasiva (EIEC), **4)** *E. coli* enteroagregativa (EAggEC ou EAEC), **5)** *E. coli* de aderência difusa (DAEC) e **6)** *E. coli* shiga toxigênica (STEC) ou verotoxigênica (VTEC), do qual faz parte a *E. coli* O157:H7 (Brenner *et al.*, 2005).

A denominação verotoxigênica (VTEC) é associada às citotoxinas que essas cepas podem produzir no intestino. No momento são conhecidas pelo menos duas, chamadas de verotoxinas (VT 1 e 2) devido ao seu efeito citopático irreversível sobre células Vero (linhagem de células do rim do macaco verde africano *Cercopithecus aethiops*) (Eduardo *et al.*, 2002). A denominação shiga toxigênica (STEC) é devida à semelhança das verotoxinas com a toxina produzida pela *Shigella dysenteriae* tipo I (Weagant *et al.*, 1995), motivo pelo qual também são chamadas de toxinas shiga ou "shiga-like" toxinas (SLT 1 e 2). Os genes responsáveis pela codificação das toxinas shiga, chamados ***stx1*** e ***stx2***, são usados como marcadores em métodos moleculares de detecção ou confirmação de cepas STEC.

Dependendo da referência citada existe hoje entre 200 e 400 sorotipos STEC, muitos dos quais não estão associados a doenças em humanos. Dentre os sorotipos envolvidos em surtos, o O157:H7 responde por cerca de 75% dos casos relatados no mundo. Para diferenciar das demais cepas STEC, os sorotipos patogênicos têm sido chamados de *E. coli* enterohemorrágicas (EHEC), porque transmitem uma colite hemorrágica que pode evoluir para doenças mais graves como a síndrome hemolítico-urêmica (HUS) e a púrpura trombocitopênica trombótica (PTT) (FDA, 2012). Essas doenças são veiculadas por alimentos e classificadas pela International Commission on Microbiological Specifications for Foods (ICMSF, 2018) no grupo de risco IIIA, que inclui as doenças "de severo perigo para a população em geral, representando risco de morte, sequelas crônicas ou longa duração".

17.1.1. Taxonomia

E. coli é uma espécie da família *Enterobacteriaceae*, definida como bastonetes Gram negativos anaeróbios facultativos e oxidase negativos. As cepas do sorotipo O157:H7 apresentam a maioria das características típicas da espécie *E. coli*, que são os seguintes, de acordo com o *Bergey's Manual of Systematic Bacteriology* (Brenner *et al.*, 2005): teste de indol positivo (98% das cepas), teste de VM positivo (99% das cepas), teste de VP negativo (100% das cepas), teste de citrato negativo (99% das cepas), teste de H_2S negativo (99% das cepas) e teste de urease negativo (99% das cepas).

A sorotipagem de *E. coli*, assim como a de *Salmonella*, é baseada nas diferenças antigênicas encontradas no envelope celular ou cápsula (antígenos K), na parede celular (antígenos O) e nos flagelos (antígenos H). Cada sorotipo é designado por uma fórmula contendo **1º)** os antígenos somáticos, **2º)** os antígenos capsulares e **3º)** os antígenos flagelares. As fímbrias, quando presentes, também podem ser usadas para a caracterização sorológica. *E. coli* O157:H7 significa antígeno somático O157, antígeno capsular ausente e antígeno flagelar H7.

O *Bergey's Manual* não relata os resultados dos testes bioquímicos separadamente para o sorotipo O157:H7, mas Ratnam *et al.* (1988) caracterizaram 174 cepas de *E. coli* O157:H7 isoladas de surtos e casos esporádicos de doenças, com os resultados apresentados no Quadro 17.1. As principais características que diferenciam esse sorotipo das demais cepas de *E. coli* são a incapacidade de fermentar o sorbitol e de produzir a enzima β-glicuronidase.

Segundo Brenner *et al.* (2005), 94% das cepas de *E. coli* são sorbitol positivas e, segundo Feng & Hartman (1982), 96% produzem β-glicuronidase. *E. coli* O 157:H7 é uma exceção, embora haja relatos de isolamento de variantes sorbitol e/ou β-glicuronidase positivas (Gunzer *et al.*, 1992, Hayes *et al.*, 1995).

As cepas STEC crescem numa faixa de temperatura variando entre 7 e 50 °C, com ótimo em 37 °C. Várias podem crescer em produtos ácidos com pH 4,4 e em atividade de água de 0,95. São destruídas pelo cozimento, quando todo o conteúdo atinge 70 °C ou mais (WHO, 2018).

Várias espécies de enterobactérias são capazes de reagir com o anti-soro O157 (reação cruzada), incluindo, segundo Silveira *et al.* (1999): *Enterobacter* sp (particularmente *E. cloacae*), *Klebsiella* sp (particularmente *K. pneumoniae* e *K. oxytoca*), *Citrobacter* sp (particularmente *C. freundii*), *Serratia* sp (particularmente *S. rubidaea*), *Hafnia alvei*, *Pantoea agglomerans*, *Kluyvera ascorbata*, *Escherichia hermannii* e *Escherichia fergusonii*. Dessas, *E. hermannii*, *E. fergusonii*, *H. alvei* e *S. rubidaea* também são sorbitol negativas, assim como 40% das cepas de *K. ascorbata* e 30% das cepas de *P. agglomerans* (Brenner *et al.*, 2005). As características bioquímicas que permitem diferenciar essas espécies de *E. coli* O157:H7 estão descritas no Quadro 17.1. *E. hermannii* é a mais frequentemente citada como causa de falsos presuntivos no isolamento de *E. coli* O157:H7 no Ágar MacConkey Sorbitol.

17.1.2. Epidemiologia

As doenças causadas pelas cepas EHEC podem variar de diarreias ligeiras ou assintomáticas a complicações com risco de vida. Os sintomas agudos são chamados colite hemorrágica (HC) que, em até 10% dos doentes (particularmente crianças e idosos), evolui para doenças graves como a síndrome hemolítico-urêmica (HUS) ou a púrpura trombocitopênica trombótica (PTT) (WHO, 2018, FDA, 2012).

A colite hemorrágica (HE) provocada pelas cepas EHEC é caracterizada por dores abdominais severas, náusea ou vômito e diarreia, inicialmente aquosa e posteriormente sanguinolenta. Em alguns casos a diarréia pode ser intensa, ocorrendo a cada 15 ou 30 minutos e consistindo quase que inteiramente de sangue. Febre, quando ocorre, é baixa. O tempo de incubação geralmente é de três a quatro dias, mas pode variar entre um e nove dias. A duração, quando não ocorrem complicações, é de dois a nove dias, com uma média de oito dias. A dose infectiva é muito baixa, variando entre 10 e 100 células no caso do sorotipo O157:H7. No caso dos outros sorotipos EHEC parece ser ligeiramente maior (FDA, 2012).

A síndrome hemolítico-urêmica (HUS) é a causa mais comum de insuficiência renal aguda em crianças pequenas. Pode causar complicações neurológicas (convulsão, acidente vascular cerebral e coma) em 25% dos pacientes e sequela renal crônica (geralmente leve) em cerca de 50% dos sobreviventes (WHO, 2018). A taxa de mortalidade é de 3 a 5% (FDA, 2012).

A púrpura trombocitopênica trombótica (PTT) é outra complicação extra intestinal que pode ocorrer nas infecções causadas pelas cepas EHEC. É uma doença mais rara, caracterizada por cinco sinais e sintomas: anemia hemolítica microangiopática, trombocitopenia, distúrbios neurológicos, febre e disfunção renal (Eduardo *et al.*, 2002). Os sintomas neurológicos podem ser cefaléia, confusão, afasia e alterações da consciência (da letargia ao coma) (Rocha, 2003).

Quadro 17.1. Principais características bioquímicas de *E. coli* O157:H7 em comparação com as demais cepas de *E. coli* e com outras enterobactérias sorbitol negativas que podem provocar reação cruzada com o anti-soro O157.

Característica	*E. coli* O157:H7 [a]	*Escherichia coli* [b]	*Escherichia hermannii* [b]	*Escherichia fergusonii* [b]	*Hafnia alvei* [b]	*Kluyvera ascorbata* [b]	*Pantoea agglomerans* [b]	*Serratia rubidaea* [b]
β-glicuronidase	0	96a	- [a]	NR[c]	NR[c]	NR[c]	NR[c]	NR[c]
Sorbitol	0	94	0	0	0	40	30	1
Pigmento amarelo	0	0	98	0	0	0	75	0
Salicina	0	40	40	65	13	100	65	99
Esculina	0	35	40	46	7	99	60	94
Arginina	0	17	0	5	6	0	0	0
Adonitol	0	5	0	98	0	0	7	99
Inositol	0	1	0	0	0	0	15	20
Celobiose	0	2	97	96	15	100	55	94
Urease	0	1	0	0	4	0	20	2
Citrato	0	1	1	17	10	96	50	95
KCN	0	3	94	0	95	92	35	25
Sacarose	87	50	45	0	10	98	75	99
Glicose (ácido)	100	100	100	100	100	100	100	100
Glicose (gás)	98	95	97	95	98	93	20	30
Indol	100	98	99	98	0	92	21	0
Arabinose	100	99	100	98	95	100	95	100
Trehalose	100	98	100	96	95	100	97	100
Manitol	100	98	100	98	99	10	100	100
Lactose	100	95	45	0	5	98	40	100
Maltose	100	95	100	96	100	100	89	99
Rhamnose	100	80	97	92	97	100	85	1
Xilose	100	95	100	96	98	99	93	99
Lisina	100	90	6	95	100	97	0	55
Ornitina	100	65	100	100	98	100	0	0
Rafinose	100	50	40	0	2	98	30	99
Dulcitol	100	60	19	60	0	25	15	0

[a] Porcentagem de cepas positivas, dados relatados por Ratnam *et al.* (1988).

[b] Porcentagem de cepas positivas, dados relatados por Brenner *et al.* (2005), exceto quando especificada outra fonte.

[c] Não relatado.

Segundo a FDA (2012) o sorotipo O157:H7 é o mais frequentemente associado a surtos de colite hemorrágica e HUS (cerca de 75% das infecções), mas outros sorotipos não-O157 também têm sido implicados. É importante destacar, entretanto, que o isolamento de cepas não-O157, embora bastante comum, nem sempre está associado ao desenvolvimento dos sintomas, sendo também encontrados em indivíduos sãos. Além disso, há vários relatos de pacientes apresentando cepas não-O157 nas fezes e, ao mesmo tempo, altos níveis de anticorpos contra o antígeno O157 (Tarr & Neill, 1996), sugerindo a presença desse sorotipo como causa dos sintomas, embora não detectado.

O fato é que distinguir as cepas STEC verdadeiramente patogênicas não é tão simples, uma vez que a mera produção das verotoxinas não é suficiente para conferir virulência, havendo outros fatores envolvidos. Isso teve reflexos sobre a nomenclatura do grupo, sendo reconhecida a seguinte situação (Nataro & Kaper, 1998, FDA, 2012): STEC e VTEC são termos equivalentes e ambos se referem a todas as cepas de *E. coli* que produzem uma ou mais verotoxinas. Como não está claro se a simples presença dos genes que codificam essas toxinas é capaz de conferir patogênicidade, na ausência de outros fatores de virulência, o termo *E. coli* enterohemorrágica (EHEC) fica reservado às cepas que provocam colite hemorrágica, HUS ou PTT, produzem toxinas shiga, aderem às células do epitélio intestinal, provocam lesões A/E ("attaching and effacing") e possuem o plasmídio pO157, associado à produção de enterohemolisinas e potenciais fatores de aderência. Dessa forma, EHEC denota um subgrupo da classe STEC e inclui uma conotação clínica não extensiva a todo o grupo. De acordo com essa definição, todas as cepas EHEC são patogênicas, sendo seu principal representante o sorotipo O157. Os outros sorotipos que têm sido associados às manifestações clínicas mais graves são o O111:H8/NM (predominante na Austrália), o O26:H11, o O103:H2 e o O113:H21 (Griffin & Tauxe, 1991, WHO, 1998, Eduardo *et al.*, 2002). Nos Estados Unidos, seis sorotipos têm-se destacado: O26, O45, O103, O111, O121 e O145 (FDA, 2012).

Na América do Sul, o Uruguai, o Chile e, especialmente, a Argentina apresentam incidências de infecções humanas por STEC e de casos de HUS relativamente altas atingindo 12,2 casos a cada 100.000 crianças menores de 5 anos de idade, em 2002 (Caldorin *et al.*, 2013).

No Brasil, levantando-se apenas os casos de diarréia em humanos, a frequência de isolamento de cepas STEC é muito baixa (Cantarelli *et al.*, 2000, Guth *et al.*, 2002a, Irino *et al.*, 2002, Caldorin *et al.*, 2013). Desde 1989 o sorotipo O111:NM é o mais frequente em nosso ambiente (Guth *et al.*, 2002a), porém, casos de doença associados com os sorotipos O157:H7 e O26:H11 já foram identificados (Irino *et al.*, 2000, Guth *et al.*, 2002b, Caldorin *et al.*, 2013). Em reservatórios animais, ao contrário, as cepas STEC são bastante comuns (Cerqueira *et al.*, 1997, Cerqueira *et al.*, 1999, Caldorin *et al.*, 2013), embora poucos dos sorotipos isolados sejam reconhecidos como patógenos.

O trato intestinal de bovinos parece ser o principal reservatório das cepas entero-hemorrágicas de *E. coli.* Outros ruminantes como ovinos e caprinos também são considerados reservatórios importantes, enquanto que em suínos, equinos e aves (frangos e perus) as cepas EHEC são encontradas apenas ocasionalmente (FDA, 2012, WHO, 2018).

A transmissão se dá predominantemente através do consumo de alimentos contaminados, embora a contaminação pessoa-pessoa também já tenha sido bem documentada (FDA, 2012, WHO, 2018). A contaminação fecal de água e de outros alimentos, bem como a contaminação cruzada durante a preparação dos alimentos (com produtos de carne bovina e outras carnes, superfícies contaminadas e utensílios de cozinha), também são fontes comuns de transmissão (FDA, 2012, WHO, 2018).

Já foram incriminados em surtos, dentre outros alimentos, a carne bovina mal-cozida e outros produtos à base de carne (hambúrgueres, salames, salsichas tipo "hot-dog"), o leite cru, os vegetais (especialmente aqueles consumidos crus), os molhos preparados para saladas, a maionese e o suco de maçã. O sorotipo O157:H7 pode desenvolver tolerância ao ácido, o que foi evidenciado por surtos nos quais alimentos ácidos (pH menor do que 4,6) foram implicados, tais como iogurte, maionese, salsichas, queijos fermentados e sucos de fruta pasteurizados (FDA, 2012, WHO, 2018).

No geral, pode-se dizer que a carne bovina é uma das principais fontes potenciais de *E. coli* O157:H7, uma vez que o trato gastrointestinal de bovinos é o reservatório desses microrganismos. A carne bovina moída (hambúrguer já foi o principal agente de surtos registrados nos Estados Unidos e outros países da Europa, presumindo-se que a operação de moagem transfira os microrganismos da superfície para todo o interior da massa de carne, aumentando assim a área de contato para o desenvolvimento bacteriano. A água também tem sido implicada na transmissão da doença (incluindo água potável e água recreacional) e a contaminação através de verduras (alface, espinafre e broto de alfafa) e frutas tem sido cada vez mais frequente (FDA, 2012, WHO, 2018).

No Brasil, o monitoramento realizado pelo ITAL (Instituto de Tecnologia de Alimentos de Campinas, SP) (Silva, 2004) analisou, no período de janeiro de 1997 a outubro de 1999, 2.095 amostras de alimentos, incluindo 1.111 de produtos cárneos, 115 do ambiente industrial e 869 de vegetais. Em nenhuma amostra foi detectada a presença de *E. coli* O157:H7. Essa amostragem é pequena, comparada com o volume de produção do país, mas os resultados indicam que a ocorrência no Brasil deve ser bem mais baixa do que em outros países, onde amostragens similares têm detectado a presença em 0,2 a 3,7% das amostras analisadas.

17.1.3. Comentários sobre os métodos de análise

O método cultural da Food and Drug Administration apresenta cinco etapas (Feng *et al.*, 2016):

1º) Pré-enriquecimento por cinco horas a 37 °C em Água Peptonada Tamponada Modificada com Piruvato (mBPWp), que é a Água Peptonada Tamponada (BPW) suplementada com peptona de caseína, extrato de levedura, lactose e piruvato de sódio.

2º) Enriquecimento seletivo por 18-24h a 42 °C no mesmo meio (mBPWp) mas com adição dos suplementos seletivos ACV (acriflavina, cefsulodina e vancomicina).

3º) Plaqueamento seletivo diferencial em dois meios de cultura; **a)** o Ágar MacConkey Sorbitol Telurito Cefixima (TC-SMAC), que é o Ágar MacConkey Sorbitol suplementado com 2,5 mg/l de telurito de potássio e 0,05 mg/l de Cefixima, para triagem inicial das cepas sorbitol negativas, consideradas presuntivas. **b)** um meio cromogênico que pode ser o Rainbow Agar O157 ou R&F *E. coli* O157:H7 Agar.

4º) Confirmação preliminar das colônias típicas obtidas no TC-SMAC e no meio cromogênico, através do teste sorológico somático O157 em látex, teste de atividade das enzimas β-galactosidase e β-glicuronidase e teste de indol.

5º) Confirmação definitiva das culturas β-galactosidase positivas, β-glicuronidase negtivas e indol positivas através do teste sorológico flagelar H7 e testes bioquímicos no "kit" API 20E (BioMérieux). A base de dados do API 20E não diferencia as cepas O157 das demais cepas de *E. coli.* No entanto, segundo Haldane *et al.* (1986), a combinação mais típica dessas cepas nos 21 primeiros testes da cartela de resultados (Figura 17.1) é "5144172" (91,9% das cepas), podendo também ocorrer as combinações "5144152" (cepas sacarose negativas, 2,7%) e "5144162" (cepas rhamnose negativas, 5,4%).

6º) Testes moleculares de detecção de genes associados à fatores de virulência, como as shiga toxinas (*stx1 e stx2*), a enterohemolisina (*ehxA*) e a gama-intimina (*eae*).

Os métodos culturais foram bastante usados nas décadas de 80 e 90, mas gradativamente vêm sendo substituídos por métodos imunológicos ou moleculares. Esses métodos, na sua maioria, são "kits" analíticos com marca registrada, definidos pela AOAC International como: "sistemas contendo todos os componentes chave para a realização da análise de um ou mais microrganismos, em um ou mais tipos de alimentos, segundo um determinado método" (Andrews, 1997). A grande vantagem dos "kits" é que o material requerido nos ensaios (todo ou parte dele) é comercializado em conjunto, eliminando a preparação no laboratório.

Já foram oficializados pela AOAC para a análise de *E. coli* O157 os "kits" analíticos descritos no Quadro 17.2.

+	-	+	+	-	-	-	-	+	-	-	+	+	-	-	+	+	+	-	+	-
1 ONPG	2 ADH	4 LDC	1 ODC	2 CIT	4 H_2S	1 URE	2 TDA	4 IND	1 VP	2 GEL	4 GLU	1 MAN	2 INO	4 SOR	1 RHA	2 SAC	4 MEL	1 AMY	2 ARA	4 OX
5			1			4			4			1			7			2		

Figura 17.1. Características típicas das cepas de *E. coli* O157:H7 no "Kit"API 20E da BioMérieux (Haldane *et al.*, 1986).

ONPG = orto-nitro-fenil-β-D-galactopiranosídeo (atividade de β-galactosidase), **ADH** = atividade de arginina dehidrolase, **LDC** = atividade de lisina descarboxilase, **ODC** = atividade de ornitina descarboxilase, **CIT** = utilização de citrato, **H_2S** = produção de H2S, **URE** = atividade de urease, **TDA** = atividade de triptofano deaminase, **IND** = produção de indol, **VP** = produção de acetoína (teste de VP), **GEL** = atividade de gelatinase, **GLU** = fermentação/oxidação da glicose, **MAN** = fermentação/oxidação do manitol, **INO** = fermentação/oxidação do inositol, **SOR** = fermentação/oxidação do sorbitol, **RHA** = fermentação/oxidação da rhamnose, **SAC** = fermentação/oxidação da sacarose, **MEL** = fermentação/oxidação da melibiose, **AMY** = fermentação/oxidação da amigdalina, **ARA** = fermentação/oxidação da arabinose, **OX** = atividade de citocromo oxidase. Os números que acompanham o teste são os pontos a serem atribuídos quando o resultado for positivo, para compor a combinação numérica.

Quadro 17.2. "Kits" analíticos oficializados pela AOAC International para a detecção de *E. coli* O157 em alimentos (Latimer, 2019).

AOAC Official Method	Analito	Fabricante	Nome do "kit"	Aplicação
996.09	*E. coli* O157:H7	BioControl Systems, Inc.	VIP for EHEC	Diversos alimentos (produtos lácteos, carnes, aves, frutas, nozes, frutos do mar, massas, ovo líquido, legumes)
996.10	*E. coli* O157:H7	BioControl Systems, Inc.	Transia® AG EHEC EHEC Enzyme Immunoassay (EIA) test kit	Diversos alimentos (laticínios, carnes, produtos avícolas, frutas, nozes, frutos do mar, massas, ovo líquido)
997.11	*E. coli* O157	Neogen Corporation	ISO-Grid + SD39 Agar	Alimentos
2000.13	*E. coli* O157	Neogen Corporation	REVEAL for *E. coli* O157 8h	Diversos alimentos (carne bovina, alface)
2000.14	*E. coli* O157	Neogen Corp.	REVEAL for *E. coli* O157 20h	Diversos alimentos (carne bovina, alface, cidra de maçã, amostras ambientais)
2005.04	*E. coli* O157:H7	BioControl Systems, Inc.	Assurance GDS™ for *E. coli* O157:H7	Diversos alimentos (carne, suco de laranja, suco de maçã, vegetais frescos, água de processamento de brotos)
2005.05	Genes das toxinas shiga	BioControl Systems, Inc.	Assurance GDS™ for Shigatoxin Genes	Diversos alimentos (carne bovina, suco de laranja, suco de maçã, vegetais frescos e água de processamento de brotos)
2017.01	*E. coli* O157 incluindo H7	3M Food Safety	3M™ Molecular Detection Assay (MDA) 2 *E. coli* O157	Diversos alimentos (carne moída, mirtilo congelado, broto de feijão fresco e espinafre fresco).
2017.05	Shiga Toxin-Producing *E. coli* (STEC) incluindo *E. coli* O157:H7	QIAGEN, Germantown, MD, USA	QIAGEN mericon *E. coli* O157 Screen Plus and mericon *E. coli* STEC O-Type Pathogen Detection Assays	Diversos alimentos (carne bovina crua, vegetais)
2019.03	*E. coli* O157:H7	bioMeriéux	GENE-UP® *E. coli* O157:H7 2 (ECO 2) Test	Alimentos diversos e água processada.

17.2. Método BAM/FDA:2020 para presença/ausência de *E. coli* O157:H7 em alimentos

Método da US Food and Drug Administration (FDA), descrito no *Bacteriologycal Analytical Manual* (BAM) (Feng *et al.*, 2020)

17.2.1. Material requerido para a análise

- □ Água Peptonada Tamponada Modificada com Piruvato (mBPWp)
- □ Placas de Ágar MacConkey Sorbitol Telurito Cefixima (TC-SMAC)
- □ Placas de Rainbow Agar O157 (Biolog, Hayward, CA) ou R&F *E. coli* O157:H7 Agar (R&F Laboratories, Downers Grove, IL)
- □ Placas de Ágar Tripticase de Soja Extrato de Levedura (TSA-YE)
- □ Discos de Coli Complete (BioControl Systems, Inc)
- □ Reagente de Kovacs para teste de indol
- □ "Kit" de aglutinação em látex para o antígeno somático O157 (Remel ou Oxoid)
- □ "Kit" de aglutinação em látex para o antígeno flagelar H7(Remel ou Oxoid)
- □ "Kit" API 20E (BioMérieux)
- □ Estufa incubadora a 42±1 °C

17.2.2. Procedimento

O esquema de análise para a detecção de *E. coli* O157:H7 pelo método BAM/FDA:2020 encontra-se descrito na Figura 17.2.

Antes de iniciar as atividades, ler atentamente as orientações do Capítulo 5, que apresenta todos os detalhes e cuidados envolvidos nos testes de presença/ausência de microrganismos. O procedimento descrito abaixo não apresenta esses detalhes, pressupondo que sejam conhecidos pelo analista.

Cuidado. A análise de *E. coli* O157:H7 deve ser conduzida por pessoal bem treinado, para garantir a segurança do analista e do laboratório. Durante a realização das análises, recomendam-se os seguintes cuidados: **1)** que todo o manuseio das amostras e meios de cultura seja feito sobre bandejas e não diretamente sobre as bancadas, **2)** que nenhuma coleta de líquido seja feita com a boca e sim com pipetadores, **3)** que ao trabalhar em capela de fluxo laminar se utilize um modelo vertical, adequado ao manuseio de patógenos, **4)** que se mantenha ao alcance das mãos um frasco de desinfetante como solução de cloro a 100ppm ou solução de álcool iodado, para descontaminar qualquer descarga inadvertida de material contaminado, **5)** que todo o descarte de material seja precedido da descontaminação em autoclave a 121 °C/30min, **6)** que toda a área de trabalho seja prontamente descontaminada, uma vez concluídas as análises, **7)** que no preparo e homogeneização das amostras se tomem precauções para evitar a formação de aerossóis. Para tanto, recomenda-se que a homogeneização seja feita preferencialmente em "stomacher" e que, na homogeneização em liquidificador, a tampa seja protegida por papel amarrado com barbante, aguardando-se a acomodação do material homogeneizado, antes da abertura do frasco.

a) Pré-enriquecimento e enriquecimento seletivo

Seguindo as orientações do Capítulo 2, homogeneizar 25 g da amostra em 225 ml de Água Peptonada Tamponada Modificada com Piruvato (mBPWp) sem o suplemento seletivo ACV. Incubar a 37±1 °C por 5 horas (pré-enriquecimento).

Nota a.1) No caso de vegetais folhosos (exceto coentro e salsa) adicionar 450 ml de mBPWp a 200 g de amostra. Não é necessário agitar ou homogeneizar em *stomacher* ou liquidificador. No caso de coentro e salsa, trabalhar com 25 g da amostra em 225 ml de mBPWp, também sem agitar ou homogeneizar.

Nota a.2) No caso de amostras de sucos, leite ou outras bebidas turvas, centrifugar 200 ml a 10.000xg/10min, descartar o sobrenadante e suspender o material em 225 ml de mBPWp.

Nota a.3) No caso de água ou outros produtos líquidos não turvos, adicionar 125 ml da amostra a 125 ml de mBPWp em concentração dupla. Usar este procedimento também para amostras líquidas que, após a centrifugação, não resultem em um sedimento visível.

Após as 5h de pré-enriquecimento, adicionar aos 225 ml de mBPWp, 1 ml de cada solução

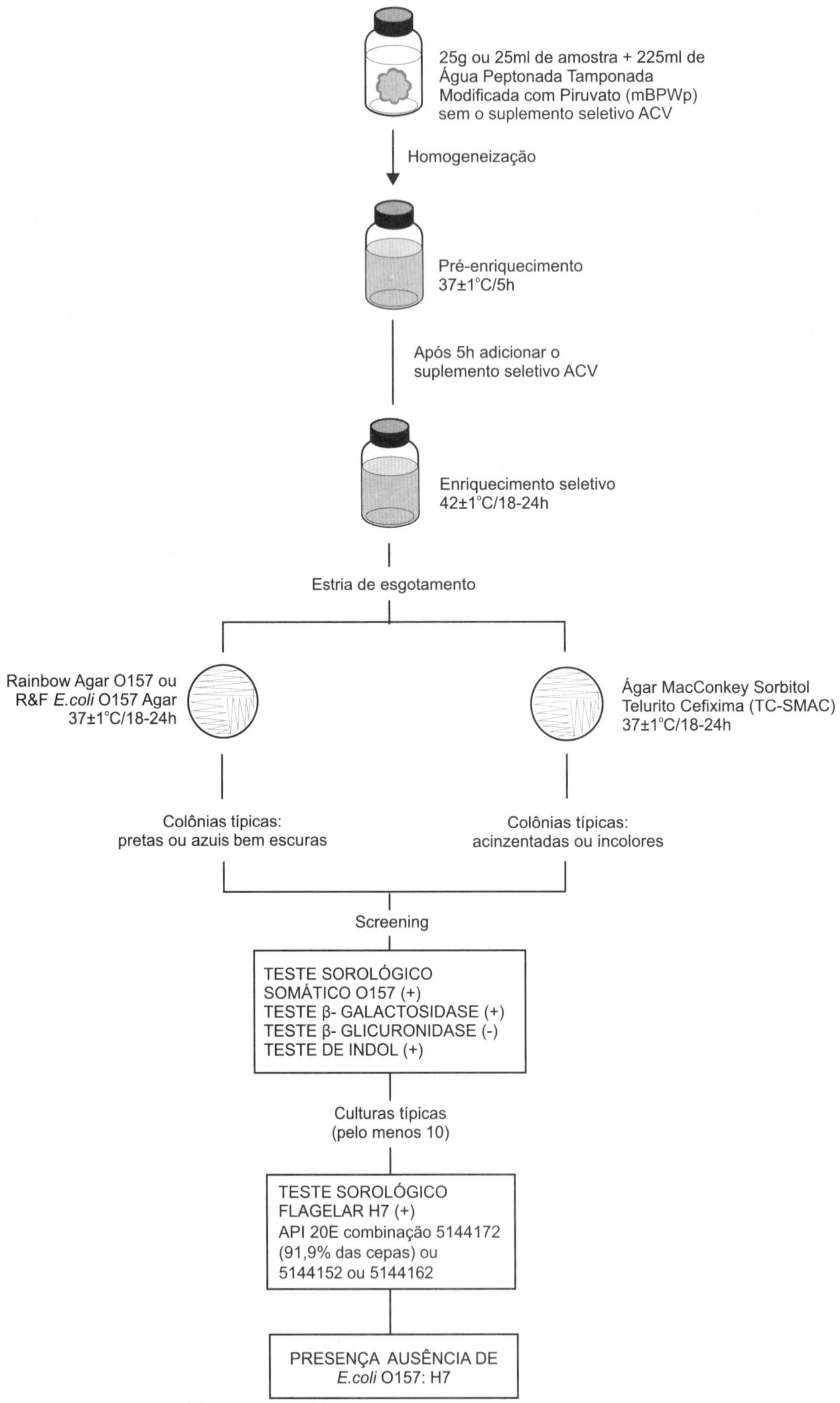

ACV (1 ml de cada por 225 ml de mBPWp): Acriflavina (solução aquosa 1,125 g/500 ml, final 10 mg/l), Cefsulodina (solução aquosa 1,125 g/500 ml, final 10 mg/l), Vancomicina (solução aquosa 0,90 g/500 ml, final 8 mg/l)

Figura 17.2. Esquema de análise para a detecção de *E. coli* O157:H7 em alimentos pelo método BAM/FDA:2020 (Feng *et al.*, 2020).

do suplemento seletivo ACV: Acriflavina (solução aquosa 1,125g/500ml, final 10 mg/l), Cefsulodina (solução aquosa 1,125g/500ml, final 10 mg/l), Vancomicina (solução aquosa 0,90g/500ml, final 8 mg/l). Incubar a 42±1 °C por 18 a 24 horas (enriquecimento seletivo).

b) Plaqueamento seletivo diferencial

Agitar delicadamente os frascos de mBPWp e preparas diluições até 10^{-4} em Tampão Fosfato pH 7,2. Inocular 0,05 ml da diluição 10^{-2} em duas placas (duplicata) de Ágar MacConkey Sorbitol Telurito Cefixima (TC-SMAC) (plaqueamento em superfície) e 0,05 ml em duas placas (duplicata) de um meio cromogênico (Rainbow Agar O157 ou R&F *E. coli* O157:H7 Agar). Repetir este procedimento com a diluição 10^{-4}. Opcionalmente, pode-se fazer a inoculação do mBPWp diretamente nas placas, sem diluição, por estrias de esgotamento.

Incubar as placas a 37±1 °C por 18 a 24 horas. Depois da incubação, pelo menos uma das placas deve conter colônias isoladas para confirmação.

Nota b.1) Após o enriquecimento o método BAM/FDA inclui uma etapa de *screening* por PCR, descartando as amostras negativas e submetendo ao plaqueamento seletivo diferencial e às estapas subsequentes do ensaio apenas as amostras positivas no PCR (presuntivas), mas também possibilita omitir o PCR.

c) Confirmação preliminar

Observar a presença de colônias típicas nas placas. No Ágar TC-SMAC as colônias de *E. coli* O157 são incolores ou acinzentadas, com centro esfumaçado e 1-2 mm de diâmetro. Bactérias sorbitol positivas, incluindo a maioria das cepas de *E. coli*, formam colônias pink a vermelhas. No Ágar Rainbow O 157 e no Ágar R&F *E. coli* O157:H7 as colônias de *E. coli* O157:H7 são pretas ou azul bem escuras.

Selecionar um número razoável de colônias típicas de cada placa de TC-SMAC e R&F ou Rainbow para o teste sorológico O157, de forma que ao final da confirmação preliminar pelo menos 10 sigam para a confirmação definitiva.

c.1) Teste sorológico O157 de aglutinação em látex. Verificar a presença do antígeno somático O157 usando uma pequena quantidade do material de cada colônia selecionada nas placas de TC-SMAC e R&F ou Rainbow. Para a realização do teste, usar um *kit* comercial de aglutinação em látex (Remel) e seguir a orientação do fabricante na realização do ensaio.

c.2) Teste de atividade de β-galactosidase e β-glicuronidase. A partir de cada colônia com resultado positivo para o antígeno somático O157 no teste anterior (c.1), estriar (estrias de esgotamento) uma alçada em uma placa de Ágar Tripticase de Soja Extrato de Levedura (TSA-YE). No primeiro quadrante das estrias (região com inóculo mais pesado) posicionar um disco de ColiComplete (BioControl), que contém substratos para a β-galactosidase (X-GAL) e β-glicuronidase (MUG). Usar como controle positivo uma placa de TSA-YE inoculada de forma similar com uma cultura de *E. coli* β-glicuronidase positiva. Incubar as placas a 37±1 °C por 18 a 24 horas e observar a reação no disco de ColiComplete. *E. coli* e *E. coli* O157:H7 são beta-galactosidase positivas e provocam uma cor azul intensa sobre o disco e em volta dele. *E. coli* O157:H7 é beta-glicuronidase negativa e não provoca fluorescência sobre sobre o disco ou em volta dele quando observado sobre luz UV (365-366nm), enquanto a cepa controle positivo, sim.

c.3) Teste de indol. Colocar uma folha de papel de filtro em uma placa de Petri e umedecer com o reagente de Kovacs para teste de indol. A partir de cada cultura com reação típica no disco de ColiComplete (azul sem fluorescência) nas placas de TSA-YE, espalhar uma pequena quantidade da cultura sobre o reagente no papel. Observar se ocorre o desenvolvimento de uma cor vermelho violeta (teste positivo) ou não (teste negativo). *E. coli* O157 é indol positiva, podendo ser descartadas todas as culturas negativas.

d) Confirmação definitiva. Submeter à confirmação definitiva pelo menos 10 colônias O157 positivas, β-galactosidase positivas, β-glicuronidase negativas e indol positivas. Os testes usados são o sorológico flagelar H7 e os testes bioquímicos do "kit" API 20E (BioMérieux).

d.1) Teste sorológico flagelar H7. Apenas as culturas positivas no teste sorológico somático O157 devem ser submetidas ao sorológico flagelar. O procedimento mais comum é a utilização de "kits" de aglutinação em látex, cujo princípio é o mesmo do O157, substituindo-se o antissoro. Para a realização do teste, devem ser seguidas as orientações do fabricante. Se o resultado for negativo, prosseguir com os testes de confirmação bioquímica (d.2), porque pode tratar-se de uma variante não-móvel (O157: NM). Recomenda-se também cultivar em Ágar Sangue para induzir a motilidade e repetir o teste sorológico flagelar.

d.2) Confirmação bioquímica com o "kit" API 20E. O teste deve ser feito seguindo as orientações do fabricante. A combinação mais típica de *E. coli* O157:H7 nos 21 primeiros testes da cartela de resultados é "5144172" (91,9% das cepas), podendo também ocorrer as combinações "5144152" (cepas sacarose negativas) e "5144162" (cepas rhamnose negativas).

Culturas confirmadas devem ser enviadas a um laboratório apto à realização dos testes moleculares necessários à detecção de genes associados à fatores de virulência, como as shiga toxinas (*stx1 e stx2*), a enterohemolisina (*ehxA*) e a gama-intimina (*eae*).

17.3. Referências

ANDREWS, W.H., 1997. New trends in food microbiology: an AOAC International perspective. *Journal of AOAC International*, 80(4):908-912.

BRENNER, D.J., KRIEG, N.R. & STALEY, J.T. (eds), 2005. *Bergey's Manual of Systematic Bacteriology.* 2nd edition, Volume 2. New York, NY: Springer Science+Business Media Inc.

CALDORIN, M., ALMEIDA, I.A.Z.C., PERESI, J. T.M. & ALVES, E.C., 2013. Ocorrência de *Escherichia coli* produtora de toxina Shiga (STEC) no Brasil e sua importância em saúde pública. *BEPA (Boletim Epidemiológico Paulista*, 10(110). Online. Disponível no site http://periodicos.ses.sp.bvs.br/scielo.php?script=sci_arttext&pid=S1806-42722013000200001&lng=pt [acesso em 18/01/2021].

CANTARELLI, V., NAGAYAMA, K., TAKAHASHI, A. *et al.*, 2000. Isolation of Shiga toxin-producing *Escherichia coli* (STEC) serotype O91:H21 from a child with diarrhea in Porto Alegre city, RS, Brazil. *Brazilian Journal of Microbiology*, 31:266-270.

CERQUEIRA, A.M.F., GUTH, B.E.C., JOAQUIM, R.M. & ANDRADE, J.R.C., 1999. High occurrence of Shiga toxin-producing *Escherichia coli* (STEC) in healthy cattle at Rio de Janeiro State, Brazil. *Veterinary Microbiology*, 70:111-121.

CERQUEIRA, A.M.F., TIBANA, A. & GUTH, B.E.C., 1997. High occurrence of Shiga-like-toxin-producing strains among diarrheagenic *Escherichia coli* isolated from raw beef products in Rio de Janeiro City, Brazil. *Journal of Food Protection*, 60:1-5.

EDUARDO, M. B., MELLO, M. L. R., KATSUYA, E. M. *et al.*, 2002. *Síndrome Hemolítico-Hurêmica – Normas e Instruções.* São Paulo: Centro de Vigilância Epidemiológica, Secretaria de Saúde do Estado de São Paulo. Online. Disponível no site: https://www.saudedireta.com.br/docsupload/1335136174shu.pdf [acesso em 18/01/2021].

FDA, 2012. Enterohemorrhagic *Escherichia coli* (EHEC). In: Food and Drug Administration, *Bad Bug Book, Foodborne Pathogenic Microorganisms and Natural Toxins.* 2nd edition. Disponível no site: https://www.fda.gov/media/83271/download [acesso em 18/01/2021]. pp.75-79.

FENG, P.C.S. & HARTMAN, P.A., 1982. Fluorogenic assay for immediate confirmation of *Eschericihia coli. Applied and Environmental Microbiology*, 43:1320-1329.

FENG, P., WEAGANT, S.D. & JINNEMAN, K, 2020. Diarrheagenic *Escherichia coli.* In: In: Food and Drug Administration, *Bacteriological Analytical Manual Online*. Chapter 4A. Disponível no site: https://

www.fda.gov/food/laboratory-methods-food/bam--chapter-4a-diarrheagenic-escherichia-coli [acesso em 21/12/2020].

GRIFFIN, P.M. & TAUXE, R.V., 1991. The epidemiology of infections caused by *Escherichia coli* O157:H7, other enterohemorragic *E. coli* and the associated Hemolytic Uremic Syndrome. *Epidemiologic Reviews*, 13:60-98.

GUNZER, F., BÖHM, H., RÜSSMANN, H. *et al.*, 1992. Molecular detection of sorbitol fermenting *Escherichia coli* O157 in patients with hemolytic-uremic syndrome. *Journal of Clinical Microbiology*, 30:1807-1810.

GUTH, B.E.C., RAMOS, S.R.T.S., CERQUEIRA, A.M.F. *et al.*, 2002a. Phenotypic and genotypic characteristics of shiga toxin-producing *Escherichia coli* strains isolated from children in São Paulo, Brazil. *Memórias do Instituto Osvaldo Cruz Online*, 97(8):1085-1089. Disponível no site: https://www.scielo.br/scielo.php?script=sci_abstract&pid=S0074-02762002000800003&lng=pt&nrm=iso&tlng=en& userID=-2 [acesso em 18/01/2021].

GUTH, B.E.C., LOPES, R., VAZ, T.M.I. & IRINO, K., 2002b. First shiga toxin-producing *Escherichia coli* isolate from a patient with hemolytic uremic syndrome in Brazil. *Emerging Infectious Diseases*, 8:535-536.

HALDANE, D.J.M., DAMM, M.A.S. & ANDERSON, J.M., 1986. Improved biochemical screening procedure for small clinical laboratories for vero (shiga-like) toxin--producing strains of *Escherichia coli* O157:H7. *Journal of Clinical Microbiology*, 24:652-653.

HAYES, P.S., BLOM, K., FENG, P. *et al.*, 1995. Isolation and characterization of β-glucuronidase-producing *Escherichia coli* serotype O157:H7 in the United States. *Journal of Clinical Microbiology*, 33:3347-3348.

ICMSF (International Commission on Microbiological Specifications for Foods), 2018. *Microrganisms in Foods 7. Microbiological Testing in Food Safety Management.* 2nd edition. Switzerland: Springer International Publishing AG.

IRINO, K., GOMES, T.A.T., VAZ, T.M.I. *et al.*, 2000. Prevalence of Shiga toxin and intimin gene sequences among *Escherichia coli* of serogroups O26, O55, O111, O119 and O157 isolated in São Paulo, Brazil. The 4th International Symposium and Workshop on Shiga Toxin (Verocytotoxin)-Producing *Escherichia coli* Infections, 2000, Kyoto, Japan. *Anais*. p. 107.

IRINO, K., VAZ, T.M.I., KATO, M.A.M.F. *et al.*, 2002. O157:H7 shiga toxin-producing *Escherichia coli* strains associated with sporadic cases of diarrhea in São Paulo, Brazil. *Emerging Infectious Diseases*, 8:446-447.

LATIMER-Jr., G.W. (ed.), 2019. *Official Methods of Analysis of AOAC International.* 21st edition. Gaithersburg, MD: AOAC International.

NATARO, J.P. & KAPER, J.B., 1998. Diarreagenic *Escherichia coli. Clinical Microbiology Reviews*, 11:142-201.

RATNAM, S., MARCH, S.B., AHMED R. *et al.*, 1988. Characterization of *Escherichia coli* serotype O157:H7. *Journal of Clinical Microbiology*, 26(10):2006-2012.

ROCHA, H.H.A.G., 2003. Diagnóstico diferencial das principais causas de sangramento em uma unidade de emergência - visão clínica e laboratorial. *LAES & HAES Edição 142.*

SILVA, N., 2004. *Escherichia coli* O157:H7 em alimentos. Tese de doutorado, Faculdade de Engenharia de Alimentos, Universidade Estadual de Campinas (UNICAMP).

SILVEIRA, N.F., SILVA, N., CONTRERAS, C. *et al.*, 1999. Occurrence of *Escherichia coli* O157:H7 in hamburgers produced in Brasil. *Journal of Food Protection*, 62(11):133-1335.

TARR, P.I. & NEILL, M.A, 1996. Perspective: The problem of non-O157:H7 Shiga toxin (verocytotoxin)-producing *Escherichia coli. Journal of Infectious Diseases*, 174:1136-1139.

WEAGANT, S.D., BRYANT, J.L. & JINNEMN, K.G., 1995. An improved rapid technique for isolation of *Escherichia coli* O157:H7 from foods. *Journal of Food Protection*, 58(1):7-12.

WHO, 1998. Zoonotic Non-O157 Shiga Toxin-Producing *Escherichia coli* (STEC). *WHO/CSR/APH/98.8, Report of a WHO Scientific Working Group Meeting.* Berlin, Germany, 23-26 June 1998. Disponível no site: https://apps.who.int/iris/bitstream/handle/10665/68880/WHO_CSR_APH_98.8.pdf?sequence=1&isAllowed=y [acesso em 18/01/2021].

WHO (World Health Organization), 2018. *E. coli*. Online. Disponível no site: https://www.who.int/en/news-room/fact-sheets/detail/e-coli [acesso em 18/01/2021].

18 *Listeria monocytogenes*

Revisões da 6ª edição

Item 18.1.3 (revisado) Itens 18.1.3.1, 18.1.3.2 e Quadro 18.3 atualizados com as revisões da ISO 11290-1/2, BAM/FDA e MLG/USDA. Quadro 18.4 atualizado: inseridos os métodos AOAC 2010.02, 2016.07, 2016.08, 2019.10 e 2019.11; excluídos os métodos AOAC 995.22 e 2002.09.

Item 18.2 (revisado). A versão de janeiro de 2016 do método BAM/FDA foi substituída pela versão de março de 2017, com as seguintes alterações:

Item 18.2.2.b) Revisadas as opções de meios cromogênicos indicados para o plaqueamento seletivo diferencial.

Item 18.2.2.d) A confirmação passa a ser feita diretamente da cultura obtida na purificação das colônias nas placas de TSA-YE, exceto nos testes de fermentação de carboidratos (d.5).

Item 18.3 (revisado). A versão de fevereiro de 2017 do método MLG/USDA foi substituída pela versão de janeiro de 2019, com as seguintes alterações:

18.3.2.b) Eliminado o Caldo Fraser, mantendo-se apenas o MOPS-BLEB no enriquecimento secundário.

18.3.2.d) Alteradas as condições de seleção e repique das colônias para confirmação. Alteradas as orientações sobre o uso de "kits" de identificação. Excluído o β-lysin CAMP Teste.

Item 18.4 (revisado). A 1ª edição da ISO 11290-2 foi substituída pela 2ª edição de 2017, com as seguintes alterações:

Item 18.4.2.a) Eliminada a etapa de reparação das células por uma hora a 20 °C. Revisada nota a.1.

Item 18.4.2.b) O tempo total de incubação das placas de ALOA para a contagem é de 48±4h, sendo a contagem prévia em 24±2h apenas preventiva em caso de placas muito cheias.

Item 18.4.2.c) Alterado o número aceitável de colônias nas placas para contagem (de 150 para 100). Validada a estocagem das placas de ALOA por 48h sob refrigeração até a repicagem das colônias para confirmação. Ágar Sangue ou de Ágar Nutriente podem ser usados como alternativa ao TSA-YE na purificação de colônias (nota c.3).

Item 18.4.2.d) Foram feitas várias alterações na seleção dos testes indicados para a confirmação e no procedimento para a realização dos testes.

Item 18.4.2.e) Foram feitas várias alterações na interpretação dos resultados.

Item 18.5 (revisado). A 1ª edição da ISO 11290-1 foi substituída pela 2ª edição de 2017, com as seguintes alterações:

Item 18.5.2.a) O tempo de incubação do enriquecimento primário passou de 24±2h para 25±1h. Validada a estocagem do caldo de enriquecimento primário por 72h sob refrigeração até a transferência para o caldo de enriquecimento secundário (nota a.1).

Item 18.5.2.b) A opção de incubar o caldo de enriquecimento secundário a 35 °C foi excluída. Validada a estocagem do caldo de enriquecimento secundário por 72h sob refrigeração até a o plaqueamento diferencial (nota b.1).

Item 18.5.2.c) Validada a estocagem das placas de ALOA por 48h sob refrigeração até a repicagem das colônias para confirmação (nota c.4).

Item 18.5.2.d) A confirmação de uma única colônia por amostras é suficiente (nota d.1). Ágar Sangue ou de Ágar Nutriente podem ser usados como alternativa ao TSA-YE na purificação de colônias (nota d.2).

Item 18.5.2.e). Foram feitas várias alterações na seleção dos testes indicados para a confirmação e no procedimento para a realização dos testes

18.1. Introdução

Listeria monocytogenes é uma bactéria patogênica potencialmente letal para o homem e outros animais. As doenças de origem alimentar (DTAs) provocadas em humanos são classificadas pela International Commission on Microbiological Specifications for Foods (ICMSF, 2018) em dois grupos de risco: Para a população em geral são classificadas no Grupo II, que inclui as doenças "de sério perigo, não representando ameaça de morte e normalmente não deixando sequelas, mas incapacitando por períodos moderados". Para mulheres grávidas e indivíduos com o sistema imunológico comprometido são classificadas no Grupo IIIB, que inclui as doenças "de severo perigo para população restrita, representando ameaça de morte, sequelas crônicas ou longa duração".

18.1.1. Taxonomia

Na 9ª edição do *Bergey's Manual of Determinative Bacteriology* (Holt *et al.*, 1994) o gênero *Listeria* estava alocado no Grupo 19, que incluía todos os bastonetes regulares Gram positivos. Na 2ª edição do *Bergey's Manual of Systematic Bacteriology* os membros do Grupo 19 foram divididos em dois phyla: o gênero *Renibacterium* foi transferido para o philum *Actinobacteria* e os outros gêneros de bastonetes regulares Gram positivos, incluindo *Listeria*, foram transferidos para o phylum "*Firmicutes*" (Garrity & Holt, 2001).

O phylum "*Firmicutes*" inclui todas as bactérias Gram positivas com baixo teor de G+C no DNA (<50) (Schleifer, 2009). O gênero *Listeria* foi classificado na família *Listeriaceae*, que também inclui o gênero *Brochothrix* (Ludwig *et al.*, 2009).

De acordo com McLauchlin & Rees (2009), *Listeria* e *Brochothrix* podem ser diferenciados pela morfologia das células, pela motilidade (*Brochothrix* é imóvel) e pela aparência das colônias (*Brochothrix* não apresenta coloração azulada sob luz oblíqua). Além disso, a temperatura ótima de *Brochothrix* é de 20-25 ºC e o crescimento ocorre na faixa entre 0 e 30 ºC, enquanto *Listeria* tem um ótimo entre 30 e 37 ºC e cresce entre <0 e 45 ºC. *L. monocytoges* é psicrotrófica e cresce bem sob refrigeração.

Duas espécies de *Listeria* são reconhecidamente patogênicas: *L. monocytogenes* atinge humanos e outros animais e *L. ivanovii* atinge animais e raramente humanos (Low & Donachie, 1997). Essas duas espécies contém genes para fatores de virulência associados à entrada da bactéria na célula do hospedeiro, que são a listeriosina O (LLO) (uma proteína de 58kDa codificada pelo gene *hly*), a fosfatidilinositol fosfolipase C (PI-PLC) (uma proteína de 33kDa codificada pelo gene *plcA*) e a fosfatidil-colina fosfolipase C (PC-PLC) (uma proteína de 29kDa codificada pelo gene *plcB*) (Schmid *et al.*, 2005, Liu, 2006).

Listeria é amplamente distribuída na natureza e no ambiente de produção de alimentos (solo, água, vegetação, fezes de animais saudáveis, incluindo humanos, esgoto, resíduos de abatedouros, ração animal, frango resfriado e congelado), mas a doença é transmitida primordialmente através do consumo de alimentos contaminados por *L. monocytogenes* (McLauchlin & Rees, 2009).

Até a publicação da 2ª edição do *Bergey's Manual of Systematic Bacteriology* o gênero *Listeria* era composto de seis espécies (McLauchlin & Rees, 2009), descritas no Quadro 18.1. Após a publicação do Bergey's novas espécies foram descobertas (LPSN, 2021), cujas características estão descritas no Quadro 18.2, em comparação com as espécies originais.

As espécies do gênero *Listeria* são compostas de bastonetes Gram positivos, não esporogênicos, móveis ou imóveis. Quando móveis apresentam motilidade característica a 25 ºC, com movimentos rotatórios ou de tombamento, em montagens úmidas observadas ao microscópio sob imersão. Em meios de motilidade como o Ágar Indol Sulfeto Motilidade (SIM), desenvolvem uma zona de migração típica, espalhando-se na parte superior do meio e mantendo-se restritas à picada no fundo do tubo. Esse tipo de migração produz uma massa de crescimento característica, lembrando um guarda-chuva (McLauchlin & Rees, 2009, Weller *et al.*, 2015).

As seis espécies originalmente alocadas no gênero *Listeria* (Quadro 18.1), incluindo *Listeria monocytogenes*, são anaeróbias facultativas e requerem

Quadro 18.1. Características usadas na diferenciação das seis espécies originais do gênero *Listeria*, descritas até a publicação da 2ª edição do *Bergey's Manual of Systematic Bacteriology* (McLauchlin & Rees, 2009).

Característica	*L.monocytogenes*	*L.grayi*	*L.innocua*	*L.ivanovii*	*L.seeligeri*	*L.welshmeri*
β-hemólise	+	-	-	+	+	-
CAMP Test – *S. aureus*	+	-	-	-	+	-
CAMP Test – *R. equii*	-	-	-	+	-	-
Lecitinase	+	-	-	+	d	-
Catalase	+	+	+	+	+	+
Oxidase	-	-	-	-	-	-
Hidrólise da esculina	+	+	+	+	+	+
Crescimento em Ágar Bile	+	+	+	+	+	+
Redução do nitrato	-	-[a]	-	-	-	-
D-manitol	-	+	-	-	-	-
D-xilose	-	-	-	+	+	+
L-rhamnose	+	+	d	-	-	d
α-D-manosídeo	+	+	+	-	-	+

Símbolos: +, mais de 85% das cepas positivas; **d**, varia entre as cepas (16-84% positivas); -, 0 a 15% das cepas positivas.

[a] Positivo para *L. grayi* subsp. *murrayi*.

Quadro 18.2. Características usadas por Weller *et al.* (2015) na diferenciação das espécies de *Listeria*, incluindo as que foram descritas após a publicação da 2ª edição do *Bergey's Manual of Systematic Bacteriology*.

1. *L. monocytogenes,* **2.** *L. innocua,* **3.** *L. seeligeri,* **4.** *L. ivanovii,* **5.** *L. welshimeri,* **6.** *L. grayi,* **7.** *L. marthii,* **8.** *L. rocourtiae,* **9.** *L. weihenstephanensis,* **10.** *L. cornellensis,* **11.** *L. riparia,* **12.** *L. grandensis,* **13.** *L. fleischmannii,* **14.** *L. aquatica,* **15.** *L. floridensis,* **16.** *L. newyorkensis,* **17.** *L. booriae.*

Característica	1	2	3	4	5	6	7	8	9	10	11	12	13	14	15	16	17
Motilidade	+	+	+	+	+	+	+	-	-	-	-	-	-	-	-	-	-
Hemólise	+	-	+	+	-	-	-	-	-	-	-	-	-	-	-	-	-
PI-PLC (fosfatidil inositol fosfolipase C)	+	-	-	+	-	-	-	-	-	-	-	-	-	-	-	-	-
Voges Proskauer (VP)	+	+	+	+	+	+	+	-	-	-	-	-	-	v	-	-	-
Redução do nitrato	-	-	-	-	-	v	-	+	+	+	+	+	+	+	-	+	+
Vermelho de Metila (VM)	+	+	+	+	+	+	+	v	v	v	+	v	+	+	+	+	+
D-Manitol	-	-	-	-	-	+	-	+	+	-	v	-	v	-	-	+	+
D-Xilose	-	-	+	+	+	-	-	+	+	+	+	+	+	+	+	+	+
L-Rhamnose	+	v	-	-	v	-	-	+	+	-	+	-	+	+	+	v	+
α-Manosidase	+	+	-	-	+	v	+	+	-	-	+	-	-	+	-	-	+
Maltose	+	+	+	+	+	+	+	+	+	+	+	+	+	-	+	+	+
Lactose	+	+	+	+	+	+	+	+	v	(+)	+	-	+	-	+	+	+
Sacarose	+	+	+	+	+	-	-	-	-	-	-	-	v	-	-	-	-
D-Ribose	-	-	-	+	-	+	-	+	-	+	v	+	+	+	-	+	v
L-Arabinose	-	-	-	-	-	-	-	-	-	v	+	-	-	+	+	+	+
D-Arabitol	+	+	+	+	+	+	+	-	+	-	-	v	+	-	-	-	+

Símbolos: + = positivo, **(+)** = fracamente positivo, **-** = negativo, **v** = variável, **ND** = não determinado.

a presença de um carboidrato para crescimento. Produzem ácido mas não gás a partir da glicose e outros carboidratos. Catalase positivas e oxidase negativas. Não sobrevivem à pasteurização clássica (60 °C/30min). Crescem na faixa de pH entre 6,0 e 9,0, suportam a presença de 10% de NaCl (algumas cepas suportam até 20%) e de 40% de bile. Em meios de cultura de cor clara (creme ou bege) produzem colônias que, observadas sob luz oblíqua, apresentam uma coloração levemente azulada e iridescente (McLauchlin & Rees, 2009). Nem todas essas características são relatadas na descrição das novas espécies.

Todas as *listerias* hidrolizam esculina (Weller *et al.*, 2015, McLauchlin & Rees, 2009), um glicosídeo de ocorrência natural usado para detectar atividade da enzima β-glicosidase (esculinase). O produto da hidrólise da esculina, esculetina (6,7-dihidróxicumarina), pode ser detectado em meios de cultura contendo sais de ferro, através da formação de um complexo preto ou castanho. A esculina é o substrato da β-glicosidase mais usado em meios de cultura, mas uma gama de glicosídeos sintéticos também estão disponíveis atualmente, que resultam em produtos coloridos.

L. monocytogenes, *L. ivanovii* e *L. seeligeri* são hemolíticas em meios contendo sangue. As demais espécies não são hemolíticas (Weller *et al.*, 2015). A zona de hemólise produzida por *L. monocytogenes* e *L. seeligeri* é restrita, com margem indistinta. *L.ivanovii*, ao contrário, produz um halo de hemólise mais extenso e com margens claramente definidas. Para melhor visualização do halo de hemólise de *L. monocytogenes* é recomendado o uso do ágar sangue em sobrecamada fina (uma camada de meio base sem sangue e sobre esta, depois de solidificada, uma sobrecamada fina do meio completo contendo o sangue) (McLauchlin & Rees, 2009).

Também pode ser usado o teste CAMP para realçar a reação de hemólise de *L. monocytogenes* na proximidade de uma cultura de *Staphylococcus aureus* ou de *Rhodococcus equi*. As cepas de *L. monocytogenes* e *L. seeligeri* apresentam halo de hemólise realçado (CAMP positivo) próximo a *S. aureus* mas não de *R. equi*. *L. ivanovii* é CAMP positiva com *R. equi* e negativa com *S. aureus*. As demais espécies de *Listeria* não são hemolíticas no teste CAMP (McLauchlin & Rees, 2009, Weller *et al.*, 2015).

Nas investigações epidemiológicas é comum a sorotipagem de *L. monocytogenes*, que tem 13 sorotipos (1/2a, 1/2b, 1/2c, 3a, 3b, 3c, 4a, 4ab, 4b, 4c, 4d, 4e e 7). Os mais comuns nas infecções de origem alimentar são 1/2a, 1/2b e 4b.

18.1.2. Epidemiologia

As informações abaixo são da 2ª edição do *Bad Bug Book - Foodborne Pathogenic Microorganisms and Natural Toxins* (FDA, 2012).

A ingestão de alimentos contaminados com *L. monocytogenes* pode causar dois tipos de doença, uma não invasiva com sintomas típicos de gastroenterite e uma muito mais grave, que ocorre quando a infecção atinge a corrente sanguínea (septicemia) e espalha-se pelo sistema nervoso (incluindo o cérebro), resultando em meningite e outros problemas potencialmente fatais. A forma de manifestação tende a ser dependente do hospedeiro. Em indivíduos saudáveis fora dos grupos de risco geralmente ocorre a gastroenterite, mas nos grupos de risco a forma mais grave normalmente se manifesta. Os principais grupos de risco são mulheres grávidas e seus fetos ou recém-nascidos (infecção perinatal e neonatal), indivíduos com o sistema imunológico enfraquecido devido à utilização de medicamentos (corticosteróides, drogas para câncer e para transplantados), pacientes com câncer (particularmente leucemia), pacientes de AIDS e, menos frequentemente, diabéticos, cirróticos, asmáticos, indivíduos com colite ulcerativa, idosos e indivíduos fazendo uso de antiácidos ou cimetidina

A dose infectiva de *L. monocytogenes* é desconhecida, mas acredita-se que varia de uma cepa para outra, bem como em função da susceptibilidade do hospedeiro e do tipo de alimento contaminado. Em casos provocados pelo consumo de leite cru ou inadequadamente pasteurizado há evidências de que menos de 1.000 células provocaram a doença em indivíduos susceptíveis.

A duração da(s) doença(s) também depende do estado de saúde do indivíduo infectado, podendo variar de alguns dias a várias semanas.

A gastroenterite geralmente é auto-limitada e, no caso de indivíduos saudáveis, os sintomas são leves (ou inexistentes), não requerendo tratamento ou hospitalização. Podem ocorrer febre, dores musculares, náusea, vômito e, eventualmente, diarreia. O período de incubação é curto variando entre poucas horas e 2-3 dias.

A forma severa e invasiva, por outro lado, está entre as principais causas de óbito por doenças de origem alimentar, com taxa de mortalidade média entre 15 e 30%. Quando provoca meningite, a taxa de mortalidade média pode chegar a 70%. No caso de septicemia a média é de 50% e no caso de infecções perinatais ou neonatais é de mais de 80%.

As grávidas, embora mais susceptíveis à listeriose, podem desenvolver um quadro leve (semelhante ao da gripe) e se recuperar, mas seus fetos geralmente não sobrevivem. Pode ocorrer aborto ou morte antes do nascimento (um terço dos casos relatados) e os bebes que nascem vivos podem desenvolver bacteremia ou meningite

Muitos alimentos têm sido associados à transmissão de *L. monocytogenes*, incluindo leite cru, leite pasteurizado inadequadamente, leite achocolatado, queijos (particularmente os frescos macios), sorvetes, vegetais crus, carnes (bovina e de aves) cruas, derivados de carne (linguiças cruas fermentadas, salsichas tipo hot dog), peixes crus e defumados e frutos do mar.

A natureza psicrotrófica de *L. monocytogenes*, com bom crescimento sob refrigeração, é um problema para a indústria de alimentos. As fontes a partir das quais atinge os alimentos nas fábricas inclui os trabalhadores, o ar, os produtos usados como matéria prima e as próprias superfícies do ambiente de fabricação. A recontaminação pós processo é uma das causas mais comuns de presença de *L. monocytogenes* no produto final.

18.1.3. Comentários sobre os métodos de análise

Um grande número de métodos de detecção ou contagem de *L. monocytogenes* em alimentos foram desenvolvidos ao longo dos anos, sendo mais amplamente difundidos e utilizados os métodos de detecção ou contagem (NMP ou plaqueamento direto) do *Bacteriological Analitycal Manual* (BAM) da Food and Drug Administration (FDA) (Hitchins *et al.*, 2017), os métodos de detecção ou contagem (NMP) do *Microbiology Laboratory Guidebook* (MLG) do United States Department of Agriculture (USDA, 2019) e os métodos de detecção ou contagem em placas da ISO (International Organization for Standardization). No Quadro 18.3 encontram-se sumarizadas as etapas de subcultura, meios utilizados e condições de incubação recomendados em cada um desses métodos.

18.1.3.1 Os métodos de detecção (presença/ausência)

Os métodos de detecção (presença/ausência) envolvem quatro etapas, duas de enriquecimento, para elevar a população de *L. monocytogenes* na amostra, uma de plaqueamento seletivo diferencial, para separar e diferenciar *L. monocytogenes* das outras bactérias presentes (obtenção de colônias típicas isoladas) e uma de confirmação, para verificar se as colônias típicas obtidas são mesmo de *L. monocytogenes*.

Nas duas etapas de enriquecimento, o primeiro (pré-enriquecimento) é feito em caldos nutritivos não seletivos ou parcialmente seletivos, objetivando o cultivo e a reparação de células injuriadas. O segundo (enriquecimento seletivo), objetiva favorecer a multiplicação de *L. monocytogenes* e inibir a microbiota acompanhante. Geralmente é feito nos mesmos caldos de pré-enriquecimento, só que suplementados com vários agentes antimicrobianos (usualmente ácido nalidíxico, acriflavina e cicloeximida).

No caso da ISO 11290-1:2017, o meio de enriquecimento seletivo é o Caldo Fraser, que, além dos agentes seletivos, também contém esculina e citrato férrico, para detectar a atividade da β-glicosidase. No pré-enriquecimento é usado o mesmo meio, porém com a concentração de ácido nalidíxico e de acriflavina reduzida à metade (situação em que é chamado de Caldo Half-Fraser ou Caldo Demi-Fraser).

O BAM/FDA usa o Caldo de Enriquecimento para Listeria Tamponado (BLEB) no enriquecimento seletivo e o mesmo meio, sem os agentes seletivos, no pré-enriquecimento.

Quadro 18.3. Etapas de subcultura, condições de incubação e meios de cultura utilizados na análise de *Listeria monocytogenes* em alimentos pelos métodos da FDA, USDA e ISO.

Método[a]	Primeiro enriquecimento[b]	Enriquecimento seletivo[b]	Plaqueamento diferencial[b]
BAM/FDA (2017) presença/ausência	BLEB sem os agentes seletivos 30 °C/4h	BLEB com os agentes seletivos 30 °C/24 e 48h	Estrias de esgotamento após 24h e após 48h de incubação em dois meios, um à base de esculina (OXA ou equivalente)[c] e um cromogênico (ALOA ou equivalente)[d]
BAM/FDA (2017) NMP	Não tem	BLEB (com os agentes seletivos) 30°C/48h	Estrias de esgotamento após 48h de incubação em dois meios, um à base de esculina (OXA ou equivalente)[c] e um cromogênico (ALOA ou equivalente)[d]
BAM/FDA (2017) contagem em placas	Não tem	Não tem	Plaqueamento direto (em superfície) em dois meios, um à base de esculina (OXA ou equivalente)[c] e um cromogênico (ALOA ou equivalente)[d]
MLG/USDA (2019) presença/ausência e NMP	UVM 30±2 °C/20-26h	MOPS-BLEB a 35±2 °C/18-24h	MOX (a partir do UVM e do MOPS-BLEB) a 35±2 °C/26±2h a 52±2h
ISO 11290-1 (2017) presença/ausência	Half-Fraser 30±1 °C/25±1h	Caldo Fraser 37±1 °C/24±2h	ALOA (a partir do Half-Fraser e do Caldo Fraser) a 37±1 °C/24±2h a 48±2h e um 2° meio opcional[e]
ISO 11290-2 (2017) contagem em placas	Não tem	Não tem	ALOA a 37±1 °C/24±2h a 48±4h (plaqueamento direto em superfície)

[a] **BAM/FDA** = *Bacteriological Analitycal Manual*/Food and Drug Administration (Hitchins *et al.*, 2017), **MLG/USDA** = *Microbiology Laboratory Guidebook*/ United States Department of Agriculture (USDA, 2019), **ISO** = International Organization for Standardization. **NMP** = Número Mais Provável.

[b] **ALOA** = Ágar Listeria Ottaviani & Agosti, **BLEB** = Caldo de Enriquecimento de *Listeria* Tamponado, **BPW** = Água Peptonada Tamponada, **Half-Fraser** = Caldo Fraser com apenas metade da concentração dos agentes seletivos ácido nalidíxico e acriflavina HCl, **LPM-esculina FE^{3+}** = Ágar Cloreto de Lítio Feniletanol Moxalactan suplementado com esculina e Fe^{3+}, **MOPS-BLEB** = Caldo de Enriquecimento de *Listeria* Tamponado com Ácido Morpholinopropanosulfonico, **MOX** = Ágar Oxford Modificado, **OCLA** = Ágar Oxoid *Listeria* Cromogênico, **OXA** = Ágar Oxford, **Palcam** = Ágar Palcam *Listeria* Seletivo, **UVM** = Caldo Universidade de Vermont.

[c] Meios recomendados à base de esculina: OXA, MOX ou Palcam a 35 °C/24-48h, LPM-esculina-Fe^{3+} a 30 °C/24-48h.

[d] Meios recomendados cromogênicos: ALOA, OCLA, CHROMagar *Listeria* ou Rapid' *L.mono* a 37 °C/24-48h, R&F *Listeria monocytogenes* a 35 °C/24-48h.

[e] O segundo meio é de livre escolha do laboratório, complementar ao ALOA, como o OXA ou Palcam (incubação conforme orientação do fabricante).

O MLG/USDA usa o Caldo Universidade de Vermont Modificado (UVM) no pré-enriquecimento e o Caldo de Enriquecimento de *Listeria* Tamponado com Ácido Morfolinopropanosulfônico (MOPS-BLEB) no enriquecimento seletivo. O MOPS-BLEB é basicamente o BLEB substituindo o tampão fosfato pelo tampão MOPS.

No plaqueamento seletivo diferencial geralmente são usados dois diferentes meios de cultura, um à base de esculina, que diferencia *Listeria* (todas) da microbiota acompanhante β-glicosidase negativa, e um cromogênico que, além de diferenciar *Listeria* através da atividade da β-glicosidase, também diferencia *L. monocytogenes*/*L. ivanovii* das demais listerias através da atividade de fosfolipase(s).

Os meios seletivos diferenciais baseados em esculina mais usados são o Ágar Oxford (OXA), o Ágar Oxford Modificado (MOX) e o Ágar Palcam, todos tendo em comum o Ágar Columbia como base, o cloreto de lítio como agente seletivo e a esculina combinada com o citrato férrico amoniacal, para detectar a atividade da β-glicosidase. A diferença entre esses meios está no tipo de antimicrobianos adicionados para inibir a microbiota acompanhante, que inclui diferentes combinações de um ou mais dos seguintes antibióticos: cicloeximida, colistina, acriflavina, cefotetan, fosfomicina, moxalactan e ceftazidima. Um outro meio que também pode ser usado, embora a formulação original não contenha esculina nem citrato férrico, é o Ágar Cloreto de Lítio Feniletanol Moxalactan (LPM), desde que suplementado com esses componentes. O LPM foi muito usado em anos passados, para observação das características típicas das colônias de *Listeria* sob luz oblíqua (transiluminação), que pode ser obtida através de uma fonte forte de luz branca na parte inferior das placas, posicionadas em ângulo de 45° em relação à fonte de luz. Nessas condições, as colônias de *Listeria* tendem a apresentar uma coloração azulada com aparência de vidro moído, enquanto as colônias dos competidores tendem a apresentar-se amareladas ou alaranjadas.

Com relação aos meios cromogênicos, há no mercado dois grupos de formulações para *Listeria*. No primeiro grupo estão o ALOA (Ágar *Listeria* de Ottaviani & Agosti) e seus equivalentes CHROMagar *Listeria* e Oxoid Chromogenic *Listeria* Agar (OCLA). Esses meios contêm os tradicionais agentes seletivos para seleção de *Listeria* (ácido nalidíxico, ceftazidima e polimixina, para inibir bactérias Gram negativas e Gram positivas, cicloeximida ou anfotericina para inibir fungos) e dois agentes diferenciais: um é o X-Glu (5-bromo-4-cloro-3-indolil-beta-D-glicopiranosídeo), substrato cromogênico para a enzima beta-glicosidase de todas as listerias, cujo produto de reação confere às colônias uma coloração verde azulada. O outro é o fosfatidilinositol, para detectar a atividade da enzima fosfatidilinositol fosfolipase C (PI-PLC) de *L. monocytogenes* e *L. ivanovii*. No meio de cultura, a atividade dessa enzima provoca a formação de um halo opaco em redor das colônias). *L. monocytogenes* e *L. ivanovii* desenvolvem colônias similares nesses meios e as outras listerias formam colônias verde azuladas sem halo.

O segundo grupo de meios cromogênicos inclui o Rapid'L.mono e o R&F *Listeria monocytogenes*, cuja exata composição não é conhecida, mas que utilizam o X-inositol phosphate (5-bromo-4-cloro-3-indoxil-mio-inositol-1-fosfato) como substrato cromogênico para a fosfatidilinositol fosfolipase C (PI-PLC). A clivagem do X-inositol phosphate pela PI-PLC resulta em um produto de cor turquesa. O Rapid'L.mono também contém xilose, para diferenciar *Listeria ivanovii* (+) de *L. monocytogenes* (-). A produção de ácido a partir da xilose provoca viragem do indicador, mudando a cor do meio de vermelho para amarelo e formando um halo amarelo em torno das colônias. Sobre o fundo amarelo as colônias *Listeria ivanovii* adquirem uma coloração esverdeada. Se houver produção substancial de ácido por *L. ivanovii* e outras listerias xilose positivas, a difusão do ácido pode alterar a cor de todo o meio para amarelo. Nestas condições as colônias de *Listeria monocytogenes*, azul turquesa sobre o fundo vermelho original do meio de cultura, também vão apresentar coloração esverdeada. Outras listerias formam colônias brancas com ou sem halo amarelo.

18.1.3.2. Os métodos de contagem

A contagem pelo NMP (BAM/FDA e MLG/USDA) segue basicamente as mesmas etapas da detecção de presença/ausência, mas aplicadas a uma série de alíquotas da amostra. O procedimento padrão é a inoculação de três ou quatro diluições decimais sequenciais da amostra, três alíquotas por diluição, em uma série de tubos (ou frascos) contendo o caldo de pré-enriquecimento (como no método da MLG/USDA) ou de enriquecimento seletivo (com no método da FDA). Uma vez feita a inoculação o ensaio segue normalmente para cada tubo separadamente.

Na contagem em placas (BAM/FDA e ISO 11290-2) são usados um ou dois meios seletivos diferenciais para a inoculação direta da amostra, os mesmos recomendados no teste de presença/ausência. A preparação da amostra para a análise segue os procedimentos padrão descritos no Capítulo 2. No método da BAM/FDA as amostras sólidas são homogeneizadas com a base do Caldo BLEB (sem os agentes seletivos) para preparar a diluição 10^{-1}, inoculando-se pelo menos três diluições por plaqueamento em superfície. No método ISO 11290-2 a diluição 10^{-1} pode ser preparada em Água Peptonada Tamponada (ou outro diluente recomendado pela ISO dependendo do tipo de amostra) ou no Caldo Half-Fraser, se houver interesse em submeter a mesma unidade analítica ao teste de presença/ausência.

18.1.3.3. Os "kits" analíticos

Outros métodos que já foram oficializados pela AOAC International para a análise de *Listeria monocytogenes* em alimentos são os "kits" analíticos descritos no Quadro 18.4.

Quadro 18.4. "Kits" analíticos oficializados pela AOAC International para a detecção de *Listeria monocytogenes* em alimentos (Latimer, 2019).

AOAC Official Method	Analito	Princípio do método*	Fabricante	Nome do "kit"	Aplicação
993.09	*Listeria* spp.	Hibridização de DNA	Neogen Corporation	Gene Trak *Listeria* Assay	Produtos lácteos, carnes e frutos do mar
994.03	*Listeria monocytogenes*	EIA	Organon Teknika	*Listeria*-Tek ELISA test system	Produtos lácteos, carne e frutos do mar
996.14	*Listeria* spp. e *Listeria monocytogenes*	EIA	BioControl Systems, Inc.	Transia® AG *Listeria* Enzyme Immunoassay (EIA) test kit	Produtos lácteos, carnes, ovos, frutos do mar, frutas, vegetais, castanhas, massas, chocolate e superfícies do ambiente de fabricação
997.03	*Listeria* spp. e *Listeria monocytogenes*	VIP	BioControl Systems	VIP for *Listeria*	Produtos lácteos, ovos, carnes, pescados e frutos do mar, frutas, vegetais, castanhas, massas, chocolate, pasta, chocolate e superfícies do ambiente de fabricação
999.06	*Listeria* spp.	ELFA	bioMérieux	VIDAS *Listeria* assay kit, VIDAS ou miniVIDAS automated immunoassay system	Alimentos
2003.12	*Listeria monocytogenes*	PCR	Dupont/Qualicon	Bax Automated System	Alimentos
2004.02	*Listeria monocytogenes*	ELFA	bioMérieux	VIDAS LMO2 Kit	Alimentos
2004.06	*Listeria* spp.	ELFA	bioMérieux	VIDAS *Listeria* Immunoassay using Demi-Fraser and Fraser Broths	Alimentos
2010.02	*Listeria* spp.	EIA	bioMérieux	VIDAS *Listeria* Xpress (LSX)	Alimentos.
2013.10	*Listeria* spp.	ELFA	bioMérieux	VIDAS UP *Listeria* (LPT)	Diversos alimentos e superfícies do ambiente de fabricação
2013.11	*Listeria monocytogenes*	ELFA	bioMérieux	VIDAS *Listeria monocytogenes* Xpress (LMX)	Diversos alimentos
2014.06	*Listeria* spp	LAMP	3M Food Safety	3M Molecular Detection Assay (MDA) *Listeria*	Diversos alimentos e superfícies do ambiente de fabricação
2014.07	*Listeria monocytogenes*	LAMP	3M Food Safety	3M Molecular Detection Assay (MDA) *Listeria monocytogenes*	Diversos alimentos e superfícies do ambiente de fabricação
2016.07	*Listeria* spp	LAMP	3M Food Safety	3M Molecular Detection Assay (MDA) 2-*Listeria*	Diversos alimentos e superfícies do ambiente de fabricação
2016.08	*Listeria monocytogenes*	LAMP	3M Food Safety	3M™ Molecular Detection Assay (MDA) 2-*Listeria monocytogenes*	Diversos alimentos e superfícies do ambiente de fabricação
2019.10	*Listeria spp*	PCR	bioMérieux	GENE-UP® *Listeria* spp. 2 (LIS 2) Test Method	Diversos alimentos e superfícies do ambiente de fabricação.
2019.11	*Listeria monocytogenes*	PCR	bioMérieux	GENE-UP® *Listeria monocytogenes* 2 (LMO 2)	Diversos alimentos e superfícies do ambiente de fabricação.

*EIA = Enzyme-Linked Immunosorbent Assay, ELFA = Enzyme-Linked Immunofluorescent Assay, LAMP = Loop-Mediated Isothermal Amplification, PCR = Polymerase Chain Reaction, VIP = Visual Immunoprecipitate Assay.

18.1.3.4. Cuidados especiais na realização das análises

A análise de *L. monocytogenes* deve ser conduzida por pessoal bem treinado, para garantir a segurança do analista e do laboratório. Nenhum indivíduo que faça parte dos grupos de risco, mesmo treinado, deve ser autorizado a realizar essas análises ou a entrar no laboratório durante a sua realização. Os principais grupos de risco são mulheres grávidas (e seus fetos) e indivíduos com o sistema imunológico temporária ou definitivamente comprometido. Para esses indivíduos, a taxa de mortalidade por listeriose é alta.

No tratamento das amostras para a análise de alimentos refrigerados, o *Compendium of Methods for the Microbilogical Examination of Foods* (Ryser & Donnelly, 2015) apresenta alguns cuidados: **1)** Na análise quantitativa, é importante que as amostras sejam analisadas o mais rápido possível, porque *L. monocytogenes* cresce nessas temperaturas, podendo ocorrer uma elevação na quantidade originalmente presente. **2)** Não é recomendado, a menos que estritamente necessário, o congelamento dessas amostras porque, embora *L. monocytogenes* seja relativamente resistente ao congelamento, pode ocorrer redução em alguns alimentos. **3)** O crescimento de *L. monocytogenes* não é uniforme nesses produtos, devendo-se tomar a unidade analítica nas regiões onde o crescimento é concentrado. Em queijos a região de concentração é a parte interna mais próxima da superfície. Nas carnes embaladas à vácuo é concentrado na superfície ou próximo da superfície em contato com o filme. **4)** O crescimento de *L. monocytogenes* nesses alimentos também tende a ser errático ou pontual, concentrando-se em algumas porções de um lote e em outras não. Assim, a amostragem de lotes no varejo deve contemplar um número grande de unidades de amostra, para uma avaliação mais precisa da extensão da contaminação.

Durante a realização das análises, recomendam-se os seguintes cuidados: **1)** que todo o manuseio das amostras e meios de cultura seja feito sobre bandejas, e não diretamente sobre as bancadas; **2)** que nenhuma coleta de líquido seja feita com a boca, e sim com pipetadores; **3)** que ao trabalhar em capela de fluxo laminar se utilize um modelo vertical, adequado ao manuseio de patógenos; **4)** que se mantenha ao alcance das mãos um frasco de desinfetante como solução de cloro a 100ppm, solução de álcool 70% ou solução de álcool iodado, para descontaminar qualquer descarga inadvertida de material contaminado; **5)** que todo o descarte de material seja precedido da descontaminação em autoclave a 121°C/30min, **6)** que toda a área de trabalho seja prontamente descontaminada, uma vez concluídas as análises; **7)** que no preparo e homogeneização das amostras se tomem precauções para evitar a formação de aerossóis. Para tanto, recomenda-se que a homogeneização seja feita preferencialmente em "stomacher" e que, na homogeneização em liquidificador, a tampa seja protegida por papel amarrado com barbante, aguardando-se a acomodação do material homogeneizado, antes da abertura do frasco.

18.2. Método BAM/FDA 10:2017 para detecção ou contagem de *Listeria monocytogenes* em alimentos

Método da US Food and Drug Administration (FDA), descrito no Capítulo 10 do *Bacteriological Analitycal Manual (BAM) Online*, Revisão de março de 2017 (Hitchins *et al.*, 2017). Aplicação: todos os alimentos.

18.2.1. Material requerido para a análise

- □ Caldo Enriquecimento para *Listeria* Tamponado (BLEB)
- □ Placas de Ágar Oxford (OXA) ou Ágar Oxford Modificado (MOX) ou Ágar Palcam *Listeria* Seletivo ou Ágar Cloreto de Lítio Feniletanol Moxalactan (LPM) suplementado com esculina e Fe^{3+}
- □ Placas de Ágar *Listeria* Ottaviani & Agosti (ALOA), ou Ágar Oxoid *Listeria* Cromogênico (OCLA), ou CHROMagar *Listeria*, ou Rapid'*L. mono*, ou R&F *Listeria monocytogenes*

- Placas de Ágar Tripticase de Soja Extrato de Levedura (TSA-YE)
- Tubos de Meio Teste de Motilidade
- Reagente de catalase (peróxido de hidrogênio a 3%)
- Reagentes para coloração de Gram
- Sistema comercial de identificação como o API *Listeria* (BioMeriéux) ou MICRO-ID (Remel) ou Vitek 2 Automatic Gram Positive card (bioMerieux)
- Material para provas bioquímicas (opcional na indisponibilidade de "kits" comerciais)
  - Placas de Ágar Sangue Nº 02
  - Tubos de Caldo Púrpura Base com 0,5% dextrose
  - Tubos de Caldo Púrpura Base com 0,5% maltose
  - Tubos de Caldo Púrpura Base com 0,5% esculina
  - Tubos de Caldo Púrpura Base com 0,5% xilose
  - Tubos de Caldo Púrpura Base com 0,5% rhamnose
  - Tubos de Caldo Púrpura Base com 0,5% manitol
  - Tubos de Caldo Nitrato
  - Reagentes de Nitrato (Solução 0,8% de ácido sufanílico, Solução 0,5% de alfa-naftol)
  - Cultura de *Staphylococcus aureus* beta-hemolítico (ATCC 49444, ATCC 25923, NCTC 7428 ou CIP 5710) (*vide* nota 18.2.2.d.7.1)
  - Cultura de *Rhodococcus equi* (ATCC 6939 ou NCTC 1621)
- Estufa incubadora a 30 °C (não especificada a variação de temperatura aceitável no método da FDA)
- Estufa incubadora a 35 °C (não especificada a variação de temperatura aceitável no método da FDA).
- Estufa incubadora a 20-25 °C

18.2.2. Procedimento

Os esquemas de análise para a detecção ou contagem em placas de *L. monocytogenes* pelo método BAM/FDA10:2016 encontram-se descritos nas Figuras 18.1.a e 18.1.b.

Recomendação do BAM para a estocagem das amostras. A estocagem de alimentos perecíveis comercializados sem congelamento deve ser feita a 4±2 °C pelo menor tempo possível. Se não for possível realizar a análise em curto prazo, congelar as amostras e manter a -20±5 °C.

Cuidado. Ler atentamente as recomendações da introdução do capítulo, item 18.1.3.4., "cuidados especiais na realização das análises", para familiarizar-se com as medidas necessárias à segurança do analista e do laboratório.

a) Pré enriquecimento e enriquecimento seletivo.

a.1) Teste de presença/ausência. Seguindo as orientações do Capítulo 2, homogeneizar 25g da amostra com 225 ml de Caldo de Enriquecimento para *Listeria* Tamponado (BLEB), com piruvato de sódio mas sem os agentes seletivos. Incubar a 30 °C/4h, adicionar os agentes seletivos e continuar a incubação a 30 °C até completar 24-48 horas.

Nota a.1.1) Guardar 50g da amostra para posterior enumeração, se necessária. Amostras de alimentos resfriados devem ser mantidas a 5 °C e amostras de alimentos congelados devem ser mantidas congeladas.

Nota a.1.2) Pode ser feita a composição de até 10 amostras, da seguinte forma: Juntar 50 g de cinco amostras (total 250 g) e homogeneizar com 250 ml de BLEB (com piruvato e sem os agentes seletivos). Proceder da mesma forma com as demais cinco amostras. Juntar 50 g de cada uma dessas amostras compostas, já homogeneizadas e adicionar 200 ml de BLEB (com piruvato e sem os agentes seletivos). Incubar a 30 °C/4h, adicionar os agentes seletivos e continuar a incubação a 30 °C até completar 24-48 horas. Manter 100 g de cada amostra composta original sob refrigeração (5 °C) para posterior repetição ou enumeração, se necessárias.

Nota a.1.3) O método não especifica a variação aceitável na temperatura de incubação.

a.2) Contagem pela técnica do NMP. Seguindo as orientações do Capítulo 2, homogeneizar 50g da amostra com 450 ml de Caldo de Enriquecimento para *Listeria* Tamponado (BLEB) (10^{-1}). Transferir três alíquotas de 100 ml da diluição 10^{-1} para três frascos estéreis vazios, três alíquotas de 10 ml da 10^{-1} para três tubos estéreis vazios, três alíquotas de 1 ml da 10^{-1} para três tubos com 9 ml de

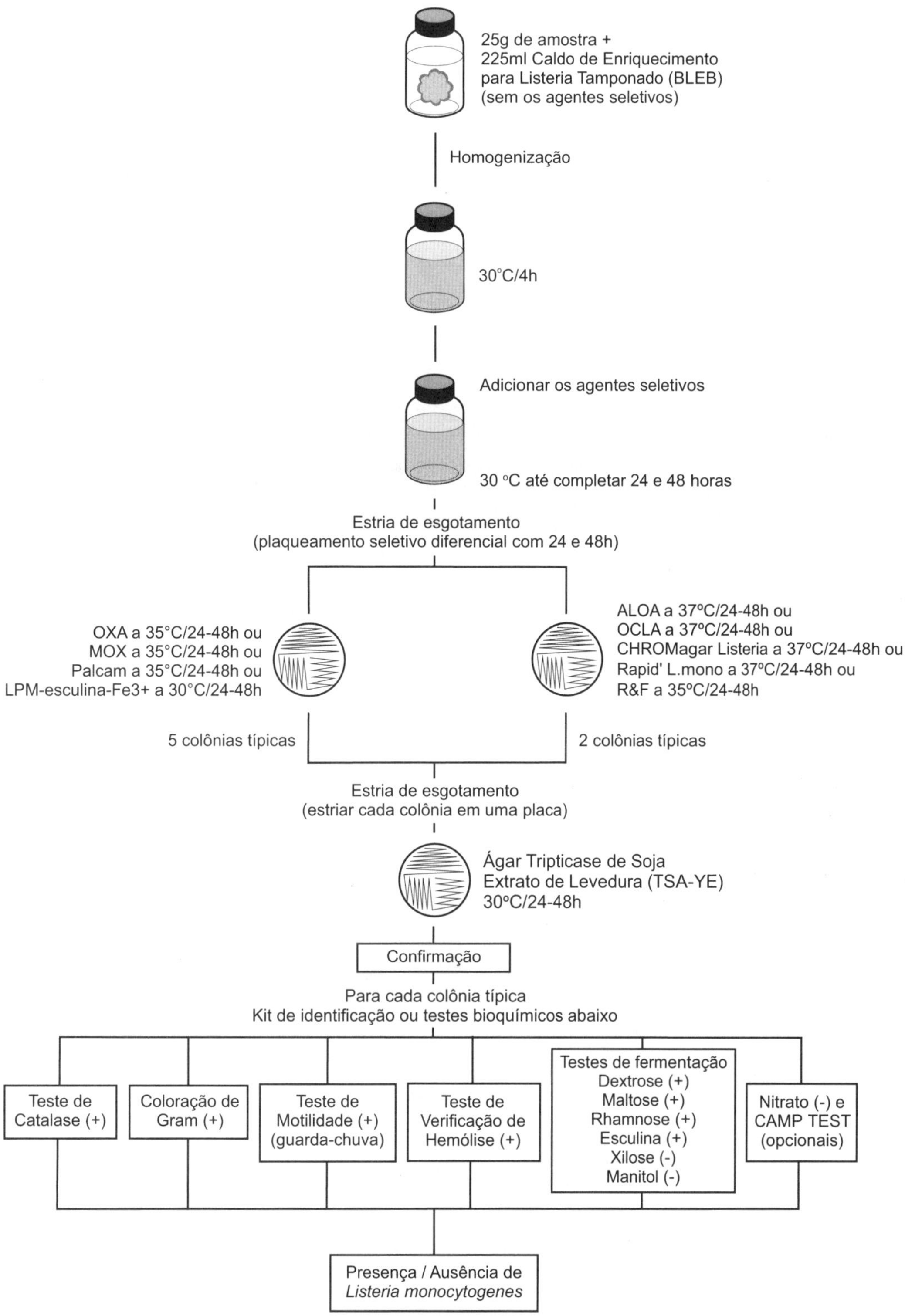

OXA = Ágar Oxford, MOX = Ágar Oxford Modificado, PALCAM = Ágar Palcam Listeria Seletivo, LPM-Esculina-FE^{3+} = Ágar Cloreto de Lítio Feniletanol Moxalactan (LPM) suplementado com esculina e Ferro^{3+}, ALOA = Ágar Listeria Ottaviani & Agosti, OCLA = Ágar Oxoid Listeria Cromogênico

Figura 18.1.a. Esquema de análise para a detecção (presença/ausência) de *L. monocytogenes* em alimentos pelo método BAM/FDA10:2017 (Hitchins *et al.*, 2017).

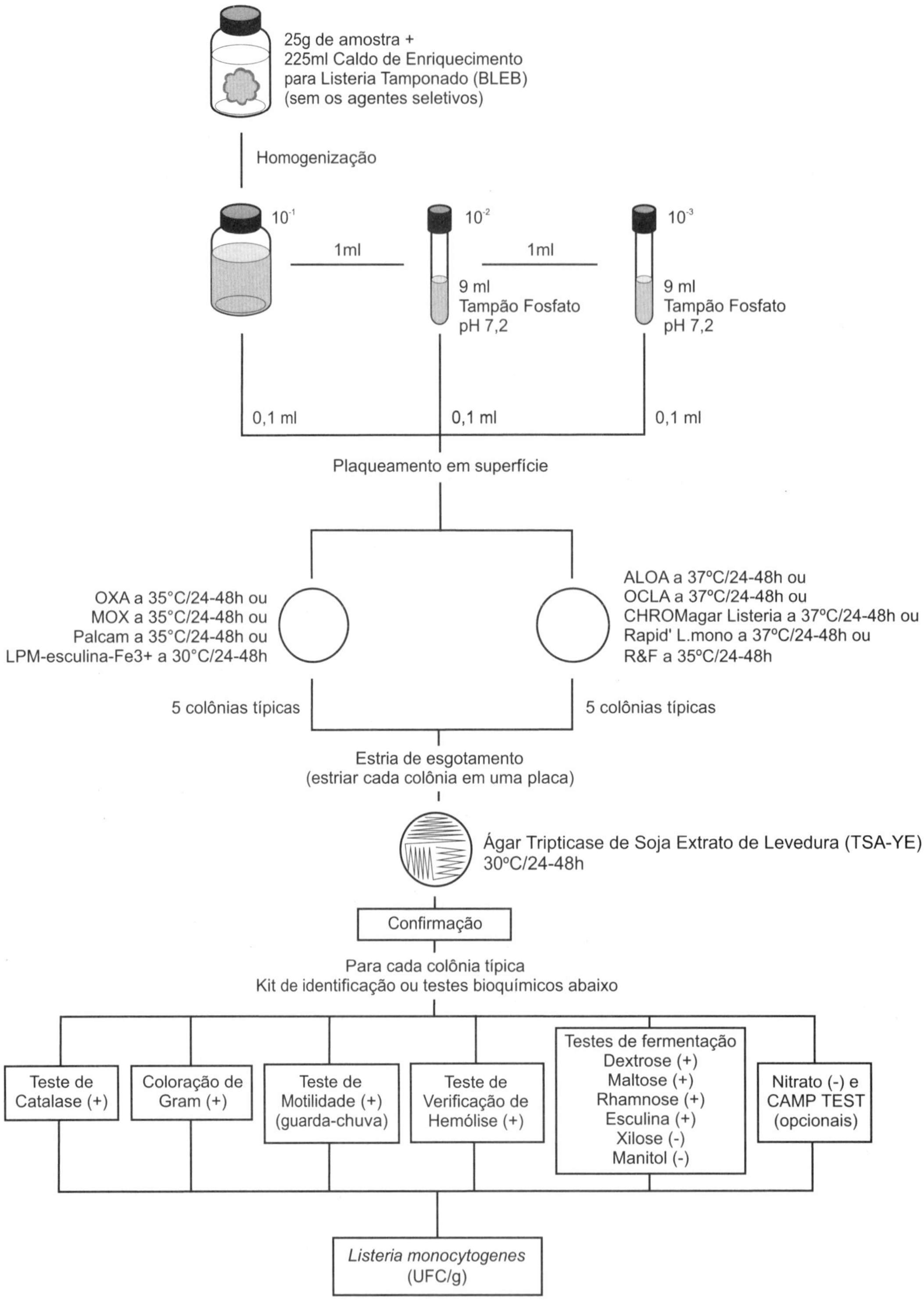

OXA = Ágar Oxford, MOX = Ágar Oxford Modificado, PALCAM = Ágar Palcam Listeria Seletivo, LPM-Esculina-FE^{3+} = Ágar Cloreto de Lítio Feniletanol Moxalactan (LPM) suplementado com esculina e $Ferro^{3+}$, ALOA = Ágar Listeria Ottaviani & Agosti, OCLA = Ágar Oxoid Listeria Cromogênico

Figura 18.1.b. Esquema de análise para a contagem de *L. monocytogenes* em alimentos pelo método de plaqueamento BAM/FDA10:2017 (Hitchins *et al.*, 2017).

BLEB e três alíquotas de 1 ml da 10^{-2} para três tubos com 9 ml de BLEB (inoculados 3x10g, 3x1g, 3x0,1g e 3x0,01g da amostra). Incubar todos os frascos e tubos 30 °C/48h. Realizar todas as etapas subsequentes do ensaio para cada frasco ou tubo separadamente.

Nota a.2.1) A prática usual nas análises de vigilância sanitária da FDA é fazer a contagem apenas se o resultado for positivo no teste de presença/ausência. Já na investigação de amostras suspeitas de surtos de listeriose, as amostras são imediatamente enumeradas.

Nota a.2.2) No procedimento descrito no BAM, a unidade analítica é 25 g diluídas em 225 ml de caldo, porém essa quantidade da primeira diluição não é suficiente para as alíquotas descritas na inoculação (3 x 100 ml, 3 x 10 ml, 3 x 1 ml da 10^{-1}).

b) Plaqueamento seletivo diferencial. No caso do teste de presença/ausência, fazer o plaqueamento seletivo diferencial com 24 horas de enriquecimento, reincubar o caldo e repetir o plaqueamento com 48 horas. No caso da contagem do NMP fazer o plaqueamento com 48 horas, não sendo necessário plaquear com 24 horas.

A partir das culturas obtidas em cada frasco ou tubo de BLEB inocular (estrias de esgotamento) uma alçada em um dos seguintes meios seletivos contendo esculina. Incubar as placas conforme descrito para cada meio. *L.monocytogenes* forma colônias pretas rodeadas por um halo preto de hidrólise da esculina nesses meios. Realizar a leitura com 24h de incubação e, se não houver desenvolvimento de colônias típicas nesse intervalo, reincubar até completar 48 horas.

- Ágar Oxford (OXA), incubado a 35 °C/ 24-48h.
- Ágar Oxford Modificado (MOX), incubado a 35 °C/24-48h.
- Ágar Palcam *Listeria* Seletivo, incubado a 35 °C/24-48h.
- Ágar Cloreto de Lítio Feniletanol Moxalactan (LPM) suplementado com esculina e Fe^{3+}, incubado a 30 °C/24-48h.

Repetir este procedimento a partir das culturas obtidas em cada frasco ou tubo de BLEB, inoculando uma alçada em um dos seguintes meios seletivos cromogênicos para *Listeria*. Incubar as placas e interpretar o resultado conforme descrito para cada meio. Realizar a leitura com 24h de incubação e, se não houver desenvolvimento de colônias típicas nesse intervalo, reincubar até completar 48 horas.

- Ágar *Listeria* Ottaviani & Agosti (ALOA) ou Ágar Oxoid *Listeria* Cromogênico (OCLA) ou CHROMagar *Listeria* incubados a 37 °C/ 24-48h. As colônias típicas de *L. monocytogenes* e *L. ivanovii* são verde-azuladas (1-3 mm) com um halo branco opaco em redor. Outras listerias também formam colônias verde-azuladas, mas sem halo.
- R&F *Listeria monocytogenes* incubado a 35 °C/24-48h. As colônias típicas de *L. monocytogenes* e *L. ivanovii* são lisas, convexas e azuis (1-3 mm) com um pequeno halo azulado em redor. Outras listerias formam colônias brancas sem halo.
- Rapid'*L.mono* incubado a 37 °C/24-48h. As colônias típicas de *L. monocytogenes* são azuis, lisas e convexas (1-3 mm). As colônias de *L. ivanovii* são verde-azuladas com um halo amarelo de fermentação da xilose. Outras listerias formam colônias brancas, com ou sem halo amarelo. Observação: a produção de ácido a partir da xilose por *L. ivanovii* e outras listerias provoca viragem do indicador, mudando a cor do meio de vermelho para amarelo. Se a produção de ácido for substancial, sua difusão pode alterar a cor de todo o meio para amarelo. Nessas condições, as colônias de *Listeria monocytogenes*, azul-turquesa sobre o fundo vermelho original do meio de cultura, também irão apresentar coloração verde-azulada.

c) Plaqueamento para contagem direta em placas. O plaqueamento seletivo diferencial normalmente é feito a partir das culturas obtidas no enriquecimento, mas também é possível fazer o plaqueamento direto da amostra, sem enriquecimento, para contagem em placas.

Seguindo as orientações do Capítulo 2, homogeneizar 25 g da amostra com 225 ml da base do Caldo de Enriquecimento para Listeria Tamponado (BLEB sem agentes seletivos acriflavina, ácido nalidíxico e cicloheximida) (diluição 10^{-1}) (a amostra preparada no item a.1 para o teste de presença/ausência pode ser usada antes de ser incubada). Preparar duas ou mais diluições seriadas e inocular (plaqueamento em superfície) 0,1 ml de cada diluição nos mesmos meios seletivos descritos no item b. Se a contagem esperada for baixa, plaquear 1 ml da 10^{-1}, distribuindo o volume em várias placas (três placas com 0,3 ml e uma placa com 0,1 ml é uma distribuição bastante usada).

Incubar as placas nas mesmas condições descritas no item b acima e continuar o ensaio conforme descrito nos itens abaixo.

d) Confirmação das colônias típicas. Selecionar pelo menos cinco colônias típicas de cada placa de meio contendo esculina ou duas colônias típicas de cada placa de meio cromogênico, para confirmação. No caso do plaqueamento direto, confirmar cinco colônias típicas por placa de cada meio. Estriar (estrias de esgotamento) cada colônia em uma placa de Ágar Tripticase de Soja com 0,6% de extrato de levedura (TSA-YE), para purificação. Incubar as placas a 30 °C/24-48h e observar as colônias usando uma fonte forte de luz branca na parte inferior das placas, posicionadas em ângulo de 45° em relação à fonte de luz. Selecionar uma colônia azulada típica, bem isolada, para a realização das provas de confirmação.

A confirmação pode ser feita através dos testes bioquímicos descritos nos itens d.1 a d.7 ou usando um dos kits miniaturizados de identificação abaixo, seguindo as instruções do fabricante.

- API *Listeria* (bioMerieux), que requer um teste adicional de β-hemólise para identificação final (ou CAMP teste, opcional).
- Micro-ID *Listeria* Identification System (Remel) que requer um teste adicional de β-hemólise e o CAMP teste para identificação final.
- Vitek 2 Automatic Gram Positive card (bioMerieux), que requer um teste adicional de β-hemólise e o CAMP teste para identificação final.

Os kits analíticos oficializados pela AOAC International para a detecção de *Listeria monocytogenes* em alimentos (Quadro 18.4) também podem ser usados para confirmação de culturas puras.

d.1) Teste de catalase. A partir das placas de TSA-YE, transferir uma alçada da cultura para uma lâmina de microscopia, cobrir com uma gota do reagente de catalase (peróxido de hidrogênio 3%) e observar a ocorrência de borbulhamento imediato (teste positivo) ou não-borbulhamento (teste negativo). As cepas de *Listeria* são catalase positivas.

d.2) Coloração de Gram. A partir das placas de TSA-YE (16-24h), preparar um esfregaço e submeter à coloração de Gram. As células de *Listeria* são bastonetes curtos Gram positivos. Em culturas velhas podem parecer cocoides e/ou Gram variáveis e, em esfregaços muito carregados, as células podem apresentar arranjo tipo paliçada.

d.3) Teste de motilidade. A partir das placas de TSA-YE, inocular cada cultura suspeita em tubos de Meio Teste de Motilidade, por picada no centro do meio de cultura, até uma distância a 1cm do fundo. Incubar os tubos a 20-25 °C/7 dias, observando diariamente. As cepas de *Listeria* são móveis e desenvolvem uma zona de migração típica, espalhando-se na parte superior do meio e mantendo-se restritas à picada no fundo do tubo. Esse tipo de migração produz uma massa de crescimento característica, lembrando um guarda-chuva. Alternativamente, observar a motilidade ao microscópio, em montagem úmida, a partir da cultura em TSA-YE. Em uma lâmina de vidro, emulsionar uma alçada com inóculo pesado da cultura em uma gota de solução salina 0,85%, cobrir com uma lamínula e observar imediatamente sob imersão. As cepas de *Listeria* spp são bastonetes curtos e finos, com motilidade rotacional (tumbling motility). Sempre comparar com uma cultura padrão de *L. monocytogenes*.

d.4) Teste de verificação de hemólise. Com uma caneta vidrográfica, demarcar 20 a 25 setores no fundo de uma placa de Ágar Sangue Nº 2 suplementado com sangue de carneiro. A partir das placas de TSA-YE, inocular cada uma das culturas suspeitas em um dos setores demarcados. Fazer a inoculação por picada, até bem próximo do fundo da placa, mas sem tocar o fundo. Usar uma camada grossa de meio para este teste. Incubar as placas a 35 ºC/24-48h. Para a leitura, iluminar as placas por trás e observar a formação de uma região transparente de hemólise em redor da picada. As cepas de *L. monocytogenes* e *L. seeligeri* formam zonas discretas, que não se estendem muito para fora da região da picada, enquanto *L. ivanovii* forma zonas grandes e bem definidas e *L. innocua* não apresenta hemólise. Resultados duvidosos podem ser esclarecidos pelo CAMP Test (item d.7, abaixo).

Nota d.4.1) Além das colônias selecionadas para confirmação, outras colônias típicas, se presentes nas placas de plaqueamento seletivo diferencial, podem ser também submetidas a este teste.

d.5) Teste de fermentação da dextrose, xilose, rhamnose, manitol, maltose e hidrólise da esculina. A partir das placas de TSA-YE, inocular cada uma das culturas suspeitas em um tubo de Caldo Tripticase de Soja Extrato de Levedura (TSB-YE), incubando os tubos a 30 °C/24h. Usar a cultura em TSB para a realização dos testes de fermentação, sendo possível manter os tubos de TSB-YE a 4 °C por vários dias e usá-los repetidamente como inóculo. Inocular uma alçada de cada cultura em tubos de Caldo Púrpura Base suplementado com 0,5% do carboidrato a ser testado (o uso de tubo de Durhan para verificar a produção de gás é opcional). Incubar a 35 °C/7 dias e observar diariamente. Alteração da cor do meio de púrpura para amarelo (produção de ácido) indica teste positivo. Não alteração na cor do meio indica teste negativo. Nenhuma cepa de *Listeria* produz gás a partir desses compostos de carbono e todas fermentam a dextrose e a maltose e hidrolisam a esculina. *L monocytogenes* também fermenta a rhamnose mas não fermenta a xilose e o manitol. O teste de hidrólise da esculina pode ser omitido se a reação nas placas de plaqueamento seletivo diferencial à base de esculina se mostrou bem característica.

d.6) Teste de nitrato (opcional). A partir das placas de TSA-YE, inocular uma alçada de cada cultura em tubos com 5 ml de Caldo Nitrato e incubar a 35 ºC/5 dias. Após a incubação, adicionar aos tubos 0,2 ml de cada um dos reagentes de nitrato: **1º)** Reagente A = solução 0,8% de ácido sulfanílico, **2º)** Reagente B = solução 0,5% de α-naftol. Observar o desenvolvimento de uma cor rósea avermelhada em no máximo 10min (teste positivo) e, em caso negativo, adicionar uma pitada de pó de zinco, deixar em repouso por 10min e observar se o meio permanece com a cor inalterada (teste positivo) ou adquire uma coloração rósea avermelhada (teste negativo). As cepas de *L. monocytogenes* não reduzem o nitrato.

d.7) CAMP Test (Christie-Atkins-Munch-Peterson Test) (opcional). Inocular uma cultura β-hemolítica de *Staphylococcus aureus* (ATCC 49444, ATCC 25923, NCTC 7428 ou CIP 5710) e uma cultura de *Rhodococcus equi* (ATCC 6939 ou NCTC 1621) em uma placa de Ágar Sangue Nº 2 previamente preparada. Cada cultura deve ser inoculada em uma única estria, mantendo as duas estrias paralelas entre si. No espaço entre as estrias de *S. aureus* e *R. equi*, inocular uma única estria de cada cultura suspeita, perpendicular às outras duas, porém, sem tocá-las. Incubar a placa a 35 ºC/24-48h e observar a ocorrência de halo transparente de hemólise em redor das estrias inoculadas. As cepas de *L. monocytogenes* produzem uma reação de hemólise discreta, porém, nas proximidades da estria de *S. aureus*, o halo torna-se maior e mais nítido. As cepas de *L. ivanovii*, ao contrário, apresentam halo mais nítido nas proximidades da estria de *R. equi*. *L. seeligeri* apresenta reação semelhante à de *L. monocytogenes*. As outras espécies de *Listeria* não são hemolíticas e não reagem nesse teste.

Nota d.7.1) No catálogo da ATCC (American Type Culture Collection) a denominação atual da cepa Nº 49444 é *Staphylococcus pseudintermedius*, embora tenha sido originalmente depositada como *Staphylococcus aureus*.

18.3. Método MLG/USDA 8.11:2019 para detecção ou contagem (NMP) de *Listeria monocytogenes* em alimentos

Método do United States Department of Agriculture (USDA), descrito no Capítulo 8.11 do *Microbiology Laboratory Guidebook Online* (MLG) (USDA, 2019). Aplicação: carnes vermelhas, produtos de aves e ovos, produtos de peixes siluriformes prontos para consumo e amostras ambientais.

18.3.1. Material requerido para a análise

- □ Caldo Universidade de Vermont Modificado (UVM)
- □ Caldo de Enriquecimento de *Listeria* Tamponado com ácido morfolinopropanosulfônico (MOPS-BLEB)
- □ Placas de Ágar Oxford Modificado (MOX)
- □ Placas de Ágar Sangue de Cavalo em Sobrecamada (HL)
- □ Placas de Ágar Tripticase de Soja com 5% de sangue de carneiro (TSA-Sangue)
- □ Sistema comercial de identificação API® *Listeria* ou VITEK 2 Compact ou MICRO-ID® *Listeria* (não citados os fabricantes)
- □ Estufa incubadora a 30±2 °C
- □ Estufa incubadora a 35±2 °C

18.3.2. Procedimento

O esquema de análise para a detecção ou contagem (NMP) de *L. monocytogenes* pelo método MLG/USDA 8.11:2019 encontra-se descrito na Figura 18.2.

Antes de iniciar as atividades, ler atentamente as orientações do Capítulo 5, que apresenta todos os detalhes e cuidados envolvidos nos testes de presença/ausência de microrganismos. O procedimento descrito abaixo não apresenta esses detalhes, pressupondo que sejam conhecidos pelo analista.

Precauções recomendadas pelo MLG/USDA na condução dos ensaios: Seguir as orientações do US Center for Disease Control and Prevention (CDC, 2021) para patógenos de risco nível 2.

a) Enriquecimento seletivo primário

a.1) Teste de presença/ausência (USDA, 2019). Seguindo as orientações do Capítulo 2, homogeneizar 25±1g da amostra com 225±5 ml do Caldo Universidade de Vermont Modificado (UVM) e incubar a 30±2 °C/20-26h.

Nota a.1.1) Para amostras compostas (5x25g) homogeneizar as 125±5g com 1.125±25ml de UVM e incubar a 30±2 °C/23-26h.

Nota a.1.2) Produtos em pó como as sopas desidratadas podem exigir diluição maior que 1:10 devido à dificuldade de absorção do caldo por essas amostras.

Nota a.1.3) Para a análise de esponjas, adicionar 225±5 ml de UVM à bolsa com uma esponja. Para amostras compostas com até cinco esponjas, adicionar 100±2 ml de UVM para cada esponja. Agitar em *stomacher* (2min) ou massagear as esponjas com as mãos por fora das bolsas plásticas.

a.2) Contagem pela técnica do NMP (USDA, 2014). Seguindo as orientações do Capítulo 2, homogeneizar 25g da amostra com 225 ml do Caldo Universidade de Vermont Modificado (UVM). Preparar diluições decimais seriadas usando Água Peptonada 0,1% (H_2Op) ou Tampão Fosfato (PB) nos tubos de diluição. Transferir três alíquotas de 10 ml da diluição 10^{-1} para três tubos estéreis vazios, três alíquotas de 1 ml da 10^{-1} para três tubos com 9 ml de UVM e três alíquotas

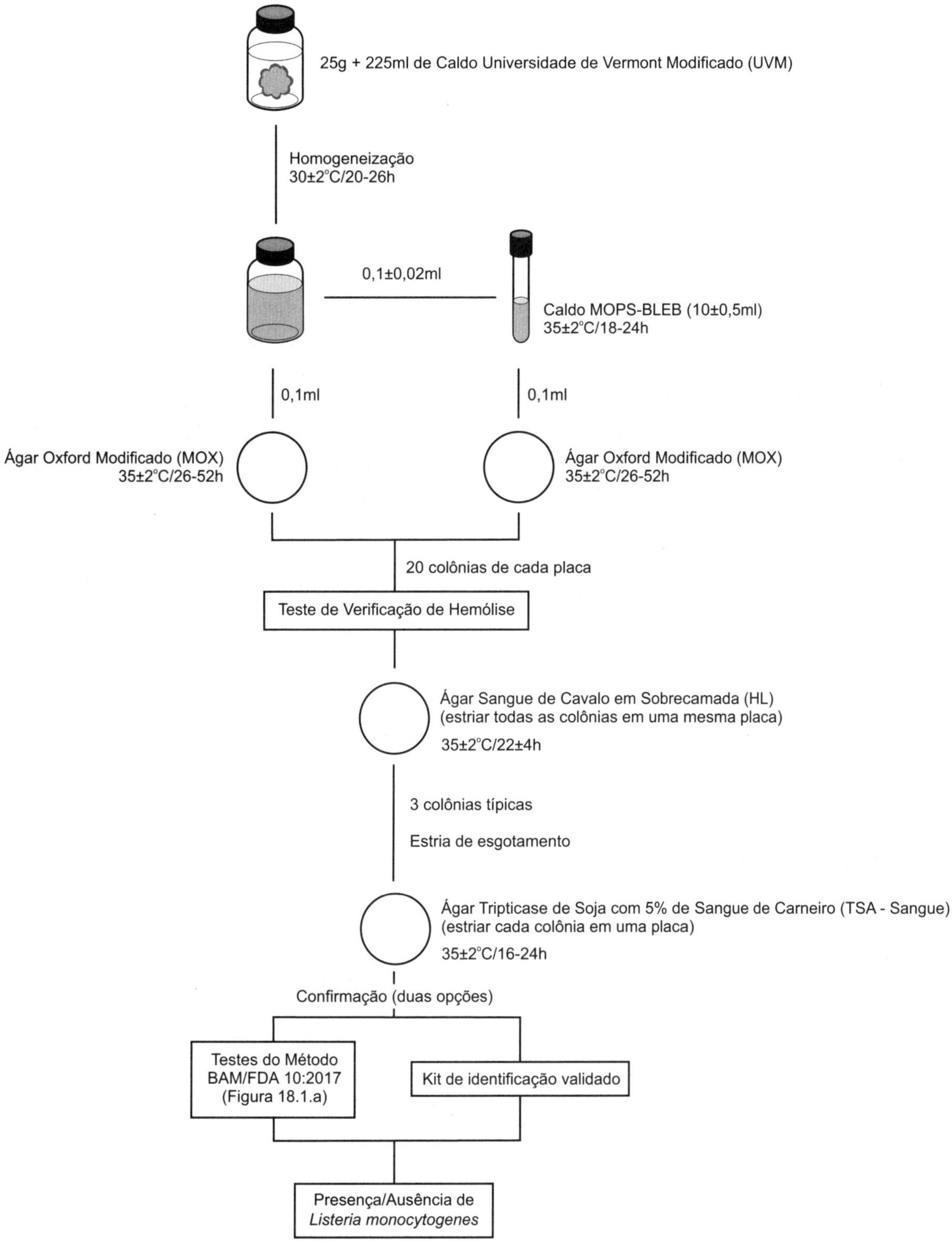

MOPS-BLEB = Caldo de Enriquecimento de *Listeria* Tamponado com ácido morfolinopropanosulfônico

Figura 18.2. Esquema de análise para a detecção de *L. monocytogenes* pelo método MLG/USDA 8.11:2019 (USDA, 2019).

de 1 ml da 10^{-2} para três tubos com 9 ml de UVM. Incubar todos os tubos e o restante da diluição 10^{-1} a 30±2 °C/20-26h. Realizar todas as etapas subsequentes do ensaio para cada tubo separadamente, bem como para o restante da diluição 10^{-1}.

Nota a.2.1) As alíquotas indicadas acima (1 – 0,1 e 0,01g) são as mais adequadas para amostras com contagem esperada abaixo de 10/g. No caso de amostras com contagem esperada acima desse nível, inocular diluições mais altas, seguindo as orientações do Capítulo 4.

b) Enriquecimento seletivo secundário

Agitar cuidadosamente cada frasco ou tubo de enriquecimento seletivo primário e transferir 0,1±0,02 ml do caldo UVM para um tubo com 10±0,5 ml de Caldo de Enriquecimento de *Listeria* Tamponado com Ácido Morfolinopropanosulfônico (MOPS-BLEB). Incubar o Caldo MOPS-BLEB a 35±2 °C/18-24h.

c) Plaqueamento seletivo diferencial

A partir do Caldo UVM e do Caldo MOPS-BLEB, estriar cerca de 0,1 ml da cultura em placas de Ágar Oxford Modificado (MOX). Incubar as placas de MOX a 35±2 °C/26±2h e observar a presença de colônias típicas de *L. monocytogenes*, que são pequenas (1 mm) e rodeadas por um halo preto de hidrólise da esculina. Em caso negativo, reincubar as placas por mais 26±2h e verificar novamente.

d) Confirmação das colônias típicas

Tomar 20 colônias típicas de cada placa de MOX (ou o número colônias presentes, se for menor que 20) e estriar todas numa mesma placa de Ágar Sangue de Cavalo em Sobrecamada (HL). Incubar as placas a 35±2 °C/22±4h e verificar a presença de colônias típicas de *L. monocytogenes*, translúcidas com um pequeno halo de β-hemólise.

Selecionar três colônias típicas no HL para confirmação e, se houver menos de três, selecionar todas. Repicar cada colônia em uma placa de Ágar Tripticase de Soja com 5% de sangue de carneiro (TSA-Sangue) e incubar a 35±2 °C/16-24h.

Nota d.1) Se as colônias no HL não estiverem isoladas, repicar em uma nova placa de HL para purificação, incubando nas mesmas condições usadas anteriormente.

Para a confirmação podem ser usados os mesmos testes descritos no método BAM/FDA 10:2017 (item 18.2) ou um "kit" de identificação validado.

Se utilizados kits de identificação, recomenda-se que cepas com resultado *L. monocytogenes/L.innocua* sejam submetidas à caracterização molecular baseada no RNA ribossomal. Os sistemas comerciais GeneTrak® *L. monocytogenes* ou GenProbe AccuProbe® *L. monocytogenes* (não citados os fabricantes) podem ser utilizados, seguindo as orientações dos fabricantes.

18.4. Método de plaqueamento ISO 11290-2:2017 para contagem de *Listeria monocytogenes* em alimentos

Método da International Organization for Standardization, aplica-se a todos os alimentos destinados ao consumo humano, às rações animais e a amostras do ambiente de produção e manipulação de alimentos.

18.4.1. Material requerido para a análise

- □ Diluente: Água Peptonada Tamponada (BPW)
- □ Placas de Ágar *Listeria* Ottaviani & Agosti (ALOA)
- □ Placas de um segundo meio de plaqueamento seletivo diferencial à escolha do laboratório
- □ Placas de Ágar Tripticase de Soja Extrato de Levedura (TSA-YE)
- □ Tubos de Caldo Tripticase de Soja Extrato de Levedura (TSB-YE) ou Caldo Nutriente (NB) (opcional)
- □ Tubos de Meio Teste de Motilidade ISO (opcional)

- □ Reagente de catalase (peróxido de hidrogênio a 3%)
- □ Reagentes para coloração de Gram
- □ Placas Ágar Sangue ISO 11290
- □ Tubos de Caldo Púrpura Base com 0,5% xilose
- □ Tubos de Caldo Púrpura Base com 0,5% rhamnose
- □ Cultura de *Staphylococcus aureus* beta-hemolítico (WDCM 00034) (opcional)
- □ Cultura de *Rhodococcus equi* (WDCM 0028) (opcional)
- □ Estufa incubadora a 25±1 °C (opcional para teste de motilidade)
- □ Estufa incubadora a 37±1 °C

18.4.2. Procedimento

O esquema de análise para a contagem de *L. monocytogenes* em placas pelo método ISO 11290-2:2017 encontra-se descrito na Figura 18.3.

Antes de iniciar as atividades, ler atentamente as orientações do Capítulo 3, que apresenta todos os detalhes e cuidados envolvidos na contagem de microrganismos em placas, da seleção das diluições ao cálculo dos resultados. O procedimento descrito abaixo não apresenta esses detalhes, pressupondo que sejam conhecidos pelo analista.

Cuidados recomendados pela ISO 11290-2:2017 na realização dos ensaios. As análises devem ser realizadas em laboratórios devidamente equipados, sob a supervisão de um microbiologista qualificado. Muito cuidado deve ser observado no descarte de materiais contaminados. A equipe feminina do laboratório deve estar ciente do risco para as mulheres grávidas.

a) Preparação da amostra

Homogeneizar 25g da amostra com 225 ml de Água Peptonada Tamponada (BPW) ou outro diluente recomendado pela ISO em função da amostra, seguindo as orientações do Capítulo 2 (diluição 10^{-1}).

Nota a.1) O uso do Caldo Half-Fraser (suplementado ou não com os agentes seletivos) é recomendado quando há interesse em submeter a mesma unidade analítica ao método quantitativo e, também, qualitativo de análise (ISO 11290-1:2017). Se o caldo for usado já com os agentes seletivos, a inoculação das placas deve ser feita o mais rápido possível (em no máximo 45 minutos).

b) Inoculação e incubação

Inocular 0,1 ml da diluição 10^{-1} na superfície de placas de Ágar Listeria Ottaviani & Agosti (ALOA), plaqueamento em superfície, em duplicata. Espalhar o inóculo com uma alça de Drigalski, até que todo o excesso de líquido seja absorvido. Se a contagem estimada de *L. monocytogenes* na amostra for menor do que 100/g ou ml, inocular 1 ml da primeira diluição, em duplicata, em uma placa de 140mm de diâmetro ou distribuindo o volume em três placas de 90mm de diâmetro. Se, ao contrário, a contagem estimada for mais alta, preparar e inocular diluições decimais seriadas, usando BPW como diluente. Aguardar que as placas sequem e incubar invertidas, a 37±1°C/24±2h e por um período adicional de 24±2h.

c) Contagem das colônias presuntivas e seleção para confirmação

Contar as colônias típicas com 48±4h de incubação, mas fazer uma leitura prévia com 24±2h, por prevenção para o caso de haver crescimento excessivo das colônias e sobreposição dos halos. As colônias de *L. monocytogenes* no ALOA são verde-azuladas e rodeadas por um halo opaco. *Listeria ivanovii* também forma colônias verde-azuladas com halo e as outras listerias formam colônias verde-azuladas sem halo.

Nota c.1) Há cepas de *L. monocytogenes* que, em condições de "stress", formam halo muito fraco ou não formam halo.

Nota c.2) Há cepas de *L. monocytogenes* que apresentam atividade fraca de fosfatidil inositol fosfolipase, detectada apenas com incubação prolongada (quatro dias, por exemplo). Algumas dessas cepas são patogênicas.

Note c.3) Após a incubação, as placas podem ser refrigeradas a 5±3 °C por até 48h antes da leitura.

Contar as placas contendo até 100 colônias presuntivas de *Listeria* (*monocytogenes* e outras) (até 240 colônias se forem usadas placas de Petri de 140mm). Se apenas um tipo de colônias suspeitas estiver presente (apenas verde--azuladas com halo ou apenas verde-azuladas

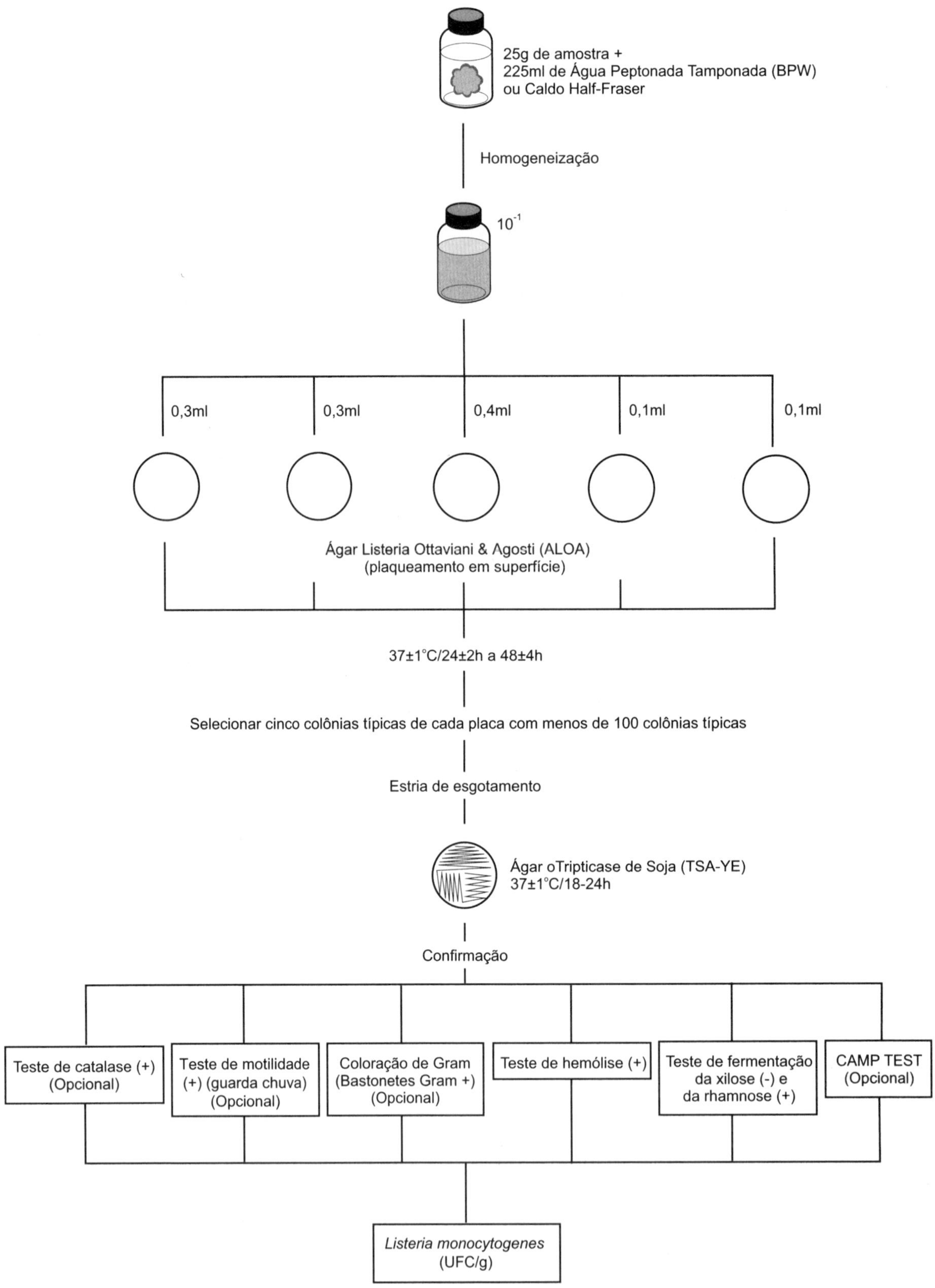

Figura 18.3. Esquema de análise para a contagem de *L. monocytogenes* em placas pelo método ISO 11290-2:2017.

sem halo), podem ser contadas as placas contendo até 150 colônias presuntivas (até 360 se forem usadas placas de Petri de 140mm).

Selecionar para a confirmação cinco colônias típicas de cada placa. Havendo menos de cinco em alguma placa, selecionar todas. Purificar a cultura de cada colônia inoculando por estrias de esgotamento em uma placa de Ágar Tripticase de Soja Extrato de Levedura (TSA-YE). Incubar as placas a 37±1 °C/18-24h ou até que o crescimento seja satisfatório. No TSA-YE, as colônias de *Listeria* são azuladas, quando observadas com uma fonte forte de luz branca na parte inferior das placas, posicionadas em ângulo de 45° em relação à fonte de luz. Utilizar uma colônia típica bem isolada da placa de TSA-YE para os testes de confirmação.

Nota c.4) Ágar Sangue ou Ágar Nutriente (NA) podem ser usados como alternativa para o TSA-YE.

d) Confirmação das colônias típicas

Os testes requeridos para a confirmação de *Listeria* spp são a morfologia das células, coloração de Gram e catalase. Voges-Proskauer e motilidade a 25 °C são opcionais.

Para confirmação de *Listeria monocytogenes* os testes requeridos são beta-hemólise e produção de ácido a partir de L-rhamnose e D-xilose. Morfologia das células, coloração de Gram, catalase, motilidade a 25 °C e CAMP teste são opcionais.

Também podem ser usadas galerias miniaturizadas para a identificação bioquímica de *Listeria monocytogenes*.

d.1) Teste de catalase. Sobre uma lâmina suspender uma alçada da cultura em uma gota de peróxido de hidrogênio 3% e observar. O borbulhamento imediato indica reação positiva. Todas as espécies de *Listeria* são catalase positivas.

d2) Coloração de Gram. Seguir o procedimento descrito no Capítulo 5 e observar ao microscópio sob imersão. *Listeria* spp e *L. monocytogenes* são bastonetes finos e curtos ou cocobacilos.

d.3) Teste de motilidade (opcional). Para observação da motilidade ao microscópio, em montagem úmida, cultivar a cultura em Caldo Tripticase de Soja Extrato de Levedura (TSB-YE) ou Caldo Nutriente (NB) a 25±1 °C/8-24h (ou o tempo necessário para crescimento visível). Preparar a montagem úmida conforme descrito no Capítulo 5 e observar ao microscópio (preferencialmente de contraste de fase) sob imersão. As listerias apresentam-se como bastonetes finos e curtos com motilidade rotatória característica. Para observação da motilidade em meio semissólido inocular cada cultura em um tubo de Meio Teste de Motilidade ISO, por picada, até uma distância a 1cm do fundo. Incubar os tubos a 25±1 °C/48±2h. Se o crescimento for fraco após 48 horas de incubação, reincubar os tubos por até um total de cinco dias e reexaminar. As cepas de *Listeria* são móveis e desenvolvem uma zona de migração típica, espalhando-se na parte superior do meio e mantendo-se restritas à picada no fundo do tubo. Esse tipo de migração produz uma massa de crescimento característica, lembrando um guarda-chuva.

Nota d.3.1) Algumas novas espécies de *Listeria* descritas recentemente não são móveis no Meio Teste de Motilidade ISO.

d.4) Teste de verificação de β-hemólise. Com uma caneta vidrográfica, demarcar 20 a 25 setores no fundo de uma placa de Ágar Sangue ISO 11290. Inocular cada uma das culturas suspeitas em um dos setores demarcados, por picada. Inocular também uma cepa controle positivo (*L. monocytogenes*) e uma controle negativo (*L. innocua*). Incubar as placas a 37±1 °C por 24±2h. As cepas de *L. monocytogenes* e *L. seeligeri* apresentam halos de hemólise discretos, que não se estendem muito para fora da região da picada, enquanto *L. ivanovii* forma zonas grandes e bem definidas e *L. innocua* não apresenta hemólise. Resultados duvidosos podem ser esclarecidos pelo CAMP Test.

Nota d.4.1) A hemólise é melhor visualizada usando placas em camada dupla. Preparar a base do Ágar Sangue (sem o sangue) e plaquear 10 ml em placas de 90mm. Aguardar solidificar e adicionar uma sobrecamada de 3 ml do Ágar Sangue completo. O halo de hemólise também pode ser mais bem visto se a colônia for removida. Este teste pode ser substituído pelo CAMP Test.

Nota d.4.2) Algumas raras cepas de *L. monocytogenes* não apresentam hemólise nas condições desta análise.

d.5) Teste de fermentação da xilose e rhamnose.

Inocular cada cultura em tubos de Caldo Púrpura Base com 0,5% do carboidrato a ser testado (xilose e rhamnose). Incubar a 37±1 °C por até cinco dias, embora a maioria das reações positivas aconteçam entre 24 e 48 horas. A mudança de cor de roxo para amarelo indica reação positiva (produção de ácido). A não alteração da cor indica reação negativa. *L. monocytogenes* é rhamnose positiva e D-xilose negativa.

Nota d.5.1) Raras cepas de *L. monocytogenes* não fermentam L-rhamnose.

d.6) CAMP Teste (Christie-Atkins-Munch-Peterson Test) (opcional). O CAMP teste é recomendado quando o teste de hemólise se mostra inconclusivo. Inocular uma cultura β-hemolítica de *Staphylococcus aureus* (WDCM 00034 por exemplo) e uma cultura de *Rhodococcus equi* (WDCM 0028, por exemplo) em uma placa de Ágar Sangue ISO 11290 previamente preparada. Cada cultura deve ser inoculada em uma única estria, mantendo as duas estrias paralelas entre si. No espaço entre as estrias de *S. aureus* e *R. equi*, inocular uma única estria de cada cultura suspeita, perpendicular às outras duas, porém, sem tocá-las. Incubar a placa a 37±1 °C por 18-24h e observar a ocorrência de halo transparente de hemólise em redor das estrias inoculadas. As cepas de *L. monocytogenes* produzem uma reação de hemólise discreta, porém, nas proximidades da estria de *S. aureus*, o halo torna-se maior e mais nítido. As cepas de *L. ivanovii*, ao contrário, apresentam halo mais nítido nas proximidades da estria de *R. equi*. *L. seeligeri* apresenta reação semelhante à de *L. monocytogenes*. As outras espécies de *Listeria* não são hemolíticas e não reagem nesse teste.

Nota d.6.1) Placas de Ágar Sangue em camada dupla são preferíveis para esse teste (adicionar 10 ml do meio sem o sangue, esperar solidificar e adicionar 3 ml do meio completo, com sangue, sobre a primeira camada). Nesse caso a leitura pode ser feita entre 12 e 18 horas.

e) Interpretação dos resultados dos testes de confirmação

Interpretar os resultados de acordo com o Quadro 18.5.

f) Cálculo dos resultados

Segundo a ISO 7218:2007/Amd 1:2013, calcular usando a fórmula:

$$UFC/g = \sum a \,/\, [v \,.\, (n_1 + 0{,}1\, n_2) \,.\, d]$$

onde:

***a* = (*b.C/A*)**,

sendo ***C*** = número de colônias típicas presentes em cada placa selecionada para contagem,

A = número de colônias típicas submetidas à confirmação (geralmente cinco) e

b = número de colônias típicas confirmadas, dentre as que foram submetidas à confirmação.

v = volume inoculado em cada placa.

n_1 = número de placas contadas da primeira diluição selecionada

n_2 = número de placas contadas da segunda diluição selecionada

d = primeira diluição retida para contagem (10^0=1, 10^{-1}= 0,1, 10^{-2}= 0,01 e assim por diante).

Quadro 18.5. Orientações para interpretação dos resultados de confirmação de *Listeria monocytogenes* e *Listeria* spp conforme a ISO 11290-2:2017.

Característica	*Listeria monocytogenes*		*Listeria* spp	
Morfologia das células	opcional	Bastonetes finos e curtos ou cocobacilos	obrigatório	Bastonetes finos e curtos ou cocobacilos
Gram	opcional	+	obrigatório	+
Catalase	opcional	+	obrigatório	+
Motilidade a 25 °C	opcional	+	opcional	+
Voges Proskauer (VP)	não requerido	+	opcional	+
β-hemólise	obrigatório	+	não requerido	
L-rhamnose	obrigatório	+	não requerido	
D-xylose	obrigatório	-	não requerido	
CAMP *S. aureus*	opcional	+	não requerido	
CAMP *R. equi*		-		

Exemplo 1) Inoculados 0,1 ml das diluições 10^{-1} e 10^{-2}, uma placa por diluição (n_1 =1 e n_2 = 1). Os resultados obtidos foram:

	Diluição 10^{-1}	Diluição 10^{-2}
Colônias típicas na placa (*C*)	150	17
Colônias típicas submetidas à confirmação (*A*)	5	5
Colônias típicas confirmadas dentre as submetidas à confirmação (*b*)	4	3
Número de colônias consideradas confirmadas nas placas **[*a* = (*b.C*/*A*)]**	(4x150/5) = 120	(3x17/5) = 10
Volume inoculado em cada placa (*v*)	0,1 ml	0,1 ml
Primeira diluição retida para contagem (*d*)	10^{-1} = 0,1	
Somatória das colônias consideradas confirmadas nas placas (∑*a*)	120+10 = 130	
UFC/g = ∑*a* / [*v* x (*n*₁ + *0,1n*₂) x *d*]	130 / [0,1 x (1+0,1 x 1) x 0,1] = 130/0,011 = 1,2x10^{4}	

Exemplo 2) Inoculados 0,1 ml da diluição 10^{-1}, em duplicata (n_1 =2, n_2 = 0). Os resultados obtidos foram:

	Placa 1	**Placa 2**
Colônias típicas na placa (*C*)	18	20
Colônias típicas submetidas à confirmação (*A*)	5	5
Colônias típicas confirmadas dentre as submetidas à confirmação (*b*)	4	5
Número de colônias consideradas confirmadas nas placas **[*a* = (*b.C*/*A*)]**	(4x18/5) = 14	(5x20/5) = 20
Volume inoculado em cada placa (*v*)	0,1 ml	0,1 ml
Primeira diluição retida para contagem (*d*)	10^{-1} = 0,1	
Somatória das colônias consideradas confirmadas nas placas (∑*a*)	14+20 = 34	
UFC/g = ∑*a* / [*v* x (*n*₁ + *0,1n*₂) x *d*]	34 / [0,1x(2+0,1x0)x0,1] = 34/0,02 = 1,7x10^{3}	

18.5. Método ISO 11290-1:2017 para presença ou ausência de *Listeria monocytogenes* em alimentos

Método da International Organization for Standardization, aplica-se a todos os alimentos destinados ao consumo humano, às rações animais e a amostras do ambiente de produção e manipulação de alimentos.

18.5.1. Material requerido para a análise

- Caldo Half-Fraser
- Caldo Fraser
- Placas de Ágar *Listeria* Ottaviani & Agosti (ALOA)
- Placas de um segundo meio de plaqueamento seletivo diferencial à escolha do laboratório
- Placas de Ágar Tripticase de Soja Extrato de Levedura (TSA-YE)
- Tubos de Caldo Tripticase de Soja Extrato de Levedura (TSB-YE) ou Caldo Nutriente (NB) (opcional)
- Tubos de Meio Teste de Motilidade ISO (opcional)
- Reagente de catalase (peróxido de hidrogênio a 3%)
- Reagentes para coloração de Gram
- Placas Ágar Sangue ISO 11290
- Tubos de Caldo Púrpura Base com 0,5% xilose
- Tubos de Caldo Púrpura Base com 0,5% rhamnose
- Cultura de *Staphylococcus aureus* beta-hemolítico (WDCM 00034) (opcional)
- Cultura de *Rhodococcus equi* (WDCM 0028) (opcional)
- Estufa incubadora a 25±1 °C (opcional para teste de motilidade)
- Estufa incubadora a 37±1 °C

18.5.2. Procedimento

O esquema de análise para a detecção de *L. monocytogenes* pelo método ISO 11290-1:2017 encontra-se descrito na Figura 18.4.

Cuidados recomendados pela ISO 11290-1:2017 na realização dos ensaios. As análises devem ser realizadas em laboratórios devidamente equipados, sob a supervisão de um microbiologista qualificado. Muito cuidado deve ser observado no descarte de materiais contaminados. A equipe feminina do laboratório deve estar ciente do risco para as mulheres grávidas.

a) Enriquecimento primário

Homogeneizar 25g da amostra com 225 ml de Caldo Half-Fraser, seguindo as orientações do Capítulo 2. Incubar a 30±1 °C por 25±1 hora. Pode ocorrer escurecimento do meio durante a incubação.

Nota a.1) Após a incubação o Caldo Half Fraser pode ser refrigerado a 5±3 °C por até 72h antes da transferência para o caldo de enriquecimento secundário.

b) Enriquecimento secundário

Inocular 0,1 ml do Caldo Half-Fraser (com ou sem escurecimento) em 10 ml de Caldo Fraser. Incubar a 37±1 °C por 24±2 horas.

Nota b.1) Após a incubação o Caldo Fraser pode ser refrigerado a 5±3 °C por até 72h antes do plaqueamento seletivo diferencial.

c) Plaqueamento seletivo diferencial

A partir do caldo Half-Fraser (após 25 horas de incubação) inocular uma alçada da cultura (estrias de esgotamento) em uma placa de Ágar *Listeria* Ottaviani & Agosti (ALOA) e uma alçada em um segundo meio, de livre escolha do laboratório. Repetir esse procedimento com o caldo Fraser (após 24 horas de incubação). Incubar as placas de ALOA invertidas, a 37±1 °C por 24±2 horas e observar se há desenvolvimento de colônias típicas (*L. monocytogenes* e *L. ivanovii*, verde-azuladas com halo opaco, outras listerias verde-azuladas sem halo). Em caso negativo ou se o crescimento for muito pobre, reincubar as placas por 24 horas adicionais, repetindo a leitura com 48±2h.

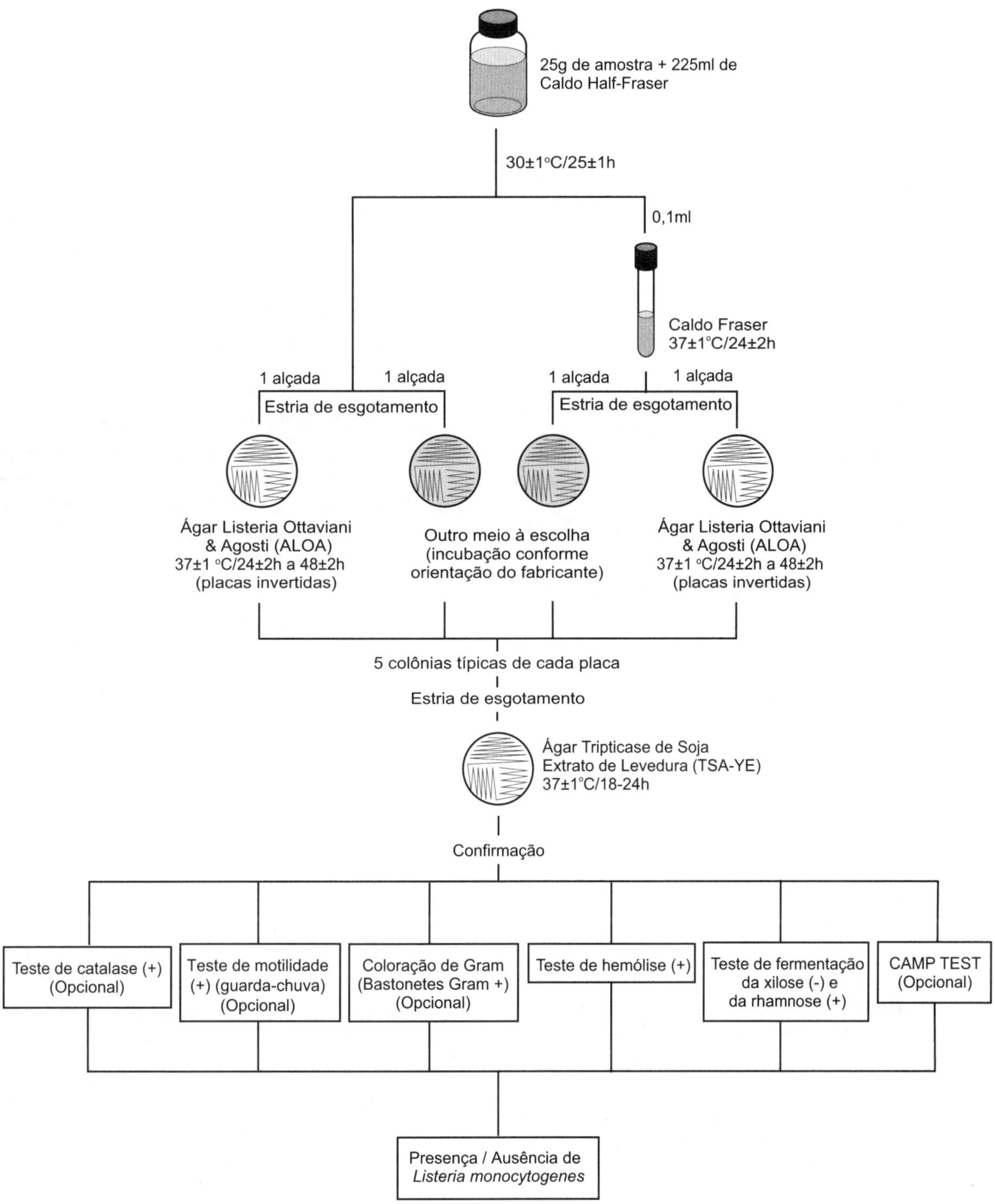

Figura 18.4. Esquema de análise para a detecção de presença ou ausência de *L. monocytogenes* pelo método ISO 11290-1:2017.

Incubar as placas do segundo meio opcional de acordo com a orientação do fabricante ou de outros métodos em que sejam utilizados.

Nota c.1) O segundo meio de plaqueamento é de livre escolha do laboratório, podendo ser usados, por exemplo: Ágar Oxford (OXA 35 °C/24-48h), Ágar Palcam (35 °C/24-48h), Ágar Oxford Modificado (MOX 35 °C/24-48h) ou Ágar Cloreto de Lítio Feniletanol Moxalactan suplementado com esculina e Fe^{3+} (LPM 30 °C/24-48h).

Nota c.2) Há cepas de *L. monocytogenes* que, em condições de "stress" (particularmente provocado por ácidos), formam halo muito fraco ou não formam halo.

Nota c.3) Há cepas de *L. monocytogenes* que apresentam atividade fraca de fosfatidil inositol fosfolipase, detectada apenas com incubação prolongada (quatro dias, por exemplo). Algumas dessas cepas são patogênicas.

Note c.4) Após a incubação, as placas podem ser refrigeradas a 5±3 °C por até 48h antes da leitura.

d) Seleção das colônias e purificação das culturas para a confirmação

Para a confirmação, selecionar cinco colônias típicas de cada placa e, se houver menos de cinco, selecionar todas. Estriar (estrias de esgotamento) a cultura de cada colônia selecionada em uma placa de Ágar Tripticase de Soja Extrato de Levedura (TSA-YE), para purificação. Incubar as placas de TSA-YE invertidas, a 37±1 °C/18-24h ou até que o crescimento seja satisfatório. No TSA-YE, as colônias de *Listeria* são azuladas, quando observadas com uma fonte forte de luz branca na parte inferior das placas, posicionadas em ângulo de 45° em relação à fonte de luz. Utilizar uma colônia típica bem isolada para os testes de confirmação.

Nota d.1) A confirmação de uma única colônia por amostra é suficiente, mas se esta primeira não confirmar, as outras deverão ser submetidas à confirmação, num total de cinco por placa (se disponíveis).

Nota d.2) O repique das colônias presuntivas também pode ser feito em Ágar Sangue ou em Agar Nutriente (NA) incubados a 37±1 °C/18-24h. No Ágar Sangue pode ser possível a observação de hemólise já nesta etapa do ensaio, porém, não havendo hemólise, o resultado não é conclusivo.

e) Confirmação das colônias típicas e interpretação dos resultados

Segue o mesmo procedimento descrito no método ISO 11290-2:2017 de contagem em placas (Item 18.4.)

18.6. Referências

CDC (Center for Disease Control and Prevention), 2021. Quick Learn Lessons - Recognizing the Biosafety Levels. Disponível no site: https://www.cdc.gov/training/quicklearns/biosafety/ [acesso em 14/01/21].

FDA (2012). *Listeria monocytogenes* In: Food and Drug Administration, *Bad Bug Book, Foodborne Pathogenic Microorganisms and Natural Toxins.* 2nd edition. Disponível no site: https://www.fda.gov/media/83271/download [acesso em 18/01/2021]. pp.99-103.

GARRITY, G.M. & HOLT J.G., 2001. The road map to the Manual. In: BOONE, D.R. & CASTENHOLS, R.W. (eds), *Bergey's Manual of Systematic Bacteriology*. 2nd edition, Volume 1. New York, NY: Springer. pp. 119-155.

HITCHINS, A.D., JINNEMAN, K. & CHEN, Y., 2017. Detection of *Listeria monocytogenes* in Foods and Environmental Samples, and Enumeration of *Listeria monocytogenes* in Foods. In: Food and Drug Administration, *Bacteriological Analytical Manual Online*. Chapter 10. Disponível no site: h https://www.fda.gov/food/laboratory-methods-food/bam-chapter-10-detection-listeria-monocytogenes-foods-and-environmental-samples-and-enumeration [acesso em 18/01/2021].

HOLT, J.G., KRIEG, N.R., SNEATH, P.H.A. *et al.*, 1994. *Bergey's Manual of Determinative Bacteriology*. 9th edition. Baltimore, MD: Williams & Wilkins.

ICMSF (International Commission on Microbiological Specifications for Foods), 2018. *Microrganisms in Foods 7. Microbiological Testing in Food Safety Management.* 2nd edition. Switzerland: Springer International Publishing AG.

ISO 7218. *Microbiology of food and animal feeding stuffs – General requirements and guidance for microbiological examination.* 3rd edition, 2007, Amendment 1, 2013. The International Organization for Standardization.

ISO 11290-1. *Microbiology of the food chain – Horizontal method for the detection and enumeration of* Listeria monocytogenes *and of* Listeria spp. *– Part 1: Detection method.* 2nd edition, 2017. The International Organization for Standardization.

ISO 11290-2. *Microbiology of the food chain – Horizontal method for the detection and enumeration of Listeria monocytogenes and of Listeria* spp.– *Part 2: Enumeration method.* 2nd edition, 2017. The International Organization for Standardization.

LATIMER-Jr., G.W. (ed.), 2019. *Official Methods of Analysis of AOAC International.* 21st edition. Gaithersburg, MD: AOAC International.

LIU, D., 2006. Identification, subtyping and virulence determination of *Listeria monocytogenes*, an important foodborne pathogen. *Journal of Medical Microbiology*, 55:645–659.

LOW, J. C. & DONACHIE, W., 1997. A review of *Listeria monocytogenes* and listeriosis. *Veterinary Journal*, 153:9–29.

LPSN, 2021. *List of Prokaryotic Names with Standing in Nomenclature*. Online. Disponível no site https://www.bacterio.net/ [acesso em 10/01/2021].

LUDWIG, W., SCHLEIFER, K.H. & WHITMAN, W.B., 2009. Family III *Listeriaceae* fam. nov. In: DeVOS, P., GARRITY, G.M., JONES, D. *et al.* (eds), *Bergey's Manual of Systematic Bacteriology*. 2nd edition, Volume 3. New York, NY: Springer. p.244.

McLAUCHLIN, J. & REES, C.E.D., 2009. Genus I *Listeria* Pirie 1940. In: DeVOS, P., GARRITY, G.M., JONES, D. *et al.* (eds), *Bergey's Manual of Systematic Bacteriology*. 2nd edition, Volume 3. New York, NY: Springer. pp.244-257.

RYSER, E.T. & DONNELLY, C.W., 2015. *Listeria*. In: SALFINGER, Y. & TORTORELLO, M.L. (eds), *Compendium of Methods for the Microbiological Examination of Foods*. 5th edition. Washington, DC: American Public Health Association (APHA). Chapter 35, pp.425-443.

SCHLEIFER, K., 2009. Phylum XIII *Firmicutes.* In: DeVOS, P., GARRITY, G.M., JONES, D. *et al.* (eds), *Bergey's Manual of Systematic Bacteriology*. 2nd edition, Volume 3. New York, NY: Springer. p.19.

SCHMID, M., NG, E.Y.W., LAMPIDIS, R. *et al.*, 2005. Evolutionary history of the genus *Listeria* and its virulence genes. *Systematic and Applied Microbiology*, 28:1–18.

USDA, 2014. Most Probable Number Procedure and Tables. In: United States Department of Agriculture, *Microbiology Laboratory Guidebook Online*. Appendix 2.05. Disponível no site: https://www.fsis.usda.gov/wps/wcm/connect/8872ec11-d6a3-4fcf-86df-4d87e57780f5/MLG-Appendix-2.pdf?MOD=AJPERES [acesso em 19/01/2021].

USDA, 2019. Isolation and Identification of *Listeria monocytogenes* from Red Meat, Poultry and Egg Products, Ready-To-Eat Siluriformes (Fish) and Environmental Samples. In: United States Department of Agriculture, *Microbiology Laboratory Guidebook Online*. Chapter 8.11. Disponível no site: https://www.fsis.usda.gov/wps/wcm/connect/1710bee8-76b9-4e6c-92fc-fdc-290dbfa92/mlg-8.pdf?MOD=AJPERES [acesso em 19/01/2021].

WELLER, D., ANDRUS, A., WIEDMANN, M. & DEN BAKKER, H. C., 2015. *Listeria booriae* sp. nov. and *Listeria newyorkensis* sp. nov., from food processing environments in the USA. *International Journal of Systematic and Evolucionary Microbiology*, 65:286-292.

19 *Salmonella*

Revisões da 6ª edição

Item 19.1.5 (revisado) Quadro 19.4 atualizado segundo ISO 6579-1:2017/Amd 1:2020, BAM/FDA:2020 e MLG/USDA:2019.

Item 19.1.6 (revisado) Quadro 19.5 foi atualizado, inseridos os métodos AOAC 2016.01, 2017.06, 2020.02 e 2020.03. Excluídos os métodos 987.10, 989.09, 989.14 e 2000.07, que foram descontinuados pela AOAC.

Item 19.2 (revisado). A 4ª edição da ISO 6579 foi substituída pela ISO 6579-1:2017/Amd 1:2020, com as seguintes alterações:

Todos os itens) As incubações anteriormente feitas a 37±1 °C passaram para 34 a 38 °C

Item 19.2.2.a) Recomendadas as orientações da ISO 6887-1:2017 para composição de amostras (nota a.1). Permitida a manutenção do caldo pré-enriquecido sob refrigeração a 5±3 °C por até 72h, antes da inoculação nos caldos de enriquecimento seletivo (notas a.4). Restringido o uso do método a unidades analíticas de 25g ou menor (nota a.5).

Item 19.2.2.b) Foi introduzido procedimento diferenciado de enriquecimento seletivo em Caldo Selenito Cistina (SC) para detecção dos sorotipos Typhi e Paratyphi e em Ágar Semissólido Rappaport-Vassiliadis (MSRV) para amostras do estágio primário de produção (como fezes de aves nas granjas). Recomendadas as orientações da ISO 6887-1:2017 para composição de amostras (nota b.1). Recomendada a minimização da transferência de partículas do BPW para os meios de enriquecimento seletivo (aguardar a sedimentação do material particulado e transferir o líquido) (nota b.2). Recomendada a incubação do meio de enriquecimento seletivo por um período adicional de 24±3h para amostras de queijos e de produtos lácteos em pó (nota b.3). Permitida a refrigeração (5±3 °C por até 72h) do caldo de enriquecimento seletivo antes da inoculação nos meios de plaqueamento seletivo diferencial (nota b.4).

Item 19.2.2.c) Foi recomendado o Ágar Bismuto Sulfito (BS) como 2º meio opcional de plaqueamento seletivo diferencial para detecção dos sorotipos Typhi e Paratyphi. Incluídas novas opções de escolha do segundo de meio de plaqueamento seletivo diferencial (nota c.1).

Item 19.2.2.d) A confirmação de uma única colônia suspeita por amostra passou a ser suficiente, sendo requerida a confirmação de mais quatro apenas se a primeira não for confirmada. Exceções: investigação de surtos de salmonelose (confirmar pelo menos cinco colônias de cada placa, 20 no total) ou detecção de *Salmonella* Typhi, Paratyphi e Gallinarum no BS (confirmar cinco). A aplicação dos testes bioquímicos diretamente em colônias obtidas nos meios de plaqueamento diferencial é permitida, desde que bem isoladas.

Item 19.2.2.e) Dois testes de confirmação passaram a ser opcionais, β-galactosidase e indol. Um teste foi suprimido, Voges Proskauer (VP). Outros testes bioquímicos passaram a ser permitidos para a confirmação, desde que seja verificada a adequação do procedimento alternativo.

Item 19.2.2.f) Os procedimentos dos testes sorológicos foram modificados.

Item 19.2.2.g) A interpretação dos resultados foi modificada.

Item 19.3 (revisado). A versão de agosto de 2016 do método BAM/FDA foi substituída pela versão de dezembro de 2020, com as seguintes alterações:

Item 19.3.2.a) Inseridos procedimento para preparação de amostras de vegetais frescos incluindo verdes folhosos, ervas e brotos (espinafre, couve, alface, alface romana, coentro, salsa, alfafa, feijão, trevo, rabanete e brócolis), (Notas a.13 e Quadro 19.6) e ração animal (Nota a.14 e Quadro 19.6).

Item 19.4 (revisado). A versão de janeiro de 2017 do método MLG/USDA foi substituída pela versão de janeiro de 2019, com as seguintes alterações:

Item 19.4.2.a) O pré-enriquecimento de amostras de produtos carne bovina crus e de amostras superficiais (esponjas) de carcaças bovinas ou ambiente de fabricação passa a ser feito no Caldo Tripticase de Soja Modificado (m-TSB)

Item 19.4.2.b) A descrição do procedimento excluiu o Caldo Rappaport-Vassiliadis Soja (RVS), embora o meio continue na lista de material necessário.

Item 19.4.2.c) O procedimento excluiu o Ágar Xilose Lisina Tergitol 4 (XLT4).

19.1. Introdução

Salmonella é uma bactéria patogênica cujas doenças são classificadas pela International Commission on Microbiological Specifications for Foods (ICMSF, 2018) em dois grupos de risco: as provocadas pelos sorotipos Typhi e Paratyphi (febres tifoide e paratifoide) no grupo IIIA, que inclui doenças "de severo perigo para a população em geral, com ameaça de morte, sequelas crônicas ou longa duração"; e as provocadas pelos sorotipos Enteritidis, Typhimurium e outros no grupo II, que inclui doenças "de sério perigo, não representando ameaça de morte e normalmente não deixando sequelas, mas incapacitando por períodos moderados".

19.1.1. Classificação taxonômica de *Salmonella*

Salmonella é um gênero da família *Enterobacteriaceae*, definido por Brenner & Farmer III (2005) como bastonetes Gram negativos não esporogênicos, anaeróbios facultativos e oxidase negativos. A classificação e a nomenclatura são controvertidas, conforme sumarizado por Euzéby (2016a,b,c) e Grimont *et al.* (2000):

a) De acordo com Grimont *et al.* (2000), a análise dos antígenos O e H resultou na descrição de um grande número de sorotipos de *Salmonella* ao longo dos anos. Cada sorotipo era considerado uma espécie e mais de 2.000 receberam nomes, como '*Salmonella london*', por exemplo. Com base nas características bioquímicas, por sua vez, o gênero foi dividido por Kauffmann em quatro subgêneros, que foram designados por números romanos (I a IV), sem uma nomenclatura formal. Le Minor *et al.* (1970) consideraram os subgêneros de Kauffmann como espécies, denominando-as como '*S. kauffmannii*' (subgênero I), '*S. salamae*' (subgênero II), *S. arizonae* (subgênero III) e '*S. houtenae*' (subgênero IV). Mais tarde um grupo adicional (subgênero V) foi identificado (Grupo Bongor).

b) Em 1980 foi publicada a "Approved Lists of Bacterial Names" (Skerman *et al.*, 1980), que objetivou rever todos os nomes de espécies bacterianas existentes e estabelecer uma lista com aqueles considerados válidos. Essa lista foi publicada e colocada em vigor em 01/01/1980. A partir desta data a citação dos nomes mantidos na lista deveria ser feita com destaque (geralmente em itálico) e qualquer proposta de nome publicada fora do *International Journal of Systematic and Evolutionary Microbiology* (IJSEM), periódico oficial de taxonomia bacteriana, só seria considerada valida após ser reconhecida pelo IJSEM, em uma lista publicada periodicamente com os nomes validados. O gênero *Salmonella* foi incluído na lista de 01/01/80 com cinco espécies: *Salmonella choleraesuis*, *Salmonella enteritidis*, *Salmonella typhi*, *Salmonella typhimurium* e *Salmonella arizonae* (Euzéby, 2016b).

c) Com base em estudos de DNA, Le Minor *et al.* (1982, 1986) consideraram que todas as cepas de *Salmonella* existentes constituíam uma única espécie (*Salmonella choleraesuis*), com sete subspécies: *S. choleraesuis* subsp. *arizonae*, *S. choleraesuis* subsp. *bongori*, *S. choleraesuis* subsp. *choleraesuis*, *S. choleraesuis* subsp. *diarizonae*, *S. choleraesuis* subsp. *houtenae*, *S. choleraesuis* subsp. *indica* e *S. choleraesuis* subsp. *salamae*. Posteriormente Reeves *et al.* (1989) elevaram a subspécie *bongori* à categoria de espécie. O nome *Salmonella bongori* e os outros seis nomes das subspécies de *S. choleraesuis* propostos por Le Minor continuam válidos (Euzéby 2016a,b).

d) Em 1987 Le Minor & Popoff (1987) submeteram uma solicitação à "Judicial Commission of the International Committee on Systematics of Prokaryotes" propondo substituir epiteto *choleaesuis* pelo epíteto *enterica* no nome das sete subspécies de *Salmonella*, porque o epíteto *choleraesusis* também era usado na denominação de um sorotipo. Eles também requisitaram que os nomes *Salmonella choleraesuis*, *Salmonella enteritidis*, *Salmonella typhi* e *Salmonella typhimurium* fossem considerados sinônimos de *Salmonella enterica* subsp. *enterica*. A requisição foi negada porque incluía o reconhecimento de uma única espécie no gênero *Salmonella* (uma questão taxonômica) o que ultrapassava as atribuições da comissão judicial (restrita à questões de nomenclatura) (Grimont *et al.*, 2000). Ainda assim, o uso do nome *Salmonella enterica* disseminou-se entre os bacteriologistas, mesmo não tendo sido validado (Euzéby, 2016b).

e) Em 2005 a Comissão Judicial resolveu se manifestar sobre o assunto, emitindo a Opinião Judicial 80 (Judicial Commission of the International Committee on Systematics of Prokaryotes, 2005), que tratava de várias novas requisições resultantes da requisição inicial de Le Minor & Popoff. A comissão decidiu que o epíteto *enterica* deveria ser conservado sobre todos os anteriores e que as subspécies e novas combinações de nomes propostas por Le Minor & Popoff (1987) deveriam ser consideradas válidas. No entanto, a comissão não rejeitou, concomitantemente, o epíteto *choleraesuis*, gerando uma situação problemática, ou seja, após a Opinião Judicial 80, existem dois sistemas de nomenclatura de *Salmonella*, ambos igualmente válidos (Quadro 19.1): o sistema "velho" (ou seja, nomes validamente publicados antes da publicação do parecer Judicial 80) e o sistema "novo" (ou seja, nomes validamente publicados em consequência das conclusões Judicial 80). Os dois sistemas podem ser usados, mas o "velho" tem sido abandonado por um número crescente de organizações (Euzéby, 2016b), incluindo o "World Health Organization Collaborating Center for Reference and Research on *Salmonella*", o "Center for Disease Control and Prevention" (CDC) e a "American Society for Microbiology" (ASM) (Ellermeier & Slauch, 2005). Os nomes dos sorotipos não são mais considerados como nomes de espécies e, portanto, não devem ser impressos em itálico. Somente os sorotipos de *S. enterica* subsp *enterica* continuam recebendo nomes (geralmente referências geográficas), enquanto os das outras subespécies são designados por sua fórmula antigênica White-Kauffmann-LeMinor (Grimont *et. al.* (2000).

Quadro 19.1. Os dois sistemas válidos de nomenclatura de *Salmonella* (Euzéby, 2016a,b).

Designação por numeral romano	**O sistema "velho"** (publicados antes da Opinião Judicial 80*)	**O sistema "novo"** (publicados depois da Opinião Judicial 80*)
	Salmonella choleraesuis	*Salmonella enterica* (heterotypic synonym *Salmonella choleraesuis*)
I	*Salmonella choleraesuis* subsp. *choleraesuis*	*Salmonella enterica* subsp. *enterica* (heterotypic synonyms *Salmonella choleraesuis* subsp. *choeraesuis*, *Salmonella enteritidis*, *Salmonella paratyphi*, *Salmonella typhi* e *Salmonella typhimurium*)
II	*Salmonella choleraesuis* subsp. *salamae*	*Salmonella enterica* subsp. *salamae* (homotypic synonym *Salmonella choleraesuis* subsp. *salamae*)
IIIa	*Salmonella choleraesuis* subsp. *arizonae*	*Salmonella enterica* subsp. *arizonae* (homotypic synonyms *Salmonella arizonae* e *Salmonella choleraesuis* subsp. *arizonae*)
IIIb	*Salmonella choleraesuis* subsp. *diarizonae*	*Salmonella enterica* subsp. *diarizonae* (homotypic synonym *Salmonella choleraesuis* subsp. *diarizonae*)
IV	*Salmonella choleraesuis* subsp. *houtenae*	*Salmonella enterica* subsp. *houtenae* (homotypic synonym *Salmonella choleraesuis* subsp. *houtenae*)
VI	*Salmonella choleraesuis* subsp. *indica*	*Salmonella enterica* subsp. *indica* (homotypic synonym *Salmonella choleraesuis* subsp. *indica*)
V	*Salmonella bongori*	*Salmonella bongori* (homotypic synonyms *Salmonella enterica* subsp. *bongori* e *Salmonella choleraesuis* subsp. *bongori*)
	Salmonella enteritidis	*Salmonella enterica* subsp. *enterica*
	Salmonella paratyphi	*Salmonella enterica* subsp. *enterica*
	Salmonella typhi	*Salmonella enterica* subsp. *enterica*
	Salmonella typhimurium	*Salmonella enterica* subsp. *enterica*

*Judicial Commission of the International Committee on Systematics of Prokaryotes (2005).

f) Shelobolina *et al.* (2004) descobriram uma nova espécie, *Salmonella subterranea*, cujo nome foi validado em 2005. Entretando, Euzèby (2016a) reportou que, de acordo com uma comunicação pessoal de Shelobolina (05/06/2010), esta espécie é estreitamente relacionada à *Escherichia hermannii* e não pertence ao gênero *Salmonella*.

As cepas mais frequentemente envolvidas nas doenças humanas são as de *S. enterica* subsp. *enterica*, que tem por habitat os animais de sangue quente e respondem por 99% das salmoneloses humanas (Brenner *et al.*, 2000). *S. enterica* subsp. *salamae*, subsp. *arizonae* e subsp. *diarizonae* são frequentemente isoladas do conteúdo intestinal de animais de sangue frio e raramente de humanos ou animais de sangue quente (Popoff & Le Minor, 2005). *S. enterica* subsp. *houtenae* e *S. bongori* são predominantemente isoladas do ambiente e raramente são patogênicas para humanos (Popoff & Le Minor, 2005, ICMSF, 1996).

19.1.2. Classificação sorológica de *Salmonella*

A classificação de *Salmonella* em espécies é pouco usada nos estudos epidemiológicos, sendo mais conhecida e utilizada a nomenclatura relacionada com a sorotipagem. O esquema utilizado na divisão em sorotipos é o de White-Kauffmann-Le Minor, baseado nas diferenças encontradas em certas estruturas superficiais das células, que são antigênicas. Essas estruturas são o envelope celular ou cápsula (antígenos capsular "Vi"), a parede celular (antígenos somáticos "O") e os flagelos (antígenos flagelares "H") (Ellermeier & Slauch, 2005, Popoff & Le Minor, 2005).

Os antígenos somáticos têm sua base química na diversidade de polissacarídeos da parede celular das bactérias Gram negativas. A parede celular é composta de uma camada interna de peptidoglicano, seguida de uma dupla camada lipídica externa, composta de lipoproteínas, fosfolipídios e lipopolissacarídeos (LPS). Os LPS são divididos em três porções, o lipídio A, interno, o core, intermediário e uma cadeia polissacarídica externa, que constitui a região antigênica "O". A cadeia polissacarídica é a parte imunologicamente dominante da molécula e atinge o microambiente externo que envolve as células. É composta de unidades repetidas de tetra ou penta sacarídeos, de natureza hidrofílica e resistentes ao calor (100 ou 120 °C/2h) (Rycroft, 2000). Estruturalmente, essa cadeia pode diferir, de um sorotipo para outro, no tipos de monossacarídeos presentes, nos tipos de ligação entre esses monossacarídeos e em modificações menores, como a acetilação dos monossacarídeos, por exemplo (Ellermeier & Slauch, 2005).

Há um grande número de fatores antigênicos caracterizados, identificados por números. Desses, o esquema de Kauffman-White reconhece 67, que são usados para a identificação sorológica de *Salmonella*.

Em função da sua importância no diagnóstico, os fatores são classificados como antígenos maiores ou principais e antígenos menores ou secundários. Os antígenos maiores servem de base para a separação das cepas de *Salmonella* em sorogrupos somáticos. Por exemplo, o Grupo somático "A" inclui todas as cepas que apresentam o fator O:2, não encontrado em qualquer outro sorogrupo. Os antígenos menores são aqueles com menor valor discriminatório, podendo ser encontrados em cepas de mais de um sorogrupo. Por exemplo, todas as cepas dos grupos "A", "B" e "D" apresentam o fator O:12, além do fator que caracteriza o grupo.

Os grupos somáticos O inicialmente foram designados por letras, mas quando as letras do alfabeto esgotaram foi necessário continuar com os números 51 a 67. A correspondência entre a antiga designação (utilizando letras) e a nova designação (usando números) é apresentado por Grimont & Weill (2007):

A → O:2	D2 → O:9/O:46	G1-G2 → O:13	L → O:21	Q → O:39	V → O:44
B → O:4	D3 → O:9/O:46/O:27	H → O:6/O:14	M → O:28	R → O:40	W → O:45
C1-C4 → O:6/O:7	E1-E2-E3 → O:3/O:10	I → O:16	N → O:30	S → O:41	X → O:47
C2-C3 → O:8	E4 → O:1/O:3/O:19	J → O:17	O → O:35	T → O:42	Y → O:48
D1 → O:9	F → O:11	K → O:18	P → O:38	U → O:43	Z → O:50

Os antígenos capsulares, muito comuns em outros gêneros de enterobactérias (*Escherichia coli* e *Klebsiella*, por exemplo), são encontrados em poucos sorotipos de *Salmonella*. Um antígeno capsular específico bem conhecido é o antígeno Vi, que ocorre em apenas três sorotipos de *Salmonella*, Typhi, Paratyphi C e Dublin. As cepas desses sorotipos podem apresentar ou não o antígeno Vi que, se presente, encobre os antígenos somáticos e impede sua aglutinação com o anti-soro somático. O aquecimento a 100 ºC geralmente solubiliza o Vi, permitindo a aglutinação com o anti-soro somático apropriado (Popoff & Le Minor, 2005). O antigeno Vi é o único palissacarídeo verdadeiramente capsular produzido por *Salmonella* spp, sendo chamado de Vi por ser associado à virulência (Rycroft, 2000).

Os antígenos flagelares "H" são derivados do flagelo das cepas móveis. São termossensíveis e decorrem de variações na sequência de aminoácidos da proteína flagelar (flagelina, uma subunidade do filamento helicoidal que forma o flagelo). A maioria das salmonelas apresenta expressão antigênica flagelar bifásica, isto é, uma mesma cepa pode produzir dois tipos de flagelos, com características antigênicas diferentes. A alternância na produção de hora um, hora outro tipo de flagelo é chamada de variação de fase. Alguns poucos sorotipos são monofásicos, produzindo apenas um tipo de flagelo (sorotipos Typhi e Enteritidis, por exemplo) e outros são imóveis, não produzindo qualquer tipo de flagelo (sorotipos Pullorum e Gallinarum, por exemplo) (Grimont *et al.*, 2000, Grimont & Weill, 2007). Os fatores antigênicos da fase um foram originalmente identificados por letras minúsculas e, quando todas as letras do alfabeto foram utilizadas, a letra z, seguida de um número subscrito passou a ser utilizada para identificar os novos fatores (o último descrito é z_{71}). Os antígenos da fase dois são designados por números, mas algumas cepas produzem antígenos da fase um na fase dois que, nesse caso, também são identificados por letras (Ellermeier & Slauch, 2005).

O esquema de White – Kauffmann – Le Minor identifica os sorotipos de *Salmonella* através de uma fórmula composta de números e letras, que definem o(s) antígeno(s) "O", "Vi" e "H" presentes. A sequência é: **1º)** os antígenos somáticos, **2º)** o antígeno Vi, se presente e, entre parênteses se a presença não for constante naquele sorotipo, **3º)** os antígenos flagelares da fase um e **4º)** os antígenos flagelares da fase dois, se presentes (Grimont & Weill, 2007). Exemplos:

Sorotipo **9,12,[Vi]:d:-** significa fator somático maior **O:9**, menor **O:12**, **Vi** pode estar presente ou não (entre parênteses), o antígeno flagelar da fase um é d, e não apresenta antígeno flagelar da fase dois (monofásico).

Sorotipo **1,4,[5],12:b:1,2** significa: fator somático **O:1** sublinhado (indica que foi originado por conversão fágica), fator somático maior **O:4**, fatores somáticos menores **O:5** (entre parênteses indicando que pode estar presente ou não) e **O:12**, o antígeno flagelar da fase um é **b** e os antígenos flagelares da fase dois são **1** e **2**.

Mais de 2.500 diferentes sorotipos de *Salmonella* já foram identificados. A fórmula antigênica de cada um desses sorotipos é definida e mantida pelo Centro de Referência e Pesquisa em *Salmonella* do Instituto Pasteur (França), colaborador da Organização Mundial de Saúde (Grimont & Weill, 2007).

A nomenclatura dos sorotipos. Os sorotipos de *S. enterica* subsp. *enterica* também são definidos por nomes que, por muito tempo foram considerados espécies. Essa é outra fonte de confusão e controvérsia na nomenclatura de *Salmonella*. De acordo com Euzéby (2016b), a designação dos sorotipos não é regulamentada mas é aconselhável que não sejam grafados da mesma forma estabelecida para espécies, que é: nome do gênero em maiúscula, nome da espécie (e subspécie) em minúscula, normalmente em itálico ou destacado de outra forma, como negrito ou sublinhado. As seguintes formas de grafar os nomes dos sorotipos podem ser utilizadas: *Salmonella* London (nomenclatura curta); *Salmonella* ser. London; *Salmonella* serovar London; *Salmonella enterica* subsp. *enterica* serovar London (nome completo). Cabe lembrar, entretanto, que os nomes de quatro sorotipos ainda se encontram na lista de nomes oficiais do sistema "velho" de nomenclaturas de *Salmonella*: *S. enteritidis*, *S. typhi*, *S. paratyphi* e *S. typhimurium*.

Os sorotipos mais comuns. Na 9ª edição do livro *Antigenic Formulae of the Salmonella Serovars* (Grimont & Weill, 2007) há 2579 sorotipos de *Salmonella* descritos, sendo mais de 50% (1531) pertencentes à *S. enterica* subsp. *enterica*, 505 pertencentes à *S. enterica* subsp. *salamae*, 336 à *S. enterica* subsp. *diarizonae*, 99 à *S. enterica* subsp. *arizonae*, 73 à *S. enterica* subsp. *houtenae*, 13 à *S. enterica* subsp. *indica* e 22 à *S. bongori*. Dentre esses, os sorogrupos somáticos mais comuns são A, B, C1, C2, D, E1 e E4 (Brenner *et al*., 2000, Ellermeier & Slauch, 2005). Esses sorogrupos respondem por aproximadamente 99% das infecções por *Salmonella* em humanos e animais de sangue quente, incluindo sorotipos amplamente conhecidos como Paratyphi A (Grupo A), Paratyphi B e Typhimurium (Grupo B), Paratyphi C e Choleraesuis (Grupo C), Typhi, Enteritidis e Gallinarum (Grupo D). Os fatores antigênicos encontrados nesses sorogrupos somáticos encontram-se descritos por Grimont & Weill, 2007):

Grupo O:2 (A): Outros antígenos que podem ser encontrados em cepas deste grupo: O:1 e O:12. Inclui o sorotipo Paratyphi A.

Grupo O:4 (B): Outros antígenos que podem ser encontrados em cepas deste grupo: O:1, O:5, O:12, O:27. Inclui os sorotipos Paratyphi B e Thyphimurium.

Grupo O:7 (C1): Outros antígenos que podem ser encontrados em cepas deste grupo: O:6, O:14, Vi. Inclui os sorotipos Paratyphi C e Choleraesuis. O sorotipo contendo o antígeno Vi é o Paratyphi C.

Grupo O:8 (C2-C3): Outros antígenos que podem ser encontrados em cepas deste grupo: O:6, O:20.

Grupo O:9 (D1): Outros antígenos que podem ser encontrados em cepas deste grupo: O:1, O:12, Vi. Inclui os sorotipos Typhi, Enteritidis e Gallinarum. Os sorotipos contendo o antígeno Vi são Typhi e Dublin.

Grupo O:9,46 (D2): Outros antígenos que podem ser encontrados em cepas deste grupo: O:1

Grupo O:9,46,27 (D3): Outros antígenos que podem ser encontrados em cepas deste grupo: O:1, O:12.

Grupo O:3,10 (E1): Outros antígenos que podem ser encontrados em cepas deste grupo: O:15, O:34.

Grupo O:1,3,19 (E4): Outros antígenos que podem ser encontrados em cepas deste grupo: O:10, O:15.

19.1.3. Características bioquímicas de *Salmonella*

As principais características bioquímicas das espécies e subspécies de *Salmonella* e de alguns sorotipos importantes encontram-se sumariadas no Quadro 19.2. De acordo com Popoff & Le Minor (2005), as salmonelas, como todas as *Enterobacteriaceae*, são oxidase negativas. Também não produzem butilenoglicol (Voges-Proskauer negativas) nem fenilalanina deaminase. Normalmente são móveis, mas as cepas dos sorotipos Gallinarum e Pullorum, ao contrário, usualmente são imóveis. Reduzem nitrato a nitrito (exceto 2% das cepas do sorotipo Choleraesuis) e são VM (vermelho de metila) positivas (exceto 9% das cepas do sorotipo Pullorum). Normalmente produzem gás a partir de glicose, mas as cepas dos sorotipos Typhi e Gallinarum são negativas.

De acordo com a ICMSF (1996), a temperatura de crescimento varia entre 5-7 e 46 °C, com ótima entre 35 e 43 °C. O pH de crescimento varia entre 3,8 e 9,5, com ótimo entre 7,0 e 7,5. A atividade de água mínima para crescimento é de 0,94.

As cepas de *Salmonella enterica* subsp. *enterica* são o principal alvo das análises em alimentos e seu perfil bioquímico descrito abaixo (dados de Popoff & Le Minor, 2005) é o que, normalmente, se considera como típico nos ensaios de detecção.

a) Fermentam a glicose com produção de ácido (100% das cepas) e gás (96% das cepas).

b) Não fermentam a lactose e a sacarose (99% das cepas).

c) Descarboxilam a lisina (98% das cepas) com exceção do sorotipo Paratyphi A (100% das cepas negativas).

d) Produzem H_2S (95% das cepas), com exceção dos sorotipos Paratyphi A (90% das cepas negativas) e Choleraesuis (50% das cepas negativas).

Quadro 19.2. Principais características das espécies de *Salmonella* e de alguns sorotipos importantes epidemiologicamente (Brenner & Farmer III, 2005).

Teste	*S. enterica* subsp. *enterica*	*Salmonella* serovar Choleraesuis	*Salmonella* serovar Gallinarum	*Salmonella* serovar Paratyphi A	*Salmonella* serovar Pullorum	*Salmonella* serovar Typhi	*S. enterica* subsp. *arizonae*	*S. enterica* subsp. *diarizonae*	*S. enterica* subsp. *houtenae*	*S. enterica* subsp. *indica*	*S. enterica* subsp. *salamae*	*S. bongori*
Oxidase	-	-	-	-	-	-	-	-	-	-	-	-
Glicose acido	+	+	+	+	+	+	+	+	+	+	+	+
Glicose gás	+ (96)	+ (95)	-	+ (99)	+ (90)	-	+ (99)	+ (99)	+	+	+	+ (94)
Lactose	- (99)	-	-	-	-	- (99)	- (85)	+ (85)	-	- (78)	- (99)	-
Sacarose	- (99)	-	-	-	-	-	- (99)	- (95)	-	-	- (99)	-
H_2S	+ (95)	+/- (50/50)	+	- (90)	+ (90)	+ (97)	+ (99)	+ (99)	+	+	+	+
Lisina	+ (98)	+ (95)	+ (90)	-	+	+ (98)	+ (99)	+ (99)	+	+	+	+
Urease	- (99)	-	-	-	-	-	-	-	- (98)	-	-	-
Dulcitol	+ (96)	- (95)	+ (90)	+ (90)	-	-	-	- (99)	-	+ (67)	+ (90)	+ (94)
KCN	-	-	-	-	-	-	- (99)	- (99)	+ (95)	-	-	+
Malonato	-	-	-	-	-	-	+ (95)	+ (95)	-	-	+ (95)	-
Indol	- (99)	-	-	-	-	-	- (99)	- (98)	-	-	- (98)	-
VM	+	+	+	+	+ (90)	+	+	+	+	+	+	+
VP	-	-	-	-	-	-	-	-	-	-	-	-
Citrato	+ (95)	- (75)	-	-	-	-	+ (99)	+ (98)	+ (98)	+ (89)	+	+ (94)
Fenilalanina	-	-	-	-	-	-	-	-	-	-	-	-
Motilidade	+ (95)	+ (95)	-	+ (95)	-	+ (97)	+ (99)	+ (99)	+ (98)	+	+ (98)	+
Nitrato	+	+ (98)	+	+	+	+	+	+	+	+	+	+
ONPG	- (98)	-	-	-	-	-	+	+ (92)	-	- (56)	- (85)	+ (94)

+ = 100% das cepas são positivas, exceto quando outra porcentagem estiver especificada entre parênteses.

- = 100% das cepas são negativas, exceto quando outra porcentagem estiver especificada entre parênteses.

e) Não produzem urease (99% das cepas).

f) Fermentam o dulcitol (96% das cepas), com exceção dos sorotipos Typhi (100% das cepas negativas), Pullorum (100% das cepas negativas) e Choleraesuis (95% das cepas negativas).

g) Não crescem na presença de KCN (100% das cepas).

h) Não utilizam o malonato (100% das cepas).

i) Utilizam o citrato (95% das cepas), com exceção dos sorotipos Typhi, Paratyphi A, Pullorum e Gallinarum (100% das cepas negativas) e Choleraesuis (75% das cepas negativas).

j) Não produzem indol (99% das cepas).

k) Não produzem a enzima β-galactosidase, com teste de ONPG (Orto-nitrofenil-β-D-galactopiranosídeo) negativo (98% das cepas).

19.1.4. Epidemiologia

O principal habitat das salmonelas é o trato intestinal de humanos e animais. Alguns poucos sorotipos são restritos a um hospedeiro, como *Salmonella* Typhi, *Salmonella* Paratyphi A e C e *Salmonella* Sendai em humanos, *Salmonella* Abortusovis em ovinos, *Salmonella* Abortusequi em equinos, *Salmonella* Gallinarum em aves, *Salmonella* Typhisuis em suínos, *Salmonella* Choleraesuis em suínos (mais raramente, em humanos) e *Salmonella* Dublin em bovinos (mais raramente, em humanos e ovinos) (Ellermeier & Slauch, 2005). Quando esses sorotipos provocam doenças em humanos, o processo geralmente é invasivo e apresenta risco de vida (WHO, 2005).

A maioria dos sorotipos, entretanto, têm um espectro de hospedeiros amplo e, tipicamente, provocam gastroenterites sem complicações e sem necessidade de tratamento. Em crianças, idosos e indivíduos com o sistema imunológico debilitado ou comprometido, ao contrário, essas infecções podem ser severas. Os sorotipos mais importantes na transmissão dessas salmoneloses de animais para humanos são *Salmonella* Enteriditis e *Salmonella* Typhimurium (WHO, 2005).

De acordo com a US Food and Drug Administration (FDA, 2012), *Salmonella* Typhi e Paratyphi causam febre tifoide em humanos, que normalmente ocorre entre uma e três semanas após a exposição, mas que pode demorar até dois meses para manifestar-se. A dose infectiva é de menos de mil células e os sintomas incluem febre alta, letargia, dores abdominais, diarréia ou constipação, dor de cabeça, perda de apetite e, eventualmente, erupção cutânea. A duração normalmente é de duas a quatro semanas. Podem ocorrer complicações, incluindo septicemia e artrite séptica. Também pode ocorrer infecção crônica da vesícula biliar, situação em que o indivíduo se torna um carreador da bactéria. A taxa de mortalidade da febre tifóide (não tratada) é de 10%.

Nas gastroenterites provocadas pelas outras salmonelas, os sintomas ocorrem entre seis e 72 horas, incluindo febre, dor de cabeça, cólicas abdominais, diarréia, náusea e vômito. A duração varia de quatro a sete dias podendo prolongar-se dependendo do hospedeiro, da dose ingerida e da cepa de *Salmonella* envolvida. A doença geralmente é auto-limitada em individuos saudáveis e com o sistema imunológico normal, com taxa de mortalidade menor que 1% no geral. Crianças, idosos, pacientes sujeitos à quimioterapia e à drogas imunosupressoras são mais vulneráveis. Pacientes de AIDS são atingidos por salmoneloses com uma frequência 20 vezes maior do que a população em geral, sofrendo de episódios recorrentes (FDA, 2012).

A fonte usual de *Salmonella* Typhi e *Salmonella* Paratyphi no ambiente é a agua contaminada com esgoto não tratado. Outras salmonelas são comuns nos animais e espalham-se através da rota fecal-oral, atingindo a água, o solo e os insetos, contaminando a carne, os vegetais no campo, os equipamentos nas linhas de produção de alimentos, as mãos e os utensílios de cozinhas. A doença é contraída através do consumo de alimentos de origem animal contaminados (carnes, ovos, leite e seus derivados, pescados e frutos do mar), mas verduras, frutas e vegetais também têm sido implicados na transmissão, bem como produtos de baixa atividade de água (temperos). Na verdade, *Salmonella* atinge toda a cadeia de produção de alimentos, desde a matéria prima até os produtos finais. Outros alimentos que já foram implicados na transmissão de salmoneloses incluem levedura seca, coco e derivados, molhos, coberturas para saladas, misturas para bolos, cremes e coberturas para sobremesas, gelatina, creme de amendoim, cacau e chocolate. A contaminação cruzada é outra forma comum de contaminação alimentar por *Salmonella* (FDA, 2012).

19.1.5. Comentários sobre os métodos tradicionais de análise de *Salmonella*

A técnica tradicional de detecção de *Salmonella* em alimentos é um método cultural clássico de presença/ausência, desenvolvido com a finalidade de garantir a detecção mesmo em situações extremamente desfavoráveis. Esse é o caso de alimentos com uma microbiota competidora muito maior do que a população de *Salmonella* e/ou alimentos em que as células de *Salmonella* se encontrem em número muito reduzido e/ou alimentos em que as células se encontrem injuriadas pelo processo de preservação (aplicação de calor, congelamento, secagem). Os procedimentos recomendados por diferentes órgãos reguladores, embora apresentem algumas variações na seleção dos meios de cultura e forma de preparação das amostras, seguem basicamente quatro etapas que podem ser aplicadas a qualquer tipo de alimento. Essas etapas e os meios utilizados pelos diferentes órgãos reguladores internacionais encontram-se sumariados no Quadro 19.3.

Quadro 19.3. Meios e condições de incubação recomendados pela ISO, FDA e USDA nas diversas etapas do ensaio de *Salmonella* em alimentos.

Método[a]	Pré-enriquecimento[b]	Enriquecimento seletivo[b]	Plaqueamento diferencial[b]
ISO 6579-1:2017/Amd 1:2020	BPW a 34-38 °C/18±2h	RVS a 41,5±1 °C/24±3h e MKTTn a 34-38 °C/24±3h	XLD a 34-38 °C/24±3h e um 2º meio opcional
BAM/FDA:2020	CL a 35±2 °C/24±2h[c]	RV a 42±0,2 °C/24±2h e TT a 35±2 °C/24±2h ou 43±0,2 °C/24±2h[d]	HE e XLD a 35±2 °C/24±2h e BS 35±2 °C/24-48h
MLG/USDA:2019	BPW a 35±2 °C/18-24h[c] ou mTSB 42±1 °C/15-24h[e]	RV a 42±0,5 °C/22-24h e TTH a 42±0,5 °C/22-24h	BGS e DM-LIA a 35±2 °C/ 18-24 a 48h

a **ISO 6579-1:2017/Amd 1:2020** = Método da International Organization for Standardization, **BAM/FDA:2020** = Método do *Bacteriological Analytical Manual Online* da Food and Drug Administration (Andrews *et al.*, 2020), **MLG/USDA:2019** = Método do *Microbiological Laboratory Guidebook Online* do United States Department of Agriculture (MLG/USDA, 2019).

b **BPW** = Água Peptonada Tamponada, **BGS** = Ágar Verde Brilhante Sulfa, **BS** = Ágar Bismuto Sulfito, **CL** = Caldo Lactosado, **DM-LIA** = Ágar Lisina Ferro Duplamente Modificado, **HE** = Ágar Entérico de Hectoen, **MKTTn** = Caldo Tetrationato Muller-Kauffmann Novobiocina, **MSRV** = Ágar Semissólido de Rappaport Vassiliadis Modificado, **mTSB** = Caldo Tripticase de Soja Modificado, **RV** = Caldo Rappaport-Vassiliadis Modificado, **mTSB** = Caldo Tripticase de Soja Modificado, **RVS** = Caldo Rappaport-Vassiliadis Soja, **SC** = Caldo Selenito Cistina, **TT** = Caldo Tetrationato, **TTH** = Caldo Tetrationato Hajna, **XLD** = Ágar Xilose Lisina Desoxicolato.

c Há algumas variações, apresentadas na descrição do procedimento.

d Alimentos com baixa carga microbiana a 35 °C e com alta carga microbiana a 43 °C.

e Amostras de carne bovina (incluindo as do ambiente de fabricação) mTSB, demais amostra, BPW. Há pequenas variações no tempo de incubação, apresentadas no procedimento.

Pré-enriquecimento em caldo não seletivo. Objetiva a reparação de células injuriadas, conseguida incubando-se a amostra em condições não seletivas, por pelo menos 18 horas. Os meios mais utilizados são a Água Peptonada Tamponada (BPW) e o Caldo Lactosado (CL), com algumas exceções apresentadas na descrição dos procedimentos.

Enriquecimento em caldo seletivo. Objetiva inibir a multiplicação da microbiota acompanhante e promover a elevação preferencial do número de células de *Salmonella*, incubando-se a amostra pré-enriquecida em caldo seletivo, por 18 a 24 horas. Nesta etapa, recomenda-se a utilização de dois diferentes meios de enriquecimento, porque a resistência de *Salmonella* aos agentes seletivos varia de cepa para cepa. Os meios mais recomendados são o Caldo Rappaport-Vassiliadis Modificado (RV) ou Rappaport-Vassiliadis Soja (RVS) e diversas formulações do Caldo Tetrationato, com algumas exceções apresentadas na descrição dos procedimentos. A seletividade do RV e do RVS é baseada na presença de verde de malaquita oxalato, na alta pressão osmótica (presença de cloreto de magnésio em alta concentração) e no pH relativamente ácido (5,1). O Caldo Tetrationato tem várias formulações comerciais, que são utilizadas por diferentes órgãos reguladores. Essas formulações são bem definidas na descrição dos procedimentos. A base da seletividade do meio é a presença de verde brilhante, bile (ou desoxicolato de sódio), iodo e tiossulfato de sódio. O iodo é adicionado no momento do uso, reagindo com o tiossulfato para formar o tetrationato. O crescimento das enterobactérias que reduzem o tetrationato, como *Salmonella*, é relativamente normal, enquanto os coliformes e outras enterobactérias não redutoras são suprimidas. A redução do tetrationato produz ácido, neutralizado pelo carbonato de cálcio presente na formulação. *Proteus* também são redutores de tetrationato e podem crescer nesse meio, interferência que pode ser reduzida com a adição de novobiocina.

Plaqueamento seletivo diferencial. Objetiva promover o desenvolvimento preferencial de colônias de *Salmonella*, com características típicas que as distingam dos competidores, para posterior confirmação sorológica e bioquímica. Assim como na etapa de enriquecimento seletivo, recomenda-se que o plaqueamento diferencial seja feito em mais de um tipo de meio de cultura, havendo diversos meios disponíveis para utilização nessa etapa. Os mais utilizados são os meios que diferenciam *Salmonella* através da não fermentação da lactose e da produção de H_2S, como o Ágar Entérico de Hectoen (HE), o Ágar Xilose Lisina Desoxicolato (XLD) e o Ágar Xilose Lisina Tergitol 4 (XLT4). Como há cepas de *Salmonella* que fermentam a lactose ou não produzem H_2S, é importante que o segundo ou o terceiro meio de plaqueamento não seja baseado nessas duas características. Uma dessas opções é o Ágar Verde Brilhante (BG), que baseia-se na fermentação da lactose mas não na produção de H_2S, e o Ágar Bismuto Sulfito (BS), que baseia-se na produção de H_2S mas não na fermentação da lactose.

Confirmação. Objetiva verificar se as colônias típicas obtidas nas placas são realmente colônias de *Salmonella*, através de provas bioquímicas e sorológicas. A confirmação bioquímica verifica o perfil bioquímico característico das cepas de *Salmonella enterica* subsp. *enterica* apresentado no item 19.1.3. De maneira geral, os diferentes órgãos reguladores também recomendam o uso de "kits" comerciais miniaturizados, que permitem a realização de um número maior de provas bioquímicas. A confirmação sorológica verifica a presença de antígenos "O", "Vi" e "H", por testes de aglutinação com anti-soros polivalentes. Esses anti soros devem conter anticorpos para os fatores mais comumente encontrados que, no caso do teste sorológico somático, são os dos sorogrupos "A" a "E". Alguns anti-soros comerciais contém, além dos anticorpos para os fatores dos grupos "A" a "E", também para o antígeno Vi. Algumas marcas incluem um "pool"completo, com os somáticos "A" a "E", os flagelares e o Vi, juntos. Os métodos de análise de alimentos terminam a confirmação nessa etapa, porque a caracterização completa de cepas de *Salmonella* normalmente é feita por poucos laboratórios de referência em cada país.

19.1.6. Comentários sobre os métodos alternativos de análise de *Salmonella*

O método tradicional é bastante sensível, com limite de detecção de uma unidade formadora de colônia/25g de amostra, porém, é lento e trabalhoso. Em função disso, há um grande interesse por métodos alternativos mais rápidos e mais simples, que possam ser utilizados em lugar do método tradicional.

Nos últimos trinta anos houve um grande avanço no desenvolvimento de novos métodos, particularmente os métodos imunológicos e, em menor escala, os métodos baseados nos ácidos nucleicos. Esses métodos seguem a tendência atual de desenvolvimento de "kits" analíticos com marca registrada, definidos pela AOAC International como: "sistemas contendo todos os componentes chave para a realização da análise de um ou mais microrganismos, em um ou mais tipos de alimentos, segundo um determinado método" (Andrews, 1997). A grande vantagem dos "kits" é que o material requerido nos ensaios (todo ou parte dele) é comercializado em conjunto, eliminando a preparação no laboratório.

Já foram oficializados pela AOAC para a análise de *Salmonella* os "kits" analíticos descritos no Quadro 19.4.

19.1.7. Composição de amostras para a análise

Na análise de diversas unidades de amostra de lotes, havendo evidências de que a composição não afeta o resultado para aquele tipo de alimento, pode-se utilizar a prática de compor as amostras. O BAM/FDA (Andrews *et al.*, 2020) especifica que até 15 unidades de amostra podem ser compostas, com exceções apresentadas no Quadro 19.6.

Quadro 19.4. "Kits" analíticos oficializados pela AOAC International para a detecção de *Salmonella* em alimentos (Latimer, 2019).

AOAC Official Method	Analito	Fabricante	Nome do "kit"	Aplicação
986.35; 987.11; 993.08	*Salmonella* spp.	Organon Teknika	*Salmonella* Tek	Alimentos
989.13	*Salmonella* spp.	BioControl Systems, Inc.	1-2 Test	Alimentos, ingredientes e amostras ambientais
990.13	*Salmonella* spp.	Neogen Corporation	GENE TRAK *Salmonella*DLP Assay	Alimentos
992.11	*Salmonella* spp.	BioControl Systems, Inc.	Assurance *Salmonella* EIA	Alimentos, ingredientes e amostras ambientais
996.08, 2004.03	*Salmonella* spp.	BioMérieux Inc.	VIDAS (SLM) Immunoassay	Todos os alimentos
997.16	*Salmonella* spp	Rhone-Poulenc Diagnostics	LOCATE ELISA	Alimentos
999.08	*Salmonella* spp.	BioControl Systems, Inc.	Transia AG *Salmonella* EIA	Alimentos, ingredientes e amostras ambientais
999.09	*Salmonella* spp.	BioControl Systems, Inc.	VIP for *Salmonella*	Alimentos, ingredientes e amostras ambientais
2001.07, 2001.08, 2001.09	*Salmonella* spp.	BioMérieux Inc.	VIDAS Immuno-Concentration *Salmonella*(ICS)	Todos os alimentos
2003.09	*Salmonella* spp.	Qualicon Inc.	Bax System	Alimentos
2004.03	*Salmonella* spp.	BioMérieux Inc.	VIDAS (SLM) Immunoassay	Alimentos
2007.02	*Salmonella* spp.	Neogen Corporation	GeneQuence *Salmonella* DNA Hybridization Method	Aves, ovos, leite, chocolate, rações
2009.03	*Salmonella* spp.	BioControl Systems, Inc.	Assurance GDS *Salmonella* PCR Assay	Alimentos e amostras do ambiente de fabricação
2013.01	*Salmonella* spp.	BioMérieux Inc.	Vidas UP *Salmonella* (SPT) EIA Method	Diversos alimentos e superfícies do ambiente de fabricação
2013.02	*Salmonella* spp.	Qualicon Inc.	Bax System Real Time PCR *Salmonella* Assay	Diversos alimentos e superfícies do ambiente de fabricação
2013.09	*Salmonella* spp.	3M Microbiology Products	3M Molecular Detection Assay	Diversos alimentos e superfícies do ambiente de fabricação
2014.01	*Salmonella* spp.	3M Microbiology Products	3M Petrifilm *Salmonella* Express System	Diversos alimentos
2016.01	*Salmonella* spp.	3M Microbiology Products	3M Molecular Detection Assay (MDA) 2–*Salmonella* Method, 3M Microbiology Products	Amostras ambientais, cacau e produtos de cacau, queijo, leite em pó, ovos e derivados, produtos de carne bovina e de frango, camarão, temperos e condimentos, produtos de nozes e derivados, ração animal
2017.06	*Salmonella* spp.	Bio-Rad, Hercules, CA, USA	iQ-Check *Salmonella* II Real-Time PCR Test Kit	amostras ambientais, ração animal, cacau e chocolate, laticínios, carne bovina, frango e suínos, ovos e derivados, frutas e derivados, nozes e espinafre
2020.02	*Salmonella spp.*	BioMérieux Inc.	GENE-UP® *Salmonella* (SLM) Test Method	diversos alimentos
2020.03	*Salmonella spp.*	Solus Scientific, Nottinghamshire, UK	Solus One *Salmonella* ImmunoAssay	diversos alimentos

Composição a seco. Consiste em coletar uma unidade analítica (geralmente de 25g) de cada uma das unidades de amostra e juntar todas as unidades analíticas numa única amostra composta, misturando bem o conteúdo. A essa amostra composta adiciona-se o caldo de pré-enriquecimento, na quantidade necessária para diluição 1:10. Esse tipo de composição é recomendado para amostras em que se espera ausência de *Salmonella* ou, em caso de presença, não seja importante determinar qual unidade de amostra está contaminada. Não é recomendada para alimentos que não permitam a obtenção de uma amostra composta homogênea.

Composição úmida. Consiste em pré-enriquecer cada unidade analítica separadamente e compor os caldos de pré-enriquecimento obtidos. Nesse caso, o volume de caldo de enriquecimento seletivo deve ser suficiente para manter a proporção recomendada de pré-enriquecimento a ser transferido. Por exemplo, a transferência para o Caldo Rappaport-Vassiliadis (RV ou RVS) é feita na proporção 0,1 ml de pré-enriquecimento para 10 ml de RV ou RVS. Então, para compor 10 amostras, são necessários 100 ml de RV ou RVS. Esse tipo de composição é recomendado para alimentos que não permitam a obtenção de uma amostra composta homogênea, na composição a seco, ou quando é importante determinar qual unidade de amostra está contaminada, em caso de presença. Nessa situação, é possível analisar individualmente cada unidade pré-enriquecida, preservada sob refrigeração.

19.2. Método ISO 6579-1:2017 Amd 1:2020 para presença ou ausência de *Salmonella* em alimentos

Método da International Organization for Standardization, aplica-se a todos os alimentos destinados ao consumo humano, às rações animais, a amostras do ambiente de fabricação ou manipulação e a amostras do estágio primário de produção, como fezes, poeira e "swabs".

19.2.1. Material requerido para a análise

- Água Peptonada Tamponada (BPW)
- Caldo Rappaport Vassiliadis Soja (RVS) ou Ágar Semissólido de Rappaport Vassiliadis Modificado (MSRV)
- Caldo Tetrationato Muller Kauffmann Novobiocina (MKTTn)
- Caldo Selenito Cistina (SC) (opcional para isolamento de *Salmonella* Typhi e Paratyphi)
- Placas de Ágar Xilose Lisina Desoxicolato (XLD)
- Placas de um 2º meio opcional, de escolha do laboratório (Ágar Bismuto Sulfito para isolamento de *Salmonella* Typhi e Paratyphi)
- Placas de Ágar Nutriente (NA)
- Tubos dc Ágar Tríplice Açúcar Ferro (TSI)
- Tubos de Ágar Ureia de Christensen
- Tubos de Caldo Descarboxilase 0,5% L-Lisina
- Tubos de Caldo Triptona Triptofano (composição ISO 6579-1)
- Reagente de Beta-Galactosidase (orto-nitrofenil-β-D-galactopiranosídeo - ONPG)
- Reagente de Kovacs para teste de indol
- Anti-soro somático polivalente (Poli O)
- Anti-soro flagelar polivalente (Poli H)
- Anti-soro Vi
- Estufa incubadora a 34-38 °C (podendo ser usadas as estufas a 35±1 °C, 36±2 °C ou 37±1 °C)
- Banho a 34-38 °C (podendo ser usados a 35±1 °C, 36±2 °C ou 37±1 °C)
- Banho ou estufa incubadora a 41,5±1°C

19.2.2. Procedimento

O esquema da análise de *Salmonella* pelo método ISO 6579-1:2017/Amd 1:2020 encontra-se descrito na Figura 19.1. Antes de iniciar as atividades, ler atentamente as orientações do Capítulo 5, que apresenta todos os detalhes e cuidados envolvidos na detecção da presença/ausência de microrganismos. O procedimento descrito abaixo

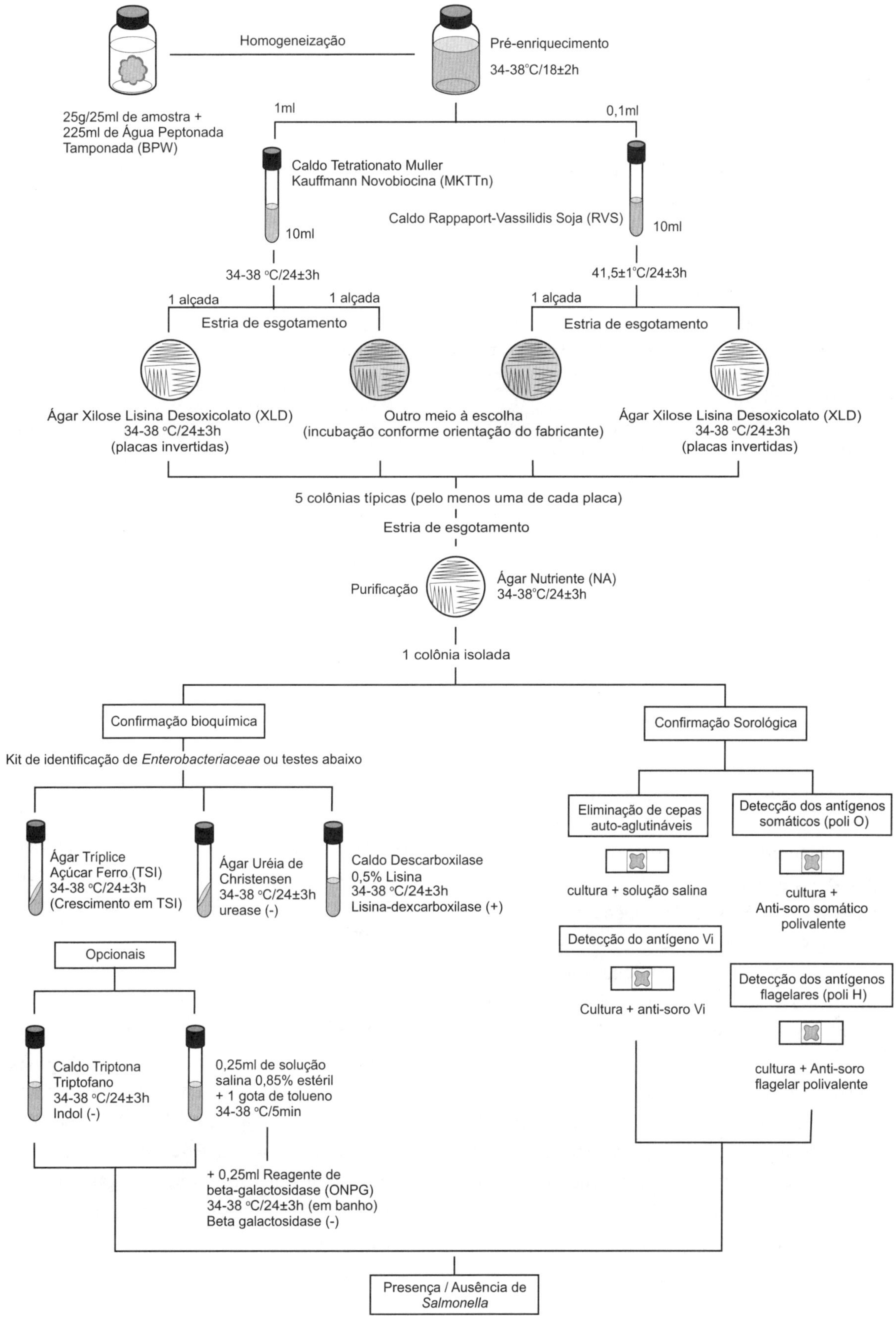

Figura 19.1. Esquema da análise de *Salmonella* pelo método ISO ISO 6579-1:2017/Amd 1:2020.

não apresenta esses detalhes, pressupondo que sejam conhecidos pelo analista.

a) Pré-enriquecimento

Seguindo as orientações do Capítulo 2, homogeneizar uma porção de 25g ou 25 ml da amostra em 225 ml de Água Peptonada Tamponada (BPW). Incubar entre 34-38 °C por 18±2 horas.

Nota a.1) Para a composição de amostras a seco seguir as orientações da ISO 6887-1:2017.

Nota a.2) Depois da incubação é permitido manter o caldo pré-enriquecido sob refrigeração (5±3 °C) por até 72h, antes da inoculação nos caldos de enriquecimento seletivo.

Nota a.3) Esta norma foi validada para unidade analítica de 25g. Porções menores podem ser usadas (mantendo-se a diluição inicial de 1:10), mas para a análise de porções maiores deve ser validada.

b) Enriquecimento seletivo

Agitar cuidadosamente o frasco de pré-enriquecimento (BPW) e transferir 0,1 ml para 10 ml de Caldo Rappaport-Vassiliadis Soja (RVS) e 1 ml para 10 ml de Caldo Tetrationato Muller Kauffmann Novobiocina (MKTTn). Incubar o Caldo RVS a 41,5±1 °C/24±3h e o Caldo MKTTn a 34-38 °C/24±3h.

Para amostras do estágio primário de produção (como fezes de aves nas granjas) o RVS deve ser substituído pelo Ágar Semissólido Rappaport-Vassiliadis (MSRV). Transferir 0,1 ml do BPW para o MSRV, depositando o inóculo (uma a três gotas) na superfície do ágar. Não espalhar o inóculo, deixando que o líquido seja naturalmente absorvido pelo meio de cultura. Incubar as placas sem inverter, a 41.5±1 °C/24±3h. Depois da incubação as placas suspeitas de MSRV vão apresentar uma zona branco acinzentada de migração estendendo-se a partir do ponto de inoculação. Amostras com resultado negativo em 24h devem ser reincubadas por um período adicional de 24±3h.

O MSRV também pode ser usado em lugar do RVS na análise de alimentos em geral, rações animais e amostras do ambiente de fabricação, mas é importante considerar que esse meio só detecta salmonelas móveis, não sendo apropriado para produtos onde haja suspeita da presença de cepas imóveis.

Se houver interesse específico no isolamento de sorotipos de *Salmonella* Typhi, Paratyphi e Gallinarum biotipos galinarum e pullorum, inocular 1 ml do BPW em 10 ml de Caldo Selenito Cistina (SC), além do RVS e do MKTTn. Incubar o SC e o MKTTn a 34-38 °C por 24 e 48h e o RVS a 41.5±1 °C/24±3h.

Nota b.1) Para a composição úmida das amostras seguir as orientações da ISO 6887-1:2017.

Nota b.2) Recomenda-se minimizar a transferência de partículas do BPW para os meios de enriquecimento seletivo (aguardar a sedimentação do material particulado e transferir o líquido).

Nota b.3) Em amostras de queijos e de produtos lácteos em pó as células de *Salmonella* podem estar injuriadas. Para esses produtos incubar o meio de enriquecimento seletivo por um período adicional de 24±3h. Este tempo adicional de incubação também pode ser benéfico na investigação de surtos de salmonelose.

Nota b.4) Depois da incubação é permitido manter o caldo enriquecido sob refrigeração (5±3 °C) por até 72h, antes da inoculação nos meios de plaqueamento seletivo diferencial.

c) Plaqueamento seletivo diferencial

De cada cultura em RVS, estriar uma alçada (estrias de esgotamento) em Ágar Xilose Lisina Desoxicolato (XLD) e uma alçada em um segundo meio, de livre escolha do laboratório. Repetir esse procedimento com o caldo MKTTn. Incubar as placas de XLD invertidas, a 34-38 °C/24±3h. Incubar as placas do segundo meio opcional de acordo com a orientação do fabricante.

Se foi usado o MSRV em lugar do RVS, as placas suspeitas vão apresentar uma zona branco acinzentada de migração. Tomar o inóculo na borda dessa zona, na região mais distante do ponto de inoculação. Evite carregar partículas do MSRV ao tomar o inóculo para estriar o XLD e o segundo meio alternativo.

Se o ensaio objetivar o isolamento dos sorotipos Typhi, Paratyphi e Gallinarum biotipos galinarum e pullorum, usar o Ágar Bismuto

Sulfito (BS) como segundo meio de plaqueamento diferencial. Incubar as placas de BS invertidas, a 34-38 °C e examinar com 24±3h e, se necessário, também com 48h.

Nota c.1) Para selecionar o segundo meio de plaqueamento, a ISO 6579 recomenda optar por meios adequados ao isolamento de cepas lactose positivas ou H_2S negativas. Os seguintes meios podem ser usados (nomes originais em inglês): **ABC**: *αβ*-Chromogenic Medium (www.labm.com); **BGA**: Brilliant Green Agar; **BS**: Bismuth Sulphite Agar; **BSA**: Brilliance™ *Salmonella* Agar (anteriormente chamado OSCM II: Oxoid *Salmonella* Chromogenic Medium II; www.oxoid.com); **CSE**: Chromogenic *Salmonella* Esterase; **DCLS**: Desoxycholate Citrate Lactose Agar; **DCA**: Desoxycholate Citrate agar (Leifson agar); **HE**: Hektoen Enteric Agar; **MLCB**: Mannitol Lysine Crystal Violet Brilliant Green Agar; **MM**: Miller Mallinson Agar; **SMID2**: *Salmonella* Identification Medium II (também conhecido como chromID *Salmonella*; www.biomerieux.com); **SS**: *Salmonella Shigella* Agar; **XLT4**: Xylose Lysine Tergitol 4 Agar. Seguir as orientações do fabricante para selecionar as colônias típicas no meio opcional.

Nota c.2) Para obter colônias isoladas, a ISO 6579-1 recomenda utilizar placas grandes (140mm de diâmetro) para as estrias de esgotamento. Na indisponibilidade dessas placas, recomenda estriar a mesma alçada em duas placas pequenas (100mm de diâmetro), sem flambar a alça entre uma placa e outra.

d) Seleção das colônias e purificação das culturas para a confirmação

Após o período de incubação, verificar se há desenvolvimento de colônias típicas de *Salmonella* nos meios de plaqueamento diferencial. No Ágar XLD as colônias típicas são cor de rosa escuro, com centro preto e uma zona avermelhada levemente transparente em redor. Cepas de *Salmonella* H_2S fortemente positivas podem produzir colônias com centro preto grande e brilhante, ou mesmo inteiramente pretas. Cepas de *Salmonella* H_2S negativas produzem colônias cor de rosa com centro rosa mais escuro, mas não preto. Cepas de *Salmonella* lactose positivas produzem colônias amarelas com ou sem centro preto.

No segundo meio de plaqueamento, seguir as orientações do fabricante para verificar as características típicas das colônias de *Salmonella*. No caso do BS as colônias típicas são pretas, cinza ou castanhas, com ou sem brilho metálico. O meio em volta das colônias usualmente torna-se inicialmente castanho e, com o prolongamento da incubação, preto.

No fundo de cada placa inoculada, marcar cinco colônias típicas e, se houver menos de cinco, marcar todas. Selecionar um total de cinco colônias de cada amostra para confirmação, sendo pelo menos uma de cada placa.

Pode ser feita a confirmação de apenas uma colônia de cada amostra e, se o resultado for positivo para *Salmonella*, não há necessidade de testar as outras quatro. Entretanto, se o resultado para esta colônia for negativo, as outras quatro deverão ser submetidas à confirmação. No caso da investigação de surtos de salmonelose ou em caso de dúvidas ou quando aplicável, recomenda-se submeter pelo menos cinco colônias de cada placa à confirmação (20 no total). No caso da detecção de *Salmonella* Typhi, Paratyphi e Gallinarum no BS, havendo colônias típicas, submeter cinco à confirmação e, se houver menos de cinco típicas, todas. Na ausência de colônias típicas após um período total de 48h de incubação, submeter à confirmação cinco colônias atípicas (verdes com pouco ou nenhum escurecimento do meio).

Estriar (estrias de esgotamento) a cultura de cada colônia selecionada em uma placa de Ágar Nutriente (NA), para purificação. Incubar as placas, invertidas, a 34-38 °C/24±3h. Após a incubação, selecionar uma colônia bem isolada de cada placa de NA, para a realização dos testes de confirmação.

Alternativamente os testes bioquímicos podem ser feitos diretamente a partir das colônias obtidas nos meios de plaqueamento diferencial, desde que bem isoladas.

e) Confirmação bioquímica

Para os testes bioquímicos pode ser utilizado um "kit" miniaturizado de identificação, adequado para *Enterobacteriaceae*. Alternativamente, aplicar a série bioquímica descrita abaixo.

Nota e.1) Outros testes bioquímicos podem ser utilizados para a confirmação, desde que seja verificada a adequação do procedimento alternativo

e.1) Teste de crescimento em Ágar Tríplice Açúcar Ferro (TSI). Com uma agulha de inoculação, inocular cada cultura em um tubo inclinado de TSI, por picada e estrias na rampa. Incubar entre 34 e 38 °C por 24±3h, com as tampas ligeiramente afrouxadas, para manter condições aeróbicas e prevenir a excessiva produção de H_2S. Observar se há ocorrência de reação típica de *Salmonella*: rampa alcalina (vermelha), fundo ácido (amarelo) com produção de gás (bolhas ou rachaduras no meio de cultura), com ou sem produção de H_2S (escurecimento ou não do meio no fundo). Eventualmente pode crescer uma cepa lactose positiva de *Salmonella*, provocando uma reação ácida (amarela) atípica na rampa. Essas cepas não devem ser descartadas sem levar em conta os resultados dos demais testes.

e.2) Teste de urease. Inocular cada cultura em um tubo de Ágar Uréia de Christensen inclinado (estrias na rampa). Incubar os tubos a 34-38 °C/24±3h e observar a ocorrência de viragem alcalina do indicador, com alteração da cor do meio de pêssego para cor de rosa escuro (teste positivo), ou permanência do meio na cor original (teste negativo). Ocasionalmente, tubos não inoculados de Ágar Ureia de Christensen podem sofrer viragem alcalina, sendo recomendável incubar um tubo não inoculado como controle negativo. A maioria das cepas de *Salmonella* são urease negativas.

e.3) Teste de lisina descarboxilase. Inocular cada cultura em um tubo de Caldo Descarboxilase 0,5% Lisina, logo abaixo da superfície do líquido. Incubar a 34-38 °C/24±3h e observar se ocorre turvação com viragem alcalina do indicador, alterando a cor do meio para roxo azulado (teste positivo) ou viragem ácida para amarelo (teste negativo). A maioria das salmonelas são lisina-positivas, mas as cepas do sorotipo Paratyphi A são negativas.

e.4) Teste de Indol (opcional). O teste de indol é requerido quando houver necessidade de diferenciar *Salmonella* (geralmente indol negativa) de *Escherichia coli* e *Citrobacter* (ambos indol positivos), uma vez que essas espécies podem apresentar características semelhantes às de *Salmonella* em vários meios de plaqueamento diferencial. Inocular cada cultura em um tubo com 5 ml de Caldo Triptona Triptofano (composição ISO 6579-1) incubar a 34-38 °C/24±3h. Após a incubação adicionar, para cada 5 ml de cultura, 1 ml do Reagente de Kovacs para teste de indol e observar se há desenvolvimento de um anel vermelho-violeta na superfície do meio de cultura (teste positivo), ou se o anel permanece amarelado, cor do reagente de Kovacs (teste negativo). Desenvolvimento de vários tons entre vermelho e rosa indica teste indeterminado. A maioria das cepas de *Salmonella* são indol-negativas.

e.5) Teste de beta-galactosidase (opcional). O teste de β-galactosidase é usado para diferenciar *Salmonella enterica* subspecies *arizonae* e *diarizonae* e outros membros da família *Enterobacteriaceae* (todos positivos) de outras subspecies de *Salmonella enterica* (em geral negativas). Suspender uma alçada de cada cultura em um tubo com 0,25 ml de solução salina 0,85% estéril. Adicionar ao tubo uma gota de tolueno, agitar bem e incubar em banho a 34-38 °C/5min. Adicionar ao tubo 0,25 ml do reagente de beta-galactosidase (orto-nitrofenil-β-D-galactopiranosídeo, ONPG), agitar bem e incubar em banho a 34-38 °C/24±3h, examinando periodicamente. O desenvolvimento de uma cor amarela no líquido, geralmente no intervalo de 20min, é indicativa de teste positivo. A maioria das cepas de *Salmonella enterica* subsp. *enterica* são negativas.

Nota e.5.1) O teste pode ser realizado usando-se discos impregnados com o ONPG, disponíveis comercialmente com os seguintes códigos: Taxo™ ONPG Discs (BBL 231249), ONPG Discs (Oxoid DD013), ONPG Discs (Fluka 49940). Nesse caso, deve ser seguida a orientação do fabricante para a realização do teste.

f) Confirmação sorológica

f.1) Eliminação de cepas autoaglutináveis. Emulsionar uma alçada da cultura em uma gota de solução salina em uma lâmina de vidro. Agitar a mistura por 30 a 60 segundos, em delicados movimentos de inclinação e rotação da lâmina. Observar contra um fundo escuro se ocorre aglutinação. Em caso positivo a cepa é considerada autoaglutinável e não deve ser submetida a testes sorológicos.

f.2) Detecção dos antígenos somáticos (poli O): Emulsionar uma alçada da cultura em uma gota do anti-soro somático polivalente em uma lâmina de vidro. Agitar a mistura por 30 a 60 segundos, em delicados movimentos de inclinação e rotação da lâmina. Observar contra um fundo escuro se ocorre aglutinação (teste positivo).

Nota f.2.1) Os anti-soros somáticos polivalentes devem conter, no mínimo, anticorpos para os fatores antigênicos dos grupos sorológicos somáticos "A" até "E". Na aquisição de marcas comerciais, escolher fornecedores que discriminem os fatores detectados pelo "pool" de anticorpos presentes. Por exemplo: o Soro *Salmonella* Polivalente Somático da Probac do Brasil (São Paulo) discrimina anticorpos para o Vi e para os fatores dos sorogrupos A, B, C1, C2, D, E1, E2, E3 e E4 e o soro da Becton Dikinson (BD Difco 222641) discrimina anticorpos para o Vi e para os fatores dos sorogrupos somáticos A até I (O:1 a O:16, O:19, O:22 a O:25 e O:34).

f.3) Detecção do antígeno Vi. Emulsionar uma alçada da cultura em uma gota do antisoro Vi em uma lâmina de vidro. Agitar a mistura por 30 a 60 segundos, em delicados movimentos de inclinação e rotação da lâmina. Observar contra um fundo escuro se ocorre aglutinação (teste positivo).

Nota f.3.1) Alguns anti-soros polivalentes já incluem o Vi junto com os somáticos, não sendo necessário testar separadamente.

f.4) Detecção dos antígenos flagelares (poli H). Emulsionar uma alçada da cultura em uma gota do anti-soro flagelar polivalente em uma lâmina de vidro. Agitar a mistura por 30 a 60 segundos, em delicados movimentos de inclinação e rotação da lâmina. Observar contra um fundo escuro se ocorre aglutinação (teste positivo).

g) Interpretação dos resultados

Interpretar os resultados de acordo com a orientação dos Quadros 19.5.a e 19.5.b.

Quadro 19.5.a. Características típicas de *Salmonella* nos testes bioquímicos de confirmação.

Teste	Resultado[a]						
	Salmonella Typhi	*Salmonella* Paratyphi			*Salmonella* Gallinarum biotipo		Outros sorotipos
		A	B	C	gallinarum	pullorum	
TSI - ácido de glicose	+ (100)	+ (100)	+ (100)	+ (100)	+ (100)	+ (100)	+ (100)
TSI - gás de glicose	- (100)	+ (96,1)	+ (96,1)	+ (96,1)	+ (100)	+ (95,1)	+ (92)
TSI - ácido de lactose	- (98)	- (100)	- (100)	- (100)	- (100)	- (100)	- (99)
TSI - ácido de sacarose	- (100)	- (99,4)	- (99,4)	- (99,4)	- (99,4)	- (99,4)	- (99)
TSI - H_2S	+ (97)	- (90)	+ (100)	+ (100)	variável	variável	+ (92)
Urease	- (100)	- (100)	- (100)	- (100)	- (100)	- (100)	- (99)
Lisina descarboxilase	+ (98)	- (100)	+ (95)	+ (100)	+ (95)	+ (95)	+ (95)
β-Galactosidase	- (100)	- (100)	- (NR)	- (NR)	- (>90)	- (>90)	- (98)
Indol	- (100)	- (98,8)	- (98,8)	- (98,8)	- (98,8)	- (98,8)	- (99)

[a] Os valores entre parênteses representam a porcentagem de cepas que exibem o resultado relatado. NR = Não relatado.

Quadro 19.5.b. Interpretação dos testes de confirmação no ensaio de *Salmonella* pelo método ISO 6579-1:2017 Amd 1:2020.

Resultados dos testes bioquímicos	Autoaglutinação	Resultados dos testes sorológicos	Interpretação
Típicos[a]	Não	"O" e "H" positivos (e "Vi" positivo se testado)	Confirmada como *Salmonella*
Típicos[a]	Não	"O" e/ou "H" negativos	Pode ser *Salmonella*[b]
Típicos[a]	Sim	Não se aplica	
Atípicos	-	-	Não confirmada como *Salmonella*

[a] Resultados típicos: TSI com rampa alcalina (vermelha), fundo ácido (amarelo), produção de gás e produção de H_2S, urease negativo, lisina descarboxilase positivo, β-galactosidase negativo, indol negativo.

[b] Essas cepas devem ser enviadas a um laboratório apto à realização da confirmação definitiva.

19.3. Método BAM/FDA:2020 para presença/ausência de *Salmonella* em alimentos

Método da Food and Drug Administration (FDA), revisão de dezembro de 2020 do Capítulo 5 do *Bacteriological Analytical Manual Online* (Andrews *et al.*, 2020).

O método da FDA é aplicável a todos os alimentos, contendo descrição detalhada de variações no procedimento para alguns produtos em particular (tipo de caldo, forma de homogeneização, diluição inicial). Essas variações são apresentadas no Quadro 19.6 e em notas ao longo do texto, que devem ser consultadas.

19.3.1. Material requerido para a análise

- Caldo de pré-enriquecimento (depende da amostra, *vide* Quadro 19.6)
- Solução de NaOH ou HCl 1N para ajuste do pH
- Caldo Rappaport-Vassiliadis Modificado (RV)
- Caldo Tetrationato (TT)
- Caldo Selenito Cistina (SC) (para a análise de goma guar ou alimentos suspeitos de contaminação com *Salmonella* Typhi)
- Ágar Entérico de Hectoen (HE)
- Ágar Bismuto Sulfito (BS)
- Ágar Xilose Lisina Desoxicolato (XLD)
- Ágar Tríplice Açúcar Ferro (TSI)
- Ágar Lisina Ferro (LIA)
- Solução Salina Formalinizada (Formalina)
- Anti-soro flagelar polivalente anti-*Salmonella*
- Anti-soro Spicer-Edwards flagelar
- Anti-soro somático polivalente anti-*Salmonella*
- "Kits" de identificação: API 20E (BioMeriéux Vitek) ou Vitek 2GN (BioMérieux Vitek) ou Enterotube II (Becton Dickinson) ou Enterobacteriaceae II (Becton Dickinson) ou Micro ID (Remel)
- Meios e reagentes para provas bioquímicas (se não for usado um "kit")
  - Caldo Uréia de Rustigian & Stuart ou Caldo Uréia Rápido
  - Caldo Descarboxilase de Falkow (com 0,5% de L-Lisina)
  - Caldo Vermelho de Fenol Base ou Caldo Púrpura Base com 0,5% de dulcitol (com tubo de Durham)
  - Caldo Vermelho de Fenol Base ou Caldo Púrpura Base com 0,5% de lactose (com tubo de Durham)
  - Caldo Vermelho de Fenol Base ou Caldo Púrpura Base com 0,5% de sacarose (com tubo de Durham)
  - Caldo Triptona 1%
  - Caldo Cianeto de Potássio com tampa de rolha recobertas de parafina
  - Caldo Malonato Modificado
  - Caldo Tripticase de Soja (TSB) ou Caldo Infusão Cérebro Coração (BHI)
  - Ágar Citrato de Simmons

Quadro 19.6. Orientações para a seleção do caldo de pré-enriquecimento, diluição e eventuais variações no pré-enriquecimento de alimentos para análise de *Salmonella* pelo método BAM/FDA (Andrews *et al.*, 2020). *(continua)*

Amostra	Caldo de Pré-Enriquecimento	Variações no procedimento
Alimentos em geral (25g ou ml)	225 ml de Caldo Lactosado (CL)	
Balas, confeitos, coberturas para confeitos (25g)	225 ml de Leite em Pó Desnatado reconstituído suplementado com 0,45 ml de solução de Verde Brilhante 1% após o descanso de 60min e ajuste do pH	
Carne, subprodutos de carne, substâncias animais, produtos glandulares em pedaços (25g)	225 ml de Caldo Lactosado (CL) suplementado com 2,25 ml de Tergitol 7 aniônico ou 2-3 gotas de Triton X-100 estéril, após o descanso de 60min e ajuste do pH	
Caseína láctica (25g)	225 ml de Caldo de Pré Enriquecimento Universal	2, 3a
Caseína de renina (25g)	225 ml de Caldo Lactosado (CL)	2, 3a
Caseinato de sódio (25g)	225 ml de Caldo Lactosado (CL)	
Chocolate (25g)	225 ml de Leite em Pó Desnatado reconstituído suplementado com 0,45 ml de solução de Verde Brilhante 1% estéril, após o descanso de 60min e ajuste do pH	
Coco ralado ou leite de coco (25g)	225 ml de Caldo Lactosado (CL) suplementado com 2,25 ml de Tergitol 7 aniônico ou 2-3 gotas de Triton X-100 estéril, após o descanso de 60min e ajuste do pH	
Condimentos e vegetais em pó ou flocos (pimenta-do-reino, pimenta branca, pimenta malagueta em pó, cominho, páprica, salsa em flocos, alecrim, sementes de gergelim, tomilho, aipo em sementes, pó ou flocos) (25g)	22 5ml de Caldo Tripticase de Soja (TSB)	
Condimentos (alho e cebola em pó ou em flocos) (25g)	225 ml de Caldo Tripticase de Soja (TSB) suplementado com K_2SO_3 (5g/l)	
Condimentos (pimenta da Jamaica, canela e orégano) desidratados	Caldo Tripticase de Soja (TSB) na quantidade necessária para diluição 1:100	
Condimentos (cravo da Índia) desidratados	Caldo Tripticase de Soja (TSB) na quantidade necessária para diluição 1:1000	
Outros condimentos desidratados em folha	Caldo Tripticase de Soja (TSB) na quantidade necessária para hidratar as folhas (diluição > 1:10)	
Corantes e coloríficos com pH maior ou igual a 6,0 em solução aquosa 10%	225 ml de Caldo Lactosado (CL)	1
Corantes e coloríficos com pH menor que 6,0 em solução aquosa 10%	Passar diretamente ao meio de enriquecimento seletivo – 225 ml de Caldo Tetrationato (sem verde brilhante)	1, 4
Farinha de soja (25g)	225 ml de Caldo Lactosado (CL)	2, 3a, 7
Gelatina (25g)	225 ml de Caldo Lactosado (CL) suplementado com 5 ml de solução de papaína 5%, adicionada no momento da homogeneização	5
Glacês e outras coberturas para produtos de confeitaria (25g)	22 5ml de Caldo Nutriente	
Goma guar (25g)	225 ml de Caldo Lactosado (CL) suplementado com 2,25 ml de solução de celulase 1%, adicionada no momento da homogeneização, que deve ser feita com agitador magnético	
Leite líquido (25ml)	225 ml de Caldo Lactosado (CL)	
Leite em pó desnatado instantâneo (25g)	225 ml de Água Verde Brilhante	2, 3a
Leite em pó desnatado ou integral não instantâneo (25g)	225 ml de Água Verde Brilhante	2, 3a, 7

Quadro 19.6. Orientações para a seleção do caldo de pré-enriquecimento, diluição e eventuais variações no pré-enriquecimento de alimentos para análise de *Salmonella* pelo método BAM/FDA (Andrews *et al.*, 2020). *(continuação)*

Amostra	Caldo de Pré-Enriquecimento	Variações no procedimento
Levedura seca ativa ou inativa (25g)	225 ml de Caldo Tripticase de Soja (TSB), agitando até obter uma suspensão homogênea	
Ovos "in natura"	100 ml de Caldo Tripticase de Soja (TSB) para cada ovo	6
Ovos cozidos (25g)	225 ml de Caldo Tripticase de Soja (TSB)	6
Ovo líquido integral homogeneizado (25g)	225 ml de Caldo Tripticase de Soja (TSB)	
Ovo em pó (25g)	225 ml de Caldo Lactosado (CL)	1
Suco de laranja, suco de maçã, melão descascado em pedaços (25g ou ml)	225 ml de Caldo de Pré-enriquecimento Universal	3a
Mangas descascadas em pedaços, tomates em pedaços (25g)	225 ml de Água Peptonada Tamponada (BPW)	
"Swabs" e esponjas	225 ml de Caldo Lactosado	
Polpa de mamei (25g)	225 ml de Caldo de Pré-enriquecimento Universal (se houver suspeita de presença de *Salmonella* Typhi, preparar o caldo sem citrato férrico amoniacal)	3a
Ração animal seca (ração de gatos, cães, bovinos, equinos, suínos e aves)	225 ml de Água Peptonada Tamponada (BPW)	
Vegetais frescos: verdes folhosos, ervas e brotos (espinafre, couve, alface, alface romana, coentro, salsa, alfafa, feijão, trevo, rabanete e brócolis) (25g)	22 5ml de Caldo de Pré-enriquecimento Universal (BPW no caso de repolho)	3b

1. Adicionar o caldo de enriquecimento gradualmente e com constante agitação, para evitar a formação de grumos. Adicionar aos 25g da amostra um pequeno volume inicial do caldo (15-20 ml) e recorrer ao auxílio de uma bagueta ou de um agitador magnético, para facilitar a homogeneização (esterilizando previamente a bagueta ou a barra magnética). Sempre sob agitação, adicionar mais 10 ml do caldo e repetir esse procedimento uma terceira vez. Adicionar então o volume remanescente do caldo e manter a agitação até obter uma suspensão homogênea.

2. Adicionar a amostra ao caldo de enriquecimento em pequenas porções, cada porção espalhada em camadas finas sobre a superfície do líquido, sem agitação, até seja totalmente absorvida.

3a. Não ajustar o pH nem agitar após o descanso de 60min. **3b.** Não ajustar o pH nem deixar descansar 60min.

4. Após a homogeneização da amostra, deixar descansar por 60+5min à temperatura ambiente, ajustar o pH em 6,8+0,2 e adicionar 2,25ml de uma soluçãode verde brilhante 0,1%. Incubar a 35+2 °C/24+2h e passar diretamente ao plaqueamento diferencial.

5. O descanso de 60min deve ser feito a 30 °C.

6. Descontaminar a casca em álcool iodado 3:1 se estiver intacta.

7. Para esse produto não deve ser feita a composição a seco.

- □ Reagente de Kovacs para teste de indol
- □ Reagentes de VP para teste de Voges Proskauer (solução de α-naftol 5%, solução de KOH 40%, cristais de creatina)
- □ Reagente de VM para teste de vermelho de metila

□ Banho com circulação forçada a 42±0,2 °C
□ Banho com circulação forçada a 43±0,2 °C
□ Estufa incubadora a 35±2 °C
□ Estufa incubadora a 37±0,5 °C
□ Banho a 48-50 °C

19.3.2. Procedimento

O esquema da análise de *Salmonella* pelo método BAM/FDA:2020 encontra-se descrito na Figura 19.2. Antes de iniciar as atividades, ler atentamente as orientações do Capítulo 5, que apresenta todos os detalhes e cuidados envolvidos na detecção da presença/ausência de microrganismos. O procedimento descrito abaixo não apresenta esses detalhes, pressupondo que sejam conhecidos pelo analista.

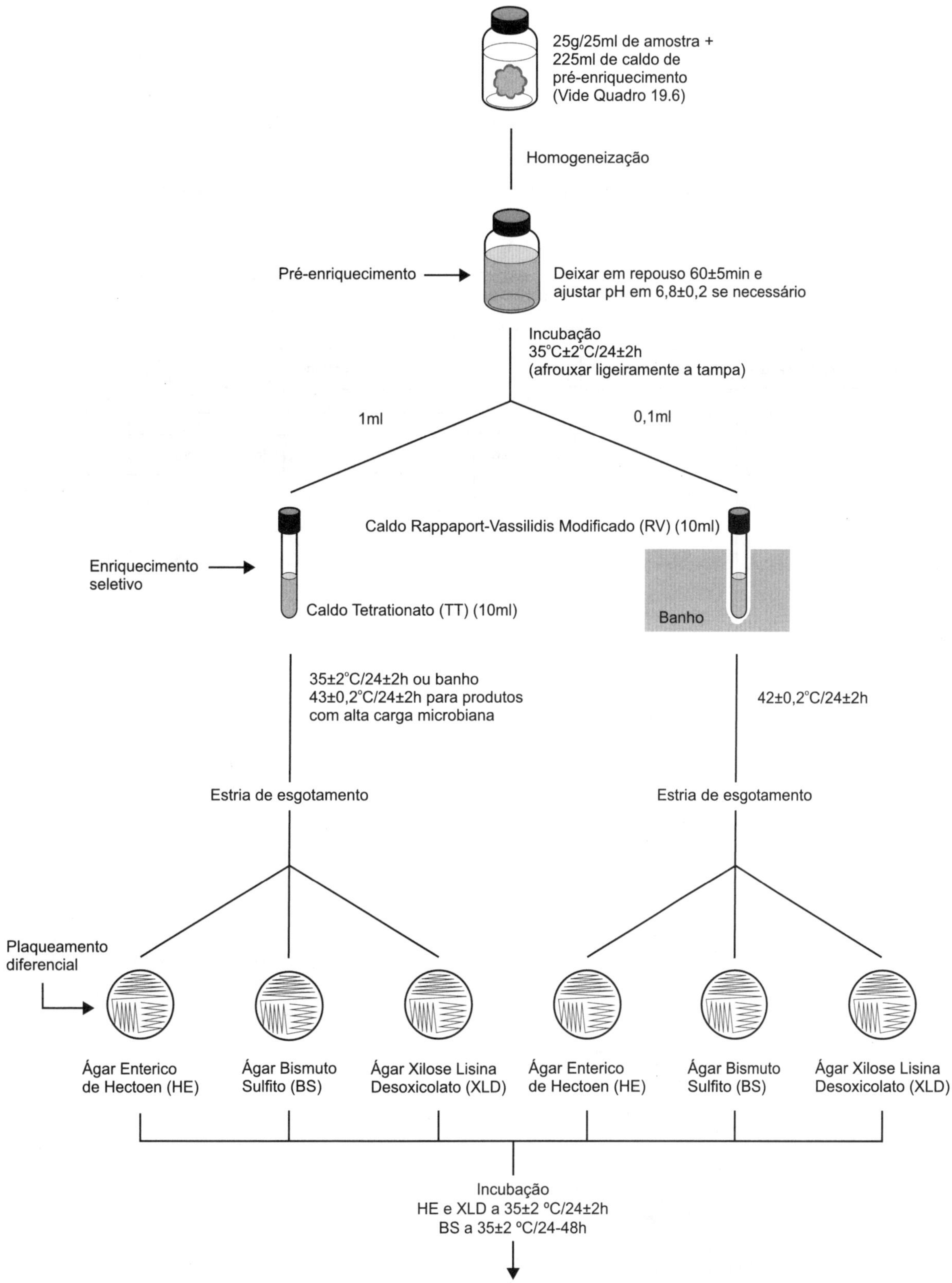

Figura 19.2. Esquema da análise de *Salmonella* pelo método BAM/FDA:2020. (*continua*)

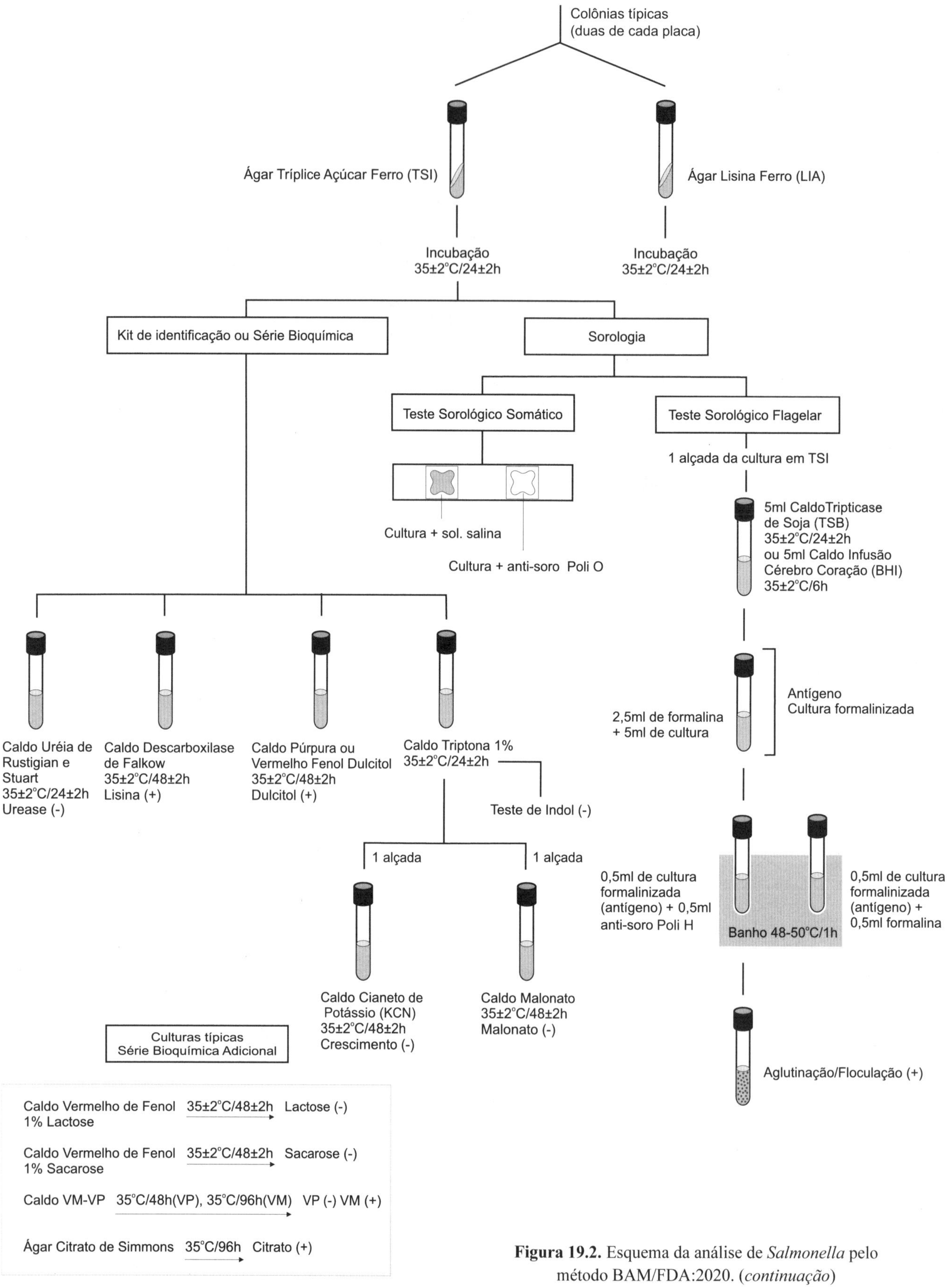

Figura 19.2. Esquema da análise de *Salmonella* pelo método BAM/FDA:2020. (*continuação*)

a) Pré-enriquecimento. Seguindo as orientações do Capítulo 2, transferir uma porção de 25g ou 25 ml da amostra para um frasco ou bolsa de homogeneização estéril, adicionar 225 ml de caldo de pré-enriquecimento e homogeneizar a amostra. Seguir as instruções do Quadro 19.6 e das notas abaixo para a seleção do caldo, eventuais variações na diluição inicial e procedimento subsequente. Se for utilizada composição de amostras a seco, manter a proporção 1:10 na diluição da amostra composta no Caldo de enriquecimento. Fechar bem o frasco e deixar descansar por 60±5min à temperatura ambiente. Agitar bem, retirar uma alíquota de volume conhecido e verificar o pH. Se necessário, ajustar em 6,8±0,2 com NaOH ou HCl 1N, verificando o volume de ácido ou base consumido na alíquota e adicionando à amostra um volume proporcional da solução estéril. Incubar os frascos a 35±2 °C/24±2h, com a tampa ligeiramente afrouxada.

Nota a.1) Para a análise de alimentos congelados, recomenda-se não descongelar a amostra antes do pré-enriquecimento, para prevenir injúria às células de *Salmonella* e reduzir a multiplicação de competidores. Se não for possível retirar a unidade analítica sem descongelar, uma quantidade adequada da amostra deve ser descongelada em banho, sob agitação, com temperatura abaixo de 45 °C por não mais do que 15min. Alternativamente, descongelar em geladeira (2 a 5 °C) por 18h.

Nota a.2) Para a análise de alimentos em pó com baixa solubilidade (misturas para preparo de sopas, ovo em pó etc.), recomenda-se adicionar o caldo de enriquecimento gradualmente e com constante agitação, para evitar a formação de grumos. Adicionar às 25g da amostra um pequeno volume inicial do caldo (15-20 ml) e recorrer ao auxílio de uma bagueta ou de um agitador magnético, para facilitar a homogeneização, esterilizando previamente a bagueta ou a barra magnética. Sempre sob agitação, adicionar mais 10 ml do caldo e repetir esse procedimento uma terceira vez. Adicionar então o volume remanescente do caldo e manter a agitação até obter uma suspensão homogênea.

Nota a.3) Para a análise de leite em pó, recomenda-se adicionar a amostra ao caldo de enriquecimento em pequenas porções, cada porção espalhada em camadas finas sobre a superfície do líquido, sem agitação, até que seja totalmente absorvida. Após o descanso de 60±5min, não agitar nem ajustar o pH para a incubação.

Nota a.4.1) Para a análise do conteúdo interno de ovos "in natura", remover qualquer material aderido à casca. Mergulhar e manter por 10s em álcool iodado 3:1, remover e deixar secar naturalmente. Assepticamente, quebrar a casca, transferir o conteúdo interno para uma bolsa plástica estéril e, com as mãos por fora da bolsa, homogeneizar até que a gema esteja totalmente misturada com a clara. Para o pré-enriqueciento, homogeneizar a amostra com Caldo Tripticase de Soja (TSB) na proporção de 100 ml para cada ovo. Incubar a 35 °C/24±2h. Ovos cozidos com a casca intacta devem ser desinfetados da mesma forma e enriquecidos em TSB na proporção 1:10 (25 g em 225 ml de caldo).

Nota a.4.2) Para amostras de ovo líquido, incubar a unidade analítica a 20-24 °C/96±2h. Após este período, adicionar TSB, na quantidade necessária para diluição 1:10 e deixar descansar por 60±5min à temperatura ambiente. Se necessário, ajustar em 6,8±0,2 e incubar a 35 °C/24±2h.

Nota a.5) Para a análise de corantes e coloríficos há dois procedimentos: Corantes cuja solução aquosa a 10% apresentem pH maior ou igual a 6,0 podem ser analisados da forma normal. Para corantes cuja solução aquosa a 10% apresente pH menor que 6,0, a etapa de pré-enriquecimento pode ser suprimida, adicionando-se 25g da amostra diretamente em 225 ml de Caldo Tetrationato (TT) não suplementado com Verde Brilhante. Misturar bem, deixar descansar por uma hora à temperatura ambiente, agitar e retirar uma alíquota de volume conhecido para verificar o pH. Se necessário, acertar em 6,8±0,2 e adicionar 2,25 ml de uma solução de Verde Brilhante 0,1%. Agitar e incubar a 35±2 °C/24±2h com a tampa do frasco ligeiramente afrouxada. Essa etapa corresponde ao enriquecimento seletivo, seguindo-se então para o plaqueamento seletivo diferencial.

Nota a.6) Para a análise de gelatina deve-se pesar 25g da amostra e adicionar 225 ml de Caldo Lactosado e 5 ml de uma solução aquosa de papaína a 5% (5g de papaina em 95 ml de água destilada estéril). Homogeneizar em "stomacher" ou por agitação, fechar bem o frasco e incubar a 35±2 °C/60±5min. Agitar bem, ajustar o pH em 6,8±0,2 e incubar a 35 °C/24±2h, com a tampa do frasco ligeiramente afrouxada.

Nota a.7) Para a análise de goma guar, adicionar 225 ml de Caldo Lactosado e 2,25 ml de uma solução aquosa de celulase a 1% (1g de celulase em 99 ml de água destilada estéril, esterilizada por filtração) em um frasco estéril. Colocar o caldo em um agitador magnético (esterilizar antes a barra magnética) e adicionar 25g da amostra ao caldo, sob constante e vigorosa agitação. Fechar bem o frasco e deixar descansar por 60±5min à temperatura ambiente. Em seguida incubar a 35±2 °C/24±2h com a tampa do frasco ligeiramente afrouxada, não sendo necessário o ajuste do pH.

Nota a.8) Para análise de carcaças de coelhos, transferir a carcaça para um saco plástico estéril tarado e pesar. Adicionar Caldo Lactosado na quantidade requerida para diluição 1:10. Agitar bem, deixar descansar por 60±5min à temperatura ambiente e ajustar o pH em 6,8±0,2, se necessário. Incubar a 35±2 °C/24±2h.

Nota a.9) Para a análise de melões e tomates inteiros, mergulhar a fruta em Caldo de Pré-enriquecimento Universal (UP), na quantidade necessária para a fruta flutuar (aproximadamente 1,5 vezes o peso da fruta, no caso dos melões, ou uma vez o peso dos tomates). Sem agitar, deixar descansar por por 60±5min à temperatura ambiente e, sem ajustar o pH, incubar a 35±2 °C/24±2h.

Nota a.10) Para a análise de mangas inteiras, mergulhar a fruta em Água Peptonada Tamponada (BPW), na quantidade necessária para a fruta flutuar (aproximadamente uma vez o peso da fruta). Sem agitar, deixar descansar por 60±5min à temperatura ambiente, ajustar o pH em 6,8±0,2 (se necessário) e incubar a 35±2 °C/24±2h.

Nota a.11) Para a análise de amostras ambientais ("swabs" e esponjas), assim que for feita a coleta mergulhar em Caldo Dey-Engley (DE), na quantidade necessária para cobrir o "swab" ou a esponja. Transportar em caixa de isopor com gelo em gel ou gelo comum contido em bolsas plásticas, para evitar o acúmulo de água nas caixas. Estocar sob refrigeração (4±2 °C) até o momento da análise, que deve ser feita dentro de 48 horas. Para o ensaio, transferir o "swab" ou a esponja para um frasco com 225 ml de Caldo Lactosado (CL), agitar e deixar descansar por 60±5min à temperatura ambiente. Agitar bem, ajustar o pH em 6,8±0,2 (se necessário) e incubar a 35±2 °C/24±2h.

Nota a.12) Para a análise de polpa de mamei, homogeneizar 25g da amostra com 225 ml de Caldo de Pré-enriquecimento Universal. Deixar descansar por 60±5min à temperatura ambiente. Em seguida incubar a 35±2 °C/24±2h com a tampa do frasco ligeiramente afrouxada, sem ajustar o pH. Se houver suspeita de contaminação da amostra com *Salmonella* Typhi, preparar o Caldo de Pré-enriquecimento Universal sem o citrato férrico amoniacal. Tratar essas amostras como produtos de baixa carga microbiana.

Nota a.13) Para a análise de vegetais frescos incluindo verdes folhosos, ervas e brotos (espinafre, couve, alface, alface romana, coentro, salsa, alfafa, feijão, trevo, rabanete e brócolis), homogeneizar 25 g da amostra com 225 ml de Caldo de Pré-Enriquecimento Universal (no caso do repolho, 225 ml de Água Peptonada Tamponada – BPW) por agitação manual vigorosa, girando o fraco 25 vezes no sentido horário e 25 vezes no sentido anti-horário. Incubar a 35±2 °C/24±2h.

Nota a.14) Para a análise de ração animal seca (rações de gatos, cães, bovinos, equinos, suínos e aves), homogeneizar 25 g da amostra com 225 ml de Água Peptonada Tamponada (BPW). Agitar bem, deixar descansar por 60±5 min. à temperatura ambiente e ajustar o pH em 6,8±0,2, se necessário. Incubar a 35±2 °C/24±2h.

b) Enriquecimento seletivo. Agitar cuidadosamente o frasco com o caldo de pré-enriquecimento e transferir 0,1 ml para 10 ml de Caldo Rappaport-Vassiliadis Modificado (RV) e 1 ml para 10 ml de Caldo Tetrationato (TT). Incubar o RV a 42±0,2 °C/24±2h (em banho com circulação forçada) e o TT a 35±2 °C/24±2h (produtos com baixa carga microbiana) ou 43±0,2 °C/24±2h em banho com circulação forçada (produtos com alta carga microbiana).

Nota b.1) No caso de goma guar ou alimentos suspeitos de contaminação com *Salmonella* Typhi, transferir 1 ml do caldo de pré-enriquecimento para 10 ml de Caldo Selenito Cistina (SC) e 1 ml para 10 ml de Caldo Tetrationato (TT). Incubar os dois caldos a 35±2 °C/24±2h.

Nota b.2) Há várias formulações do Caldo Tetrationato disponíveis no mercado. A formulação descrita no método da FDA é a de Mueller modificada por Kauffmann, disponível comercialmente com os seguintes códigos: Tetrathionate Broth Base Difco 210430, Merck 1.05285, Oxoid CM 671, Acumedia 7241.

Nota b.3) Para alimentos desidratados a AOAC validou o procedimento de refrigeração dos caldos de pré-enriquecimento e enriquecimento seletivo (TT e SC) durante o final de semana. As amostras enriquecidas podem ser mantidas a 4±1 °C por até 72 horas (AOAC Official Method 994.04). O Caldo RV não faz parte do escopo dessa validação.

Nota b.4) Se for utilizada a composição úmida, o volume de caldo RV, TT ou SC deve ser multiplicado pelo número de amostras compostas, para receber o inóculo de cada pré-enriquecimento individual, na mesma proporção.

c) Plaqueamento diferencial. Agitar os tubos de enriquecimento seletivo em agitador tipo "vortex" e estriar (estrias de esgotamento) uma alçada do caldo TT em placas de Ágar Entérico de Hectoen (HE), Ágar Bismuto Sulfito (BS) e Ágar Xilose Lisina Desoxicolato (XLD). Repetir esse procedimento com o caldo RV (ou SC no caso de goma guar e alimentos suspeitos de contaminação com *Salmonella* Typhi). Incubar as placas invertidas a 35±2 ºC/24±2h e verificar se há desenvolvimento de colônias típicas de *Salmonella*. No caso do BS, fazer uma leitura e seleção de colônias com 24 horas e reincubar, repetindo a leitura e seleção de colônias com 48 horas. Características típicas das colônias de *Salmonella* nos meios de plaqueamento:

Ágar HE. Colônias transparentes, verde-azuladas, com ou sem centro preto. Cepas fortemente produtoras de H_2S podem produzir colônias com centro preto grande e brilhante, ou mesmo inteiramente pretas. Colônias de fermentadores de lactose ou sacarose são de cor salmão e não transparentes. Algumas poucas cepas de *Salmonella* podem apresentar colônias atípicas, amarelas, com ou sem centro preto. Na ausência de colônias típicas essas colônias devem ser selecionadas em seu lugar.

Ágar XLD. Colônias cor de rosa escuro, com centro preto e uma zona avermelhada levemente transparente em redor. Cepas de *Salmonella* H_2S fortemente positivas podem produzir colônias com centro preto grande e brilhante, ou mesmo inteiramente pretas. Cepas de *Salmonella* H_2S negativas produzem colônias cor de rosa com centro rosa mais escuro, mas não preto. Cepas de *Salmonella* lactose positivas produzem colônias amarelas com ou sem centro preto. Na ausência de colônias típicas essas colônias devem ser selecionadas em seu lugar.

Ágar BS. Colônias castanhas, cinza ou pretas, com ou sem brilho metálico. O meio em redor das colônias muda gradativamente para uma coloração castanha a preta, com o prolongamento do tempo de incubação. Algumas cepas de *Salmonella* podem apresentar colônias atípicas, verdes, com pouco ou nenhum escurecimento do meio em redor. Na ausência de colônias típicas após 48h de incubação, essas colônias devem ser selecionadas em seu lugar.

Observação: Os fabricantes recomendam que as placas de BS sejam preparadas no dia do uso, porém, diversos estudos têm demonstrado que o meio recém-preparado é tóxico para várias cepas de *Salmonella*. A FDA recomenda preparar um dia antes do uso e estocar à temperatura ambiente, ao abrigo da luz.

d) **Confirmação preliminar das colônias típicas de *Salmonella*.** Selecionar pelo menos duas colônias típicas de cada placa, para confirmação preliminar. Na ausência de colônias típicas, selecionar as atípicas descritas acima. Com o auxílio de uma agulha de inoculação, tocar levemente a massa de células, no centro da colônia e inocular em um tubo inclinado de Ágar Tríplice Açúcar Ferro (TSI), por estrias na rampa e picada no fundo. Com o mesmo inóculo, sem flambar a agulha, inocular a cultura em um tubo de Ágar Lisina Ferro (LIA), com duas picadas no fundo e estrias na rampa. Guardar as placas sob refrigeração (5 a 8 ºC) e incubar os tubos a 35±2 ºC/24±2h.

Nota d.1) Os tubos de LIA devem ser inclinados com fundo de no mínimo 4cm, para garantir condições anaeróbias (a reação de descarboxilação da lisina ocorre anaerobicamente). Na incubação as tampas de ambos os tubos, LIA e TSI, devem ser afrouxadas, para manter condições aeróbicas na rampa (prevenir a excessiva produção de H_2S).

Após o período de incubação, observar se há ocorrência de reação típica de *Salmonella*: Em TSI rampa alcalina (vermelha) e fundo ácido (amarelo), com ou sem produção de H_2S (escurecimento do ágar). Em LIA fundo e rampa alcalinos (roxo, sem alteração da cor do meio), com ou sem produção de H_2S (escurecimento do meio).

Se nenhuma cultura de uma dada placa apresentar reação típica em TSI, inocular duas novas colônias dessa placa em TSI, para confirmação. Se alguma cultura apresentar evidência de contaminação (cultura mista), estriar em placas de HE, XLD ou Ágar MacConkey, para purificação. Incubar as placas a 35±2 ºC/24±2h e observar se há colônias típicas: HE e XLD, já descritas, Ágar MacConkey colônias transparentes, sem cor, eventualmente com centro preto e, na presença de contaminantes que precipitam a bile, provocam o clareamento da zona de precipitação em seu redor. Selecionar duas colônias típicas bem isoladas e inocular novamente em LIA e TSI.

Submeter as culturas à confirmação definitiva obedecendo os seguintes critérios:

Reação em LIA*	Reação em TSI*	Continuação
Rampa e fundo alcalinos com ou sem H_2S (típica)	Rampa alcalina fundo ácido com ou sem H_2S (típica)	continuar
Rampa e fundo alcalinos com ou sem H_2S (típica)	Rampa e fundo ácidos com ou sem H_2S (atípica)	continuar
Fundo ácido e rampa alcalina com ou sem H_2S (atípica)	Rampa alcalina fundo ácido com ou sem H_2S (típica)	continuar
Fundo ácido e rampa alcalina com ou sem H_2S (atípica)	Rampa e fundo ácidos (atípica)	descartar

* Em LIA alcalino = roxo, ácido = amarelo. Em TSI alcalino = vermelho, ácido = amarelo.

e) Confirmação definitiva. Utilizar as culturas em TSI na realização das provas sorológicas e bioquímicas de confirmação. Para os testes bioquímicos, utilizar um dos seguintes "kits" de identificação validados pela AOAC para *Enterobacteriaceae*: API 20E (BioMeriéux Vitek), Vitek 2GN (BioMeriéux Vitek), Enterotube II (Becton Dickinson), *Enterobacteriaceae* II (Becton Dickinson) e Micro ID (Remel). Alternativamente, aplicar a série bioquímica descrita abaixo. Os testes sorológicos não devem ser substituídos por "kits" comerciais.

e.1) <u>Teste de urease</u>. Transferir uma alçada da cultura em TSI para um tubo com Caldo Uréia de Rustigian & Stuart e incubar a 35±2 ºC/24±2h. Incubar paralelamente um tubo controle não inoculado, porque o Caldo Uréia ocasionalmente apresenta uma falsa reação positiva. Observar viragem alcalina do indicador, com alteração da cor do meio de pêssego para cor de rosa escuro (teste positivo), ou permanência do meio na cor original (teste negativo). Opcionalmente pode ser utilizado o teste rápido: transferir duas alçadas (inóculo pesado) da cultura em TSI para um tubo de caldo Uréia Rápido. Incubar em banho a 37±0,5 ºC/2h e observar como no teste convencional. De acordo com o método BAM, todas as cepas de *Salmonella* são urease negativas. De acordo com Popoff & Le Minor (2005), 1% das cepas de *S. enterica* subsp. *enterica* e 2% das cepas de *S. enterica* subsp. *houtenae* são positivas (Quadro 19.2).

e.2) <u>Teste de descarboxilação da lisina no Caldo Descarboxilase de Falkow</u>. Este teste é requerido apenas para as culturas cuja reação em LIA não tenha sido satisfatória (atípicas com fundo amarelo e rampa alcalina, com ou sem produção de H_2S), porém não descartada em função da reação típica em TSI. A partir da cultura em TSI, transferir uma alçada com inóculo leve para um tubo de Caldo Descarboxilase de Falkow (com 0,5% de L-Lisina). Incubar a 35±2 ºC/48±2h com a tampa bem fechada e observar, com 24 e 48h, se ocorre viragem alcalina do indicador, alterando a cor do meio de esverdeado para púrpura azulado (teste positivo) ou viragem ácida para amarelo (teste negativo).

e.3) <u>Teste de fermentação do dulcitol</u>. Transferir uma alçada com inóculo leve da cultura em TSI, para um tubo de Caldo Vermelho de Fenol Base ou Caldo Púrpura Base suplementado com 0,5% de dulcitol (com tubo de Durham). Incubar a 35±2 ºC/48±2h com a tampa ligeiramente afrouxada e observar, com 24 e 48h. Ocorrência de viragem ácida do indicador, alterando a cor do meio para amarela, com ou sem formação de gás indica teste positivo. Viragem alcalina (para rosa escuro no Caldo Vermelho de Fenol ou para roxo no Caldo Púrpura) ou não alteração da cor do meio, acompanhada da ausência de gás indica teste negativo.

e.4) <u>Teste de indol</u>. Transferir uma alçada com inóculo leve da cultura em TSI, para tubos com Caldo Triptona 1% e incubar a

35±2 °C/24±2h. Após a incubação, transferir uma alíquota de 5 ml da cultura para um tubos estéril vazio (para o teste de indol) e reservar o restante para inoculação dos testes de malonato e crescimento em KCN. Para o teste de indol, adicionar 0,2 a 0,3 ml do Reagente de Kovacs aos 5 ml de cultura em Caldo Triptona e agitar levemente. Observar se há desenvolvimento de um anel vermelho-violeta na superfície do meio de cultura (teste positivo), ou se o anel permanece amarelado, cor do reagente de Kovacs (teste negativo). Desenvolvimento de vários tons entre vermelho e rosa indica teste indeterminado.

e.5) Teste de crescimento em KCN. O teste é feito em Caldo Cianeto de Potássio, que deve ser preparado em tubos com tampa de rolha recobertas de parafina (vide Anexo 1 de Preparo de Meios e Reagentes Para Análises). **Cuidado!!** O meio é tóxico e deve ser preparado e manuseado com luvas. A partir da cultura reservada em Caldo Triptona 1%, inocular três alçadas (inóculo pesado) em um tubo de Caldo Cianeto de Potássio. Flambar a boca do tubo, aquecendo para formar um selo de parafina ao tampar com a rolha. Incubar a 35±2 °C/48±2h e observar, com 24 e 48 horas, se ocorre crescimento (turvação do meio), indicativo de teste positivo. Não turvação do meio indica não crescimento, teste negativo.

e.6) Teste de malonato. A partir da cultura reservada em Caldo Triptona 1%, inocular três alçadas (inóculo pesado) em um tubo de Caldo Malonato Modificado. Incubar a 35±2 °C/48±2h, incluindo um tubo não inoculado como controle, porque o Caldo Malonato eventualmente pode sofrer viragem para azul (falso positivo). Observar com 24 e 48h a ocorrência de viragem alcalina do indicador, alterando a cor do meio de verde para azul (teste positivo). A permanência da cor verde do meio inalterada indica teste negativo. Eventualmente pode ocorrer viragem ácida do indicador, alterando a cor do meio para amarelo, devido à fermentação da glucose presente (teste negativo).

e.7) Detecção dos antígenos flagelares (poli H). Transferir uma alçada da cultura em TSI, para um tubo com 5 ml de Caldo Tripticase de Soja (TSB) e incubar a 35±2 °C/24±2h. Opcionalmente, para realização do teste no mesmo dia, usar o Caldo Brain Heart Infusion (BHI) e incubar a 35±2 °C/4-6h ou até crescimento visível. Adicionar aos 5 ml de cultura em TSB ou BHI, 2,5 ml de Solução Salina Formalinizada (Formalina), para a obtenção do antígeno flagelar a ser detectado no teste. Transferir para um tubo de 10x75mm ou 13x100mm, 0,5 ml da cultura formalinizada (antígeno) e 0,5 ml de anti-soro flagelar polivalente contra *Salmonella* (anticorpos). Preparar um tubo controle negativo, com 0,5 ml do antígeno (cultura formalinizada) e 0,5 ml de formalina. Incubar os tubos a 48-50 °C/1h, em banho, e observar os resultados de 15 em 15 minutos, manuseando delicadamente os tubos, para evitar agitação. A ocorrência de aglutinação/floculação no tubo-teste, porém não controle negativo, indica teste positivo. A ausência de aglutinação/floculação nos dois tubos indica teste negativo. A ocorrência de floculação nos dois tubos indica reação não específica. Nesse caso, repetir o procedimento usando o antisoro Spicer-Edwards.

Nota e.7.1) Nessa etapa do procedimento, todas as culturas que apresentarem os seguintes conjuntos de resultados podem ser descartadas como não *Salmonella*: teste de indol positivo e teste sorológico flagelar polivalente negativo ou teste de lisina descarboxilase negativo e crescimento em KCN positivo.

e.8) Detecção dos antígenos somáticos (poli O). A partir da cultura de 24 horas em TSI, emulsionar uma alçada em 2 ml de solução salina 0,85% estéril. Marcar dois quadrados de aproximadamente 2cm^2 em uma placa de Petri ou lâmina de vidro, usando um lápis de marcar vidro de material hidrofóbico. Transferir uma gota da cultura em salina para cada um dos quadrados demarcados, posicionando a cultura na parte superior do quadrado. Adicionar uma gota de solução salina fisiológica estéril na posição inferior de um dos quadrados e emulsionar bem a cultura. Sobre a parte inferior do outro quadrado, adicionar uma gota do anti-soro somático polivalente anti-*Salmonella* e emulsionar bem. Segurando a lâmina contra um fundo preto bem iluminado, fazer delicados movimentos de inclinação e rotação da lâmina, para movimentar a emulsão, observando se ocorre aglutinação no quadrado com o anti-soro. Comparar com a aparência da emulsão no quadrado com salina (controle negativo), para não confundir a aparência turva da emulsão com reação de aglutinação. Eventualmente pode ocorrer aglutinação em ambos os quadrados (reação inespecífica). **Atenção**. Antes da realização dos testes, verificar a qualidade do anti-soro em cada frasco utilizado. Para tanto, aplicar o teste sorológico somático a uma cepa padrão de *Salmonella*.

Nota e.8.1) Nessa etapa do procedimento podem ser consideradas como *Salmonella* as culturas que apresentarem o seguinte perfil: fermentação da glicose em TSI positiva (fundo ácido), lisina descarboxilase positiva (fundo e rampa alcalinos em LIA ou fundo ácido mas lisina positiva no teste em Caldo Descarboxilase de Falkow), produção de H_2S positiva em TSI e LIA, teste de urease negativo, fermentação do dulcitol positiva, crescimento em KCN negativo, teste de malonato negativo, teste de indol negativo, teste sorológico flagelar polivalente positivo e teste sorológico somático polivalente positivo. Culturas com uma ou mais reações atípicas devem ser submetidas aos testes adicionais descritos nos itens abaixo (e.9 a e.11).

e.9) Teste de fermentação da lactose e sacarose. Seguir o mesmo procedimento descrito para o teste de fermentação do dulcitol, substituindo o dulcitol por 1% de lactose ou sacarose. Descartar como não *Salmonella* as culturas lactose positivas, exceto as malonato positivas (podem ser da subsp. *arizonae*) ou as que apresentaram rampa ácida em TSI com reação típica em LIA. Descartar como não *Salmonella* as culturas sacarose positivas, exceto as que apresentaram rampa ácida em TSI com reação típica em LIA.

e.10) Teste de vermelho de metila e Voges Proskauer. Transferir uma alçada com inóculo leve da cultura em TSI, para um tubo com caldo VM-VP e incubar a 35 °C/48h. Para o teste de VP, transferir assepticamente 1 ml da cultura para um tubo de ensaio, adicionar os Reagentes de VP, na seguinte ordem: 0,6 ml de uma solução de α-naftol 5% e agitar. Adicionar em seguida 0,2 ml de uma solução de KOH 40%, agitar e adicionar uma pitada leve de cristais de creatina, para acelerar a reação. Deixar descansar à temperatura ambiente e fazer a leitura após quatro horas. O desenvolvimento de uma cor rosa escuro ou vermelho rubi no meio de cultura indica teste positivo. A permanência do meio na cor do reagente (amarelada ou ligeiramente esverdeada) indica teste negativo. Reincubar a cultura remanescente no caldo VM/VP por 48 horas adicionais e realizar o teste de VM com 96 horas de incubação. Para a realização do teste, adicionar a cada 5 ml de cultura, cinco a seis gotas do Reagente de VM e observar imediatamente se o meio adquire uma coloração vermelha (teste positivo) ou amarela (teste negativo).

e.11) Teste de citrato. Com uma agulha de inoculação, transferir um inóculo leve da cultura para um tubo de Ágar Citrato de Simmons inclinado, estriando a rampa e picando o fundo. Incubar a 35 °C/96h e observar se há crescimento com viragem alcalina do indicador, alterando a cor do meio de verde para azul (teste positivo). A não ocorrência de crescimento, mantendo a cor do meio inalterada, indica teste negativo.

f) Interpretação dos resultados

f.1) Se foi utilizado um "kit" miniaturizado de identificação, validado pela AOAC

f.1.a) Considerar como *Salmonella* as culturas identificadas como tal pelo "kit" e que apresentarem testes sorológico flagelar e somático polivalentes positivos.

f.1.b) Descartar as culturas não identificadas como *Salmonella* pelo "kit".

f.1.c) Culturas que não se enquadrarem nos itens f.1.a ou f.1.b devem ser enviadas a um laboratório apto à realização dos testes necessários para a confirmação definitiva.

f.2) Se foram feitos os testes bioquímicos descritos no item e:

f.2.1) Considerar como *Salmonella* as culturas com o perfil abaixo:

- Fermentação da glicose em TSI (+) (fundo ácido)
- Lisina descarboxilase (em LIA ou no Caldo Descarboxilase de Falkow) (+)
- Produção de H_2S em TSI e em LIA (+)
- Teste de urease (-)
- Fermentação do dulcitol (+)
- Crescimento em KCN (-)
- Teste de malonato (-)
- Teste de indol (-)
- Teste sorológico flagelar polivalente (+)
- Teste sorológico somático polivalente (+)
- Fermentação da lactose (-)
- Fermentação da sacarose (-)
- Teste de VP (-)
- Teste de VM (+)
- Teste de citrato (+)

f.2.2) Descartar como não *Salmonella* as culturas com qualquer um dos conjuntos de resultados apresentados abaixo:

- Teste de urease (+)
- Teste de indol (+) e teste flagelar polivalente (-)
- Teste de indol (+) e teste Spicer Edwards flagelar (-)
- Lisina descarboxilase (-) e crescimento em KCN (+)
- Fermentação da lactose (+) exceto as malonato positivas (podem ser da subsp. *arizonae*) ou as que apresentaram rampa ácida em TSI com reação típica em LIA
- Fermentação da sacarose (+) exceto as que apresentaram rampa ácida em TSI com reação típica em LIA
- VM (-), VP (+) e crescimento em KCN (+)

19.4. Método MLG/USDA:2019 para presença/ausência ou NMP de *Salmonella* em alimentos

Método do Food Safety and Inspection Service, United States Department of Agriculture, revisão de 02/01/2019 do Microbiology Laboratory Guidebook (MLG/USDA, 2019). Aplica-se a carnes e derivados, aves e derivados, peixes siluriformes e derivados, produtos derivados de ovo e amostras do ambiente de fabricação. O método não se destina ao isolamento e à identificação de *Salmonella* Typhi.

Precauções recomendadas pelo MLG/USDA na condução dos ensaios: Seguir as orientações do US Center for Disease Control and Prevention (CDC, 2021) para patógenos de risco nível 2 e trabalhar em capela de fluxo laminar com nível de segurança classe II.

19.4.1. Material requerido para a análise

- □ Água Peptonada Tamponada (BPW)
- □ Água Peptonada Tamponada com cristal violeta (1 ml da solução aquosa 1% por litro) (para a análise de produtos fermentados)
- □ Caldo Tripticase de Soja Modificado (mTSB) (para amostras de carne bovina)
- □ Carbonato de cálcio ($CaCO_3$) estéril para a análise de produtos fermentados
- □ Caldo Rappaport-Vassiliadis Modificado (RV)
- □ Caldo Tetrationato Hajna (TTH)
- □ Ágar Verde Brilhante Sulfa (BGS)
- □ Ágar Lisina Ferro Duplamente Modificado (DM-LIA)
- □ Ágar Tríplice Açúcar Ferro (TSI)
- □ Ágar Lisina Ferro (LIA)
- □ "Kits" de identificação
- □ Estufa incubadora a 35±2 °C
- □ Banho ou estufa incubadora a 42±0,5 °C

19.4.2. Procedimento

O esquema da análise de *Salmonella* pelo método MLG/USDA:2019 encontra-se descrito na Figura 19.3. Antes de iniciar as atividades, ler atentamente as orientações do Capítulo 5, que apresenta todos os detalhes e cuidados envolvidos na detecção da presença/ausência de microrganismos. O procedimento descrito abaixo não apresenta esses detalhes, pressupondo que sejam conhecidos pelo analista.

a) Pré-enriquecimento.

a.1) Teste de presença/ausência (MLG/USDA, 2019). Seguindo as orientações do Capítulo 2, homogeneizar a amostra com o caldo de pré-enriquecimento, selecionando a unidade analítica, o fator de diluição e o caldo de pré-enriquecimento conforme estabelecido no Quadro 19.7. Incubar nas condições estabelecidas no Quadro 19.7.

Nota a.1.1) Para a análise de carcaças de aves inteiras, drenar o excesso de líquido das embalagens e transferir a carcaça para uma bolsa plástica estéril. Adicionar 400 ml de BPW na cavidade da carcaça e, segurando a carcaça com uma mão e fechando a abertura da bolsa com a outra, agitar rodando o líquido na bolsa, de forma a lavar a parte interna e externa da carcaça. Transferir 30 ml do líquido de lavagem para uma bolsa ou frasco com 30 ml de BPW, para continuar a análise. Se, além de *Salmonella*, outras análises forem requeridas para essas amostras, a BPW pode ser usada para o preparo de diluições subsequentes ou pode-se efetuar a lavagem das carcaças com Tampão Fosfato (em lugar do BPW) e transferir 30 ml do líquido de lavagem para uma bolsa ou frasco com 30 ml de BPW em concentração dupla. Esse procedimento de lavagem superficial também deve ser usado para a análise de cortes de aves.

Quadro 19.7. Orientações para o preparo de amostras e pré-enriquecimento de *Salmonella* no método MLG/USDA:2019.

Produto	Unidade analítica	Volume de caldo*	Tempo de incubação
Produtos prontos para consumo	325±6,5g	975±19,5 ml de BPW	35±2 °C/18-24h
Produtos de carne de frango crus	325±32,5g ou 25±2,5g	1.625±32,5 ml ou 225±4,5ml de BPW	35±2 °C/20-24h
Produtos de carne bovina crus	325±32,5g ou 25±2,5g	975±19,5 ml ou 75±1,5 ml de mTSB	42±1 °C/15-24h
Amostras superficiais (esponjas) de carcaças de frango ou ambiente de fabricação	uma esponja pré-umedecida com 10 ml de tampão fosfato	50±1 ml de BPW (levando a um volume total de 60 ml**)	35±2 °C/20-24h
Amostras superficiais (esponjas) de carcaças bovinas ou ambiente de fabricação	uma esponja pré-umedecida com 10 ml de tampão fosfato	50±1 ml de mTSB (levando a um volume total de 60 ml**)	42±1 °C/15-24h
Fluido de lavagem de carcaças de aves inteiras	30±0,6 ml do fluido de lavagem	30±0,6 ml de BPW	35±2 °C/20-24h
Produtos de ovo líquido pasteurizado, congelado ou em pó	100±2g	900±18 ml de BPW	35±2 °C/18-24h
Produtos de peixes suliriformes crus	25±2,5g	225±4,5 ml de BPW	35±2 °C/22-26h
Produtos fermentados	325±6,5g + 10g de carbonato de cálcio esterilizado	2.925±58,5 ml de BPW suplementado com 1 ml/L de solução aquosa de cristal violeta 1%	35±2 °C/18-24h
Produtos desidratados (misturas para pão, molhos e sopas), leite em pó	325±6,5g	2.925±58,5ml de BPW	35±2 °C/18-24h

***BPW** = Água Peptonada Tamponada, **mTSB** = Caldo Tripticase de Soja Modificado. A variação aceitável nas medições de massa e volume é de 2%.

**Ou mantendo uma proporção de 1:6 para diferentes volumes de diluente usado para umedecer as esponjas, como 25 ml de tampão fosfato + 125 de caldo, por exemplo.

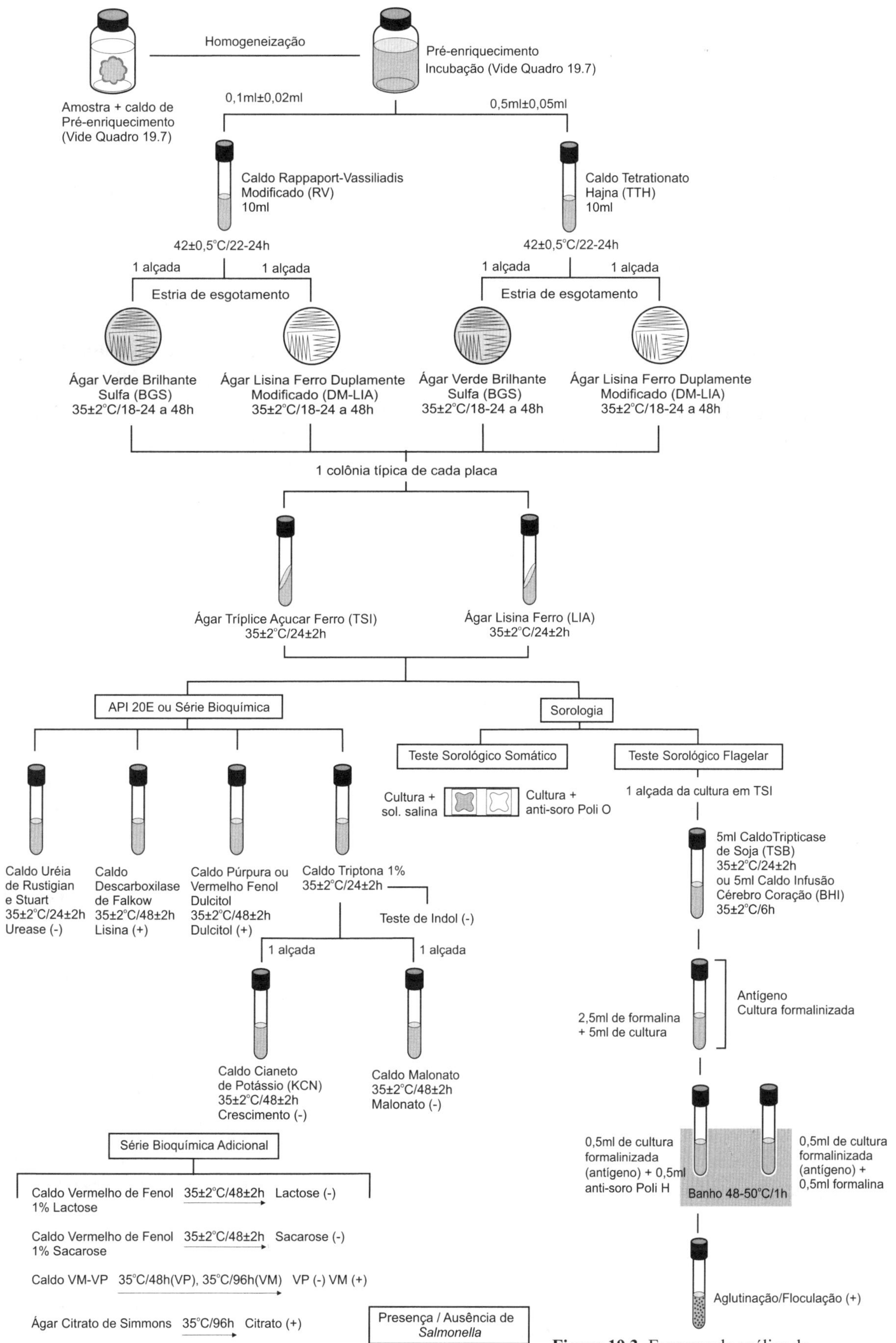

Figura 19.3. Esquema da análise de *Salmonella* pelo método MLG/USDA:2019.

Nota a.1.2) Para a análise de ovo em pó, leite em pó, molhos desidratados e misturas em pó para o preparo de pães e sopas, adicionar um pequeno volume inicial de caldo, homogeneizar até obter uma suspensão homogênea e adicionar então o volume remanescente do caldo. Alguns produtos desidratados, como misturas para sopas, podem exigir uma diluição maior para facilitar a absorção do caldo pelo pó.

a.2) Contagem pela técnica do NMP (MLG/USDA, 2014). Seguindo as orientações do Capítulo 2, homogeneizar 25±0,5 g da amostra em 225 ml do mesmo caldo de enriquecimento indicado no teste de presença/ausência (item a.1, Quadro 19.7). Preparar diluições decimais seriadas usando Água Peptonada 0,1% (H_2Op) ou Tampão Fosfato (PB) nos tubos de diluição. Transferir três alíquotas de 10 ml da diluição 10^{-1} para três tubos estéreis vazios, três alíquotas de 1 ml da 10^{-1} para três tubos com 9 ml de BPW e três alíquotas de 1 ml da 10^{-2} para três tubos com 9 ml de BPW. Incubar todos os tubos e o restante da diluição 10^{-1} nas mesmas condições indicadas para o teste de presença/ausência. Realizar todas as etapas subsequentes do ensaio para cada tubo separadamente, bem como para o restante da diluição 10^{-1}.

Nota a.2.1) As alíquotas indicadas acima (1 – 0,1 e 0,01g) são as mais adequadas para amostras com contagem esperada abaixo de 10/g. No caso de amostras com contagem esperada acima desse nível, inocular diluições mais altas, seguindo as orientações do Capítulo 4.

b) Enriquecimento seletivo. Transferir 0,1±0,02 ml da amostra enriquecida para 10 ml de Caldo Rappaport-Vassiliadis Modificado (RV) e 0,5±0,05 ml para 10 ml de Caldo Tetrationato Hajna (TTH). Incubar os caldos de enriquecimento seletivo em estufa incubadora a 42±0,5 °C/22-24h ou em banho-maria a 42±0,5 °C/18-24h.

c) Plaqueamento diferencial. Estriar uma alçada do caldo TTH em uma placa de Ágar Verde Brilhante Sulfa (BGS) e uma alçada em uma placa de Ágar Lisina Ferro Duplamente Modificado (DM-LIA). Repetir esse procedimento com o caldo RV. Incubar as placas invertidas a 35±2 ºC/18-24h e verificar se há desenvolvimento de colônias típicas de *Salmonella*. Em caso negativo, reincubar as placas e repetir a leitura com 48 horas. Características típicas das colônias de *Salmonella* nos meios de plaqueamento:

- **Ágar BGS.** Colônias opacas, róseas, lisas, com bordas perfeitas e rodeadas por um halo vermelho. Em placas muito cheias, as colônias têm uma aparência acastanhada contra um fundo verde.
- **Ágar DM-LIA.** Colônias roxas com ou sem centro preto. A cor do meio permanece inalterada (descarboxilação da lisina, sem fermentação da lactose ou sacarose).

d) Confirmação preliminar das colônias típicas de *Salmonella*. Selecionar pelo menos uma colônia típica de cada placa, totalizando, no mínimo, três (se disponíveis) por amostra para a confirmação.

Nota d.1) Retirar o inóculo da superfície do centro da colônia, sem tocar o meio de cultura em redor, pois os meios são altamente seletivos e podem inibir o crescimento de várias cepas viáveis. Caso as colônias não estejam bem isoladas, repicar (estrias de esgotamento) em BGS e DM-LIA para purificação, incubando nas mesmas condições do plaqueamento diferencial. Alternativamente, repicar em um tubo de RV ou TTH, incubar nas mesmas condições do enriquecimento seletivo e repetir o plaqueamento diferencial.

Nota d.2) As placas originais de BGS e DM-LIA devem ser estocadas sob refrigeração (2 a 8 °C por até 96 horas) até a conclusão dos testes de confirmação. Caso nenhuma colônia selecionada seja confirmada, selecionar novas colônias típicas (se presentes) e repetir a confirmação.

Para a confirmação preliminar, submeter aos testes de crescimento em Ágar Tríplice Açúcar Ferro (TSI) e Ágar Lisina Ferro (LIA), da mesma maneira descrita no método da FDA.

A partir dos tubos de TSI, submeter as culturas ao teste de detecção dos antígenos somáticos (poli O) e flagelares (poli H), da mesma maneira descrita no método da FDA. Para a detecção dos antígenos flagelares, também pode ser utilizado o Oxoid *Salmonella* Latex Test, seguindo a instrução do fabricante. Se o teste em latex for negativo e a cultura apresentar características indicativas de *Salmonella*, repetir o teste da forma convencional.

Submeter as culturas à confirmação definitiva obedecendo os seguintes critérios:

Reação em TSI *	Reação em LIA * *	Poli O	Poli H	Continuação
Rampa alcalina fundo ácido com H_2S	Fundo alcalino com H_2S	+	+	continuar
Rampa alcalina fundo ácido com H_2S	Fundo alcalino com H_2S	+	-	continuar
Rampa alcalina fundo ácido sem H_2S	Fundo alcalino sem H_2S			continuar
Rampa alcalina fundo ácido sem H_2S	Fundo ácido sem H_2S	+	+	continuar
Rampa alcalina fundo ácido sem H_2S	Fundo ácido sem H_2S	-	-	continuar
Rampa alcalina fundo ácido com H_2S	Fundo ácido com ou sem H_2S			continuar
Rampa e fundo ácidos sem H_2S	Fundo alcalino ou ácido sem H_2S			descartar
Rampa e fundo ácidos com H_2S	Fundo alcalino com H_2S			continuar
Sem alteração de cor no meio				descartar

* Em TSI: alcalino = vermelho; ácido = amarelo.

** Em LIA: alcalino = roxo; ácido = amarelo.

e) **Confirmação definitiva.** O MLG/USDA não descreve as provas bioquímicas de confirmação. Recomenda o uso de um "kit" de identificação ou as provas descritas pelo método AOAC 967.27 (Latimer, 2019), que são as mesmas usadas no método da FDA.

19.5. Referências

ANDREWS, W.H., 1997. New trends in food microbiology: an AOAC International perspective. *Journal of AOAC International* 80(4):908-912.

ANDREWS, W.H., WANG, H., JACOBSON, A. *et al.*, 2020. *Salmonella.* In: Food and Drug Administration, *Bacteriological Analytical Manual Online.* Chapter 5. Disponível no site: https://www.fda.gov/food/laboratory-methods-food/bam-chapter-5-salmonella [acesso em 19/01/2021].

BRENNER, D.J. & FARMER III, J.J., 2005. Family I. *Enterobacteriaceae.* In: BRENNER, D.J., KRIEG, N.R. & STALEY, J.T. (eds), *Bergey's Manual of Systematic Bacteriology.* 2nd edition, Volume 2. New York, NY: Springer Science+Business Media Inc. pp.587-607.

BRENNER, F.W., VILLAR, R.G., ANGULO, F.J. *et al.*, 2000. *Salmonella* nomenclature. *Journal of Clinical Mi cryobiology*, 38(7):2465-2467.

CDC (Center for Disease Control and Prevention), 2021. Quick Learn Lessons - Recognizing the Biosafety Levels. Disponível no site < https://www.cdc.gov/training/quicklearns/biosafety/> acesso em 14/01/21.

ELLERMEIER, C.D. & SLAUCH, J.M., 2005. The Genus *Salmonella.* In: DWORKIN *et al.* (eds), *The Prokaryotes: An evolving electronic resource for the microbiological community.* 3rd edition, Release 3.20, 12/31/2005. New York, NY: Springer-Verlag.

EUZÉBY, J.P., (2016a). *List of Prokaryotic names with Standing in Nomenclature – Genus Salmonella.* Online. Disponível no site: https://lpsn.dsmz.de/genus/salmonella [acesso em 23/06/2016].

EUZÉBY, J.P., (2016b). *List of Prokaryotic names with Standing in Nomenclature – Salmonella* nomenclature. Online. Disponível no site: http://www.bacterio.net/-salmonellanom.htm [acesso em 23/06/2016].

EUZÉBY, J.P., (2016c). *List of Prokaryotic names with Standing in Nomenclature – Approved Lists of Bacterial Names.* Online. Disponível no site: https://www.bacterio.net/text/approved-lists [acesso em 23/06/2016].

FDA, (2012). *Salmonella* species. In: Food and Drug Administration, *Bad Bug Book, Foodborne Pathogenic Microorganisms and Natural Toxins.* 2nd edition. Disponível no site: https://www.fda.gov/media/83271/download [acesso em 18/01/2021]. pp.9-13.

GRIMONT, P.A.D., GRIMONT, F. & BOUVET, P., 2000. Taxonomy of the Genus *Salmonella.* In: WRAY, C. & WRAY, A. (eds), *Salmonella in Domestic Animals.* Wallingford, UK: CABI Publishing. Chapter 1, pp.1-17.

GRIMONT, P.A.D. & WEILL, F.X., 2007. *Antigenic Formulae of the Salmonella Serovars.* 9th edition. Paris, France: World Health Organization Collaborating Centre for Reference and Research on *Salmonella.* Disponível no site: https://www.pasteur.fr/sites/default/files/veng_0.pdf [*A*cesso em 19/01/2021].

ICMSF (International Commission on Microbiological Specifications for Foods), 1996. *Microrganisms in Foods 5. Microbiological Specifications of Food Pathogens.* London, UK: Blackie Academic & Professional.

ICMSF (International Commission on Microbiological Specifications for Foods), 2018. *Microorganisms in Foods 7. Microbiological Testing in Food Safety Management.* 2nd edition. Switzerland: Springer International Publishing AG.

ISO 6579-1. *Microbiology of the food chain — Horizontal method for the detection, enumeration and serotyping of Salmonella - Part 1: Detection of Salmonella spp.* 5th edition, 2017, Amendment 1, 2020. The International Organization for Standardization.

ISO 6887-1. *Microbiology of the food chain — Preparation of test samples, initial suspension and decimal dilutions for microbiological examination — Part 1: General rules for the preparation of the initial suspension and decimal dilutions.* 2nd edition, 2017. The International Organization for Standardization.

JUDICIAL COMMISSION OF THE INTERNATIONAL COMMITTEE ON SYSTEMATICS OF PROKARYOTES, 2005. The type species of the genus *Salmonella* Lignieres 1900 is *Salmonella enterica* (*ex* Kauffmann and Edwards 1952) Le Minor and Popoff 1987, with the type strain LT2^T, and conservation of the epithet *enterica* in *Salmonella enterica* over all earlier epithets that may be applied to this species. Opinion 80. *International Journal of Systematic and Evolutionary Microbiology*, 55:519-520.

LATIMER-Jr., G.W. (ed.), 2019. *Official Methods of Analysis of AOAC International.* 21st edition. Gaithersburg, MD: AOAC International.

Le MINOR, L. & POPOFF, M.Y., 1987. Request for an Opinion. Designation of *Salmonella enterica* sp. nov., nom. rev., as the type and only species of the genus *Salmonella. International Journal of Systematic and Evolutionary Microbiology*, 37:465-468.

Le MINOR, L., POPOFF, M.Y., LAURENT, B. & HERMANT, D., 1986. Individualisation d'une septième sous-espèce de *Salmonella: S. choleraesuis* subsp. *indica* subsp. nov. *Annales de l'Institut Pasteur/Microbiologie*, 137B:211–217.

Le MINOR, L., ROHDE, R. & TAYLOR, J., 1970. Nomenclature des *Salmonella. Annales de l'Institut Pasteur*, 119:206–210.

Le MINOR, L., VERON, M. & POPOFF, M.Y., 1982. Taxonomie des *Salmonella. Annales de Microbiologie* 133B, 223–243.

MLG/USDA, 2019. Isolation and identification of *Salmonella* from meat, poultry, pasteurized egg, and siluriformes (fish) products and carcass and environmental sponges. In: United States Department of Agriculture, *Microbiology Laboratory Guidebook Online*. Chapter 4.10. Disponível no site: https://www.fsis.usda.gov/wps/wcm/connect/700c05fe-06a2-492a-a6e-1-3357f7701f52/mlg-4.pdf?MOD=AJPERES [acesso em 19/01/2021].

MLG/USDA, 2014. Most Probable Number Procedure and Tables. In: United States Department of Agriculture, *Microbiology Laboratory Guidebook Online*. Appendix 2.05. Disponível no site: https://www.fsis.usda.gov/wps/wcm/connect/8872ec11-d6a3-4fcf-86df--4d87e57780f5/MLG-Appendix-2.pdf?MOD=AJPERES [acesso em 19/01/2021].

POPOFF, M.Y. & Le MINOR, L.E., 2005. Genus XXXIII *Samonella*. In: BRENNER, D.J., KRIEG, N.R. & STALEY, J.T. (eds), *Bergey's Manual of Systematic Bacteriology*. 2nd edition, Volume 2. New York, NY: Springer Science+Business Media Inc. pp.764-799.

REEVES, M.W., EVINS, G.M., HEIBA, A.A. *et al.*, 1989. Clonal nature of *Salmonella typhi* and its genetic relatedness to other salmonellae as shown by multilocus enzyme electrophoresis and proposal of *Salmonella bongori* comb. nov. *Journal of Clinical Microbiology*, 27:313-320.

RYCROFT, A.N., 2000. Structure, function and synthesis of surface polysaccharides in *Salmonella*. In: WRAY, C. & WRAY, A. (eds), *Salmonella in Domestic Animals*. Wallingford, UK: CABI Publishing. Chapter 2, pp.19-33.

SHELOBOLINA, E.S., SULLIVAN, S.A., O'NEILL *et al.*, 2004. Isolation, characterization, and U(VI)-reducing potential of a facultatively anaerobic, acid-resistant bacterium from low-pH, nitrate- and U(VI)-contaminated subsurface sediment and description of *Salmonella subterranea* sp. nov. *Applied and Environmental Microbiology*, 70:2959-2965.

SKERMAN, V.B.D., MCGOWAN, V. & SNEATH, P.H.A., 1980. Approved Lists of Bacterial Names. *International Journal of Systematic Bacteriology*, 30:225-420.

WHO (World Health Organization), 2005. Drug-resistant *Salmonella*. *Fact Sheet N°139*. Online. Disponível no site: http://wiredhealthresources.net/resources/NA/WHO-FS_SalmonellaDrugResistant.pdf [acesso em 02/05/17].

20 Vibrios patogênicos

Revisões da 6ª edição

Sem alterações. Não foram inseridas no texto as alterações de nomenclatura bacteriana vigentes em dezembro de 2020, que podem ser consultadas no Anexo 2 deste Manual.

20.1. Introdução

Os membros do gênero *Vibrio* são bactérias primariamente aquáticas, encontradas em água doce ou salgada e, frequentemente, associadas com animais e plantas. Três espécies respondem pela maioria das doenças transmitidas por alimentos (DTAs): *Vibrio cholerae*, *Vibrio parahaemolyticus* e *Vibrio vulnificus*.

A cólera, doença provocada pelas cepas de *V. cholerae* dos sorotipos O1 e O139, é classificada pela International Commission on Microbiological Specifications for Foods (ICMSF, 2018) no grupo de risco IIIA, que inclui as doenças "de severo perigo para a população em geral, com ameaça de morte, sequelas crônicas ou longa duração".

As doenças provocadas por *V. vulnificus* são classificadas no grupo de risco IIIB, que inclui as doenças "de severo perigo para população restrita, com ameaça de morte, sequelas crônicas ou longa duração". Os grupos de risco são indivíduos com níveis altos de ferro no sangue ou com distúrbios hepáticos, relacionados com alto consumo de álcool.

A doença provocada por *V. parahaemolyticus* é classificada no grupo de risco I, que inclui as doenças "de perigo moderado, usualmente de curta duração, sem ameaça de morte ou sequelas, com sintomas auto limitados mas que causam severo desconforto".

Outras espécies de vibrios também têm sido isoladas de espécimens clínicos, indicando que são patogênicas para humanos. De ocorrência em espécimens intestinais incluem-se *V. alginolyticus*, *V. fluvialis*, *V. furnissii*, *V. hollisae* e *V. mimicus*. De ocorrência em espécimens extra intestinais incluem-se *V. cincinnatiensis*, *V. damsela*, *V. harveyi* e *V. metschnikovii* (Farmer III *et al.*, 2005).

20.1.1. Taxonomia

Vibrio é um gênero da família *Vibrionaceae*, definida como bactérias Gram negativas na forma de bastonetes retos ou curvos, móveis com flagelos peritríqueos e não esporogênicas. São anaeróbias facultativas, apresentando metabolismo respiratório e fermentativo. A maioria das espécies é oxidase positiva, reduz nitrato a nitrito e utiliza a glicose como única fonte de carbono e energia (Farmer III & Janda, 2005). A maioria não cresce na ausência de NaCl, exigindo íons Na^+ para crescimento. *V. cholerae* cresce na ausência de NaCl mas a concentração ótima de NaCl para a maioria dos outros encontra-se na faixa de 0,5 a 3%. *V. vulnificus*, que pode ser confundido com *V. parahaemolyticus* no isolamento, apresenta requerimento mínimo de NaCl por volta de 0,5%, menor do que o de *V. parahaemolyticus*, que é de 2 a 3%.

Na 1ª edição do *Bergey's Manual of Systematic Bacteriology* (Baumann & Schubert, 1984) a família *Vibrionaceae* incluía os gêneros *Vibrio*, *Photobacterium*, *Aeromonas* e *Plesiomonas*. Na 2ª edição (Farmer III & Janda, 2005) foram feitas várias mudanças na classificação e a família passou a incluir os gêneros *Vibrio*, *Photobacterium*, *Salinivibrio*, *Allomonas* e *Listonella*.

Aeromonas e *Plesiomonas* foram transferidas para outras famílias. Esses microrganismos também são aquáticos e podem ser isolados junto com os vibrios. *Plesiomonas* ocorre em água doce e salgada (Janda, 2005). *Aeromonas* não é marítima, mas ocorre nos sistemas marítimos em interface com água doce (Martin-Carnahan & Joseph, 2005). *Allomonas* e *Listonella* são gêneros novos e não foram descritos separadamente na 2ª edição do *Bergey's Manual*. As espécies existentes nesse gêneros estavam anteriormente classificadas como vibrios e assim continuaram descritas: *Allomonas enterica* como *Vibrio fluvialis*, *Listonella anguillarum* como *Vibrio anguillarum* e *Listonella pelagia* como *Vibrio pelagius* (Farmer III & Janda, 2005). As principais características que diferenciam os gêneros da família *Vibrionaceae* entre si e de *Aeromonas* e *Plesiomonas* encontram-se descritas no Quadro 20.1. A resistência a 150 mg do agente vibriostático O/129 (fosfato de 2,4-diamino-6,-7-diisopropil-pteridina) é usada para diferenciar *Vibrio* (geralmente sensível), de *Aeromonas* (geralmente resistente). Em menores concentrações é usada para diferenciar algumas espécies de *Vibrio* entre si. O teste do fio, que verifica a lise das células na presença de 0,5% de desoxicolato de sódio, é usado para diferenciar *Vibrio* (geralmente positivo) de *Aeromonas* e *Plesiomonas* (geralmente negativas). A capacidade de crescer na ausência de NaCl mas não em 6,5% diferencia *Aeromonas* e *Plesiomonas* dos vibrios halofílicos (Janda, 2005).

A 2ª edição do *Bergey's Manual* (Farmer III *et al*., 2005) também traz, separadamente, tabelas com as principais características que diferenciam as 12 espécies de vibrios patogênicos para o homem. Para facilitar a diferenciação, essas espécies podem ser divididas em seis grupos, apresentados no Quadro 20.2.

O grupo um inclui os vibrios patogênicos capazes de crescer na absoluta ausência de NaCl (*V. cholerae* e *V. mimicus*), o grupo dois inclui os oxidase e nitrato negativos (*V. metschnikovii*), o grupo três inclui os que fermentam inositol (*V. cincinnatiensis*), o grupo quatro inclui os arginina e lisina negativos (*V. hollisae*), o grupo cinco

Quadro 20.1. Características que diferenciam os gêneros *Vibrio*, *Photobacterium*, *Salinivibrio*, *Aeromonas* e *Plesiomonas*[a] (Janda, 2005).

	Vibrios patogênicos	*Photobacterium*	*Salinivibrio*	*Aeromonas*	*Plesiomonas*
Oxidase	(+)	Variável	+	+	+
Oxidação/Fermentação	O/F	O/F	O/F	O/F	O/F
Resistência ao O/129[b] (10 mg)	Variável	S	NR	R	NR
Resistência ao O/129[b] (150 mg)	S[c]	S	NR	R	S
Teste do fio[d]	+	NR	NR	-	-
Crescimento na ausência de NaCl	(-)	-	Variável	+	+
Crescimento em 6,5% (p/v) de NaCl	(+)	NR	+	-	-
Gás a partir de glicose	-	Variável	NR	Variável	-
Ornitina descarboxilase	Variável	-	-	(-)	+
Fermentação do inositol	(-)	-	NR	-	+
Fermentação do manitol	+	-	Variável	(+)	-
Fermentação da sacarose	(+)	-	+	(+)	-
Liquefação da gelatina	+	-	+	+	-
Crescimento em Água Peptonada Alcalina (APA)	+	+	NR	+	+
Crescimento em TCBS[e]	(+)	+	NR	(-)	-

[a] Símbolos: **+** = positivo para a maioria das espécies do gênero, **-** = negativo para a maioria das espécies do gênero, **(+)** = positivo para a maioria das espécies mas algumas poucas podem ser negativas, **(-)** = negativo para a maioria das espécies mas algumas poucas podem ser positivas, **NR** = Não relatado, **R** = Resistente, **S** = Sensível.

[b] Agente vibriostático fosfato de 2,4-diamino-6,7-diisopropil-pteridina (discos com 150 mg)

[c] Os vibrios geralmente são sensíveis mas crescem os relatos de resistência em cepas de *V. cholerae* na Índia e Bangladesh.

[c] Descrito no procedimento para a análise *V. cholerae*.

[e] Ágar Tiossulfato Citrato Bile Sacarose.

Quadro 20.2. Características-chave para a separação dos vibrios patogênicos em grupos[a,b] (Farmer III *et al.*, 2005).

Grupo	Espécies	Crescimento em 0% NaCl	Oxidase	Redução nitrato	Fermentação mio-inositol	Arginina dehidrolase	Lisina descarboxilase
1	*V. cholerae*	+					
	V. mimicus	+					
2	*V. metschinkovii*	-	-	-	d		
3	*V. cincinnatiensis*	-	+	+	+		
4	*V. hollisae*	-	+	+	-	-	-
5	*V. damsela*	-	+	+	-	+	
	V. fluvialis	-	+	+	-	+	
	V. furnissii	-	+	+	-	+	
6	*V. alginolyticus*	-	+	+	-	-	+
	V. harveyi	-	+	+	-	-	+
	V. parahaemolyticus	-	+	+	-	-	+
	V. vulnificus	-	+	+	-	-	+

[a] Todos os dados são da reação após incubação a 35-37 °C/48h.

[b] Símbolos: + = maioria das cepas positivas (geralmente 90-100%), d = variável entre as cepas (25-75% positivas), - = maioria das cepas negativas (geralmente 90-100%).

inclui os arginina positivos (*V. damsela*, *V. fluvialis* e *V. furnissii*) e o grupo seis inclui os arginina negativos e lisina positivos (*V. alginolyticus*, *V. harveyi*, *V. parahaemolyticus* e *V. vulnificus*). As demais características das espécies patogênicas encontram-se descritas no Quadro 20.3.

V. cholerae é a espécie tipo do gênero *Vibrio* e, também, a mais importante epidemiologicamente, embora nem todas as cepas sejam patogênicas. A espécie é dividida em cerca de 180 sorotipos somáticos e as cepas responsáveis pelas epidemias e pandemias de cólera são do sorotipo O1 ou, nos casos mais recentes, do sorotipo O139. As cepas do sorótipo O1 são ainda divididas nos subtipos Inaba, Ogawa e Hikojima, que apresentam fórmulas antigênicas do tipo AB, AC e ABC, respectivamente (Farmer III *et al.*, 2005).

Uma segunda subdivisão das cepas O1 de *V. cholerae*, baseada nas características de resistência a fagos, resistência à polimixina e outros caracteres bioquímicos, distingue dois biotipos de *V. cholerae*: o biotipo clássico e o biotipo El-Tor (Farmer III *et al.*, 2005). As principais características que distinguem esses dois biotipos encontram-se descritas no Quadro 20.4.

Assim como *V. cholerae*, nem todas as cepas de *V. parahaemolyticus* são patogênicas. As patogênicas distinguem-se das não patogênicas pela produção de uma hemolisina termoestável conhecida como "Thermostable Direct Hemolysin" (TDH). A produção da TDH pode ser detectada através da hemólise de eritrócitos humanos no Ágar Wagatsuma, reação conhecida como fenômeno ou reação de Kanagawa. As cepas que provocam gastroenterites em humanos são quase sempre Kanagawa positivas, enquanto as isoladas de água ou produtos do mar são quase sempre negativas (Farmer III *et al.*, 2005).

20.1.2. Epidemiologia

As informações abaixo são do *Manual das Doenças Transmitidas por Alimentos*, do Centro de Vigilância Epidemiológica (CVE) do Estado de São Paulo (Informe-Net DTA, 2014a,b,c).

20.1.2.1. *V. cholerae*

V. cholerae é o agente etiológico da cólera, uma doença infecciosa intestinal aguda, geralmente moderada ou assintomática, que manifesta-se com quadro grave em cerca de 5% das pessoas atingidas. Caracteriza-se, em sua forma mais evidente, por diarreia aquosa súbita e profusa, com aspecto de "água de arroz", vômitos ocasionais, desidratação rápida e cãibras nas pernas. Sem terapia de reidratação a taxa de mortalidade pode atingir de 30 a 50% dos casos. Entretanto, com tratamento

Quadro 20.3. Principais características das espécies patogênicas de *Vibrio* (Farmer III *et al.*, 2005).

Teste [a]	*V. cholerae*	*V. alginolyticus*	*V. cincinnatiensis*	*V. damsela*	*V. fluvialis*	*V. furnissii*	*V. harveyi*	*V. hollisae*	*V. metchnikovii*	*V. mimicus*	*V. parahaemolyticus*	*V. vulnificus*
TCBS Agar [b]	Bom Amarelas	Bom Amarelas	Muito pobre Amarelas	Pobre Verdes (95)	Bom Amarelas	Bom Amarelas	Bom Amarelas	Muito pobre Verdes	Pode ser pobre Amarelas	Bom Verdes	Bom Verdes (99)	Bom Verdes (90)
mCPC Agar [cg]	Roxas	Não cresce	NR	NR	Não cresce	Não cresce	NR	Não cresce	Não cresce	Não cresce	Não cresce	Amarelas
CC Agar [dg]	Roxas	Não cresce	NR	NR	Não cresce	Não cresce	NR	Não cresce	Não cresce	Não cresce	Não cresce	Amarelas
AIA [eg]	Ka	KA	NR	NR	KK	KK	NR	Ka	KK	KA	KA	KA
Oxidase	+	+	+	+	+	+	+	+	-	+	+	+
Nitrato (1% NaCl)	+ (99)	+	+	+	+	+	+	+	-	+	+	+
Indol (BHI 1% NaCl) [f]	+ (99)	+ (85)	- (92)	-	- (87)	- (89)	+	+ (97)	- (80)	+ (98)	+ (98)	+ (97)
VP (1% NaCl)	+ (75)	+ (95)	-	+ (95)	-	-	+/- (50/50)	-	+ (96)	- (91)	-	-
Urease	-	-	-	-	-	-	-	-	-	- (99)	- (85)	- (99)
Arginina (Moellers 1% NaCl)	-	-	-	+ (95)	+ (93)	+	-	-	+ (60)	-	-	-
Lisina (Moellers 1% NaCl)	+ (99)	+ (99)	+ (57)	+/- (50/50)	-	-	+	-	- (65)	+	+	+ (99)
Ornitina (Moellers 1% NaCl)	+ (99)	+/- (50/50)	-	-	-	-	-	-	-	+ (99)	+ (95)	+ (55)
Gelatinase (1% NaCl - 22 ºC)	+ (90)	+ (90)	-	- (94)	+ (85)	+ (86)	-	-	+ (65)	+ (65)	+ (95)	+ (75)
Glicose ácido	+	+	+	+	+	+	+/- (50/50)	+	+	+	+	+
Glicose gás	-	-	-	- (90)	-	+	-	-	-	-	-	-
Acido de												
L-Arabinose	-	- (99)	+	-	+ (93)	+	-	+ (97)	-	- (99)	+ (80)	-
D-Arabitol	-	-	-	-	+ (65)	+ (89)	-	-	-	-	-	-
Celobiose	- (92)	- (97)	+	-	- (70)	- (89)	+/- (50/50)	-	- (91)	-	- (95)	+ (99)
Lactose	- (93)	-	-	-	- (97)	-	-	-	+/- (50/50)	- (79)	- (99)	+ (85)
Maltose	+ (99)	+	+	+	+	+	+	-	+	+ (99)	+ (99)	+
D-manitol	+ (99)	+	+	-	+ (97)	+	+/- (50/50)	-	+ (96)	+ (99)	+	- (55)
D-manose	+ (78)	+ (99)	+	+	+	+	+/- (50/50)	+	+	+ (99)	+	+ (98)
Sacarose	+	+ (99)	+	- (95)	+	+	+/- (50/50)	-	+	-	- (99)	- (85)
Salicina	- (99)	- (96)	+	-	-	-	-	-	- (91)	-	- (99)	+ (95)
Lipase	+ (92)	+ (85)	- (64)	-	+ (90)	+ (89)	-	-	+	- (83)	+ (90)	+ (92)
Teste ONPG	+ (94)	-	+ (86)	-	- (60)	- (65)	-	-	+/- (50/50)	+ (90)	- (95)	+ (75)
Crescimento (pv)												
0% NaCl	+	-	-	-	-	-	-	-	-	+	-	-
1% NaCl	+	+ (99)	+	+	+ (99)	+ (99)	+	+ (99)	+	+	+	+ (99)
3% NaCl [g]	+	+	NR	NR	+	+	NR	+	+	+	+	+
6% NaCl	+ (53)	+	+	+ (95)	+ (96)	+	+	+ (83)	+ (78)	- (51)	+ (99)	+ (65)
8% NaCl	- (99)	+ (94)	+ (62)	-	+ (71)	+ (78)	-	-	- (56)	-	+ (80)	-
10% NaCl	-	+ (69)	-	-	- (96)	-	-	-	- (96)	-	- (98)	-
12% NaCl	-	- (83)	-	-	-	-	-	-	-	-	- (99)	-
Crescimento 42 ºC [g]	+	+	NR	NR	Variável	-	NR	NR	Variável	+	+	+
Sensibilidade O/129 (10µg) [gh]	S	R	NR	NR	R	R	NR	NR	S	S	R	S
Sensibilidade O/129 (150µg) [gh]	S	S	NR	NR	S	S	NR	NR	S	S	S	S

[a] Resultados após incubação a 36 ºC/48h (a menos que especificada outra condição): **(1% NaCl)** = meio padrão com concentração de NaCl ajustada em 1% (p/v), + = 100% das cepas positivas e - = 100% das cepas negativas (a menos que especificada outra porcentagem entre parênteses), **NR** = Não relatado.

[b] Crescimento e cor das colônias no Ágar Tiossulfato Citrato Bile Sacarose

[c] Cor das colônias no Ágar Celobiose Polimixina Colistina Modificado.

[d] Cor das colônias no Ágar Celobiose Colistina.

[e] Reação no Ágar Arginina Ferro, **KK** = rampa e fundo alcalinos, **KA** = rampa alcalina e fundo ácido, **Ka** = rampa alcalina e fundo levemente ácido.

[f] Caldo Infusão Cérebro Coração com 1% de NaCl.

[g] Dados do *Bacteriological Analitycal Manual Online* (Kaysner *et al.*, 2019), não especifica a % de cepas que apresentam o resultado relatado.

[h] Agente vibriostático 2,4-diamino-6,7-diisopropilpteridina

Quadro 20.4. Características que diferenciam as cepas de *V. cholerae* O1 nos biotipos clássico e El-Tor[a] (Farmer III *et al.*, 2005).

Característica	Biotipo clássico	Biotipo El-Tor
Frequência de ocorrência no subcontinente indiano	Ocasional	Comum
Frequência de ocorrência no resto do mundo	Muito raro	Comum
Hemólise de células vermelhas do sangue	-	+
Teste de VP	-	+
Sensibilidade à polimixina B (discos de 50 unidades)	+	-
Aglutinação de células vermelhas do sangue de galinhas	-	+
Lise pelo bacteriófago Clássico IV	+	-
Lise pelo bacteriófago FK	+	-
Lise pelo bacteriófago El Tor 5	-	+

[a] Símbolos: + = maioria das cepas positivas (geralmente 90-100%), **d** = variável entre as cepas (25-75% positivas), - = maioria das cepas negativas (geralmente 90-100%).

adequado, a taxa é menor que 1%. O período de incubação geralmente é de três dias, podendo, em alguns casos, ocorrer na faixa de algumas horas. Os sintomas são provocados pela ingestão das células do microrganismo, que colonizam o intestino e liberam uma enterotoxina que induz à secreção intestinal. A ação da toxina altera o equilíbrio de transporte de íons e provoca a perda de grandes quantidades de água e eletrólitos.

Estima-se que *V. cholerae* cause cerca de 11 milhões de casos de doença por ano no mundo, atingindo vários continentes (7ª pandemia em curso na Ásia, África, América Latina, América Central e Caribe). Desde 2010 há surtos epidêmicos no Haiti, na República Dominicana, em Cuba e no México, com risco de reintrodução da cólera no Brasil. A epidemia brasileira iniciou-se em 1991, com casos até 2005, sendo que mais de 80% ocorreram no período de 1992 a 1994.

V. cholerae é transmitido por via oral, ou seja, pela ingestão de água ou alimentos contaminados com fezes de indivíduos infectados, não sendo comum a transmissão de pessoa para pessoa. Qualquer indivíduo é susceptível à infecção, mas a doença é mais grave em crianças que sofrem de desnutrição. A probabilidade é maior em áreas pobres com alta densidade populacional e em pessoas que não tenham sido previamente expostas ao organismo, uma vez que, geralmente, é conferida imunidade por infecção.

O diagnóstico é confirmado pelo isolamento do organismo causador nas fezes de pessoas infectadas. Os alimentos incriminados incluem peixes e uma variedade de frutos do mar (ostras, mexilhões, caranguejo, lagosta, camarão e lula), geralmente consumidos crus ou mal cozidos. As principais medidas preventivas, além da educação sanitária e do saneamento básico, são a fervura ou cloração da água nos locais sem água potável, e a cocção dos alimentos como peixes e frutos do mar.

20.1.2.2. *V. parahaemolyticus*

As ingestão de alimentos contaminados com cepas patogênicas de *V. parahaemolyticus* provoca gastroenterites caracterizadas por diarréia com ou sem sangue, cólicas abdominais, náuseas, vômitos, febre e calafrios. A dose infectiva média é de 100 milhões de organismos, mas há evidências de que pode ser mil vezes menor. A doença geralmente é leve ou moderada, causando diarréia auto-limitada. Alguns casos (menos de 40%) podem requerer hospitalização. O período de incubação médio é de 17 horas, podendo variar de quatro a 90 horas após a ingestão. A duração média da doença é de 2 a 6 dias.

Casos esporádicos e surtos têm sido registrados em várias partes do mundo como Japão, Sul da Ásia e Estados Unidos, ocorrendo principalmente em meses quentes. Não há dados sobre a frequência do patógeno no Brasil. O reservatório é o ambiente marinho e os alimentos associados são peixes e moluscos (em geral ostras), crus ou mal cozidos. Há uma correlação entre a doença e o consumo dos alimentos nos meses quentes do ano. Refrigeração inadequada ou manutenção dos alimentos contaminados em temperatura favorável à proliferação são as principais causas da doença. A prática de lavar os pescados e frutos do mar com a água do mar são também uma causa de contaminação. Indivíduos de qualquer faixa etária são susceptíveis e o diagnóstico é confirmado pelo isolamento de vibrios Kanagawa positivos das fezes dos pacientes.

20.1.2.3. *V. vulnificus*

V. vulnificus pode causar gastroenterites, infecções em feridas ou uma síndrome conhecida como "septicemia primária".

A septicemia primária (choque séptico) atinge principalmente grupos de risco mais susceptíveis, que incluem indivíduos com comprometimento hepático, imunodeprimidos, crianças, gestantes e idosos. Mais de 60% dos pacientes desenvolvem lesões secundárias nas extremidades. O tempo médio para o início dos sintomas é de quatro dias.

A infecção de feridas geralmente ocorre durante o manuseio de peixes, crustáceos, moluscos ou quando um ferimento pré-existente é exposto a águas marinhas ou estuarinas contaminadas com o organismo. A contaminação provoca inflamação no local, que pode progredir para a celulite, lesões vesiculares e necrose. A infecção pode se tornar sistêmica, causando febre, calafrios, estado mental alterado e hipotensão. O tempo médio para o início dos sintomas pode ser de apenas quatro horas.

A gastroenterite é provocada pela ingestão de alimentos contaminados com *V. vulnificus*, podendo atingir qualquer indivíduo saudável. Os sintomas são febre, diarréia, cólicas abdominais, náuseas e vômitos. A dose infectiva é estimada em 1.000 organismos. Estima-se também que, com uma dose de um milhão de organismos, o risco de doença para pessoas sensíveis seja de 1:50.000. O período de incubação varia entre 12 horas e 21 dias após a ingestão.

O meio ambiente marinho é o habitat natural de *Vibrio vulnificus* e casos esporádicos podem ocorrer nos meses quentes do ano, mas não há dados sobre a frequência do patógeno no Brasil. Os alimentos frequentemente associados à gastroenterite são ostras, mexilhões, caranguejos e outros mariscos, encontrados em águas quentes durante o verão.

20.1.3. Comentários sobre os métodos de análise

Os métodos culturais da American Public Health Association (APHA) (DePaola & Jones, 2015), para o isolamento ou contagem de víbrios em alimentos, são baseados, principalmente, na capacidade de crescer em condições alcalinas e na presença de concentrações relativamente altas de sais biliares. O teste de presença/ausência e a determinação do NMP incluem uma etapa de enriquecimento, em que é utilizada a Água Peptonada Alcalina (APA), com pH entre 8,4 e 8,6, tanto para *V. cholerae* como para *V. parahaemolyticus* e *V. vulnificus*. Na análise de *V. cholerae*, o período de incubação não deve ser muito prolongado, sob o risco de ocorrer um predomínio da microbiota competidora (exceto no caso de alimentos processados ou com população esperada muito baixa, em que a incubação é prolongada por 18-21h). Alguns laboratórios optam pela incubação de todas as amostras durante a noite (16-18h), para acomodar os trabalhos ao horário comercial. Essa prática, entretanto, é menos recomendável e deve ser evitada sempre que possível.

No plaqueamento diferencial, o meio mais amplamente utilizado é o Ágar Tiossulfato Citrato Bile Sacarose (TCBS), especialmente desenvolvido para o isolamento de víbrios em geral. Esse meio explora a resistência à bile e a capacidade de crescer em condições alcalinas (pH 8,6) como principais características seletivas. A característica de diferenciação entre as espécies é a fermentação ou não da sacarose, cepas positivas produzindo colônias amarelas e cepas negativas produzindo colônias verdes. O TCBS é utilizado para o isola-

Quadro 20.5. Características das colônias algumas espécies de *Vibrio* no CHROMagar e no TCBS (Hara-Kudo, 2001).

Espécie	Colônias em CHROMagar		Colônias em TCBS	
	Tamanho (mm)	Cor	Tamanho (mm)	Cor
V. parahaemolyticus	3-5	violetas	2-4	verdes
V. cholerae O1	3	azul pálidas	3	amarelas
V. vulnificus	5	azul pálidas	1	verdes
V. mimicus	3-4	azul pálidas	1-2	verdes
V. alginolyticus	5-6	brancas leitosas	3-4	amarelas
V. hollisae	4	brancas leitosas	3	verdes

mento de *V. cholerae* (colônias amarelas) e *V. parahaemolyticus* / *V. vulnificus* (colônias verdes). *V. mimicus*, que é estreitamente relacionado ao *V. cholerae*, pode ser diferenciado no TCBS, pela incapacidade de fermentar a sacarose.

Para o isolamento preferencial de *V. vulnificus* são recomendados o Ágar Celobiose Polimixina Colistina Modificado (m-CPC) ou o Ágar Celobiose Colistina (CC), que utilizam a fermentação da celobiose a 40 °C como característica diferencial. Vários outros vibrios e a maioria das cepas de *V. parahaemolyticus* não crescem nesses meios. Em função disso, são também recomendados como segundo meio de plaqueamento na análise de *V. cholerae*, para reduzir a interferência dos outros vibrios. As cepas do biotipo clássico de *V. cholerae*, sensíveis à polimixina, não vão crescer no m-CPC, mas essas cepas são muito raras.

Uma outra opção de meio de plaqueamento diferencial que foi introduzida na 5ª edição do *Compendium* é o CHROMagar *Vibrio*, desenvolvido por Hara-Kudo *et al.* (2001) para diferenciar *V. parahaemolyticus*. O meio contém substratos cromogênicos para a enzima β-galactosidase, resultando em colônias de diferentes, cores, dependendo da espécie presente (Quadro 20.5).

Na caracterização bioquímica é recomendado o uso do "kit" miniaturizado API 20E da BioMérieux, porque essas espécies não são facilmente diferenciadas umas das outras através de provas bioquímicas tradicionais. O uso de "kits" que disponham de uma chave de identificação constantemente atualizada é essencial para o sucesso da identificação. No caso da análise de *V. cholerae* pode ser feita uma seleção inicial das cepas suspeitas com base na capacidade de crescer na ausência de NaCl e na lise das células com desoxicolato de sódio 0,5% (teste do fio).

20.2. Método APHA 40.61:2015 para presença/ausência ou NMP de *Vibrio cholerae* em alimentos e água

Método da American Public Health Association (APHA), descrito na 5ª edição do *Compendium of Methods for the Microbiological Examination of Foods* (DePaola & Jones, 2015). Aplica-se à análise de alimentos e água.

Alimentos destinados à detecção de vibrios devem ser estocados sob resfriamento moderado (7-10 °C) e analisadas entre 24 e 48h após a coleta. O contato direto com gelo deve ser evitado, porque as células podem ser injuriadas se o resfriamento for rápido. O congelamento das amostras é desaconselhado e, em caso de absoluta necessidade, deve ser feito a 80 °C negativos.

Cuidado. A análise deve ser conduzida por pessoal bem treinado, para garantir a segurança do analista e do laboratório. Durante a realização das análises, recomendam-se os seguintes cuidados: **1)** que todo o manuseio das amostras e meios de cultura seja feito sobre bandejas e não diretamente sobre as bancadas, **2)** que nenhuma coleta de líquido seja feita com a boca e sim com pipetadores, **3)** que ao trabalhar em capela de fluxo laminar se utilize um modelo vertical, adequado ao manuseio de patógenos, **4)** que se mantenha ao alcance das mãos um frasco de desinfetante como solução de cloro a 100ppm ou solução de álcool iodado, para descontaminar qualquer descarga inadvertida de material contaminado, **5)** que todo o descarte de material seja precedido da descontaminação em autoclave a 121 °C por 30min, **6)** que toda a área de trabalho seja prontamente descontaminada, uma vez concluídas as análises, **7)** que no preparo e homogeneização das amostras se tomem precauções para evitar a formação de aerossóis. Para tanto, recomenda-se que a homogeneização seja feita preferencialmente em "stomacher" e que, na homogeneização em liquidificador, a tampa seja protegida por papel amarrado com barbante, aguardando-se a acomodação do material homogeneizado, antes da abertura do frasco.

20.2.1. Material requerido para a análise

- □ Água Peptonada Alcalina (APA)
- □ Placas de Ágar Tiossulfato Citrato Bile Sacarose (TCBS)
- □ Placas de Ágar Celobiose Polimixina Colistina Modificado (m-CPC) ou Ágar Celobiose Colistina (CC) ou CHROMagar *Vibrio* (opcionais)
- □ Tubos de Ágar T1N1 ou Ágar Tripticase de Soja (TSA)
- □ Tubos de Caldo T1N0 e T1N3 (mesma formulação do T1N1 sem ágar e com 0 e 3% de NaCl, respectivamente)
- □ Solução de desoxicolato de sódio 0,5% para teste do fio
- □ Solução salina 0,85% aquosa estéril
- □ Reagente de Kovacs para teste de oxidase
- □ Alça de platina ou palitos estéreis para teste de oxidase
- □ Anti-soro somático O1 e O139
- □ Anti-soros Inaba e Ogawa
- □ 'Kit"API 20E (BioMérieux)
- □ Banho-maria ou estufa incubadora regulada a 42±1 °C
- □ Estufa incubadora regulada a 35±2 °C

20.2.2. Procedimento

O esquema da análise de *V. cholerae* pelo método APHA 40.61:2015 encontra-se descrito na Figura 20.1. Antes de iniciar as atividades, ler atentamente as orientações do Capítulo 5, que apresenta todos os detalhes e cuidados envolvidos na detecção da presença/ausência de microrganismos. O procedimento descrito abaixo não apresenta esses detalhes, pressupondo que sejam conhecidos pelo analista.

a) Enriquecimento

a1) Teste de presença/ausência. Seguindo as orientações do Capítulo 2, homogeneizar 25g da amostra com 225 ml de Água Peptonada Alcalina (APA). Incubar a 42±1 °C/6-8h e, no caso de alimentos processados ou com população esperada muito baixa, reincubar até completar 18-21h. A incubação pode ser feita em banho-maria ou em estufa incubadora.

Para a análise de amostras de ostras "in natura", homogeneizar o conteúdo de 10 a 12 organismos com Tampão Fosfato Salina (PBS), na quantidade necessária para diluição 1:2 (peso/peso). Transferir 50g desse material para 2.475 ml de APA (diluição final resultante = 1:100) e incubar a 42±1 °C/18-21h. Se a incubação for feita em estufa incubadora, trabalhar com o caldo APA pré-aquecido a 42 °C.

Para a análise de água pode-se inocular 100 ml da amostra em 10 ml de APA 10 vezes concentrado ou um litro da amostras em 100 ml de APA 10 vezes concentrado.

a2) Determinação do NMP. Seguindo as orientações do Capítulo 2, homogeneizar 25g da amostra com 225 ml de Água Peptonada Alcalina (APA). A partir dessa primeira diluição (10^{-1}), preparar diluições decimais usando Tampão Fosfato Salina (PBS). Escolher três diluições adequadas à contaminação esperada e inocular 3 x 1 ml de cada diluição em séries de três tubos com 9 ml de APA por diluição. Inocular mais de três diluições se não for possível estimar a contaminação esperada.

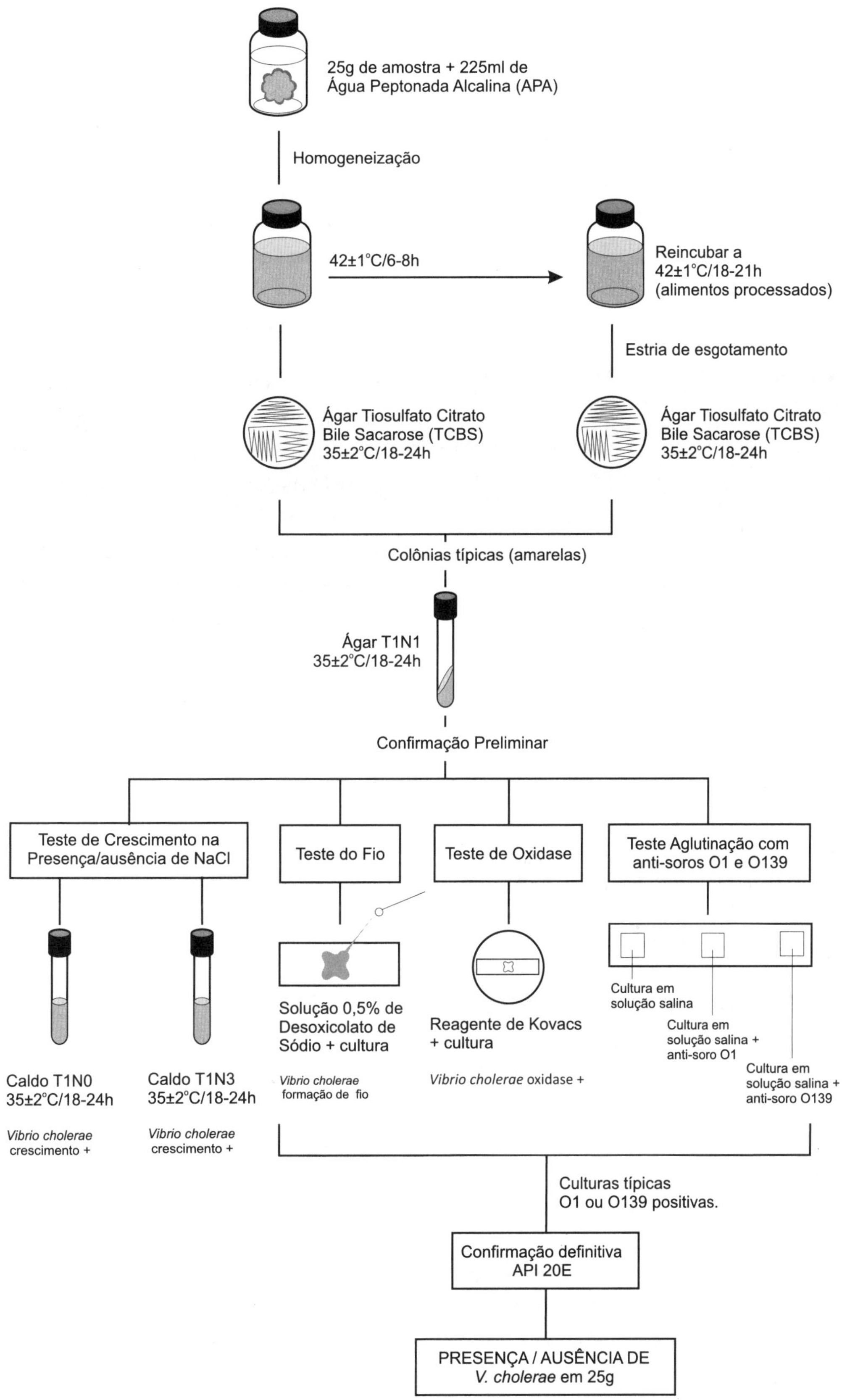

Figura 20.1. Esquema da análise de *V. cholerae* pelo método APHA 40.61:2015 (DePaola & Jones, 2015).

Para a análise de amostras de ostras "in natura", homogeneizar o conteúdo de 10 a 12 organismos com Tampão Fosfato Salina (PBS), na quantidade necessária para diluição 1:2 (peso/peso). Preparar a diluição 10^{-1} adicionando 2 ml da diluição 1:2 em 8 ml de APA. Preparar as diluições subsequentes usando PBS. Escolher três diluições adequadas à contaminação esperada e inocular 3 x 1 ml de cada diluição em séries de três tubos com 9 ml de APA por diluição. Inocular mais de três diluições se não for possível estimar a contaminação esperada.

Nota a2.1) Para aumentar a sensibilidade do método, pode-se iniciar a série de três com a diluição 10^{0}, inoculando-se 3 x 2 ml da diluição 1:2 em 3 x 8 ml de APA seguidos de 3 x 1 ml da 10^{-1} e 3 x 1 ml da 10^{-2} em séries de três tubos com 9 ml de APA por diluição (limite de detecção 0,3/g).

Para a análise de água, preparar diluições seriadas em PBS e escolher três diluições adequadas à contaminação esperada para inoculação. Inocular 3 x 1 ml de cada diluição em séries de três tubos com 9 ml de APA por diluição. Inocular mais de três diluições se não for possível estimar a contaminação esperada.

Nota a2.2) Para aumentar a sensibilidade do método, pode-se iniciar a série de três inoculando-se 3 x 10 ml da amostra em 3 x 1 ml de APA 10 vezes concentrado. Ou ainda 3 x 100 ml da amostra em 3 x 10 ml de APA 10 vezes concentrado.

Incubar todos os tubos a 42±1 °C/6-8h e, no caso de alimentos processados ou com população esperada muito baixa, reincubar até completar 18-21h. A incubação pode ser feita em banho-maria ou em estufa incubadora.

b) Plaqueamento diferencial. A partir de cada frasco ou tubo de enriquecimento coletar da película na superfície do meio, onde se concentra a massa de células, uma alçada do material, sem agitar o líquido. Estriar (estrias de esgotamento) em placas de Ágar Tiossulfato Citrato Bile Sacarose (TCBS). Incubar as placas de TCBS a 35±2 °C/18-24h.

Nota b.1) Para aumentar a probabilidade de isolamento de *V. cholerae*, pode ser incluído o plaqueamento em um ou mais meios seletivos adicionais, como o Ágar Celobiose Polimixina Colistina Modificado (m-CPC) (incubado a 40±2 °C), o Ágar Celobiose Colistina (CC) (incubado a 40±2 °C) ou o CHROMagar *Vibrio* (incubado a 35±2 °C).

c) Confirmação preliminar. Selecionar para a confirmação três ou mais colônias típicas de cada placa. Em TCBS as colônias de *V. cholerae* são grandes (2-3mm), lisas, amarelas, planas com centro opaco e bordas translúcidas. Em m-CPC e CC são pequenas (1mm), lisas, opacas, verdes a roxas e desenvolvem um fundo roxo se a incubação for prolongada. No CHROMagar *Vibrio* são pequenas, lisas, opacas, verde azuladas a turquesa.

Repicar cada colônia em Ágar T1N1 ou Ágar Tripticase Soja (TSA) inclinado e incubar a 35±2 °C/18-24h, para os testes de confirmação. Submeter as culturas aos seguintes testes de confirmação:

c1) Teste de crescimento na presença/ausência de NaCl. A partir dos tubos de T1N1 ou TSA, inocular cada cultura em tubos de Caldo T1N0 e T1N3 (mesma formulação do T1N1, sem ágar e com 0 e 3% de NaCl, respectivamente). Incubar a 35±2 °C/18-24h e observar o crescimento. Cepas de *V. cholerae* e *V. mimicus* vão crescer na ausência de NaCl (T1N0).

c2) Teste do fio ("string test"). Transferir uma gota de solução de desoxicolato de sódio 0,5% para uma lâmina de vidro limpa e seca. A partir da cultura em T1N1 ou TSA, transferir uma alçada com inóculo pesado da cultura para a gota de desoxicolato de sódio e emulsionar bem. Em aproximadamente um minuto, as cepas de *V. cholerae* formam uma massa de material viscoso, que se estica quando puxado para cima com a alça, formando um fio que pode atingir 2-3cm de comprimento, antes de romper (lise das células e liberação do DNA).

c3) Teste de oxidase. Colocar um disco ou fita de papel de filtro no interior de uma placa de Petri e embeber o centro do papel com o reagente de Kovacs para teste de oxidase (solução aquosa 1% de cloridrato de N,N,N,N-tetrametil-p-fenilenodiamina). Com uma alça de platina ou palitos estéreis, remover uma pequena quantidade da cultura em T1N1 ou TSA e espalhar sobre o reagente no papel, observando se ocorre o desenvolvimento de uma cor azul intensa, em aproximadamente 10 segundos (teste positivo). O não desenvolvimento da cor azul no intervalo de um minuto indica teste negativo. As cepas de *V. cholerae* são oxidase positivas. Não devem ser utilizadas alças de níquel-cromo na transferência do inóculo para o teste de oxidase. Não considerar qualquer alteração da cor do reagente após um minuto de contato com a cultura.

c4) Teste de aglutinação com os anti-soros O1 e O139. Com um lápis de ponta hidrofóbica, demarcar três retângulos de aproximadamente 1 x 2 cm em uma lâmina de vidro ou placa de Petri e, a cada área demarcada, adicionar uma gota de solução salina 0,85% aquosa estéril. Transferir uma alçada da cultura em T1N1 ou TSA para uma das áreas demarcadas e emulsionar bem. Repetir esse procedimento nas outras áreas demarcadas e observar se ocorre auto-aglutinação. Em caso negativo, adicionar a uma das áreas demarcadas uma gota do anti-soro somático O1 e emulsionar. A uma das outras áreas, adicionar uma gota do anti-soro somático O139 e emulsionar. Sobre um fundo escuro iluminado, observar a formação de pontos de aglutinação, movimentando a lâmina em cuidadosos movimentos de inclinação e rotação, por um minuto. As cepas de *V. cholerae* desses sorotipos dão reação fortemente positiva com o respectivo anti--soro. Cepas não aglutinantes podem ser *V.cholerae* não O1/O139.

c5) Diferenciação dos subtipos somáticos Inaba/Ogawa/Ikojima. Para as culturas identificadas com *V. cholerae* O1 nos testes sorológicos e bioquímicos, realizar o teste de aglutinação com os anti-soros Inaba e Ogawa, da mesma forma descrita para o O1 e O139. Cepas do subtipo Inaba e Ogawa aglutinam com os respectivos anti-soros. Cepas do subtipo Ikojima aglutinam com ambos.

d) Confirmação definitiva. Submeter à confirmação definitiva as culturas oxidase positivas, com teste do fio e teste de aglutinação O1 ou O139 positivos. Repicar cada cultura em um novo tubo de Ágar T1N1 inclinado, incubar a 35±2 ºC/18-24h e utilizar a cultura de 24h para a realização das provas bioquímicas de confirmação.

Para a realização das provas bioquímicas, utilizar o "kit"de identificação API 20E (BioMérieux), seguindo a orientação do fabricante.

Nota d1) Há cepas de *V. cholerae* não aglutinantes com os anti-soros O1/139 (NAG), que apresentam todas as demais reações típicas da espécie. Essas cepas, embora não provoquem cólera, também podem ser submetidas à confirmação, para determinar se pertencem à espécie.

e) Interpretação dos resultados. Considerar como *V.cholerae* as culturas com todas as características morfológicas e bioquímicas típicas da espécie, incluindo as não aglutinantes (NAG) com os anti-soros O1 ou O139.

Considerar como *V.cholerae* O1 ou O139 as culturas com todas as características morfológicas e bioquímicas típicas da espécie e que aglutinaram com os anti-soros O1 ou O139. Na investigação de alimentos suspeitos de envolvimento na transmissão de cólera, essas cepas devem ser enviadas a um laboratório oficial de saúde pública, para verificação da enterotoxigenicidade.

Para o cálculo dos resultados dos ensaios quantitativos, anotar o número de tubos confirmados e determinar o Número Mais Provável (NMP)/g ou ml conforme a orientação do Capítulo 4, usando uma das tabelas de NMP.

20.3. Métodos APHA 40.62/40.63:2015 para presença/ausência ou NMP de *V. parahaemolyticus* e *V. vulnificus*

Métodos da American Public Health Association (APHA), descritos na 5ª edição do *Compendium of Methods for the Microbiological Examination of Foods* (DePaola & Jones, 2015). Aplicam-se à análise de alimentos e água.

A estocagem das amostras e os cuidados na realização dos ensaios são os mesmos descritos para *V. cholerae.*

20.3.1. Material requerido para a análise

- □ Tampão Fosfato Salina (PBS)
- □ Água Peptonada Alcalina (APA)
- □ Placas de Ágar Tiossulfato Citrato Bile Sacarose (TCBS)
- □ Placas de CHROMagar *Vibrio*
- □ Placas Ágar Celobiose Polimixina Colistina Modificado (m-CPC) ou Ágar Celobiose Colistina (CC)
- □ Ágar T1N1 ou Tripticase Soja (TSA) suplementado com 2% de NaCl
- □ "Kit" API 20E (BioMérieux) e Solução de NaCl 2% estéril
- □ Estufa incubadora a 35±2 ºC
- □ Estufa incubadora a 40±2 ºC (opcional)

20.3.2. Procedimento

O esquema da análise de *V. parahaemolyticus* e *V. vulnificus* pelos métodos APHA 40.62/40.63:2015 encontra-se descrito na Figura 20.2. Antes de iniciar as atividades, ler atentamente as orientações do Capítulo 4, que apresenta todos os detalhes e cuidados envolvidos na contagem de microrganismos pelo NMP, da seleção das diluições ao cálculo dos resultados. O procedimento descrito abaixo não apresenta esses detalhes, pressupondo que sejam conhecidos pelo analista.

a) Enriquecimento

a1) Teste de presença/ausência. Seguindo as orientações do Capítulo 2, homogeneizar 25g da amostra com 225 ml de Água Peptonada Alcalina (APA). Incubar a 35±2 ºC/18-24h.

Para a análise de água pode-se inocular 100 ml da amostra em 10 ml de APA 10 vezes concentrado ou um litro da amostras em 100 ml de APA 10 vezes concentrado. Incubar a 35±2 ºC/18-24h.

a2) Determinação do NMP. Seguindo as orientações do Capítulo 2, homogeneizar 25g da amostra com 225 ml de Água Peptonada Alcalina (APA). A partir dessa primeira diluição (10^{-1}), preparar diluições decimais usando Tampão Fosfato Salina (PBS). Escolher três diluições adequadas à contaminação esperada e inocular 3 x 1 ml de cada diluição em séries de três tubos com 9 ml de APA por diluição. Inocular mais de três diluições se não for possível estimar a contaminação esperada.

Nota a2.1) Para aumentar a sensibilidade do método, pode-se iniciar a série inoculando-se 3 x 10 ml da diluição 10^{-1} em 3 x 1 ml de APA 10 vezes concentrado.

Para a análise de amostras de ostras "in natura", homogeneizar o conteúdo de 10 a 12 organismos com Tampão Fosfato Salina (PBS), na quantidade necessária para diluição 1:2 (peso/peso). Preparar a diluição 10^{-1} adicionando 2 ml da diluição 1:2 em 8 ml de APA. Preparar as diluições subsequentes usando PBS. Escolher três diluições adequadas à contaminação esperada e inocular 3 x 1 ml de cada diluição em séries de três tubos com 9 ml de APA por diluição. Inocular mais de três diluições se não for possível estimar a contaminação esperada.

Nota a2.2) Para aumentar a sensibilidade do método, pode-se iniciar a série de três com a diluição 10^{0}, inoculando-se 3 x 2 ml da diluição 1:2 em 3 x 8 ml de APA seguidos de 3 x 1 ml da 10^{-1} e 3 x 1 ml da 10^{-2} em séries de três tubos com 9 ml de APA por diluição (limite de detecção 0,3/g).

Para a análise de água, preparar diluições seriadas em PBS e escolher três diluições

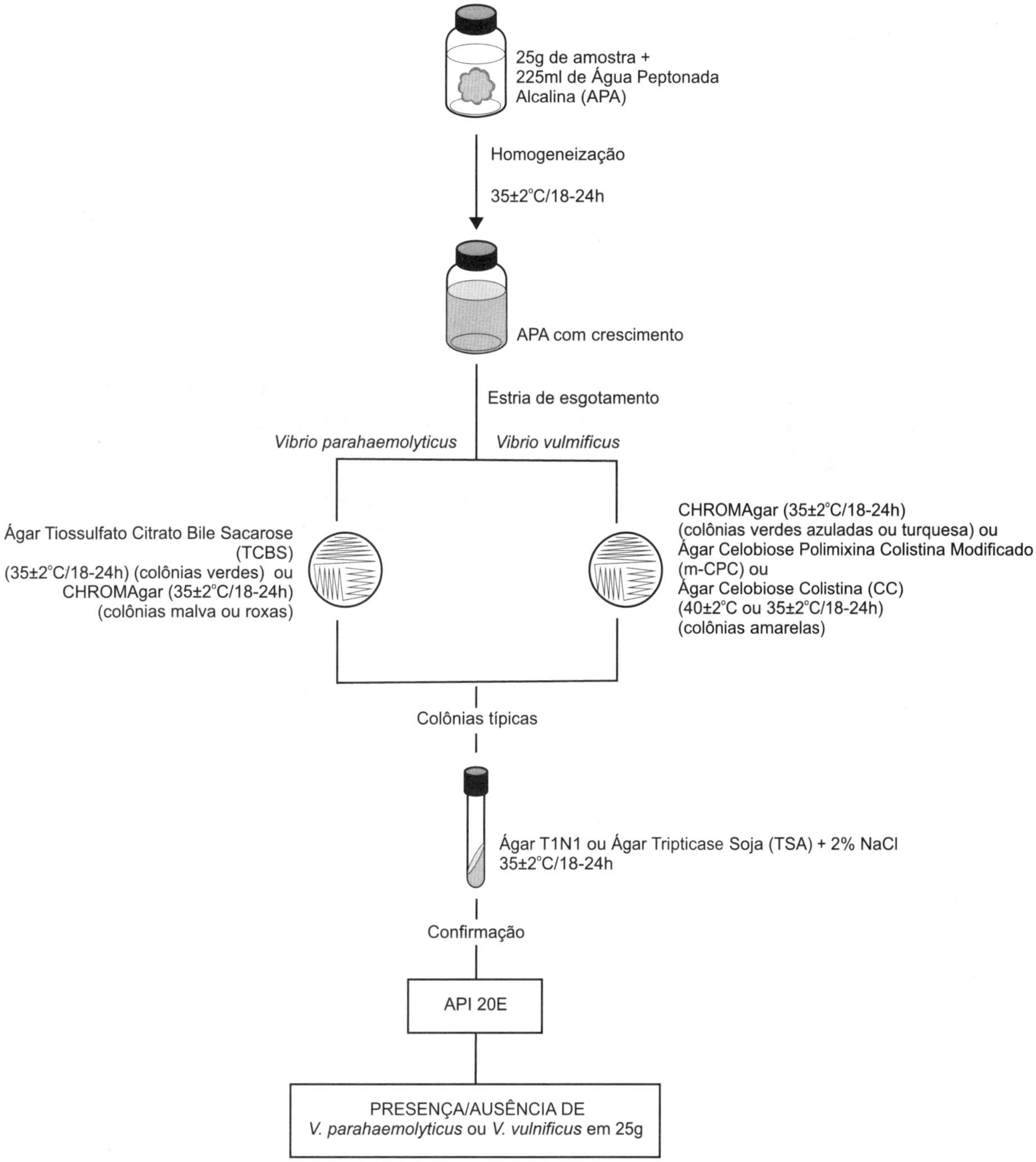

Figura 20.2. Esquema da análise de *V. parahaemolyticus* e *V. vulnificus* pelos métodos APHA 40.62/40.63:2015 (DePaola & Jones, 2015).

adequadas à contaminação esperada para inoculação. Inocular 3 x 1 ml de cada diluição em séries de três tubos com 9 ml de APA por diluição. Inocular mais de três diluições se não for possível estimar a contaminação esperada.

Nota a2.3) Para aumentar a sensibilidade do método, pode-se iniciar a série de três inoculando-se 3 x 10 ml da amostra em 3 x 1 ml de APA 10 vezes concentrado, ou, ainda, 3 x 100 ml da amostra em 3 x 10 ml de APA 10 vezes concentrado.

Incubar todos os tubos a 35±2 °C/18-24h.

b) Plaqueamento diferencial. A partir de cada frasco ou tubo de APA com crescimento, coletar da película na superfície do meio, onde se concentra a massa de células, uma alçada do material, sem agitar o líquido. Para o isolamento de *V. parahaemolyticus* estriar (estrias de esgotamento) em placas de Ágar Tiossulfato Citrato Bile Sacarose (TCBS) ou placas de CHROMagar. Para o isolamento de *V. vulnificus*, estriar em placas de CHROMagar ou Ágar Celobiose Polimixina Colistina Modificado (m-CPC) ou Ágar Celobiose Colistina (CC). Incubar as placas nas seguintes condições:

- TCBS ou CHROMagar a 35±2 °C/18-24h.
- m-CPC ou CC a 40±2 °C/18-24h ou, na indisponibilidade de uma estufa a essa temperatura, a 35±2 °C/18-24h.

c) Confirmação. Selecionar para a confirmação três ou mais colônias típicas de cada placa.

Use as placas de TCBS ou CHROMagar para isolar colônias presuntivas de *V. parahaemolyticus*. Em TCBS colônias grandes (2-3mm), verdes ou azuladas, redondas e opacas. *V. vulnificus* também cresce produzindo colônias semelhantes. Em CHROMagar colônias grandes, redondas e opacas, de cor malva ou roxa.

Use as placas de CHROMagar, mCPC ou CC para isolar colônias presuntivas de *V. vulnificus*. Em CHROMagar colônias pequenas, lisas, opacas, de cor verde azulada ou turquesa. Em mCPC ou CC colônias planas, redondas, 1-2mm em diâmetro, opacas e de cor amarela.

Repicar cada colônia em Ágar T1N1 ou Ágar Tripticase de Soja (TSA) suplementado com 2% de NaCl inclinados e incubar a 35±2 °C/18-24h, para os testes de confirmação.

Para a confirmação, utilizar o "kit" API 20E (BioMérieux), seguindo a orientação do fabricante. Para inoculação do API 20E, suspender a cultura em uma solução de cloreto de sódio (NaCl) 2%.

d) Interpretação dos resultados. Considerar como *V.parahaemolyticus* ou *V. vulnificus* as culturas assim identificadas pelo API 20E.

Para o cálculo dos resultados dos ensaios quantitativos, anotar o número de tubos confirmados e determinar o Número Mais Provável (NMP)/g ou ml conforme a orientação do Capítulo 4, usando uma das tabelas de NMP.

20.4. Referências

BAUMANN, P. & SCHUBERT, R.H., 1984. Family II *Vibrionaceae* Veron. In: KRIEG, N.R. & HOLT, J.G. (eds), *Bergey's Manual of Systematic Bacteriology*. 1st edition. Volume 1. Baltimore, MD: Williams & Wilkins. pp. 516-517.

BRENNER, D.J., KRIEG, N.R. & STALEY, J.T. (eds), 2005. *Bergey's Manual of Systematic Bacteriology*. 2nd edition, Volume 2. New York, NY: Springer Science+Business Media Inc.

DePAOLA, A. & JONES, J.L., 2015. *Vibrio*. In: SALFINGER, Y. & TORTORELLO, M.L. (eds), *Compendium of Methods for the Microbiological Examination of Foods*. 5th edition. Washington, DC: American Public Health Association (APHA). Chapter 40, pp.527-547.

FARMER III, J.J. & JANDA, J.M., 2005. Family I. *Vibrionaceae* Veron. In: BRENNER, D.J., KRIEG, N.R. & STALEY, J.T. (eds), *Bergey's Manual of Systematic Bacteriology*. 2nd edition, Volume 2. New York, NY: Springer Science+Business Media Inc. pp. 491-494.

FARMER III, J.J., JANDA, J.M., BRENNER, F.W. *et al.*, 2005. Genus I. *Vibrio* Pacini 1854. In: BRENNER, D.J., KRIEG, N.R. & STALEY, J.T. (eds), *Bergey's Manual of Systematic Bacteriology*. 2nd edition, Volume 2. New York, NY: Springer Science+Business Media Inc. pp. 494-546.

HARA-KUDO, Y., NISHINA, T., NAKAGAWA, H. *et al.*, 2001. Improved method for detection of *Vibrio parahaemolyticus* in seafood. *Applied and Environmental Microbiology* 67(12):5819-5823.

ICMSF (International Commission on Microbiological Specifications for Foods), 2018. *Microrganisms in Foods 7. Microbiological Testing in Food Safety Management.* 2nd edition. Switzerland: Springer International Publishing AG..

INFORME-NET DTA, 2014a. *Vibrio cholerae*. *Manual das Doenças Transmitidas por Alimentos*. São Paulo: Centro de Vigilância Epidemiológica - CVE, Secretaria de Estado da Saúde de São Paulo. Disponível no site: ftp://ftp.cve.saude.sp.gov.br/doc_tec/hidrica/doc/18Vcholerae_rev2014.pdf [acesso em 11/05/16].

INFORME-NET DTA, 2014b. *Vibrio parahaemolyticus*. *Manual das Doenças Transmitidas por Alimentos*. São Paulo: Centro de Vigilância Epidemiológica - CVE, Secretaria de Estado da Saúde de São Paulo. Disponível no site: ftp://ftp.cve.saude.sp.gov.br/doc_tec/hidrica/doc/19Vibrio_parahemolyticus_rev2014.pdf [acesso em 11/05/16].

INFORME-NET DTA, 2014c. *Vibrio vulnificus*. *Manual das Doenças Transmitidas por Alimentos*. São Paulo: Centro de Vigilância Epidemiológica - CVE, Secretaria de Estado da Saúde de São Paulo. Disponível no site: ftp://ftp.cve.saude.sp.gov.br/doc_tec/hidrica/doc/20Vibrio_vulnificus.pdf [acesso em 11/05/16].

JANDA, J.M., 2005. Genus XXVII *Plesiomonas* Habs and Schubert. In: BRENNER, D.J., KRIEG, N.R. & STALEY, J.T. (eds), *Bergey's Manual of Systematic Bacteriology*. 2nd edition, Volume 2. New York, NY: Springer Science+Business Media Inc. pp. 740-744.

KAYSNER, C.A., DePAOLA, A. & JONES, J., 2019. *Vibrio*. In: Food and Drug Administration, *Bacteriological Analytical Manual Online*. Chapter 9. Disponível no site: https://www.fda.gov/food/laboratory-methods-food/bam-chapter-9-vibrio [acesso em 30/01/2021].

MARTIN-CARNAHAN, A. & JOSEPH, S.W., 2005. Genus I *Aeromonas* Stanier. In: BRENNER, D.J., KRIEG, N.R. & STALEY, J.T. (eds), *Bergey's Manual of Systematic Bacteriology*. 2nd edition, Volume 2. New York, NY: Springer Science+Business Media Inc. pp. 557-578.

21 *Yersinia enterocolitica*

Revisões da 6ª edição

Item 21.3 (revisado) O método ISO 10273 para presença/ausência de *Yersinia enterocolitica* patogênica em alimentos foi revisado de acordo com edição de 2017 da norma, com alterações em quase todos os itens. O método não é mais presuntivo.

21.1. Introdução

Yersinia enterocolitica e *Yersinia pseudotuberculosis* são bactérias patogênicas cujas doenças transmitidas por alimentos (DTAs) são classificadas pela International Commission on Microbiological Specifications for Foods (ICMSF, 2018) no grupo de risco II, que inclui as doenças "de sério perigo, não representando ameaça de morte e normalmente não deixando sequelas, mas incapacitando por períodos moderados".

21.1.1. Taxonomia

De acordo com a 2ª edição do *Bergey's Manual of Systematic Bacteriology* (Bottone *et al.*, 2005), *Yersinia* é um gênero da família *Enterobacteriaceae*, definido como bastonetes a cocobacilos Gram negativos anaeróbios facultativos, oxidase negativos, catalase positivos e, usualmente, urease e nitrato redutase positivos. Fermentam a glicose com pouca ou nenhuma produção de gás e são psicrotróficos, com temperatura ótima de crescimento entre 28 e 29 °C. Apresentam atividade bioquímica mais ativa a 28 do que a 37 °C, sendo mais influenciadas pela temperatura as características de motilidade, produção de acetilmetilcarbinol (teste de VP), atividade de ornitina descarboxilase e β-galactosidase, produção de indol, utilização do citrato e fermentação de celobiose e rafinose, expressadas mais constantemente a 28 °C.

As principais características das onze espécies de *Yersinia* incluídas na 2ª edição do *Bergey's Manual of Systematic Bacteriology* encontram-se descritas no Quadro 21.1, destacando-se as respostas obtidas a 25-28 e a 37 °C. Após a publicação da 2ª edição do *Bergey's*, novas espécies foram descritas (LPSN, 2021).

- ***Yersinia aleksiciae*** Sprague & Neubauer 2005, sp. nov, criada com cinco cepas originalmente caracterizadas como *Y. kristensenii*.
- ***Yersinia similis*** Sprague *et al.* 2008, sp. nov., criada com seis cepas originalmente caracterizadas como *Y. pseudotuberculosis*.
- ***Yersinia massiliensis*** Merhej *et al.* 2008 emend. Souza *et al.* 2011, sp. nov., isolada de água doce na França.
- ***Yersinia entomophaga*** Hurst *et al.* 2011, sp. nov. isolada da larva do besouro *Costelytra zealandica* (*Coleoptera: Scarabaeidae*).
- ***Yersinia nurmii*** Murros-Kontiainen *et al.* 2011a, sp. nov., isolada de carne cozida embalada em atmosfera modificada.
- ***Yersinia pekkanenii*** Murros-Kontiainen *et al.* 2011b, sp. nov., isolada da água, solo e amostras de alface.
- ***Yersinia wautersii*** Savin *et al.* 2014, sp. nov., criada com cepas que originalmente faziam parte do complexo *Yersinia pseudotuberculosis*.

As espécies potencialmente patogênicas para o homem são *Yersinia pestis*, *Yersinia pseudotuberculosis* e *Yersinia enterocolitica*.

Y. enterocolitica e *Y. pseudotuberculosis* podem crescer em pH variando de 4,0 a 10,0, geralmente

Quadro 21.1. Características das espécies de *Yersinia* na 2ª edição do *Bergey's Manual of Systematic Bacteriology* (Bottone *et al.*, 2005).

Característica	*Y. pestis*	*Y. aldovae*	*Y. bercovieri*	*Y. enterocolitica*	*Y. frederiksenii*	*Y. intermedia*	*Y. kristensenii*	*Y. mollaretii*	*Y. pseudotuberculosis*	*Y. rohdei*	*Y. ruckeri*
Oxidase e Gram	-	-	-	-	-	-	-	-	-	-	-
Lisina	-	-	-	-	-	-	-	-	-	-	-
Arginina	-	-	-	-	-	-	-	-	-	-	-
Ornitina 37 ºC	-	d	[+]	+	+	+	+	[+]	-	[-]	+
Ornitina 25-28 ºC	-	+	+	+	+	+	+	+	-	[+]	+
Motilidade 37 ºC	-	-	-	-	-	-	-	-	-	-	-
Motilidade 25-28 ºC	-	+	+	+	+	+	+	+	+	+	[+]
Urease 37 ºC	-	[+]	d	[+]	[+]	[+]	[+]	[-]	+	d	-
Urease 25-28 ºC	-	+	+	+	+	+	+	+	+	d	-
Fenilalanina deaminase	-	-	-	-	-	-	-	-	-	-	-
Voges-Proskauer 37 ºC	-	-	-	-	-	-	-	-	-	-	-
Voges-Proskauer 25-28 ºC	-	+	-	+	+	+	-	-	-	-	-
Citrato Simmons 37 ºC	-	-	-	-	[-]	-	-	-	-	-	-
Citrato Simmons 25-28 ºC	-	d	-	-	d	-	-	-	-	[+]	-
Indol	-	-	-	V	+	+	V	-	-	-	-
Glicerol 37 ºC	d	-	-	+	[+]	d	d	[-]	d	d	d
Glicerol 25-28 ºC	d	+	[+]	+	+	+	+	+	+	[+]	d
Mio-inositol 37 ºC	-	-	-	d	[-]	[-]	[-]	-	-	-	-
Mio-inositol 25-28 ºC	-	+	d	d	-	[+]	d	d	-	-	-
Manitol	+	+	+	+	+	+	+	+	+	+	+
Sorbitol	d	d	+	+	+	+	+	+	-	+	d
Celobiose	-	d	+	+	+	+	+	+	-	-	-
Adonitol[a]	-	-	-	-	-	-	-	-	-	-	-
Melibiose 37 ºC	[-]	-	-	-	-	[+]	-	-	d	d	-
Melibiose 25-28 ºC	d	-	-	-	-	+	-	-	+	d	-
Rafinose 37 ºC	-	-	-	-	d	d	-	-	[-]	d	-
Rafinose 25-28 ºC	-	-	-	-	-	+	-	-	[-]	d	-
L-rhamnose 37 ºC	-	-	-	-	+	+	-	-	d	-	-
L-rhamnose 25-28 ºC	-	+	-	-	+	+	-	-	+	-	-
Sacarose	-	-	+	+	+	+	-	+	-	+	-
Salicina 37 ºC	d	-	[-]	[-]	+	+	[-]	[-]	[-]	-	-
Salicina 25-28 ºC	[+]	+	-	[-]	+	+	-	[-]	d	-	-
D-xilose 37 ºC	+	d	+	d	+	+	[+]	d	+	d	-
D-xilose 25-28 ºC	+	+	+	d	+	+	+	+	+	+	-
Mucato 37 ºC	-	-	-	-	-	-	-	-	-	-	-
Mucato 25-28 ºC	-	d	+	-	[-]	d	-	+	-	-	-
Hidrólise esculina 37 ºC	d	-	[-]	[-]	[+]	[-]	-	-	+	-	-
Hidrólise esculina 25-28 ºC	+	+	[+]	d	+	+	-	[-]	+	-	-
Lipase[a]	-	+/-	-	+/-	+/-	+/-	+/-	-	-	-	
Pirazinamidase	-	-	V	V	+	+	+	-	-	+	+

+ = 90% ou mais cepas são positivas, - = 90% ou mais cepas são negativas, **d** = 11-89% das cepas são positivas, **[+]** = 26 a 75% das cepas positivas, **[-]** = 11 a 25% das cepas positivas, **+/-** = varia entre as cepas.

[a] Dados do *Bacteriological Analytical Manual* (Weagant & Feng, 2017).

com ótimo em 7,6. Toleram muito bem condições alcalinas, em comparação com condições ácidas (FDA, 2012).

Y. enterocolitica é psicrotrófica, podendo crescer em temperaturas abaixo de 4 °C. O tempo de geração a 30 °C é de 34min, a 22 °C é de uma hora e a 7 °C é de cinco horas. Resiste ao congelamento e pode sobreviver por longos períodos em alimentos congelados (FDA, 2012).

Y. enterocolitica é uma espécie heterogênea, cujas cepas podem ser subdivididas em biotipos (com base em caracteres bioquímicos) e sorotipos (com base em características sorológicas somáticas e flagelares). Vários esquemas de biotipagem foram desenvolvidos ao longo dos anos, muitos deles ultrapassados. A 2ª edição do *Bergey's Manual of Systematic Bacteriology* (Bottone et al., 2005) dividiu as cepas em seis biotipos, com base nas características fenotípicas descritas no Quadro 21.2. A biotipagem e a sorotipagem são importantes nas investigações epidemiológicas, uma vez que nem todos os biotipos ou sorotipos são patogênicos. Por esse motivo, é recomendável que todas as cepas isoladas de alimentos suspeitos de envolvimento em surtos sejam encaminhadas a um laboratório de referência em *Yersinia*, familiarizado com os esquemas de biotipagem e sorotipagem correntes. Os biotipos mais comumente implicados em surtos de yersiniose são:

- Biotipo 4 do sorotipo 0:3 – infecções gastrointestinais na Europa, Canadá, África do Sul e, mais frequentemente, nos Estados Unidos.
- Sorotipo O:8 – o mais frequentemente isolado nos Estados Unidos, mas a frequência tem diminuído, sendo esporadicamente relatado em outras partes do mundo também.
- Sorotipo O:9 – é o segundo mais comum na Europa e Japão.

21.1.2. Epidemiologia

Três espécies de *Yersinia* são potencialmente patogênicas para o homem: *Y. pestis*, *Y. pseudotuberculosis* e *Y. enterocolitica*. A primeira, *Y. pestis* é o agente causador da peste bubônica, porém não é comumente associada com alimentos. *Y. enterocolitica* e *Y. pseudotuberculosis* causam gastroenterites (FDA, 2012).

Yersiniose é o nome atribuído à gastroenterite veiculada por alimentos e causada por *Y. enteroco-*

Quadro 21.2. Diferenciação dos biotipos de *Y. enterocolitica* (Bottone *et al.*, 2005).

Característica [a]	Biotipo					
	1A	1B	2	3	4	5
Atividade de lipase	+	+	-	-	-	-
Salicina ácido	+	-	-	-	-	-
Hidrólise da esculina	+/-	-	-	-	-	-
Xilose ácido	+	+	+	+	-	V
Trehalose ácido	+	+	+	+	+	-
Indol	+	+	V	-	-	-
Ornitina descarboxilase	+	+	+	+	+	+ (+)
Voges-Proskauer (VP)	+	+	+	+	+	+ (+)
Atividade de pirazinamidase	+	-	-	-	-	-
Sorbose ácido	+	+	+	+	+	-
Inositol ácido	+	+	+	+	+	+
Redução do nitrato	+	+	+	+	+	-
β-Glicosidase [b]	+	-	-	-	-	-

[a] Símbolos: + = positivo, - = negativo, (+) = lento, V = variável.

[b] Dados do *Bacteriological Analytical Manual* (Weagant & Feng, 2017)

litica e *Y. pseudotuberculosis*. Caracteriza-se por diarréia aguda e febre (principalmente em crianças pequenas), dor abdominal e linfadenite mesentérica aguda, simulando apendicite (em crianças mais velhas e adultos). Em alguns casos podem ocorrer complicações como eritema nodoso (em cerca de 10% dos adultos, principalmente mulheres), artrite pós-infecciosa (em 50% dos adultos infectados) e infecção sistêmica. Pode também ocorrer diarréia sanguinolenta em 10 a 30% das crianças infectadas por *Y. enterocolitica* (Informe-Net DTA, 2003).

A dose infectiva permanece desconhecida, mas é estimada entre 10^4 e 10^6 organismos. O período de incubação geralmente é de menos de dez dias, mas ocasionalmente pode levar meses. A duração varia de poucos dias a três semanas, a menos que que se transforme em enterocolite crônica, que pode durar vários meses. Os grupos de maior risco são crianças, indivíduos debilitados ou imunodeprimidos e idosos (FDA, 2012).

Segundo o Informe-Net DTA (2003), o reservatório dessas bactérias são os animais, principalmente suínos, que carregam *Y. enterocolitica* na faringe. *Y. pseudotuberculosis* é encontrada em várias espécies de aves e mamíferos, incluindo-se os roedores e outros pequenos mamíferos. Ambas as espécies são encontradas em suínos, pássaros, esquilos, gatos e cães. De acordo com FDA (2012), *Y. enterocolitica* não faz parte da flora normal humana, mas, tem sido isolada de fezes, feridas, escarro e linfonodos mesentéricos de seres humanos. Também tem sido encontrada no ambiente, como o solo e a água, mas a maioria das cepas isoladas não são patogênicas. *Y. pseudotuberculosis* tem sido isolada do apêndice doente de humanos. A transmissão se dá pela via fecal-oral, através da água e alimentos contaminados, ou por contato com indivíduos ou animais infectados. *Y. enterocolitica* tem sido isolada de leite cru, carne (bovina, suína, ovina), pescados, ostras e caranguejos. A refrigeração não reduz o risco de transmissão, porque *Y. enterocolitica* é psicrotrófica e se multiplica em alimentos refrigerados (FDA, 2012). A transmissão hospitalar também tem sido relatada, assim como a transmissão em transfusões de sangue, de doadores assintomáticos ou que tiveram gastroenterite leve (Informe-Net DTA, 2003).

21.1.3. Comentários sobre os métodos de análise

Os métodos de detecção de *Yersinia* em alimentos são baseados na sua natureza psicrotrófica, que permite o enriquecimento em baixas temperaturas, ou exploram a resistência a antibióticos e outras drogas, como cefsulodina, novobiocina, ticarcilina, irgasan, sais biliares, verde de malaquita e clorato de potássio. Além disso, as cepas de *Yersinia* são mais resistentes às condições alcalinas do que as demais bactérias Gram negativas, característica explorada na exposição das células a uma solução de KOH 0,5%, por curto período de tempo. No método da APHA, descrito no *Compendium of Methods for the Microbiological Examination of Foods* (Ceylan, 2015), o enriquecimento é feito a frio (10 °C por dez dias) no Caldo Peptona Sorbitol Bile (PSBB), que contém sais biliares, para inibir bactérias Gram positivas e sorbitol, metabolizado por *Yersinia enterocolitica*. Segue-se uma etapa de tratamento com KOH e o plaqueamento em dois meios de cultura, o Ágar MacConkey, de uso geral para isolamento de enterobactérias, e o Ágar Cefsulodina Irgasan Novobiocina (CIN), desenvolvido especificamente para *Yersinia enterocolitica*. No método ISO 10273, o enriquecimento é feito a 25 °C por 48 horas em dois caldos, o PSBB e um segundo mais seletivo, o Irgasan Ticarcilina Clorato (ITC). Após o tratamento com KOH, o plaqueamento é feito em CIN a partir dos dois caldos. Nos dois métodos, a confirmação das colônias típicas é feita através de uma bateria de testes bioquímicos.

21.2. Método APHA 41:2015 para presença/ausência de *Yersinia enterocolitica* em alimentos

Método da American Public Health Association (APHA), descrito no Capítulo 41 da 5ª edição do *Compendium of Methods for the Microbiological Examination of Foods* (Ceylan, 2015).

21.2.1 Material requerido para a análise

Enriquecimento e plaqueamento diferencial

- □ Caldo Peptona Sorbitol Bile (PSBB)
- □ Solução de hidróxido de potássio salina 0,5% (recém preparada)
- □ Placas de Ágar Cefsulodina Irgasan Novobiocina (CIN)
- □ Placas de Ágar MacConkey
- □ Estufa incubadora ajustada a 10 ºC
- □ Estufa incubadora ajustada a 30 ºC

Confirmação preliminar

- □ Tubos de Ágar Lisina Arginina Ferro (LAIA)
- □ Tubos de Ágar Uréia de Christensen
- □ Tubos ou placas de Ágar Bile Esculina
- □ Estufa incubadora ajustada a 22-26 ºC

Confirmação definitiva

- □ Ágar Gema de Ovo Anaeróbico (AEY)
- □ Caldo Infusão de Vitela
- □ Caldo Descarboxilase de Falkow com 0,5% de L-Lisina
- □ Caldo Descarboxilase de Falkow com 0,5% de L-Ornitina
- □ Caldo Descarboxilase de Falkow com 0,5% de L-Arginina
- □ Ágar Fenilalanina Deaminase
- □ Meio Teste de Motilidade
- □ Caldo Triptona 1%
- □ Caldo VM-VP
- □ Caldo Púrpura Base com 0,5% de manitol, sorbitol, celobiose, adonitol, inositol, sacarose, rhamnose, rafinose, melibiose, salicina, trehalose e xilose
- □ Ágar Citrato de Simmons
- □ Ágar Pirazinamidase
- □ Glicerol estéril
- □ Reagente de Kovacs para teste de oxidase
- □ Solução de cloreto férrico 10%
- □ Reagente de Kovacs para teste de indol
- □ Reagentes de VP para teste de Voges Proskauer (solução α-naftol 5%, solução KOH 40%, cristais de creatina)
- □ Reagente de beta-glicosidase (β-D-glicopiranosídeo)
- □ Solução de sulfato ferroso amoniacal 1% aquosa (recém preparada)
- □ Estufa incubadora a 35-37 ºC

21.2.2. Procedimento

O esquema da análise de *Yersinia enterocolitica* pelo método da APHA 41:2015 (Ceylan, 2015) encontra-se descrito na Figura 21.1. Antes de iniciar as atividades, ler atentamente as orientações do Capítulo 5, que apresenta todos os detalhes e cuidados envolvidos na detecção da presença/ausência de microrganismos. O procedimento descrito abaixo não apresenta esses detalhes, pressupondo que sejam conhecidos pelo analista.

Os alimentos destinados à detecção de *Y. enterocolitica* devem ser transportados e estocados sob refrigeração, não devendo ser congelados. A refrigeração não deve ser prolongada porque outras bactérias psicrotróficas também podem se multiplicar, dificultando o isolamento de *Yersinia.*

Cuidado. *Y. enterocolitica* é altamente infectiva e a detecção em alimentos deve ser conduzida por pessoal bem treinado, para garantir a segurança do analista e do laboratório. Recomenda-se que todo o manuseio de amostras suspeitas e de meios de cultura seja feito sobre bandejas e não diretamente sobre as bancadas. Que nenhuma coleta de líquido seja feita com a boca e sim com pipetadores e que, ao se trabalhar em capela de fluxo laminar, seja utilizado um modelo vertical, adequado ao manuseio de patógenos. Que se mantenha ao alcance das mãos um frasco de desinfetante como solução de cloro a 100ppm ou solução de álcool iodado, para descontaminar qualquer descarga inadvertida de material contaminado. Que todo o descarte de material seja precedido da descontaminação em autoclave a 121 ºC/30min. Na preparação e homogeneização das amostras para a análise, é particularmente importante que se tomem precauções para evitar a inalação das células de *Yersinia* eventualmente presentes. Para tanto, recomenda-se que a homogeneização seja feita preferencialmente em "stomacher", que reduz o risco de formação de aerossóis e que, na homogeneização em liquidificador, a tampa do copo seja protegida

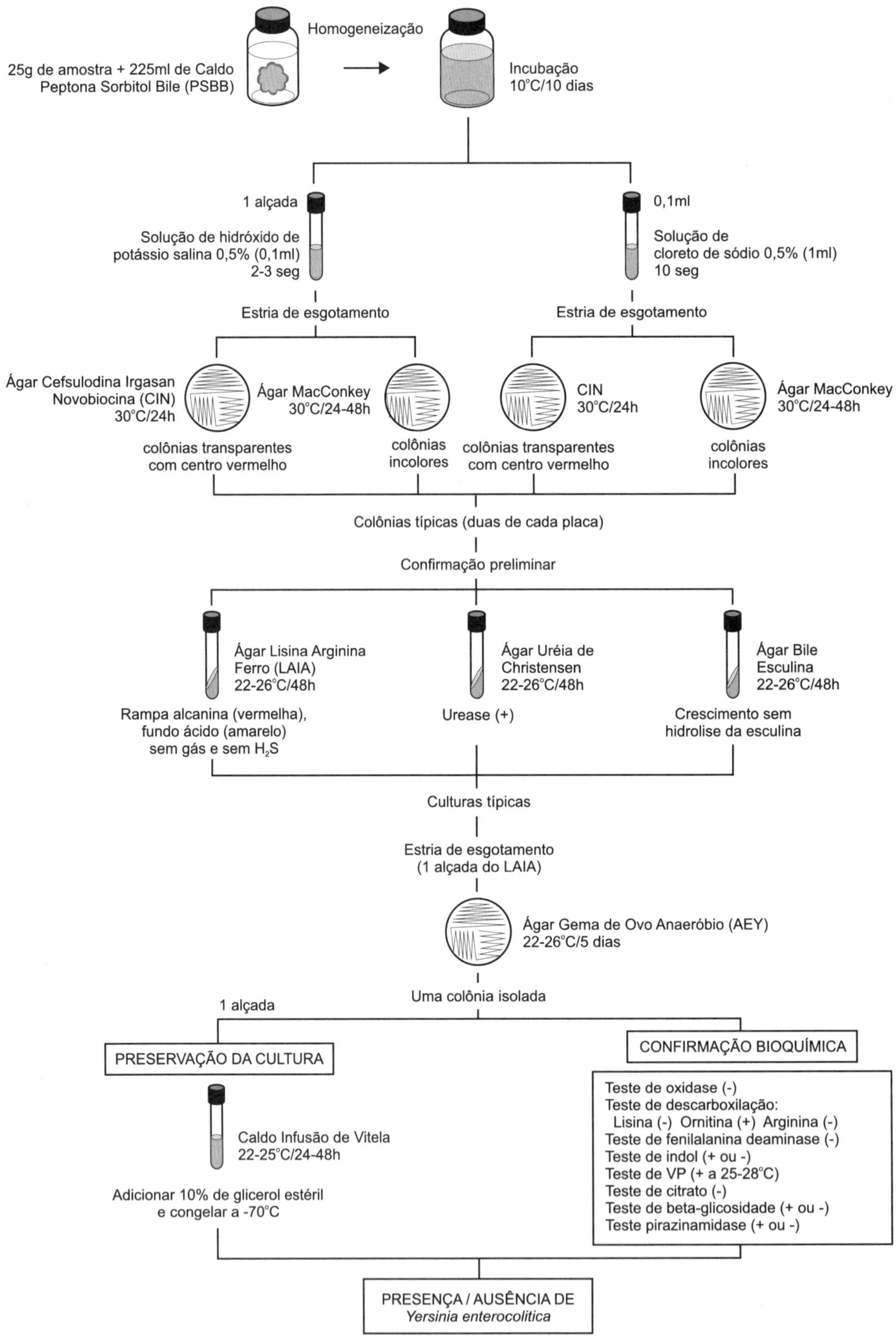

Figura 21.1. Esquema da análise de *Yersinia enterocolitica* pelo método de presença/ausência da APHA 41:2015 (Ceylan, 2015).

por papel amarrado com barbante, aguardando-se a acomodação do material homogeneizado antes da abertura do frasco.

a) Enriquecimento

Seguindo as orientações do Capítulo 2, homogeneizar 25g da amostra com 225 ml de Caldo Peptona Sorbitol Bile (PSBB). Incubar o caldo a 10 °C/10 dias.

Nota a.1) Se houver suspeita de uma contaminação alta por *Yersinia* o procedimento descrito no item b pode ser aplicado antes de incubar o Caldo PSBB, bem como depois.

b) Tratamento com KOH e plaqueamento diferencial

Transferir uma alçada da cultura obtida em PSBB para 0,1 ml de solução de hidróxido de potássio salina 0,5% (solução 0,5% de KOH, preparada usando solução aquosa 0,5% de NaCl como solvente). Agitar bem por 2-3 segundos e estriar (estrias de esgotamento) uma alçada do material no Ágar Cefsulodina Irgasan Novobiocina (CIN) e uma alçada no Ágar MacConkey. Repetir esse procedimento transferindo 0,1 ml da cultura para 1 ml de uma solução aquosa 0,5% de NaCl por 10 segundos e estriando o material nos mesmos meios. Incubar as placas de Ágar MacConkey a 30 °C/24-48h e as placas de Ágar CIN 30 °C/24h.

c) Confirmação preliminar

Selecionar duas ou mais colônias típicas de cada placa, para os testes de confirmação. No Ágar MacConkey, descartar todas as colônias vermelhas ou mucóides; *Y. enterocolitica* produz colônias pequenas (1-2mm em diâmetro), planas, incolores ou levemente rosadas. No Ágar CIN as colônias são pequenas (1-2mm), com centro vermelho-escuro e rodeadas por uma borda lisa incolor. Com o auxílio de uma agulha de inoculação, remover uma porção da massa de células, do centro da colônia típica e inocular os meios teste de confirmação preliminar, utilizando a mesma alçada para todos os meios. Não é necessário nem recomendável flambar a agulha e retirar outra porção da colônia, entre um meio e outro.

c.1) Teste de crescimento em Ágar Lisina Arginina Ferro (LAIA). Inocular cada colônia típica em um tubo de LAIA inclinado, por picada e estrias na rampa. Incubar os tubos a 22-26 °C/48h, com as tampas afrouxadas e observar as características de crescimento. As cepas de *Y. enterocolitica* vão apresentar rampa alcalina (vermelha), fundo ácido (amarelo), nenhuma produção de gás e não produção de H_2S (ausência de precipitado preto no meio de cultura).

c.2) Teste de urease. Inocular cada colônia típica em um tubo de Ágar Uréia de Christensen inclinado e incubar a 22-26 °C/48h. A ocorrência de viragem alcalina na rampa, de rosa claro ou pêssego para rosa escuro, indica resultado positivo. Permanência do meio na cor original indica resultado negativo. As cepas de *Y. enterocolitica* são urease positivas.

c.3) Teste de crescimento em Ágar Bile Esculina. Inocular cada colônia típica em um tubo ou placa de Ágar Bile Esculina (picada) e incubar a 22-26 °C/48h. Crescimento indica resistência à bile e escurecimento do ágar indica hidrólise da esculina. As cepas de *Y. enterocolitica* crescem na presença de bile e podem hidrolisar ou não a esculina.

d) Confirmação definitiva

Submeter à confirmação definitiva as culturas urease positivas, com reações típicas em LAIA e, preferencialmente, que não hidrolizam a esculina.

d.1) Reação de lipase. Utilizar a cultura obtida em LAIA para inocular (estrias de esgotamento) uma placa de Ágar Gema de Ovo Anaeróbico (AEY) e incubar a placa a 22-26 °C por dois a cinco dias. Verificar a reação de lipase, indicada pelo desenvolvimento de colônias oleosas e iridescentes como pérolas, rodeadas por um anel de precipitação e por uma zona clara e transparente, mais externa. Se estiver pura, utilizar a cultura em AEY para coloração de Gram e inoculação dos demais meios testes de confirmação abaixo.

Nota d.1. Plasmídios relacionados à virulência de *Yersinia* são facilmente perdidos nos repiques da cultura. Por esse motivo, é importante preservar as cepas suspeitas nessa etapa do ensaio, para eventuais testes posteriores de patogenicidade. Para tanto, inocular também um tubo de Caldo Infusão de Vitela, a partir da cultura em AEY, e incubar a 22-26 °C/48h. Após a incubação, adicionar glicerol estéril ao caldo, na quantidade necessária para concentração final 10%. Congelar imediatamente, preferencialmente a 70 °C negativos.

d.2) Teste de oxidase. Colocar um disco ou fita de papel de filtro no interior de uma placa de Petri e embeber o centro do papel com o reagente de Kovacs para teste de oxidase (solução aquosa 1% de cloridrato de N,N,N,N-tetrametil-p-fenilenodiamina). De preferência, utilizar discos ou tiras impregnados com o reagente, disponíveis comercialmente. Com uma alça de platina ou palitos estéreis (não utilizar alças de níquel-cromo), remover uma pequena quantidade da cultura e espalhar sobre o reagente no papel, observando se ocorre o desenvolvimento de uma cor azul intensa, em aproximadamente 10 segundos (teste positivo). O não-desenvolvimento da cor azul no intervalo de um minuto indica teste negativo. Não considerar qualquer alteração da cor do reagente após um minuto de contato com a cultura. O reagente de Kovacs é instável, devendo ser preparado no dia do uso. Havendo interesse em estocar, deve-se distribuir porções de 1-2 ml em frascos escuros e manter sob congelamento (-20 °C) até o momento do uso. O descongelamento deve ser feito três a quatro horas antes do uso e todo o volume descongelado não utilizado deve ser descartado.

d.3) Teste de descarboxilação da lisina, ornitina e arginina. Inocular a cultura em Caldo Descarboxilase de Falkow suplementado com 0,5% do aminoácido a ser testado. Cobrir a superfície do caldo com óleo mineral estéril e incubar a 22-26 °C/72h. Observar a ocorrência de viragem ácida do indicador (cor amarela), indicativa de teste negativo ou não (teste positivo).

d.4) Teste de fenilalanina deaminase. Inocular a cultura em Ágar Fenilalanina Deaminase e incubar 22-26 °C/72h. Adicionar à cultura na rampa, duas ou três gotas de solução de cloreto férrico 10%. O desenvolvimento de uma cor verde indica teste positivo.

d.5) Teste de motilidade a 22-26 e 35-37 °C. Inocular a cultura em dois tubos de Meio Teste de Motilidade, com uma agulha de inoculação (não utilizar alça para esse teste). Incubar um tubo a 22-26 °C/72h e o outro a 35-37 °C/24h, observando se houve migração de células para regiões fora da linha de inoculação (motilidade positiva), ou se o crescimento restringiu-se à região da picada (motilidade negativa).

d.6) Teste de indol. Inocular a cultura em Caldo Triptona 1% e incubar a 22-26 °C/72h. Adicionar cinco gotas do reagente de Kovacs a cada 4 ml de cultura e agitar levemente. Observar se há desenvolvimento de um anel vermelho-violeta na superfície do meio de cultura (teste positivo) ou se o anel permanece na cor amarela do reagente (teste negativo).

d.7) Teste de Voges-Proskauer (VP). Inocular a cultura em um tubo de Caldo VM-VP e incubar a 22-26 °C/48h. Para o teste de VP, transferir assepticamente 1 ml da cultura para um tubo de ensaio, adicionar os reagentes de VP, na seguinte ordem: 0,6 ml de solução de α-naftol 5% e agitar. Em seguida 0,2 ml de solução de KOH 40%, agitar e adicionar uma pitada leve de cristais de creatina, para acelerar a reação. Deixar descansar e observar periodicamente, por até quatro horas, o desenvolvimento de uma cor vermelha ou rósea no meio de cultura (teste positivo). A permanência do meio na cor do reagente (amarelada ou ligeiramente esverdeada) indica teste negativo.

d.8) Testes de fermentação de carboidratos. Inocular uma alçada de cada cultura em tubos de Caldo Púrpura Base suplementados com 0,5% dos seguintes carboidratos: manitol, sorbitol, celobiose, adonitol, inositol, sacarose, rhamnose, rafinose, melibiose, salicina, trehalose e xilose. Incubar a 22-26 °C/72h e observar se ocorre produção de ácido, com viragem da cor do meio de roxo para amarelo (teste positivo), ou se o meio permanece na cor roxa original (teste negativo).

d.9) Teste de citrato. Inocular uma alçada com inóculo leve de cada cultura na rampa de tubos de Ágar Citrato de Simmons e incubar a 22-26 °C/72h. Observar se há ocorrência de crescimento com viragem alcalina do indicador, alterando a cor do meio de verde para azul (teste positivo), ou não crescimento e não alteração de cor (teste negativo).

d.10) Teste de beta-glicosidase. Preparar o reagente de beta-glicosidase adicionando 0,1g de 4-nitrofenil-β-D-glicopiranosídeo em 100 ml de solução aquosa 0,666M de fosfato monossódico (NaH_2PO_4) pH 6,0. Dissolver e esterilizar por filtração. Emulsionar uma alçada da cultura em salina fisiológica e ajustar para três na escala McFarland. Adicionar 0,75 ml dessa suspensão a 0,25 ml do reagente e incubar a 30 °C uma noite. Observar o desenvolvimento de uma cor amarela (teste positivo) no meio de cultura ou não (teste negativo).

d.11) Teste de pirazinamidase. Inocular uma alçada na rampa do Ágar Pirazinamidase e incubar a 22-26 °C/72h. Adicionar sobre a rampa 1 ml de solução de sulfato ferroso amoniacal 1% aquosa (recém preparada) e observar. O desenvolvimento de uma cor rosa em 15min é indicativa da presença de ácido pirazinóico, formado por ação da enzima pirazinamidase (teste positivo). O não desenvolvimento da cor rosa indica teste negativo.

d.12) Teste de de autoaglutinação. Inocular a cultura em dois tubos de Caldo VM-VP. Incubar um tubo a 22-26 °C/24h (pode ser o mesmo tubo usado no teste de VP) e o outro a 35-37 °C/24h. As culturas presuntivas para presença de plasmídios virulentos vão apresentar as seguintes características: No tubo incubado a 22-26 °C, apenas turvação normal de todo o caldo, decorrente do crescimento. No tubo incubado a 35-37 °C, aglutinação das células nas paredes ou no fundo do tubo e sobrenadante claro, sem turvação. Qualquer outra combinação de resultados nesses dois tubos é considerada negativa para a presença de plasmídios virulentos.

e) Interpretação dos resultados

As cepas de *Yersinia* são bastonetes Gram negativos oxidase negativos. Utilizar os Quadros 21.1 e 21.2 para determinar a espécie e o biotipo das cepas submetidas à confirmação.

21.3. Método ISO 10273:2017 para presença/ausência de *Yersinia enterocolitica* patogênica em alimentos

Método da International Organization for Standardization, aplica-se a alimentos de consumo humano, rações animais e ambiente de fabricação e manipulação de alimentos.

21.3.1 Material requerido para a análise

Enriquecimento e plaqueamento diferencial

- □ Caldo Peptona Sorbitol Bile (PSBB)
- □ Caldo Irgasan Ticarcilina Clorato (ITC)
- □ Solução de Hidróxido de Potássio Salina 0,5%
- □ Ágar Cefsulodina Irgasan Novobiocina (CIN)

Screening para espécies patogênicas

- □ Ágar Nutriente (NA) ou Ágar Tripticase de Soja (TSA)
- □ Ágar Ureia de Christensen
- □ Ágar Vermelho Congo Oxalato de Magnésio (CR-MOX)
- □ Ágar Bile Esculina
- □ Ágar Pirazinamidase
- □ Solução de Sulfato Ferroso Amoniacal

Confirmação de *Yersinia enterocolitica* patogênica

- □ Caldo Descarboxilase com 0,5% de aminoácido (L-lisina e L-arginina)
- □ Vaselina líquida, parafina ou óleo mineral estéril

- Ágar Fenilalanina Deaminase
- Solução de Cloreto Ferrico 10%
- Caldo Vermelho de Fenol (formulação ISO 10273) com 1% de carboidratos (sacarose, rhamnose, melibiose e sorbitol)
- Ágar Citrato de Simmons

Biotipagem de *Yersinia enterocolitica* (opcional)

- Caldo Vermelho de Fenol (formulação ISO 10273) com 1% de carboidratos (xilose, trehalose e salicina)
- Ágar Tween Esterase
- Caldo Triptona Triptofano (composição ISO 10273)
- Reagente de Kovacs para Teste de Indol

Incubação

- Estufa incubadora regulada a 25±1 °C
- Estufa incubadora regulada a 30±1 °C
- Estufa incubadora regulada a 37±1 °C

21.3.2. Procedimento

O esquema da análise de *Yersinia enterocolitica* pelo método ISO 10273:2017 encontra-se descrito na Figura 21.2.

Antes de iniciar as atividades, ler atentamente as orientações do Capítulo 5, que apresenta todos os detalhes e cuidados envolvidos na detecção da presença/ausência de microrganismos. O procedimento descrito abaixo não apresenta esses detalhes, pressupondo que sejam conhecidos pelo analista.

Precauções recomendadas pela ISO 10273:2017: Os testes para detecção de *Yersinia enterocolitica* patogênica devem ser realizados em laboratórios adequadamente equipados, com medidas rigorosas para descarte de materiais incubados. Somente técnicos familiarizados e treinados em práticas de laboratório devem realizar as análises, sob o controle de um microbiologista qualificado. É de responsabilidade do usuário estabelecer práticas apropriadas de segurança e saúde e garantir a conformidade com quaisquer condições regulamentares nacionais.

a) Enriquecimento e plaqueamento direto

Seguindo as orientações do Capítulo 2, homogeneizar 25g da amostra com 225 ml de Caldo Peptona Sorbitol Bile (PSBB) (diluição 10^{-1}). A partir dessa diluição 10^{-1} em PSBB inocular 10 ml em 90 ml de Caldo Irgasan Ticarcilina Clorato (ITC) e, adicionalmente, plaquear (plaqueamento em superfície) 1 ml do PSBB em Ágar Cefsulodina Irgasan Novobiocina (CIN), distribuindo o volume de 1 ml em quatro placas de CIN.

Incubar o PSBB a 25±1 °C por 44±4 horas sem agitação (enriquecimento não seletivo).

Incubar o ITC a 25±1 °C por 44±4 horas sem agitação (enriquecimento seletivo).

Incubar as placas de CIN a 30±1 °C por 24±2 horas (plaqueamento direto sem enriquecimento).

b) Tratamento com KOH e plaqueamento diferencial

Após a incubação, transferir 0,5 ml do Caldo PSBB para 4,5 ml de solução de hidróxido de potássio salina 0,5% e, após 20±5 segundos, estriar (estrias de esgotamento) uma alçada do material no Ágar Cefsulodina Irgasan Novobiocina (CIN). Repetir este procedimento a partir do Caldo ITC. Incubar todas as placas, invertidas, a 30±1 °C por 24 ±2 horas.

Uma placa de ágar cromogênico também pode ser inoculada a partir do PSBB e do ITC tratado com KOH. Se usada, incubar as placas do meio cromogênico de acordo com as instruções do fabricante.

Nota b.1) É essencial para o desempenho do método que a solução de hidróxido de potássio salina 0,5% seja preparada no máximo um dia antes do uso.

Nota b.2) Pode ser vantajoso inocular placas de ágar CIN com culturas de PSBB e ITC sem o tratamento com KOH. E considerando-se que o tratamento com KOH dilui em 10 vezes o caldo enriquecido, pode ser vantajoso que, além da alçada, o Ágar CIN seja também inoculado com 0,1 ml da solução salina de KOH (plaqueamento em superfície).

Nota b.3) É requerida a inoculação de cepas de controle no ágar CIN e no ágar cromogênico. Podem ser usadas as cepas de *Yersinia enterocolitica* WDCM 00216 (biosorotipo 4/O:3), WDCM 00215 (biosorotipo 2/O:9), e WDCM 00160 (biosorotipo 1B/O:8)

c) Seleção das colônias e purificação das culturas para confirmação

Após 24 horas de incubação verificar a presença de colônias típicas de *Y. enterocolitica* nas

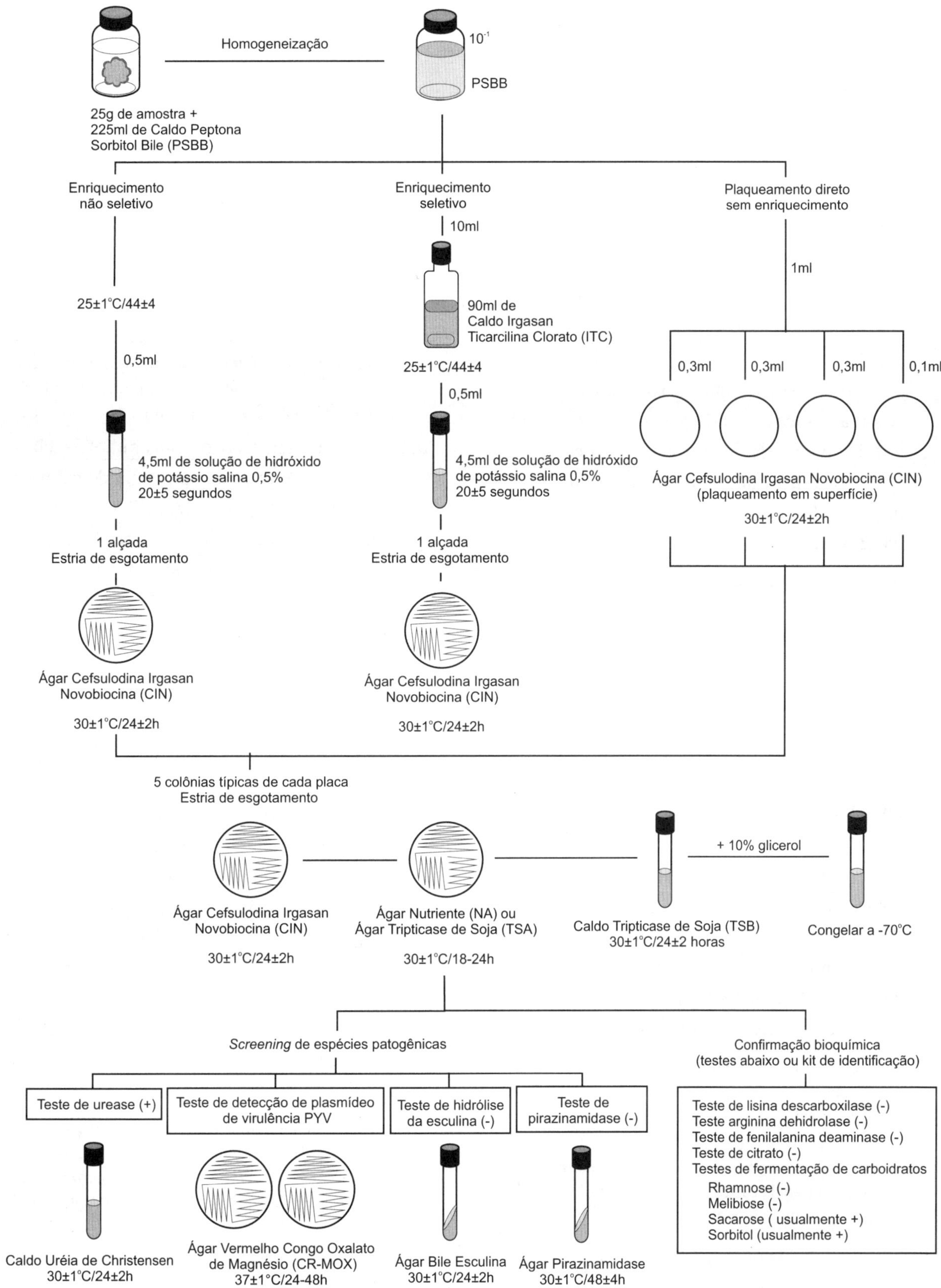

Figura 21.2. Esquema da análise de *Yersinia enterocolitica* pelo método de presença/ausência da ISO 10273:2017.

placas. No Ágar CIN as colônias são pequenas (≤1mm), com um centro vermelho e bordas transparentes (não iridescentes e com aparência granular sob luz obliqua).

Nota c.1) De acordo com a ISO 10273:2017, a luz oblíqua ajuda a distinguir as colônias de *Y. enterocolitica* das colônias das demais espécies de *Yersinia* e de outras bactérias.

Nota c.2) No caso de crescimento muito denso da flora acompanhante nas placas CIN o tamanho da colônia de *Yersinia enterocolitica* patogênica pode ser menor e o centro vermelho típico pode não ser tão perceptível ou ausente.

Selecionar para as etapas subsequentes cinco colônias típicas de cada placa e, se houver menos de cinco, selecionar todas. Purificar as culturas por estrias de esgotamento em uma nova placa de Ágar CIN, incubando a 30±1 °C por 24±2 horas.

Nota c.3) Estriar também as cepas controle *Y. enterocolitica* WDCM 00216 (biosorotipo 4/O:3), WDCM 00215 (biosorotipo 2/O:9) e uma cepa do biotipo 1A nas placas de CIN, para comparação da morfologia das colônias. Também pode ser vantajoso purificar as colônias típicas em um meio cromogênico.

Descartar as placas com colônias atípicas. No caso de culturas mistas (colônias típicas e atípicas), purificar novamente as colônias típicas no ágar CIN.

Uma vez purificadas, estriar as culturas em Ágar Nutriente (NA) ou Ágar Tripticase de Soja (TSA), incubar a 30±1 °C por 18-24 horas (ou até crescimento satisfatório) e usar a cultura do NA ou TSA para preservação e realização dos testes de confirmação.

Nota c.4) Se houver confirmação das culturas isoladas no plaqueamento direto não é necessário submeter à confirmação as colônias obtidas após o enriquecimento. No entanto, para fins epidemiológicos ou durante investigações de surtos, pode ser benéfica a confirmação de cinco colônias suspeitas de cada placa inoculada após o enriquecimento.

d) Screening para espécies patogênicas de *Yersinia*

d.1) Teste de urease. Inocular cada cultura em tubos de Caldo Uréia de Christensen e incubar a 30±1 °C por 24±2 horas (com as tampas dos tubos afrouxadas para permitir condições aeróbias). O desenvolvimento de uma cor rósea escura (pink) indica teste positivo. Cor laranja amarelado indica teste negativo. As cepas patogênicas de *Yersinia* são urease positivas.

Nota d.1.1) Inocular também as cepas controle positivas (WDCM 00216 = *Y. enterocolitica*, biosorotipo 4/O:3 ou WDCM 00160 = *Y. enterocolitica*, biosorotipo 1B/O:8).

Nota d.1.2) Algumas cepas patogênicas de *Yersinia enterocolitica* podem exigir mais de sete dias de incubação para evidenciar o resultado positivo, dependendo da marca do Caldo Ureia de Christensen usado no teste.

d.2) Teste de detecção do plasmídio de virulência (pYV) (teste de exigência de cálcio a 37 °C). Em cada placa NA ou TSA tocar em várias colônias e estriar o material em duas placas de Ágar Vermelho Congo Oxalato de Magnésio (CR-MOX). Incubar as placas a 37±1 °C por 24-48 horas. Se necessário, examinar as placas após 24 horas e, se não houver colônias positivas, continuar a incubação por mais 24 horas. A reação é considerada positiva se houver desenvolvimento de minúsculas colônias vermelho-alaranjadas (ligação ao vermelho do congo), indicando crescimento dependente de cálcio a 37 °C. Esta é uma característica típica de *Y. enterocolitica* patogênica, porque o plasmídeo de virulência (pYV) determina as características de patogenicidade, dentre elas o crescimento dependente de cálcio, que só é expressado a 37 °C. A reação é considerada negativa quando as placas contêm apenas colônias incolores.

Nota d.2.1) Inocular também as cepas controle positivo WDCM 00216 (*Y. enterocolitica*, biosorotipo 4/O:3) e controle negativo WDCM 00160 (*Y. enterocolitica*, biosorotipo 1B/O:8, plasmid-free) ou WDCM 00217 (*Yersinia intermedia*).

Nota d.2.2.) Para melhor distinção entre reações positivas e negativas é vantajoso inocular cada cultura em duas placas CR-MOX paralelas, incubando uma placa a 37 °C e a outra a 25 °C. A placa incubada a 25 °C sempre produzirá reação negativa (mesmo que a cepa contenha pYV), facilitando a comparação com o possível resultado positivo a 37 ºC.

Nota d.2.3) Numa cultura pura é normal a presença de colônias contendo células com plasmídeo pYV e colônias contendo células livres de plasmídeo. A coleta de inóculo de várias colônias ajuda a evitar a escolha de células bacterianas livres do plasmídeo.

Nota d.2.4) O plasmídeo de virulência (pYV) pode ser perdido espontaneamente em laboratório durante o armazenamento e repique das culturas. Assim sendo, o teste para o plasmídeo de virulência deve ser realizado logo no estágio inicial da etapa de confirmação.

d.3) Preservação. Para evitar a perda espontânea do plasmídeo de virulência (pYV) deve-se preservar todas as culturas positivas nos testes de urease e detecção do plasmídio, imediatamente após a obtenção dos resultados destes testes. Para tanto, tomar uma alçada de cada cultura a partir das placas de NA ou TSA e inocular em Caldo Tripticase de Soja (TSB). Incubar os tubos de TSB a 30±1 ºC por 24±2 horas, adicionar glicerol estéril a cada tubo na quantidade necessária para atingir a concentração de 10% e congelar preferencialmente a 70 ºC negativos para manutenção.

d.4) Teste de hidrólise da esculina. Inocular cada cultura em tubos de Ágar Bile Esculina, por estrias na rampa. Incubar a 30±1 ºC por 24±2 horas. O desenvolvimento de um halo preto em redor das colônias indica teste positivo.

Nota d.4.1) Este teste é equivalente ao de fermentação da salicina na determinação da patogenicidade.

Nota d.4.2) Inocular também as cepas controle negativo WDCM 00216 (*Y. enterocolitica*, biosorotipo 4/O:3) ou WDCM 00160 (*Y. enterocolitica*, biosorotipo 1B/O:8) e controle positivo *Y. enterocolitica* biotipo 1A ou *Yersinia intermedia* WDCM 00217.

d.5.) Teste de pirazinamidase. Inocular cada cultura em tubos de Ágar Pirazinamidase, estriando uma área grande da rampa com inóculo pesado. Incubar os tubos a 30±1 ºC por 48±4 horas. Adicionar aos tubos 1 ml de uma solução 1% de Sulfato Ferroso Amoniacal e observar o desenvolvimento de uma cor rósea amarronzada em 15 minutos, indicativa de teste positivo (presença do ácido pirazinóico formado pela ação da enzima pirazinamidase).

Nota d.5.1) Usar apenas soluções recém-preparadas de Sulfato Ferroso Amoniacal, porque a ocorrência de falsos resultados positivos aumenta com o uso de soluções velhas.

Nota d.5.2) Inocular também as cepas controle negativo WDCM 00216 (*Y. enterocolitica*, biosorotipo 4/O:3) ou WDCM 00160 (*Y. enterocolitica*, biosorotipo 1B/O:8) e controle positivo *Y. enterocolitica* biotipo 1A ou *Yersinia intermedia* WDCM 00217.

Interpretação dos testes de patogenicidade. Culturas urease positivas, esculina negativas e pirazinamidase negativas podem ser consideradas cepas patogênicas de *Yersinia*. A presença do plasmídio de virulência é outra forte indicação de patogenicidade.

e) Testes de confirmação para *Yersinia enterocolitica* patogênica

Submeter à confirmação apenas as culturas consideradas patogênicas nos testes anteriores.

Galerias miniaturizadas de testes bioquímicos podem ser usadas nesta etapa, desde que incluam os testes indicados abaixo.

e.1) Teste de lisina e descarboxilase e arginina dehidrolase. Inocular cada cultura em tubos de Caldo Descarboxilase com 0,5% de lisina e tubos de caldo com 0,5% de arginina, logo abaixo da superfície do caldo. Cobrir a superfície do meio com 1 ml de vaselina líquida, parafina ou óleo mineral estéril. Incubar os tubos a 30±1 ºC por 24±2 horas. Turvação e viragem do meio para roxo indicam teste positivo. Viragem para amarelo indica teste negativo.

e.2) Teste de fenilalanina deaminase. Inocular cada cultura em tubos de Ágar Fenilalanina Deaminase, estriando uma área grande da rampa. Incubar os tubes a 30±1 ºC por 24±2 horas. Adicionar duas ou três gotas de uma Solução de Cloreto Férrico a 10% sobre a rampa e observar. O desenvolvimento de uma cor verde indica reação positiva.

e.3) Testes de fermentação de carboidratos. Inocular cada cultura em tubos de Caldo Vermelho de Fenol (formulação ISO 10273) com 1% de carboidrato (sacarose, rhamnose, melibiose e sorbitol). Incubar os tubos a 30±1 °C por 24±2 horas. Viragem do meio para amarelo indica teste positivo. Viragem para vermelho indica teste negativo.

e.4) Teste de citrato. Tomar uma colônia da cultura e homogeneizar com uma gota de solução salina a 0,9% (esta etapa de lavagem remove o excesso de nutrientes do inóculo, que poderiam levar a falsas reações positivas). Estriar a suspensão em placas de Ágar Citrato de Simmons e incubar a 30±1 °C por 24±2h. Crescimento visível com mudança da cor do meio para azul indicam uma reação positiva. Uma coloração azul fraca também é considerada positiva.

Nota e.4.1) Inocular também as cepas controle negativo WDCM 00216 (*Y. enterocolitica*, biosorotipo 4/O:3) ou WDCM 00160 (*Y. enterocolitica*, biosorotipo 1B/O:8) e controle positivo *Yersinia intermedia* WDCM 00217.

Nota e.4.2) Este teste pode mostrar falso resultado positivo em alguns kits comerciais de identificação bioquímica.

Nota e.4.3) Este teste é útil para diferenciar *Y. enterocolitica* (negativa) de espécies relacionadas como *Yersinia intermedia*, *Yersinia frederiksenii*, *Yersinia rohdei* e *Yersinia aldovae* (positiva ou variáveis).

Interpretação dos testes de confirmação para *Yersinia enterocolitica* patogênica. A presença de *Yersinia enterocolitica* patogênica em uma amostra é confirmada se pelo menos uma cultura urease positiva e esculina e pirazinamidase negativas apresentarem as seguintes características típicas: urease (+), lisina decarboxylase (-), arginina dihidrolase (-), fenilalanina deaminase (-), sacarose (+) (cepas negativas podem ocorrer), sorbitol (+) (cepas negativas podem ocorrer), rhamnose (-), melibiose (-) e citrato (-).

f) Biotipagem de *Yersinia enterocolitica* (opcional)

A biotipagem completa inclui os seguintes testes: fermentação da xilose, tween esterase, fermentação da salicina (opcional), fermentação da trehalose e teste de indol, além dos testes de hidrólise da esculina e pirazinamidase descritos no item d.

f.1) Testes adicionais de fermentação de carboidratos. Inocular cada cultura em tubos de Caldo Vermelho de Fenol (formulação ISO 10273) com 1% de carboidrato (xilose, threalose e salicina). Incubar os tubos a 30±1 °C por 24±2 horas. Viragem do meio para amarelo indica teste positivo. Viragem para vermelho indica teste negativo.

f.2.) d.4) Teste de tween esterase. Estriar cada cultura em placas de Ágar Tween Esterase. Incubar as placas a 25±1 °C por 44±4 horas. A formação de uma zona opaca de precipitação (cristais de oleato de cálcio) indica teste positivo.

Nota f.2.1) Algumas cepas de *Y. enterocolitica* biotipo 1B podem apresentar reação positiva lenta ou fraca. Nestes casos a reação é mais bem visualizada em meio com gema de ovo (teste de lipase).

f.3) Teste de indol. Tomar a massa de crescimento de pelo menos cinco colônias de cada cultura e inocular em tubos de Caldo Triptona (composição ISO 10273). Incubar os tubos a 30±1 °C por 48±4 horas. Para realizar o teste de indol, adicionar 1 ml do Reagente de Kovacs para teste de indol a cada 5 ml de cultura e manter em repouso por 10 a 15 minutos (temperatura ambiente). O desenvolvimento de um anel vermelho na superfície do caldo indica reação positiva. Anel castanho amarelado indica resultado negativo.

Interpretação dos testes de biotipagem

Interpretar de acordo com o Quadro 21.3. Os biotipos 1B, 2, 3, 4 e 5 são reconhecidos como patogênicos e contêm o plasmidio de virulência pYV, embora este plasmídio possa ser perdido nas repicagens em laboratório.

Quadro 21.3. Biotipos de *Yersinia enterocolitica* conforme a ISO 10273:2017.

Característica	Biotipo					
	1A[a]	1B	2	3	4	5
Esculina/Salicina	+	-	-	-	-	-
Xilose	+	+	+	+	-	D[c]
Trehalose	+	+	+	+	+	-
Pirazinamidase	+	-	-	-	-	-
Tween esterase	+	+[b]	-	-	-	-
Indol	+	+	(+)	-	-	-

[a]O biotipo 1A geralmente é considerado não patogênico, mas há indicações de que uma pequena proporção das cepas pode ser patogênica.

[b]A reação de tween esterase do biotipo 1B pode ser fraca ou lenta.

[c]D = reação frequentemente fraca ou lenta.

21.4. Referências

BOTTONE, E.J., BERCOVIER, H. & MOLARET, H.H., 2005. Genus XLI *Yersinia*. In: BRENNER, D.J., KRIEG, N.R. & STALEY, J.T. (eds), *Bergey's Manual of Systematic Bacteriology*. 2nd edition, Volume 2. New York, NY: Springer Science+Business Media Inc. pp.838-848.

CEYLAN, E., 2015. *Yersinia*. In: SALFINGER, Y. & TORTORELLO, M.L. (eds), *Compendium of Methods for the Microbiological Examination of Foods*. 5th edition. Washington, DC: American Public Health Association (APHA). Chapter 41, pp.549-564.

FDA, 2012. *Yersinia enterocolitica*. In: Food and Drug Administration, *Bad Bug Book, Foodborne Pathogenic Microorganisms and Natural Toxins*. 2nd edition. Disponível no site: https://www.fda.gov/media/83271/download [acesso em 18/01/2021]. pp.18-21.

HURST, M.R.H., BECHER, S.A., YOUNG, S.D. *et al.*, 2011. *Yersinia entomophaga* sp. nov., isolated from the New Zealand grass grub *Costelytra zealandica*. *International Journal of Systematic and Evolucionary Microbiology*, 61:844-849.

ICMSF (International Commission on Microbiological Specifications for Foods), 2018. *Microrganisms in Foods 7. Microbiological Testing in Food Safety Management*. 2nd edition. Switzerland: Springer International Publishing AG.

INFORME-NET DTA, 2003. *Yersinia enterocolitica/Yersinia pseudotuberculosis. Manual das Doenças Transmitidas por Alimentos*. São Paulo: Centro de Vigilância Epidemiológica - CVE, Secretaria de Estado da Saúde de São Paulo. Disponível no site: http://www.cve.saude.sp.gov.br/htm/hidrica/yersi_entero.htm [acesso em 30/06/2016].

ISO 10273. *Microbiology of the food chain - Horizontal method for the detection of pathogenic Yersinia enterocolitica*.3rd edition, 2017. International Organization for Standardization.

LPSN, 2021. *List of Prokaryotic Names with Standing in Nomenclature*. Online. Disponível no site https://www.bacterio.net/ [acesso em 10/01/2021].

MERHEJ, V., ADÉKAMBI, T., PAGNIER, I. *et al.*, 2008. *Yersinia massiliensis* sp. nov., isolated from fresh water. *International Journal of Systematic and Evolucionary Microbiology*, 58:779-784.

MURROS-KONTIAINEN, A., FREDRIKSSON-AHOMAA, M., KORKEALA, H. *et al.*, 2011a. *Yersinia nurmii* sp. nov. *International Journal of Systematic and Evolucionary Microbiology*, 61:2368-2372.

MURROS-KONTIAINEN, A., JOHANSSON, P., NISKANEN, T. *et al.*, 2011b. *Yersinia pekkanenii* sp. nov. *International Journal of Systematic and Evolucionary Microbiology*, 61:2363-2367.

SOUZA, R.A., FALCÃO, D.P. & FALCÃO, J.P., 2011. Emended description of *Yersinia massiliensis*. *International Journal of Systematic and Evolucionary Microbiology*, 61:1094-1097.

SPRAGUE, L.D., SCHOLZ, H.C., AMANN, S. *et al.*, 2008. *Yersinia similis* sp. nov. *International Journal of Systematic and Evolucionary Microbiology*, 58:952-958.

SPRAGUE, L.D. & NEUBAUER, H., 2005. *Yersinia aleksiciae* sp. nov. *International Journal of Systematic and Evolucionary Microbiology*, 55:831-835.

SAVIN, C., MARTIN, L., BOUCHIER, C. *et al.*, 2014. The *Yersinia pseudotuberculosis* complex: characterization and delineation of a new species, *Yersinia wautersii*. *International Journal of Medical Microbiology*, 304:452-463.

WEAGANT, S.D. & FENG, P., 2017. *Yersinia enterocolitica*. In: Food and Drug Administration, *Bacteriological Analytical Manual Online*. Chapter 8. Disponível no site: https://www.fda.gov/food/laboratory-methods-food/bam-chapter-8-yersinia-enterocolitica [acesso em 19/01/2021].

22 Contagem de esporos de bactérias

Revisões da 6ª edição

Não foram inseridas no texto as alterações de nomenclatura bacteriana vigentes em dezembro de 2020, que podem ser consultadas no Anexo 2 deste Manual.

Item 22.7 (revisado) Substituída a versão de 2007 (2ª edição) pela de 2019 (3ª edição) do Método IFU 12 para *Alicyclobacilus*, com alterações em quase todos os itens.

22.1. Introdução

Esporos são estruturas de resistência das bactérias e, uma vez formados, permanecem em estado de dormência. Ao contrário das células vegetativas, não apresentam atividade metabólica, e não se multiplicam, mas, em condições favoráveis, podem germinar e dar origem a novas células vegetativas.

Os esporos são resistentes a condições ambientais que seriam letais para as células vegetativas. Suportam o congelamento, a desidratação, a irradiação, a presença de conservantes, o tratamento com desinfetantes e a exposição a altas temperaturas. Devido à resistência térmica, são particularmente deletérios nos alimentos submetidos ao processo de esterilização comercial, onde a microbiota competidora é eliminada pelo calor. Nos ingredientes desses produtos, devem ser controlados, porque contagens elevadas aumentam a probabilidade de sobrevivência e posterior germinação no alimento processado. Os ingredientes mais comumente utilizados na formulação de produtos comercialmente estéreis são leite cru, leite em pó, condimentos, amido, açúcar, frutas, sucos de frutas, vegetais e cereais.

22.1.1. O esporo bacteriano

Endosporo é o nome usado quando a estrutura é formada intracelularmente, antes de ser liberado para o ambiente. Os esporos são formados no final da fase de crescimento exponencial e sua formação pode ser induzida por vários fatores, como densidade populacional, privação nutricional, temperatura de crescimento, pH do ambiente, disponibilidade de oxigênio, presença e concentração de sais minerais, carbono e fontes de fósforo (Logan & De Vos, 2009b).

Sequência de formação do esporo. Hilbert & Piggot (2004) avaliaram a formação de esporos resistentes ao calor a partir de células vegetativas de *Bacillus subtilis*, o que leva cerca de sete horas a 37 °C. Os autores descreveram a sequência básica de alterações morfológicas durante a esporulação, que é semelhante para *Bacillus* e *Clostridium*. **Fase 0** é a célula vegetativa. **Fase I** é a formação de um filamento axial da cromatina, com duas cópias do cromossomo. **Fase II** é a divisão celular assimétrica, para formar uma célula maior (célula mãe ou esporângio) e uma célula menor (presporo ou foresporo). **Fase III** é engolfamento do presporo pela célula mãe. **Fase IV** é a formação do córtex, com duas camadas de peptidoglicano em torno da presporo, e a formação da parede das células germinativas primordiais (que irão formar a camada de peptidoglicano de uma nova célula após a germinação). **Fase V** é a construção da capa, uma estrutura complexa de proteínas na superfície exterior do presporo. Depois que o córtex e a capa são formados o presporo desidrata e adquire sua aparência brilhante. **Fase VI** é a maturação, quando o esporo adquire sua refratividade e resistência plena.

Estrutura do esporo. Driks (2004) descreveu a estrutura dos esporos de *Bacillus*, que é composta de várias camadas concêntricas. A camada interior é o núcleo, onde está localizado o cromossomo. O núcleo é preenchido com pequenas proteínas solúveis em ácido (small acid-soluble proteins - SASP), que saturam o DNA e mantém o material genético num estado cristalino estável. As SASPs são sintetizadas apenas durante a esporulação e são degradadas quando a germinação do esporo começa. Ligam-se ao DNA e alteram as propriedades conformacionais e químicas da molécula, que se torna menos reativa a vários produtos químicos.

Em redor do núcleo há uma membrana lipídica e, em seguida, uma camada espessa de peptidoglicano especializado, o córtex, o que difere do peptidoglicano normalmente encontrado na parede celular. O córtex é responsável pela baixa atividade de água do esporo.

Rodeando o córtex há a complexa estrutura de proteína da capa, em várias camadas, que serve de barreira contra a entrada de grandes moléculas tóxicas e desempenha um papel na germinação. Os esporos de *B. anthracis* e de algumas outras espécies de *Bacillus* possuem uma camada adicional, o exosporium, que é separada do revestimento por um espaço substancial. Sua forma varia de uma espécie para outra e sua função é desconhecida.

Mecanismos de resistência do esporo. Nicholson *et al.* (2000) fizeram uma revisão sobre os mecanismos de resistência dos esporos, que ainda não são bem compreendidos. A genética é extremamente importante para a resistência ao calor: os esporos de termófilos são mais resistentes do que os esporos de mesófilos, que por sua vez são mais resistentes do que os esporos de psicrófilos. As condições de esporulação também têm um efeito significativo, particularmente a temperatura, uma vez que esporulação a uma elevada temperatura resulta em esporos com maior resistência ao calor. O teor de água do núcleo parece estar inversamente relacionado com a resistência dos esporos ao calor. A capa parece impedir o acesso de enzimas capazes de lizar o peptidoglicano do córtex e proteger contra o peróxido de hidrogênio e a radiação UV. As SASPs parecem proteger o DNA do calor e de danos oxidativos. Logan & De Vos (2009b) também fazem referência ao ácido piridina-2-6-dicarboxilico, também chamado de ácido dipicolínico (DPA), um componente único dos esporos, que compreende 5-14% do peso seco. O Ca^{2+} e outros cátions divalentes estão quelados ao DPA, mas o seu papel exato na resistência de esporos ainda é incerto.

Germinação. Logan & De Vos (2009b) descreveram o mecanismo de germinação no gênero *Bacillus*, que envolve três etapas: ativação, germinação e crescimento. A ativação pode ser conseguida por aplicação de calor (tempo e temperatura subletais para o microrganismo) ou por envelhecimento em baixa temperatura. Os esporos de várias espécies não requerem o passo de ativação, mas os métodos para o isolamento de esporos em alimentos sempre usam o calor, para destruir as células vegetativas.

A germinação pode ser induzida por exposição a nutrientes como aminoácidos e açúcares, por misturas destes, por não-nutrientes (dodecilamina, por exemplo), por enzimas e por alta pressão hidrostática. Para muitas espécies, L-alanina é um germinante importante, enquanto a D-alanina atua como inibidor competitivo, podendo ligar-se no mesmo local da L-alanina.

Uma vez quebrada a dormência do esporo, o córtex é rapidamente hidrolisado, as SASPs são degradadas e refratilidade desaparece. O protoplasto do esporo germinado então cresce, observando-se um visível inchamento, devido à absorção de água. A biossíntese recomeça e uma nova célula vegetativa emerge quando a capa do esporo é destruída.

Resistência térmica. A resistência térmica é avaliada através dos parâmetros **D** (tempo de redução decimal) e **z** (coeficiente de temperatura). O valor D, também chamado de razão letal, é definido como o tempo necessário para reduzir a um décimo a população de um dado microrganismo, a uma dada temperatura. O valor z é definido como a variação de temperatura necessária para provocar uma variação de dez vezes no valor D, ou seja, promover uma redução ou uma elevação decimal no valor D. A esterilização comercial e os parâmetros D e z são discutidos no capítulo específico de esterilidade comercial.

22.1.2. Taxonomia das bactérias esporogênicas importantes em alimentos

Até 1990, as bactérias esporogênicas associadas com alimentos estavam restritas aos gêneros *Clostridium*, *Desulfotomaculum*, *Bacillus* e *Sporolactobacillus*. Com o avanço dos estudos filogenéticos, entretanto, diversos novos gêneros foram criados, para classificar novas espécies e reclassificar espécies dos gêneros anteriores, que mostraram diversidade genética suficiente para separação. Dentre o total de gêneros esporogênicos existentes, os de ocorrência comum em alimentos encontram-se descritos a seguir.

Na maioria, as bactérias desses gêneros apresentam parede celular Gram positiva, mas, na coloração de Gram, podem mostrar-se Gram positiva, variável ou, mesmo, negativa. A morfologia é de bastonetes retos ou levemente curvos, com tamanhos variados.

Com relação ao requerimento de oxigênio para crescimento, *Clostridium*, *Desulfotomaculum*, *Thermoanaerobacter*, *Thermoanaerobacterium* e *Moorella* são anaeróbios estritos e não crescem na presença de oxigênio. Os demais são aeróbios, a maioria incluindo tanto espécies aeróbias estritas como espécies anaeróbias facultativas. *Sporolactobacillus* é anaeróbio facultativo, mas cresce melhor em atmosfera microaerófila.

Com relação à temperatura de crescimento, os gêneros *Aeribacillus*, *Alicyclobacillus*, *Aneurinibacillus*, *Anoxybacillus*, *Desulfotomaculum*, *Geobacillus*, *Moorella*, *Thermoanaerobacter* e *Thermoanaerobacterium* são termófilos. O gênero *Bacillus*, embora inclua hoje espécies predominantemente mesófilas, ainda aloca espécies termófilas facultativas. O termo termófilo facultativo é usado, no *Compendium of Methods for the Microbiological Examination of Foods* (Stevenson & Lembke, 2015), principalmente para diferenciar *Geobacillus stearothermophilus*, termófilo estrito que não cresce abaixo de 35 °C, de *Bacillus coagulans*, termófilo facultativo que cresce bem a 30-35 °C e também a 55 °C.

Aeribacillus Miñana-Galbis *et al.* 2010

Atualização da nomenclatura: Euzéby (2016). *Aeribacillus* é um gênero novo, criado por Miñana-Galbis *et al.* (2010) para acomodar uma espécie, *Aeribacillus pallidus*, originalmente descrita como *Bacillus pallidus* por Scholz *et al.* (1987) e, posteriormente, transferida para o gênero *Geobacillus* por Banat *et al.* (2004). Não há relatos sobre o envolvimento de *A. pallidus* na deterioração dos alimentos, mas Scheldeman *et al.* (2006) encontraram esta espécie como uma das mais frequentes em leite cru, em equipamentos e em amostras do ambiente de fazendas leiteiras. Na pesquisa realizada por esses autores, a espécie foi isolada somente após incubação a 55 °C, não sendo detectada a 37 °C.

Descrição do gênero e da espécie feita por Logan *et al.* (2009) (como *Geobacillus pallidus*) e por Miñana-Galbis *et al.* (2010) (como *Aeribacillus pallidus*): Os aeribacilos são termófilos, aeróbios, na forma de bastonetes, Gram positivos, móveis, ocorrendo isolados, aos pares ou em cadeias. Os esporos são centrais a terminais, elipsoidais ou cilíndricos, provocando leve dilatação do esporângio. As colônias em meios sólidos são planas a convexas, circulares ou lobadas (bordas irregulares), lisas e opacas, com 2-4mm de diâmetro após quatro dias a 55 °C. A temperatura ótima de crescimento varia entre 60 e 65 °C com um mínimo de 37 °C e um máximo de 65-70 °C. Alcalofílicas, crescem em pH 8,0-8,5 mas não em pH 6.0. Crescem na presença de 10% de NaCl. Catalase e oxidase positivas. Nitrato não é reduzido, citrato não é utilizado como única fonte de carbono. Produzem ácido sem gás a partir da glicose e um pequeno número de outros carboidratos. Caseína, gelatina e uréia não são hidrolisadas e amido é hidrolisado fracamente.

Alicyclobacillus Wisotzkey *et al.* 1992 emend. Goto *et al.* 2003 emend. Karavaiko *et al.* 2005

Atualização da nomenclatura: Euzéby (2016). Esse gênero foi proposto por Wisotzkey *et al.* (1992), para reclassificar as espécies de *Bacillus* termófilas e acidófilas, com composição da membrana celular típica, contendo principalmente ácidos graxos ω-alicíclicos. A descrição do gênero foi emendada por Goto *et al.* (2003) e posteriormente por Karavaiko *et al.* (2005), quando espécies anteriormente classificadas como *Sulfobacillus* foram transferidas para o gênero *Alicyclobacillus* e novas espécies foram descobertas. Com essas alterações nem todas as espécies contém esse tipo de ácido graxo e nem todas são termófilas, como descrito originalmente.

Segundo a International Fruit and Vegetable Juice Association (IFU, 2019), *Alicyclobacillus* é um dos deteriorantes de maior importância para a indústria de suco de frutas. Provoca um tipo de deterioração caracterizada pelo desenvolvimento de odor e sabor estranhos, resultante da produção de compostos metabólicos como o guaiacol e os halofenóis. Até o momento, não há informações que indiquem risco à saúde humana associado ao consumo de sucos e outros produtos contendo *Alicyclobacillus*. Os esporos de *Alicyclobacillus* sobrevivem à pasteurização de sucos e também sobrevivem por longos períodos em matérias-primas concentradas (concentrados de frutas, açúcar líquido, xaropes), embora não se multipliquem sem diluição. *A. acidoterrestris* é a espécie deterirorante mais comum, mas outras espécies também podem ocorrer. As produtoras de guaiacol atualmente conhecidas são positivas no teste da peroxidase e crescem em temperaturas inferiores a 65 °C. As cepas que crescem a 65 °C ou acima, ao contrário, oferecem pouco risco de deterioração de sucos de frutas. Outras espécies que têm sido isoladas de produtos ácidos são *A. acidocaldarius*, *A. acidiphilus*, *A. contaminans*, *A. fastidiosus*, *A. herbarius*, *A. pomorum* e *A. sacchari*. **Descrição do gênero** feita por Costa *et al.* (2009): Bastonetes móveis ou imóveis, com composição de parede celular Gram-positiva, mas coloração Gram positiva ou variável. Os esporos são ovais, terminais ou subterminais, provocando ou não dilatação do esporângio. Aeróbios com metabolismo estritamente respiratório, mas algumas poucas cepas são capazes de crescer por via anaeróbia, usando nitrato ou Fe^{3+} como aceptores finais de elétrons. Oxidase e catalase positivas ou negativas. Todas as espécies são acidófilas, crescendo na faixa de pH entre 0,5 e 6,5, com ótimo entre 1,5 e 5,5. As espécies podem ser agrupadas em três categorias em função da temperatura de crescimento. Um grupo inclui as espécies termófilas estritas (*A. acidocaldarius* e outras) que crescem entre 45 °C e 70 °C, com ótimo perto de 65 °C. Outro grupo inclui as espécies termófilas facultativas (*A. acidoterrestris* e outras) que crescem entre 20 °C e 65 °C, com ótimo entre 40 °C e 55 °C. O terceiro grupo inclui espécies que crescem entre 4 °C e 55 °C, com ótimo entre 35 °C e 42 °C. ***Alicyclobacillus acidiphilus***: Espécie nova descrita em 2002, isolada a partir de uma bebida ácida com odor de guaiacol. **Descrição da espécie** feita por Costa *et al.* (2009): As células são bastonetes Gram positivos, móveis. Forma esporos ovais, terminais ou subterminais, com dilatação do esporângio. As colônias em meios sólidos não são pigmentadas. Termófilo facultativo, cresce entre 20 e 55 °C, com temperatura ótima de 50 °C. Acidófilo cresce na faixa de pH entre 2,5 e 5,5, com ótimo em 3,0. Aeróbio estrito, produz ácido mas não gás a partir de carboidratos. Catalase positivo, oxidase negativo, não reduz nitrato a nitrito e não exige fatores de crescimento.

Alicyclobacillus acidoterrestris: Anteriormente chamado de (*Bacillus acidoterrestris*), esta espécie é considerada por Evancho *et al.* (2015) como termófila facultativa e tipicamente *flat sour*, produzindo ácido mas não gás a partir de carboidratos. Comum em frutas frescas, sucos de frutas e concentrados de frutas, a deterioração causada por *A. acidoterrestris* resulta em aroma e odor alterados (descritos como "medicinal" ou "fenólico"), devido à produção de guaiacol durante o crescimento. A deterioração não ocorre em sucos concentrados com Brix acima de 30°. Os esporos podem sobreviver ao processamento térmico aplicado aos sucos de frutas e permanecem viáveis. **Descrição da espécie** feita por Costa *et al.* (2009): Bastonetes Gram-positivos, forma esporos ovais, terminais a subterminais, geralmente sem dilatar o esporângio. Motilidade não determinada (positiva segundo Evancho *et al.*, 2015). As colônias em meios sólidos não são pigmentadas. Não reduz nitrato a nitrito e não exige fatores de crescimento. Cresce na faixa de 35 a 55 °C, com ótimo entre 42 e 53 °C. A faixa de pH para crescimento é de 2,2 a 5,8, com ótimo em torno de 4,0. Oxidase negativo e catalase fracamente positivo. Não cresce na presença de 5% de NaCl. Foi descrito como aeróbio por Wisotzkey *et al.* (1992) e Costa *et al.* (2009), mas Evancho *et al.* (2015) relatam a existência de cepas anaeróbias facultativas.

Alicyclobacillus acidocaldarius: Anteriormente chamada de (*Bacillus acidocaldarius*) esta espécie não é um deteriorante frequente, havendo poucos relatos sobre sua presença em alimentos ácidos (suco de manga e concentrados esterilizados pelo processo UHT) (Gouws *et al.*, 2005). **Descrição da espécie** feita por Costa *et al.* (2009): Células na forma de bastonetes Gram positivos, frequentemente arranjados em cadeias curtas. Forma esporos elipsoidais, terminais a subterminais, sem dilatar o esporângio. As colônias em meios sólidos não são pigmentadas. Aeróbio, as fontes de carbono e de energia utilizadas para o crescimento incluem hexoses, dissacarídeos, ácidos orgânicos e aminoácidos. Não reduz nitrato a nitrito. Cresce usando amônia mas não nitrato como fonte de nitrogênio. A faixa de pH para crescimento está entre 2,0 e 6,0, com ótimo em torno de 3,0 a 4,0. Termófilo estrito, a faixa de temperaturas para o crescimento é de 45 a 70 °C, com ótimo entre 60 e 65 °C. Não exige fatores de crescimento. Oxidase negativo e catalase fracamente positivo.

Alicyclobacillus contaminans: Espécie nova descrita em 2007, isolada a partir do solo e de suco de laranja. **Descrição da espécie** feita por Costa *et al.* (2009): As células são bastonetes móveis, Gram positivos (culturas velhas podem apresentar coloração de Gram variável). Forma esporos elipsoidais, subterminais, com dilatação do esporângio. As colônias em meios sólidos são circulares, com bordas perfeitas ou umbunadas, não pigmentadas. Termófilo facultativo, cresce entre 35 e 60 °C, com temperatura ótima entre 50 e 55 °C. Acidófilo cresce na faixa de pH entre mais de 3,0 e menos de 6,0 (não cresce em 3,0 e 6,0), com ótimo entre 4,0 e 4,5. Aeróbio estrito, produz ácido mas não gás a partir de carboidratos. Catalase e oxidase negativo, não reduz nitrato a nitrito. Cresce em 2% de NaCl mas não em 5%.

Alicyclobacillus dauci: Espécie nova descrita em 2015, isolada a partir de uma mistura de suco de frutas e vegetais deteriorada com *flavor* de guaiacol. **Descrição da espécie** feita por Nakano *et al.* (2015): As células são bastonetes imóveis, Gram variáveis, esporogênicas (características dos esporos não descritas). As colônias em meios sólidos são circulares, opacas, brancas, opalescentes, lisas e convexas, com 1-1,5mm após 72h a 40 °C em Ágar BAM. Moderadamente termofílico, cresce entre 20 e 50 °C, com temperatura ótima de 40 °C. Acidófilo cresce na faixa de pH entre 3,0 e 6,0, com ótimo em 4,0. Aeróbio estrito, produz ácido mas não gás a partir de carboidratos. Catalase positivo e oxidase negativo.

Alicyclobacillus fastidiosus: Espécie nova descrita em 2007, isolada a partir do solo e de suco de maçã. **Descrição da espécie** feita por Costa *et al.* (2009): As células são bastonetes imóveis, Gram positivos (culturas velhas podem apresentar coloração de Gram variável). Forma esporos elipsoidais, subterminais, com dilatação do esporângio. As colônias em Ágar BAM são planas, com 3-4mm após 48h, circulares com bordas perfeitas, opacas e não pigmentadas. Moderadamente termofílico, cresce entre 20 e 55 °C, com temperatura ótima entre 40 e 45 °C. Acidófilo cresce na faixa de pH entre mais de 2,0 e menos de 5,5 (não cresce em 2,0 e 5,5), com ótimo entre 4,0 e 4,5. Aeróbio estrito, produz ácido mas não gás a partir de carboidratos. Catalase positivo e oxidase negativo. Cresce em 2% de NaCl mas não em 5%.

Alicyclobacillus herbarius: Espécie nova descrita em 2002, isolada a partir de chá feito de flores secas de hibisco. **Descrição da espécie** feita por Costa *et al.* (2009): As células são bastonetes móveis, Gram positivos. Forma esporos ovais, subterminais, com dilatação do esporângio. As colônias em meios sólidos não são pigmentadas.

Termófilo facultativo, cresce entre 35 e 65 °C, com temperatura ótima entre 55 e 60 °C. Acidófilo cresce na faixa de pH entre mais de 3,0 e menos de 6,5 (não cresce em 3,0 e 6,5), com ótimo entre 4,5 e 5,0. Não exige fatores de crescimento. Aeróbio estrito, produz ácido a partir de vários carboidratos. Catalase positivo, oxidase negativo, reduz nitrato a nitrito.

Alicyclobacillus pomorum: Espécie nova descrita em 2003, isolada a partir de suco misto de várias frutas deteriorado. **Descrição da espécie** feita por Costa *et al.* (2009): As células são bastonetes móveis, Gram positivos (culturas velhas podem apresentar coloração de Gram variável). Forma esporos ovais, subterminais, com dilatação do esporângio. As colônias em meios sólidos não são pigmentadas. Cresce entre 30 e 60 °C, com temperatura ótima entre 45 e 50 °C. Acidófilo cresce na faixa de pH entre mais de 2,5 e menos de 6,5 (não cresce em 2,5 e 6,5), com ótimo entre 4,5 e 5,0. Não exige fatores de crescimento. Aeróbio estrito, produz ácido partir de vários carboidratos. Catalase e oxidase positivo, não reduz nitrato a nitrito.

Alicyclobacillus sacchari: Espécie nova descrita em 2007, isolada do solo e de açúcar líquido. **Descrição da espécie** feita por Costa *et al.* (2009): As células são bastonetes Gram positivos (culturas velhas podem apresentar coloração de Gram variável). Forma esporos elipsoidais, subterminais, com dilatação do esporângio. As colônias em Ágar BAM são circulares, opacas, com bordas perfeitas ou umbunadas, não pigmentadas. Cresce entre 30 e 55 °C, com temperatura ótima entre 45 e 50 °C. Acidófilo cresce na faixa de pH entre mais de 2,0 e menos de 6,0 (não cresce em 2,0 e 6,0), com ótimo entre 4,0 e 4,5. Cresce em 2% de NaCl mas não em 5%. Aeróbio estrito, produz ácido a partir de vários carboidratos. Catalase e oxidase negativo, não reduz nitrato a nitrito.

Aneurinibacillus Shida *et al.* 1996 emend. Heyndrickx *et al.* 1997

Atualização da nomenclatura: Euzéby (2016). Esse gênero foi proposto por Shida *et al.* (1996), para reclassificar as cepas anteriormente classificadas como (*Bacillus aneurinolyticus*) e (*Bacillus migulanus*), que caracteristicamente, decompõem a tiamina. Levantamento relatado por Scheldeman *et al.* (2006) revelou a presença de espécies desse gênero em leite cru, equipamentos e ambiente de fazendas de produção leiteira. Logan & De Vos (2009a) relataram o isolamento de *Aneurinibacillus thermoaerophilus* a partir de açúcar de beterraba.

Descrição do gênero feita por Logan & De Vos (2009a): Bastonetes Gram positivos, móveis, formam esporos elipsoidais, centrais, paracentrais ou subterminais, podendo dilatar ou não o esporângio. Estritamente aeróbios, mas uma espécie é microaerófila. Cresce em meios rotineiros como Ágar Nutriente (NA) e Ágar Tripticase de Soja (TSA). Decompõem a tiamina. Catalase positivos, fracamente positivos ou negativos. Crescem entre 20 a 65 °C e em pH variando de 5,5 a 9,0. Crescem na presença de 2 a 5% de NaCl e algumas cepas também em 7% (pobremente). Poucos carboidratos são assimilados, com pouca ou nenhuma produção de ácido a partir deles. Utiliza aminoácidos e alguns ácidos orgânicos como fontes de carbono.

Aneurinibacillus thermoaerophilus: Anteriormente chamado de (*Bacillus thermoaerophilus*), a cepa original foi isolada num dos estágios de extração e refino de açúcar de beterraba. **Descrição da espécie** feita por Logan & De Vos (2009a): As células são bastonetes Gram positivos, móveis. Forma esporos centrais ou paracentrais, com dilatação do esporângio. As colônias em Ágar Nutriente (NA) após 24h a 55 °C são creme acinzentadas, planas, irregulares e com tendência a espalhamento. Cresce entre 40 e 60 °C e em pH entre 7,0 e 8,0. Cresce em 3% de NaCl mas não em 5%. Aeróbio estrito, utiliza uma gama de aminoácidos, carboidraos e ácidos orgânicos como fonte de carbono. Catalase variável, não reduz nitrato a nitrito.

Anoxybacillus Pikuta *et al.* 2000 emend. Pikuta *et al.* 2003

Atualização da nomenclatura: Euzéby (2016): Este gênero foi criado para conter *Anoxybacillus pushchinoensis*, uma espécie nova de bactéria anaeróbica alcalofílica moderadamente termofílica isolada de estrume e para reclassificar (*Bacillus flavothermus*) como *Anoxybacillus flavithermus*. A maioria das espécies do gênero tem sido isolada de fontes de água quente, mas a nova espécie *Anoxybacillus contaminans* foi isolada a partir de gelatina.

Descrição do gênero feita por Pikuta (2009): Bastonetes Gram positivos ou Gram variáveis, retos ou levemente curvos, móveis ou imóveis. Divisão angular e células em forma de "Y" podem ocorrer, frequentemente formando arranjos em pares ou pequenas cadeias. Formam esporos esférico, ovais ou cilíndricos. Quimio-organotróficos, há espécies aeróbias, anaeróbias facultativas ou anaeróbias estritas. O metabolismo é fermentativo. As colônias em meios sólidos variam com a espécie, podendo apresentar-se amarelas, brancas com centro amarelado ou creme. Catalase variável. Moderadamente termofílicos, crescem entre 30-45 °C e 60-72 °C, com ótimo entre 50 e 62 °C. Há espécies alcalofílicas, alcalitolerantes ou neutrofílicas, mas a maioria cresce em pH neutro. Podem ser sacarolíticos ou proteolíticos.

Anoxybacillus contaminans: Espécie nova descrita em 2004, isolada de gelatina. **Descrição da espécie** feita por Pikuta (2009): As células são bastonetes curvos ou espiralados, móveis, Gram variáveis, isolados, em pares ou em pequenas cadeias. Forma esporos ovais, terminais ou subterminais, com leve dilatação do esporângio. As colônias em meios sólidos são circulares, com bordas perfeitas e centro elevado, opacas e brilhantes, de cor creme. Moderadamente termofílico, a temperatura máxima de crescimento varia entre 40 e 60 °C, com ótima de 50 °C. Alcalitolerante, cresce na faixa de pH entre 4,0-5,0 e 9,0-10, com ótimo em 7,0. Cresce em 5% de NaCl, mas não exige sal para crescimento. Quimio-organotrófico, anaeróbio facultativo, produz pequenas quantidade de ácido, sem gás, a partir da glicose e outros carboidratos. Catalase positivo, oxidase negativo, reduz nitrato a nitrito.

Anoxybacillus tepidamans: Isolado de uma planta de processamento de açúcar de beterraba, esta espécie, anteriormente chamada de (*Geobacillus tepidamans*), foi reclassificada no gênero *Anoxybacillus* em 2012. **Descrição da espécie** feita por Coorevits *et al.* (2012): As células são bastonetes Gram positivos. Forma esporos elipsoidais, terminais com dilatação do esporângio. As colônias em Ágar Nutriente (NA) após 24h a 60 °C são circulares (0,5mm), com bordas perfeitas, brancas opacas e brilhantes. Termófilo estrito, cresce entre 40 e 65 °C, com ótimo de 55 °C. Cresce na faixa de pH entre 6,0 e 9,0 mas não em pH 5,0. Tolera até 5% de NaCl. Hidrolisa esculina e amido mas não caseína e gelatina. Anaeróbio facultativo, produz ácido mas não gás a partir da glicose e outros carboidratos. Catalase positivo, oxidase negativo.

Bacillus Cohn 1872

Atualização da nomenclatura: Euzéby (2016). *Bacillus* é um dos gêneros originais de bactérias esporogênicas comuns em alimentos, mas muitas espécies foram reclassificadas nos novos gêneros *Aeribacillus*, *Alicyclobacillus*, *Aneurinibacillus*, *Brevibacillus*, *Geobacillus*, *Lysinibacillus*, *Paenibacillus* e *Virgibacillus*. Dentre as espécies que permanecem no gênero *Bacillus* as mais importantes são *B. cereus* (discutido em capítulo separado) e as espéceis termófilas facultativas *B. coagulans*, *B. smithii* e *B. sporothermodurans* (discutidas abaixo). Outros bacilos encontrados em alimentos e ambientes de produção de alimentos são *B. licheniformis* e *B. subtilis*, frequentes em leite cru, equipamentos e outras amostras de fazendas de produção leiteira, isolados tanto a 20 quanto a 37 e a 55 °C (Scheldeman *et al.*, 2005). Em ingredientes de alimentos comercialmente estéreis (açúcar, amido, cereais, condimentos, leite em pó, cacau, gelatina, tomate e outros vegetais) destacam-se *B. coagulans*, *B. licheniformis*, *B. subtilis*, *B. circulans* e *B. pumilus*, isolados por Richmond & Field (1966) a 55 °C (não foi utilizada outra temperatura). Dados levantados por Kalogridou-Vassiliadou (1992) destacaram o envolvimento de *B. licheniformis* e *B. subtilis* em casos de deterioração tipo "flat sour" de leite evaporado. Dados levantados por Scheldeman *et al.* (2006) destacam o envolvimento de *B. licheniformis* na contaminação de leite esterilizado pelo processo UHT ou convencional.

Descrição do gênero feita por Logan & De Vos (2009b): Bastonetes móveis ou imóveis, isolados, aos pares, cadeias e, em alguns casos, longos filamentos. A coloração de Gram pode apresentar-se positiva (em alguns casos apenas nos estágios iniciais do crescimento) ou negativa. Formam esporos (apenas um por célula) que, dependendo da espécie, podem ser de diversos formatos e posições, dilatando ou não o esporângio. A resistência térmica dos esporos varia entre as espécies e, em alguns casos, entre as cepas de uma mesma espécie. A maiorias das espécies encontradas em alimentos crescem em meios de cultura rotineiros como o Ágar Nutriente (NA), formando colônias com características variadas. Colônias grandes, planas, com bordas irregulares e espalhadas são muito comuns. *B. licheniformis* é capaz de formar colônias de diferentes tipos numa mesma placa de cultivo, podendo dar a impressão de uma cultura mista. Aeróbios ou anaeróbios facultativos, a maiorias das espécies é catalase positiva. Oxidade positiva ou negativa. A maioria das espécies utiliza glicose e/ou outro carboidrato fermentável como única fonte de carbono ou energia (algumas não usam carboidratos). A maioria das espécies é mesófila, crescendo entre 5-20 °C e 35-55 °C, com ótimo entre 25 e 40 °C. Há espécies moderadamente termofílicas, crescendo entre 25-40 °C e 55-65 °C, com ótimo entre 40 e 55 °C. Há espécies termófilas estritas, crescendo entre 37 °C e 65-75 °C, com ótimo entre 55 e 70 °C. Há espécies psicrotróficas e psicrófilas. O pH ótimos da maioria das espécies é neutro, mas há espécies alcalofílicas e espécies acidúricas.

Bacillus coagulans. É uma espécie conhecida há décadas como deteriorante de alimentos levemente ácidos. De acordo com Evancho *et al.* (2015) provoca deterioração tipo "flat sour", assim chamada porque ocorre produção de ácido mas sem gás, o que resulta em embalagens não estufadas. Atinge principalmente derivados de tomate, mas também tem sido implicado na deterioração de produtos lácteos, frutas e vegetais. Segundo Logan & De Vos (2009b), é usado como probiótico para frangos e leitões e, também, na fabricação de produtos de alto valor comercial, como o ácido láctico, enzimas termoestáveis e o peptídeo antimicrobiano coagulina. A descrição dessa espécie foi corrigida por De Clerck *et al.* (2004), porque muitas cepas isoladas e identificadas como *B. coagulans*, ao longo dos anos, foram posteriormente reclassificadas como *Bacillus smithii*, *Bacillus licheniformis* ou *Geobacillus stearothermophilus*. **Descrição da espécie** feita por Logan & De Vos (2009b): Bastonetes Gram positivos, móveis. Esporogênico, embora nem todas as cepas produzam esporos facilmente. Os esporos são elipsoidais, mas em alguns casos, parecem esféricos. A localização é subterminal ou, ocasionalmente, paracentral ou terminal, com leve dilatação do esporângio. As colônias em Àgar Tripticase de Soja (TSA) são brancas (tendendo a creme com a idade da cultura), convexas, com margens perfeitas e superfície lisa. É termófilo facultativo, crescendo entre 30 e 57-61 °C, mas não a 65 °C, com ótimo entre 40 e 57 °C. Levemente acidúrico, cresce em valores de pH na faixa de 4,0 a 10,5-11,0, com ótimo em 7,0. Não cresce na presença de 5% de NaCl. Catalase positivo, anaeróbio facultativo, utiliza carboidratos com produção de ácido láctico, sem gás. O valor $D_{121,1\ °C}$ relatado por Stumbo (1973) varia entre 0,01 e 0,07min.

Bacillus smithii. É uma espécie nova, proposta em 1988 para reclassificar cepas anteriormente classificadas como *B. coagulans*. **Descrição da espécie** feita por Logan & De Vos (2009b): A morfologia é de bastonetes, Gram positivos, móveis. Esporogênico, forma esporos elipsoidais a cilíndricos, terminais ou subterminais, sem dilatação ou com dilatação leve do esporângio. As colônias em meios sólidos são circulares com margens perfeitas, cerca de 2mm em diâmetro, não pigmentadas, É termófilo facultativo, crescendo entre 25 e 60 °C, a maioria das cepas também a 65 °C. Cresce em pH 5,7 mas não em 4,5 ou abaixo. Catalase e oxidase positivo, não cresce em 3% de NaCl ou 0,001% de lisozima. Anaeróbio facultativo, utiliza carboidratos com produção de ácido, sem gás ("flat sour"). Isolado de leite evaporado, enlatados, queijos e caldo de beterraba para produção de açúcar.

Bacillus sporothermodurans. É uma espécie nova, proposta por Pettersson *et al.* (1996). De acordo com uma revisão publicada por Scheldeman *et al.* (2006), esta espécie foi descoberta em lotes de leite UHT e leite esterilizado na Itália, na Áustria e na Alemanha em 1985, 1990 e 1995. O problema afetou posteriormente outros produtos, incluindo leite UHT integral, desnatado, evaporado e reconstituído, creme de leite e leite achocolatado UHT, leite de coco UHT e leite em pó. O microrganismo normalmente atinge contagens de 10^5 células vegetativas e 10^3 esporos por mililitro de leite, após incubação a 30 °C durante 15 dias. O pH do leite não é afetado e a estabilidade ou a qualidade sensorial geralmente não são alteradas. Esporos de cepas isoladas de leite UHT sobrevivem ao tratamento UHT e os estudos disponíveis sugerem que estes esporos altamente resistentes ao calor foram adaptados e selecionados pelo stress subletal no processo industrial. O melhor método para isolamento a partir de leite cru é a aplicação de choque térmico (autoclave/5min ou 100 °C/30-40min), plaqueamento em Ágar Infusão Cérebro Coração (BHI) suplementado com vitamina B12 (1 mg/l) e incubação a 37 °C/48h. Os esporos apresentam resistência térmica anormalmente alta, em comparação com outras espécies mesófilas de *Bacillus*. O valor $D_{121\ °C}$ é de 2,25min, ligeiramente inferior ao de *Geobacillus stearothermophilus*, que é termófilo estrito e a mais resistente das bactérias esporogênicas aeróbias. Em temperaturas mais altas, como as utilizadas no processo UHT do leite, é extremamente resistente. O valor $D_{140\ °C}$ é de cinco segundos, enquanto o de *G. stearothermophilus* é de 0,9 segundos. Não é uma espécie comum no leite cru ou no ambiente das fazendas produtoras de leite, parecendo ter sido introduzida através de concentrados nutritivos utilizados na alimentação do gado leiteiro. Os esporos dessas cepas não apresentam a mesma resistência observada nas cepas isoladas de produtos processados, havendo evidências de que a maior resistência foi decorrente da adaptação às condições do processo UHT. **Descrição da espécie** corrigida por Heyndrickx *et al.* (2012): Bastonetes Gram positivos, usualmente móveis e usualmente arranjados em em cadeias. Requer vitamina B12 para crescimento satisfatório. As colônias após dois dias em Ágar BHI suplementado com 5 mg/l de $MnSO_4$ e 1 mg/l de vitamina B12 são circulares (2mm), planas, com bordas perfeitas, bege ou creme. Forma esporos esféricos a elipsoidais, paracentrais e subterminais, eventualmente terminais, com dilatação leve ou sem dilatação do esporângio. A esporulação não é frequente mas pode ser induzida pelo cultivo em BHI suplementado com e $MnSO_4$, vitamina B12 e extrato de solo. Os esporos de cepas isoladas de leite UHT são altamente resistentes e sobrevivem ao processo UHT, mas essa resistência diminui com o repique das culturas em laboratório. As cepas isoladas do ambiente das fazendas leiteiras geralmente podem crescer mais rapidamente do que as isoladas do leite UHT, mas apresentam resistência térmica menor. Aeróbio estrito, catalase e oxidase positivo, produz ácido sem gás a partir de glicose, frutose, maltose e sacarose, mas a reação pode ser fraca. Não hidrolisa caseína nem amido, mas gelatina e esculina sim. Reduz nitrato a nitrito. Urease, indol e H_2S negativo. ONPG negativo. Mesófilo, cresce entre 20 e 55 °C, com temperatura ótima de 37 °C. Cresce entre pH 5 e 9 e em 5% de NaCl.

Brevibacillus Shida *et al.* 1996, gen. nov.

Atualização da nomenclatura: Euzéby (2016). Esse gênero foi proposto em 1996 para reclassificar cepas anteriormente classificadas como (*Bacillus brevis*) (que foram divididas em nove espécies) e posteriormente novas espécies foram descobertas. Dados levantados por Scheldeman *et al.* (2006) destacam a presença de *B. brevis, B. agri*, *B. borstelensis* e outros brevibacilos em leite cru, equipamentos e ambiente de fazendas de produção leiteira. Destacam também o envolvimento de *B. brevis* e/ou *B. borstelensis* na contaminação de leite esterilizado pelo processo UHT ou convencional. Dados levantados por Logan & De Vos (2009c) relatam o isolamento de *B. laterosporus* em água, leite coalhado, massa de pão, e soja fermentada, *B. centrosporus* em espinafre, *B. parabrevis* em queijo, *B. agri* em leite esterilizado, no ambiente de uma planta de processamento de gelatina e de uma rede pública de abastecimento de água (envolvida em um surto de doença de origem hídrica) e *B. brevis* e *B. laterosporus* em embalagens de papel para alimentos.

Descrição do gênero feita por Logan & De Vos (2009c): São bastonetes com coloração de Gram positiva, varável ou negativa. Produzem esporos elipsoidais com dilatação do esporângio. A maioria cresce em Ágar Nutriente (NA) e Ágar Tripticase de Soja (TSA) formando colônias planas, lisas, cinza amareladas. Há espécies que produzem outros pigmentos (vermelho, castanho). Aeróbios estritos em sua maioria ou anaeróbios facultativos, podem assimilar carboidratos mas a maioria das espécies produz pouco ou nenhum ácido. Catalase positivos em sua maioria, a reação de oxidase varia entre as espécies. Voges Proskauer (VP) negativos. Redução do nitrato e hidrólise da caseína, gelatina e amido varia entre as espécies. O crescimento é inibido por 5% de NaCl. O pH ótimo é 7 e a maioria não cresce em pH 5,5. A temperatura de crescimento varia consideravelmente; a maioria cresce a 20 °C, mas não a 50 ou 55 °C, com ótimo entre 28 e 45 °C. As espécies capazes de crescer a 50-55 °C também apresentam temperatura ótima mais alta, acima de 40 °C.

Clostridium Prazmowski 1880

Atualização da nomenclatura: Euzéby (2016). *Clostridium* é um dos gêneros originais de bactérias esporogênicas comuns em alimentos, mas muitas espécies foram reclassificadas nos novos gêneros *Desulfotomaculum*, *Moorella* e *Thermoanaerobacterium*. Dentre as que permaneceram no gênero *Clostridium* as espécies patogênicas veiculadas por alimentos são *C. botulinum* (discutido nesse capítulo) e *C. perfringens* (discutido em capítulo específico). Além dessas, há três grupos importantes como deteriorantes de alimentos: os clostrídios proteolíticos (putrefativos) (*C. botulinum*, *C. sporogenes*, *C. bifermentans*, *C. putrefasciens*, *C. histolyticum*), os clostrídios sacarolíticos (não proteolíticos) (*C. butyricum*, *C. pasteurianum*, *C. tyrobutyricum*, *C. beijerinckii*, *C. acetobutylicum*) e os clostrídios, psicrófilos ou psicrotróficos deteriorantes de carnes embaladas à vácuo refrigeradas (*C. estertheticum*, *C. algidicarnis*, *C. gasigenes*).

Descrição do gênero feita por Rainey *et al.* (2009): São bastonetes móveis ou imóveis, geralmente com coloração de Gram positiva (pelo menos nos estágios iniciais do crescimento), mas em algumas espécies não se observa células Gram positivas. A maioria produz esporos ovais ou esféricos, geralmente com dilatação do esporângio. Quimio-organotróficos (algumas espécies são quimiolitotróficas ou quimioautotróficas), anaeróbios estritos, produzem ácidos orgânicos e alcoóis a partir de carboidratos e peptonas. Podem ser proteolíticos, sacarolíticos, nenhum dos dois ou ambos. Usualmente catalase negativos, embora traços de catalase possa ser encontrado em algumas cepas.

Clostridium botulinum. É uma espécie de grande risco para a saúde pública, porque produz toxinas altamente potentes, causadoras de botulismo. Segundo o CVE (2002), as toxinas atuam no sistema nervoso e são letais por ingestão, na dose de 1/100 a 1/120ng. Termolábeis, são destruídas pelo aquecimento à 65-80 °C/30min ou 100 °C/5min. A doença é provocada pela ingestão de alimentos contaminados com a toxina, caracterizando-se por manifestações neurológicas seletivas, de evolução dramática e alta taxa de mortalidade. Pode iniciar-se com vômitos e diarréia (mais comumente com constipação), debilidade e vertigem. Em seguida são observadas alterações da visão (visão turva, visão dupla, fotofobia), flacidez das pálpebras, modificações da voz (rouquidão, afonia, fonação lenta), distúrbios da deglutição, flacidez muscular generalizada, dificuldade de movimentos, agitação psicomotora e outras alterações relacionadas com os nervos cranianos. Esse quadro resulta em dificuldade respiratória e cardiovascular, levando à morte por parada cárdio-respiratória.

Em função das propriedades antigênicas das toxinas produzidas, as cepas de *C. botulinum* foram classificadas em oito tipos (A, B, C1, C2, D, E, F,

G). Dados da International Commission on Microbiological Specifications for Foods (ICMSF, 1996) indicam que o **tipo A** atinge humanos e frangos, sendo mais comum em partes da América do Norte e nos países da antiga União Soviética. É o tipo mais encontrado nos casos de botulismo relatados no Brasil (CVE, 2006). Os veículos mais comuns são conservas caseiras de vegetais, frutas, carnes e peixes. O **tipo B** atinge humanos, bovinos e equinos, sendo mais comum na América do Norte, Europa e países da antiga União Soviética (cepas não proteolíticas). Os veículos mais comuns são carnes preparadas, particularmente suína. Os **tipos C** e **D** atingem aves aquáticas, bovinos e equinos, mas não humanos. O **tipo E** atinge humanos e peixes e os veículos mais comuns são pescados e frutos do mar. Ocorre principalmente em regiões de alto consumo desses produtos, incluindo Japão, Dinamarca, Suécia, Alasca, Labrador e países da antiga União Soviética. O **tipo F** atinge humanos, sendo mais comum na Dinamarca, América do Norte, América do Sul e Escócia. Os veículos mais frequentes são produtos cárneos. O **tipo G** foi isolado do solo na Argentina e não há surtos confirmados de botulismo provocado por esse tipo em humanos. Nunca foi encontrado em alimentos e, em1988, foi reclassificado como *Clostridium argentinense*.

Em função das características metabólicas, as cepas são divididas em quatro grupos (I, II, III, IV). Todos apresentam morfologia de bastonetes retos ou levemente curvos, Gram positivos, usualmente móveis, catalase negativos. Produzem esporos ovais, subterminais, usualmente com dilatação do esporângio. Nenhum cresce em pH abaixo de 4,6.

Descrição das cepas de *C. botulinum* grupo I feita por Rainey *et al.* (2009): O grupo I inclui cepas do tipo A e cepas proteolíticas dos tipos B e F. As células são bastonetes retos ou ligeiramente curvos, móveis, produzindo esporos ovais, subterminais, com dilatação do esporângio. A temperatura ótima para o crescimento é de 30-40 ºC. Algumas cepas crescem bem a 25 ºC e poucas a 45 ºC. O crescimento é inibido por 6,5% de NaCl, 20% de bile e pH 8,5. A produção de toxina é retardada em atmosfera de 100% de CO_2, que pode ser letal dependendo da concentração e tempo de exposição. Digerem gelatina, leite e carne (proteolítica). Produzem amônia e H_2S. Os produtos finais de fermentação incluem grandes quantidades de ácido e gás hidrogênio (H_2). Dados da ICMSF (1996): Os esporos deste grupo são os mais resistentes entre os produzidos por *C. botulinum*. O valor $D_{121.1\ ºC}$ relatado em diferentes substratos varia entre 0,05 e 0,32min. A temperatura mínima para o crescimento é de 10-12 ºC. Não crescem na presença de 10% de NaCl. Sob condições ótimas de temperatura e atividade da água, o valor mínimo de pH para o crescimento é de 4,6. A multiplicação é caracterizada por odor pútrido e produção de gás.

Descrição das cepas de *C. botulinum* grupo II feita por Rainey *et al.* (2009): O grupo II inclui cepas do tipo E e cepas sacarolíticas dos tipos B e F. As células são bastonetes retos, móveis, produzindo esporos ovais, centrais a subterminais, geralmente com dilatação do esporângio. A temperatura ótima para o crescimento é de 25-37 ºC e não crescem ou crescem muito pobremente a 45 ºC. O crescimento é estimulado pela presença de carboidratos fermentáveis e é inibido por 6,5% de NaCl, 20% de bile e pH 8,5. Os produtos finais de fermentação incluem ácido e gás hidrogênio (H_2). Dados da ICMSF (1996): Os esporos deste grupo são menos resistentes que os do grupo I, com valor $D_{82,2\ ºC}$ relatado em diferentes substratos variando entre 0,25 e 73,61min. A temperatura mínima é 3,3 ºC, havendo relatos de crescimento sob refrigeração. Não crescem na presença de 5% de NaCl. Sob condições ótimas de temperatura e atividade de água, o valor mínimo de pH para o crescimento é de 5,2. A multiplicação é caracterizada por produção de gás, sem desenvolvimento de odor pútrido.

Descrição das cepas de *C. botulinum* grupo III feita por Rainey *et al.* (2009): O grupo III inclui cepas dos tipos C e D. As células são bastonetes retos, móveis, produzindo esporos ovais, subterminais, com dilatação do esporângio. A temperatura ótima para o crescimento é de 30-37 ºC. A maioria cresce bem a 45 ºC mas não crescem ou crescem muito pobremente a 25 °C. O crescimento é estimulado pela presença de carboidratos fermentáveis e é inibido por 6,5% de NaCl, 20% de bile e pH 8,5. A maioria digere a carne e a gelatina e acidifica, coagula e digere o leite e a carne. A produção de amônia e H_2S varia entre as cepas. Os produtos finais de fermentação incluem ácido e grandes quantidades de gás hidrogênio (H_2). Dados da ICMSF (1996): a temperatura mínima para o crescimento é de 15 °C e não crescem na presença de 3% de NaCl.

Descrição das cepas de *C. botulinum* grupo IV feita por Rainey *et al.* (2009): O grupo IV inclui cepas do tipo G. As células são bastonetes retos, móveis, produzindo esporos ovais, subterminais, com dilatação do esporângio. A temperatura ótima para o crescimento é de 30-37 °C. Crescem bem a 25 e a 45 °C. O crescimento é inibido por 6,5% de NaCl, 20% de bile. Gelatina e caseína são digeridas rapidamente. A carne e o leite são digeridos no intervalo de três semanas. Produzem amônia e H_2S. Os produtos finais de fermentação incluem ácido e grandes quantidades de gás hidrogênio (H_2). Dados da ICMSF (1996): A temperatura mínima para o crescimento é de 12 °C e não crescem na presença de 3% de NaCl.

Os esporos de *C. botulinum* são amplamente distribuídos na natureza, podendo ocorrer em quase todos os alimentos, incluindo os de origem vegetal e os de origem animal. Muitos alimentos já foram implicados na transmissão, incluindo embutidos cárneos, doces, hortaliças e legumes em conserva (palmito, aspargo, cogumelos, alcachofra, pimentão, beringela, alho, picles etc.), peixes, frutos do mar, e outros. Um levantamento feito pelo Food Safety Inspection Service do United States Department of Agriculture (FSIS/USDA, 1997) apresenta casos ocorridos em vários países, envolvendo conservas de pimenta em óleo, carne cozida, salmão, atum, sopas, cogumelos e outros. Embora *C. botilunum* não cresça em alimentos ácidos, o envolvimento esporádico de conservas acidificadas em casos de botulismo tem sido relatado. No levantamento do FSIS/USDA (1997), a principal causa desses eventos é a multiplicação de outros microrganismos no produto, elevando o pH até a faixa de crescimento de *C. botulinum*.

No Brasil, o Centro de Referência do Botulismo (CR BOT), criado em 1999 e sediado na Central de Vigilância Epidemiológica (Disque CVE), do Centro de Vigilância Epidemiológica (CVE), relatou a ocorrência de 30 casos de botulismo entre 1999 e 2006 (CVE, 2006). Alguns casos foram confirmados clinicamente mas não foram determinados os alimentos envolvidos. Nos demais casos, foram envolvidos palmito industrializado em conserva, jurubeba em conserva, carne de porco em conserva caseira, patê de fígado, patê de fígado de porco caseiro, chouriço industrializado, tofu (uma espécie de queijo feito de soja) fermentado em conserva e torta de frango com requeijão (assada em supermercado e mantida à temperatura ambiente até a venda e também na residência do consumidor). Nos alimentos ou espécimens clínicos analisados, foram encontradas as toxinas A e/ou B, com predomínio do tipo A.

Clostrídios proteolíticos (dados de Tortorelli & Anderson, 2015): Os clostrídios proteolíticos (putrefativos) são capazes de decompor proteínas, peptídeos e aminoácidos anaerobicamente, produzindo compostos sulfurosos com odor pútrido. As espécies frequentemente associadas a alimentos são *C. botulinum* tipos A e B, *C. sporogenes*, *C. bifermentans*, *C. putrefasciens* e *C. hystolyticum.* Essas espécies não crescem em pH menor do que 4,6 e, com exceção de *C. putrefaciens*, são mesófilas, crescendo entre 10 e 50 °C. *C. putrefaciens* é psicrotrófico, crescendo entre 0 e 30 °C. Os esporos são relativamente resistentes ao calor, *C. sporogenes* apresentando valor $D_{121,1\,°C}$ entre 0,1 e 1,5min (Stumbo, 1973). Podem deteriorar qualquer tipo de alimento com pH 4,8 ou acima, sendo a principal causa da deterioração de enlatados de baixa acidez subprocessados. A condição clássica encontrada nesses produtos é o estufamento e o odor pútrido, mas alteração sem gás também pode ocorrer.

Clostrídios sacarolíticos (dados de Tortorelli & Anderson, 2015): Os clostrídios sacarolíticos não digerem proteínas e fermentam carboidratos com produção de ácidos butírico e acético, além de dióxido de carbono e hidrogênio. As espécies mais comuns em alimentos são *C. butyricum*, *C. pasteurianum*, *C. tyrobutyricum*, *C. beijerinckii* e *C. acetobutylicum*, capazes de crescer em pH 4,2-4,4 e deteriorar enlatados levemente ácidos (derivados de tomate e frutas pouco ácidas). São mesófilos, mas alguns podem crescer em temperaturas de refrigeração. Os esporos são pouco resistentes ao calor, comparados aos dos putrefativos, geralmente não sobrevivendo ao tratamento térmico em autoclaves, aplicado aos alimentos de baixa acidez. São mais comuns na deterioração por contaminação pós-processo (vazamento) do que por subprocessamento. O crescimento é caracterizado por odor butírico e produção de gás.

Clostrídios psicrófilos ou psicrotróficos deteriorantes de carnes embaladas a vácuo refrigeradas. Os primeiros relatos associando clostrídios psicrófilos à deterioração de carnes refrigeradas embaladas a vácuo foram publicados por Dainty *et al.* (1989) e Kalchayanand *et al.* (1989). As cepas isoladas foram posteriormente caracterizadas como novas espécies, sendo denominadas *Clostridium estertheticum* (Collins *et al.*, 1992) e *Clostridium laramie* (Kalchayanand *et al.* 1993). Estudos posteriores demonstraram estreita relação entre essas cepas, que foram reclassificadas em uma única espécie, dividida em duas subspécies - *Clostridium estertheticum* subsp. *estertheticum* e *Clostridium estertheticum* subsp. *laramiense* (Spring *et al.* 2003). Ambos são psicrófilos verdadeiros, a subsp. *estertheticum* com temperatura ótima de crescimento de 6 a 8 °C, temperatura máxima de 13 °C e mínima de 1 °C. A subsp. *laramiensis* cresce na faixa de 3 °C negativos a 21 °C positivos, com ótima de 15 °C. São batonetes Gram positivos móveis, esporogênicos e os esporos resistem ao tratamento térmico a 80 °C/10min mas não a 90 °C/10min. São sacarolíticos e os principais produtos de fermentação de *C. estertheticum* subsp. *estertheticum* são os ácidos butírico e acético (proporção 4:1) e os gases hidrogênio (30%) e CO_2 (70%). Além disso produzem também butanol, butil butanoato, butil acetato e uma complexa mistura de ésteres e compostos sulfurosos, principalmente H_2S e metanotiol. Na fermentação de *C. estertheticum* subsp. *laramiense* predominam o ácido butírico, o 1-butanol e os gases hidrogênio e CO_2, produzindo ainda ácido láctico, ácido acético, ácido fórmico e etanol. A deterioração de carnes embaladas a vácuo, chamada de "blown-pack", não está relacionada à condições de abuso de temperatura, ocorrendo em produtos estocados sob condições adequadas de refrigeração. Provoca odor desagradável e estufamento acentuado das embalagens. Na deterioração por *C. estertheticum* subsp. *estertheticum*, o odor imediatamente detectado na abertura das embalagens é descrito como sulfuroso, mudando para odor de fruta e odor de solvente, após 5min de exposição à temperatura ambiente. Nos 10min seguintes passa a forte odor de queijo e odor butanoico.

Em 1994 foi relatado o isolamento de uma nova espécie de *Clostridium* de amostras deterioradas de carne de porco cozida, refrigerada e embalada a vácuo, denominada *Clostridium algidicarnis* (Lawson *et al.* 1994). Essa espécie é psicrotrófica, com temperatura ótima na faixa de 25 a 30 °C, máxima de 37 °C e mínima (testada) de 4 °C. Sacarolítico, fermenta carboidratos com produção de ácidos, predominando butírico e acético, mas sem produção de gás. A deterioração é caracterizada por odor nauseante, sem estufamento das embalagens.

Uma terceira nova espécie de *Clostridium* deteriorante de carne embalada a vácuo, refrigerada em condições de abuso de temperatura, foi relatada em 1999, denominada *Clostridium frigidicarnis* (Broda *et al.* 1999). Essa espécie é psicrotrófica, com temperatura ótima na faixa de 30-38,5 °C, máxima de 40,5 °C e mínima de 3,8 °C. É sacarolítica, fermentando carboidratos com produção de ácido acético, butírico, láctico e outros, etanol e gases hidrogênio e CO_2. A deterioração em carnes embaladas a vácuo é do tipo "blown-pack".

A quarta nova espécie de *Clostridium* deteriorante de carne refrigerada embalada a vácuo foi relatada em 2000, denominada *Clostridium gasigenes* (Broda *et al.* 2000). Essa espécie é psicrotrófica, com temperatura ótima na faixa de 20-22 °C, máxima de 26 °C e mínima de 1,5 °C negativos. É sacarolítica, fermentando carboidratos com produção de etanol, ácido acético, butírico e láctico, ésteres butíricos e gases hidrogênio e CO_2. A deterioração em carnes embaladas a vácuo é do tipo "blown-pack", embora com estufamento menos acentuado do que o causado por *C. esterthеticum*. A deterioração não está relacionada à condições de abuso de temperatura, ocorrendo em produtos estocados sob condições adequadas de refrigeração.

Cohnella Kämpfer *et al.* 2006 emend. Khianngam *et al.* 2010.

Atualização da nomenclatura: Euzéby (2016). Esse gênero foi criado em 2006 com duas espécies novas, *Cohnella thermotolerans*, isolada em uma linha de processamento de amido na Suécia e *Cohnella hongkongensis*, isolada como "*Paenibacillus hongkongensis*" (este nome nunca foi validamente publicado) a partir de uma criança com neutropenia febril e pseudobacteremia. Posteriormente novas espécies foram adicionadas ao gênero, cuja descrição foi corrigida por García-Fraile *et al.* (2008) e Khianngam *et al.* (2010). *Cohnella fontinalis* foi isolada a partir de água doce de uma fonte (Shiratori *et al.*, 2010).

Descrição do gênero feita por Kampfer *et al.* (2006): Bastonetes Gram positivos, imóveis, esporogênicos. Termotolerantes, crescem bem em Ágar Nutriente (NA) e Ágar Tripticase de Soja (TSA) após 24h de incubação a 25-30 °C e também a 55 °C. Aeróbios estritos. Correção feita por García-Fraile *et al.* (2008): Imóveis ou móveis. A maioria é termotolerante. Correção feita por Khianngam *et al.* (2010): Gram-positivos ou negativos. Aeróbios estritos ou anaeróbios facultativos. A maioria é termotolerante e cresce bem em Ágar Nutriente (NA) e Ágar Tripticase de Soja (TSA) a 25-30 °C e também a 55 °C. Algumas espécies crescem a 10 ou 60 °C. Algumas espécies crescem em 3% de NaCl.

Desulfotomaculum Campbell & Postgate 1965

Atualização da nomenclatura: Euzéby (2016). O gênero *Desulfotomaculum* foi criado por Campbell & Postgate (1965) para acomodar as bactérias esporogênicas anaeróbias capazes de reduzir sulfato, produzindo sulfeto de hidrogênio (H_2S). *Desulfotomaculum nigrificans*, anteriormente chamado de "*Clostridium nigrificans*" é a espécie normalmente encontrada em alimentos.

Descrição do gênero feita por Kuever & Rainey (2009): São bastonetes retos ou curvos, com parede celular Gram positiva, mas coloração de Gram variando entre positiva e negativa. Móveis, mas a motilidade pode ser perdida durante o cultivo. Produzem esporos ovais ou esféricos, terminais a centrais, com dilatação do esporângio. Catalase negativos, anaeróbios estritos, apresentam metabolismo respiratório, utilizando sulfato, sulfito e tiosulfato como aceptores de elétrons, reduzidos a H_2S. Enxofre e nitrato não são utilizados como aceptores de elétrons. Quimio-organotróficos ou quimioautotróficos, utilizam compostos orgânicos simples como fontes de carbono e doadores de elétrons, podendo ser completamente oxidados a CO_2 ou parcialmente a acetato. Metabolismo fermentativo já foi observado em algumas espécies. Apresenta espécies mesófilas, com temperatura ótima de crescimento de 30-37 °C, e espécies termófilas, com ótima de 50-65 °C. Crescem em pH variando de 5,5 a 8,9, com ótimo entre 6,5 e 7,5.

Desulfotomaculum nigrificans. Anteriormente chamado "*Clostridium nigrificans*", essa espécie é reconhecida como contaminante e deteriorante de alimentos comercialmente estéreis. Segundo Ronner & Elliott (2015) o açúcar e o amido são as principais fontes desse microrganismo em alimentos. Nos produtos enlatados de baixa acidez provocam deterioração sulfidrica, com escurecimento do conteúdo interno das embalagens, sem estufamento. O escurecimento é causado pela reação do H_2S com o ferro das latas. Não é uma ocorrência comum, acontecendo quando o produto permanece por tempo prolongado a temperaturas elevadas, permitindo a germinação de esporos sobreviventes. Pode ser causada por resfriamento lento e/ou estocagem em temperaturas superiores a 43 °C (vending machines).

Descrição da espécie feita por Ronner & Elliott (2015): Anaeróbios estritos, as células são bastonetes retos ou curvos, móveis, com parede celular típica de Gram positivos mas coloração de Gram negativa. Forma esporos ovais a esféricos, terminais a subterminais, com leve dilatação do esporângio. Os esporos são altamente resistentes ao calor, com $D_{120\,°C}$ entre 2 e 3min. É termófilo estrito, crescendo na faixa de 43 a 65-70 ºC, com ótimo em 55 ºC. Neutrofílicos, o pH de crescimento varia entre 6,8 e 7,3. Crescimento muito escasso ocasionalmente ocorre em pH 5,6, mas o valor de 6,2 é considerado como limite inferior e 7,8 como limite superior.

Geobacillus Nazina *et al.* 2001 emend. Coorevits *et al.* 2012.

Atualização da nomenclatura: Euzéby (2016). Esse gênero foi proposto por Nazina *et al.* (2001), para reclassificar as espécies de *Bacillus* caracteristicamente termófilas. Segundo Logan *et al.* (2009) *Geobacillus stearothermophilus*, anteriormente denominado "*Bacillus stearothermophilus*" é a espécie normalmente encontrada em alimentos, mas *Geobacillus kaustophilus*, anteriormente denominado "*Bacillus kaustophilus*", foi isolado pela primeira vez a partir de leite pasteurizado, sendo também encontrado em enlatados deteriorados.

Descrição do gênero feita por Coorevits *et al.* (2012): As células vegetativas são bastonetes com composição de parede celular Gram positiva, mas a coloração de Gram variando entre positiva e negativa. Podem ser móveis ou imóveis e formam esporos (um por célula) elipsoidais, terminais ou subterminais, podendo dilatar levemente ou não dilatar o esporângio. O tamanho e morfologia das colônias é variável. Quimio-organotróficos, a maioria não exige vitaminas, NaCl, KCl ou outros fatores de crescimento. Produzem ácido mas não gás a partir de carboidratos, a maioria utilizando glicose, frutose, maltose, sacarose, manose e trehalose, mas não lactose e gentibiose. Podem ser aeróbios ou anaeróbios facultativos, mas o crescimento anaeróbio pode ser fraco. Usam o oxigênio como aceptor de elétrons, que pode ser substituído por nitrato em algumas espécies. Catalase positiva, oxidase variável. São termófilos, crescendo entre 30 e 80 ºC, com temperatura ótima na faixa de 50 a 60 ºC. Neutrofílicos, o pH de crescimento varia entre 5 e 9, com ótimo entre 6,2 e 7,5. Fenilalanina deaminase, indol e tirosina negativos. Hidrolisam a esculina e a gelatina, a maioria também o amido. A hidrólise da caseína varia entre as espécies e a do ONPG é rara.

Geobacillus stearothermophilus. Anteriormente chamado de "*Bacillus stearothermophilus*", é um "flat sour" típico, assim como *B. coagulans*, mas, ao contrário de *B. coagulans*, a maioria das cepas é termófila estrita, não crescendo abaixo de 40 ºC. Segundo Coorevits *et al.* (2012) a descrição original dessa espécie (feita por Donk, 1920) foi baseada em número não relatado de cepas, usando poucas características e métodos não comparáveis aos usados atualmente. Na 2ª edição do *Bergey's Manual of Systematic Bacteriology* a taxonomia de *G. stearothermophilus* foi revisada por Logan *et al.* (2009), que concluíram não haver uma descrição útil da espécie, reconhecida como um importante deteriorante na indústria de enlatados e de produtos lácteos. Seus esporos são extremamente resistentes ($D_{121,1\,°C}$ = 4-5min segundo Stumbo, 1973) e capazes de sobreviver ao processamento térmico de alimentos de baixa acidez. Ainda segundo Logan *et al.* (2009), *G. stearothemophilus* pode representar até um terço dos termófilos isolados de alimentos e pode chegar a dois terços dos isolados de leite. Entretanto, a coleção de cepas reunidas ao longo dos anos, antes da criação do gênero *Geobacillus* (chamadas de "*Bacillus stearothermophilus*") era marcadamente heterogênea em suas características fenotípicas e genotípicas. A descrição da espécie apresentada na 8ª edição do *Bergey's Manual of Determinative Bacteriology* (Gibson & Gordon, 1974) reconhecia como "*Bacillus stearothermophilus*" apenas os termófilos estritos capazes de crescer a 65 ºC. Essa restrição teve o efeito de excluir as cepas com temperatura máxima entre 55 ºC e 65 ºC, embora essas não pudessem ser distinguidas dos termófilos estritos por nenhuma outra característica. A 1ª edição do *Bergey's Manual of Systematic Bacteriology*

(Claus & Berkeley, 1986) não mudou a taxonomia de "*Bacillus stearothermophilus*" e quando a espécie foi transferida para o gênero *Geobacillus*, a descrição feita por Nazina *et al.* (2001) era praticamente a mesma de Claus & Berkeley (1986), com muitas incoerências em relação aos outros relatos disponíveis. Por exemplo, Claus & Berkeley (1986) relataram 90% ou mais cepas incapazes de crescer em pH 5,7, enquando White *et al.* (1993) encontraram 88% das cepas capazes de crescer em 5.5. Nazina *et al.* (2001) reportaram 11 a 89% das cepas como anaeróbias facultativas, enquanto White *et al.* (1993) encontraram 99% de cepas anaeróbias facultativas. Coorevits *et al.* (2012) realizaram um estudo com 62 cepas de termófilos aeróbios esporogênicos, usando a taxonomia polifásica (hibridização DNA-DNA, análise da sequência do gene do rRNA 16S, análise da composição de lipídios polares e ácidos graxos e caracterização fenotípica), publicando a descrição corrigida de *Geobacillus stearothermophilus* válida atualmente.

Descrição da espécie feita por Coorevits *et al.* (2012): Bastonetes Gram positivos, negativos ou varáveis, isolados ou em pequenas cadeias. Forma esporos elipsoidias, subterminais e/ou terminais, podendo ou não dilatar o esporângio. Após 24h a 60 ºC em Ágar Tripticase de Soja (TSA) suas colônias são circulares, com 0,5 a 2mm, geralmente convexas, podendo apresentar superfície lisa e borda crenada (recortada). Cresce pobremente ou não cresce na ausência de oxigênio. A temperatura mínima de crescimento está entre 30 e 45 ºC e a máxima entre 60 e 70 ºC, mas a maioria das cepas cresce entre 40 e 60 ºC. A faixa de pH de crescimento é de 6 a 9. Tolera 1% de NaCl mas não 5%. Hidrolisa gelatina, amido, esculina e caseína, mas a reação com esculina e caseína pode ser fraca. Oxidase negativa. Voges Proskauer positivo, redução do nitrato variável. Negativo para arginina dehidrolase, utilização do citrato (Simmon), produção de H_2S, indol, urease, triptofano deaminase, lisina e ornitina descarboxilase e reação com ONPG. Produz ácido mas não gás a partir de carboidratos (*flat sour*).

Lysinibacillus Ahmed *et al.* 2007 emend. Jung *et al.* 2012 emend. Zhao *et al.* 2015

Atualização da nomenclatura: Euzéby (2016). Este gênero foi proposto para reclassificar espécies de *Bacillus* ("*Bacillus fusiformis*" e "*Bacillus sphaericus*") que apresentam lisina e aspartato no peptidoglicano da parede celular e que, caracteristicamente podem crescer na presença de boro (60mM ou mais). Dados coletados por Scheldeman *et al.* (2006) relatam o envolvimento de *Lysinibacillus sphaericus* na contaminação de leite esterilizado pelo processo UHT.

Descrição do gênero feita por Ahmed *et al.* (2007): Bastonetes Gram positivos, móveis. Formam esporos elipsoidais ou esféricos com dilatação do esporângio. Catalase positivos e atividade de oxidase variável. Crescem em temperatura variando de 10 a 45 ºC e em pH entre 5,5 e 9,5. *Lysinibacillus sphaericus* foi descrito no gênero *Bacillus* ("*Bacillus sphaericus*") na 2ª edição do *Bergey's Manual of Systematic Bacteriology* (Logan & De Vos, 2009b): Bastonetes Gram positivos, móveis, aeróbios. Forma esporos esféricos, terminais, com dilatação do esporângio. As colônias em meios sólidos são opacas, não pigmentadas, lisas e geralmente com bordas perfeitas. A temperatura mínima de crescimento é de 10-15 ºC e a máxima é de 30-45 ºC . Cresce em pH 7 a 9,5; algumas cepas crescem em pH 6. Catalase e oxidase positivo. Cresce na presença de 5% de NaCl mas não em 7%. Não produz ácido ou gás a partir de glicose ou outros carboidratos.

Moorella Collins *et al.* 1994

Atualização da nomenclatura: Euzéby (2016). Este gênero foi proposto para reclassificar as espécies de *Clostridium* que produzem acetato como único produto final da fermentação de carboidratos ("*Clostridium thermoaceticum*" e "*Clostridium thermoautotrophicum*). As espécies de *Moorella* têm sido isoladas predominantemente de fontes termais, mas também têm sido encontradas em estrume de cavalo, lodo de esgoto, sedimentos de água doce e alimentos enlatados.

Carlier & Bedora-Faure (2006) isolaram seis cepas a partir de vários enlatados deteriorados, incluindo sopa de peixe e carne cozida. Prevost *et al.* (2010) avaliaram 34 produtos enlatados que falharam no teste de estabilidade a 55 °C e encontraram *Moorella thermoacetica/thermoautotrophica* em 14 amostras, incluindo bolinho de peixe, refeição com carne, refeição com frango e legumes enlatados (ervilhas e cenouras, legumes mistos).

Descrição do gênero feita por Wiegel (2009): Bastonetes retos isolados, aos pares ou cadeias. Em condições de *stress* apresentam tendência ao polimorfismo. Geralmente Gram positivos mas culturas velhas podem se mostrar Gram negativas. Formam esporos esféricos a levemente ovais, terminais ou subterminais, com dilatação do esporângio. Anaeróbios estritos, quimiolitoautotróficos e/ou heterotróficos, produzem acetato como único produto final de fermentação de carboidratos e outras fontes de carbono. (homoacetogênicos). Termófilos estritos, a temperatura ótima é de 56-60 °C, a máxima é de 65-68 °C e a mínima é de 40-47 °C. Byrer *et al.* (2000) avaliaram a resistência térmica dos esporos de duas cepas de *Moorella thermoacetica* isoladas de meio de cultura que havia sido autoclavado a 121 °C por 45min. Para a ativação dos esporos foram necessários mais de 2min a 100 °C e até 90min para atingir a porcentagem máxima de germinação. O valor $D_{121\,°C}$ variou entre 23 e 111min, dependendo das condições de esporulação. Os esporos obtidos das duas cepas cultivadas em condição quimio-organotrófica a 60 °C apresentaram $D_{121\,°C}$ de 44min e 38 min. Os obtidos em cultura quimiolitoautotrófica a 60 °C apresentaram $D_{121\,°C}$ de 83min e 111min. Esses esporos estão entre os mais termorresistentes conhecidos até o momento.

Paenibacillus Ash *et al.* 1994 emend. Shida *et al.* 1997, gen. nov. emend. Behrendt *et al.* 2010

Atualização da nomenclatura: Euzéby (2016). Esse gênero foi criado para reclassificar espécies de *Bacillus* mesófilas e caracteristicamente capazes de hidrolizar carboidratos complexos (amido, pectina, carboximetilcelulose, quitina e outros). A proposta de criação do gênero foi feita por Ash *et al.* (1993), mas o nome só foi validado em 1994 e a descrição foi emendada por Shida *et al.* (1997) e por Behrendt *et al.* 2010. As espécies contaminantes de alimentos são *Paenibacillus polymyxa*, *Paenibacillus macerans* e *Paenibacillus lactis*. Stevenson & Lembke (2015) relataram casos esporádicos de perda de vácuo em enlatados de baixa acidez devido á *P. macerans* e *P. polymyxa*. Segundo os autores as cepas de *P. macerans* e *P. polymyxa* apresentam valor $D_{100\,°C}$ geralmente entre 0,1 e 0,5min. Dados coletados por Scheldeman *et al.* (2006) mostraram a presença de *P. lactis* em leite cru, equipamentos de fazendas de produção leiteira e leite esterilizado pelo processo UHT.

Descrição do gênero feita por Priest (2009): Bastonetes com composição de parede celular Gram positiva mas coloração de Gram negativa ou variável. Forma esporos ovais com dilatação do esporângio. Aeróbios ou anaeróbios facultativos, a maioria com reação de catalase positiva. As colônias em meios sólidos geralmente são pequenas, lisas, brancas ou levemente castanhas e, em alguns casos, amarelas ou róseas. *Paenibacillus alvei* e algumas outras espécies formam colônias que se espalham sobre a superfície do meio. A temperatura ótima de crescimento encontra-se entre 28 e 40 °C e o pH ótimo é 7. São inibidos por 10% de NaCl. O produto final da utilização de carboidratos varia: *Paenibacillus macerans* (anteriormente chamado de "*Bacillus macerans*") é anaeróbio facultativo e converte glicose inicialmente a etanol, ácido acético e pequenas quantidades de ácido fórmico. Com o tempo o acetato e o formato são catabolizados a H_2, CO_2 e acetona, mas as características usadas na identificação são a produção inicial de ácido e a final de gás. *Paenibacillus polymyxa* (anteriormente chamado de "*Bacillus polymyxa*") é anaeróbio facultativo e produz 2,3-butanodiol, etanol, CO_2 e H_2 a partir de carboidratos. *Paenibacillus lactis* é aeróbio estrito e produz ácido mas não gás a partir de carboidratos.

Sporolactobacillus Kitahara & Suzuki 1963

Atualização da nomenclatura: Yanagida & Suzuki (2009): O gênero *Sporolactobacillus* foi estabelecido inicialmente como um subgênero do gênero *Lactobacillus*, para acomodar uma nova espécie de bactéria láctica (*Sporolactobacillus inulinus*) que se mostrava capaz de produzir esporos. Posteriormente o subgênero foi elevado ao nível de gênero e recebeu novas espécies.

De acordo com Stevenson & Lembke (2015), *Sporolactobacillus* não parece ser de grande importância como deteriorante de alimentos, uma vez que forma esporos com resistência térmica comparativamente baixa e aparentemente encontra-se em número baixo nos produtos. Banks (1989) relata valor $D_{90\,°C}$ de 4 a 7min para *Sporolactobacillus inulinus* e sumariza algumas poucas ocorrências em produtos como pickles, sucos de frutas concentrados, produtos lácteos e mostos fermentados. Fujita *et al.* (2010) isolaram uma espécie nova, *Sporolactobacillus putidus*, em suco de laranja deteriorado.

Descrição do gênero feita por Yanagida & Suzuki (2009): Bastonetes retos Gram positivos, isolados, em pares e, mais raramente, em pequenas cadeias, móveis em sua maioria. Os esporos são raramente observados e resistem ao calor a 80 °C/10min. Anaeróbios facultativos ou microaeróﬁlos, homofermentativos, produzem ácido láctico a partir de glicose e de um número limitado de outros carboidratos. A presença de um carboidrato fermentável é essencial para o crescimento, crescendo bem em meios contendo glicose. Não cresce ou cresce muito pobremente em Caldo Nutriente (NB). Mesófilos, catalase e oxidase negativos.

Thermoanaerobacter Wiegel & Ljungdahl 1982 emend. Lee *et al.* 2007

Atualização da nomenclatura: Euzéby (2016). O novo gênero *Thermoanaerobacter* foi criado em 1982 com a descrição de uma única espécie reconhecida, *Thermoanaerobacter ethanolicus* sp. nov. Posteriormente novas espécies foram descobertas e alocadas no gênero, cuja descrição foi corrigida por Lee *et al.* (2007).

Dotzauer *et al.* (2002) isolaram *Thermoanaerobacter* spp. a partir de vários alimentos enlatados deteriorados (carne com vegetais, carne com arroz, massa de tomate, macarrão com vegetais, espinafre, batatas). A linhagem tipo de *Thermoanaerobacter mathranii* subsp. *alimentarius* foi isolada a 55 °C de carne deteriorada e *Thermoanaerobacter thermohydrosulfuricus* tem sido isolado de várias fontes, incluindo suco de beterraba usado na extração de açúcar (Onyenwoke & Wiegel, 2009a).

Descrição do gênero feita por Onyenwoke & Wiegel (2009a): Bastonetes com parede celular de composição Gram positiva mas coloração de Gram variável. A maioria das espécies é móvel com movimentos lentos e vagarosos. A formação de esporos não é observada em todas as espécies, mas em muitas dessas espécies foi demonstrada a presença dos genes responsáveis por produzir esporos. As espécies que apresentam os genes mas não os esporos (produto da sua expressão) são chamadas de asporogênicas, para distinguir de espécies não esporogênicas (que não têm os genes da esporulação). Termófilos estritos, crescem entre 35 e 78 °C, com ótimo entre 55 e 75 °C. O pH de crescimento varia entre 4,0 e 9,9, com ótimo entre 5,8 e 8,5.

Thermoanaerobacterium Lee *et al.* 1993, gen. nov. emend. Cann *et al.* 2001

Atualização da nomenclatura: Euzéby (2016). Esse gênero foi criado para reclassificar as espécies de *Clostridium* caracteristicamente termófilas e sacarolíticas.

De acordo com Onyenwoke & Wiegel (2009b) o habitat dessas bactérias são fontes termais, mas também têm sido encontradas em associação com resíduos da produção de sucos de frutas. A espécie de maior importância em alimentos comercialmente estéreis é *Thermoanaerobacterium thermosaccharolyticum*. O envolvimento das outras espécies com alimentos não é claro. *Thermoanaerobacterium polisaccharolyticum* e *Thermoanaerobacterium zeae* são espécies novas, descobertas no resíduo orgânico do processamento de milho verde e outros vegetais enlatados (Cann *et al.*, 2001). Entretanto, nas condições testadas pelos autores, não foi observada a produção de esporos por essas espécies. Dotzauer *et al.* (2002), investigando a causa de perda de vácuo em vários alimentos enlatados, detectaram a presença de *Thermoanaerobacterium saccharolyticum*, *Thermoanaerobacterium thermosulfurigenes* e *Thermoanaerobacterium* sp em produtos de baixa acidez e em purê de tomate.

Descrição do gênero feita por Onyenwoke & Wiegel (2009b): São bastonetes móveis com estrutura de parede celular Gram positiva, mas várias cepas apresentam coloração de Gram negativa. Nem todas as espécies produzem esporos nas condições testadas até o momento, mas os genes responsáveis por esporulação estão presentes (espécies asporogênicas). Anaeróbios estritos, catalase negativos. Quimiorganotróficos, sacarolíticos, fermentam carboidratos com produção de gás. Os principais produtos da fermentação da glicose são ácido acético, etanol, ácido láctico, H_2 e CO_2. São termófilos estritos, com temperatura mínima de 35 °C, máxima de 75 °C e ótima entre 55 e 70 °C. O pH de crescimento varia na faixa de 3,2 a 8,5. A espécie com menor pH ótimo é *Thermoanaerobacterium aotearoense* (pH 5,2) e a espécie com menor pH mínimo é *Thermoanaerobacterium aciditolerans* (pH 3,2).

***T. thermosaccharolyticum*.** Anteriormente chamado de "*Clostridium thermosaccharolyticum*", esta espécie é conhecida há decadas por provocar estufamento em enlatados. Segundo Enache & Podolak (2015), seus esporos podem sobreviver ao processamento térmico normal de alimentos de baixa acidez, uma vez que se encontram entre os mais resistentes conhecidos. Sua multiplicação nos produtos, entretanto, não é uma ocorrência comum e só acontece em caso de permanência prolongada em temperaturas acima de 35 °C, porque dificilmente crescem a 32 °C. Podem provocar deterioração em 14 dias a 37 °C se os esporos germinarem enquanto o produto ainda estiver numa temperatura maior. A alteração é caracterizada por estufamento (grande formação de gás), perda de vácuo e decréscimo do pH. As principais causas são resfriamento lento e/ou estocagem em temperaturas superiores a 35 °C (como em vending machines). Também pode ocorrer contaminação das latas por vazamento se o microrganismo crescer e se acumular na área de resfriamento das autoclaves hidrostáticas. A fonte mais comum dos esporos é o solo e os ingredientes como açúcar, leite em pó, amidos e farinhas. **Descrição da espécie** feita por Enache & Podolak (2015): Bastonetes longos e finos, retos ou levemente curvos. Coram fracamente na coloração de Gram, parecendo Gram negativos. Formam esporos terminais dilatando o esporângio. Os esporos são altamente resistentes ao calor, com valor $D_{121\,°C}$ de 3-4min ou mais e valor z de 6-7 °C (8,9 a 12,2 °C de acordo com Stumbo, 1973). Anaeróbios estritos, fortemente sacarolíticos, não crescem na ausência de um carboidrato fermentável. Produzem ácido acético, butírico e láctico, bem como grande quantidade gás (H_2 e CO_2) a partir da glicose, lactose, sacarose, salicina e amido. Não hidrolisam proteínas. Não reduzem nitrato a nitrito. Não patogênicos, não produzem toxinas. A temperatura ótima de crescimento é de 55 a 68 °C e raramente crescem a 32 °C. O pH ótimo é de 6,2 a 7,2, crescem rapidamente em pH 4,7 e já foram implicados na deterioração de produtos de tomate com pH de 4,1 a 4,5. Segundo Onyenwoke & Wiegel (2009b) o pH ótimo para esporulação é de 5,0-5,5 e as células não esporulam em meios contendo glicose.

Observação: na versão de janeiro de 2021 da *List of Prokaryotic Names with Standing in Nomenclature* (LPSN, 2021), o nome dado como válido continua sendo *Clostridium thermosaccharolyticum.*

Virgibacillus Heyndrickx *et al.* 1998, gen. nov. emend. Heyrman *et al.* 2003

Atualização da nomenclatura: Euzéby (2016). Esse gênero foi proposto por Heyndrickx *et al.* (1998), para reclassificar cepas anteriormente classificadas como "*Bacillus pantothenticus*", dependentes de ácido pantotênico, tiamina e biotina para crescimento.

De maneira geral, não são contaminantes normais de alimentos, mas levantamento feito por Scheldeman *et al.* (2005) detectou a presença de espécies desse gênero em leite cru, equipamentos e ambiente de fazendas de produção leiteira. *Virgibacillus pantothenticus* foi originalmente isolado do solo, mas também foi encontrado em carne de frango enlatada. *Virgibacillus proomii* já foi isolado do solo e da água (Heyrman *et al.*, 2009). Tanasupawat *et al.* (2010) isolaram *Virgibacillus dokdonensis*, *Virgibacillus halodenitrificans*, *Virgibacillus marismortui*, *Virgibacillus siamensis* e *Virgibacillus* sp. a partir de um tipo de peixe fermentado (pla-ra) na Tailândia. Kim *et al.* (2011) isolaram *Virgibacillus alimentarius* de um tipo tradicional de refeição coreana feita com frutos do mar salgados e fermentados. Quesada *et al.* (2007) isolaram *Virgibacillus olivae* a partir do resíduo do processamento de azeitonas verdes em conserva. Seiler & Wenning (2013) isolaram *Virgibacillus halotolerans* a partir de *cream cheese* com pH 5,8-6,2 processado a 90-95 °C/5-10min.

Descrição do gênero feita por Heyrman *et al.* (2009): Bastonetes Gram positivos, isolados, em pares em cadeias e, em culturas velhas, em filamentos. Formam esporos esféricos a elipsoidais, terminais (às vezes subterminais ou paracentrais) e dilatam o esporângio. Aeróbios estritos ou fracamente anaeróbios facultativos. Catalase positivos. Tolerantes ao sal, o crescimento é estimulado pela presença de 4 a 10% de NaCl, algumas espécies não crescem ou crescem pobremente em sua ausência e várias crescem em 20 a 25%. A temperatura de crescimento varia entre 10 e 50 °C, com ótimo entre 28 e 37 °C.

22.2. Métodos APHA 25:2015 e APHA 26:2015 para contagem de esporos de termófilos aeróbios totais e "flat-sour"

Metodologia da American Public Health Association (APHA) para a análise de alimentos, descrita nos Capítulos 25 e 26 da 5ª edição do *Compendium of Methods for the Microbiological Examination of Foods* (Evancho *et al.*, 2015, Olson & Sorrells, 2015).

No Capítulo 26 (Olson & Sorrells, 2015) o *Compendium* trata da contagem de esporos de termófilos "flat sour" em geral. O objetivo é a quantificação de *G. stearothermophilus* e *B. coagulans*, "flat-sour" típicos que produzem ácido suficiente para provocar viragem ácida (halo amarelo) no Ágar Dextrose Triptona (DTA), incubado entre 50 e 55 °C/48-72h. Outras espécies termófilas também podem crescer e as que produzem quantidades menores de ácido não apresentam o halo amarelo (que também pode ser perdido por reversão alcalina). Os termófilos aeróbios totais são a soma de todas essas cepas, que produzem colônias com e sem viragem ácida.

No Capítulo 25 (Evancho *et al.*, 2015) o *Compendium* trata mais especificamente dos termófilos "flat sour" acidúricos ou acidófilos, sendo *B. coagulans* e *A. acidoterrestris* as espécies típicas desse grupo. Os métodos para *Alicyclobacillus* são diferenciados mas, para a contagem de *B. coagulans*, são basicamente os mesmos do Capítulo 26, com pequenas variações.

22.2.1. Material requerido para a análise

- □ Água destilada estéril
- □ Solução de hidróxido de sódio (NaOH) 0,02N estéril (para análise de leite em pó)
- □ Ágar Dextrose Triptona (DTA)
- □ Ágar Selo (ágar 2% para sobrecamada na análise de amido)
- □ Ágar Thermoacidurans (TAA) (opcional para a contagem separada de *B. coagulans*)
- □ Mistura aquosa de goma tragacanto 2% e goma arábica 1% estéril (para a análise de creme de leite)
- □ Erlenmeyer de 250 ml estéril
- □ Tubos de 25x150mm estéreis (para a análise de tomates, polpa ou purê de tomate e leite concentrado)
- □ Placas de Petri estéreis vazias
- □ Banho-maria à temperatura de ebulição ou banho de óleo a 110 °C
- □ Banho-maria à temperatura de 90 °C (para a análise de tomates, polpa ou purê de tomate e leite concentrado)
- □ Autoclave operando a 108,4 °C (5 libras de pressão)
- □ Estufa incubadora regulada entre 50 e 55 °C
- □ Estufa incubadora regulada a 55±1 °C
- □ Termômetro calibrado

22.2.2. Procedimento para a análise de açúcar

Descrito no Capítulo 26 do *Compendium* (Olson & Sorrells, 2015), também é o procedimento padrão da AOAC International (AOAC Official Method 972.45), recomendado pela National Food Processors Association (NFPA) norte-americana (anteriormente chamada de National Canners Association) para o controle da contaminação de enlatados por esporos de bactérias termófilas. No padrão da NFPA para termófilos "flat sour", amostras de lotes de açúcar para enlatados não devem apresentar mais do que 75 esporos, no total de cinco unidades de amostra e média de não mais que 50 esporos/10g. Para esporos de termófilos totais, não devem apresentar mais do que 150 esporos no total das cinco unidades de amostra e média de não mais que 125 esporos/10g. Essas recomendações podem ser usadas como guia para outros ingredientes, levando em conta a proporção do ingrediente no produto final, em comparação com o açúcar.

Choque térmico. Pesar 20g da amostra (ou o peso equivalente a 20g, no caso de açúcar líquido) em um Erlenmeyer de 250 ml com marcação no volume de 100 ml. Adicionar água destilada estéril até a marca de 100 ml, dissolver o açúcar por agitação, aquecer a solução até a fervura e manter sob fervura por cinco minutos. Resfriar imediatamente e repor o volume evaporado com água destilada estéril.

Nota) Cálculo do peso equivalente (PE) a 20g para açúcar líquido: Considerar a graduação Brix como a percentagem (peso/peso) de açúcar na solução, calculando o valor equivalente por regra de três simples. Exemplo: açúcar líquido com 50°Brix.

100g de solução	50g de açúcar
Peso equivalente (PE)	20g de açúcar
PE = 100 x 20/50 = 40g	

Inoculação e incubação. Após o choque térmico, distribuir 10 ml da solução em cinco placas de Petri estéreis (2 ml/placa) e verter aproximadamente 20 ml de Ágar Dextrose Triptona (DTA) sobre o inóculo, misturando bem. Aguardar a solidificação do ágar e incubar as placas invertidas, à temperatura de 50 a 55 °C por 48 a 72h.

Contagem das colônias e cálculo dos resultados. Para a enumeração dos esporos de termófilos aeróbios totais, contar as colônias presentes em todas as placas, multiplicar por cinco e apresentar o resultado como o número de esporos/10g de amostra. Para a enumeração dos esporos dos termófilos "flat-sour", contar apenas as colônias com halo amarelo, características dos "flat-sour", multiplicar por cinco e apresentar o resultado como o número de esporos de termófilos "flat-sour"/10g de amostra. Para obter o número de esporos/g, dividir o número de colônias por dois.

22.2.3. Procedimento para a análise de amido

Descrito no Capítulo 26 do *Compendium* (Olson & Sorrells, 2015), é o procedimento recomendado pela National Food Processors Association (NFPA) norte-americana, para o controle da contaminação de enlatados por esporos de bactérias termófilas. No padrão da NFPA para termófilos "flat sour", amostras de lotes de amido para enlatados não devem apresentar mais do que 75 esporos, no total de cinco unidades de amostra e média de não mais que 50 esporos/10g. Para esporos de termófilos totais, não devem apresentar mais do que 150 esporos no total das cinco unidades de amostra e média de não mais que 125 esporos/10g.

Choque térmico. Pesar 20g da amostra em um Erlenmeyer de 250 ml seco, com marcação no volume de 100 ml. Adicionar água destilada estéril até a marca de 100 ml e suspender o amido. Sob constante agitação, pipetar 10 ml da suspensão e transferir para um Erlenmeyer com 100 ml de Ágar Dextrose Triptona (DTA) estéril, fundido e resfriado a 55-60 °C. Transferir o frasco para um banho fervente e garantir que o volume de água do banho seja suficiente para cobrir o frasco até a altura da superfície do meio. Manter no banho por três minutos, sob constante agitação, para gelatinizar o amido. Aplicar então o choque térmico em autoclave, 108,4 °C/10min (procedimento padrão da NFPA), ou mantendo no próprio banho, sob fervura, até completar 30min.

Inoculação e incubação. Após o choque térmico, resfriar a amostra, agitando delicadamente, para evitar a incorporação de bolhas. Distribuir os 100 ml de DTA em cinco placas de Petri estéreis (aproximadamente 20 ml/placa). Aguardar a solidificação do meio, cobrir a superfície com uma sobrecamada de ágar 2% estéril, para prevenir espalhamento. Incubar as placas invertidas a 50-55 ºC/48-72h.

Contagem das colônias e cálculo dos resultados. Para a enumeração dos esporos de termófilos aeróbios totais, contar as colônias presentes em todas as placas, multiplicar por cinco e apresentar o resultado como o número de esporos/10g de amostra. Para a enumeração dos esporos dos termófilos "flat-sour", contar apenas as colônias com halo amarelo, características dos "flat-sour", multiplicar por cinco e apresentar o resultado como o número de esporos de termófilos "flat-sour"/10g de amostra. Para obter o número de esporos/g, dividir o número de colônias por dois.

22.2.4. Procedimento para a análise de tomates inteiros, polpa de tomate, purê de tomate e leite concentrado

Descrito no Capítulo 25 do *Compendium* (Evancho *et al.*, 2015).

Choque térmico. Transferir duas porções de 10 ml da amostra para dois tubos estéreis de 25x150mm. Os tomates inteiros devem ser homogeneizados em liquidificador, sem adição de diluente, para a retirada da unidade analítica de 10 ml. Colocar os tubos em um banho a 90 ºC, garantindo que o volume de água do banho seja suficiente para cobrir os tubos até a altura da superfície da amostra. Controlar a temperatura de subida do produto com um termômetro introduzido em um dos tubos (controle). A partir do instante em que o produto atingir a temperatura do banho, contar cinco minutos e resfriar imediatamente em banho de gelo, descartando o tubo controle. Na análise de produtos recém processados, submetidos à temperatura de 82 ºC ou maior, o choque térmico pode ser dispensado.

Inoculação e incubação. Após o choque térmico, transferir quatro porções de 1 ml da amostra (e diluições decimais, se necessárias) para quatro placas de Petri estéreis vazias. Para a contagem de esporos de termófilos aeróbios totais e "flat sour", verter sobre duas placas, 18-20 ml de Ágar Dextrose Triptona (DTA). Para contar apenas *B. coagulans*, verter sobre as outras duas placas, 18-20 ml de Ágar Thermoacidurans (TAA). Homogeneizar bem, aguardar a completa solidificação do meio e incubar as placas invertidas a 55±1 ºC/48±3h.

Contagem das colônias e cálculo dos resultados. Para a determinação do número de esporos de termófilos aeróbios totais/ml de amostra, contar todas as colônias das duas placas de DTA, multiplicar pelo inverso da diluição (se foi feita diluição), tirar a média e apresentar o resultado como o número de esporos/ml de amostra. Para a enumeração dos esporos dos termófilos "flat-sour", contar apenas as colônias com halo amarelo nas placas de DTA, multiplicar pelo inverso da diluição (se foi feita diluição), tirar a média e apresentar o resultado como o número de esporos/ml de amostra. Para a determinação do número de esporos de *B. coagulans*/ml de amostra, contar todas as colônias das duas placas de TAA, multiplicar pelo inverso da diluição (se foi feita diluição), tirar a média e apresentar o resultado como o número de esporos/ml de amostra.

22.2.5. Procedimento para a análise de leite em pó desnatado

Descrito no Capítulo 25 do *Compendium* (Evancho *et al.*, 2015).

Choque térmico. Pesar 10g da amostra em um Erlenmeyer de 250 ml, com marcação no volume de 100 ml. Dissolver o leite em uma solução estéril de NaOH 0,02N, adicionada até a marca de 100 ml. Autoclavar por 10min a cinco psi de pressão (108,4 ºC), resfriar imediatamente e repor o volume evaporado com NaOH 0,02N estéril.

Inoculação e incubação. Distribuir 20 ml da amostra em 10 placas de Petri estéreis (2 ml/placa) e verter 18 a 20 ml de DTA sobre o inóculo, misturando bem. Aguardar a completa solidificação do meio e incubar as placas invertidas a 55±1 °C/48±3h.

Contagem das colônias e cálculo dos resultados. Para a enumeração dos esporos de termófilos aeróbios totais, contar as colônias presentes em todas as placas, multiplicar por cinco e apresentar o resultado como o número de esporos/10g de amostra. Para a enumeração dos esporos dos termófilos "flat-sour", contar apenas as colônias com halo amarelo, características dos "flat-sour", multiplicar por cinco e apresentar o resultado como o número de esporos de termófilos "flat-sour"/10g de amostra. Para obter o número de esporos/g, dividir o número de colônias por dois.

22.2.6. Procedimento para a análise de creme de leite

Descrito no Capítulo 25 do *Compendium* (Evancho *et al.*, 2015).

Choque térmico. Misturar 2g de goma tragacanto e 1g de goma arábica em 100 ml de água destilada e esterilizar a 121 °C/20min. Transferir 20 ml da amostra de creme de leite para um Erlenmeyer de 250 ml, com marcação no volume de 100 ml. Misturar o creme com a mistura de gomas, adicionada até a marca de 100 ml. Autoclavar por 5min a cinco libras de pressão (108,4 °C).

Inoculação e incubação. Sem esfriar a amostra, distribuir imediatamente 10 ml em cinco placas de Petri (2 ml/placa), adicionando o meio de cultura (18-20 ml de DTA) antes da amostra, devido à viscosidade do material. Misturar o inóculo com o meio da maneira usual. Aguardar a completa solidificação do meio e incubar as placas invertidas a 55±1 °C/48±3h.

Contagem das colônias e cálculo dos resultados. Para a enumeração dos esporos de termófilos aeróbios totais, contar as colônias presentes em todas as placas, multiplicar por cinco e apresentar o resultado como o número de esporos/10 ml de amostra. Para a enumeração dos esporos dos termófilos "flat-sour", contar apenas as colônias com halo amarelo, características dos "flat-sour", multiplicar por cinco e apresentar o resultado como o número de esporos de termófilos "flat-sour"/10 ml de amostra. Para obter o número de esporos/ml, dividir o número de colônias por dois.

22.2.7 Procedimento para a análise de outros alimentos (geral)

O esquema geral de análise para contagem de esporos de termófilos aeróbios totais e "flat sour" em alimentos encontra-se descrito na Figura 22.1. O Capítulo 26 do *Compendium* (Olson & Sorrells, 2015), recomenda os mesmos métodos utilizados para açúcar ou amido, com as modificações adequadas às características físicas ou químicas da amostra. O procedimento descrito abaixo é similar ao descrito para amido e aplica-se a uma gama bastante variada de produtos.

Inoculação e choque térmico. Pesar 20g da amostra em um frasco com marcação no volume de 100 ml. Adicionar água destilada estéril até a marca de 100 ml e homogeneizar. Transferir 10 ml da amostra homogeneizada para um Erlenmeyer de 300 ml, com 100 ml de Ágar Dextrose Triptona (DTA) estéril, fundido e resfriado a 55-60 °C. Misturar a amostra com o meio de cultura, transferir o Erlenmeyer para um banho fervente e manter no banho por 30min. Garantir que o volume de água do banho seja suficiente para cobrir o Erlenmeyer até a altura da superfície do meio. O choque térmico também pode ser feito a 110 °C/10min (banho de óleo ou autoclave).

> **Nota)** O choque térmico especificado no Capítulo 26 do *Compendium* (Olson & Sorrells, 2015), para aplicação geral, é de 30min a 100 °C ou 10min a 110 °C. Não é citada a necessidade de controle da subida da temperatura, pressupondo-se que a contagem do tempo seja iniciada a partir do momento em que os frascos sejam colocados no banho ou autoclave. É importante que o choque térmico seja feito em Erlenmeyer de 300 ml, porque o procedimento, sem acompanhar o tempo de subida da temperatura, é padronizado para esse tipo de frasco.

Incubação. Após o choque térmico, resfriar a amostra, agitando delicadamente, para evitar a incorporação de bolhas. Distribuir os 100 ml de

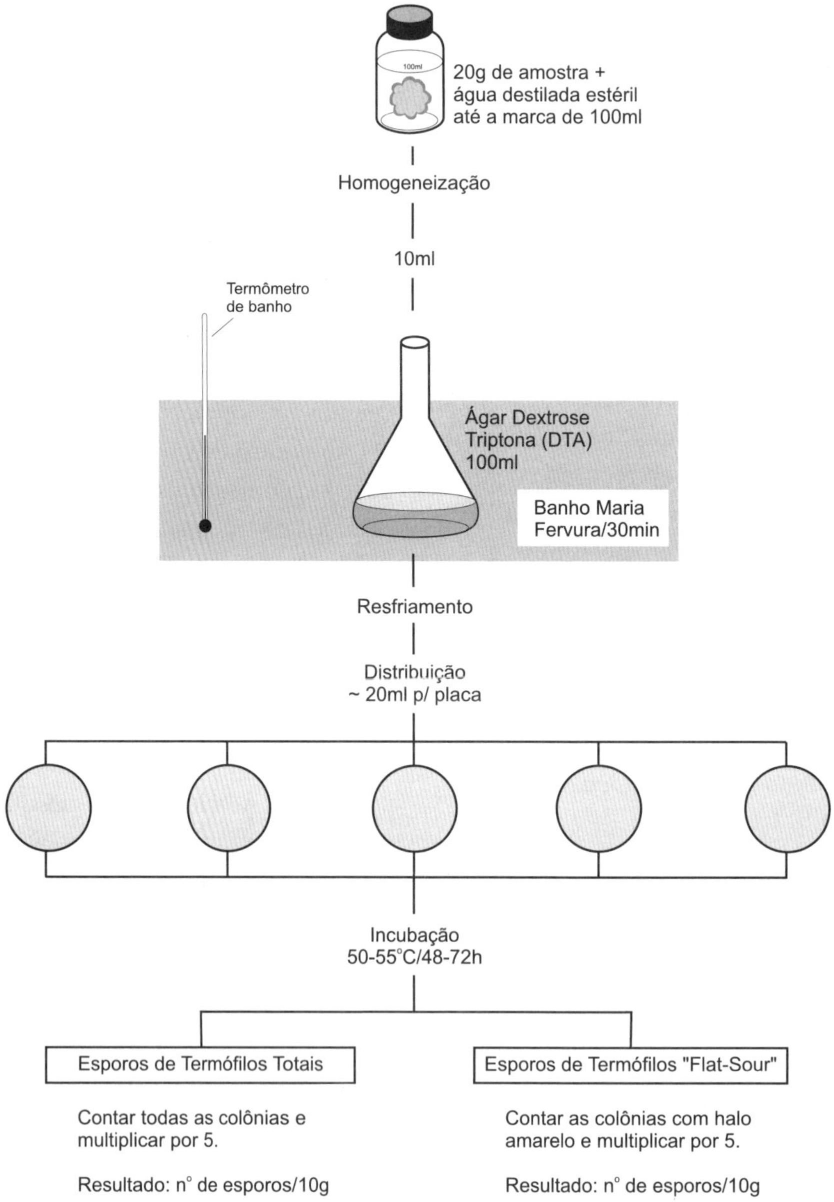

Figura 22.1. Esquema de análise para contagem de esporos de termófilos aeróbios totais e "flat sour" em alimentos pelo método APHA 26:2015 (Olson & Sorrells, 2015).

DTA em cinco placas de Petri estéreis (aproximadamente 20 ml/placa), aguardar a completa solidificação do ágar e incubar as placas, invertidas, a 50-55 ºC/48-72h.

Nota) O Capítulo 26 do *Compendium* (Olson & Sorrells, 2015) não estabelece a variação máxima de temperatura e tempo recomendável na incubação. No Capítulo 25 (Evancho *et al.*, 2015), mais específico para "flat sour" acidúricos, estabelece a temperatura de 55 ºC, com variação máxima de ±1 ºC.

Contagem das colônias e cálculo dos resultados. Para a enumeração dos esporos de termófilos aeróbios totais, contar as colônias presentes em todas as placas, multiplicar por cinco e apresentar o resultado como o número de esporos/10g de amostra. Para a enumeração dos esporos dos termófilos "flat-sour", contar apenas as colônias com halo amarelo, características dos "flat-sour", multiplicar por cinco e apresentar o resultado como o número de esporos de termófilos "flat-sour"/10g de amostra. Para obter o número de esporos/g, dividir o número de colônias por dois.

22.3. Métodos APHA 27:2015 para detecção de esporos de termófilos anaeróbios não produtores de H_2S (*Thermoanaerobacterium thermosaccharolyticum*)

Metodologia da American Public Health Association (APHA) para a análise de alimentos, descrita no Capítulo 27 da 5ª edição do *Compendium of Methods for the Microbiological Examination of Foods* (Enache & Podolak, 2015).

Esses métodos objetivam a detecção de *T. thermosaccharolyticum*, espécie típica de bactéria esporogênica anaeróbia sacarolítica, produtora de gás e não produtoras de H_2S. Os ensaios não são quantitativos, mas sim, técnicas que detectam a presença dos esporos em uma dada quantidade de produto, sem uma exata quantificação. Sua principal aplicação é o controle da matéria-prima, para limitar a introdução dos esporos na formulação de enlatados, embora também possa ser aplicada na análise dos produtos processados ou na linha de processamento. Amostras de lotes de matéria-prima para enlatados não devem apresentar esporos em mais do que 60% das unidades de amostra analisadas ou em mais do que 66% dos tubos de meio de cultura inoculados por unidade de amostra.

Alimentos enlatados com suspeita de deterioração por termófilos anaeróbios não devem ser refrigerados porque as células vegetativas dessas bactérias morrem sob refrigeração e não é comum a produção de esporos nos produtos.

22.3.1. Material requerido para a análise

- □ Água destilada estéril
- □ Tubos de Meio PE-2 ou Caldo de Fígado (CF)
- □ Ágar Selo (Ágar 2%) ou Vaspar (Vaselina:Parafina 1:1)
- □ Frasco ou Erlenmeyer estéril e seco (com pérolas de vidro no caso de amostras de amido e farinhas)
- □ Banho-maria à temperatura de ebulição
- □ Estufa incubadora regulada a 55±2 ºC
- □ Termômetro calibrado

22.3.2. Procedimento para a análise de açúcar e leite em pó

Choque térmico. Pesar 20g da amostra (ou o peso equivalente a 20g, no caso de açúcar líquido) em um frasco ou Erlenmeyer com marcação no volume de 100 ml. Adicionar água destilada estéril até a marca de 100 ml, dissolver a amostra por agitação, aquecer a solução até a fervura e manter sob fervura por cinco minutos. Resfriar imediatamente e repor o volume evaporado com água destilada estéril. Para o cálculo do peso equivalente a 20g para açúcar líquido, seguir as orientações do item 22.2.2.

Inoculação e incubação. Após o choque térmico, distribuir 20 ml da amostra diluída (equivalente a 4g da amostra original) em seis tubos de

Meio PE-2 ou Caldo de Fígado (CF) previamente desaerados (aproximadamente 3,3 ml/tubo). Recobrir a superfície do meio com uma camada de 15mm de ágar selo (ágar 2%) ou vaspar. Aguardar a solidificação do ágar e incubar os tubos a 55±2 °C/72h. Observação: Usar tubos com tampão de algodão ou tubos de rosca com as tampas afrouxadas na incubação, para permitir o escape do excesso de gás.

Nota) Para o sucesso das análises, é importante garantir a ausência de resíduos de pesticidas nas ervilhas utilizadas na formulação do Meio PE-2. Além disso, antes da esterilização, as ervilhas devem permaner uma hora de molho no caldo de cultura, para garantir a eficiência da esterilização. Os lotes de PE-2 preparados devem ser testados com uma cepa padrão de *T. thermosaccharolyticum*, para verificar se não há inibição e prevenir falsos resultados negativos. Tubos não utilizados podem ser submetidos a novo processo de esterilização, sem prejuízo das análises. O método padrão da AOAC para açúcar (AOAC Official Method 972.45) recomenda o Caldo de Fígado em lugar do PE-2. Entretanto, o *Compendium* recomenda que seja utilizado o meio comercial, porque, na formulação preparada em laboratório, o fígado bovino pode conter inibidores, incluindo antibióticos. Tanto o PE-2 como o CF devem ser desaerados antes do uso, por fervura em banho/15min, com as tampas desrosqueadas, e resfriamento imediato em banho de gelo.

Leitura e interpretação dos resultados. A observação de crescimento em um ou mais tubos de cultura, com abundante produção de gás, deslocando o ágar selo para cima, indica a presença de esporos de anaeróbios termófilos não-produtores de H_2S, na quantidade de amostra inoculada. Termófilos tipo "flat-sour" também podem crescer nessas condições, mas não produzem gás e, no PE-2, podem ser diferenciados pela alteração da cor do meio (viragem de púrpura para amarelo).

22.3.3. Procedimento para a análise de amido e farinhas

Inoculação e choque térmico. Pesar 20g da amostra em um frasco seco, com marcação no volume de 100 ml, contendo algumas pérolas de vidro. Adicionar água destilada estéril até a marca de 100 ml, agitando até obter uma suspensão homogênea. Sob constante agitação, distribuir 20 ml da suspensão (4g da amostra) em seis tubos (3,3 ml/tubo) de meio PE-2 ou Caldo de Fígado (CF) previamente desaerados e submeter à fervura em banho por 15min. Garantir que o volume de água do banho seja suficiente para cobrir os tubos até a altura da superfície do meio. Durante os primeiros cinco minutos de fervura, até a gelatinização da amostra, agitar constante e delicadamente os tubos por inversão, de forma a dispersar amostra, porém, sem introduzir ar no meio de cultura.

Incubação e leitura dos resultados. Após o choque térmico, resfriar os tubos em banho de gelo e cobrir a superfície do meio de cultura com uma camada de 3 ml de ágar selo ou vaspar. Incubar a 55±2 °C/72h, interpretando os resultados da mesma forma descrita para açúcar e leite em pó (item 22.3.2).

22.3.4. Procedimento para a análise de cereais e massas alimentícias

Pesar 50g da amostra em um frasco de homogeneização e adicionar 200 ml de água destilada estéril. Homogeneizar por três minutos em liquidificador e distribuir 20 ml da amostra em seis tubos (3,3 ml/tubo) de meio PE-2 ou Caldo de Fígado previamente desaerados. Submeter ao choque térmico e incubação da mesma forma descrita para amido e farinhas (item 22.3.3), porém, interpretar os resultados assumindo que 10 ml da amostra homogeneizada contêm 2g da amostra original.

22.3.5. Procedimento para a análise de cogumelos frescos

Homogeneizar 200g da amostra em um liquidificador estéril, sem adição de diluente, interrompendo o processo e agitando o jarro várias vezes, para uma boa homogeneização. Transferir 20g da amostra homogeneizada para um frasco com marcação no volume de 100 ml e seguir o mesmo procedimento descrito para açúcar e leite em pó (item 22.3.2).

22.3.6. Procedimento para a análise de produtos na linha de processamento

Transferir 100g da amostra para um frasco de homogeneização e homogeneizar por três minutos em liquidificador, sem adição de diluente. Distribuir 20g ou 20 ml da amostra homogeneizada em seis tubos de meio PE-2 ou Caldo de Fígado previamente desaerados e continuar a análise da mesma forma descrita para amido e farinhas (item 22.3.3).

22.4. Métodos APHA 28:2015 para contagem de esporos de termófilos anaeróbios produtores de H_2S (*Desulfotomaculum nigrificans*)

Metodologia da American Public Health Association (APHA) para a análise de alimentos, descrita no Capítulo 28 da 5ª edição do *Compendium of Methods for the Microbiological Examination of Foods* (Ronner & Elliott, 2015). O procedimento para a análise de açúcar é o padrão da AOAC International (AOAC Official Method 972.45).

Esses métodos objetivam a detecção de *Desulfotomaculum nigrificans*, espécie típica de bactéria esporogênica anaeróbia sacarolítica produtora de H_2S.

22.4.1. Material requerido para a análise

- □ Água destilada estéril
- □ Água peptonada 0,1% (para análise de isolados proteicos de soja)
- □ Tubos de Ágar Sulfito
- □ Solução de hidróxido de sódio (NaOH) 0,02N estéril (para análise de leite em pó)
- □ Vaspar ou Ágar Selo (Ágar 2%)
- □ Erlenmeyer de 250 ml estéril e seco (com pérolas de vidro no caso de amostras de amido e farinhas)
- □ Banho-maria à temperatura de ebulição
- □ Autoclave operando a 108,4 ºC (5 libras de pressão)
- □ Estufa incubadora regulada entre 50 e 55 ºC
- □ Estufa incubadora regulada entre 55±1 ºC (para a análise de isolados proteicos de soja)
- □ Termômetro calibrado

22.4.2. Procedimento para a análise de açúcar

AOAC Official Method 972.45, descrito no Capítulo 28 do *Compendium* (Ronner & Elliott, 2015).

Choque térmico. Pesar 20g da amostra (ou o peso equivalente a 20g, no caso de açúcar líquido) em um Erlenmeyer de 250 ml com marcação no volume de 100 ml. Adicionar água destilada estéril até a marca de 100 ml, dissolver o açúcar por agitação, aquecer a solução até a fervura e manter sob fervura por cinco minutos. Resfriar imediatamente e repor o volume evaporado com água destilada estéril. Para o cálculo do peso equivalente a 20g para açúcar líquido, seguir a orientação do item 22.2.2.

Inoculação e incubação. Após o choque térmico, distribuir 20 ml da solução (4g da amostra) em seis tubos de Ágar Sulfito previamente fundidos e desaerados. Depositar o inóculo abaixo da superfície do meio e agitar delicadamente por inversão, para misturar sem introduzir ar. Resfriar rapidamente em banho de gelo e incubar a 50-55 ºC/48h. Fazer uma leitura preliminar com 20-24±3 horas de incubação, pois pode haver crescimento de cepas termófilas anaeróbias que não produzem H_2S mas reduzem o sulfato e produzem gás, escurecendo completamente o meio e provocando o rompimento do ágar.

Contagem das colônias e cálculo dos resultados. Após o período de incubação, contar as colônias características de *D. nigrificans* em todos os tubos inoculados (colônias pretas, sem formação de gás) e calcular o número de Esporos/10g = 10 x Número total de colônias nos seis tubos/4.

22.4.3. Procedimento para a análise de amido e farinhas

Adaptado a partir do AOAC Official Method 972.45, descrito no Capítulo 28 do *Compendium* (Ronner & Elliott, 2015).

Pesar 20g da amostra em um Erlenmeyer seco com marcação no volume de 100 ml, contendo algumas pérolas de vidro. Adicionar água destilada estéril até a marca de 100 ml, agitando até obter uma suspensão homogênea. Sob constante agitação, distribuir 20 ml da suspensão (4g da amostra) em seis tubos de Ágar Sulfito previamente fundidos e desaerados. Depositar o inóculo abaixo da superfície do meio e agitar delicadamente por inversão, para misturar sem introduzir ar. Submeter os tubos à fervura em banho por 15min, agitando frequente e delicadamente por inversão, dispersando a amostra sem introduzir ar no meio de cultura. Garantir que o volume de água do banho seja suficiente para cobrir os tubos até a altura da superfície do meio. Após o choque térmico, resfriar os tubos em banho de gelo e incubar a 50-55 ºC/24-48h. Fazer uma leitura preliminar com 20-24±3 horas de incubação, pois pode haver crescimento de cepas termófilas anaeróbias que não produzem H_2S mas reduzem o sulfato e produzem gás, escurecendo completamente o meio e provocando o rompimento do ágar. Contar as colônias características de *D. nigrificans* em todos os tubos inoculados (colônias pretas, sem formação de gás) e calcular o número de Esporos/10g = 10 x Número total de colônias nos seis tubos/4.

22.4.4. Procedimento para a análise de leite em pó desnatado

Descrito no Capítulo 28 do *Compendium* (Ronner & Elliott, 2015).

Pesar 10g da amostra em um Erlenmeyer de 250 ml, com marcação no volume 100 ml. Dissolver o leite em uma solução estéril de NaOH 0,02N, adicionada até a marca de 100 ml. Autoclavar por 10 minutos a cinco libras de pressão (108,4 ºC) e resfriar imediatamente. Transferir duas porções de 2 ml da amostra para dois tubos de Ágar Sulfito previamente fundidos e desaerados. Depositar o inóculo abaixo da superfície do meio e agitar delicadamente por inversão, para misturar sem introduzir ar. Incubar a 50-55 ºC/24-48±3h. Fazer uma leitura preliminar com 20-24±3 horas de incubação, pois pode haver crescimento de cepas termófilas anaeróbias que não produzem H_2S mas reduzem o sulfato e produzem gás, escurecendo completamente o meio e provocando o rompimento do ágar. Contar as colônias características de *D. nigrificans* nos dois tubos inoculados (colônias pretas, sem formação de gás) e calcular o número de Esporos/10g = 50 x Número total de colônias nos dois tubos.

22.4.5. Procedimento para a análise de isolados proteicos de soja

Descrito no Capítulo 28 do *Compendium* (Ronner & Elliott, 2015).

Preparar uma suspensão 10% da amostra em água peptonada 0,1% e ajustar o pH em 7,0. Autoclavar por 20min a cinco libras de pressão (108,4 ºC) e resfriar imediatamente. Transferir dez porções de 1 ml da amostra para dez tubos de Ágar Sulfito previamente fundidos e desaerados. Depositar o inóculo abaixo da superfície do meio e agitar delicadamente por inversão, para misturar sem introduzir ar. Cobrir a superfície do meio com uma camada de 15mm de ágar selo ou vaspar. Incubar a 55±1 ºC por até 14 dias, com leitura em 2, 7 e 14 dias. Contar as colônias características de *D. nigrificans* em todos os tubos inoculados (colônias pretas, sem formação de gás) e calcular o número de Esporos/10g = 10 x Número total de colônias nos 10 tubos.

22.5. Métodos APHA 23:2015 para contagem de esporos de mesófilos aeróbios

Método da American Public Health Association (APHA) para a análise de alimentos, descrito no Capítulo 23 da 5ª edição do *Compendium of*

Methods for the Microbiological Examination of Foods (Stevenson & Lembke, 2015). Incluídas também as recomendações do item 8.090 do Capítulo 8 da 17ª edição do *Standard Methods for the Examination of Dairy Products* (Frank & Yousef, 2004) específicas para a análise de produtos lácteos, e as da Seção 9218 da 23ª edição do *Standard Methods for the Examination of Water and Wastewater* (Braun-Howland & Hunt, 2017), para a análise de água.

Esse grupo, tradicionalmente, objetivava a detecção de espécies mesófilas de *Bacillus*. Atualmente essas espécies estão alocadas nos vários novos gêneros derivados do gênero *Bacillus* (*Paenibacillus*, *Brevibacillus*, *Aneurinibacillus*, *Virgibacillus*). As mais importantes são *Paenibacillus macerans*, *Paenibacillus polymyxa* e *Bacillus licheniformis*.

22.5.1. Material requerido para a análise

- □ Água peptonada 0,1% (H_2Op)
- □ Ágar Triptona Glicose Extrato de Carne (TGE)
- □ Ágar Padrão para Contagem (PCA) suplementado com 0,1% de amido solúvel (para a análise de leite e produtos lácteos)
- □ Ágar Nutriente Azul de Tripano (para a análise de água)
- □ Placas de Petri estéreis
- □ Banho-maria regulado a 80±1 °C
- □ Estufa incubadora regulada a 35±1 °C (±0,5 °C para a análise de água)
- □ Estufa incubadora a 32±1 °C (para a análise de leite e produtos lácteos)

22.5.2. Procedimento para alimentos em geral

Descrito no Capítulo 23 do *Compendium* (Stevenson & Lembke, 2015).

O esquema de análise para contagem de esporos de mesófilos aeróbios pelo método APHA 23:2015 (Stevenson & Lembke, 2015) encontra-se descrito na Figura 22.2.

Choque térmico. Pesar 50g da amostra em um frasco de homogeneização e adicionar 450 ml de água peptonada 0,1%, homogeneizando a amostra, de acordo com as recomendações do Capítulo 2. Transferir porções de dez, um e 0,1 ml da amostra homogeneizada para três frascos diferentes, contendo 100 ml de Ágar Triptona Glicose Extrato de Carne (TGE) previamente fundido e resfriado a 50-55 °C. Misturar bem o inóculo ao meio de cultura e submeter a um choque térmico de 10min a 80 °C, em banho com temperatura controlada. Garantir que o volume de água do banho seja suficiente para cobrir os frascos até a altura da superfície do meio. Iniciar a contagem dos 10min a partir do momento em que os frascos atingirem a temperatura de 80 °C, usando um frasco de TGE não inoculado para acompanhar a subida da temperatura com um termômetro. Periodicamente, agitar levemente os frascos, para auxiliar na distribuição do calor.

Nota) Quando o choque térmico é feito em Erlenmeyer de 500 ml, o procedimento descrito no *Compendium* é de 30min a 80 °C, contados a partir do momento em que os frascos são colocados no banho (não é necessário acompanhar a subida da temperatura para contar o tempo). Quando são usados outros tipos de frascos, o choque térmico é de 10min a 80 °C, mas o tempo só é contado depois que o meio atinge a temperatura de 80 °C (é necessário acompanhar a subida da temperatura em um frasco não inoculado de TGE, idêntico ao usado para as amostras).

Incubação. Após o tratamento térmico, resfriar o meio de cultura em água corrente e distribuir cada porção de 100 ml de TGE em cinco placas de Petri estéreis vazias. Aguardar a completa solidificação do ágar e incubar as placas invertidas a 35 °C/48h.

Contagem das colônias e cálculo dos resultados. Contar as colônias desenvolvidas nas cinco placas da diluição apropriada para a contagem (com 25 a 250 colônias) e apresentar o resultado por grama de amostra: Nº esporos/g = soma das colônias no frasco com 10 ml da amostra ou 10 vezes soma das colônias no frasco com 1 ml da amostra homogeneizada ou 100 vezes soma das colônias no frasco com 0,1 ml da amostra homogeneizada. O número de esporos que pode ser quantificado por essa técnica varia na faixa de um a 150.000/g

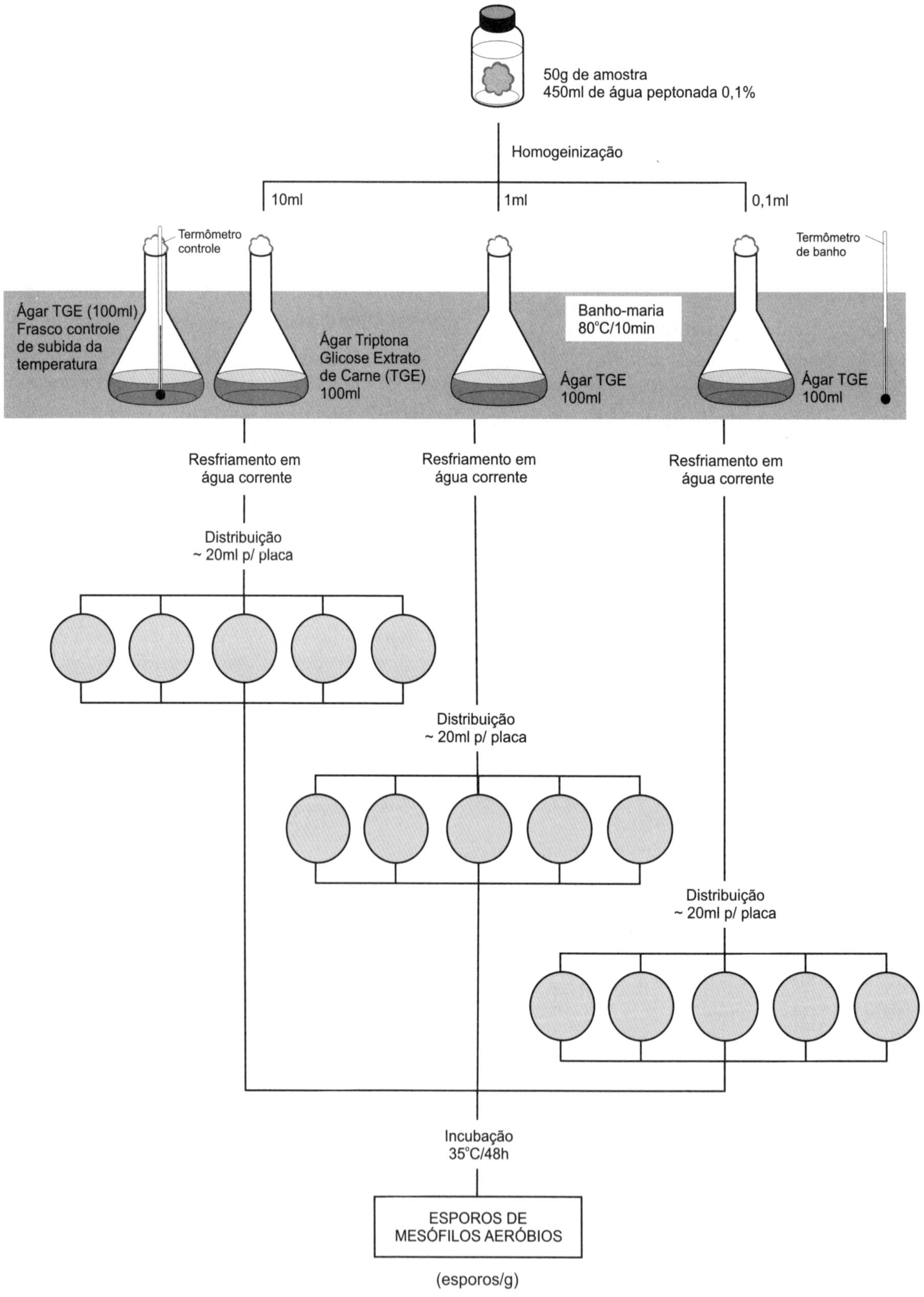

Figura 22.2. Esquema de análise para contagem de esporos de mesófilos aeróbios em alimentos pelo método APHA 23:2015 (Stevenson & Lembke, 2015).

22.5.3. Procedimento para a análise de leite e produtos lácteos

Descrito no item 8.090 do Capítulo 8 do *Standard Methods for the Examination of Dairy Products* (Frank & Yousef, 2004).

Aplicação: contagem de esporos de aeróbios mesófilos ou psicrotróficos em leite fluído cru ou submetido a tratamento térmico, leite evaporado e outros produtos de leite enlatados, leite em pó e outros produtos em pó derivados de leite.

Choque térmico. Homogeneizar bem a amostra e transferir duas porções de 200 ml para dois frascos estéreis (os dois frascos devem ser iguais). Submeter a choque térmico a 80±1 °C/12min, em banho com temperatura controlada. Garantir que o volume de água do banho seja suficiente para cobrir os frascos até a altura da superfície da amostra. Iniciar a contagem do tempo de tratamento térmico a partir do momento em que os frascos atingirem a temperatura de 80 °C (usar um dos frascos de amostra para acompanhar a subida da temperatura, com um termômetro). Periodicamente, agitar os frascos, para auxiliar na distribuição do calor. Após o tratamento térmico, resfriar imediatamente a amostra em banho de gelo.

Nota) Embora o procedimento acima seja aplicável a leite em pó e outros produtos em pó derivados de leite, o *Standard Methods for the Examination of Dairy Products* não descreve a forma de hidratação dessas amostras para o choque térmico. Uma alternativa razoável é fazer a diluição 1:10 (50g em 450 ml de água destilada) e calcular o número de esporos por grama de amostra. Outra é diluir na proporção recomendada para o uso ou consumo final do produto, calculando o número de esporos por mililitro de amostra reconstituída.

Inoculação e incubação. Inocular a amostra em Ágar Padrão para Contagem (PCA) suplementado com 0,1% de amido solúvel, utilizando a técnica de plaqueamento em profundidade ou superfície descrita no Capítulo 3. Incubar as placas a 32±1 °C/48h.

Contagem das colônias e cálculo dos resultados. Contar as colônias e calcular o N° esporos/ml, como descrito no Capítulo 3.

22.5.4. Procedimento para a análise de água

Descrito na Seção 9218 da 23ª edição do *Standard Methods for the Examination of Water and Wastewater* (Braun-Howland & Hunt, 2017).

Choque térmico. Homogeneizar bem a amostra e transferir porções de igual volume para frascos ou Erlenmeyers diferentes estéreis. O volume total de amostra a ser analisada depende da contagem estimada de esporos. Submeter a choque térmico a 75 °C/15min ou 80 °C/10min, em banho com temperatura controlada. Garantir que o volume de água do banho seja suficiente para cobrir os frascos até a altura da superfície da amostra. Iniciar a contagem do tempo de tratamento térmico a partir do momento em que os frascos atingirem a temperatura de choque térmico (usar um dos frascos de amostra para acompanhar a subida da temperatura, com um termômetro). Periodicamente, agitar os frascos, para auxiliar na distribuição do calor. Após o tratamento térmico, resfriar imediatamente a amostra em banho de gelo.

Inoculação e incubação. Inocular a amostra em Ágar Nutriente Azul de Tripano, utilizando a técnica de filtração em membrana descrita no Capítulo 3. Incubar as placas a 35±0,5 °C/24±2h.

Contagem das colônias e cálculo dos resultados. Contar as colônias e calcular o N° de esporos/ml, como descrito no Capítulo 3.

22.6. Métodos APHA 24:2015 para detecção de esporos de mesófilos anaeróbios

Metodologia da American Public Health Association (APHA) para a análise de alimentos, descrito no Capítulo 24 da 5ª edição do *Compendium of Methods for the Microbiological Examination of Foods* (Tortorelli & Anderson, 2015). Incluídas também as recomendações do item 8.100 do Capítulo 8 do *Standard Methods for the Examination of Dairy Products* (Frank & Yousef, 2004) específicas para a análise leite fluído e queijos.

22.6.1. Material requerido para a análise

- □ Água destilada estéril
- □ Meio de Carne Cozida (CMM), Meio PE-2 ou Caldo de Fígado (CF)
- □ Meio Reforçado para Clostrídios (RCM) (para a análise de leite fluído e queijos)
- □ Meio Reforçado para Clostrídios com Lactato de Sódio (RC ml) (opcional para a contagem de *Clostridium tyrobutyricum* em leite fluído e queijos)
- □ Meio de Carne Cozida (CMM) suplementado com 0,1% de amido solúvel e 0,1% de glicose (para a detecção preferencial de clostrídios não proteolíticos)
- □ Ágar Dextrose Triptona (DTA) ou Caldo Soro de Laranja (para a detecção preferencial de clostrídios butíricos)
- □ Ágar Selo ou Vaspar (se usar Caldo de Fígado)
- □ Ágar Selo Tioglicolato (para a análise de leite fluído e queijos)
- □ Erlenmeyer de 250 ml
- □ Banho-maria sob fervura
- □ Banho-maria a 60 °C (para a detecção preferencial de clostrídios não proteolíticos e gupo butírico)
- □ Banho-maria a 80±1 °C
- □ Estufa incubadora regulada a 30-35 °C
- □ Estufa incubadora regulada a 37±1 °C (para a análise de leite fluído e queijos)

22.6.2. Procedimento para a análise de açúcar

Descrito no Capítulo 24 do *Compendium* (Tortorelli & Anderson, 2015).

Pesar 20g da amostra (ou o peso equivalente a 20g, no caso de açúcar líquido, calculado conforme descrição do item 22.2.2) em um Erlenmeyer de 250 ml e adicionar água destilada estéril até completar 100 ml. Dissolver o açúcar, aquecer até a fervura e manter sob fervura por 5min. Resfriar imediatamente e distribuir 20 ml da solução (4g de amostra) em seis tubos de Meio de Carne Cozida (CMM), Meio PE-2 ou Caldo de Fígado (CF) previamente desaerados (fervura em banho por 15min, com as tampas desrosqueadas e resfriamento imediato em banho de gelo). Incubar os tubos a 30-35 °C/72h e observar. Não havendo crescimento, reincubar até completar sete dias. Relatar o resultado como presença ou ausência de esporos de bactérias mesófilas anaeróbias na quantidade de amostra inoculada.

Nota) O CMM e o PE-2 não precisam ser cobertos com Ágar Selo ou Vaspar, mas o CF sim. Para o sucesso das análises, é importante garantir a ausência de resíduos de pesticidas nas ervilhas utilizadas na formulação do Meio PE-2. Além disso, antes da esterilização, as ervilhas devem permanecer uma hora de molho no caldo de cultura, para garantir a eficiência da esterilização. No caso do CF, recomenda-se que seja utilizado o meio comercial, porque, na formulação preparada em laboratório, o fígado bovino pode conter inibidores, incluindo antibióticos.

Cuidado! Os meios de cultura permitem o crescimento e a produção de toxina de *Clostridium botulinum*. Após a incubação, o manuseio e o descarte devem ser feitos com o máximo cuidado, para evitar riscos de contaminação do analista e do laboratório. Colocar luvas, trabalhar com o material sobre bandejas, não diretamente sobre as bancadas, desinfetar todas as superfícies com solução de NaOH 1N e esterilizar todo o material de descarte a 121 °C/30min.

22.6.3. Procedimento para a análise de amido, farinhas e outros produtos de cereais

Descrito no Capítulo 24 do *Compendium* (Tortorelli & Anderson, 2015).

Pesar 11g da amostra, adicionar 99 ml de água destilada estéril e suspender sob agitação. Sob constante agitação, distribuir 20 ml da suspensão (2g de amostra) em seis tubos de Meio de Carne Cozida (CMM), Meio PE-2 ou Caldo de Fígado (CF) previamente desaerados. Transferir os tubos para um banho sob fervura e manter no banho por 20min, garantindo que o volume de água do banho seja suficiente para cobrir os tubos até a altura da superfície do meio. Agitar periodicamente os tubos (por inversão), durante a fervura, sem introduzir ar. Resfriar imediatamente e incubar a 30-35 °C/72h. Reincubar os tubos negativos por até sete dias. Relatar o resultado como presença ou ausência de esporos de bactérias mesófilas anaeróbias na quantidade de amostra inoculada.

Nota) O CMM e o PE-2 não precisam ser cobertos com Ágar Selo ou Vaspar, mas o CF sim. Para o sucesso das análises, é importante garantir a ausência de resíduos de pesticidas nas ervilhas utilizadas na formulação do Meio PE-2. Além disso, antes da esterilização, as ervilhas devem permanecer uma hora de molho no caldo de cultura, para garantir a eficiência da esterilização. No caso do CF, recomenda-se que seja utilizado o meio comercial, porque, na formulação preparada em laboratório, o fígado bovino pode conter inibidores, incluindo antibióticos.

Cuidado! Os meios de cultura permitem o crescimento e a produção de toxina de *Clostridium botulinum*. Após a incubação, o manuseio e o descarte devem ser feitos com o máximo cuidado, para evitar riscos de contaminação do analista e do laboratório. Colocar luvas, trabalhar com o material sobre bandejas, não diretamente sobre as bancadas, desinfetar todas as superfícies com solução de NaOH 1N e esterilizar todo o material de descarte a 121 °C/30min.

22.6.4. Procedimento para a análise de vegetais desidratados

Descrito no Capítulo 24 do *Compendium* (Tortorelli & Anderson, 2015).

Pesar 10g da amostra em um Erlenmeyer de 250 ml, adicionar 190 ml de água destilada estéril e manter em repouso por 30min, sob refrigeração (4-5 °C), para reidratação. Após o repouso, agitar por 2-3min (lavagem superficial), transferir para um banho sob fervura e manter no banho por 20-30min, agitando constantemente durante a fervura. Garantir que o volume de água do banho seja suficiente para cobrir os frascos até a altura da superfície da amostra. Opcionalmente, o choque térmico pode ser feito em autoclave, a 108 °C/10min. Resfriar imediatamente, distribuir 20 ml do líquido (1g de amostra lavada) em tubos de Meio de Carne Cozida (CMM), Meio PE-2 ou Caldo de Fígado (CF) previamente desaerados e incubar a 30-35 °C/72h. Reincubar os tubos negativos por até sete dias. Relatar o resultado como presença ou ausência de esporos de bactérias mesófilas anaeróbias na quantidade de amostra inoculada.

Nota) O CMM e o PE-2 não precisam ser cobertos com Ágar Selo ou Vaspar, mas o CF sim. Para o sucesso das análises, é importante garantir a ausência de resíduos de pesticidas nas ervilhas utilizadas na formulação do Meio PE-2. Além disso, antes da esterilização, as ervilhas devem permanecer uma hora de molho no caldo de cultura, para garantir a eficiência da esterilização. No caso do CF, recomenda-se que seja utilizado o meio comercial, porque, na formulação preparada em laboratório, o fígado bovino pode conter inibidores, incluindo antibióticos.

Cuidado! Os meios de cultura permitem o crescimento e a produção de toxina de *Clostridium botulinum*. Após a incubação, o manuseio e o descarte devem ser feitos com o máximo cuidado, para evitar riscos de contaminação do analista e do laboratório. Colocar luvas, trabalhar com o material sobre bandejas, não diretamente sobre as bancadas, desinfetar todas as superfícies com solução de NaOH 1N e esterilizar todo o material de descarte a 121 °C/30min.

22.6.5. Procedimento para a análise de condimentos

Descrito no Capítulo 24 do *Compendium* (Tortorelli & Anderson, 2015).

Em um Erlenmeyer de 250 ml com marcação no volume de 100 ml, pesar 10g da amostra (no caso de grãos inteiros) ou 1-2g, no caso de condimentos triturados ou moídos. Adicionar água destilada estéril até completar o volume de 100 ml e agitar vigorosamente, para liberar os esporos no líquido. Aquecer até a fervura, manter sob fervura por 5min e resfriar imediatamente. Aguardar a sedimentação das partículas, distribuir 20 ml do líquido em seis tubos de Meio de Carne Cozida (CMM), Meio PE-2 ou Caldo de Fígado (CF) previamente desaerados e incubar a 30-35 °C/72h. Reincubar os tubos negativos por até sete dias. Relatar o resultado como presença ou ausência de esporos de bactérias mesófilas anaeróbias na quantidade de amostra inoculada (2g no caso de grãos inteiros ou 0,2 a 0,4g no caso de condimentos triturados ou moídos).

Nota) O CMM e o PE-2 não precisam ser cobertos com Ágar Selo ou Vaspar, mas o CF sim. Para o sucesso das análises, é importante garantir a ausência de resíduos de pesticidas nas ervilhas utilizadas na formulação do Meio PE-2. Além disso, antes da esterilização, as ervilhas devem permanecer uma hora de molho no caldo de cultura, para garantir a eficiência da esterilização. No caso do CF, recomenda-se que seja utilizado o meio comercial, porque, na formulação preparada em laboratório, o fígado bovino pode conter inibidores, incluindo antibióticos.

Cuidado! Os meios de cultura permitem o crescimento e a produção de toxina de *Clostridium botulinum*. Após a incubação, o manuseio e o descarte devem ser feitos com o máximo cuidado, para evitar riscos de contaminação do analista e do laboratório. Colocar luvas, trabalhar com o material sobre bandejas, não diretamente sobre as bancadas, desinfetar todas as superfícies com solução de NaOH 1N e esterilizar todo o material de descarte a 121 °C/30min.

22.6.6. Procedimento para a análise de ovo em pó, leite em pó e outros produtos lácteos em pó

Descrito no Capítulo 24 do *Compendium* (Tortorelli & Anderson, 2015).

Adicionar 11g da amostra em um frasco com 99 ml de água destilada estéril e pérolas de vidro. Agitar vigorosamente até que todo o material seja dispersado. Distribuir 20 ml da suspensão homogeneizada (2g de amostra) em seis tubos de Meio de Carne Cozida (CMM), Meio PE-2 ou Caldo de Fígado (CF) previamente desaerados, transferir os tubos para um banho sob fervura por 20min, agitando constantemente durante a fervura. Garantir que o volume de água do banho seja suficiente para cobrir os tubos até a altura da superfície do meio. Resfriar imediatamente e incubar a 30-35 °C/72h. Reincubar os tubos negativos por até sete dias. Relatar o resultado como presença ou ausência de esporos de bactérias mesófilas anaeróbias na quantidade de amostra inoculada.

Nota) O CMM e o PE-2 não precisam ser cobertos com Ágar Selo ou Vaspar, mas o CF sim. Para o sucesso das análises, é importante garantir a ausência de resíduos de pesticidas nas ervilhas utilizadas na formulação do Meio PE-2. Além disso, antes da esterilização, as ervilhas devem permanecer uma hora de molho no caldo de cultura, para garantir a eficiência da esterilização. No caso do CF, recomenda-se que seja utilizado o meio comercial, porque, na formulação preparada em laboratório, o fígado bovino pode conter inibidores, incluindo antibióticos.

Cuidado! Os meios de cultura permitem o crescimento e a produção de toxina de *Clostridium botulinum*. Após a incubação, o manuseio e o descarte devem ser feitos com o máximo cuidado, para evitar riscos de contaminação do analista e do laboratório. Colocar luvas, trabalhar com o material sobre bandejas, não diretamente sobre as bancadas, desinfetar todas as superfícies com solução de NaOH 1N e esterilizar todo o material de descarte a 121 °C/30min.

22.6.7. Procedimento para a análise de leite fluido e queijos

Método do NMP descrito no item 8.100 do Capítulo 8 do *Standard Methods for the Examination of Dairy Products* (Frank & Yousef, 2004).

Choque térmico. Para amostras de queijos, pesar 50g, preparar a primeira diluição (conforme descrito no Capítulo 2) e transferir duas porções de 200 ml para dois Erlenmeyers diferentes estéreis. No caso de leite fluído, homogeneizar bem a amostra e transferir duas porções de 200 ml para dois Erlenmeyers diferentes estéreis. Colocar os frascos em um banho com temperatura controlada a 82±1 °C e acompanhar a subida da temperatura da amostra com um termômetro em um dos frascos. Agitar frequentemente e garantir que o volume de água do banho seja suficiente para cobrir os frascos até a altura da superfície da amostra. Quando a amostra atingir a temperatura de 80 °C, contar 12min de tratamento térmico e resfriar imediatamente em banho de gelo. Se houver suspeita de esporos injuriados (como em queijo fresco), reduzir o tratamento térmico para 62,5 °C/30min.

Inoculação e incubação. Selecionar três diluições adequadas da amostra e inocular uma série de três tubos de Meio Reforçado para Clostrídios

(RCM) por diluição, adicionando 1 ml da diluição por tubo com 10 ml de RCM previamente desaerado. Depositar o inóculo abaixo da superfície do meio e agitar delicadamente por inversão, para misturar sem introduzir ar. Utilizar o Meio Reforçado para Clostrídios com Lactato de Sódio (RC ml) se houver interesse em favorecer *Clostridium tyrobutyricum*. Selar os tubos com Ágar Selo Tioglicolato e incubar a 37±1 °C/7 dias.

Leitura e cálculo dos resultados. Tubos com crescimento e produção de gás (deslocamento do ágar selo para cima) são indicativos de presença de esporos de bactérias anaeróbias mesófilas. Calcular o NMP de esporos/g ou ml conforme a orientação do Capítulo 4, usando uma das tabelas de NMP.

<u>**Cuidado!**</u> Os meios de cultura permitem o crescimento e a produção de toxina de *Clostridium botulinum*. Após a incubação, o manuseio e o descarte devem ser feitos com o máximo cuidado, para evitar riscos de contaminação do analista e do laboratório. Colocar luvas, trabalhar com o material sobre bandejas, não diretamente sobre as bancadas, desinfetar todas as superfícies com solução de NaOH 1N e esterilizar todo o material de descarte a 121 °C/30min.

22.6.8. Outros procedimentos

Os procedimentos do Capítulo 24 do *Compendium* não são quantitativos, seu objetivo é detectar a presença dos esporos em uma dada quantidade de amostra. Havendo interesse na quantificação, pode-se utilizar a técnica de inoculação em tubos múltiplos, determinando-se a contagem de esporos pelo método do Número Mais Provável.

Nem todos os esporos de mesófilos presentes nas amostras serão detectados, porque os diferentes grupos e espécies de clostrídios mesófilos exigem tratamentos diferenciados para a ativação dos esporos. O CMM, o CF e o PE-2 favorecem os clostrídios putrefativos e, na interpretação dos resultados é importante considerar que os bacilos anaeróbios facultativos, tanto mesófilos quanto termófilos facultativos, se presentes, também poderão ser detectados.

Para detecção dos clostrídios não proteolíticos, pode ser usado o CMM suplementado com 0,1% de amido solúvel e 0,1% de glicose, choque térmico a 60 °C/30min.

Para a detecção preferencial dos clostrídios butíricos, pode-se substituir o CMM, CF ou PE-2 pelo Ágar Dextrose Triptona (DTA) ou pelo Caldo Soro de Laranja (o ágar não é recomendado devido à quantidade de gás produzida). Choque térmico a 60 °C/30min.

22.7. Método IFU 12:2019 para detecção e contagem de *Alicyclobacillus*

Método da International Fruit and Vegetable Juice Association (IFU 12/2019), para bactérias termófilas acidófilas (TAB) (*Alicyclobacillus*) em geral e cepas produtoras de guaiacol. Aplica-se à análise de sucos de frutas, seus ingredientes e produtos derivados destinados ao consumo humano, a amostras do ambiente de fabricação e manipulação de sucos e derivados e pode ser aplicado a outras bebidas não contendo sucos e seus ingredientes, incluindo xaropes.

22.7.1. Material requerido para a análise

- □ Caldo *Bacillus acidoterrestris* (BAT)
- □ Ágar *Bacillus acidoterrestris* (BAT)
- □ Ágar Padrão para Contagem (PCA)
- □ Kit comercial da Döhler GmbH (Article 2.04737.991) ou da Cosmo Bio (Article KYO-08921)
- □ Banho-maria a 80±1 °C
- □ Estufa incubadora a 45±1 °C

22.7.2. Procedimento

Antes de iniciar as atividades, ler atentamente as orientações dos Capítulos 3 e 5, que apresentam todos os detalhes e cuidados envolvidos na contagem de microrganismos em placas e na detecção da presença/ausência, respectivamente. O procedimento descrito abaixo não apresenta esses detalhes, pressupondo que sejam conhecidos pelo analista.

a) Preparação da amostra

Seguindo as orientações do Capítulo 2, homogeneizar 10g ou 10 ml da amostra com 90 ml de Caldo *Bacillus acidoterrestris* (BAT). A variação aceitável na pesagem é de ±5% e na medição de volume é de ±2%.

Produtos líquidos sem sólidos em suspensão (água, refrigerantes) podem ser analisados por filtração em membrana com unidade analítica de 100 ml, não sendo requerida a preparação da amostra com diluição em Caldo BAT.

Nota a.1) A unidade analítica de 10g é o mínimo requerido, podendo ser usadas quantidades maiores nas análises, mantendo-se a diluição inicial.

Nota a.2) No caso de gomas e espessantes, será necessário utilizar uma diluição maior, como 1:50 (10g da amostra em 490 ml de caldo) ou 1:100 (10g da amostra em 990 ml de caldo), dependendo do produto.

b) Choque térmico

Submeter a choque térmico em banho-maria a 80±1 °C por 10 minutos.

Garantir que o volume de água do banho seja suficiente para cobrir os frascos até a altura da superfície da amostra. Começar a contar o tempo de 10 minutos quando a temperatura do produto atingir 80 °C. Controlar subida da temperatura com um termômetro introduzido em um frasco com água (usar um frasco e um volume de água idênticos aos usados na preparação da amostra). O tempo de subida até 80 °C não deve ultrapassar quinze minutos. Após o choque térmico resfriar imediatamente a amostra.

c) Inoculação para a contagem dos esporos

c.1) Inoculação por plaqueamento em profundidade. Após o choque térmico, distribuir 10 ml da amostra em cinco placas de Petri estéreis vazias (2 ml/placa). Adicionar a cada placa 15 a 20 ml de Ágar *Bacillus acidoterrestris* (BAT) previamente fundido e acidificado a pH 4.0 com H_2SO_4 1N. Incubar as placas invertidas a 45±1 °C por cinco dias.

Nota c.1.1) os 10 ml de amostra podem ser inoculados em uma placa grande (diâmetro de 140mm), adicionando-se em seguida 90 ml de Ágar BAT.

Nota c.1.2) Se a contagem esperada for alta inocular também diluições da amostra.

c.2) Inoculação por filtração. Após o choque térmico, filtrar 100 ml da amostra em filtro membrana de poro 0,45 µm. Após a filtração da amostra, filtrar 20 ml de água purificada estéril para lavar a membrana. Transferir a membrana para a superfície de uma placa de Ágar BAT e incubar as placas invertidas a 45±1 °C por cinco dias.

d) Enriquecimento para a detecção (presença/ausência) dos esporos

Após a retirada do inóculo para a contagem dos esporos, incubar o restante da amostra a 45±1 °C por cinco dias, para enriquecimento.

Após o enriquecimento inocular 1 ml do caldo em Ágar *Bacillus acidoterrestris* (BAT) por plaqueamento em profundidade ou 0,1 ml por plaqueamento em superfície. Incubar as placas a 45±1 °C por 48±4 horas a 72±4 horas.

Nota d.1) É mais difícil obter colônias isoladas no plaqueamento em profundidade, mas dependendo da matriz o plaqueamento em superfície pode levar a falsos resultados negativos.

Nota d.2) No caso de produtos embalados e prontos para consumo (produto final) o enriquecimento pode ser feito pré-incubando-se o próprio produto em sua embalagem original.

e) Confirmação das colônias presuntivas

Verificar a presença de colônias nas placas inoculadas e submeter cinco de cada placa à confirmação (verificação da capacidade de crescimento em pH neutro).

Inocular uma alçada da colônia em uma placa de Ágar *Bacillus acidoterrestris* (BAT) e uma alçada em uma placa de Ágar Padrão para Contagem (PCA). Incubar as placas a 45±1 °C por 72±4 horas.

As espécies de *Alicyclobacillus* são acidófilas estritas e não crescem no pH neutro do PCA. Assim, considerar como confirmadas as culturas que apresentarem crescimento no BAT, mas não no PCA.

f) Teste de peroxidase para produção de guaiacol

A IFU 12/19 recomenda que esse teste seja feito com o "kit" comercial da Döhler GmbH (Artigo 2.04737.991) (https://www.doehler.com/en/) ou da Cosmo Bio (Artigo KYO-08921) (www.cosmobio.co.jp), seguindo as orientações dos fabricantes.

g) Cálculo dos resultados

Calcular o número de esporos/g ou ml de acordo com as orientações do Capítulo 3, item 3.7.

22.8. Referências

AHMED, I., YOKOTA, A., YAMAZOE, A. & FUJIWARA, T., 2007. Proposal of *Lysinibacillus boronitolerans* gen. nov., sp. nov., and transfer of *Bacillus fusiformis* to *Lysinibacillus fusiformis* comb. nov. and *Bacillus sphaericus* to *Lysinibacillus sphaericus* comb. nov. *International Journal of Systematic and Evolutionary Microbiology*, 57:1117-1125.

ASH, C., PRIEST, F.G. & COLLINS, M.D, 1993. Molecular identification of rRNA group 3 bacilli (Ash, Farrow, Wallbanks and Collins) using a PCR probe test. *Antonie van Leeuwenhoek*, 64:253-260.

BANAT, I.M., MARCHANT, R. & RAHMAN, T.J., 2004. *Geobacillus debilis* sp. nov., a novel obligately thermophilic bacterium isolated from a cool soil environment, and reassignment of *Bacillus pallidus* to *Geobacillus pallidus* comb. nov. *International Journal of Systematic and Evolutionary Microbiology*, 54:2197-2201.

BANKS, J.G., 1989. The spoilage potencial of *Sporolactobacillus*. *Technical Bulletin Nº 66*. England: The Campden Food and Drink Research Association.

BEHRENDT, U., SCHUMANN, P., STIEGLMEIER, M. *et al.*, 2010. Characterization of heterotrophic nitrifying bacteria with respiratory ammonification and denitrification activity - Description of *Paenibacillus uliginis* sp. nov., an inhabitant of fen peat soil and *Paenibacillus purispatii* sp. nov., isolated from a spacecraft assembly clean room. *Systematic and Applied Microbiology*, 33:328-336.

BRAUN-HOWLAND, E. & HUNT, M.E., 2017. Microbiological examination. In: BAIRD, R.B., EATON, A.D & RICE, E.W. (eds), *Standard Methods for the Examination of Water & Wastewater*. 23rd edition. Washington, DC: American Public Health Association (APHA), American Water Works Association (AWWA) & Water Environment Federation (WEF). Part 9000, pp. 9.1 to 9.233.

BRODA, D.M., LAWSON, P.A., BELL, R.G. & MUSGRAVE, D.R., 1999. *Clostridium frigidicarnis* sp. nov., a psychrotolerant bacterium associated with "blown pack" spoilage of vacuum-packed meats. *International Journal of Systematic Bacteriology*, 49:1539-1550.

BRODA, D.M., SAUL, D.J., LAWSON, P.A. *et al.*, 2000. *Clostridium gasigenes* sp. nov., a psychrophile causing spoilage of vacuum-packed meats. *International Journal of Systematic and Evolutionary Microbiology*, 50:107-118.

BYRER, D.E., RAINEY, F.A & WIEGEL, J., 2000. Novel strains of *Moorella thermoacetica* form unusually heat-resistant spores. *Archives of Microbiology*, 174:334-339.

CAMPBELL, L.L. & POSTGATE, J.R., 1965. Classification of the spore-forming sulfate-reducing bacteria. *Bacteriological Reviews*, 29(3):359-363.

CANN, I.K.O., STROOT,P.G., MACKIE, K.R. *et al.*, 2001. Characterization of two novel saccharolytic, anaerobic thermophiles, *Thermoanaerobacterium polysaccharolyticum* sp. nov. and *Thermoanaerobacterium zeae* sp. nov., and emendation of the genus *Thermoanaerobacterium*. *International Journal of Systematic and Evolutionary Microbiology*, 51:293-302.

CARLIER, J.P. & BEDORA-FAURE, M., 2006. Phenotypic and genotypic characterization of some *Moorella* sp. strains isolated from canned foods. *Systematic and Applied Microbiology*, 29:581-588.

CLAUS, D. & BERKELEY, R.C.W., 1986. Genus *Bacillus* Cohn 1872. In: SNEATH, P.H.A., MAIR, N.S., SHARPE, M.E. & HOLT, J.G. (eds.). *Bergey's Manual of Systematic Bacteriology*. 1st edition, Volume 2. Baltimore, MD: Williams & Wilkins. pp. 1105-1139.

COLLINS, M.D., LAWSON, P.A., WILLEMS, A. *et al.*, 1994. The phylogeny of the genus *Clostridium*: proposal of five new genera and eleven new species combinations. *International Journal of Systematic Bacteriology*, 44:812-826.

COLLINS, M.D., RODRIGUES, U.M., DAINTY, R.H. *et al.*, 1992. Taxonomic studies on a psychrophilic *Clostridium* from vacuum-packed beef: description of *Clostridium estertheticum* sp. nov. *FEMS Microbiology Letters*, 96:235-240.

COOREVITS, A., DINSDALE, A.E., HALKET, G. *eta l.*, 2012. Taxonomic revision of the genus *Geobacillus*: emendation of *Geobacillus*, *G. stearothermophilus*,

G. jurassicus, *G. toebii*, *G. thermodenitrificans* and *G. thermoglucosidans* (nom. corrig., formerly *'thermoglucosidasius'*); transfer of *Bacillus thermantarcticus* to the genus as *G. thermantarcticus*comb. nov.; proposal of *Caldibacillus debilis* gen. nov., comb. nov.; transfer of *G. tepidamans* to *Anoxybacillus* as *A. tepidamans* comb. nov.; and proposal of *Anoxybacillus caldiproteolyticus* sp. nov. *International Journal of Systematic and Evolutionary Microbiology*, 62:1470-1485.

COSTA, M.S., RAINEY, F.A. & ALBUQUERQUE, L., 2009. Genus *Alicyclobacillus*. In: DeVOS, P., GARRITY, G.M., JONES, D. *et al*. (eds), *Bergey's Manual of Systematic Bacteriology*. 2nd edition, Volume 3. New York, NY: Springer. pp.229-243.

CVE, 2002. (Centro de Vigilância Epidemiológica). *Manual de Botulismo – Orientação para Profissionais de Saúde.* São Paulo: Secretaria de Estado da Saúde. Disponível no site: http://www.cve.saude.sp.gov.br/htm/cve_manual.htm [acesso em 04/01/07].

CVE, 2006. (Centro de Vigilância Epidemiológica). *Botulismo – Estado de São Paulo e Brasil – Casos suspeitos e confirmados notificados ao Centro de Referência de Botulismo (CR BOT) de 1999 a 2006*. São Paulo: Secretaria de Estado da Saúde. Disponível no site: http://www.cve.saude.sp.gov.br/htm/hidrica/dados/botulismo05_dados.ppt [acesso em 04/01/07].

DAINTY, R.H., EDWARDS, R.A. & HIBBARD, C.M., 1989. Spoilage of vacuum-packed beef by a *Clostridium* sp. *Journal of the Science of Food and Agriculture*, 49:473-486.

DeCLERCK, E., RODRIGUEZ-DIAZ, M., FORSYTH, G. *et al*., 2004. Polyphasic characterization of *Bacillus coagulans* strains, illustrating heterogeneity within this species, and emended description of the species. *Systematic and Applied Microbiology*, 27:50-60.

DONK, P. J., 1920. A highly resistant thermophilic organism. *Journal of Bacteriology*, 5:373–374.

DOTZAUER, C., EHRMANN, M.A. & VOGEL, R.F., 2002. Occurrence and detection of *Thermoanaerobacterium* and *Thermoanaerobcter* in canned food. *Food Technology and Biotechnology*, 40(1):21-26.

DRIKS, A., 2004. The *Bacillus* spore coat. *Phytopathology*, 94:1249-1251.

ENACHE, E. & PODOLAK, R., 2015. Thermophilic anaerobic sporeformers. In: SALFINGER, Y. & TORTORELLO, M.L. (eds), *Compendium of Methods for the Microbiological Examination of Foods*. 5th edition. Washington, DC: American Public Health Association (APHA). Chapter 27, pp.335-339.

EUZÉBY J.P., 2016. *List of Prokaryotic Names with Standing in Nomenclature*. [Online] Disponível no site: https://www.bacterio.net/ [Acesso em 10/08/2016].

EVANCHO, G.M., PARISH, M.E. & WOROBO, R.W., 2015. Aciduric Flat Sour Sporeformers. In: SALFINGER, Y. & TORTORELLO, M.L. (eds), *Compendium of Methods for the Microbiological Examination of Foods*. 5th edition. Washington, DC: American Public Health Association (APHA). Chapter 25, pp.319-327.

FRANK, J.F. & YOUSEF, A.E., 2004. Tests for groups of microrganisms. In: WEHR, H.M. & FRANK, J.F. (eds), *Standard Methods for the Examination of Dairy Products*. 17th edition. Washington, DC: American Public Health Association (APHA). Chapter 8, Section 8.090 and 8.100, pp.239-242.

FSIS/USDA, 1997. *Generic HACCP Model for Thermally Processed Commercially Sterile Meat and Poultry Products*. Food Safety Inspection Service, United States Department of Agriculture. Online. Disponível no site: http://www.haccpalliance.org/sub/haccpmodels/thermal.pdf [acesso em 19/01/2021].

FUJITA, R., MOCHIDA, K., KATO, Y. & GOTO, K., 2010. *Sporolactobacillus putidus* sp. nov., an endospore-forming lactic acid bacterium isolated from spoiled orange juice. *International Journal of Systematic and Evolutionary Microbiology*, 60:1499-1503.

GARCÍA-FRAILE, P., VELÁZQUEZ, E., MATEOS, P.F. *et al*., 2008. *Cohnella phaseoli* sp. nov., isolated from root nodules of *Phaseolus coccineus* in Spain, and emended description of the genus *Cohnella*. *International Journal of Systematic and Evolutionary Microbiology*, 58:1855-1859.

GIBSON, T. & GORDON, R.E., 1974. *Bacillus* Cohn 1872. In: BUCHANAN, R.E. & GIBBONS, N.E. (eds.), *Bergey's Manual of Determinative Bacteriology*. 8th edition. Baltimore, MD: Williams & Wilkins. pp. 529-550.

GOTO, K., MOCHIDA, K., ASAHARA, M. *et al*., 2003. *Alicyclobacillus pomorum* sp. nov., a novel thermo-acidophilic, endospore-forming bacterium that does not possess -alicyclic fatty acids, and emended description of the genus *Alicyclobacillus*. *International Journal of Systematic and Evolutionary Microbiology*, 53:1537-1544.

GOUWS, P.A., GIE, L., PRETORIUS, A. & DHANSAY, N. 2005. Isolation and identification of *Alicyclobacillus acidocaldarius* by 16S rDNA from mango juice and concentrate. *International Journal of Food Science & Technology*, 40(7):789-792.

HEYNDRICKX, M., LEBBE, L., VANCANNEYT, M. *et al*., 1997. A polyphasic reassessment of the genus *Aneurinibacillus*, reclassification of *Bacillus thermoaerophilus* (Meier-Stauffer *et al*., 1996) as *Aneurinibcillus thermoaerophilus* comb. nov., and emended description of *A. Aneurinilyticus* corrig., *A. migulanus*, and *A. thermoaerophilus*. *International Journal of Systematic Bacteriology*, 47(3):808-817.

HEYNDRICKX, M., LEBBE, L., KERSTERS, K. *et al.*, 1998. *Virgibacillus*: a new genus to accommodate *Bacillus pantothenticus* (Proom and Knight 1950). Emended description of *Virgibacillus pantothenticus*. *International Journal of Systematic Bacteriology*, 48:99-106.

HEYNDRICKX, M., COOREVITS, A., SCHELDEMAN, P. *et al.*, 2012. Emended descriptions of *Bacillus sporothermodurans* and *Bacillus oleronius* with the inclusion of dairy farm isolates of both species. *International Journal of Systematic and Evolutionary Microbiology*, 62:307-314.

HEYRMAN, J., LOGAN, N.A., BUSSE, H.J. *et al.*, 2003. *Virgibacillus carmonensis* sp. nov., *Virgibacillus necropolis* sp. nov. and*Virgibacillus picturae* sp. nov., three novel species isolated from deteriorated mural paintings, transfer of the species of the genus *Salibacillus* to *Virgibacillus*, as *Virgibacillus marismortui* comb. nov. and *Virgibacillus salexigens* comb. nov., and emended description of the genus *Virgibacillus*. *International Journal of Systematic and Evolutionary Microbiology*, 53:501-511.

HEYRMAN, J., DeVOS, P. & LOGAN, N., 2009. Genus *Virgibacillus*. In: DeVOS, P., GARRITY, G.M., JONES, D. *et al.* (eds), *Bergey's Manual of Systematic Bacteriology*. 2nd edition, Volume 3. New York, NY: Springer. pp.193-228.

HILBERT, D.W. & PIGGOT, P.J., 2004. Compartmentalization of gene expression during *Bacillus subtilis* spore formation. *Microbiology and Molecular Biology Reviews*, 68(2):234–262.

ICMSF (International Commission on Microbiological Specifications for Foods), 1996. *Microrganisms in Foods 5. Microbiological Specifications of Food Pathogens*. London, UK: Blackie Academic & Professional. Chapter 5, pp.66-111.

IFU 12, 2019. *Method on the Detection and Enumeration of Spore-forming Thermo-Acidophilic Spoilage bacteria (Alicyclobacillus spp.)*. 3rd Edition. Paris, France: International Fruit and Vegetable Juice Association.

JUNG, M.Y., KIM, J.S., PAEK, W.K. *et al.*, 2012. Description of *Lysinibacillus sinduriensis* sp. nov., and transfer of *Bacillus massiliensis* and *Bacillus odysseyi* to the genus *Lysinibacillus* as *Lysinibacillus massiliensis* comb. nov. and *Lysinibacillus odysseyi* comb. nov. with emended description of the genus *Lysinibacillus*. *International Journal of Systematic and Evolutionary Microbiology*, 62:2347-2355.

KALCHAYANAND, N. RAY, B., FIELD, R.A. & JOHNSON, M.C., 1989. Spoilage of vacuum-packaged refrigerated beef by *Clostridium*. *Journal of Food Protection*, 54:424-426.

KALCHAYANAND, N., RAY, B. & FIELD, R.A. 1993. Characteristics of psychrotrophic Clostridium laramie causing spoilage of vacuum-packaged refrigerated fresh and roasted beef. *Journal of Food Protection*, 56:13-17.

KALOGRIDOU-VASSILIADOU, D., 1992. Biochemical activities of *Bacillus* species isolated from flat sour evaporated milk. *Journal of Dairy Science*, 75:2681-2686.

KÄMPFER, P., ROSSELLÓ-MORA, R., FALSEN, E. *et al.*, 2006. *Cohnella thermotolerans* gen. nov., sp. nov., and classification of '*Paenibacillus hongkongensis*' as *Cohnella hongkongensis* sp. nov. *International Journal of Systematic and Evolutionary Microbiology*, 56:781-786.

KARAVAIKO, G.I., BOGDANOVA, T.I., TOUROVA, T.P. *et al.*, 2005. Reclassification of '*Sulfobacillus thermosulfidooxidans* subsp. *thermotolerans*' strain K1 as *Alicyclobacillus tolerans* sp. nov. and *Sulfobacillus disulfidooxidans* Dufresne *et al.* 1996 as *Alicyclobacillus disulfidooxidans* comb. nov., and emended description of the genus *Alicyclobacillus*. *International Journal of Systematic and Evolutionary Microbiology*, 55:941-947.

KHIANNGAM, S., TANASUPAWAT, S., AKARACHARANYA, A. *et al.*, 2010. *Cohnella thailandensis* sp. nov., a xylanolytic bacterium from Thai soil. *International Journal of Systematic and Evolutionary Microbiology*, 60:2284-2287.

KIM, J., JUNG, M.J., ROH, S.W. *et al.*, 2011. *Virgibacillus alimentarius* sp. nov., isolated from a traditional Korean food. *International Journal of Systematic and Evolutionary Microbiology*, 61:2851-2855.

KUEVER, J. & RAINEY, F.A., 2009. Genus *Desulfotomaculum*. In: DeVOS, P., GARRITY, G.M., JONES, D. *et al.* (eds), *Bergey's Manual of Systematic Bacteriology*. 2nd edition, Volume 3. New York, NY: Springer. pp.989-996.

LAWSON, P., DAINTY, R.H., KRISTIANSEN, N. *et al.*, 1994. Characterization of a psychrotrophic *Clostridium* causing spoilage in vacuum-packed cooked pork: description of *Clostridium algidicarnis* sp. nov. *Letters in Applied Microbiology*, 19:153-157.

LEE, Y.E., JAIN, M.K., LEE, C. *et al.*, 1993. Taxonomic distinction of saccharolytic thermophilic anaerobes: description of *Thermoanaerobacterium xylanolyticum* gen. nov., sp. nov., and *Thermoanaerobacterium saccharolyticum* gen. nov., sp. nov.; reclassification of *Thermoanaerobium brockii*, *Clostridium thermosulfurogenes*, and *Clostridium thermohydrosulfuricum* E100-69 as *Thermoanaerobacter brockii* comb. nov., *Thermoanaerobacterium thermosulfurigenes* comb. nov., and *Thermoanaerobacter thermohydrosulfuricus* comb. nov., respectively; and transfer of *Clostridium thermohydrosulfuricum* 39E to *Thermoanaerobacter ethanolicus*. *International Journal of Systematic Bacteriology*, 43:41-51.

LEE, Y.J., DASHTI, M., PRANGE, A. *et al*., 2007. *Thermoanaerobacter sulfurigignens* sp. nov., an anaerobic thermophilic bacterium that reduces 1M thiosulfate to elemental sulfur and tolerates 90mM sulfite. *International Journal of Systematic and Evolutionary Microbiology*, 57:1429-1434.

LOGAN, N.A. & DeVOS, P., 2009a. Genus *Aneurinibacillus*. In: DeVOS, P., GARRITY, G.M., JONES, D. *et al*. (eds), *Bergey's Manual of Systematic Bacteriology*. 2nd edition, Volume 3. New York, NY: Springer. pp.298-305.

LOGAN, N.A. & DeVOS, P., 2009b. Genus *Bacillus*. In: DeVOS, P., GARRITY, G.M., JONES, D. *et al*. (eds), *Bergey's Manual of Systematic Bacteriology*. 2nd edition, Volume 3. New York, NY: Springer. pp.21-128.

LOGAN, N.A. & DeVOS, P., 2009c. Genus *Brevibacillus*. In: DeVOS, P., GARRITY, G.M., JONES, D. *et al*. (eds), *Bergey's Manual of Systematic Bacteriology*. 2nd edition, Volume 3. New York, NY: Springer. pp.305-316.

LOGAN, N.A., DeVOS, P. & DINSDALE, A., 2009. Genus *Geobacillus*. In: DeVOS, P., GARRITY, G.M., JONES, D. *et al*. (eds), *Bergey's Manual of Systematic Bacteriology*. 2nd edition, Volume 3. New York, NY: Springer. pp.144-160.

LPSN, 2021. *List of Prokaryotic Names with Standing in Nomenclature*. Online. Disponível no site https://www.bacterio.net/ [acesso em 10/01/2021].

MIÑANA-GALBIS, D., PINZÓN, D.L., LORÉN, J.G. *et al*., 2010. Reclassification of *Geobacillus pallidus* (Scholz *et al*. 1988) Banat *et al*. 2004 as *Aeribacillus pallidus* gen. nov., comb. nov. *International Journal of Systematic and Evolutionary Microbiology*, 60:1600-1604.

NAKANO, C., TAKAHASHI, N., TANAKA, N. & OKADA, S., 2015. *Alicyclobacillus dauci* sp. nov., a slightly thermophilic, acidophilic bacterium isolated from a spoiled mixed vegetable and fruit juice product. *International Journal of Systematic and Evolutionary Microbiology*, 65:716-722.

NAZINA, T.N., TOUROVA, T.P., POLTARAUS, A.B. *et al*., 2001. Taxonomic study of aerobic thermophilic bacilli: descriptions of *Geobacillus subterraneus* gen. nov., sp. nov. and *Geobacillus uzenensis* sp. nov. from petroleum reservoirs and transfer of *Bacillus stearothermophilus*, *Bacillus thermocatenulatus*, *Bacillus thermoleovorans*, *Bacillus kaustophilus*, *Bacillus thermoglucosidasius* and *Bacillus thermodenitrificans* to *Geobacillus* as the new combinations *G. stearothermophilus*, *G. thermocatenulatus*, *G. thermoleovorans*, *G. kaustophilus*, *G. thermoglucosidasius* and *G. thermodenitrificans*. *International Journal of Systematic and Evolutionary Microbiology*, 51:433-446.

NICHOLSON, W.L., MUNAKATA, N., HORNECK, G.*et al*., 2000. Resistance of *Bacillus* endospores to extreme terrestrial and extraterrestrial environments. *Microbiology and Molecular Biology Reviews*, 64(3):548–572.

OLSON, K.E & SORRELLS, K.M., 2015. Thermophilic flat sour sporeformers. In: SALFINGER, Y. & TORTORELLO, M.L. (eds), *Compendium of Methods for the Microbiological Examination of Foods*. 5th edition. Washington, DC: American Public Health Association (APHA). Chapter 26, pp.329-333.

ONYENWOKE, R.U. & WIEGEL, J., 2009a. Genus *Thermoanaerobacter*. In: DeVOS, P., GARRITY, G.M., JONES, D. *et al*. (eds), *Bergey's Manual of Systematic Bacteriology*. 2nd edition, Volume 3. New York, NY: Springer. pp.1225-1239.

ONYENWOKE, R.U. & WIEGEL, J., 2009b. Genus *Thermoanaerobacterium*. In: DeVOS, P., GARRITY, G.M., JONES, D. *et al*. (eds), *Bergey's Manual of Systematic Bacteriology*. 2nd edition, Volume 3. New York, NY: Springer. pp.1279-1287.

PETTERSSON, B., LEMBKE, F., HAMMER, P. *et al*., 1996. *Bacillus sporothermodurans*, a new species producing highly heat-resistant endospores. *International Journal of Systematic Bacteriology*, 46:759-764.

PIKUTA, E., LYSENKO, A., SUZINA, N. *et al*., 2000. *Desulfotomaculum alkaliphilum* sp. nov., a new alkaliphilic, moderately thermophilic, sulfate-reducing bacterium. *International Journal of Systematic and Evolutionary Microbiology*, 50:25-33.

PIKUTA, E., CLELAND, D. & TANG, J., 2003. Aerobic growth of *Anoxybacillus pushchinoensis* K1^T: emended descriptions of *A. pushchinoensis* and the genus *Anoxybacillus*. *International Journal of Systematic and Evolutionary Microbiology*, 53:1561-1562.

PIKUTA, E.V., 2009. Genus *Anoxybacillus*. In: DeVOS, P., GARRITY, G.M., JONES, D. *et al*. (eds), *Bergey's Manual of Systematic Bacteriology*. 2nd edition, Volume 3. New York, NY: Springer. pp.134-141.

PREVOST, S., ANDRE, S. & REMIZE, F., 2010. PCR detection of thermophilic spore-forming bacteria involved in canned food spoilage. *Current Microbiology*, 61:525–533.

PRIEST, F.G., 2009. Genus *Paenibacillus*. In: DeVOS, P., GARRITY, G.M., JONES, D. *et al*. (eds), *Bergey's Manual of Systematic Bacteriology*. 2nd edition, Volume 3. New York, NY: Springer. pp.269-295.

QUESADA, T., AGUILERA, M., MORILLO, J.A. *et al*., 2007. *Virgibacillus olivae* sp. nov., isolated from waste wash-water from processing of Spanish-style green olives. *International Journal of Systematic and Evolutionary Microbiology*, 57:906-910.

RAINEY, F.A., HOLLEN, B.J. & SMALL, A. (2009) Genus *Clostridium*. In: DeVOS, P., GARRITY, G.M., JONES, D. *et al*. (eds), *Bergey's Manual of Systematic Bacteriology*. 2nd edition, Volume 3. New York, NY: Springer. pp.738-828.

RICHMOND, B. & FIELDS, M.L., 1966. Distribution of thermophilic aerobic sporeforming bacteria in food ingredients. *Applied Microbiology*, 14(4):623-626.

RONNER, A.B. & ELLIOTT, P.H., 2015. Sulfide spoilage sporeformers. In: SALFINGER, Y. & TORTORELLO, M.L. (eds), *Compendium of Methods for the Microbiological Examination of Foods*. 5th edition. Washington, DC: American Public Health Association (APHA). Chapter 28, pp. 341-344.

SCHELDEMAN, P., PIL, A., HERMAN, L. *et al.*, 2005. Incidence and diversity of potentially highly heat-resistant spores isolated at dairy farmers. *Applied and Environmental Microbiology*, 71(3):1480-1494.

SCHELDEMAN, P., HERMAN, L., FOSTER, S. & HEYNDRICKX, M., 2006. *Bacillus sporothermodurans* and other highly heat-resistant spore formers in milk. *Journal of Applied Microbiology*, 101:542-555.

SCHOLZ, T., DEMHARTER, W., HENSEL, R. & KANDLER, O., 1987.*Bacillus pallidus* sp. nov., a new thermophilic species from sewage. *Systematic and Applied Microbiol*ogy, 9, 91-96.

SEILER, H. & WENNING, M., 2013. *Virgibacillus halotolerans* sp. nov., isolated from a dairy product. *International Journal of Systematic and Evolutionary Microbiology*, 63:3358-3363.

SHIDA, O., TAKAGI, H., KADOWAKI, K., KOMAGATA, K., 1996. Proposal for two new genera, *Brevibacillus* gen. nov. and *Aneurinibacillus* gen.nov. *International Journal of Systematic Bacteriology*, 46:939-946.

SHIDA, O., TAKAGI, H., KADOWAKI, K. *et al.* 1997. Transfer of *Bacillus alginolyticus*, *Bacillus chondroitinus*, *Bacillus curdlanolyticus*, *Bacillus glucanolyticus*, *Bacillus kobensis*, and *Bacillus thiaminolyticus* to the genus *Paenibacillus* and emended description of the genus *Paenibacillus*. *International Journal of Systematic Bacteriology*, 47:289-298.

SHIRATORI, H., TAGAMI, Y., BEPPU, T. & UEDA, K., 2010. *Cohnella fontinalis* sp. nov., a xylanolytic bacterium isolated from fresh water. *International Journal of Systematic and Evolutionary Microbiology*, 60:1344-1348.

SPRING, S., MERKHOFFER, B., WEISS, N. *et al.*, 2003. Characterization of novel psychrophilic clostridia from an Antarctic microbial mat: description of *Clostridium frigoris* sp. nov., *Clostridium lacusfryxellense* sp. nov., *Clostridium bowmanii* sp. nov. and *Clostridium psychrophilum* sp. nov. and reclassification of *Clostridium laramiense* as *Clostridium estertheticum* subsp. *laramiense* subsp. nov. *International Journal of Systematic and Evolutionary Microbiology*, 53:1019-1029

STEVENSON, K.E. & LEMBKE, F., 2015. Mesophilic aerobic endospore-forming bacilli. In: SALFINGER, Y. & TORTORELLO, M.L. (eds), *Compendium of Methods for the Microbiological Examination of Foods*. 5th edition. Washington, DC: American Public Health Association (APHA). Chapter 23, pp.299-304.

STUMBO, C.R., 1973. *Thermobacteriology in Food Processing*. 2nd Edition. New York, NY: Academic Press.

TANASUPAWAT, S., CHAMROENSAKSRI, N., KUDO, T. & ITOH, T., 2010. Identification of moderately halophilic bacteria from Thai fermented fish (pla-ra) and proposal of *Virgibacillus siamensis* sp. nov. *Journal of General and Applied Microbiology*, 56(5):369-379.

TORTORELLI, S. & ANDERSON, J.E., 2015. Mesophilic anaerobic sporeformers. In: SALFINGER, Y. & TORTORELLO, M.L. (eds), *Compendium of Methods for the Microbiological Examination of Foods*. 5th edition. Washington, DC: American Public Health Association (APHA). Chapter 24, pp.305-318.

WHITE, D., SHARP, R.J. & PRIEST, F.G., 1993. A polyphasic taxonomic study of thermophilic bacilli from a wide geographical area. *Antonie van Leuwenhoec*, 64:357-386.

WIEGEL, J., 2009. Genus *Moorella*. In: DeVOS, P., GARRITY, G.M., JONES, D. *et al.* (eds), *Bergey's Manual of Systematic Bacteriology*. 2nd edition, Volume 3. New York, NY: Springer. pp.1247-1256.

WIEGEL, J. & LJUNGDAHL, L.G., 1981. *Thermoanaerobacter ethanolicus* gen. nov., spec. nov., a new, extreme thermophilic, anaerobic bacterium. *Archives of Microbiology*, 128:343-348.

WISOTZKEY, J.D., JURTSHUK-Jr., P., FOX, G.E. *et al.*, 1992. Comparative sequence analyses on the 16S rRNA (rDNA) of *Bacillus acidocaldarius*, *Bacillus acidoterrestris*, and *Bacillus cycloheptanicus* and proposal for creation of a new genus, *Alicyclobacillus* gen. nov. *International Journal of Systematic Bacteriology*, 42:263-269.

YANAGIDA, F. & SUZUKI, K., 2009. Genus *Sporolactobacillus*. In: DeVOS, P., GARRITY, G.M., JONES, D. *et al.* (eds), *Bergey's Manual of* Systematic *Bacteriology*. 2nd edition, Volume 3. New York, NY: Springer. pp.386-391.

ZHAO, F., FENG, Y., CHEN, R., ZHANG, J. & LIN, X. 2015. *Lysinibacillus alkaliphilus* sp. nov., an extremely alkaliphilic bacterium, and emended description of genus *Lysinibacillus*. *International Journal of Systematic and Evolutionary Microbiology*, 65:2426-2431.

23 Esterilidade comercial ou causa da deterioração

Revisões da 6ª edição

Sem alterações. Não foram inseridas no texto as alterações de nomenclatura bacteriana vigentes em dezembro de 2020, que podem ser consultadas no Anexo 2 deste Manual.

23.1. Introdução

As informações abaixo são do *Compendium of Methods for the Microbiological Examination of Foods* (Elliott & Kataoka, 2015, Parkinson & Francis, 2015) e do *Bacteriological Analytical Manual Online* (Landry *et al.*, 2001).

No âmbito deste capítulo, o termo "alimentos comercialmente estéreis" refere-se a produtos alimentícios submetidos a tratamento térmico e acondicionados em embalagens herméticas, capazes de impedir a entrada de microrganismos (Elliott & Kataoka, 2015). O acondicionamento pode ser feito em latas, embalagens de vidro, embalagens flexíveis ("pouches") ou embalagens cartonadas (caixinhas). De maneira geral, as latas e as embalagens de vidro são seladas a vácuo, enquanto os "pouches" e caixinhas não. Garantindo-se a integridade da selagem, esses produtos são microbiologicamente estáveis, podendo ser mantidos indefinidamente à temperatura ambiente. Com exceção de alguns produtos cárneos enlatados curados, a estabilidade da maioria dos alimentos comercialmente estéreis não depende de conservadores ou outros agentes inibitórios além dos ácidos. O tratamento térmico aplicado é suficiente para atingir a esterilidade comercial, mas não produz esterilidade completa.

23.1.1. Definição de esterilidade comercial

De acordo com Elliott & Kataoka (2015), a legislação americana define esterilidade comercial como a condição atingida nas seguintes situações:

a) aplicação de calor suficiente para tornar o alimento isento de microrganismos capazes de se reproduzir no produto, em condições de estocagem e distribuição não-refrigerada e isento de microrganismos patogênicos viáveis, inclusive esporos.

b) aplicação combinada de calor e redução do pH ou calor e redução da atividade de água, suficientes para tornar o alimento isento de microrganismos capazes de se desenvolver no produto, sob estocagem não-refrigerada.

23.1.2. Classificação dos alimentos comercialmente estéreis

A definição de esterilidade comercial deixa claro que um alimento comercialmente estéril pode conter microrganismos viáveis, desde que não sejam capazes de se multiplicar no produto, à temperatura ambiente. O dimensionamento dos processos térmicos, ou seja, a quantidade de calor que deve ser aplicada, depende da resistência térmica dos microrganismos capazes de se multiplicar nessa condição. Os tipos microbianos que podem crescer, por sua vez, dependem do pH e da atividade de água do produto, porque interferem no crescimento dos microrganismos.

Em função do pH e da atividade de água, a Food and Drug Administration (FDA) (Landry *et al.*, 2001) classifica os alimentos comercialmente estéreis como de baixa acidez ou ácidos.

Alimentos de baixa acidez. Incluem os produtos com pH maior que 4,6 e atividade de água maior que 0,85 (exceto bebidas alcoólicas), como os derivados de carne (salsichas em lata, almôndegas em lata, patês de fígado ou presunto em lata ou vidro), derivados de peixes (sardinha em lata, atum em lata), derivados de leite (leite longa vida, creme de leite em lata ou caixinha), vegetais em lata ou vidro (ervilha, milho, seleta de legumes) e misturas (feijoada em lata, sopas em lata). Permitem o crescimento da maioria dos microrganismos, porque o pH e a atividade de água não são restritivos. Tanto espécies patogênicas quanto não patogênicas podem crescer, incluindo esporogênicas e não esporogênicas. O alvo do processo de esterilização, nesse caso, são os esporos bacterianos e, dentre eles, os de *Clostridium botulinum*, porque é a espécie de maior risco para a saúde pública.

Alimentos ácidos. Incluem os produtos com pH menor ou igual a 4,6, como os derivados de tomate, os vegetais acidificados (palmito, picles, azeitonas), as frutas em calda (figos, pêssegos, abacaxi) e os sucos de frutas em lata ou caixinha. Permitem o crescimento de uma gama menor de microrganismos, porque o pH é restritivo. Podem crescer os bolores, as leveduras e as bactérias acidúricas. Dentre as bactérias acidúricas encontram-se *Lactobacillus* e outras bactérias lácticas (não esporogênicas) e algumas espécies esporogênicas dos gêneros *Bacillus*, *Clostridium*, *Alicyclobacillus* e *Sporolactobacillus*. Os microrganismos alvo do processo, nesse caso, não são preestabelecidos, porque dependem do produto. Nos alimentos com pH levemente ácido (4,2-4,4), os clostrídios sacarolíticos (*C. butyricum*, *C. pasteurianum*, *C. tyrobutyricum*, *C. beijerinckii* e *C. acetobutylicum*) devem ser considerados, bem como *Bacillus coagulans*. Nos produtos mais ácidos, apenas *Alicyclobacillus*, bolores, leveduras e bactérias lácticas podem crescer. Nos produtos com atividade de água abaixo de 0,85, apenas bolores e leveduras são relevantes.

23.1.3. Parâmetros de avaliação da resistência térmica dos microrganismos

As informações abaixo são de Stumbo (1973). Dois parâmetros são utilizados para avaliar a resistência térmica dos microrganismos: o tempo de redução decimal (valor D), determinado através da curva de sobrevivência e o coeficiente de temperatura (valor z), determinado através da curva de destruição térmica.

23.1.3.1. Curva de sobrevivência e tempo de redução decimal (valor D)

Na destruição de microrganismos expostos a uma temperatura letal constante, a redução do número de células viáveis ao longo do tempo é exponencial. Isso significa que, num gráfico com o logaritmo do número de sobreviventes no eixo y e o tempo de exposição no eixo x (Figura 23.1), a curva de sobrevivência obtida é uma reta, descrita pela equação (1) de primeira ordem:

Equação (1)	$\text{Log } N_0 - \text{Log } N_f = t/D$

onde:

N_0 = número inicial de microrganismos

N_f = número final de microrganismos (número de sobreviventes)

t = tempo (em minutos) de exposição à temperatura letal constante

D = tempo (em minutos) de redução decimal

O valor D, também chamado de razão letal, é definido como o tempo (em minutos) necessário para reduzir a 1/10 a população de um dado microrganismo, a uma dada temperatura. Em outras palavras, é o tempo necessário para promover uma redução decimal na população ou, ainda, para destruir 90% da população. O valor D é característico de cada microrganismo e estabelecido a cada temperatura, separadamente. Por isso, a notação usada para o valor D é sempre acompanhada da temperatura de referência usada na determinação. Exemplo: $D_{121,1\,°C}$ = 4-5min para esporos de *Geobacillus stearothermophilus*, significando que o valor D de *G. stearothermophilus* a 121 °C é de 4 a 5min.

O parâmetro D define a inclinação da curva de sobrevivência e, quanto menor for o seu valor, mais rápida é a destruição do microrganismo testado, ou seja, menor a sua resistência à temperatura de referência. Além de avaliar a resistência térmica de um dado microrganismo, o valor D também permite comparar a resistência entre microrganismos. **Exemplo 1:** Uma espécie que tenha $D_{121\,°C}$ = 4min é muito mais resistente do que uma que tenha $D_{121\,°C}$

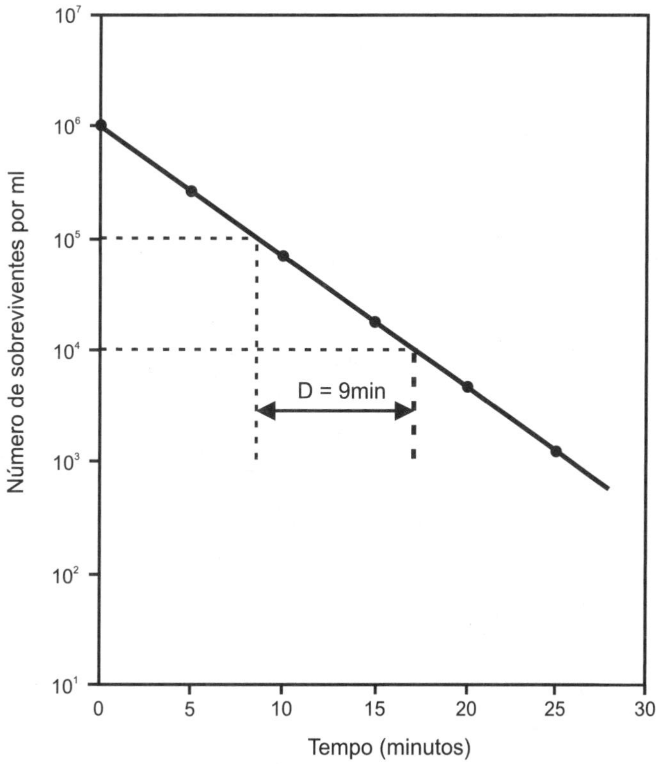

Figura 23.1. Curva de sobrevivência e determinação do valor D.

= 0,1min, porque são necessários quatro minutos a 121 °C para destruir 90% da população da primeira e apenas seis segundos, à mesma temperatura, para destruir 90% da população da segunda. **Exemplo 2**: Uma espécie que tenha $D_{121\,°C}$ = 0,5min é muito mais resistente do que uma que tenha $D_{85\,°C}$ = 0,5min, porque, com o mesmo tempo de tratamento, 90% da segunda foi destruída numa temperatura muito mais baixa do que a primeira.

23.1.3.2. Número de reduções decimais

A equação (1) da curva de sobrevivência também pode ser escrita como:

Equação (1a)	$t/D = \text{Log}(N_0/N_f)$

Se t for igual a 1D temos:

$1D/D = \text{Log}(N_0/N_f) \rightarrow \text{Log}(N_0/N_f) = 1 \rightarrow N_0/N_f = 10 \rightarrow N_f = N_0/10 \rightarrow$ uma redução decimal, que é a definição do valor D.

Se t for igual a 2D temos: $2D/D = \text{Log}(N_0/N_f) \rightarrow \text{Log}(N_0/N_f) = 2 \rightarrow N_0/N_f = 10^2 \rightarrow N_f = N_0/10^2 \rightarrow$ duas reduções decimais.

Então, como regra geral, se um microrganismo for exposto a uma temperatura letal constante, por um intervalo de tempo múltiplo do seu valor D nessa temperatura (**nD**), o número de sobreviventes será $\mathbf{N_f = N_0/10^n}$ e o número de reduções decimais será **n**.

23.1.3.3. Curva de destruição térmica e coeficiente de temperatura (valor z)

O valor D permite avaliar e comparar a resistência dos microrganismos em uma dada temperatura, constante, mas não oferece informação sobre a influência da variação da temperatura sobre a resistência. Essa informação é dada pela curva de destruição térmica, que reflete a resistência relativa dos microrganismos a diferentes temperaturas.

A curva de destruição térmica, também chamada de curva de tempo de morte térmica, é determinada graficamente (Figura 23.2), a partir de vários valores D do microrganismo testado, obtidos em diferentes temperaturas. Colocando-se no eixo y o logaritmo do valor D e no eixo x o valor da temperatura em que esse valor D foi obtido, a

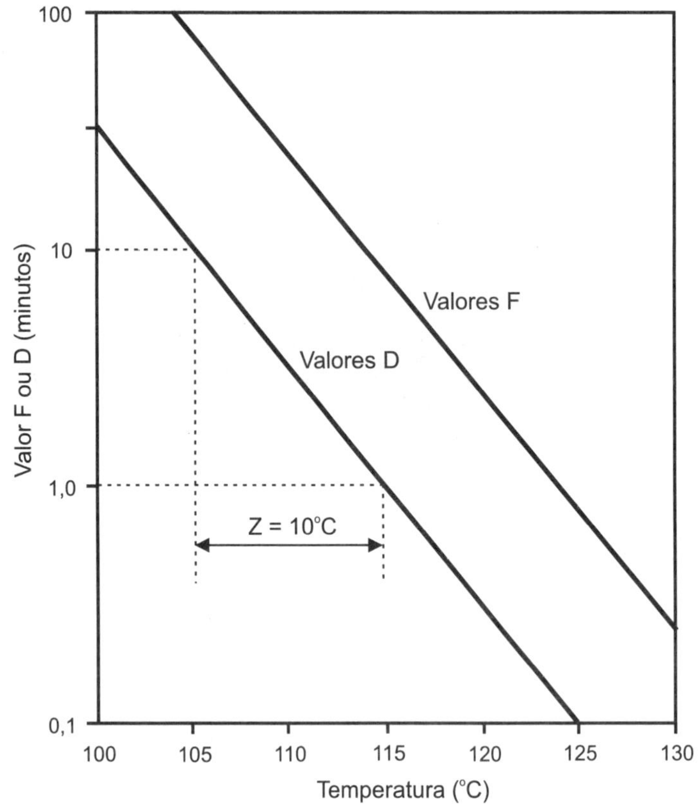

Figura 23.2. Curva de destruição térmica e determinação do valor **z**.

curva de destruição térmica é uma reta que segue a seguinte equação:

Equação (2)	$\text{Log } \mathbf{D_{T2}} - \text{Log } \mathbf{D_{T1}} = \mathbf{(T1 - T2)/z}$

onde:

$\mathbf{D_{T1}}$ = valor D à temperatura T1.

$\mathbf{D_{T2}}$ = valor D à temperatura T2.

z = variação de temperatura de redução decimal = coeficiente de temperatura

O valor z é definido como a variação de temperatura necessária para provocar uma variação de dez vezes no valor D, ou seja promover uma redução ou uma elevação decimal no valor D. Por exemplo, se um dado microrganismo apresenta $D_{100\,°C}$ = 10min e z = 10 °C, uma elevação de 10 °C na temperatura de tratamento reduziria a 1/10 o tempo necessário para produzir o mesmo efeito letal, ou seja, $D_{110\,°C}$ seria igual a 1min, $D_{120\,°C}$ igual a 0,1min e assim por diante. Assim como o valor D, o valor z é característico de cada espécie microbiana e determinado individualmente para cada microrganismo.

O valor z permite comparar o efeito da variação da temperatura na velocidade de destruição de diferentes microrganismos. Por exemplo, uma espécie que tenha z = 5 °C é mais sensível à elevação da temperatura do que uma espécie que tenha z = 10 °C, porque uma elevação de 5 °C acelera em dez vezes a velocidade de sua destruição, enquanto o segundo exige uma variação de 10 °C, para essa mesma aceleração.

23.1.4. Valores D e z de microrganismos de importância em alimentos

Os valores de D e z de diversos microrganismos de importância em alimentos encontram-se descritos no Quadro 23.1.

Células vegetativas

As células vegetativas dos microrganismos são sensíveis à temperaturas relativamente baixas. Poucos minutos de permanência a 65,5 °C são suficientes para destruir bolores, leveduras e bactérias, que apresentam $D_{65,5\,°C}$ não superior a 2-3min, na maioria dos casos.

Esporos de bolores termorresistentes

Alguns fungos filamentosos produzem esporos resistentes ao calor. Esses bolores são chamados de termorresistentes, incluindo principalmente espécies de *Byssochlamys*, *Neosartoria* e *Talaromyces*, mas também podem ocorrer nos gêneros *Penicillium*, *Hamigera* e *Monascus* (Rico-Munoz *et al.*, 2015).

Segundo dados relatados por Rico-Munoz *et al.*, 2015), em suco de tomate os esporos de *Byssochamys fulva* têm valor $D_{90\,°C}$ de 8,1min e *Byssochlamys nivea* valor $D_{90\,°C}$ de 1,5min. A resistência de outros bolores termorresistentes encontra-se na Quadro 23.1.

Quadro 23.1. Valores D e z de diversos microrganismos de importância em alimentos.

Esporos de bactérias	Temperatura (°C)	D	z (°C)	Referência[a]
Bacillus sporothermodurans	140	5 segundos		(9)
Bacillus sporothermodurans	121	2,25min		(9)
Geobacillus stearothermophilus	140	0,9 segundos		(9)
Geobacillus stearothermophilus	121,1	4 a 5min	7,8 a 12,2	(4)
Moorella thermoacetica	121	23 a 111min	-	(7)
Thermoanaerobacterium thermosaccharolyticum[b]	121,1	3 a 4min	8,9 a 12,2	(4)
Desulfotomaculum nigrificans	121,1	2 a 3min	8,9 a 12,2	(4)
Clostridium sporogenes PA 3679	121,1	0,1 a 1,5min	7,8 a 10,0	(4)
Clostridium botulinum tipos A e B	121,1	0,1 a 0,2min	7,8 a 10,0	(4)
Bacillus coagulans	121,1	0,01 a 0,07min	7,8 a 10,0	(4)
Alicyclobacillus acidocaldarius	120	0,1min	7,0	(6)
Clostridium histolyticum	100	1,0min	10,0	(2)
Clostridium pasteurianum	100	0,1 a 0,5min	6,7 a 8,9	(4)
Clostridium butyricum	100	0,1 a 0,5min	-	(2)
Bacillus licheniformis	100	13min	6,0	(2)
Bacillus cereus	100	5min	10,0	(2)
Paenibacillus macerans	100	0,1 a 0,5min	6,7 a 8,9	(4)
Paenibacillus polymyxa	100	0,1 a 0,5min	6,7 a 8,9	(4)
Alicyclobacillus acidoterrestris	95	2,5 a 8,7min	7,2 a 11,3	(5)
Sporolactobacillus inulinus	90	4 a 7min	10,0 a 16,0	(1)
Bolores termorresistentes	**Temperatura (°C)**	**D (min)**	**z (°C)**	**Referência[a]**
Byssochlamys fulva	90	1,0 a 12,0	6,0 a 7,0	(3)
	90	8,1	-	(8)
Byssochlamys nivea	88	0,75 a 0,8	4,0 a 6,1	(3)
	90	1,5	-	(8)
	85	1,3 a 4,5	-	(8)
Byssochlamys spectabilis	85	45 a 75		(8)
Monascus ruber	80	2,1		(8)
Neosartoria fischeri	90	4,4 a 4,6		(8)
	87,8	1,4	5,6	(8)
	85	10,1		(8)
Talaromyces macrosporus	90,6	2,2	5,2	(8)
	85	30 a 100		(8)

[a] **Referências**: (1) Banks (1989) (2) Ingram (1969), (3) Pitt & Hocking (2009), (4) Stumbo (1973), (5) Uboldi Eiroa *et al.*, 1999, (6) Palop *et al.* (2000), (7) Byrer *et al.*, 2000, (8) Rico-Munoz (2015), (9) Scheldeman *et al.* (2006).

[b] Na versão de janeiro de 2021 da *List of Prokaryotic Names with Standing in Nomenclature* (LPSN, 2021), o nome dado como válido para esta espécie é *Clostridium thermosaccharolyticum*.

Esporos de bactérias

Algumas bactérias também são capazes de produzir esporos, cujas características estão descritas no capítulo específico de contagem de esporos de bactérias. Os esporos bacterianos são diferentes dos esporos dos bolores termorresistentes, não sendo estruturas de reprodução, mas sim, estruturas de resistência. Não são metabolicamente ativos, como as células vegetativas. Permanecem em estado de dormência e, em condições favoráveis, germinam e dão origem a novas células vegetativas. Sua resistência térmica varia com as espécies, algumas comparando-se aos bolores termorresistentes e outras muito acima, não sendo destruídos em temperaturas inferiores a 100 °C.

Bactérias esporogênicas aeróbias termófilas estritas. São bactérias aeróbias que crescem bem em altas temperaturas (ótima na faixa dos 55 °C ou acima) e não crescem em temperaturas inferiores a 37 °C. A espécie típica desse grupo em alimentos é *Geobacillus stearothermophilus*, cujos esporos estão entre os mais resistentes ao calor ($D_{121,1\,°C}$ = 4-5min). Aeróbio estrito ou anaeróbio facultativo, não cresce em condições ácidas (pH mínimo 5,5). *Alicyclobacillus acidocaldarius* também é termófilo estrito, mas sua presença em alimentos é menos comum. O valor $D_{120\,°C}$ em água, tampão citrato-fosfato e suco de laranja é de 0,1min. É acidófilo e não cresce em pH neutro ou acima de 6,0.

Bactérias esporogênicas anaeróbias termófilas estritas. São bactérias anaeróbias que crescem bem em altas temperaturas (ótima na faixa dos 55 °C ou acima) e não crescem em temperaturas inferiores a 37 °C. As espécies típicas desse grupo em alimentos são *Thermoanaerobacterium thermosaccharolyticum* ($D_{121,1\,°C}$ = 3 a 4min, pH mínimo 4,7) e *Desulfotomaculum nigrificans* ($D_{121,1\,°C}$ = 2 a 3min, pH mínimo 6,2), cujos esporos estão entre os mais resistentes ao calor e não crescem em condições ácidas.

Bactérias esporogênicas aeróbias termófilas facultativas. São bactérias aeróbias que crescem bem a 55 °C mas, ao contrário das termófilas estritas, crescem também abaixo de 37 °C. As espécies típicas desse grupo em alimentos são *Bacillus coagulans* e *Alicyclobacillus acidoterrestris*, cujos esporos são bem menos resistentes do que os das termófilas estritas. *B. coagulans* é anaeróbio facultativo e tem $D_{121,1\,°C}$ entre 0,01 a 0,07min. Acidúrico, cresce bem em pH neutro ou levemente ácido (4,0 ou acima). A. *acidoterrestris* tem $D_{95\,°C}$ entre 2,5 e 8,7min e z entre 7,2 e 11,3 °C. É aeróbio, embora algumas cepas possam ser anaeróbias facultativas. Acidófilo, tem pH ótimo de 3,5 a 5,0 e geralmente não cresce em pH acima de 6,0.

Bactérias esporogênicas aeróbias mesófilas. O *Compendium* (Stevenson & Lembke, 2015) define esse grupo como bactérias aeróbias que crescem melhor a 35 do que a 55 °C, porque algumas cepas são capazes de crescer em temperaturas acima de a 50 °C. As espécies típicas são dos gêneros *Bacillus* (*B. licheniformis*, *B. cereus*) e *Paenibacillus* (*P. macerans*, *P. polymyxa*), cujos esporos são menos resistentes do que os das bactérias termófilas. *Sporolactobacillus*, *Brevibacillus* e *Virgibacillus* também se encaixam nessa definição, mas sua associação com alimentos esterilizados é pouco documentada.

Bactérias esporogênicas mesófilas anaeróbias. As espécies típicas desse grupo são do gênero *Clostridium*. Os clostrídios proteolíticos (putrefativos) (*C. sporogenes*, *C. bifermentans*, *C. putrefasciens*, *C. hystolyticum* e *C. botulinum* tipos A e B) produzem esporos de maior resistência térmica. Os clostrídios não proteolíticos (sacarolíticos) (*C. butyricum*, *C. pasteurianum*, *C. tyrobutyricum*, *C. beijerinckii* e *C. acetobutylicum*), capazes de crescer em pH 4,2-4,4, produzem esporos pouco resistentes ao calor, comparados aos dos putrefativos.

23.1.5. Dimensionamento de processos térmicos

As informações abaixo são de NCA (1968), Stumbo (1973) e Germer *et al.* (1995).

Dimensionamento de processos térmicos é o cálculo da letalidade (F), definida como o tempo (em minutos) necessário para destruir um determinado número de microrganismos, numa determinada temperatura de referência.

Esse cálculo seria muito simples se a esterilização de alimentos fosse feita à temperatura constante, da mesma forma como é determinado o valor D. Nessa situação, a suspensão de microrganismos atingiria a temperatura letal instantaneamente e, finalizado o tempo de exposição, seria resfriada também instantaneamente. Então, a letalidade seria o intervalo de tempo necessário para atingir um número de reduções decimais preestabelecido, na população de um microrganismos alvo também preestabelecido. Usando a Equação (1) da curva de sobrevivência, onde t (tempo em minutos) é chamado de F temos:

$$t = F = D \text{ Log } (N_0/N_f)$$

De acordo com essa equação, o tempo necessário para promover **n** reduções decimais na população alvo, ou seja, atingir uma população final $N_f = N_0/10^n$ seria:

$$F = D \text{ Log}(N_0/N_0/10^n) = D \text{ Log}10^n = nD$$

Ou seja, para **n** reduções decimais, o tempo necessário é, simplesmente, **F = nD**.

Na prática, tratamentos a temperaturas constantes são raros, devido à inércia térmica dos materiais. Há um tempo de subida, até que o produto atinja a temperatura de tratamento, bem como um tempo de descida, até que o produto seja resfriado. Esse intervalo, em que a temperatura do produto está abaixo da temperatura de processo, também exerce um efeito letal e é considerado. Nesse caso, a letalidade é a soma do efeito letal de cada combinação tempo/temperatura por que passa o produto, determinado através do valor z. Os cálculos podem ser feitos de várias formas, descritas pela NCA (1968), Stumbo (1973) e Germer *et al.* (1995).

No final, o efeito destrutivo total deve ser equivalente à letalidade obtida através da curva de sobrevência, ou seja, equivalente ao tratamento à uma determinada temperatura de referência constante, aplicado para obter um determinado número de reduções decimais. Por isso, o valor F também é chamado de tempo equivalente à temperatura de referência e, quando a temperatura de referência é 121 °C e o valor z é de 10 °C, é chamado de F_0.

Definição da intensidade do processo térmico

Quanto maior o tempo e a temperatura de um processo térmico, mais intenso (mais letal) é o tratamento e menor é a chance de sobrevivência dos microrganismos. Entretanto, o tempo e a temperatura não podem ser elevados indiscriminadamente, porque isso comprometeria a qualidade nutricional e sensorial do alimento.

Para alimentos de baixa acidez, a temperatura de referência é 121,1 °C (aplicação de calor sob pressão) e os microrganismos considerados no dimensionamento do processo são *C. botulinum* e as outras bactérias esporogênicas.

Para *C. botulinum*, a intensidade deve ser suficiente para promover 12 reduções decimais na população dos esporos mais resistentes da espécie (tipos A e B). O valor $D_{121,1\,°C}$ desses esporos é de 0,21min e o maior valor z determinado é de 10 °C. Então, o tempo equivalente à temperatura de referência (nesse caso F_0) é calculado como:

$$F_0 = nD = 12 \text{ x } 0{,}21 = 2{,}5\text{min}$$

Isso significa que a letalidade do processo real, à temperatura não constante, deve ser equivalente a 2,5min a 121,1 °C.

Se considerarmos uma contaminação inicial de um esporo por embalagem (provavelmente segura, segundo Stumbo, 1973), a contaminação final seria $\mathbf{N_f = N_0/10^{12} = 1/10^{12} = 10^{-12}}$. Esse valor de $\mathbf{N_f}$ é chamado de probabilidade de sobrevivência ou nível de garantia de esterilidade. O valor de 10^{-12} significa uma chance em 10^{12} (um trilhão) de restar uma embalagem com esporos viáveis ou, ainda, uma em cada 10^{12} embalagens poderia conter esporos viáveis depois do processamento.

Para outras bactérias esporogênicas mesófilas e termófilas facultativas, como não apresentam risco do ponto de vista da saúde pública, os fabricantes trabalham com probabilidade de sobrevivência ou nível de garantia de esterilidade de 10^{-5} (cinco reduções decimais) (Stumbo, 1973).

Se considerarmos os maiores valores z e $D_{121,1\,°C}$ de *Clostridium sporogenes* (1,5min e 10 °C), que é uma das bactérias deteriorantes mais resistentes termicamente, o tempo equivalente para cinco reduções decimais é $F_0 = nD = 5 \times 1,5 = 7,5$min. Então, o processamento térmico de alimentos de baixa acidez é mais intenso do que o requerido para *C. botulinum*.

No caso de alimentos destinados à estocagem em temperaturas superiores a 40 °C ("vending machines"), as bactérias espororgênicas termófilas estritas devem ser consideradas. Segundo Stumbo (1973), a letalidade de vários processos utilizados nos Estados Unidos para esses alimentos é equivalente a 14-16min a 121,1 °C. Utilizando os maiores valores $D_{121,1\,°C}$ e z de *G. stearothermophilus* (5min e 12,2 °C), que é uma das termófilas estritas mais resistentes termicamente, o número de reduções decimais desse tratamento, para essa bactéria, seria n = F/D = 14-16/5 = 2,8 a 3,2 reduções.

Para alimentos ácidos, a temperatura de referência é menor do que 100 °C e a aplicação de calor não é feita sob pressão. Não há, entretanto, uma temperatura preestabelecida, sendo utilizada, para cada produto, aquela considerada letal para os microrganismos de maior resistência, dentre os que podem crescer.

23.1.6. Deterioração microbiana de alimentos enlatados

A deterioração microbiana de alimentos enlatados não deve ser encarada como um problema comum, pois geralmente só acontece em decorrência de falhas na correta condução do processamento. As principais causas são:

Subprocessamento

Subprocessamento é a aplicação de calor em quantidade insuficiente para atingir a esterilidade comercial. Pode ser provocado por erro no dimensionamento do processo térmico; contaminação excessiva do produto antes da aplicação de calor (tornando o tratamento térmico insuficiente); alterações na formulação do produto (com consequente efeito na transferência de calor); falha no funcionamento do equipamento; falha no controle do tempo/temperatura de esterilização.

Nos alimentos de baixa acidez, o subprocessamento é caracterizado pela sobrevivência de esporos de mesófilos ou termófilos facultativos. A deterioração anaeróbia por clostrídios putrefativos é a mais comum, caracterizada por odor pútrido. Esse tipo de deterioração tem sérias implicações, do ponto de vista de saúde pública, devido ao risco de presença de *C. botulinum* e suas toxinas.

Nos alimentos ácidos, a sobrevivência de esporos de bactérias mesófilas não é suficiente para caracterizar subprocessamento, porque o tratamento é mais brando. A sobrevivência de pequeno número de esporos de mesófilos não ácido-tolerantes é aceitável, uma vez que são incapazes de germinar e crescer no pH do produto. O subprocessamento, nesse caso, é caracterizado pela sobrevivência de esporos de bactérias ácido tolerantes e/ou esporos de bolores termorresistentes. São comuns os anaeróbios mesófilos butíricos, como *C. pasteurianum*, que produz ácido butírico (odor butírico), CO_2 e H_2 (estufamento). Também é comum o termófilo facultativo "flat-sour" *B. coagulans* (principalmente em produtos de tomate), que não provoca estufamento das embalagens. Os bolores termorresistentes mais comuns são *Byssochlamys fulva*, *Neosartorya fischeri* e *Talaromyces flavus*, que provocam descoloração, odor de mofo, presença de micélios e, eventualmente, ligeiro estufamento. No caso de subprocessamento grosseiro, também podem sobreviver células de bactérias não esporogênicas, bolores e leveduras. Nesse segundo caso, para caracterizar o subprocessamento como causa da deterioração, é necessário verificar a ausência de vazamento, porque culturas mistas de bactérias, bolores e leveduras também são características da deterioração por vazamento.

Contaminação pós-processamento (vazamento)

O termo vazamento é utilizado para expressar a recontaminação do produto depois do tratamento térmico. É decorrente da entrada de microrganismos ou de ar ou água contaminados, através da embalagem processada. Pode ocorrer por falha no sistema de fechamento das embalagens; utilização de embalagens defeituosas; manuseio inadequado das embalagens, com consequente dano nos selos ou costuras; resfriamento em água excessivamente contaminada. Nos alimentos produzidos pelo processo asséptico (produto e embalagem são esterilizados separadamente e o enchimento é feito em um ambiente asséptico), a recontaminação pode ocorrer no resfriamento (que é feito antes do acondicionamento), na área de enchimento, na área de fechamento ou mesmo, no enchimento de uma embalagem não estéril.

A deterioração por vazamento é caracterizada pela presença de uma microbiota mista, que pode conter tanto bactérias esporogênicas como bolores, leveduras e bactérias não esporogênicas (bastonetes, cocos, cocobacilos). Dependendo da microbiota predominante, pode haver ou não produção de gás (estufamento).

Deterioração por termófilos estritos

A deterioração por termófilos estritos ocorre quando o produto permanece por tempo prolongado a temperaturas elevadas, permitindo a germinação dos esporos que tenham sobrevivido ao processamento. Pode ser causada por resfriamento lento e/ou estocagem em temperaturas superiores a 37 ºC. Para caracterizar esse tipo de deterioração é necessário verificar se os esporos sobreviventes são de termófilos estritos ou facultativos. Para tanto deve-se isolar e purificar a cultura e, a partir da cultura pura, promover a produção de esporos, submeter a choque térmico e incubar a 35 e 55 ºC, observando a temperatura de germinação. Esporos que germinem exclusivamente a 55 ºC são termófilos estritos, cuja sobrevivência em pequeno número é considerada normal em enlatados, se o produto não se destinar à estocagem em temperaturas acima de 37 ºC. Esporos que germinem tanto a 35 quanto a 55 ºC são termófilos facultativos e não devem sobreviver ao tratamento térmico.

As alterações por temófilos mais comuns são:

a) deterioração tipo "flat-sour", provocada por *G. stearothermophilus*, que resulta em redução do pH sem estufamento;

b) deterioração anaeróbia sem produção de H_2S, provocada por *T. thermosaccharolyticum*, que resulta em odor de queijo e pronunciado estufamento das embalagens;

c) deterioração termófila anaeróbia com produção de H_2S, provocada por *D. nigrificans*, que resulta no escurecimento do conteúdo (reação do H_2S com o ferro), sem estufamento das embalagens.

Multiplicação microbiana antes do tratamento térmico

A permanência do produto formulado por períodos prolongados, antes da esterilização, pode permitir a multiplicação de microrganismos, resultando num processo incipiente de deterioração. Esse processo será interrompido pelo tratamento térmico, porém, as alterações já introduzidas não serão revertidas, resultando em produtos alterados, com um grande número de células mortas e, em alguns casos, com as embalagens sem vácuo ou levemente estufadas, pelo acúmulo de CO_2.

Causas não microbianas de deterioração

Nem sempre a deterioração de alimentos enlatados tem origem microbiana, podendo ser provocada por outras causas como:

a) Interação química entre o alimento e a embalagem, que ocorre principalmente entre os ácidos dos alimentos e o metal das embalagens. Provoca corrosão com produção e acúmulo de gás hidrogênio (estufamento). Em estágios avançados podem ser observados microfuros nas latas ou nas tampas de embalagens de vidro.

b) Reações enzimáticas, que ocorrem principalmente em alimentos produzidos pelo processo asséptico, tratados com altas temperaturas por curto tempo (UHT ou HTST). Resultam da não inativação ou da regeneração de enzimas constituintes do alimento, podendo provocar alterações como liquefação, coagulação, descoloração ou odores estranhos. Esse tipo de deterioração não apresenta risco de saúde, não provoca alterações na embalagem e geralmente é caracterizado pela presença de número reduzido de células microbianas, na observação microscópica direta do produto.

23.2. Método APHA:2015 para teste de esterilidade comercial e determinação da causa da deterioração de alimentos de baixa acidez

Método da American Public Health Association (APHA), descrito nos Capítulos 61 e 62 da 5ª edição do *Compendium of Methods for the Microbiological Examination of Foods* (Elliott & Kataoka, 2015, Parkinson & Francis, 2015).

Observações

O *Compendium* diferencia o teste de esterilidade comercial (capítulo 61) do teste de causa da deterioração (capítulo 62) o que não foi feito nesse manual. A utilização do mesmo procedimento para os dois testes é baseada em várias outras referências, como o *Bacteriological Analytical Manual* (*BAM Online*) da Food and Drug Administration (Landry *et al.*, 2001) e o *Compendium of Analytical Methods* do Governo do Canada, Health Products and Food Branch (MFHPB, 2001). Na verdade, embora separando os capítulos, o *Compendium* também segue basicamente o mesmo procedimento para os dois testes.

23.2.1. Material requerido para a análise

- □ Tubos de Meio de Carne Cozida (CMM) ou Meio PE-2
- □ Placas de Ágar Tripticase de Soja (TSA)
- □ Placas de Ágar Fígado de Vitela (LVA)
- □ Tubos de Caldo Dextrose Triptona (DTB)
- □ Placas de Ágar Nutriente Manganês (ANMn)
- □ Ágar Selo (Ágar 2%) ou Vaspar (vaselina:parafina 1:1)
- □ Reagentes para coloração de Gram
- □ Reagentes para coloração de esporos
- □ Álcool iodado
- □ Abridor de latas bacteriológico esterilizado
- □ Tesouras, pinças, espátulas, estiletes esterilizados
- □ Equipamento ou sistema de geração de atmosfera anaeróbia
- □ Estufa incubadora regulada a 30 ou 35 °C
- □ Estufa incubadora regulada a 55 °C

23.2.2. Procedimento

O esquema de análise para o teste de esterilidade comercial ou causa da deterioração de alimentos de baixa acidez pelo método APHA:2015 encontra-se descrito na Figura 23.3.

Advertência

Todas as etapas do ensaio de alimentos de baixa acidez envolvem o risco de presença de *Clostridium botulinum* e suas toxinas. Em função disso, o teste deve ser conduzido apenas por técnicos bem treinados, particularmente no caso de amostras alteradas (estufadas, com vazamento ou com perda de vácuo).

a) Cuidados para prevenir a contaminação do analista e do laboratório

Todas as etapas da análise devem ser realizadas com toucas, luvas, máscara e óculos protetores. O ensaio deve ser conduzido em capela de fluxo laminar vertical, que protege tanto o analista quanto a amostra contra contaminação.

Todo o manuseio deve ser feito sobre bandejas e não diretamente sobre as bancadas.

Nenhuma coleta de líquido com pipeta deve ser feita com a boca e sim com pipetadores.

a.1. Procedimento de inativação de toxina botulínica em caso de acidente. Se houver contato com a pele, inativar com uma solução saturada (10%) de carbonato de sódio (Na_2CO_3). Para inativação em superfícies, usar uma solução 1N de NaOH (HPBL, 1973).

b) Cuidados para evitar a contaminação acidental da amostra no laboratório

A contaminação acidental das amostras no laboratório é particularmente problemática no caso de teste de esterilidade comercial, porque o objetivo primordial do ensaio é demonstrar a ausência de microrganismos viáveis na amostra. Para garantir a confiabilidade dos resultados, devem ser criteriosamente observados os seguintes cuidados:

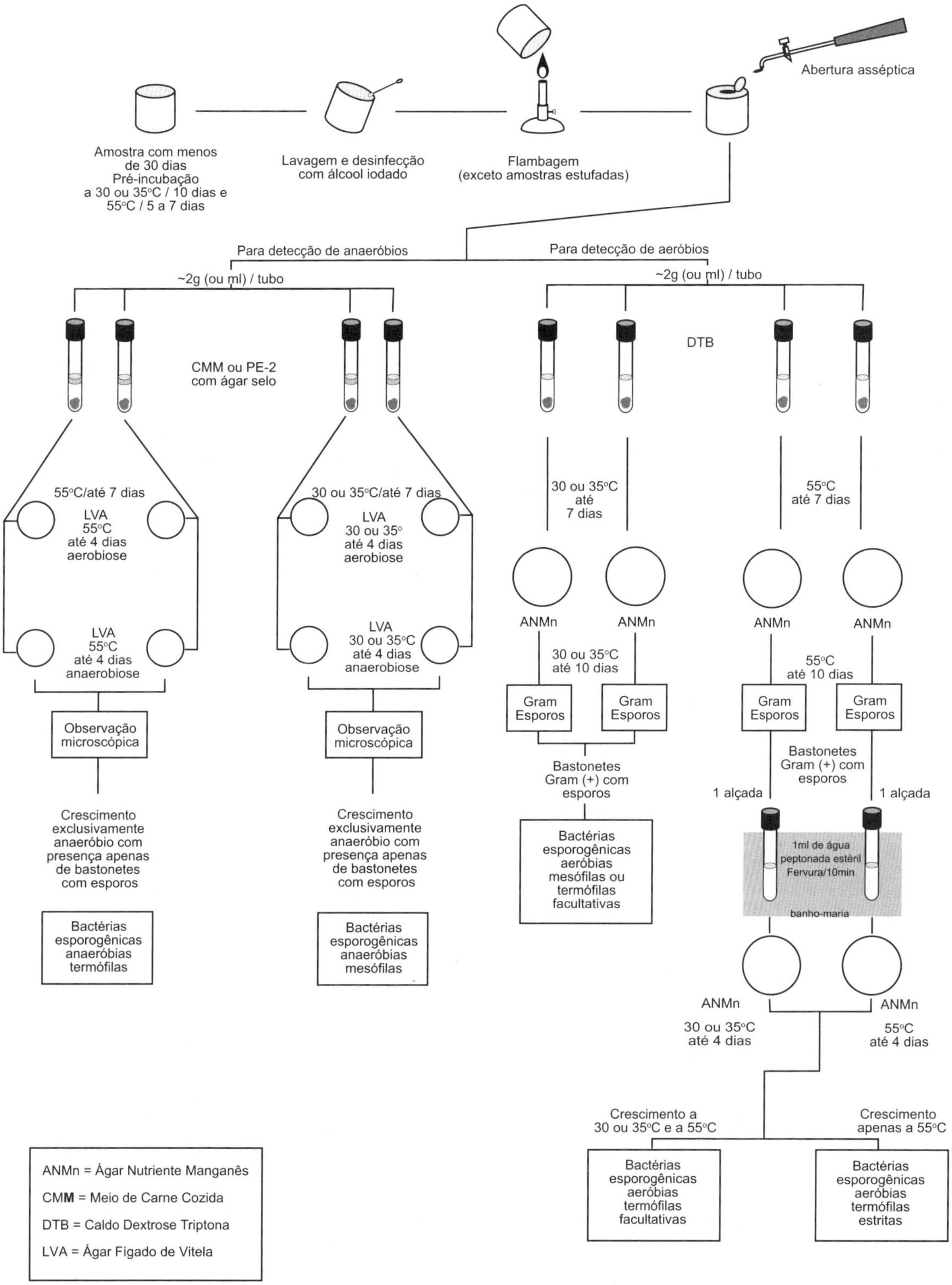

Figura 23.3. Esquema de análise para o teste de esterilidade comercial ou causa da deterioração de alimentos de baixa acidez pelo método APHA:2015 (Elliott & Kataoka, 2015, Parkinson & Francis, 2015).

Além de conduzir o teste em câmara de fluxo laminar vertical, o equipamento deve ser descontaminado e mantido em operação por uma hora, antes do uso.

A esterilidade dos meios de cultura deve ser verificada antes do início das análises. Para tanto, incubar uma amostra de cada meio de cultura, de cada batelada preparada, nas mesmas condições que serão utilizadas na análise.

Todos os frascos e tubos, vazios ou contendo meios de cultura, devem ser de tampa rosqueável, que protege a boca contra contaminação ambiental. Alternativamente, cobrir os tampões e a boca dos frascos e tubos com uma folha dupla de alumínio.

Todos os utensílios destinados ao teste (espátulas, colheres, pinças, abridores de lata etc.) devem ser previamente esterilizados em embrulhos individuais, identificando-se a extremidade que deve ser aberta. Em autoclave, a esterilização deve ser feita a 121 °C/30min. Em estufa de esterilização, deve ser feita a 170-180 °C/2h. A prática de flambagem com álcool não é recomendada, nesse caso, porque não elimina esporos.

Antes de iniciar as análises, lavar as mãos com água e sabão e descontaminar com álcool 70%. Substituir o avental usado por um avental limpo. Prender os cabelos antes de colocar a touca. Se estiver resfriado ou com tosse, não conduzir esse ensaio.

c) Manutenção e pré-incubação das amostras antes da análise

c.1) Amostras normais recém processadas. Amostras de alimentos recém-processados (com menos de 30 dias desde a fabricação, segundo MFHPB-01, 2001) devem ser pré-incubadas a 30-35 °C por dez dias, antes da análise. Amostras destinadas à estocagem em temperatura superior a 40 °C ("hot vending") devem ser incubadas também a 55 °C por cinco a sete dias. A pré-incubação objetiva verificar a ocorrência de possíveis alterações, como estufamento e/ou vazamento e/ou modificação nas características sensoriais (cor, odor, textura, viscosidade etc.). Sendo evidenciada qualquer alteração, observar os cuidados recomendados ao longo do texto para amostras alteradas.

c.2) Amostras normais com mais de 30 dias de fabricação. Essas amostras não precisam ser pré-incubadas, podendo ser analisadas imediatamente ou estocadas à temperatura ambiente até o momento da análise.

c.3) Amostras alteradas. Amostras estufadas, com vazamento ou com suspeita de microrganismos patogênicos não devem ser pré-incubadas. Acondicionar a embalagem em uma bolsa plástica resistente e manter sob refrigeração até o momento da análise. Se a embalagem estiver aberta, é recomendável transferir o conteúdo para um frasco estéril. No caso da suspeita de presença de *T. thermosaccharolyticum*, entretanto, não é recomendável refrigerar as amostras, porque as células vegetativas dessas bactérias geralmente morrem sob refrigeração e não é usual a formação de esporos em enlatados (Enache & Podolak, 2015).

d) Abertura asséptica das embalagens

d.1) Amostras normais. Lavar as embalagens com sabão ou detergente, enxáguar em água corrente e secar com papel toalha. Desinfetar a parte onde será feita a abertura com álcool iodado, flambando até a completa combustão. Embalagens que não resistem à combustão devem permanecer em contato com o álcool iodado por pelo menos 15 minutos, para garantir a desinfecção.

A abertura de latas deve ser feita pelo fundo, com o auxílio de um abridor de latas do tipo bacteriológico esterilizado (Figura 23.4), que não danifica a recravação. Latas do tipo "easy open" também devem ser abertas pelo fundo, da mesma forma utilizada para as latas convencionais, garantindo-se a integridade do sistema de abertura. Embalagens de vidro podem ser abertas aplicando-se o abridor de latas bacteriológico à tampa, com

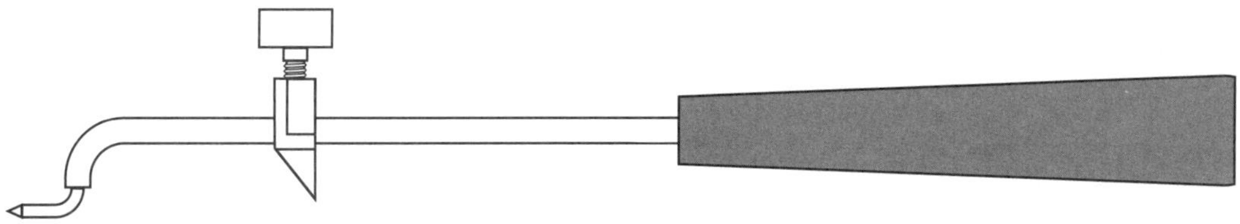

Figura 23.4. Abridor de latas bacteriológico para a abertura de latas no teste de esterilidade comercial.

o devido cuidado para não deslocar a tampa de sua posição em relação ao corpo. Havendo necessidade de remover completamente a tampa, a remoção pode ser facilitada, se for feito um furo no centro (com o abridor de latas bacteriológico), para aliviar o vácuo. Embalagens flexíveis podem ser cortadas com uma tesoura estéril, removendo-se uma das extremidades, abaixo do ponto de selagem, porém, sem danificar o selo, que deve ser guardado para análises físicas posteriores, se necessárias.

d.2) Amostras alteradas. Antes da abertura, observar e anotar as condições da embalagem, como estufamento leve ou pronunciado, evidência de vazamento, corrosão, etc. Resfriar as embalagens estufadas, para reduzir o risco de explosão ou escape descontrolado dos gases durante a abertura.

Lavar as embalagens com escova e detergente, desinfetar a parte onde será feita a abertura com álcool iodado e manter o contato com o álcool iodado por pelo menos 15 minutos. Remover o excesso com um chumaço de algodão estéril ou aguardar a secagem na capela de fluxo laminar. Não flambar as embalagens estufadas pois há risco de explosão.

A abertura das embalagens não estufadas pode ser feita da mesma forma recomendada para amostras normais. No caso das embalagens estufadas, são necessários cuidados adicionais para evitar o escape descontrolado dos gases ou do conteúdo. Uma das formas de prevenir esse problema é colocar um funil estéril invertido sobre a região da abertura e, passando-se um estilete através do funil, furar a embalagem para aliviar a pressão interna. Alternativamente, em lugar do funil invertido pode-se utilizar uma toalha ou um chumaço de algodão estéril sobre a região da abertura. Depois do escape dos gases, a abertura pode ser continuada da mesma forma recomendada para embalagens normais.

e) Inoculação. Homogeneizar o conteúdo da embalagem e, antes da inoculação, retirar 50g ou 50 ml da amostra e transferir para frascos estéreis com tampas rosqueáveis. Conservar essa porção sob refrigeração, como contra-amostra. Inocular aproximadamente 2 g ou ml da amostra nos meios abaixo. Os tubos de CMM ou PE-2 devem ser desaerados antes da inoculação e, após a inoculação, cobertos com Ágar Selo ou Vaspar. Nas placas de Ágar Tripticase de Soja (TSA) estriar diretamente uma alçada do alimento como controle.

Meio de Carne Cozida (CMM) ou meio PE-2 (com ágar selo)	4 tubos
Caldo Dextrose Triptona (DTB)	4 tubos
Ágar Tripticase de Soja (TSA) (controle)	2 placas

Nota e.1) O *Compendium* recomenda inocular um segundo grupo de quatro tubos de CMM ou PE-2 e submeter a choque térmico, para detecção de esporos. Entretanto, considerando que o produto já foi tratado termicamente o choque térmico não é necessário. No caso da investigação da causa da deterioração, nem é recomendável, porque a ocorrência de deterioração é uma indicação de que os esporos eventualmente presentes, se responsáveis pela alteração, já germinaram e não serão mais encontrados no produto.

f) Incubação. Incubar os tubos e placas nas condições abaixo. Se o produto não se destinar à estocagem em temperatura acima de 37 °C, os tubos incubados 55 °C podem ser omitidos.

Meio	Nº de tubos ou placas	Temperatura/ tempo de incubação	Atmosfera	Microbiota alvo
CMM/PE-2 com ágar selo	2 tubos	30 ou 35 °C / até 7 dias	normal	Bactérias esporogênicas mesófilas anaeróbias
CMM/PE-2 com ágar selo	2 tubos	55 °C / até 7 dias	normal	Bactérias esporogênicas termófilas anaeróbias
DTB	2 tubos	30 ou 35 °C / até 7 dias	normal	Bactérias esporogênicas mesófilas aeróbias
DTB	2 tubos	55 °C / até 7 dias	normal	Bactérias esporogênicas termófilas aeróbias
TSA	1 placa	30 ou 35 °C / até 7 dias	normal	Controle - bactérias esporogênicas mesófilas aeróbias
TSA	1 placa	30 ou 35 °C / até 7 dias	anaeróbia	Controle - bactérias esporogênicas mesófilas anaeróbias

g) **Caracterização dos microrganismos isolados em CMM/PE-2.** Havendo crescimento nos tubos, submeter as culturas à caracterização. Em caso de dúvidas sobre o desenvolvimento de microrganismos (crescimento duvidoso), continuar o ensaio normalmente e, não havendo crescimento nas subculturas, considerar que não houve crescimento no tubo original.

Cuidado na manipulação dos tubos incubados a 30 ou 35 °C, devido à potencial presença de *Clostridium botulinum* e suas toxinas. Apenas técnicos bem treinados devem trabalhar com essas culturas.

Para verificar se a cultura é anaeróbia estrita ou facultativa, inocular uma alçada de cada tubo em duas placas de Ágar Fígado de Vitela (LVA) por estrias de esgotamento. De cada par de placas, incubar uma sob condições anaeróbias e uma sob condições aeróbias, por quatro dias, na mesma temperatura do tubo original. Crescimento exclusivo na placa anaeróbia indica cultura anaeróbia estrita. Crescimento nas duas placas (aeróbia e anaeróbia) indica cultura anaeróbia facultativa ou mistura de anaeróbios facultativos e anaeróbios estritos.

Para a caracterização da morfologia das células, preparar uma montagem úmida da cultura obtida em cada placa, para observação microscópica a fresco (procedimento descrito no Capítulo 5). Selecionar uma colônia de cada tipo presente nas placas, para a caracterização. Observar o(s) tipo(s) morfológico(s) das células, que podem ser bastonetes, cocos, cocobacilos, leveduras ou bolores. Havendo culturas de bastonetes, anotar se há formação de esporos.

h) **Caracterização dos microrganismos isolados em DTB.** Havendo crescimento nos tubos de DTB, submeter as culturas à caracterização. Em caso de dúvidas sobre o desenvolvimento de microrganismos (crescimento duvidoso), continuar o ensaio normalmente e, não havendo crescimento nas subculturas, considerar que não houve crescimento no tubo original.

Para verificar a formação de esporos e a morfologia das células, inocular cada cultura obtida nos tubos de DTB em Ágar Nutriente Manganês (ANMn). Incubar as placas por até dez dias, na mesma temperatura do tubo original. Após a incubação, selecionar uma colônia de cada tipo presente nas placas, para a caracterização morfológica. Submeter as culturas à coloração de esporos e à coloração de Gram, conforme procedimentos descritos no Capítulo 5. Havendo formação de esporos nas placas incubadas a 55 °C, verificar se a cultura é termófila estrita ou facultativa.

Para verificar se a cultura é termófila estrita ou facultativa, transferir duas alçadas da cultura obtida nas placas de ANMn a 55 °C para 1 ml de água peptonada estéril, submeter a choque térmico por 10min sob fervura. Resfriar imediatamente em banho de gelo e estriar o material em duas novas placas de ANMn. Incubar uma placa a 35 °C/4 dias e uma placa a 55 °C/4 dias. Observar a temperatura em que ocorre germinação e crescimento dos esporos. Crescimento a 35 e 55 °C indica termófilos facultativos. Crescimento apenas a 55 °C indica termófilos estritos.

Para verificar se a cultura é mesófila ou termófila facultativa, transferir duas alçadas da cultura obtida nas placas de ANMn a 30 ou 35 °C para 1 ml de água peptonada estéril, submeter a choque térmico por 10min a 85 °C. Resfriar imediatamente em banho de gelo e estriar o material em duas novas placas de ANMn. Incubar uma placa a 35 °C/4 dias e uma placa a 55 °C/4 dias. Observar a temperatura em que ocorre germinação e crescimento dos esporos. Crescimento a 35 e 55 °C indica termófilos facultativos. Crescimento apenas a 35 °C indica mesófilo.

i) Crescimento de microrganismos nas placas de TSA. A inoculação nas placas de TSA é recomendada como controle da inoculação dos caldos nos tubos. O crescimento de microrganismos nas placas de TSA irá confirmar que qualquer crescimento nos respectivos tubos deve-se à contaminação do produto e não à contaminação laboratorial.

j) Descarte das amostras e guarda das embalagens. Esterilizar o conteúdo restante da amostra nas embalagens a 121 °C/30min e descartar. Lavar e guardar as embalagens, para análises físicas posteriores, se necessárias.

23.2.3. Interpretação dos resultados

A interpretação depende da ocorrência ou não de crescimento, em que meios e condições de incubação ocorreu o crescimento e se a amostra apresentou ou não evidência de alteração.

a) Ausência de crescimento

Em amostras normais, sem evidência de alteração, a ausência de crescimento em qualquer dos tubos inoculados indica produto comercialmente estéril.

Em amostras alteradas, a ausência de crescimento em qualquer dos tubos inoculados pode indicar causas não microbianas da alteração ou perda da viabilidade da cultura depois do crescimento e alteração do produto. Isso não é incomum, por exemplo, com anaeróbios termófilos ou com bactérias lácticas.

b) Crescimento

Em amostras aparentemente normais, sem evidência de alteração, a ocorrência de crescimento em um ou mais tubos pode indicar contaminação acidental. São suspeitas de contaminação acidental as seguintes situações: **a)** Crescimento em apenas um tubo da duplicata. **b)** Microbiota com características diferentes em cada tubo da duplicata. **c)** Crescimento anaeróbio com produção de gás a 30-35 °C, quando a amostra não apresentou qualquer problema de estufamento ou perda de vácuo na pré-incubação. **d)** Fazendo uma observação microscópica direta da amostra, encontrar tipos morfológicos diferentes dos encontrados nas culturas. Nesses casos, repetir o ensaio com a contra-prova armazenada, observando criteriosamente os cuidados para evitar a contaminação acidental da amostra no laboratório. Não havendo indicação de contaminação acidental, interpretar os resultados conforme orientação do Quadro 23.2 e itens abaixo:

Em amostras alteradas, a ocorrência de crescimento é esperada. Interpretar os resultados conforme orientação do Quadro 23.2 e itens abaixo:

c) Crescimento em CMM ou PE-2 → LVA a 30-35 °C. A incubação do CMM ou PE-2 a 30-35 °C objetiva verificar a presença de bactérias esporogênicas anaeróbias mesófilas (clostrídios mesófilos, incluindo *C. botulinum*). Entretanto, diversos outros microrganismos podem crescer nessas condições:

c.1) Microbiota mista. O crescimento de microbiota mista com diferentes tipos morfológicos (bastonetes, cocos, cocobacilos, leveduras, bolores) revela a presença de um ou mais grupos microbianos não esporogênicos, que não podem resistir ao processamento térmico de produtos de baixa acidez. Isso indica produto não comercialmente estéril, causa provável vazamento.

c.2) Cultura não esporogênica. O crescimento de apenas um tipo morfológico de microrganismo não esporogênico (só bolores, só leveduras, só cocos ou só cocobacilos), revela a presença de microbiota não resistente ao processamento térmico de produtos de baixa acidez. Isso indica produto não comercialmente estéril, causa provável vazamento.

c.3) Cultura só de bastonetes. A interpretação depende da produção de esporos e do requerimento de oxigênio para crescimento (observada nas placas de LVA incubadas a 30-35 ºC em condições aeróbias e anaeróbias).

c.3.1. Crescimento exclusivamente anaeróbio com formação de esporos. Revela a presença de bactérias mesófilas anaeróbias esporogênicas (clostrídios), cujos esporos não devem sobreviver ao processamento térmico de produtos de baixa acidez. Isso indica produto não comercialmente estéril, causa provável subprocessamento. Potencial presença de *C. botulinum*, particularmente se houver odor pútrido. Verificar presença de toxinas botulínicas.

c.3.2. Crescimento exclusivamente anaeróbio sem formação de esporos. Revela a presença de bactérias anaeróbias não esporogênicas ou de bactérias mesófilas anaeróbias esporogênicas (clostrídios), que não esporulam facilmente em meios de cultura. Isso

Quadro 23.2. Interpretação dos resultados da determinação da causa da deterioração em alimentos de baixa acidez (Parkinson & Francis, 2015).

Condição da lata	Odor	Aparência do produto	Gás (CO_2 & H_2)	pH do produto	Exame microscópico	Cultura	Diagnóstico
Estufada, usualmente com corrosão interna	Normal (metálico)	Normal ou espumosa	H_2 (> 20%)	Normal	Negativo	Negativa	Corrosão, estufamento por hidrogênio
Estufada	Ácido	Espumosa ou salmoura viscosa	CO_2	Abaixo do normal	Cultura pura ou mista de bastonete, cocos ou leveduras	Crescimento aeróbio e/ou anaeróbio a 30-35ºC e, possivelmente, a 55ºC	Contaminação pós-processamento (vazamento) ou subprocessamento grosseiro
Estufada	Normal ou ácido "de queijo"	Espumosa	H_2 e CO_2	Normal ou ligeiramente abaixo	Bastonetes médio curtos ou médio longos, usualmente com aspecto granular, esporos raramente presentes	Gás em anaerobiose a 55ºC e, possivelmente, a 30-35ºC. Cultura negativa, provavelmente devido à auto-esterilização	Resfriamento inadequado ou estocagem à temperatura elevada (termófilos anaeróbios)
Estufada	Butírico	Espumosa, com bastantes gás	H_2 e CO_2	Bastante abaixo do normal	Bastonetes, coloração bipolar, prováveis esporos	Gás em condições anaeróbias a 30-35ºC. Odor butírico	Subprocessamento. Anaeróbios do grupo butírico
Estufada ou não e sem vácuo	Normal, ácido "de queijo" ou pútrido	Normal ou espumosa com desintegração de partículas sólidas	H_2 e CO_2	Normal ou ligeiramente abaixo	Bastonetes, possivelmente com esporos presente	Gás em condições anaeróbias a 30-35ºC. Odor pútrido	Subprocessamento (mesófilos anaeróbios possibilidade de *C. botulinum*)
Estufada ou não e sem vácuo	Levemente anormal, possivelmente amoniacal	Normal ou espumosa	CO_2	Pouco ou bastante abaixo do normal	Bastonetes, ocasionalmente com esporos presentes	Crescimento aeróbio e/ou anaeróbio com gás a 30-35ºC, e, possivelmente, a 55ºC. Película na superfície do caldo DTB. Formação de esporos em ANMn. Catalase (+)	Subprocessamento ou contaminação pós-processamento vazamento, mesófilos aeróbios ou anaeróbios facultativos (*Bacillus subtilis* ou tipos relacionados)
Normal, com ou sem vácuo	Ácido	Normal ou salmoura viscosa	Sem H_2	Pouco ou bastante abaixo do normal	Bastonetes, usualmente com aspecto granular	Crescimento com ácido e sem gás a 55ºC e, possivelmente, a 30-35ºC. Catalase (+)	Resfriamento inadequado ou estocagem à temperatura elevada (termófilos "flat sour")
Normal, com ou sem vácuo	Normal ou ácido	Normal ou salmoura viscosa	Sem H_2	Pouco ou bastante abaixo do normal	Cultura pura ou mista de bastonetes, cocos ou bolores	Crescimento aeróbio e/ou anaeróbio a 30-35ºC e, possivelmente, a 55ºC	Contaminação pós-processamento (vazamento) ou subprocessamento grosseiro.
Sem vácuo e/ ou deformada	Normal	Normal	Sem H_2	Normal ou levemente abaixo	Negativo ou microrganismos escassos	Negativa	Vácuo insuficiente causado por exaustão insuficiente ou branqueamento insuficiente ou resfriamento inadequado ou sobre-enchimento ou deterioração insipiente.

indica produto não comercialmente estéril, causa provável vazamento ou subprocessamento. É recomendável testar outros meios de esporulação e verificar a presença de pontos de vazamento na embalagem, para confirmação do diagnóstico.

c.3.3. Crescimento aeróbio e anaeróbio. Revela a presença de anaeróbios facultativos ou mistura de anaeróbios estritos e facultativos. No segundo caso, os anaeróbios facultativos provavelmente também serão detectados no DTB. Indica produto não comercialmente estéril, causa provável subprocessamento. Se não houver esporos podem ser lactobacilos, indicando vazamento ou clostrídios que não esporulam facilmente em meios de cultura, indicando subprocessamento. É recomendável testar outros meios de esporulação e verificar a presença de pontos de vazamento na embalagem, para confirmação do diagnóstico.

d) Crescimento em CMM ou PE-2 → LVA a 55 °C. A incubação do PE-2 ou CMM a 55 °C objetiva verificar a presença de bactérias esporogênicas anaeróbias termófilas. A observação de bastonetes indica a presença desse grupo de microrganismos, que podem ser confirmados pelo teste de requerimento de oxigênio para crescimento, nas placas de LVA incubadas a 55 °C em condições aeróbias e anaeróbias.

d.1) Crescimento exclusivamente anaeróbio. Confirma a presença de termófilos anaeróbios estritos, cujos esporos são altamente resistentes ao calor e cuja sobrevivência, em pequeno número, é considerada normal nos alimentos enlatados. Se o produto não apresentar evidência de alteração e não se destinar à estocagem em temperaturas elevadas, pode ser considerado comercialmente estéril. Se o produto estiver alterado, a presença desse grupo indica provável deterioração por resfriamento lento e/ou estocagem em temperaturas elevadas.

d.2) Crescimento aeróbio e anaeróbio. Revela a presença de termófilos anaeróbios facultativos, cujos esporos são altamente resistentes ao calor e cuja sobrevivência, em pequeno número, também é considerada normal nos alimentos enlatados. Pode ainda indicar mistura de termófilos anaeróbios estritos e facultativos. Se o produto não apresentar evidência de alteração e não se destinar à estocagem em temperaturas elevadas, pode ser considerado comercialmente estéril. Se o produto estiver alterado, a presença desse grupo indica provável deterioração por resfriamento lento e/ou estocagem em temperaturas elevadas.

e) Crescimento em DTB → ANMn a 30-35 °C. A incubação do DTB a 30-35 °C objetiva verificar a presença de mesófilos aeróbios esporogênicos. A observação de bastonetes esporogênicos indica a presença desse grupo, mas outros grupos de microrganismos também podem crescer.

e.1) Microbiota mista. O crescimento de microbiota mista com diferentes tipos morfológicos (bastonetes, cocos, cocobacilos, leveduras, bolores) revela a presença de um ou mais grupos microbianos que não são formadores de esporos e não resistem ao processamento térmico de produtos de baixa acidez. Isso indica produto não comercialmente estéril, causa provável vazamento. Verificar a presença de pontos de vazamento na embalagem, para confirmação do diagnóstico.

e.2) Cultura pura não esporogênica. O crescimento de apenas um tipo morfológico de microrganismo que não forma esporos (só bolores, só leveduras, só cocos ou só cocobacilos), revela a presença de microbiota não resistente ao processamento térmico de produtos de baixa acidez. Isso indica produto não comercialmente estéril, causa provável vazamento. Verificar a presença de pontos de vazamento na embalagem, para confirmação do diagnóstico.

e.3) Cultura pura só de bastonetes. A interpretação depende da produção de esporos em ANMn a 30-35 °C.

e.3.1. Esporos ausentes. Revela presença de aeróbios mesófilos não espororgênicos, não resistente ao processamento térmico de produtos de baixa acidez. Isso indica produto não comercialmente estéril, causa provável vazamento. Verificar a presença de pontos de vazamento na embalagem, para confirmação do diagnóstico.

e.3.2. Esporos presentes. Revela presença de aeróbios mesófilos esporogênicos, cujos esporos não devem sobreviver ao processamento térmico de produtos de baixa acidez. Isso indica produto não comercialmente estéril, causa provável subprocessamento.

f) Crescimento em DTB → ANMn a 55 °C. A incubação do DTB a 55 °C objetiva verificar a presença de bacilos termófilos estritos. A observação de bastonetes com esporos aponta para esse grupo, mas a confirmação depende da temperatura de germinação dos esporos e crescimento da cultura.

f.1) Germinação e crescimento apenas a 55 °C. Confirma a presença de aeróbios termófilos estritos. Produção de ácido no tubo original de BCP ou DTB (mudança da coloração do meio para amarelo) indica aeróbios termófilos tipo "flat-sour". Os esporos aeróbios termófilos estritos são altamente resistentes ao calor e sua sobrevivência, em pequeno número, é considerada normal nos alimentos enlatados. Se o produto não apresentar evidência de alteração e não se destinar à estocagem em temperaturas elevadas, pode ser considerado comercialmente estéril. Se o produto estiver alterado, a presença desse grupo indica provável deterioração por resfriamento lento e/ou estocagem em temperaturas elevadas.

f.2) Germinação e crescimento a 55 °C e 30-35 °C. Confirma a presença de aeróbios termófilos facultativos, cujos esporos não devem sobreviver ao processamento térmico de produtos de baixa acidez. Isso indica produto não comercialmente estéril, causa provável subprocessamento.

23.3. Método APHA:2015 para teste de esterilidade comercial e determinação da causa da deterioração de alimentos ácidos

Método da American Public Health Association (APHA), descrito nos Capítulos 61 e 62 da 5ª edição do *Compendium of Methods for the Microbiological Examination of Foods* (Elliott & Kataoka, 2015, Parkinson & Francis, 2015).

Observações

O *Compendium* diferencia o teste de esterilidade comercial (capítulo 61) do teste de causa da deterioração (capítulo 62) o que não foi feito nesse manual. A utilização do mesmo procedimento para os dois testes é baseada em várias outras referências, como o *Bacteriological Analytical Manual* (*BAM Online*) da Food and Drug Administration (Landry *et al.*, 2001) e o *Compendium of Analytical Methods* do Governo do Canada, Health Products and Food Branch (MFHPB, 2001). Na verdade, embora separando os capítulos, o *Compendium* também segue basicamente o mesmo procedimento para os dois testes.

No método descrito abaixo, a inoculação das amostras é feita em tubos com meio de cultura líquido. O *Compendium* também coloca possibilidade de fazer algumas inoculações diretamente em placas. Neste caso, inocular uma alçada da amostra em cada placa, por estrias de esgotamento ou, se o produto for líquido, fazer o plaqueamento em profundidade (1 ml sem diluição). A incubação é feita nas mesmas condições indicadas para os tubos.

23.3.1. Material requerido para a análise

- □ Tubos de Caldo *Thermoacidurans* (TAB), também chamado de Caldo Ácido (CA)
- □ Placas de Ágar *Thermoacidurans* (TAA)
- □ Placas de Ágar Batata Dextrose (PDA) acidificado

- □ Tubos de Caldo All Purpose Tween (APT), Caldo De Man Rogosa & Sharpe (MRS) ou Caldo Soro de Laranja (OSB) (opcional)
- □ Placas de Ágar All Purpose Tween (APT), Ágar De Man Rogosa & Sharpe (MRS) ou Ágar Soro de Laranja (OSA) (opcional)
- □ Placas de Ágar Dextrose Triptona (DTA)
- □ Tubos de Caldo ALI (opcional)
- □ Placas de Ágar K (opcional)
- □ Ágar Selo ou Vaspar (Vaselina:Parafina 1:1)
- □ Reagentes para coloração de Gram
- □ Solução de álcool iodado
- □ Abridor de latas bacteriológico esterilizado
- □ Tesouras, pinças, espátulas, estiletes esterilizados
- □ Estufa incubadora regulada a 30 °C
- □ Estufa incubadora regulada a 35 °C
- □ Estufa incubadora regulada a 55 °C

23.3.2. Procedimento

O esquema de análise para o teste de esterilidade comercial ou causa da deterioração de alimentos ácidos encontra-se descrito na Figura 23.5.

a) **Cuidados para evitar a contaminação acidental da amostra no laboratório.** Seguir as mesmas orientações do teste para alimentos de baixa acidez.

b) **Preparação dos meios de cultura.** O *Compendium* da APHA (Elliott & Kataoka, 2015) recomenda que todos os meios usados no teste de esterilidade comercial de alimentos ácido sejam ácidos, porque apenas microrganismos capazes de crescer em condições ácidas são relevantes nesses produtos. O *Compendium* do Canada (MFHPB, 2001) é mais explicito, recomendando que o pH dos meios seja ajustado no valor de pH do produto. Na rotina dos laboratórios, em que os meios são preparados com antecedência, pode ser difícil aguardar a chegada dos produtos, para então ajustar o pH dos meios. Nesse caso, uma alternativa viável, é preparar os meios com o pH ajustado no limite que separa alimentos ácidos de alimentos de baixa acidez (4,6). No caso dos meios que, normalmente, já têm o pH abaixo desse valor, deve ser mantido o pH original.

c) **Manutenção e pré-incubação das amostras antes da análise.** Para as amostra de alimentos recém-processados (com menos de 30 dias desde a fabricação segundo MFHPB-01, 2001), pré-incubar a 25-30 °C por dez dias, antes da análise. Para amostras destinadas à estocagem em temperatura superior a 40 °C ("hot vending") incubar também a 55 °C por cinco a sete dias. Para as demais amostras, seguir as mesmas orientações do teste para alimentos de baixa acidez.

d) **Abertura asséptica das embalagens.** Seguir as mesmas orientações do teste para alimentos de baixa acidez.

e) **Inoculação.** Homogeneizar o conteúdo da embalagem e, antes da inoculação, retirar 50g ou 50 ml da amostra e transferir para frascos estéreis com tampas rosqueáveis. Conservar essa porção sob refrigeração, como contra-amostra. Inocular 1 a 2g do alimento nos meios líquidos abaixo e, após a inoculação, cobrir a superfície de dois tubos de TAB (CA) com Ágar Selo ou Vaspar.
Nas placas de Ágar *Thermoacidurans* (TAA) e Ágar Batata Dextrose acidificado (PDA) estriar diretamente uma alçada do alimento como controle.

Caldo *Thermoacidurans* (TAB), também chamado de Caldo Ácido (CA)	6 tubos
Agar Batata Dextrose acidificado (PDA)	2 placas
Caldo All Purpose Tween (APT), De Man Rogosa & Sharpe (MRS) ou Soro de Laranja (OSB) (opcionais, se houver suspeita de bactérias lácticas)	2 tubos
Caldo ALI (opcional, se houver suspeita de *Alicyclobacillus*)	2 tubos
Agar *Thermoacidurans* (TAA)	2 placas

f) **Incubação.** Incubar os tubos nas condições abaixo. Se o produto não se destinar à estocagem em temperatura acima de 40 °C, os tubos incubados 55 °C podem ser omitidos. Se o produto apresentar atividade de água inferior a 0,85, apenas a inoculação em PDA é necessária, os demais meios podendo ser omitidos.

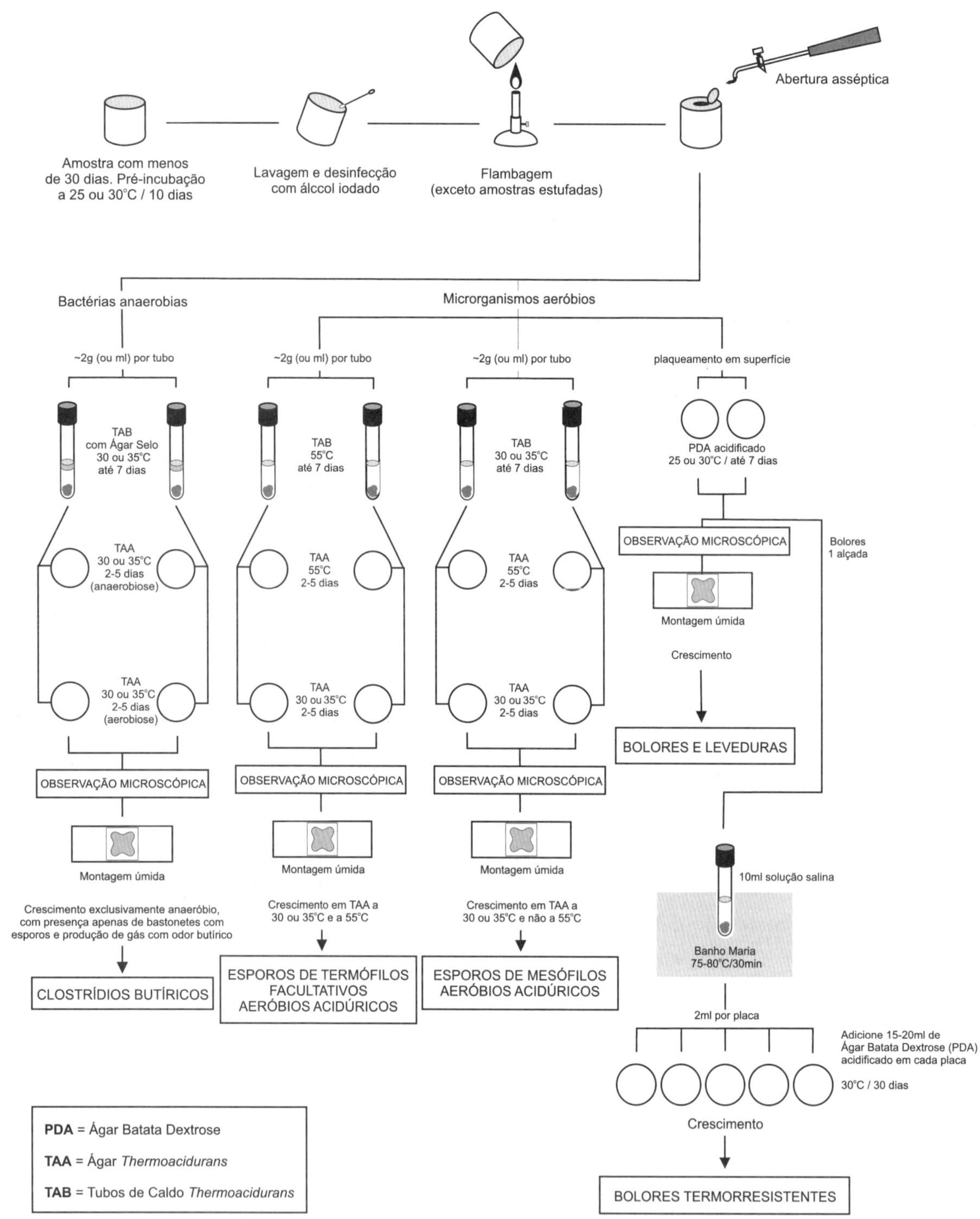

Figura 23.5. Esquema de análise para o teste de esterilidade comercial e causa da deterioração de alimentos ácidos pelo método APHA:2015 (Elliott & Kataoka, 2015, Parkinson & Francis, 2015).

Meio	Nº de tubos ou placas	Temperatura/ tempo de incubação	Atmosfera	Microbiota alvo
TAB (CA) com ágar selo	2 tubos	30 ou 35 ºC / até 7 dias	normal	Bactérias acidúricas mesófilas anaeróbias (clostrídios butíricos)
TAB (CA) sem ágar selo	2 tubos	30 ou 35 ºC / até 7 dias	normal	Bactérias acidúricas mesófilas aeróbias e anaeróbias facultativas
TAB (CA) sem ágar selo	2 tubos	55 ºC / até 7 dias	normal	Bactérias acidúricas termófilas aeróbias
PDA acidificado ou Ágar Sabouraud	2 tubos	25 ou 30 ºC / até 7 dias	normal	Bolores e leveduras
Caldo APT, MRS ou OSB	2 tubos	30 ºC / até 7 dias	normal	Bactérias lácticas
Caldo ALI	2 tubos	43 ºC / até 7 dias	normal	*Alicyclobacillus*
TAA	1 placa	30 ou 35 ºC / 2 a 5 dias	normal	Bactérias acidúricas mesófilas aeróbias
TAA	1 placa	30 ou 35 ºC / 2 a 5 dias	anaeróbia	Bactérias acidúricas mesófilas anaeróbias

g) Caracterização dos microrganismos isolados em TAB (CA) 30/35 ºC com ágar selo.

Havendo crescimento nos tubos, submeter as culturas à caracterização. Em caso de dúvidas sobre o desenvolvimento de microrganismos (crescimento duvidoso), continuar o ensaio normalmente e, não havendo crescimento nas subculturas, considerar que não houve crescimento no tubo original.

Para verificar se a cultura é anaeróbia estrita ou facultativa, inocular uma alçada de cada tubo em duas placas de Ágar *Thermoacidurans* (TAA), por estrias de esgotamento. De cada par de placas, incubar uma sob condições anaeróbias e uma sob condições aeróbias, por dois a cinco dias, na mesma temperatura do tubo original. Crescimento exclusivo na placa anaeróbia indica cultura anaeróbia estrita. Crescimento nas duas placas (aeróbia e anaeróbia) indica cultura anaeróbia facultativa ou mistura de anaeróbios facultativos e anaeróbios estritos. Observar se há produção de gás nos tubos e se há desenvolvimento de odor butírico nos tubos e placas.

Para a caracterização da morfologia das células, preparar um esfregaço ou uma montagem úmida da cultura obtida em cada placa, para coloração de Gram ou observação microscópica a fresco (procedimentos descritos no Capítulo 5). Selecionar para a caracterização uma colônia de cada tipo presente. Observar o(s) tipo(s) morfológico(s) das células, que podem ser bastonetes, cocos, cocobacilos, leveduras ou bolores. Havendo culturas de bastonetes, anotar se há formação de esporos.

h) Caracterização dos microrganismos isolados em TAB (CA) 30 °C ou 35 °C sem ágar selo

Havendo crescimento nos tubos, submeter as culturas à caracterização. Em caso de dúvidas sobre o desenvolvimento de microrganismos (crescimento duvidoso), continuar o ensaio normalmente e, não havendo crescimento nas subculturas, considerar que não houve crescimento no tubo original.

Para verificar se a cultura é mesófila ou termófila facultativa, inocular uma alçada de cada tubo em duas placas de Ágar *Thermoacidurans* (TAA) por estrias de esgotamento. De cada par de placas, incubar uma a 30 °C ou 35 °C por dois a cinco dias e uma a 55 °C por dois a cinco dias. Crescimento exclusivo na placa incubada a 30 °C ou 35 °C indica cultura mesófila. Crescimento nas duas placas indica cultura termófila facultativa.

Para a caracterização da morfologia das células, preparar um esfregaço ou uma montagem úmida da cultura obtida em cada placa, para coloração de Gram ou observação microscópica a fresco (procedimentos descritos no Capítulo 5). Selecionar para a caracterização uma colônia de cada tipo presente. Observar o(s) tipo(s) morfológico(s) das células, que podem ser bastonetes, cocos, cocobacilos, leveduras ou bolores.

i) Caracterização dos microrganismos isolados em TAB (CA) 55 ºC sem ágar selo

Havendo crescimento nos tubos, submeter as culturas à caracterização. Em caso de dúvidas sobre o desenvolvimento de microrganismos (crescimento duvidoso), continuar o ensaio normalmente e, não havendo crescimento nas subculturas, considerar que não houve crescimento no tubo original.

Para verificar se a cultura é termófila estrita ou facultativa, inocular uma alçada de cada tubo em duas placas de Ágar Thermoacidurans (TAA), por estrias de esgotamento. De cada par de placas, incubar uma a 30 ou 35 °C por dois a cinco dias e uma a 55 °C por dois a cinco dias. Crescimento exclusivo na placa incubada a 55 °C indica cultura termófila estrita. Crescimento nas duas placas indica cultura termófila facultativa ou mistura de termófilas estritas e facultativas.

Para a caracterização da morfologia das células, preparar um esfregaço ou uma montagem úmida da cultura obtida em cada placa, para coloração de Gram ou observação microscópica a fresco (procedimentos descritos no Capítulo 5). Selecionar para a caracterização uma colônia de cada tipo presente. Observar o(s) tipo(s) morfológico(s) das células, que podem ser bastonetes, cocos, cocobacilos, leveduras ou bolores.

Para confirmar *Bacillus coagulans*, as culturas de bastonetes podem ser inoculadas em duas placas de Ágar Dextrose Triptona (DTA). Incubar uma placa a 30 ou 35 °C/72h e uma placa a 55 °C/72h. A ocorrência de crescimento nas duas placas, com viragem ácida do indicador (halo amarelo em redor das colônias) é confirmativa da presença de *B. coagulans*.

j) Caracterização dos microrganismos isolados em PDA acidificado

Havendo crescimento nas placas, submeter as culturas à caracterização.

Para verificar a presença de bolores termorresistentes. Havendo colônias de bolores, suspender uma alçada de cada colônia em tubos com 10 ml de solução salina estéril. Transferir os tubos para um banho com temperatura controlada entre 75 e 80 °C e manter no banho por 30min, garantindo que a superfície do líquido permaneça abaixo da superfície da água do banho. Distribuir os 10 ml em cinco placas vazias (2 ml/placa) e adicionar a cada placa, 15-20 ml de Ágar Batata Dextrose (PDA) acidificado. Acondicionar as placas em uma bolsa plástica estéril, fechar bem a bolsa (para evitar o ressecamento do meio de cultura) e incubar a 30 °C por até 30 dias. Examinar semanalmente se há desenvolvimento de colônias de bolores.

Para a caracterização da morfologia das células, preparar um esfregaço ou uma montagem úmida da cultura obtida em cada placa, para coloração de Gram ou observação microscópica a fresco (procedimentos descritos no Capítulo 5). Selecionar para a caracterização as colônia presuntivas de leveduras. Observar o(s) tipo(s) morfológico(s) das células, que podem ser leveduras ou bactérias (bastonetes, cocos, cocobacilos).

k) Caracterização dos microrganismos isolados em APT/MRS/OSB

Havendo crescimento nos tubos, submeter as culturas à caracterização. Em caso de dúvidas sobre o desenvolvimento de microrganismos (crescimento duvidoso), continuar o ensaio normalmente e, não havendo crescimento nas subculturas, considerar que não houve crescimento no tubo original.

Para confirmar a presença de bactérias lácticas, inocular uma alçada de cada tubo em uma placa de Ágar APT, MRS ou OSA. Incubar as placas a 30 °C por dois a cinco dias, em atmosfera microaerófila. Submeter pelo menos cinco colônias ao teste de catalase e à coloração de Gram, conforme procedimentos descritos no Capítulo 5. Observação de bastonetes, cocos ou cocobacilos Gram positivos, catalase negativos, é confirmativa da presença de bactérias lácticas.

l) Caracterização dos microrganismos isolados em Caldo ALI

Havendo crescimento nos tubos, submeter as culturas à caracterização. Em caso de dúvidas sobre o desenvolvimento de microrganismos (crescimento duvidoso), continuar o ensaio normalmente e, não havendo crescimento nas subculturas, considerar que não houve crescimento no tubo original.

Para verificar a formação de esporos e a morfologia das células, inocular uma alçada de cada tubo em uma placa de Ágar K, por estrias de esgotamento. Incubar as placas a 43 °C por dois a cinco dias e preparar um esfregaço ou uma montagem úmida de cada tipo de colônia presente nas placas, para coloração de Gram ou observação microscópica a fresco (procedimentos descritos no Capítulo 5). Observar se o(s) tipo(s) morfológico(s) das células correspondem a bastonetes formadores de esporos. Nesse caso, observar se há desenvolvimento de odor estranho no Caldo ALI ou Ágar K.

Para verificar se a cultura é acidófila estrita, inocular uma alçada de cada tubo de Caldo ALI ou placa de Ágar K em uma placa de Ágar Dextrose Triptona (DTA). Incubar as placas de DTA a 43 °C por dois a sete dias. As culturas de *Alicyclobacillus* não devem crescer no DTA, cujo pH é 6,7. A ocorrência de crescimento é indicativa da presença de microrganismos acidúricos, mas não acidófilos estritos.

m) Crescimento de microrganismos nas placas de TAA

A inoculação nas placas de TAA é recomendada como controle da inoculação dos caldos nos tubos. O crescimento de microrganismos nas placas irá confirmar que qualquer crescimento nos respectivos tubos de TAB (CA) deve-se à contaminação do produto e não à contaminação laboratorial.

23.3.3. Interpretação dos resultados

A interpretação depende da ocorrência ou não de crescimento, em que meios e condições de incubação ocorreu o crescimento e se a amostra apresentou ou não evidência de alteração.

a) Ausência de crescimento

Em amostras normais, sem evidência de alteração, a ausência de crescimento em qualquer dos tubos inoculados indica produto comercialmente estéril.

Em amostras alteradas, a ausência de crescimento em qualquer dos tubos inoculados pode indicar causas não microbianas da alteração ou perda da viabilidade da cultura depois do crescimento e alteração do produto. Isso é comum, por exemplo, com bactérias lácticas.

b) Crescimento. Em amostras aparentemente normais, sem evidência de alteração, a ocorrência de crescimento em um ou mais tubos pode indicar contaminação acidental. São suspeitas de contaminação acidental as seguintes situações: **a)** Crescimento em apenas um tubo da duplicata. **b)** Microbiota com características diferentes em cada tubo da duplicata. **c)** Crescimento anaeróbio com produção de gás a 30-35 °C, quando a amostra não apresentou qualquer problema de estufamento ou perda de vácuo na pré-incubação. **d)** Fazendo uma observação microscópica direta da amostra, encontrar tipos morfológicos diferentes dos encontrados nas culturas. Nesses casos, repetir o ensaio com a contra-prova armazenada, observando criteriosamente os cuidados para evitar a contaminação acidental da amostra no laboratório. Não havendo indicação de contaminação acidental, interpretar os resultados conforme orientação do Quadro 23.3 e itens a seguir:

Em amostras alteradas, a ocorrência de crescimento é esperada. Interpretar os resultados conforme orientação do Quadro 23.3 e itens a seguir:

c) Crescimento a 30-35 °C em TAB (CA) com ágar selo → TAA anaerobiose

A incubação anaeróbia do TAB ou TAA a 30-35 °C objetiva verificar a presença de bactérias acidúricas esporogênicas mesófilas anaeróbias (clostrídios butíricos). Entretanto, diversos outros microrganismos deteriorantes de alimentos ácidos também podem crescer nos tubos de TAB com ágar selo. Se na inoculação inicial forem utilizadas somente placas de TAA, em vez de tubos de TAB, devem ser inoculadas quatro placas, sendo duas para incubação em condições de anaerobiose e duas em aerobiose.

Quadro 23.3. Interpretação dos resultados da determinação da causa da deterioração em alimentos ácidos ou acidificados (Parkinson & Francis, 2015).

Condição da lata	Odor	Aparência do produto	Gás (CO_2 & H_2)	pH do produto	Exame microscópico	Cultura	Diagnóstico
Estufada, usualmente com corrosão interna	Normal a metálico	Normal ou espumosa	H_2 (> 20%)	Normal	Negativo ou microrganismo escassos	Negativa	Corrosão, estufamento por hidrogênio
Estufada	Ácido (azedo)	Espumosa ou salmoura viscosa	CO_2	Abaixo do normal	Cultura pura ou mista de bastonete, cocos ou leveduras	Crescimento aeróbio e/ou anaeróbio a 30 °C e, possivelmente, a 55 °C	Contaminaçâo pós-processamento (vazamento) ou subprocessamento grosseiro
Estufada (alimentos com pH normal entre 4,0-4,6)	Normal ou ácido "de queijo"	Espumosa	H_2 e CO_2	Normal ou ligeiramente abaixo do normal	Bastonetes médio curtos ou médio longos, usualmente com aspecto granular, esporos raramente presentes	Gás em condições anaeróbios a 55 °C e, possivelmente, a 30 °C (produção lenta)	Resfriamento inadequado ou estocagem à temperatura elevada (termófilos anaeróbios)
Estufada (alimentos com pH normal entre 4,0-4,6)	Ácido butírico	Espumosa com bastante gás	H_2 e CO_2	Abaixo do normal	Bastonetes, coloração bipolar, prováveis esporos	Gás em condições anaeróbicas a 30 °C. Odor ácido butírico	Subprocessamento (anaeróbios butíricos)
Estufada	Ácido	Espumosa	CO_2	Abaixo do normal	Bastonetes curtos e longos.	Gás em condições anaeróbios, produção de ácido e possível produção de gás (aeróbia) em tubos com caldo a 30 °C. Possível crescimento a 55 °C	Subprocessamento grosseiro (*Lactobacillus*)
Sem vácuo e/ou deformada	Normal	Normal	Sem H_2	Normal ou ligeiramente abaixo do normal	Ausência ou número moderado de microrganismos	Negativo	Vácuo insuficiente causado por exaustão insuficiente ou branqueamento insuficiente ou resfriamento inadequado ou sobre-enchimento ou deterioração insipiente.
Normal, com ou sem vácuo	Ácido ou medicinal	Normal	Sem H_2	Pouco ou bastante abaixo do normal	Bastonetes, usualmente com aspecto granular	Crescimento sem gás a 55 °C e, possivelmente, a 30-35 °C. Crescimento em caldo ácido (pH = 5,0)	Subprocessamento (*B. coagulans*), geralmente em suco de tomate
Normal, com ou sem vácuo	Medicinal ou fenólico	Normal	Sem H_2	Normal	Bastonetes	Crescimento sem gás a 43-55 °C e, possivelmente, a 30-35 °C. Crescimento em caldo ácido (pH = 5,0), Caldo ALI e Agar K	Resfriamento inadequado ou estocagem à temperatura elevada (*Alicyclobacillus* spp.)
Normal com ou sem vácuo	Normal ou ácido	Normal ou salmoura turva	Sem H_2	Pouco ou bastante abaixo do normal	Cultura pura ou mista de bastonetes, cocos ou bolores	Crescimento em condição aeróbia e/ou anaeróbia a 30 °C e, possivelmente, a 55 °C	Contaminaçâo pós-processamento (vazamento) ou subprocessamento grosseiro.

c.1) Microbiota mista. O crescimento de microbiota mista com diferentes tipos morfológicos (bastonetes, cocos, cocobacilos, leveduras, bolores) revela a presença de um ou mais grupos microbianos que não são formadores de esporos e não resistem ao processamento térmico de produtos ácido. Isso indica produto não comercialmente estéril, causa provável vazamento. Verificar a presença de pontos de vazamento na embalagem, para confirmação do diagnóstico.

c.2) Cultura não esporogênica. O crescimento de apenas um tipo morfológico de microrganismo que não forma esporos (só bolores, só leveduras, só cocos ou só cocobacilos), revela a presença de microbiota não resistente ao processamento térmico de produtos ácidos. Isso indica produto não comercialmente estéril, causa provável vazamento. Verificar a presença de pontos de vazamento na embalagem, para confirmação do diagnóstico.

c.3) Cultura só de bastonetes. A interpretação depende da produção de esporos e do requerimento de oxigênio para crescimento (observados nas placas de TAA incubadas a 30-35 °C em condições aeróbias e anaeróbias).

c.3.1. Crescimento exclusivamente anaeróbio com formação de esporos. O crescimento de bastonetes Gram positivos esporogênicos em condições exclusivamente anaeróbias, com produção de gás (em TAB) e desenvolvimento de odor butírico (em TAB ou TAA em anaerobiose) confirma a presença de bactérias acidúricas esporogênicas mesófilas anaeróbias (clostrídios butíricos). Isso indica produto não comercialmente estéril, causa provável subprocessamento.

c.3.2) Crescimento aeróbio e anaeróbio. Revela a presença de anaeróbios facultativos ou mistura de anaeróbios estritos e facultativos. Se houver esporos, indica produto não comercialmente estéril, causa provável subprocessamento. Se não houver esporos, indica vazamento (verificar a presença de pontos de vazamento na embalagem, para confirmação do diagnóstico).

d) Crescimento em TAB (CA) → TAA a 55 °C

A incubação do TAB ou TAA a 55 °C objetiva verificar a presença de bactérias acidúricas esporogênicas termófilas, particularmente *B. coagulans*. A ocorrência de crescimento nas placas de DTA a 30-35 e 55 °C, com viragem ácida do indicador (halo amarelo em redor das colônias) confirma a presença de *B. coagulans*, indicando produto não comercialmente estéril, causa provável subprocessamento. *Alicyclobacillus* também pode se desenvolver no TAB ou no TAA, mas geralmente não se desenvolve no DTA. Crescimento exclusivo de termófilos estritos em produtos sem evidência de alteração e que não se destinam à estocagem em temperaturas elevadas, ainda indica esterilidade comercial. Se o produto estiver alterado, a presença desse grupo indica provável deterioração por resfriamento lento e/ou estocagem em temperaturas elevadas.

e) Crescimento em PDA

A inoculação do PDA objetiva detectar a presença de bolores e leveduras, particularmente bolores termorresistentes. O crescimento de bolores termorresistentes indica produto não comercialmente estéril, causas provável subprocessamento. O crescimento de bolores não termorresistentes ou leveduras indica produto não comercialmente estéril, causa provável vazamento. Verificar a presença de pontos de vazamento na embalagem, para confirmação do diagnóstico.

f) Crescimento em Caldo APT, MRS, OSB → Ágar APT, MRS ou OSA

A inoculação do APT, MRS ou OSB objetiva verificar a presença de bactérias lácticas, confirmadas pela observação de bastonetes, cocos ou cocobacilos Gram positivos, catalase negativos, não esporogênicos. Isso indica produto não comercialmente estéril, causas prováveis vazamento ou subprocessamento grosseiro. Verificar a presença de pontos de vazamento na embalagem, para confirmação do diagnóstico.

g) Crescimento em Caldo ALI → Ágar K

A inoculação do Caldo ALI ou Ágar K objetiva verificar a presença de *Alicyclobacillus*, confirmada pela observação de bastonetes Gram positivos esporogênicos acidófilos estritos, normalmente incapazes de crescer em placas de DTA ou em outros meios de cultura com pH neutro. Isso pode ser considerado indicativo de produto não comercialmente estéril, causa provável subprocessamento térmico.

23.4. Referências

BANKS, J.G., 1989. The spoilage potencial of *Sporolactobacillus*. *Technical Bulletin Nº 66*. England: The Campden Food and Drink Research Association.

BYRER, D.E., RAINEY, F.A & WIEGEL, J. 2000. Novel strains of *Moorella thermoacetica* form unusually heat-resistant spores. *Archives of Microbiology*, 174:334-339.

ELLIOTT, P.H. & KATAOKA, A., 2015. Canned foods – Testes for commercial sterility. In: SALFINGER, Y. & TORTORELLO, M.L. (eds), *Compendium of Methods for the Microbiological Examination of Foods*. 5th edition. Washington, DC: American Public Health Association (APHA). Chapter 61, pp.797-803.

ENACHE, E. & PODOLAK R., 2015. Thermophilic anaerobic sporeformers. In: SALFINGER, Y. & TORTORELLO, M.L. (eds), *Compendium of Methods for the Microbiological Examination of Foods*. 5th edition. Washington, DC: American Public Health Association (APHA). Chapter 27, pp.335-339.

GERMER, S.P.M., MOURA, S.C.S.R., LEITÃO, M.F.F. *et al.*, 1995. *Princípios de Esterilização de Alimentos*. Campinas, SP: Instituto de Tecnologia de Alimentos (ITAL).

HPBL, 1973. Detection of *Clostridium botulinum* and its toxins. Health Protection Branch Laboratories Otawa, Canada, Method MFA-16, March 1973.

INGRAM, M., 1969. Sporeformers as food spoilage oraganisms. In: GOULD, G.W. & HURST, A. (eds), *The Bacterial Spore*. New York, NY: Academic Press. pp.549-610.

LANDRY, W.L., SCHWAB, A.H. & LANCETTE, G.A., 2001. Examination of Canned Foods. In: In: Food and Drug Administration, *Bacteriological Analytical Manual Online*. Chapter 21A. Disponível no site: https://www.fda.gov/food/laboratory-methods-food/bam-chapter-21a-examination-canned-foods [acesso em 19/01/2021].

LPSN, 2021. *List of Prokaryotic Names with Standing in Nomenclature*. Online. Disponível no site https://www.bacterio.net/ [acesso em 10/01/2021].

MFHPB-01, 2001. Determination of Commercial Sterility and the Presence of Viable Microorganisms in Canned Foods. In: *Compendium of Analytical Methods*. Volume 2. Government of Canada, Health Products and Food Branch. Disponível no site http://www.hc-sc.gc.ca/fn-an/res-rech/analy-meth/microbio/index_e.html [acesso em 19/01/2021].

NCA (National Canners Association), 1968. *Laboratory Manual for Food Canners and Processors*. Volume 1 - Microbiology and Processing. Westport, CT: The AVI Publishing Company, Inc.

PALOP, A., ÁLVAREZ, I., RASO, J. & CONDÓN, S., 2000. Heat Resistance of *Alicyclobacillus acidocaldarius* in Water, Various Buffers, and Orange Juice. *Journal of Food Protection*, 63 (10):1377–1380.

PARKINSON, N. & FRANCIS, K., 2015. Canned foods – Testes for cause of spoilage. In: SALFINGER, Y. & TORTORELLO, M.L. (eds), *Compendium of Methods for the Microbiological Examination of Foods*. 5th edition. Washington, DC: American Public Health Association (APHA). Chapter 62, pp.805-821.

PITT, J.I. & HOCKING, A.D. (eds), 2009. *Fungi and Food Spoilage*. 3rd edition. London, UK: Springer.

RICO-MUNOZ, E., HOUBRAKEN, J. & SAMSON, R.A., 2015. Detection and enumeration of heat resistant molds. In: SALFINGER, Y. & TORTORELLO, M.L. (eds), *Compendium of Methods for the Microbiological Examination of Foods*. 5th edition. Washington, DC: American Public Health Association (APHA). Chapter 22, pp.287-297.

SCHELDEMAN, P., HERMAN, L., FOSTER, S., HEYNDRICKX, M., 2006. *Bacillus sporothermodurans* and other highly heat-resistant spore formers in milk. *Journal of Applied Microbiology*, 101:542-555.

STEVENSON, K.E. & LEMBKE, F., 2015. Mesophilic aerobic endospore forming bacilli. In: SALFINGER, Y. & TORTORELLO, M.L. (eds), *Compendium of Methods for the Microbiological Examination of Foods*. 5th edition. Washington, DC: American Public Health Association (APHA). Chapter 23, pp.299-304.

STUMBO, C.R., 1973. *Thermobacteriology in Food Processing. 2nd edition*. New York, NY: Academic Press.

UBOLDI-EIROA, M.N., JUNQUEIRA, V.C.A. & SCHMIDT, F.L., 1999. *Alicyclobacillus* in Orange Juice: Occurrence and Heat Resistance of Spores. *Journal of Food Protection*, 62(8):883–886.

24 *Pseudomonas* spp

Revisões da 6ª edição

Não foram inseridas no texto as alterações de nomenclatura bacteriana vigentes em dezembro de 2020, que podem ser consultadas no Anexo 2 deste Manual.

Item 24.1 (revisado) Atualizadas as citações da legislação brasileira para água potável na rede de abastecimento (Portaria de Consolidação 05/2017 do Ministério da Saúde) e para água envasada (Instrução Normativa 60/2019 da Anvisa). Atualizados os comentários sobre os métodos de análise de água.

Item 24.2 (revisado) O método do NMP APHA/AWWA/WEF 9213F foi revisado conforme a 23ª Edição do *Standard Methods for the Examination of Water and Wastewater*, sem alterações.

Item 24.3.2a (atualizado) As orientações sobre o volume a ser filtrado foram atualizadas de acordo com a Instrução Normativa 60/2019 da Anvisa.

24.1. Introdução

As informações abaixo são da 1ª e 2ª edições do *Bergey's Manual of Systematic Bacteriology* (Krieg & Holt, 1984, Garrity *et al.*, 2005) e de Euzéby (2016).

24.1.1. Taxonomia e ecologia

Pseudomonas são bactérias cuja principal característica é a extrema versatilidade metabólica e nutricional, que permite a utilização de uma enorme variedade de compostos orgânicos como fonte de carbono e energia. Em função dessa versatilidade, ocupam nichos ecológicos muito diversos, sendo amplamente distribuídas na natureza, na água e nos alimentos.

Esse gênero tem passado por grandes mudanças taxonômicas, que começaram já na 1ª edição do *Bergey's Manual of Systematic Bacteriology* (Krieg & Holt, 1984). Nessa edição as espécies foram divididas em cinco grupos, com base na similaridade do rRNA. Esses cinco grupos serviram de base para os estudos posteriores, que levaram à criação de vários novos gêneros, apresentados no Quadro 24.1.

Grupo I. No grupo I se encontrava o maior número de espécies e, em função disso, para esse grupo foi mantido o nome genérico de *Pseudomonas*.

Grupo II. As espécies do grupo II (*P. cepacia*, *P. mallei*, *P. pseudomallei*, *P. caryophylli*, *P. gladioli*, *P. pickettii* e *P. solonacearum*) foram transferidas para o novo gênero *Burkholderia*. Posteriormente *P. pickettii* e *P. solonacearum* foram realocadas no novo gênero *Ralstonia*.

Grupo III. As espécies do grupo III foram subdivididas em cinco gêneros: *P. delafieldi* e *P. facilis* foram transferidas para o novo gênero *Acidovorax*. *P. flava*, *P. pseudoflava* e *P. palleronii* foram transferidas para o novo gênero *Hydrogenophaga*. *P saccharofila* foi transferida para o novo gênero *Pelomonas*. *P. testosteroni* e *P. acidovorans* foram transferidas para o novo gênero *Comamonas*, mas posteriormente *P. acidovorans* foi realocada no novo gênero *Delftia*.

Grupo IV. As espécies do grupo IV (*P. diminuta* e *P. vesiculares*) foram transferidas para o novo gênero *Brevundimonas*.

Grupo V. A única espécie do grupo V (*P. maltophilia*) foi inicialmente transferida para o gênero *Xanthomonas*, mas posteriormente foi realocada no novo gênero *Stenotrophomonas*.

Quadro 24.1. Alterações na nomenclatura das espécies de *Pseudomonas*. (*continua*)

Espécie*	Alterações**
P. acidovorans	*Delftia acidovorans* (den Dooren de Jong 1926) Wen *et al.* 1999, comb. nov
P. aminovorans	*Aminobacter aminovorans* (den Dooren de Jong 1926) Urakami *et al.* 1992, comb. nov.
P. andropogonis	*Burkholderia andropogonis* (Smith 1911) Gillis *et al.* 1995, comb. nov.
P. antimicrobica	*Burkholderia gladioli* (Severini 1913) Yabuuchi *et al.* 1993, comb. nov.
P. avenae	*Acidovorax avenae* (Manns 1909) Willems *et al.* 1992, comb. nov.
P. beijerinckii	*Chromohalobacter beijerinckii* (Hof 1935) Peçonek *et al.* 2006, comb. nov.
"P. carboxydovorans"	*Oligotropha carboxidovorans* (ex Meyer & Schlegel 1978) Meyer *et al.* 1994, nom. rev., comb. nov.
P. caryophylli	*Burkholderia caryophylli* (Burkholder 1942) Yabuuchi *et al.* 1993, comb. nov.
P. cattleyae	*Acidovorax cattleyae* (Pavarino 1911) Schaad *et al.* 2009, comb. nov.
P. cepacia	*Burkholderia cepacia* (Palleroni & Holmes 1981) Yabuuchi *et al.* 1993, comb. nov.
P. cocovenenans	*Burkholderia gladioli* (Severini 1913) Yabuuchi *et al.* 1993
"P. compransoris"	*Zavarzinia compransoris* (ex Nozhevnikova & Zavarzin 1974) Meyer *et al.* 1994, nom. rev., comb. nov.
P. delafieldii	*Acidovorax delafieldii* (Davis 1970) Willems *et al.* 1990, comb. nov.
P. diminuta	*Brevundimonas diminuta* (Leifson & Hugh 1954) Segers *et al.* 1994, comb. nov.
P. doudoroffii	*Oceanimonas doudoroffii* corrig. (Baumann et al. 1972) Brown *et al.* 2001, comb. nov.
P. echinoides	*Sphingomonas echinoides* (Heumann 1962) Denner *et al.* 1999, comb. nov.
P. elongata	*Microbulbifer elongatus* (Humm 1946) Yoon *et al.* 2003, comb. nov.
"P. extorquens"	*Methylobacterium extorquens* (Urakami & Komagata 1984) Bousfield & Green 1985 emend. Kato *et al.* 2008
P. facilis	*Acidovorax facilis* (Schatz & Bovell 1952) Willems *et al.* 1990, comb. nov.
P. flava	*Hydrogenophaga flava* (Niklewski 1910) Willems *et al.* 1989, comb. nov.
P. gladioli	*Burkholderia gladioli* (Severini 1913) Yabuuchi *et al.* 1993, comb. nov.
P. glathei	*Burkholderia glathei* (Zolg & Ottow 1975) Vandamme *et al.* 1997, comb. nov.
P. glumae	*Burkholderia glumae* (Kurita & Tabei 1967) Urakami *et al.* 1994, comb. nov.
P. huttiensis	*Herbaspirillum huttiense* (Leifson 1962) Ding & Yokota 2004, comb. nov.
P. indigofera	*Vogesella indigofera* (Voges 1893) Grimes *et al.* 1997, comb. nov.
P. iners	*Marinobacterium georgiense* González *et al.* 1997 emend. Satomi *et al.* 2002.
P. lanceolata	*Curvibacter lanceolatus* (Leifson 1962) Ding and Yokota 2004, comb. nov.
P. lemoignei	*Paucimonas lemoignei* (Delafield *et al.* 1965) Jendrossek 2001, comb. nov.
P. luteola	*Chryseomonas luteola* (Kodama *et al.* 1985) Holmes *et al.* 1987, comb. nov.
P. mallei	*Burkholderia mallei* (Zopf 1885) Yabuuchi *et al.* 1993, comb. nov.
P. maltophilia	*Stenotrophomonas maltophilia* (Hugh 1981) Palleroni & Bradbury 1993, comb. nov.
P. marina	*Cobetia marina* (Cobet *et al.* 1970) Arahal *et al.* 2002, comb. nov.
P. mephitica	*Janthinobacterium lividum* (Eisenberg 1891) De Ley *et al.* 1978 (Approved Lists 1980)
P.mesophilica	*Methylobacterium mesophilicum* (Austin & Goodfellow 1979) Green & Bousfield 1983, comb. nov.
P. mixta	*Telluria mixta* (Bowman *et al.* 1989) Bowman *et al.* 1993, comb. nov.
P. nautica	*Marinobacter hydrocarbonoclasticus* Gauthier *et al.* 1992.
P. palleronii	*Hydrogenophaga palleronii* (Davis 1970) Willems *et al.* 1989, comb. nov.
P. paucimobilis	*Sphingomonas paucimobilis* (Holmes et al. 1977) Yabuuchi *et al.* 1990, comb. nov.
P. phenazinium	*Burkholderia phenazinium* (Bell & Turner 1973) Viallard *et al.* 1998, comb. nov.
P. pickettii	*Ralstonia pickettii* (Ralston *et al.* 1973) Yabuuchi *et al.* 1996, comb. nov.
P. plantarii	*Burkholderia plantarii* (Azegami *et al.* 1987) Urakami *et al.* 1994, comb. nov.
P. pseudoflava	*Hydrogenophaga pseudoflava* (Auling *et al.* 1978) Willems *et al.* 1989, comb. nov.
P. pseudomallei	*Burkholderia pseudomallei* (Whitmore 1913) Yabuuchi *et al.* 1993, comb. nov.
P. putrefasciens	*Shewanella putrefaciens* (Lee *et al.* 1981) MacDonell & Colwell 1986, comb. nov.
P. pyrrocinia	*Burkholderia pyrrocinia* (Imanaka *et al.* 1965) Vandamme *et al.* 1997, comb. nov.
P. radiora	*Methylobacterium radiotolerans* corrig. (Ito & Iizuka 1971) Green & Bousfield 1983, comb. nov.

* Os nomes entre aspas não eram oficiais.

Fontes: *Bergey's Manual of Systematic Bacteriology*, 2nd Ed. (Garrity *et al.*, 2005), Euzéby (2016).

Quadro 24.1. Alterações na nomenclatura das espécies de *Pseudomonas*. (*continuação*)

Espécie*	Alterações**
P. rhodos	*Methylobacterium rhodinum* corrig. (Heumann 1962) Green & Bousfield 1983, comb. nov.
P. riboflavina	*Devosia riboflavina* (ex Foster 1944) Nakagawa *et al.* 1996, nom. rev., comb. nov.
"P. rosea"	*Methylobacterium zatmanii* Green *et al.* 1988 (algumas cepas) *Methylobacterium rhodesianum* Green *et al.* 1988, sp. nov. (algumas cepas)
P. rubrilineans	*Acidovorax avenae* (Manns 1909) Willems *et al.* 1992, comb. nov.
P. rubrisubalbicans	*Herbaspirillum rubrisubalbicans* (Christopher & Edgerton 1930) Baldani *et al.* 1996, comb. nov.
P. saccharophila	*Pelomonas saccharophila* (Doudoroff 1940) Xie & Yokota 2005, comb. nov.
P. solanacearum	*Ralstonia solanacearum* (Smith 1896) Yabuuchi *et al.* 1996, comb. nov.
P. spinosa	*Malikia spinosa* (Leifson 1962) Spring *et al.* 2005, comb. nov.
P. stanieri	*Marinobacterium stanieri* (Baumann *et al.* 1983) Satomi *et al.* 2002, comb. nov.
P. syzygii	*Ralstonia syzygii* (Roberts *et al.* 1990) Vaneechoutte *et al.* 2004, comb. nov.
P. taeniospiralis	*Hydrogenophaga taeniospiralis* (Lalucat *et al.* 1982) Willems *et al.* 1989, comb. nov.
P. testosteroni	*Comamonas testosteroni* (Marcus & Talalay 1956) Tamaoka *et al.* 1987, comb. nov.
P. vesicularis	*Brevundimonas vesicularis* (Büsing *et al.* 1953) Segers *et al.* 1994, comb. nov.
P. woodsii	*Burkholderia andropogonis* (Smith 1911) Gillis *et al.* 1995.

* Os nomes entre aspas não eram oficiais.

Fontes: *Bergey's Manual of Systematic Bacteriology*, 2nd Ed. (Garrity *et al.*, 2005), Euzéby (2016).

Outras espécies. Além das espécies dos cinco grupos, muitas outras espécies estavam descritas na 1ª edição do *Bergey's Manual of Systematic Bacteriology*, mas com afiliação e/ou nomenclatura incerta. Muitas dessas espécies também foram transferidas para novos gêneros ou para outros gêneros já existentes (Quadro 24.1).

Dentre as espécies realocadas em novos gêneros, algumas são comuns em alimentos, incluindo *Shewanella putrefaciens*, *Janthinobacterium lividum* e *Stenotrophomonas maltophilia*.

Pseudomonas Migula 1894

As espécies de *Pseudomonas* são bastonetes retos ou ligeiramente curvos, Gram negativos, móveis em sua maioria, apresentando um ou mais flagelos polares, algumas espécies podendo também formar flagelos laterais. Não formam esporos. Quimiorganotróficas, não exigem fatores nutricionais de crescimento, podendo crescer em meios mínimos quimicamente definidos, usando um único composto como fonte de carbono e amônia ou nitrato como fonte de nitrogênio. O metabolismo é estritamente respiratório, usando oxigênio como aceptor final de elétrons e exigindo condições aeróbias. Algumas espécies, entretanto, podem usar o nitrato como aceptor de elétrons, o que permite o crescimento em condições anaeróbias (reduzem o nitrato a nitrito ou nitrogênio, fenômeno chamado de denitrificação). A temperatura ótima da maioria das espécies é por volta de 28 °C, algumas espécies crescem a 45 °C e várias crescem bem a 4 °C (psicrotróficas). Não toleram condições ácidas e nenhuma espécie cresce em pH menor ou igual a 4,5. Catalase positivas, oxidase positivas ou negativas. Várias espécies formam pigmentos fluorescentes (fenazinas verdes, azuis ou laranja ou pioverdinas verde amareladas), não fluorescentes (verdes, laranja, amarelos ou azuis) ou ambos. Várias espécies de *Pseudomonas* são patógenos de plantas e várias são patógenos oportunistas para humanos, associadas com infecções em indivíduos com o sistema imunológico debilitado. No homem a espécie mais importante é *Pseudomonas aeruginosa*, mas *Pseudomonas alcaligenes*, *Pseudomonas balearica*, *Pseudomonas chlororaphis*, *Pseudomonas fluorescens*, *Pseudomonas mendocina*, *Pseudomonas monteilii*, *Pseudomonas mosselii*, *Pseudomonas putida*, *Pseudomonas stutzeri* e *Pseudomonas pseudoalcaligenes* também são isoladas de espécimes clínicos. Depois de *P. aeruginosa*, as espécies mais freqüentes são *P. fluorescens*, *P. putida* e *P. stutzeri*, embora essas espécies apresentem um grau de virulência menor e um poder invasivo mais limitado.

Pseudomonas podem ser encontradas na água (doce, salobra ou do mar), no solo, na poeira em suspensão, no ar e nos vegetais. Muitas cepas são psicrotróficas e podem alterar gêneros alimentícios, reagentes biológicos, solutos injetáveis, sangue e derivados sanguíneos conservados sob refrigeração. Também em função da riqueza das suas vias metabólicas, frequentemente conseguem resistir a numerosos antissépticos e antibióticos. Isso explica sua presença cada vez mais freqüente no ambiente hospitalar, sendo isoladas de locais úmidos como pias, sifões, roupas e objetos de lavabo, recipientes que contêm água etc. Raramente são encontradas na pele ou nos músculos de humanos e animais, mas são comuns na flora intestinal (Euzéby, 2006).

***Pseudomonas* em água tratada para consumo humano.** *Pseudomonas* são extremamente comuns em água bruta e também são encontradas em água tratada. O tratamento da água bruta objetiva a destruição de patógenos, sendo normal e aceitável a presença de microrganismos viáveis depois do tratamento em contagens de até 500 UFC/ml, como definido pela Portaria de Consolidação 05/2017 (MS, 2017). Contagens mais elevadas no ponto de consumo refletem crescimento ou recontaminação no sistema de distribuição, isto é, nos reservatórios e tubulações. O crescimento pode ocorrer devido à sobrevivência e recuperação de células injuriadas de microrganismos nativos, incluindo *Pseudomonas, Flavobacterium, Arthrobacter* e *Aeromonas* (ICMSF, 2000).

***Pseudomonas* em água mineral e água natural.** Água mineral é definida como a água obtida diretamente de fontes naturais ou por extração de fontes subterrâneas. Caracteriza-se pelo conteúdo definido e constante de determinados sais minerais, oligoelementos e outros constituintes, considerando-se as flutuações naturais. A água natural também é obtida diretamente de fontes naturais ou por extração de fontes subterrâneas, mas com conteúdo de sais minerais, oligoelementos e outros constituintes em níveis inferiores aos mínimos estabelecidos para água mineral (Resolução RDC 274, 2005).

No ponto de emergência a água mineral e a água natural apresentam uma microbiota normal entre 10 e 100 UFC/ml, composta primordialmente de *Pseudomonas, Flavobacterium, Moraxella, Acinetobacter* e *Xanthomonas*. Essa microbiota natural geralmente é aeróbia, apresenta requerimento de nitrogênio muito baixo e é capaz de crescer em baixas temperaturas, com pequenas quantidades de compostos de carbono (ICMSF, 2000).

Depois de engarrafada, a multiplicação dessa microbiota na água é normal, caracterizada por uma alternância entre aumento e redução na contagem. Imediatamente após o envase a população aumenta, utilizando a matéria orgânica da superfície das embalagens e o oxigênio dissolvido durante a operação de envase. Doze horas após o envase a contagem geralmente atinge valores dez vezes maiores do que o normal no ponto de emergência, mas pode chegar a 10^4-10^5 UFC/ml (em placas incubadas a 20-22 °C/72h). As contagens mais altas são mais comuns na água engarrafada em embalagens plásticas, provavelmente porque o plástico é uma superfície mais favorável ao crescimento microbiano (ICMSF, 2000). Depois disso a população declina, devido ao esgotamento dos nutrientes, mas volta a crescer, utilizando a matéria orgânica das células mortas e assim por diante.

Várias espécies de *Pseudomonas* têm sido isoladas de água mineral, incluindo *P. mandelii*, *P. migulae*, *P. rhodesiae* e *P. veronii*, mas a principal preocupação é a presença de *P. aeruginosa*, por ser a mais comum como patógeno oportunista para humanos.

***Pseudomonas* em alimentos.** A ocorrência de *Pseudomonas* em alimentos é extremamente comum, associadas com a deterioração de carne e derivados, leite e derivados, peixes e frutos do mar, ovos e vegetais.

Em carne de aves cruas, mantida em temperatura de 2 °C negativos a 5 °C, as pseudomonas são os principais deteriorantes, porque têm o menor tempo de geração nessas baixas temperaturas. Dentre as espécies presentes encontram-se *P. fragi*, *P. fluorescens* e *P. putida* (ICMSF, 2000).

Em carne bovina não processada e mantida sob refrigeração, as pseudomonas representam mais de 50% da microbiota deteriorante, sendo *P. fragi*, *P. lundensis* e *P. fluorescens* as espécies mais freqüentes . No início da deterioração as pseudomonas provocam um odor adocicado de fruta, devido à formação de ésteres etílicos. Nos estágios mais avançados, a produção de compostos sulfurosos causam odor pútrido (ICMSF, 2000). Em carne cozida não curada, embalada em atmosfera normal e refrigerada, as bactérias Gram negativas, incluindo *Pseudomonas*, também são os principais deteriorantes (ICMSF, 2000).

Em leite pasteurizado mantido sob refrigeração, as pseudomonas fazem parte da microbiota deteriorante, porque embora não sobrevivam à pasteurização, são recontaminantes normais no pós processamento. Também não sobrevivem no leite esterilizado, mas suas enzimas lipolíticas e proteolíticas podem permanecer e causar alterações. No creme de leite termoprocessado, a recontaminação pós processo por pseudomonas tem forte impacto na qualidade (ICMSF, 2000). As espécies mais comuns são *P. fragi*, *P. fluorescens* e *P. taetrolens*, além de *P. synxantha* em creme de leite, onde produz um pigmento amarelo forte a laranja, (Krieg & Holt, 1984, Garrity *et al.*, 2005).

Em ovos crus inteiros, as pseudomonas são a principal causa de deterioração, porque geralmente são os primeiros microrganismos a penetrar a casca e são resistentes aos agentes antimicrobianos naturais da clara. Dentre as espécies encontradas estão *P. putida* (provoca fluorescência na clara), *P. fluorescens* (provoca coloração rosa na clara), *P. mucidolens* e *P. taetrolens* (ICMSF, 2000, Krieg & Holt, 1984, Garrity *et al.*, 2005).

Shewanella MacDonell & Colwell 1986

As espécies do gênero *Shewanella* são Gram negativas, na forma de bastonetes, móveis, oxidase e catalase positivas. As colônias freqüentemente são róseas alaranjadas, salmão ou levemente bronzeadas, devido ao acúmulo de citocromo. O metabolismo é respiratório, usando oxigênio como aceptor final de elétrons, mas podem crescer em condições anaeróbias, usando nitrato, nitrito, Fe^{3+}, Mn^{3+}, fumarato e vários compostos sulfurosos como aceptores finais de elétrons (respiração anaeróbia). Trimetilamina N-óxido (TMAO) também pode ser usado como aceptor final de elétrons e a sua redução à trimetilamina é geralmente responsável pelo odor associado à deterioração de alimentos por *Shewanella*. Três espécies também apresentam metabolismo fermentativo, *S. frigidimarina* e *S. benthica*, que fermentam glicose, e *S. gelidimarina*, que fermenta N-acetilglicosamina. A maioria das espécies cresce a 4 °C e forma H_2S a partir do tiossulfato. Várias espécies exigem NaCl para crescimento. Duas espécies estão entre os principais deteriorantes de alimentos, *S. putrefaciens* e *S. baltica*, encontradas em produtos lácteos, produtos cárneos, pescados e frutos do mar.

Shewanella putrefaciens **(sinônimo *Pseudomonas putrefaciens*)** foi primeiramente descrita em 1931, como *Achromobacter putrefaciens*. Em 1941 foi transferida para o gênero *Pseudomonas*, em função da morfologia de bastonete, motilidade e metabolismo estritamente respiratório, não fermentativo. Com base no valor do mol% G+C, menor do que o das pseudomonas, em 1971 foi transferida para o gênero *Alteromonas*. Finalmente, com base na seqüência do rRNA 5S, em 1986 foi transferida para o novo gênero *Shewanella*. A nomenclatura dessa espécie, continua em evolução, porque é composta de uma variedade de cepas heterogêneas, que inclui pelo menos quatro grupos de hibridização de DNA. As cepas dos grupos IV foram transferidas para a nova espécie *S. algae* (em 1990) e as cepas do grupo II para a nova espécie *S. baltica* (em 1998). As cepas do grupo I são consideradas *S. putrefaciens* "senso stricto" e as do grupo III ainda não têm uma nova posição taxonômica definida. As principais características desses quatro grupos encontram-se descritas no Quadro 24.2.

Forma colônias opacas, circulares, convexas, com margens perfeitas, consistência de borracha e coloração levemente bronzeadas, salmão ou róseas em Ágar Nutriente. Não exige NaCl ou fatores de crescimento. Mesófila, cresce entre 10 e 40 °C, com ótimo entre 30 e 35 °C, mas há cepas psicrotolerantes que crescem a 4 °C. Ocasionalmente implicada em bacteremia, septicemia, infecções oculares, pneumonia, artrite e peritonite.

Shewanella putrefaciens é um deteriorante comum em carne de aves cruas, onde provoca odor sulfídrico. Atinge principalmente carnes com pH

Quadro 24.2. Características que diferenciam as cepas de *S. putrefaciens* "senso stricto", *S. algae*, *S. baltica* e *S. putrefaciens* Grupo III (Garrity *et al.*, 2005).

Característica	*S. putrefaciens* "senso stricto" (Grupo I)	*S. algae* (Grupo IV)	*S. baltica* (Grupo II)	*S. putrefaciens* (Grupo III)
Crescimento a 4 °C	+	-	+	d
Crescimento a 37 °C	+	+	-	+
Crescimento a 42 °C	-	-	-	d
Tolerância a 6% de NaCl	-	+	-	-
Redução do sulfito a H_2S	+	d	-	-
Ácido a partir de glicose	-	d (fraco)	+	+
Ácido a partir de maltose e sacarose	-	-	+	+
Crescimento em Ágar *Salmonella-Shigella* (SS)	+	+	-	-
Teste de citrato (Christensen)	-	-	+	-
Urease	-	d	d	-

Símbolos: + = 90% ou mais cepas positivas, - = 90% ou mais cepas negativas, **d** = 11 a 89% das cepas positivas.

acima de seis, como os cortes da coxa e sobrecoxa, que têm um pH mais alto do que a carne do peito (ICMSF, 2000).

Em carne bovina crua embalada a vácuo, *Shewanella putrefaciens* é forte produtora de H_2S e deteriora rapidamente os produtos com pH mais alto (ICMSF, 2000).

Janthinobacterium De Ley *et al.* 1978 emend. Lincoln *et al.* 1999

As espécies do gênero *Janthinobacterium* são Gram negativas, na forma de bastonetes, móveis, oxidase e catalase positivas. Quimiorganotróficas, aeróbias estritas, apresentam metabolismo respiratório, usando oxigênio como aceptor final de elétrons. Crescem bem em meios comuns à base de peptonas e podem usar citrato e amônia como únicas fontes carbono e energia, respectivamente. Produzem pouco ácido a partir de glicose e outros carboidratos, sem formação de gás. A faixa de temperatura de crescimento é de 4 a 30 °C, com ótimo em 25 °C. Não crescem a 37 °C. O pH ótimo é de 7,0 a 8,0 e não crescem abaixo de 5,0. Várias cepas produzem o pigmento violeta violeceína e outras não são pigmentadas ou são parcialmente pigmentadas (uma mesma cultura forma tanto colônias pigmentadas como não pigmentadas).

***Janthinobacterium lividum* (sinônimo *Pseudomonas mephitica*).** *Pseudomonas mephitica* foi o nome inicialmente proposto por Claydon & Hammer (1939) para uma nova espécie de bactéria isolada de manteiga deteriorada. A deterioração é caracterizada por um odor fétido, como o exalado pelo cangambá (*Mephitis mephitis*), um mamífero semelhante ao gambá (*Didelphis marsupialis*) e à jaritataca (*Conepatus semistriatu*). Anzai *et al.* (2000) relataram uma estreita relação filogenética entre *P. mephitica* e *Janthinobacterium lividum*, espécie descoberta em 1891 (como *Bacillus lividus*) e também já chamada de *Chromobacterium lividum*. A maioria das cepas de *J. lividum* produz o pigmento violeta violeceína, mas há cepas que, assim como *P. mephitica*, não são pigmentadas. Em 2008, com base na comparação da seqüência do rRNA 16S e inúmeras características fenotípicas, *P. mephitica* foi reconhecida como sinônimo de *J. lividum* (Kämpfer *et al.*, 2008).

A descrição original de Claydon & Hammer (1939) para *P. mephitica* destaca as seguintes características: morfologia de bastonetes, Gram negativa, móvel, não esporogênica. Temperatura ótima por volta de 21 °C, cresce lentamente a 5 °C e a 30 °C, não cresce a 37 °C. Cresce em pH 5,0 e em 7,5. Não produz ácido a partir de lactose e produz lentamente a partir de maltose e glicose, com tendência à reversão. Não pigmentada.

As descrições da 2ª edição do *Bergey's Manual of Systematic Bacteriology* (Garrity *et al.*, 2005) e de Euzéby (2004) para *J. lividum* destacam as seguintes características, além das que são comuns a todas as espécies do gênero: Estritamente aeróbio, não cresce em condições anaeróbias. Mais de 90% das cepas produz violeceína (as cepas anteriormente chamadas de *P. mephitica* não produzem). A maioria das cepas cresce a 4 °C, nenhuma cresce a 37 °C. A maioria não cresce em 2% de NaCl ou acima. A maioria cresce em pH 5,0 mas poucas crescem em pH 4,0. As colônias têm aspecto gelatinoso ou de borracha e, em caldo, as cepas pigmentadas provocam a formação de um anel violeta na superfície. Em ágar a pigmentação violeta das colônias geralmente é pouco intensa e aparece lentamente. Cerca de 50% das cepas cresce em ágar MacConkey.

Janthinobacterium lividum é isolado do solo, da água doce, do ambiente marinho e das águas residuais. A contaminação de gêneros alimentícios por cepas pigmentadas pode provocar a formação de manchas azuis. Assim como as pseudomonas, é um dos principais deteriorantes de carne de aves cruas mantidas sob refrigeração (ICMSF, 2000). Em carne bovina crua, pode provocar a produção de H_2S, às vezes acompanhado de descoloração esverdeada (Tompkin *et al.*, 2015). Em leite e produtos lácteos provoca odor fétido (Euzéby, 2004).

Stenotrophomonas Palleroni & Bradbury 1993

Esse gênero foi criado para acomodar *Pseudomonas maltophilia*, espécie que havia sido transferida para o gênero *Xanthomonas*, mas sem a aceitação de muitos taxonomistas. Durante vários anos *S. maltophilia* foi a única espécie do gênero, que posteriormente recebeu novas espécies. São bactérias Gram negativas, na forma de bastonetes, não esporogênicas, móveis, catalase e gelatinase positivas. Não dispõem de citocromo c, apresentando reação de oxidase negativa. Na descrição original do novo gênero *Stenotrophomonas*, entretanto, foram erradamente descritas como oxidase positivas (Palleroni & Bradbury 1993). Aeróbias, apresentam metabolismo estritamente respiratório, usando oxigênio como aceptor final de elétrons. Reduzem o nitrato mas, ao contrário das pseudomonas, não conseguem utilizá-lo como única fonte de nitrogênio para o crescimento. Formam colônias amarelas, esverdeadas ou cinzas, que podem adquirir uma coloração castanha com o tempo de incubação. Não crescem a quatro ou a 41 °C, com temperatura ótima por volta de 35 °C. Apresentam forte atividade lipolítica, caracterizada pela hidrólise de Tween 80. Exigem fatores de crescimento, principalmente metionina.

***Stenotrophomonas maltophilia* (sinônimo *Pseudomonas maltophilia*).** *S. maltophilia* não é nutricionalmente tão versátil como as pseudomonas, fato que serviu de base para a denominação do novo gênero *Stenotrophomonas* (do grego, significa unidade que consegue utilizar poucos substratos). Caracteristicamente capaz de utilizar dissacarídeos (maltose, lactose, celobiose) como únicas fontes de carbono e energia, o que também é raro entre as pseudomonas. O crescimento em lactose é mais pobre, provavelmente porque não utiliza a galactose. Produz ácido a partir de maltose, mas não a partir de glicose. As colônias são amareladas em vários meios de cultura, produzindo pigmentos que não se difundem, provavelmente flavinas. Várias cepas desenvolvem uma coloração castanha em meios sólidos.

Patógeno oportunista, tem sido associada a vários tipos de infecções em humanos e isolada de culturas de tecidos, soluções de streptomicina, água destilada, respiradores, nebulizadores e tubos de coleta de sangue (Garrity *et al.*, 2005). Comum na risosfera de várias plantas cultivadas como couves, uva, mostarda, milho e beterraba (Garrity *et al.*, 2005). Encontrada em água doce e em alimentos como leite cru e pasteurizado, produtos lácteos, peixes congelados (Garrity *et al.*, 2005) e ovos deteriorados, onde produz sulfeto férrico, formando riscos escuros na gema) (ICMSF, 2000).

24.1.2. Comentários sobre os métodos de análise

Na análise de alimentos a contagem é feita para o gênero *Pseudomonas* como um todo, sem diferenciação das espécies. A legislação brasileira não estabelece padrão para esses microrganismos, cuja presença é importante do ponto de vista do controle de deteriorantes. Dois métodos padronizados estão disponíveis: o método ISO

13720:2010 para carnes e produtos cárneos e o método ISO 11059:2009 para leite e produtos lácteos. Os dois métodos são de contagem padrão em placas, usando meios seletivos e incubação a 25 °C. Todas as colônias são consideradas suspeitas e a confirmação é feita verificando se há produção de citocromo oxidase.

Para o plaqueamento, a ISO 13720:2010 recomenda o Ágar Cefalotina Fusidato Cetrimida (CFC), cuja base contém cloreto de magnésio e sulfato de potássio, para estimular a produção do pigmento piocianina. Os agentes seletivos são a cefalotina (antibiótico do grupo das cefalosporinas), para inibir bactérias em geral, o fusidato (ou fucidina, da família dos antibióticos fusidanos), para inibir *Acinetobacter* e *Moraxella*, e a cetrimida, para inibir leveduras. A ISO 11059:2009 recomenda o Ágar Penicilina Pimaricina (PPA), cuja base, idêntica à do CFC, também contém cloreto de magnésio e sulfato de potássio, para estimular a produção do pigmento piocianina. Os agentes seletivos são a penicilina, para inibir bactérias em geral, e a pimaricina, também chamada natamicina, que é um antibiótico antifúngico.

São raros os trabalhos que relatam se as cepas transferidas para os novos gêneros crescem nas condições dos métodos ISO 13720 e 11059. Segundo Jeppesen & Jeppesen (2003), *S. putrefaciens* é parcialmente inibida no Ágar CFC. Tryfinopoulou *et al.* (2001), entretanto, relatam crescimento dessa espécie em CFC.

Na análise de água, a Instrução Normativa N° 60 de 23/12/2019 (ANVISA, 2019) só estabelece padrão para *P. aeruginosa* em água engarrafada (água mineral natural, água natural, água adicionada de sais e água do mar dessalinizada potável) (ausência em 250 ml), não sendo comum a contagem de *Pseudomonas* sp em outros tipos de água de consumo humano. Para a contagem de *P. aeruginosa*, a técnica mais simples é a dos tubos múltiplos, para determinação do número mais provável (NMP). Nas amostras em que se espera ausência ou baixas contagens (menor do que 10/ml), recomenda-se distribuir 10 porções de 10 ml da amostra, em 10 tubos contendo 10 ml do caldo de cultura, em concentração dupla, totalizando 100 ml de amostra. Para outros tipos de água em que seja esperada uma concentração maior dos microrganismos, recomenda-se trabalhar com diluições, inoculando-se uma série de 5 tubos para cada diluição. O teste presuntivo é feito em Caldo Asparagina, meio seletivo no qual a asparagina é a única fonte de carbono e nitrogênio disponível para crescimento. O teste presuntivo é considerado positivo quando ocorre crescimento (turvação do meio) e produção de um pigmento esverdeado, fluorescente sob luz ultravioleta (365nm, luz negra). Para a confirmação é utilizado o Ágar ou Caldo Acetamida, meio diferencial para *P. aeruginosa*, no qual a acetamida é a única fonte de carbono e nitrogênio. A utilização da acetamida resulta numa alcalinização do meio, visualizada através da viragem do indicador vermelho de fenol, de vermelho para "pink".

Os métodos de filtração em membrana são mais versáteis quanto à unidade analítica, podendo ser filtradas porções de 250 ml como requerido pela IN 60/2019. O método ISO 16266:2006 usa o Ágar *Pseudomonas* CN para a contagem de colônias típicas. Colônias com coloração verde azulada (produção do pigmento piocianina) são consideradas *P. aeruginosa* e não necessitam de confirmação. Colônias sem coloração verde azulada, mas fluorescentes sob luz ultra violeta devem ser confirmadas pelo teste de acetamida. Colônias sem coloração verde azulada e não fluorescentes sob luz UV, mas apresentando coloração castanha avermelhada sob luz normal, devem ser confirmadas pelos testes de oxidase, acetamida e formação de pigmento fluorescente no Meio de King B.

24.2. Método do NMP APHA/AWWA/WEF 9213F:2017 para contagem de *Pseudomonas aeruginosa* em água

Método da 23ª edição do *Standard Methods for the Examination of Water and Wastewater* (Braun-Howland & Hunt, 2017), item 9213F.

Antes de iniciar as atividades, ler atentamente as orientações do Capítulo 4, que apresenta todos os detalhes e cuidados envolvidos na contagem de microrganismos pelo NMP, da seleção das diluições ao cálculo dos resultados. O procedimento descrito abaixo não apresenta esses detalhes, pressupondo que sejam conhecidos pelo analista.

O procedimento para contagem de *P. aeruginosa* pelo método do NMP APHA/AWWA/WEF 9213F:2017 encontra-se descrito na Figura 24.1.

24.2.1. Material requerido para a análise

- □ Pipetas de 10 ml para transferência dos volumes
- □ Tubos com 10 ml Caldo Asparagina em concentração dupla para inoculação de 10 ml da amostra
- □ Tubos com Ágar ou Caldo Acetamida para confirmação
- □ Estufa incubadora regulada a 35-37 ºC

24.2.2. Procedimento

a) **Preparação da amostra.** Homogeneizar a amostra por agitação, invertendo o frasco 25 vezes em ângulo de 45º.

b) **Teste presuntivo.** Com uma pipeta de 10 ou 25 ml, adicionar 10 porções de 10 ml da amostra em 10 tubos contendo 10 ml de Caldo Asparagina, em concentração dupla. Incubar os tubos a 35-37 ºC/24h e observar se há ocorrência de crescimento e produção de um pigmento verde fluorescente sob luz ultravioleta (365nm, luz negra). Em caso positivo passar aos itens subseqüentes. Em caso negativo, reincubar até completar 48 horas e repetir a leitura, passando para os itens subseqüentes em caso de crescimento com produção do pigmento. A não ocorrência de crescimento e/ou produção de pigmento após 48 horas de incubação indica ausência de *Pseudomonas aeruginosa* nos 100 ml da amostra.

Nota b.1) A inoculação de 10 porções de 10 ml da amostra é o procedimento padrão para análise de água na qual se espera ausência ou baixas contagens. No caso da análise de outros tipos de água, nas quais a população possa atingir contagens superiores, recomenda-se trabalhar com diluições, inoculando-se uma série de cinco tubos para cada diluição. Nesse caso, as diluições devem ser preparadas utilizando-se como diluente a água de diluição (Tampão Fosfato com cloreto de magnésio) e a seleção das diluições depende da contagem estimada na amostra. Por exemplo, para amostras com contagem estimada na faixa de 3 a 1.000/ml, as diluições recomendadas são 10^{-1}, 10^{-2} e 10^{-3}. Havendo suspeita de contagens acima dessa faixa, deve-se inocular diluições maiores e, nos casos em que não seja possível fazer uma estimativa prévia da concentração, recomenda-se inocular um número maior de diluições, cobrindo uma faixa mais ampla. Na preparação das diluições e inoculação dos tubos, utilizar pipetas com capacidade de, no máximo, 10% dos volumes a serem transferidos.

c) **Teste confirmativo.** A partir de cada tubo positivo de Caldo Asparagina, transferir 0,1 ml da cultura para tubos com Caldo ou Ágar Acetamida inclinado e incubar os tubos a 35-37 ºC/ 24-36h. Observar com 24h se há ocorrência de crescimento com viragem alcalina do indicador, mudando a cor do meio de vermelho para "pink". Em caso negativo, reincubar os tubos e repetir a leitura com 36h.

d) **Cálculo dos resultados.** Considerar como *P. aeruginosa* todas as culturas com viragem alcalina no Agar Acetamida. Determinar o Número Mais Provável (NMP) de acordo com as orientações do capítulo 4.

24.3. Método de filtração em membrana ISO 16266:2006 para contagem de *Pseudomonas aeruginosa* em água

Método da International Organization for Standardization (ISO 16266:2006) para contagem de *Pseudomonas aeruginosa* em água.

24.3.1. Material requerido para a análise

- □ Água purificada (para diluição, se necessária)
- □ Sistema de filtração em membrana
- □ Filtros membrana com poro de 0.45µm

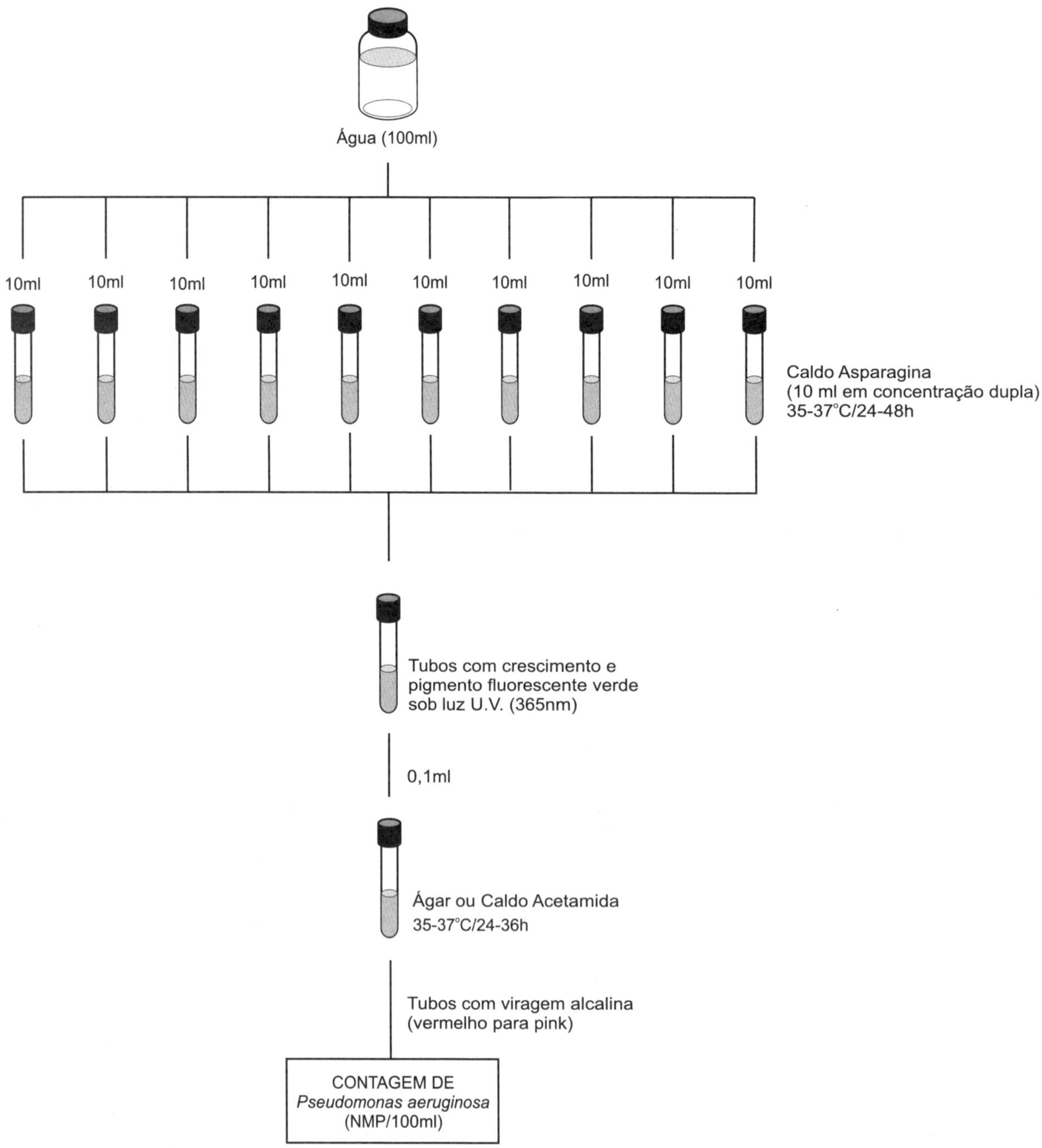

Figura 24.1. Esquema de análise para contagem de *P. aeruginosa* pelo método do NMP APHA/AWWA/WEF 9213F:2017 (Braun-Howland & Hunt, 2017).

- □ Ágar *Pseudomonas* CN
- □ Caldo Acetamida ISO 16266
- □ Meio de King B
- □ Ágar Nutriente (NA)
- □ Reagente de Kovacs para Teste de Oxidase
- □ Reagente de Nessler
- □ Estufa incubadora regulada a 36±2 ºC
- □ Lâmpada ultra violeta (360±20nm)

24.3.2. Procedimento

O procedimento para contagem de *Pseudomonas aeruginosa* em água pelo método de filtração em membrana ISO 16266:2006 encontra-se descrito na Figura 24.2.

Antes de iniciar as atividades, ler atentamente as orientações do Capítulo 3, que apresenta todos os detalhes e cuidados envolvidos na contagem de microrganismos por filtração em membrana. O procedimento descrito abaixo não apresenta esses detalhes, pressupondo que sejam conhecidos pelo analista.

a) Filtração

Seguindo os procedimentos descritos no Capítulo 3, filtrar um volume adequado da amostra em filtro membrana de 0,45 µm. O volume depende do tipo de amostra. Para a contagem ou presença/ausência de *P. aeruginosa* em 250 ml, como estabelecido pela Instrução Normativa Nº 60 de 23/12/2019 (Anvisa, 2019) para água envasada (água mineral natural, água natural, água adicionada de sais e água do mar dessalinizada potável), filtrar 250 ml. No caso da análise de águas não destinadas ao consumo humano, nas quais a população possa atingir contagens superiores, selecionar o volume em função da contaminação estimada na amostra, de forma a resultar em placas com contagens na faixa de 10 a 200 colônias. Pode ser feito o fracionamento dos 100 ml em duas porções de 50 ml, 4 porções de 25 ml ou 3 porções de 70, 25 e 5 ml, respectivamente, ou, se necessário, ser feita a filtração de diluições.

b) Incubação e contagem das colônias

Transferir a membrana para uma placa de Ágar *Pseudomonas* CN e incubar 36±2 ºC/44±4h. Contar após 22±2h e após 44±4h.

Nota b.1) A leitura após 22h pode ser usada no cálculo dos resultados caso as membranas se apresentem incontáveis após 44h.

Contar apenas as colônias típicas, que podem ser de três tipos:

Tipo 1: Colônias com coloração verde azulada (produção do pigmento piocianina). Essas são consideradas *P. aeruginosa* e não necessitam de confirmação.

Tipo 2: Colônias sem coloração verde azulada (sem produção de piocianina), mas fluorescentes sob luz ultra violeta (360±20nm). Essas são consideradas presuntivas e devem ser confirmadas pelo teste de acetamida (item c.2 abaixo).

Tipo 3: Colônias sem coloração verde azulada (sem produção de piocianina) e não fluorescentes sob luz UV, mas apresentando coloração castanha avermelhada sob luz normal. Essas são consideradas presuntivas e devem ser confirmadas pelos testes de oxidase (item c.1, a seguir), acetamida (item c.2) e formação de pigmento fluorescente no Meio de King B (item c.3).

c) Confirmação

Selecionar o maior número de colônias possível para confirmação, de preferência todas. Estriar (estrias de esgotamento) cada cultura em Ágar Nutriente (NA) e incubar as placas a 36±2 ºC/22±2h. Selecionar uma colônia bem isolada de cada placa de NA para a realização dos testes de confirmação. Verificar a pureza da cultura antes dos testes, através da coloração de Gram (procedimento descrito no Capítulo 5).

c.1) Teste de oxidase: A partir da colônia em NA, usar uma alça de platina ou de plástico para estriar uma porção do material em um pedaço de papel de filtro umedecido com o

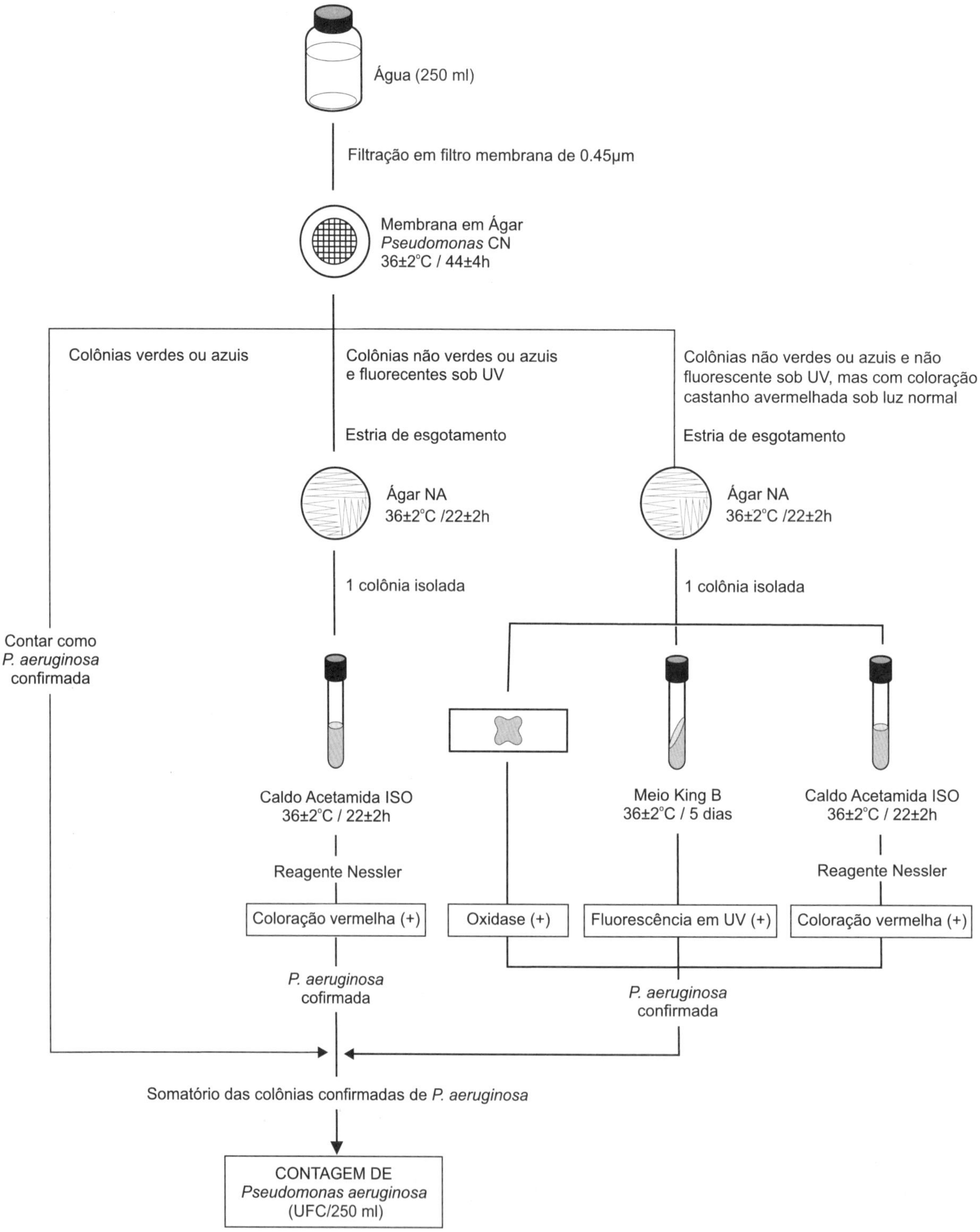

Figura 24.2. Esquema de análise para contagem de *Pseudomonas aeruginosa* em água pelo método de filtração em membrana ISO 16266:2006.

Reagente de Kovacs para Teste de Oxidase. O desenvolvimento de uma cor roxa ou azul escura em 10 segundos indica teste positivo. Se for usado um kit comercial de teste de oxidase, seguir as instruções do fabricante.

c.2) Teste de Acetamida: A partir da colônia em NA inocular um tubo de Caldo Acetamida ISO 16266 e incubar a 36±2 ºC/22±2h. Adicionar uma gota do Reagente de Nessler e observar. Mudança de cor variando de amarelo a vermelho indica produção de amônia (reação alcalina) e teste confirmado para *P. aeruginosa*.

c.3) Teste de fluorescência em Meio de King B: A partir da colônia em NA inocular um tubo de Meio de King B e incubar a 36±2 ºC por cinco dias. Examine diariamente a ocorrência de crescimento e de fluorescência sob luz ultravioleta (360±20nm). Considerar a ocorrência de qualquer evidência de fluorescência como teste confirmado para *P. aeruginosa*.

d) Cálculo dos resultados

Interpretar os resultados de acordo com o Quadro 24.3.

Calcular o número de UFC de *P. aeruginosa* por volume filtrado usando a fórmula abaixo:

$$UFC/volume = P + F(c_F/n_F) + R(c_R/n_R)$$

onde:

P = Número de colônias tipo 1 no Ágar *Pseudomonas* CN
F = Número de colônias tipo 2 no Ágar *Pseudomonas* CN
n_F = Número de colônias tipo 2 submetidas à confirmação
C_F = Número de colônias tipo 2 confirmadas como *P. aeruginosa*
R = Número de colônias tipo 3 no Ágar *Pseudomonas* CN
n_R = Número de colônias tipo 3 submetidas à confirmação
C_R = Número de colônias tipo 3 confirmadas como *P. aeruginosa*

Exemplo

Volume filtrado = 100 ml

Número de colônias tipo 1 no Ágar *Pseudomonas* CN (P) = 20

Número de colônias tipo 2 no Ágar *Pseudomonas* CN (F) = 12, cinco submetidas à confirmação (n_F=5), duas confirmadas (c_F=2).

Número de colônias tipo 3 no Ágar *Pseudomonas* CN (R) = 10, cinco submetidas à confirmação (n_R=5), uma confirmada (c_R=1).

UFC/100 ml = 20 + 12x(2/5) + 10x(1/5) = 27

Alternativamente, expressar o resultado como presença ou ausência de *P. aeruginosa* no volume analisado.

24.4. Método de plaqueamento ISO 13720:2010 para contagem presuntiva de *Pseudomonas* spp em carne e produtos cárneos

Método de contagem em placas da International Organization for Standardization (ISO 13720, 2010) para contagem de *Pseudomonas* spp em carne e produtos cárneos.

Antes de iniciar as atividades, ler atentamente as orientações do Capítulo 3, que apresenta todos os detalhes e cuidados envolvidos na contagem de microrganismos em placas, da seleção das diluições ao cálculo dos resultados. O procedimento descrito abaixo não apresenta esses detalhes, pressupondo que sejam conhecidos pelo analista.

Quadro 24.3: Interpretação dos testes de confirmação de *Pseudomonas aeruginosa* no método ISO 16266:2006.

Tipo de colônias no Ágar *Pseudomonas* CN	Teste de acetamida	Teste de oxidase	Fluorescência no Meio de King B	Confirmada como *P. aeruginosa*
Verde azuladas	não requerido	não requerido	não requerido	Sim
Não verde azuladas, fluorescentes sob luz UV	+	não requerido	não requerido	Sim
Castanho avermelhadas, não verde azuladas, não fluorescentes sob luz UV	+	+	+	Sim
Outros tipos	não testado	não testado	não testado	Não

24.4.1. Material requerido para a análise

Preparação da amostra e diluições

- □ Diluente: Água Peptonada Tamponada (BPW)
- □ Tubos de diluição com 9 ml de Água Peptonada Tamponada (BPW)
  Observação: consultar o Anexo 2.2 do Capítulo 2 para verificar casos especiais em que o tipo ou volume de diluente variam em função da amostra analisada.

Contagem de *Pseudomonas* spp

- □ Placas de Ágar Cefalotina Fusidato Cetrimida (CFC)
- □ Reagente de Kovacs para teste de oxidase
- □ Estufa incubadora regulada a 25±1 °C

24.4.2. Procedimento

O esquema geral de análise para contagem presuntiva de *Pseudomonas* spp em carne e produtos cárneos encontra-se descrito na Figura 24.3.

a) Preparação das amostras, inoculação e incubação

Para a preparação das amostras e diluições decimais seriadas, seguir as recomendações do Capítulo 2. Selecionar pelo menos duas diluições adequadas da amostra e inocular em placas de Ágar Cefalotina Fusidato Cetrimida (CFC), plaqueamento em superfície. Aguardar que as placas sequem e incubar a 25±1 °C/44±4h.

b) Confirmação das colônias

Selecionar placas com menos de 150 colônias e, de cada placa, escolher cinco colônias, ao acaso, para a confirmação. Se houver menos de cinco em alguma placa, selecionar todas.

b.1) Teste de oxidase. Colocar um disco ou fita de papel de filtro no interior de uma placa de Petri e embeber o centro do papel com o reagente de Kovacs para teste de oxidase (solução aquosa 1% de cloridrato de N,N,N,N-tetrametil-p-fenilenodiamina). Com uma alça de platina ou palitos estéreis (não utilizar alça de níquel-cromo), remover uma pequena quantidade da colônia e espalhar sobre o reagente no papel, observando se ocorre o desenvolvimento de uma cor azul intensa, em aproximadamente dez segundos (teste positivo). O não-desenvolvimento da cor azul no intervalo de dez segundos indica teste negativo.

c) Cálculo dos resultados

Considerar como .confirmadas (*Pseudomonas* spp presuntiva) todas as culturas oxidase positivas. Seguir as orientações abaixo para o cálculo dos resultados.

Nota c1) Na descrição do gênero *Pseudomonas* o teste de oxidase pode ser positivo ou negativo. O método descrito acima não considera as cepas oxidase negativas no cálculo dos resultados.

Segundo a ISO 7218:2007/Amd 1:2013, calcular usando a fórmula:

$$UFC/g = \sum a \,/\, [v \,.\, (n_1 + 0{,}1\, n_2) .\, d]$$

onde:

$a = (b.C/A)$ sendo C = número de colônias típicas presentes em cada placa selecionada para contagem,

A = número de colônias típicas submetidas à confirmação (geralmente cinco) e

b = número de colônias típicas confirmadas, dentre as que foram submetidas à confirmação.

v = volume inoculado em cada placa.

n_1 = número de placas contadas da primeira diluição selecionada

n_2 = número de placas contadas da segunda diluição selecionada

d = primeira diluição retida para contagem (10^0=1, 10^{-1}= 0,1, 10^{-2}= 0,01 e assim por diante).

Exemplo 1) Inoculados 0,1 ml das diluições 10^{-1} e 10^{-2}, uma placa por diluição (n_1 = 1 e n_2 = 1). Os resultados obtidos foram:

	Diluição 10^{-1}	Diluição 10^{-2}
Colônias típicas na placa (*C*)	150	17
Colônias típicas submetidas à confirmação (*A*)	5	5
Colônias típicas confirmadas dentre as submetidas à confirmação (*b*)	4	3
Número de colônias consideradas confirmadas nas placas [a = (*b.C/A*)]	(4x150/5) = 120	(3x17/5) = 10
Volume inoculado em cada placa (*v*)	0,1 ml	0,1 ml
Primeira diluição retida para contagem (*d*)	10^{-1} = 0,1	
Somatória das colônias consideradas confirmadas nas placas ($\sum a$)	120+10 = 130	
UFC/g = $\sum a / [v . (n_1 + 0{,}1\, n_2). d]$	130 / [0,1 x (1+0,1 x 1) x 0,1] = 130/0,011 = $1{,}2x10^4$	

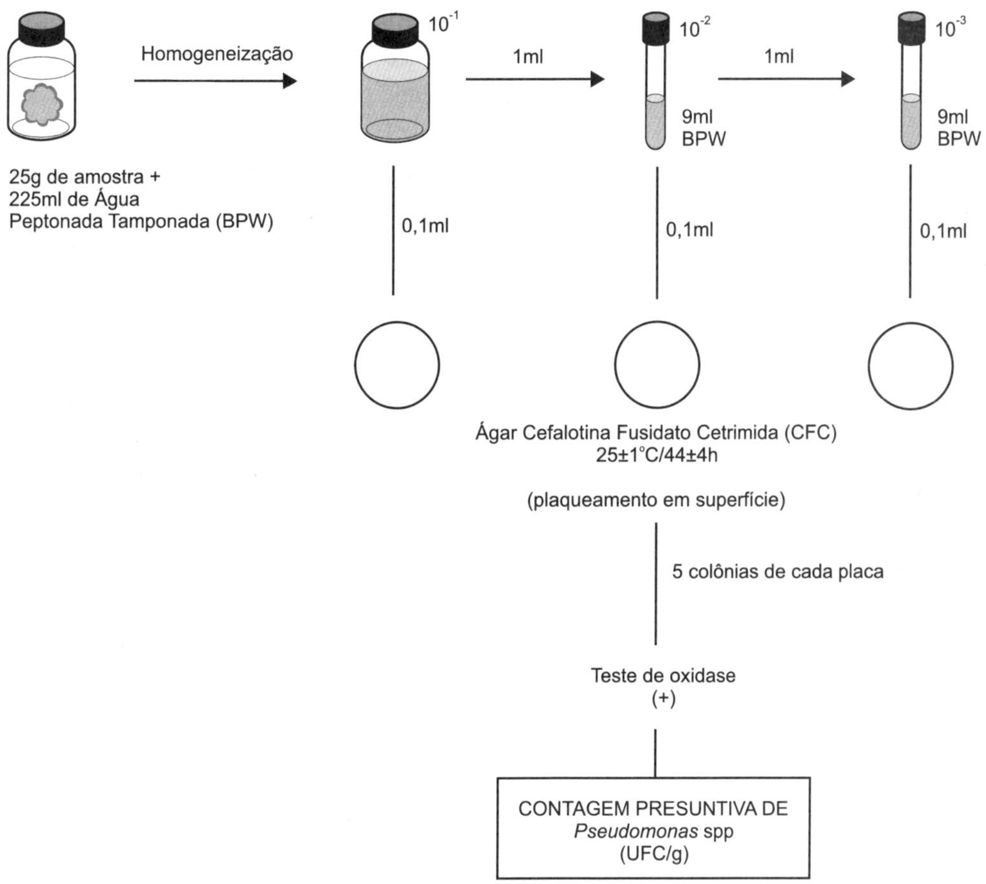

Figura 24.3. Esquema de análise para contagem de *Pseudomonas* spp em carne e produtos cárneos, pelo método ISO 13720 (2010).

Exemplo 2) Inoculados 0,1 ml da diluição 10^{-1}, em duplicata (n_1 =2 e n_2 = 0). Os resultados obtidos foram:

	Placa 1	Placa 2
Colônias típicas na placa (*C*)	18	20
Colônias típicas submetidas à confirmação (*A*)	5	5
Colônias típicas confirmadas dentre as submetidas à confirmação (*b*)	4	5
Número de colônias consideradas confirmadas nas placas [a = (*b.C/A*)]	(4x18/5) = 14	(5x20/5) = 20
Volume inoculado em cada placa (*v*)	0,1 ml	0,1 ml
Primeira diluição retida para contagem (*d*)	10^{-1} = 0,1	
Somatória das colônias consideradas confirmadas nas placas ($\sum a$)	14+20 = 34	
UFC/g = $\sum a$ / [v . (n_1 + 0,1 n_2). d]	34 / [0,1x(2+0,1x0)x0,1] = 34/0,02 = 1,7x10^3	

24.5. Método de plaqueamento ISO 11059:2009 para contagem de *Pseudomonas* spp em leite e produtos lácteos

Método de contagem em placas da International Organization for Standardization (ISO 11059, 2009) e da International Dairy Federation (IDF/RM 225, 2009) para contagem de *Pseudomonas* spp em leite e produtos lácteos. Também é aplicável ao ambiente de fabricação de produtos lácteos.

Antes de iniciar as atividades, ler atentamente as orientações do Capítulo 3, que apresenta todos os detalhes e cuidados envolvidos na contagem de microrganismos em placas, da seleção das diluições ao cálculo dos resultados. O procedimento descrito abaixo não apresenta esses detalhes, pressupondo que sejam conhecidos pelo analista.

24.5.1. Material requerido para a análise

Preparação da amostra e diluições

- □ Diluente: Água Peptonada Tamponada (BPW)
- □ Tubos de diluição com 9 ml de Água Peptonada Tamponada (BPW)

  Observação: consultar o Anexo 2.2 do Capítulo 2 para verificar casos especiais em que o tipo ou volume de diluente variam em função da amostra analisada.

Contagem de *Pseudomonas* spp

- □ Ágar Penicilina Pimaricina (PPA)
- □ Placas de Ágar Nutriente
- □ Reagente de Kovacs para teste de oxidase
- □ Tubos de Ágar Glicose (não inclinados)
- □ Estufa incubadora regulada a 25±1 °C

24.5.2. Procedimento

O esquema geral de análise para contagem de *Pseudomonas* spp em leite e produtos lácteos pelo método ISO/TS 11059:2009 encontra-se descrito na Figura 24.4.

a) Preparação das amostras, inoculação e incubação

Para a preparação das amostras e diluições decimais seriadas, seguir as recomendações do Capítulo 2. Selecionar pelo menos duas diluições adequadas da amostra e inocular em placas de Ágar Penicilina Pimaricina (PPA), plaqueamento em superfície. Aguardar que as placas sequem e incubar, sem inverter, a 25±1 °C/48±2h.

b) Confirmação das colônias

Selecionar placas com até 150 colônias e, de cada placa, escolher cinco colônias, ao acaso, para a confirmação. Se houver menos de cinco em alguma placa, selecionar todas.

A partir de cada colônia selecionada, inocular uma alçada da cultura (estrias de esgotamento) em uma placa de Agar Nutriente (NA) e incubar as placas a 25±1 °C/24-48h. Selecionar uma colônia bem isolada para os testes de confirmação descritos abaixo.

b.1) Teste de oxidase. Da mesma forma descrita no item 24.4.2.b.1.

b.2) Teste de fermentação da glicose. Com uma agulha de inoculação, inocular cada cultura em um tubo de Ágar Glicose (não inclinado), por picada. Incubar os tubos a 25±1 °C/24±3h, com as tampas ligeiramente afrouxadas, para manter condições aeróbicas. Crescimento sem alteração da cor do meio para amarelo (sem viragem ácida do indicador) é indicativo de não fermentação da glicose. Algumas cepas podem desenvolver cor amarela na superfície do meio de cultura, mas isso não indica fermentação, é causado pela oxidação da glicose.

c) Cálculo dos resultados

Considerar como confirmadas todas as culturas oxidase positivas que não fermentam a glicose.

Nota c1) Na descrição do gênero *Pseudomonas* o teste de oxidase pode ser positivo ou negativo. O método descrito acima não considera as cepas oxidase negativas no cálculo dos resultados.

Calcular os resultados da mesma forma descrita para o método ISO 13720:2010 (item 24.4.2.c)

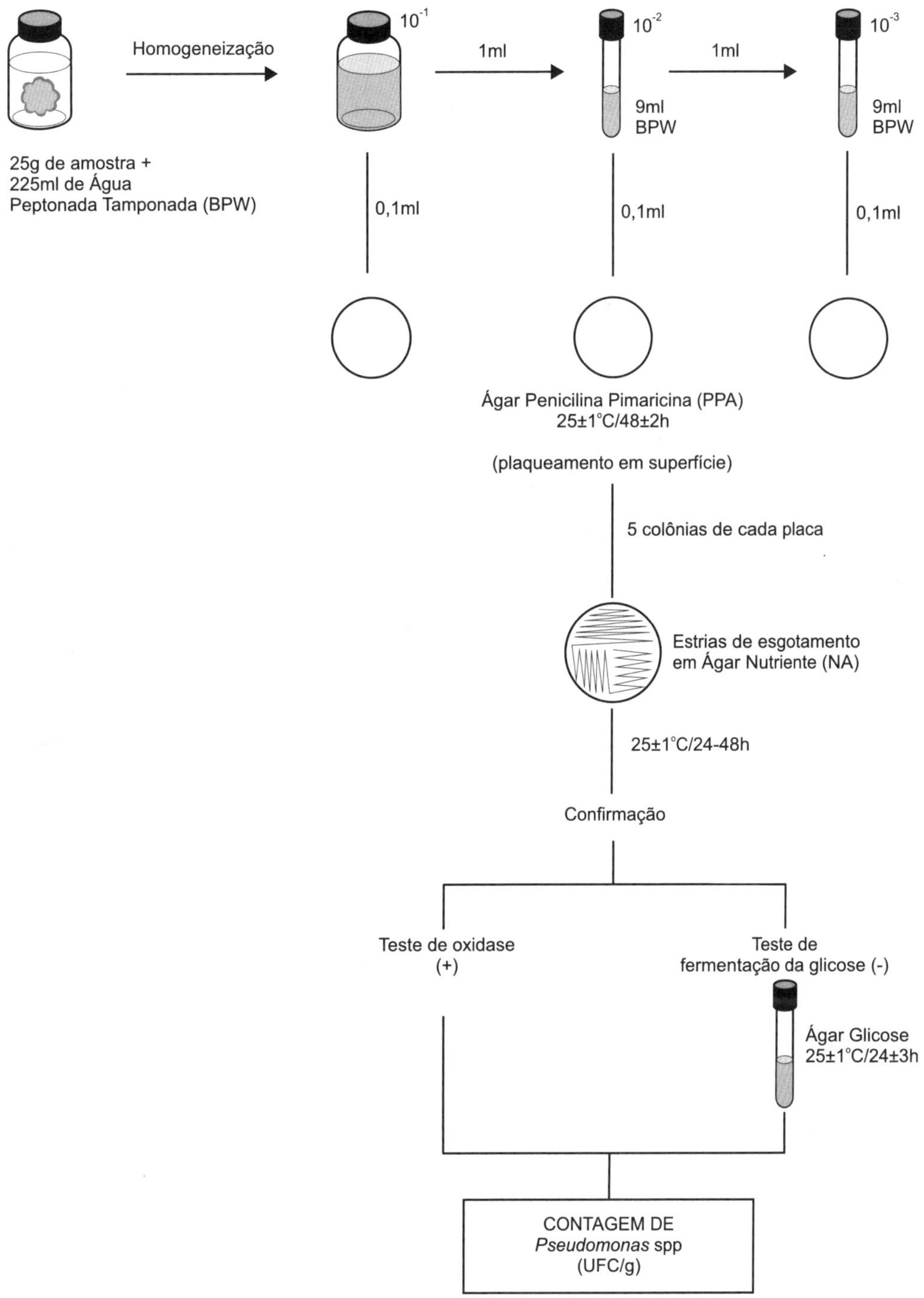

Figura 24.4. Esquema de análise para contagem de *Pseudomonas* spp em leite e produtos lácteos, pelo método ISO 11059:2009.

24.6. Referências

ANVISA (Agência Nacional de Vigilância Sanitária), 2019. Instrução Normativa Nº 60 de 23 de dezembro de 2019. Dispõe sobre os padrões microbiológicos de alimentos e sua aplicação. *D.O.U. - Diário Oficial da União de 26 de dezembro de 2019.*

ANZAI, Y., KIM, H., PARK, J.Y. *et al.*, 2000. Phylogenetic affiliation of the pseudomonads based on 16S rRNA sequence. *International Journal of Systematic and Evolutionary Microbiology*, 50:1563–1589.

BRAUN-HOWLAND, E. & HUNT, M.E., 2017. Microbiological examination. In: BAIRD, R.B., EATON, A.D & RICE, E.W. (eds), *Standard Methods for the Examination of Water & Wastewater*. 23rd edition. Washington, DC: American Public Health Association (APHA), American Water Works Association (AWWA) & Water Environment Federation (WEF). Part 9000, pp. 9.1 to 9.233.

CLAYDON, T.J. & HAMMER, B.W., 1939. A skunk-like odor of bacterial origin in butter. *Journal of Bacteriology*, 37:251–258.

EUZÉBY, J.P., 2004. *Janthinobacterium, Janthinobacterium lividum*. In: *Dictionnaire de Bactériologie Vétérinaire Online*. Disponível no site: http://www.bacterio.cict.fr/bacdico/jj/janthinobacterium.html [acesso em 08/01/2010].

EUZÉBY, J. P., 2006. *Pseudomonadales, Pseudomonadaceae, Pseudomonas*. In: *Dictionnaire de Bactériologie Vétérinaire Online*. Disponível no site: http://www.bacterio.cict.fr/bacdico/pp/pseudomonadales.html [acesso em 08/01/2010].

EUZÉBY J.P., 2016. *List of Prokaryotic Names with Standing in Nomenclature*. [Online] Disponível no site: https://www.bacterio.net/ [Acesso em 10/08/2016].

GARRITY, G.M., BRENNER, D.J., KRIEG, N.R., STALEY, J.T.(eds.), 2005. *Bergey's Manual of Systematic Bacteriology*. 2nd edition, Volume 2. New York, NY: Springer Science+Business Media.

ICMSF (International Commission on Microbiological Specifications for Foods), 2000. *Microorganisms in Foods 6 – Microbial Ecology of Food Commodities*. Gaithersburg, MD: AN Aspen Publications.

ISO 13720. *Meat and meat products - Enumeration of presumptive Pseudomonas spp.* 1st edition, 2010. The International Organization for Standardization.

ISO 16266. *Water quality — Detection and enumeration of Pseudomonas aeruginosa – Method by membrane filtration*. 1st edition, 2006. The International Organization for Standardization.

ISO 11059. *Milk and milk products - Method for the enumeration of Pseudomonas spp.* 1th edition, 2009. The International Organization for Standardization.

JEPPESEN, V.F., JEPPESEN, C., 2003. Media for *Pseudomonas* spp. and related genera from food and enviromental samples. In: CORRY, J.E.L., CURTIS, G.D.W.& BAIRD, R.M. *Handobook of Culture Media for Food Microbiology*. 1st edition, Volume 34. Elsevier. Chapter 20, pp. 345-368.

KÄMPFER, P., FALSEN, E. & BUSSE, H.J., 2008. Reclassification of *Pseudomonas mephitica* Claydon and Hammer 1939 as a later heterotypic synonym of *Janthinobacterium lividum* (Eisenberg 1891) De Ley *et al.* 1978. *International Journal of Systematic and Evolutionary Microbiology*, 58:136–138.

KRIEG, N.R. & HOLT, J.G. (eds.), 1984. *Bergey's Manual of Systematic Bacteriology*. 1st edition, Volume 1. Baltimore, MD: Williams & Wilkins.

MINISTÉRIO DA SAÚDE, 2017. Portaria de Consolidação Nº 5 de 28 de dezembro de 2017. Consolidação das normas sobre as ações e os serviços de saúde do Sistema Único de Saúde. *D.O.U. - Diário Oficial da União de 03 de outubro de 2017.*

PALLERONI, N.J. & BRADBURY, J.F., 1993. *Stenotrophomonas*, a new bacterial genus for *Xanthomonas maltophilia* (Hugh 1980) Swings *et al.* 1983. *International Journal of Systematic Bacteriology*, 43:606-609.

RESOLUÇÃO RDC Nº 274 de 22 de setembro de 2005, ANVISA. Aprova o "Regulamento Técnico para Águas Envasadas e Gelo". *D.O.U. - Diário Oficial da União; Poder Executivo, de 23 de setembro de 2005.*

TOMPKIN, R.B., TAORMINA, P.J., McNAMARA, A.M. & ACUFF, G.R., 2015. Meat and poultry products. In: SALFINGER, Y. & TORTORELLO, M.L. (eds), *Compendium of Methods for the Microbiological Examination of Foods*. 5th edition. Washington, DC: American Public Health Association (APHA). Chapter 45, pp.619-631.

TRYFINOPOULOU, P., DROSINOS, E.H. & NYCHAS, G. J.E, 2001. Performance of *Pseudomonas* CFC-selective medium in the fish storage ecosystems. *Journal of Microbiological Methods*, 47(2):243-247.

25 Preparação de material de laboratório para análises microbiológicas

Revisões da 6ª edição

Item 25.6.3 (revisado) A taxonomia da cepa usada no teste foi revisada: *Enterobacter aerogenes* foi reclassificado como *Klebsiella aerogenes*. O procedimento foi atualizado conforme a 23ª edição (2017) do *Standard Methods for the Examination of Water and Wastewater*, com as seguintes alterações: a preparação do inóculo foi modificada e placas, tubos e frascos descartáveis pré-esterilizados foram incluídos no escopo do teste.

25.6.4 (novo) Incluída a verificação de auto fluorescência para tubos, frascos ou placas utilizados em ensaios que se baseiam na leitura de fluorescência.

A preparação do material de laboratório para utilização em análises microbiológicas envolve todas as atividades necessárias para garantir que os frascos, utensílios, instrumentos e vidraria destinados ao contato com as amostras se encontrem totalmente limpos, estéreis e isentos de resíduos químicos e orgânicos no momento das análises. Esse trabalho envolve as atividades de descontaminação, descarte de resíduos contaminados, lavagem, acondicionamento e esterilização.

25.1. Descontaminação e descarte de resíduos contaminados

Todo o material resultante das análises microbiológicas é altamente contaminado, uma vez que os métodos analíticos promovem a multiplicação dos microrganismos presentes, elevando o seu número em vários milhares de vezes, em comparação com as contagens normalmente encontradas nas amostras. Esse material inclui não apenas os meios de cultura, onde foi obtido crescimento microbiano, mas também toda a vidraria e demais utensílios que tenham entrado em contato com os microrganismos.

Procedimento para a descontaminação

Submeter todo o material à esterilização em autoclave, a 121±3 °C por pelo menos 30min (ISO 7218:2007/Amd.1:2013), observando-se os seguintes cuidados:

- afrouxar as tampas de todos os frascos e a boca dos sacos de esterilização, para que haja livre acesso do vapor;
- adicionar solução desinfetante aos estojos de descarte de pipetas, para amolecer os resíduos e facilitar a posterior remoção.

25.2. Lavagem

A lavagem da vidraria e demais utensílios é uma etapa fundamental no preparo do material de laboratório, principalmente quanto à escolha dos detergentes e aos métodos de enxágue, para remover os resíduos desses agentes.

Os detergentes mais utilizados são os aniônicos, principalmente aqueles que contêm compostos alcalinos como os silicatos, carbonatos ou fosfatos. Eventualmente, pode ser necessária a aplicação de um agente mais forte, principalmente para a limpeza de utensílios que não permitem a introdução de escovas (como pipetas, por exemplo), ou para a remoção de resíduos mais resistentes à ação dos detergentes. Nesses casos, pode ser utilizada a solução alcoólica 1N de hidróxido de sódio.

O enxágue dos utensílios deve ser feito de forma a garantir a completa remoção dos resíduos de detergente ou solução alcoólica de hidróxido de sódio utilizados. Os resíduos desses compostos podem interferir com os resultados das análises, tanto por alteração das características dos meios de cultura, como por inibição do crescimento dos microrganismos. Como detergentes e soluções de limpeza apresentam uma forte afinidade pelas superfícies da vidraria e demais utensílios (razão pela qual são eficientes no deslocamento da sujeira), sua completa remoção exige seis a doze enxágues sucessivos em água corrente, seguidos de um a vários enxágues em água purificada.

Procedimento para a lavagem

a) Remover todo o material descontaminado presente nos frascos e utensílios, antes de iniciar a lavagem. Meios de cultura sólidos devem ser removidos das placas com uma espátula e, quando contidos em tubos e outros frascos de boca estreita, devem ser aquecidos, fundidos e vertidos na pia.

b) Mergulhar todo o material em solução detergente e deixar de molho por duas horas ou um pouco mais, dependendo do grau de aderência do material a ser removido. Fazer uma pré-lavagem dos frascos e utensílios em água corrente, para evitar a introdução de excesso de matéria orgânica nas bacias de lavagem (esse material pode deteriorar-se e desenvolver odor desagradável na água do molho). Os tubos de Durham devem ser colocados de molho em frasco separado, resistente ao calor, e submetidos à ação do vapor fluente por 15 minutos, para remoção dos resíduos de meio de cultura. As pipetas devem ter o algodão do bocal removido antes do período de permanência de molho. Para a preparação da solução detergente, deve-se seguir as recomendações do fabricante do detergente aplicado.

c) Com o auxílio de escovas e esponjas, esfregar os frascos e demais utensílios, lembrando de remover também as anotações de lápis e canetas dermatográficas e vidrográficas. Não conseguindo uma boa limpeza (principalmente do material que não pode ser esfregado com escovas), mergulhar em solução alcoólica 1N de NaOH e deixar de molho por alguns minutos a algumas horas, dependendo da aderência do material a ser removido. Proteger as mãos com luvas de borracha e utilizar pinças de aço inoxidável para manusear o material de molho em solução de NaOH.

c.1) Preparo da solução alcoólica 1N de hidróxido de sódio. Adicionar e dissolver, aos poucos c cuidadosamente, 40g de NaOH em um béquer com 100 ml de água destilada, colocado dentro de um banho de água fria. **Cuidado**: A dissolução da soda libera uma quantidade significativa de calor e a solução obtida é extremamente caústica. Aguardar o resfriamento e completar o volume para um litro com etanol 96%.

d) Enxaguar todo o material em água corrente, por seis a 12 vezes sucessivas, enchendo e esvaziando totalmente os frascos. Enxaguar em seguida com água destilada ou deionizada várias vezes (Taylor & Perez, 2015). No caso de pipetas, recomenda-se recorrer ao auxílio de um lavador de pipetas, mantendo cada batelada sob enxágue contínuo, por pelo menos uma hora.

25.3. Acondicionamento

Atenção: as recomendações deste item, bem como as do 25.4 (esterilização), referem-se aos frascos e utensílios vazios. Material com meios de cultura, diluentes e reagentes devem ser preparados, acondicionados e esterilizados seguindo as orientações do Capítulo 26 e Anexo 1.

Procedimentos para o acondicionamento

a) **Placas de Petri.** Devem ser acondicionadas em estojos porta-placas de alumínio ou aço inoxidável, em grupos de mesma dimensão, ou embrulhadas em grupos de até 10 placas.

b) **Pipetas.** Preencher o bocal com o algodão e acondicionar em estojos porta-pipetas de alumínio ou aço inoxidável, em grupos de mesma capacidade, com as pontas para baixo, na extremidade oposta à da tampa do estojo. Proteger o fundo dos estojos com um chumaço de gaze ou algodão, para evitar danos às pontas das pipetas. Alternativamente, embrulhar individualmente, lembrando-se de identificar a extremidade do embrulho que deve ser aberta no momento da análise.

c) **Tubos de ensaio vazios.** Tampar com tampão de algodão ou com as respectivas tampas, no caso de tubos rosqueáveis. Acondicionar em grupos, em cestas apropriadas para esse fim, lembrando-se de afrouxar as tampas dos tubos de rosca. Cobrir a parte superior dos tubos e amarrar com barbante.

d) **Frascos de homogeneização e outros frascos vazios tampados com tampão de algodão.** Cobrir a tampa ou o tampão e amarrar com barbante, individualmente.

e) **Espátulas, pinças, tesouras e demais utensílios.** Embrulhar individualmente, lembrando-se de identificar a extremidade do embrulho que deve ser aberta no momento da análise.

25.4. Esterilização

Todo o material de laboratório vazio (placas, pipetas, tubos de ensaio, frascos, pinças, tesouras etc.) pode ser esterilizado tanto em autoclave quanto em estufa de esterilização.

Procedimentos para a esterilização

Na esterilização em estufa, o material deve permanecer a 170±10 °C por pelo menos 1h e, na esterilização em autoclave, a 121±3 °C por pelo menos 15min (ISO 7218:2007/Amd.1:2013). Não trabalhar com as estufas ou autoclaves muito cheias, para facilitar a transferência de calor.

Observações práticas:

a) A esterilização de vidraria em estufas é preferida, nos laboratórios de microbiologia, porque, ao final da esterilização, o material encontra-se completamente seco, pronto para uso, dispensando a permanência em estufas de secagem. Entretanto, atenção: pipetas com capacidade menor do que 1,0 ml não devem ser esterilizadas em estufas, pois as altas temperaturas provocam alterações significativas nas medidas de volume. O procedimento correto é esterilizar em autoclaves a 121 °C, por não mais do que 15 minutos.

b) Todos os tubos de ensaio, frascos e estojos devem ser esterilizados com as tampas afrouxadas ou ligeiramente abertas, para que haja livre acesso do vapor ou ar quente no interior (ISO 7218:2007/Amd.1:2013). Após o término da esterilização essas tampas devem, então, ser completamente fechadas.

c) Na esterilização de vidraria vazia em autoclave, é recomendável liberar o vapor imediatamente após o término do tempo de esterilização, através da válvula de descarga de vapor. Esse cuidado diminui o acúmulo de condensado e facilita a secagem do material, porém, **atenção**: essa prática é recomendada para frascos vazios. No caso de meios de cultura, diluentes e reagentes, é necessário aguardar que a pressão baixe até zero, antes de descarregar o vapor, pois, em caso contrário, poderá ocorrer perda de líquido por evaporação.

d) Na esterilização de placas de Petri em autoclave, não é recomendável o acondicionamento em estojos, porque o acúmulo de condensado vai exigir, posteriormente, um período prolongado de permanência em estufas de secagem. Para diminuir esse problema as placas podem ser embrulhadas em papel adequado para esterilização, que além de absorver o condensado, seca rapidamente em estufas de secagem.

25.5. Preparo de vidraria nova

Antes de ser colocada em uso, toda a vidraria nova deve ser preparada da seguinte forma:

a) Mergulhar e manter por 24 horas em água destilada.

b) Enxaguar em nova batelada de água destilada e submeter a um teste de pH, antes de ser utilizada.

c) Tampas de plástico ou borracha, de tubos de rosca ou outros frascos, devem passar por um tratamento para remoção de resíduos tóxicos. Para tanto, mergulhar em água destilada, autoclavar a 121 ºC/15 minutos e enxaguar em água destilada. Repetir este procedimento mais uma vez.

25.6. Controle de qualidade do material

O material preparado deve ser inspecionado, para verificar se atende às exigências para uso em análises microbiológicas. Isso inclui a verificação da limpeza, a verificação da esterilização e a verificação da presença de resíduos tóxicos para os microrganismos.

25.6.1. Verificação da limpeza

a) Fazer uma inspeção visual a cada uso.

b) Verificar diariamente o pH da vidraria, selecionando alguns frascos de material limpo e seco antes do uso. O pH deve permanecer entre 6,5 e 7,3 (ISO 7218:2007/Amd.1:2013). Para a verificação, adicionar ao frasco seco algumas gotas de solução 0,04% de azul de bromotimol, observando a cor. Em pH neutro, a solução mantém-se verde, em condições ácidas (pH 6,5 ou menor) ocorre viragem para amarelo e em condições alcalinas (pH 7,3 ou maior) ocorre viragem para azul. Alternativamente, pode-se utilizar tiras de papel indicador de pH.

b.1) Preparo da solução 0,04% de azul de bromotimol. Dissolver 0,1g de azul de bromotimol em 16 ml de solução 0,01N de NaOH e, em balão volumétrico, completar o volume para 250 ml com água destilada.

25.6.2. Verificação da esterilização

Deve ser realizada através de indicadores químicos e biológicos, conforme recomendado pelo *Compendium* (Taylor & Perez, 2015).

a) **Indicadores químicos**. Comprovam a exposição do artigo ao calor, embora não garantam que o mesmo esteja esterilizado. O ideal é que sejam utilizados em cada batelada, na forma de fitas ou selos adesivos indicadores, observando-se, a cada uso, se a fita ou selo indica a aplicação do calor.

b) **Indicadores biológicos**. Avaliam a eficácia da esterilização e o ideal é que sejam utilizados em cada batelada. No procedimento por calor úmido (autoclaves) deve-se utilizar fitas de papel impregnadas com esporos viáveis de *Geobacillus sthearothermophilus* ATCC 7953, na quantidade de $5x10^5$ a $5x10^6$ esporos por fita (ou em ampolas com a suspensão). Na esterilização por calor seco deve-se utilizar fitas impregnadas com esporos viáveis de *Bacillus subtilis* ATTC 9372, na quantidade de $5x10^6$ esporos por fita (ou em ampolas com a suspensão). Após a esterilização, incubar nas seguintes condições: *Geobacillus stearothermophilus* a 55 ºC/24-48h, *Bacillus subtilis* a 35º a 37 ºC, leitura diária por até sete dias.

25.6.3. Verificação da presença de resíduos tóxicos

O item 9020B.5.a.2 da 23ª Edição do *Standard Methods for the Examination of Water and Wastewater* (Braun-Howland & Hunt, 2017) indica o seguinte procedimento para verificar a presença de resíduos tóxicos em placas de Petri descartáveis ou a permanência de resíduos tóxicos de detergentes em placas não descartáveis lavadas no laboratório. A verificação deve ser feita sempre que se introduzir uma nova marca de placas descartáveis ou um novo detergente ou procedimento de lavagem no laboratório.

Para a realização do teste, preparar quatro grupos de placas da seguinte forma:

Grupo A: Lavar seis placas não descartáveis da forma usualmente utilizada no laboratório.

Grupo B: Lavar seis placas não descartáveis da maneira usualmente utilizada no laboratório e depois submeter a 12 enxágues adicionais, com 12 porções diferentes de água destilada.

Grupo C: Lavar seis placas de Petri não descartáveis e deixar secar sem enxaguar a solução detergente.

Grupo D: Separar para o teste seis placas descartáveis do tipo usado no laboratório.

Preparar uma suspenção de *Klebsiella aerogenes* com concentração na faixa de 50 a 150 UFC/ml. Inocular três placas de cada grupo com 1 ml desta suspensão e três placas com 0,1 ml. Plaquear 15 a 20 ml de Ágar Padrão para Contagem (PCA) sobre o inóculo (plaqueamento em profundidade). Incubar as placas a 35±1 °C por 48 horas. Após a incubação contar as colônias nas placas com número de colônias na faixa 30 a 300 e calcular a contagem de *K. aerogenes* obtida (UFC/ml). Calcular a média aritmética da contagem nas seis placas de placas de cada grupo e comparar as médias obtidas:

Se a diferença entre as médias dos grupos A e D for menor do que 15%, significa que as placas descartáveis não apresentam resíduos com ação tóxica sobre os microrganismos. Se, ao contrário, a média do grupo A for 15% maior do que a média do grupo D, significa que as placas descartáveis apresentam resíduos com ação tóxica sobre os microrganismos.

Se a diferença entre as médias dos grupos A, B e C for menor do que 15%, significa que o detergente utilizado não apresenta ação tóxica contra os microrganismos.

Se a média do grupo A for 15% maior do que a média do grupo C, significa que o detergente apresenta efeito tóxico contra os microrganismos.

Se a média do grupo A for 15% menor do que a média do grupo B, significa que o método de enxágue utilizado pelo laboratório não foi eficiente para remover completamente esses resíduos. Se, por outro lado, a diferença entre as médias A e B for menor do que 15%, significa que o método de lavagem e enxágue utilizado pelo laboratório foi eficiente para remover os resíduos.

Para avaliar a presença de resíduos em tubos ou frascos, preparar grupos de frascos ou tubos da mesma forma descrita para as placas. A cada frasco ou tubo adicionar uma quantidade adequada de Caldo Nutriente (NB) e inocular 1 ml de uma suspensão de *Klebsiella aerogenes* preparada da mesma forma descrita para as placas. Incubar os tubos ou frascos a 35±1 °C por 48 horas e, após a incubação, determinar a contagem final de *Klebsiella aerogenes* obtida em cada um. Para isto, preparar diluições decimais seriadas do caldo NB de cada tubo ou frasco e inocular 0,1 ml das diluições 10^{-5}, 10^{-6} e 10^{-7} em Ágar Padrão para Contagem (PCA) (plaqueamento em superfície). Incubar as placas a 35±1 °C por 48 horas e calcular a contagem média obtida em cada grupo de tubos ou frascos. Interpretar os resultados de forma análoga à utilizada para as placas.

25.6.4. Verificação de autofluorescência

Essa verificação deve ser feita para tubos, frascos ou placas utilizados em ensaios que se baseiam na leitura de fluorescência, como os realizados com o substrato fluorescente MUG (4-metilumbeliferil-β-D-glicuronideo), por exemplo. Nesse caso os tubos, frascos ou placas vazios não podem apresentar fluorescência natural nas condições de leitura dos ensaios em que serão utilizados.

25.7. Referências

BRAUN-HOWLAND, E. & HUNT, M.E., 2017. Microbiological examination. In: BAIRD, R.B., EATON, A.D & RICE, E.W. (eds), *Standard Methods for the Examination of Water & Wastewater*. 23rd edition. Washington, DC: American Public Health Association (APHA), American Water Works Association (AWWA) & Water Environment Federation (WEF). Part 9000, pp. 9.1 to 9.233.

ISO 7218. *Microbiology of food and animal feeding stuffs – General requirements and guidance for microbiological examination*. 3rd edition, 2007, Amendment 1, 2013. The International Organization for Standardization.

TAYLOR, T.M. & PÉREZ, K.L., 2015. Microbiological media, reagents and stains. In: SALFINGER, Y. & TORTORELLO, M.L. (eds), *Compendium of Methods for the Microbiological Examination of Foods*. 5th edition. Washington, DC: American Public Health Association (APHA). Chapter 67, pp.885-950.

26 Cuidados na preparação de meios de cultura e reagentes para análises microbiológicas

Revisões da 6ª edição

Item 26.1 (revisado) As referências à ISO 11133:2014 feitas ao longo de todo o texto foram revisadas segundo as duas emendas à norma publicadas após 2014 (Amendment 1:2018 e Amendment 2:2020), sem alterações.

Item 26.2.10.2 (revisado) Item revisado conforme a 23ª edição do *Standard Methods for the Examination of Water and Wastewater* (Braun-Howland & Hunt, 2017), sem alterações.

26.1. Introdução

A maioria das orientações e informações desse capítulo são da ISO 11133:2014/Amd 1:2018/Amd 2:2020 e do *Compendium of Methods for Microbiological Examination of Foods* (Taylor & Pérez, 2015).

As orientações são gerais e devem ser complementadas com as do Anexo 1, que apresenta a formulação e as orientações específicas de preparo de cada meio e reagente citado no Manual.

Os ensaios microbiológicos utilizam uma variedade enorme de meios de cultura, cuja formulação varia em função do(s) microrganismo(s) que serão cultivados e dos ensaios a que se destinam. A formulação é o conjunto de ingredientes que, balanceados em proporções adequadas, conferem ao meio de cultura as características que o distinguem. Esses ingredientes podem ser de vários tipos, apresentados a seguir.

26.1.1. Ingredientes utilizados na formulação de meios de cultura

Os ingredientes utilizados na formulação de meios de cultura, geralmente disponíveis comercialmente na forma desidratada, incluem fontes de nutrientes, agentes seletivos, agentes diferenciais, agentes redutores, agentes tamponantes, substratos cromogênicos e fluorogênicos e ágar (agente gelificante). Os ingredientes da formulação são dissolvidos em água, cuja qualidade é crítica para o bom desempenho dos meios preparados.

26.1.1.1. Água para o preparo de meios e reagentes

A água usada no preparo de meios e regentes deve ser purificada (destilada, deionizada ou de qualidade equivalente). A estocagem deve ser feita em frascos de material inerte, como vidro neutro ou polietileno. Para avaliação da qualidade, a ISO 11133:2014 estabelece dois parâmetros, a resistividade e a contagem total de aeróbios mesófilos a 22 °C. A resistividade deve ser maior ou igual a 0,04MΩcm. Na prática esse parâmetro é controlado pela determinação da condutividade (inverso da resistividade), que deve ser menor ou igual a 25μS/cm, preferencialmente menor que 5μS/cm. A contagem total de aeróbios mesófilos (a 22±1 °C/68±4h) não deve ultrapassar 10^3 UFC/ml, preferencialmente 10^2 UFC/ml.

26.1.1.2. Fontes de nutrientes em meios de cultura

Os nutrientes necessários ao crescimento variam com o tipo de microrganismo. Alguns são muito versáteis e exigem poucos constituintes nutritivos (basicamente, uma fonte de carbono e uma fonte de nitrogênio) e outros são extremamente dependentes (chamados de fastidiosos), exigindo vitaminas, peptídeos ou aminoácidos específicos. As principais fontes de nutrientes usadas na formulação de meios de cultura são as peptonas, os extratos de carne, levedura ou malte, os carboidratos, os minerais e os metais essenciais.

Peptonas. Peptona é o nome genérico dos produtos da hidrólise ácida ou enzimática de proteínas de origem animal (carne, fígado, cérebro, coração, caseína, gelatina), vegetal (soja) ou microbiana (extrato de levedura). São ingredientes complexos, o que significa que sua exata composição não é conhecida. São fontes de nitrogênio, contendo peptídeos, aminoácidos e vitaminas, cujos tipos e quantidades variam em função da proteína utilizada e da forma como foi feita a hidrólise.

A hidrólise ácida ataca todas as ligações peptídicas das proteínas, liberando os aminoácidos. Alguns aminoácidos são totalmente perdidos, como o triptofano, outros são parcialmente quebrados, como a cistina, a serina e a treonina, e outros são convertidos à sua forma ácida, como a asparagina e a glutamina. As vitaminas podem ser total ou parcialmente destruídas, dependendo do grau de hidrólise. A hidrólise enzimática é mais branda e ataca apenas ligações peptdícas específicas da proteína, sendo mais utilizadas as seguintes enzimas:

a) **Enzimas do pâncreas** – atacam as ligações peptídicas envolvendo arginina, lisina, tirosina, triptofano, fenilalanina e leucina. Incluem principalmente a tripsina e a quimiotripsina, que quebram as proteínas em peptídeos e, em menor quantidade, as carboxipeptidases A e B, que produzem uma pequena fração de aminoácidos livres. A hidrólise com as enzimas do pâncreas é chamada digestão pancreática e resulta em uma mistura de aminoácidos e peptídeos de baixo peso molecular. A hidrólise com tripsina é chamada digestão tríptica.
b) **Pepsina** – enzima de origem animal, ataca as as ligações peptídicas envolvendo fenilalanina ou leucina, liberando predominantemente peptídeos. A hidrólise com pepsina é chamada digestão péptica e resulta em peptídeos de peso molecular relativamente alto.
c) **Papaína** – enzima de origem vegetal, ataca as as ligações peptídicas envolvendo arginina, lisina e fenilalanina, liberando predominantemente peptídeos.

As peptonas são comercializadas com várias denominações, dependendo da fonte da proteína, da forma de hidrólise e da marca do fabricante. Essas denominações comerciais foram utilizadas na descrição da formulação original de muitos meios de cultura, mas gradativamente têm sido substituídas pela denominação padrão estabelecida pela ISO 11133:2014, apresentada no Quadro 26.1.

Quadro 26.1. Denominação padrão da ISO 11133:2014 para peptonas.

ISO 11133:2014	Denominação em português	Produtos
Acid hydrolisate of casein	Hidrolizado ácido de caseína	Peptonas de caseína obtidas por hidrólise ácida.
Enzymatic digest of casein	Hidrolizado (enzimático) de caseína	Peptonas de caseína obtidas por digestão enzimática, incluindo, tríptica (tryptic digest of casein), péptica (peptic digest of casein) ou pancreática (pancreatic digest of casein) e triptona.
Enzymatic digest of soybean meal	Hidrolizado (enzimático) de soja	Peptonas de soja obtidas por digestão enzimática incluindo hidrólise com enzima de origem animal ou com papaína.
Enzymatic digest of animal tissues	Hidrolizado (enzimático) de tecido animal	Peptonas de tecido animal (carne) obtidas por digestão enzimática, incluindo péptica (peptic digest of meat) ou pancreática (pancreatic digest of meat).
Enzymatic digest of animal and plant tissues	Hidrolizado (enzimático) de tecido animal e vegetal	Peptonas mistas de tecido animal e vegetal, obtidas por digestão enzimática, incluindo tríptica (tryptic digest of animal and plant tissues) e triptose.
Enzymatic digest of heart	Hidrolizado (enzimático) de coração	Peptonas de coração obtidas por digestão enzimática.
Enzymatic digest of gelatin	Hidrolizado (enzimático) de gelatina	Peptonas de gelatina obtidas por digestão enzimática.

A seguir estão descritos os equivalentes comerciais mais comuns dos diversos tipos de peptonas usadas na formulação de meios de cultura. Os produtos de um mesmo grupo não são, necessariamente, equivalentes na composição final, que depende da matéria prima usada e do grau de hidrólise aplicado.

Peptonas de tecido animal obtidas por digestão enzimática

- Peptone A (Peptic Digest of Animal Tissue) (ACUMEDIA 7181)
- Peptone (BACTO™ 211677)
- Peptone Bacteriological (OXOID LP37)
- Peptone Bacteriological Neutralized (OXOID LP34)
- Peptone from meat (pancreatic) (MERCK 1.07214)
- Peptone from meat (peptic) (MERCK 1.07224)
- Peptona P (peptic) (OXOID LP49)
- Thiotone™ E Peptone (BBL™ 212302)

Peptonas de caseína obtidas por hidrólise ácida

- Acidicase™ Peptone (BBL™ 211843)
- Casamino Acids (BACTO™ 223050)
- Casamino Acids Technical (BACTO™ 223120)
- Casamino Acids Vitamin Assay (DIFCO™ 228830)
- Casein hydrolysate (acid) (MERCK 1.02245)
- Casein hydrolysate (acid) (OXOID LP41)
- Casein Acid Hydrolysate (ACUMEDIA 7229)

Peptonas de caseína obtidas por digestão pancreática

- Casitone (BACTO™ 225930)
- Pancreatic Digest of Casein (Peptone C) (ACUMEDIA 7179)
- Trypticase™ Peptone (BBL™ 211921)
- Tryptone (BACTO™ 211705)
- Tryptone (OXOID LP42)
- Tryptone (peptone from casein, pancreatic) (MERCK 1.07213)
- Tryptone (peptone from casein, pancreatic free from sulfonamides antagonists) (MERCK 1.02239)

Peptonas de gelatina obtidas por digestão pancreática

- Gelysate™ Peptone (BBL™ 211870)
- Pancreatic Digest of Gelatin (Peptone G) (ACUMEDIA 7182)
- Peptone from gelatin (pancreatic) (MERCK 1.07284)

Peptonas de soja obtidas por digestão com papaína

- Papaic Digest of Soybean Meal (Peptone S) (ACUMEDIA 7180)
- Phytone™ Peptone (BBL™ 211906)
- Peptone S Ultrafiltered (ACUMEDIA 7680)
- Soya peptone (peptone from soyameal, papainic) (MERCK 1.07212)
- Soya Peptone (OXOID LP44)

Peptona de soja obtida por digestão com enzima de origem animal

- Soytone (BACTO™ 243620)

Peptonas com teor elevado de peptídeos de alto peso molecular (proteoses)

- Proteose Peptone (BACTO™ 211684)
- Proteose Peptone (OXOID LP85)
- Proteose Peptone (MERCK 1.07229)

Peptonas mistas com elevada proporção de proteínas digeridas com tripsina

- Tryptose™ (BACTO™ 211713)
- Tryptose (OXOID LP47)
- Tryptose (triptic) (MERCK 1.10213)

Peptonas mistas

- Dipeptone (ACUMEDIA 7183)
- Neopeptone (BACTO™ 211681)
- Polypeptone™ (BBL™ 211910)
- Special Peptone (OXOID LP72)
- Universal Peptone M 66 (MERCK 1.07043)

Segundo o Merck Microbiology Manual (2005), dessa lista os seguintes produtos são equivalentes:

- Acidicase™ Peptone (BBL™ 211843) e Casein Hydrolysate (acid) (MERCK 1.02245 e OXOID LP41)
- Casamino Acids (BACTO™ 223050) e Casein Hydrolysate (acid) (MERCK 1.02245 e OXOID LP41)

- Gelysate™ Peptone (BBL™ 211870) e Peptone from gelatin (pancreatic) (MERCK 1.07284)
- Peptone (BACTO™ 211677), Peptone from meat (peptic) (MERCK 1.07224) e Peptone P (OXOID LP49)
- Peptone from meat (pancreatic) (MERCK 1.07214) e Peptone Bacteriological (OXOID LP37)
- Phytone™ Peptone (BBL™ 211906), Soya peptone (MERCK 1.07212) e Soya peptone (OXOID LP44)
- Thiotone™ E Peptone (BBL™ 212302) e Peptone from meat (peptic) (MERCK 1.07224)
- Trypticase™ Peptone (BBL™ 211921) e Tryptone (peptone from casein, pancreatic) (MERCK 1.07213)
- Tryptone (peptone from casein, pancreatic) (MERCK 1.07213) e Tryptone (OXOID LP42)
- Tryptose (triptic) (MERCK 1.10213) e Tryptose (OXOID LP47)

Extrato de carne, extrato de levedura e extrato de malte. Assim como as peptonas, os extratos também são ingredientes complexos, cuja exata composição não é conhecida. O extrato de carne (meat extract) é a infusão (caldo) obtido no cozimento da carne, concentrado ou desidratado. Contém frações hidrossolúveis de proteínas (aminoácidos, pequenos peptídeos), vitaminas, minerais, elementos traço e carboidratos (glicogênio). O extrato de levedura (yeast extract) é um autolisado das leveduras produzidas na fabricação de cerveja ou das leveduras de panificação. É considerado uma fonte rica em aminoácidos e vitaminas do complexo B, contendo ainda proteínas, carboidratos e micronutrientes. O extrato de malte (malt extract) é preparado através da extração de constituintes solúveis de grãos germinados, evaporados em baixa temperatura até a secagem. Conserva os componentes nitrogenados e os carboidratos.

Carboidratos. Os carboidratos, particularmente a glicose, são a fonte de carbono e energia utilizadas pela maioria dos microrganismos. Alguns grupos ou gêneros de bactérias não crescem na ausência desses componentes e a capacidade de utilizar um determinado tipo de carboidrato é característica de cada espécie microbiana. Essa diferença é explorada nas formulações, para favorecer ou diferenciar microrganismos específicos. Os carboidratos mais usados em meios de cultura são as pentoses (arabinose, xilose), as hexoses (glicose, frutose, galactose, manose), os dissacarídeos (sacarose, lactose, maltose), os polissacarídeos (amido), os glicosídeos (esculina, salicina) e os açúcar-alcoóis (sorbitol, dulcitol, manitol, adonitol, glicerol). As características mais verificadas a partir de carboidratos são a produção de ácido e a produção de gás.

Minerais e metais essenciais. Há muitos componentes inorgânicos essenciais ao crescimento microbiano, classificados, como macro componentes (macronutrientes) típicos (Na, K, Cl, P, S, Ca, Mg, Fe) e micro componentes (micronutrientes) típicos (Zn, Mn, Br, B, Cu, Co, Mo, V, Sr). Muitos deles estão presentes nas peptonas e extratos, não sendo necessariamente adicionados na formulação.

26.1.1.3. Agentes seletivos

Agentes seletivos são compostos inibidores do crescimento de microrganismos, adicionados aos meios de cultura para inibir as espécies sensíveis e favorecer (selecionar) as resistentes. Os mais utilizados são os antibióticos, os sais biliares e compostos químicos diversos.

Antibióticos. Os antibióticos mais amplamente utilizados são a polimixina B, a ampicilina, a novobiocina, a D-cicloserina, a oxitetraciclina, a vancomicina, a trimetoprima, a cicloheximida e o moxalactam.

Bile e sais biliares. A bile é um produto do fígado, composto por ácidos graxos, ácidos biliares, sais inorgânicos, sulfatos, pigmentos biliares, colesterol, mucina, lecitina, ácido glicurônico, porfirinas e uréia. No fígado, os ácidos biliares são conjugados com glicina ou taurina, para destoxificação, passando para a forma de sais biliares. Os ácidos e os sais biliares têm ação sobre bactérias Gram positivas e a bile ou esses derivados são usados em meios seletivos, para o isolamento de bactérias Gram negativas. Os produtos mais usados como ingredientes são:

- **Bile desidratada, Oxbile, Oxgall.** A bile desidratada é preparada a partir da bile recém obtida de boi ou carneiro, evaporada e desidratada. O produto preparado a partir de bile de boi é comumente chamado de oxbile ou oxgall.
- **Sais biliares**. Um refinamento no uso da bile é a extração dos sais biliares, separando-os dos demais constituintes da bile. A mistura em pó é composta principalmente de glicolato de sódio e taurocolato de sódio.
- **Sais biliares Nº 3**. São uma fração modificada dos sais biliares, com ação inibitória em concentrações bem menores (menos de um terço da concentração dos sais biliares).
- **Desoxicolato de sódio**. Sal do ácido desoxicólico, que é o ácido biliar com maior efeito antibacteriano. É obtido por um processo de separação dos demais sais biliares, sendo utilizado com um sal relativamente puro.

Compostos químicos. Os compostos químicos incluem iodo, tetrationato de sódio, azida de sódio, corantes (verde brilhante, verde de malaquita), metais (selenito de sódio, telurito de potássio) e surfactantes (lauril sulfato de sódio).

26.1.1.4. Agentes diferenciais

Os agentes diferenciais são compostos utilizados para verificar características típicas de espécies de microrganismos, permitindo diferenciá-las de outras espécies. Os mais utilizados são os indicadores de pH e os indicadores de sulfeto de hidrogênio (H_2S).

Indicadores de pH. Os indicadores de pH são utilizados para diferenciar os microrganismos que produzem dos que não produzem ácido ou base durante o crescimento. A produção de ácidos é resultante da fermentação de carboidratos e a produção de base (amônia) é resultante da descarboxilação de aminoácidos ou da hidrólise da ureia.

Os indicadores de pH mudam de cor em determinadas faixas de pH e os mais utilizados em meios de cultura são os descritos a seguir:

Indicador	pH de viragem
Azul de bromotimol	6,1 = amarelo, 7,7 = azul
Azul de timol	8,0 = amarelo, 9,6 = azul
Púrpura bromocresol	5,4 = amarelo, 7,0 = púrpura (roxo)
Vermelho de cresol	7,4 = amarelo, 9,0 = vermelho
Vermelho de fenol	6,9 = amarelo, 8,5 = vermelho
Vermelho Neutro	6,8 = vermelho, 8,0 = amarelo

Indicadores de sulfeto de hidrogênio (H_2S). Os indicadores de H_2S são compostos de ferro (citrato férrico, citrato férrico amoniacal e sulfato férrico amoniacal), utilizados para diferenciar microrganismos que produzem dos que não produzem H_2S, no metabolismo de aminoácido sulfurados. Quando esses compostos reagem com o H_2S, é produzido sulfeto de ferro, um composto preto e solúvel, que se difunde e provoca o escurecimento do meio de cultura.

Outros agentes diferenciais. Outros agentes diferenciais bastante utilizados são a gema de ovo, para diferenciar os microrganismos que produzem dos que não produzem enzimas lipolíticas, a esculina, para diferenciar os microrganismos que hidrolizam dos que não hidrolizam esse composto e o sangue, para diferenciar os microrganismos que causam dos que não causam hemólise.

26.1.1.5. Agentes redutores

Agentes redutores podem ser adicionados aos meios de cultura com duas finalidades. A primeira é produzir um ambiente reduzido (anaeróbio), com potencial de óxido redução (redox) favorável ao crescimento de microrganismos estritamente anaeróbios. Para essa finalidade, a cisteína e o tioglicolato são os agentes redutores mais usados no preparo de meios de cultura. A segunda é indicar visualmente (por mudança de cor) o potencial de óxido redução do meio de cultura. Para essa finalidade os indicadores redox mais utilizados são a resazurina e o azul de metileno.

26.1.1.6. Agentes tamponantes

Os agentes tamponantes são utilizados para manter o pH dos meios de cultura nas faixas ideais de crescimento dos microrganismos a que se destinam. O pH pode sofrer variações significativas após a adição de uma amostra ácida ou básica ou após a produção de ácidos ou bases no crescimento. Os agentes tamponantes mais usados são os fosfatos, os citratos e os acetatos.

26.1.1.7. Substratos cromogênicos e fluorogênicos

São compostos adicionados aos meios de cultura para verificar a produção de enzimas características de certos grupos ou espécies de microrganismos. Quando utilizados como substrato por essas enzimas, são formados produtos de reação coloridos ou fluorescentes, que permitem detectar a ocorrência da reação. Os mais utilizados são:

- **X-β-D-Glicuronídeo (5-bromo-4-cloro-3-indolil-β-D-glicuronídeo)**. Também chamado de BCIG, é um substrato cromogênico para a enzima β-glicuronidase, característica de *E. coli*. O produto formado na reação é azul.
- **MUG (4-metilumbeliferil-β-D-glicuronídeo)**. Substrato fluorogênico para a enzima β-glicuronidase, característica de *E. coli*. O produto formado na reação é azul fluorescente sob luz UV (336nm).
- **ONPG (Orto-nitrofenil-β-D-galactopiranosídeo)**. Substrato cromogênico para a enzima β-gactosidase, característica dos coliformes totais. O produto formado na reação é amarelo.
- **Salmon-Gal (6-cloro-3-indolil-β-D-galactopiranosídeo)**. Substrato cromogênico para a enzima β-galactosidase, característica dos coliformes totais. O produto formado na reação é salmão a vermelho.
- **X-Gal (5-bromo-4-cloro-3-indolil-β-D-galactopiranosídeo)**. Substrato cromogênico para a enzima β-galactosidase, característica dos coliformes totais. O produto formado na reação é intensamente azul.
- **X-Glu (5-bromo-4-cloro-3-indolil-β-D-glicopiranosídeo)**. Substrato cromogênico para a enzima β-glicosidase, característica de enterococos. O produto formado na reação é intensamente azul.
- **X-Alfa-Glicosídeo (5-bromo-4-cloro-3-indolil-α-D-glicopiranosídeo)**. Substrato cromogênico para a enzima α-glicosidase, característica de *Cronobacter*. O produto formado na reação é verde ou verde azulado.
- **X-inositol phosphate (5-bromo-4-cloro-3-indoxil-mio-inositol-1-fosfato)**. Substrato cromogênico para a enzima fosfatidil inositol fosfolipase C (PI-PLC), característica de *Listeria monocytogenes* e *Listeria ivanovii.*
- **X-beta-D-celobiopiranosídeo**. Substrato cromogênico para a enzima beta-celobiosidase, característica de *Cronobacter*.

26.1.1.8. Ágar

O ágar-ágar é o agente gelificante mais usado em meios de cultura, embora alguns meios ainda utilizem a gelatina. É obtido de algas marinhas agarofíticas, principalmente *Gelidium*, *Gracilaria* e *Pterocladia*. É extraído como uma solução aquosa em temperaturas superiores a 100 °C, filtrado, desidratado e moído até a forma de pó. É inerte à ação microbiana, solúvel em água quente mas não em água fria, solidifica entre 32 e 39 °C, funde a mais de 84 °C e forma géis fortes e reversíveis, em concentrações baixas (1,2 a 1,5%). O produto processado para fins microbiológicos tem alta pureza e não é tóxico. É hidrolizado com calor em pH ácido, perdendo a capacidade gelificante se aquecido em meios com pH inferior a 5,0.

26.1.2. Classificação dos meios de cultura

A ISO 11133:2014 classifica os meios de cultura em função da composição, da consistência, da forma de preparação e da função.

26.1.2.1. Classificação pela composição

Meios quimicamente definidos. São meios formulados com ingredientes de composição química definida, cuja estrutura molecular e grau de pureza são conhecidos.

Meios complexos. Chamados de meios quimicamente indefinidos na ISO 11133:2014, são aqueles que contêm em sua formulação ingredientes complexos (peptonas, extratos de carne, extrato de levedura, extrato de malte, sangue, bile desidratada, sais biliares, ágar), cuja composição exata não é conhecida.

Meios cromogênicos ou fluorogênicos. São meios contendo substratos cromogênicos e/ou fluorogênicos, para verificar a produção de enzimas características de certos grupos ou espécies de microrganismos.

26.1.2.2. Classificação pela consistência

Meios líquidos. Também chamados de caldos, são meios constituídos de uma solução aquosa dos ingredientes da formulação. Em alguns caldos são adicionadas partículas sólidas, como no PE-2 (contém ervilhas) e no Meio de Carne Cozida (contém partículas de carne). São acondicionados em tubos ou frascos.

Meios sólidos. Também chamados de ágar, porque contém ágar como agente gelificante, em concentração de 1,5% ou em redor. A consistência é firme e não apresenta fluidez. São acondicionados em placas de Petri ou em tubos, estes últimos podendo ou não ser inclinados durante a fase de solidificação, formando uma rampa. Em alguns meios é usada gelatina em lugar do ágar.

Meios semissólidos. Contém ágar em concentração de 0,3% ou em redor, com consistência fluída. São acondicionados em tubos, não inclinados.

26.1.2.3. Classificação pela forma de preparação

Meios prontos para uso. São meios de cultura disponíveis comercialmente já preparados e estéreis. Podem vir distribuídos em placas ou tubos, não exigindo qualquer manipulação no laboratório, ou exigindo apenas a posterior fusão e/ou suplementação antes do uso.

Meios desidratados. São formulações completas ou semi completas (bases) de meios de cultura, disponíveis comercialmente na forma desidratada. As formulações completas exigem a hidratação, a esterilização e a distribuição em placas, tubos ou frascos no laboratório. As bases exigem ainda a preparação individual de alguns componentes da formulação (suplementos), que são sensíveis ao calor e não fazem parte da formulação comercial. Os suplementos são preparados e esterilizados separadamente, geralmente por filtração, sendo então adicionados às bases estéreis. Vários suplementos encontram-se disponíveis comercialmente na forma desidratada, já estéreis, requerendo apenas a hidratação para adição nos meios de cultura.

Meios formulados. São meios de cultura totalmente preparados no Laboratório, a partir dos ingredientes individuais de sua formulação.

26.1.2.4. Classificação pela função

Meios de transporte. Meios cuja função é manter a viabilidade dos microrganismos durante o intervalo de tempo entre a coleta e a análise da amostra. Geralmente contém componentes que impedem a multiplicação dos microrganismos, mas garantem a sua preservação.

Meios de manutenção. Meios para manutenção de culturas em estoque por longos períodos de tempo, preservando a viabilidade.

Meios de ressuscitação. Meios para reparação de células injuriadas, permitindo a recuperação de sua capacidade normal de crescimento, sem necessariamente promover a multiplicação.

Meios de enriquecimento. Meios predominantemente líquidos, com composição particularmente favorável à multiplicação dos microrganismos a que se destinam. Podem ser não seletivos, seletivos ou seletivos diferenciais.

- Meios de enriquecimento não seletivo. Destinam-se ao enriquecimento de microrganismos em geral, favorecendo a multiplicação da maioria. Nos ensaios com duas fases de enriquecimento, o meio usado na primeira fase geralmente é chamado de meio de pré-enriquecimento.
- Meios de enriquecimento seletivo. Destinam-se ao enriquecimento de microrga-

nismos específicos, contendo agentes seletivos para inibir a maioria dos outros.

- Meios de enriquecimento seletivo diferencial. Destinam-se ao enriquecimento e diferenciação de microrganismos específicos. Contém agentes seletivos, para inibir a maioria da microbiota acompanhante, e agentes diferenciais, para verificar uma ou mais características típicas do microrganismo alvo.

Meios de isolamento/plaqueamento. Podem ser meios sólidos em placas, que objetivam favorecer a multiplicação dos microrganismos e isolar uns dos outros, através da formação de colônias separadas. Nessa forma são comumente chamados de meios de plaqueamento e usados na contagem padrão em placas ou na inoculação por estrias de esgotamento. Também podem ser meios sólidos ou semi sólidos em tubos, para onde são normalmente transferidas (repicadas) as culturas (puras) obtidas em colônias isoladas. Assim como os meios de enriquecimento, os meios de isolamento podem ser não seletivos, seletivos ou seletivos diferenciais.

- Meios de isolamento/plaqueamento não seletivo. Destinam-se ao isolamento e/ou contagem de microrganismos em geral, favorecendo a multiplicação da maioria.
- Meios de isolamento/plaqueamento seletivo. Destinam-se ao isolamento e/ou contagem de microrganismos específicos, contendo agentes seletivos para inibir a maioria dos outros.
- Meios de isolamento/plaqueamento seletivo diferencial. Destinam-se ao isolamento e/ou contagem de microrganismos específicos, contendo agentes seletivo, para inibir a maioria dos outros, e agentes diferenciais, para verificar características típicas que diferenciem o alvo dos outros.

Meios de identificação. São meios para inoculação de culturas puras e verificação de características típicas para identificação. Alguns são usados também como meio de isolamento, no repique direto de colônias isoladas em meios de plaqueamento.

26.2. Procedimento para preparação de meios de cultura

Os procedimentos apresentados a seguir são gerais e aplicam-se a uma grande parte dos meios utilizados na análise de alimentos. Há, entretanto, vários outros que seguem procedimentos diferenciados, descritos no Anexo 1. Antes de preparar qualquer meio de cultura pela primeira vez, consultar o Anexo 1, para familiarizar-se com essas variações.

Sempre que disponíveis, meios desidratados são mais recomendados do que meios formulados no laboratório. Qualquer exceção a essa regra é citada nos capítulos específicos dos ensaios em que o meio seja utilizado.

Os meios desidratados devem ser preparados e estocados de acordo com a orientação do fabricante, mesmo quando diferentes das recomendações apresentadas neste Capítulo. Qualquer exceção a essa regra é citada no Anexo 1 ou nos capítulos específicos dos ensaios em que o meio seja utilizado.

26.2.1. Armazenamento dos insumos para preparo de meios de cultura

Até o momento do uso, todos os insumos adquiridos para o preparo de meios de cultura devem ser estocados sob condições que garantam sua integridade. A maioria dos produtos traz no rótulo orientações sobre a forma de estocagem, bem como a data de validade. Essas orientações devem ser seguidas, sempre que disponíveis. Além disso, alguns outros cuidados devem ser observados:

- As embalagens não devem ser abertas até o momento do uso, mantendo-se os selos e lacres originais, enquanto permanecerem no estoque.
- Ao colocar em uso, sempre retirar do estoque o frasco mais antigo primeiro e verificar a validade e as características do material. Frascos vencidos e/ou com absorção de umidade (endurecimento e perda da fluidez do pó) e/ou alteração de cor devem ser descartados.

- Registrar a data em que o frasco foi aberto e colocado em uso.
- Depois de abertos, estocar os frascos em local seco, protegidos da umidade, mantendo as tampas sempre bem fechadas. Material altamente higroscópico, com advertência em rótulo, deve ser mantido em dessecador.
- Corantes e meios que contenham corantes devem ser protegidos da luz. De maneira geral, as embalagens originais são adequadas para esse fim.
- Nunca transferir meios e reagentes para embalagens diferentes da original.

26.2.2. Pesagem e reidratação

Nessa etapa é recomendável o uso de máscaras, para evitar a inalação dos pós, geralmente muito finos. Vários meios de cultura contém substâncias tóxicas.

Em um frasco de material inerte, de tamanho adequado, colocar parte da água necessária para a rehidratação do material. Usar água de qualidade adequada para o preparo de meios de cultura, conforme especificação do item 26.1.1.1.

Pesar cuidadosamente a quantidade adequada do meio desidratado ou dos ingredientes individuais, transferindo cada componente para o frasco de água. Agitar com uma bagueta, desfazendo qualquer grumo que venha a se formar. Adicionar o restante da água necessária para completar o volume final, agitando novamente.

26.2.3. Dissolução e dispersão

Se o meio for líquido, agitar o material até a completa dissolução, aquecendo, se necessário. Se o meio for sólido contendo ágar, deixar de molho por alguns minutos e então aquecer em banho fervente, agitando frequentemente até a fusão do ágar. O aquecimento também pode ser feito em chapa aquecida, magnética ou não, ou em chama de bico de Bunsen, usando uma chapa entre a chama e o frasco. Nesses casos, deve-se tomar cuidado para não queimar o material no fundo do frasco, agitando constantemente.

Alguns meios sólidos não podem ser esterilizados em autoclave, sendo apenas fervidos nessa etapa de dissolução e dispersão. Se for necessária a distribuição em placas, fazer a verificação e o ajuste do pH logo depois da fervura (seguir a orientação do item 26.2.8) e distribuir imediatamente nas placas. Não permitir que esses meios solidifiquem antes do plaqueamento, porque não podem ser reaquecidos.

26.2.4. Verificação e ajuste do pH antes da esterilização

Segundo a ISO 11133:2014, os meios desidratados podem sofrer variação de pH depois da esterilização, sendo necessária uma verificação posterior (item 26.2.8.abaixo). Desde que preparados com água de boa qualidade, a verificação e o ajuste antes da esterilização não é necessária.

Utilizar um pHmetro acertado previamente com soluções tampão à temperatura ambiente. No momento da leitura, o meio deve estar à mesma temperatura das soluções tampão, porque leituras errôneas podem ser obtidas se esse cuidado não for observado. Os pHmetros são designados para determinar diferenças de pH entre duas soluções à mesma temperatura. O sistema de ajuste do aparelho, para leitura em diferentes temperaturas, não permite corrigir diferenças de temperatura entre os tampões e o meio de cultura. Para ajustar o pH do meio, adicionar uma solução de hidróxido de sódio (NaOH) ou de ácido clorídrico (HCl), preparadas em concentração adequada. Essa concentração deve ser tal que o volume de NaOH ou HCl adicionado não seja superior a 10% do volume de meio de cultura.

26.2.5. Distribuição

Distribuir o meio em tubos ou frascos apropriados ao uso nos ensaios, garantindo um espaço livre suficiente para que não ocorra transbordamento de material durante a esterilização (ISO 11133:2014). Como orientação, garantir que o ponto central no interior do volume de meio não fique a mais de 2,5cm da superfície do líquido ou das paredes do frasco. Isso assegura um rápido equilíbrio da temperatura, quando o meio é colocado em banho maria (Taylor & Pérez, 2015).

Os meios utilizados em placas não são distribuídos nas placas nessa etapa, mas sim, depois da esterilização. Nesse caso, acondicionar em frascos que permitam a posterior transferência do fluído fundido para as placas.

Os meios utilizados em tubos são distribuídos nos tubos nessa etapa, antes da esterilização. Os meios sólidos devem ser fundidos e bem homogeneizados antes da distribuição, para que todas as alíquotas transferidas para os tubos contenham a mesma quantidade de ágar. Se a homogeneização não for cuidadosa, o meio pode não solidificar em alguns tubos.

Nos tubos de meios líquidos em que é recomendado o uso de tubos de Durham para a coleta de gases, o Durham deve ser colocado nessa etapa, antes da esterilização. Colocar os Durham nos tubos vazios e depois distribuir o meio de cultura. Não é necessario que os Durham sejam preenchidos pelo líquido na distribuição, isso vai ocorrer naturalmente durante a esterilização.

Nos tubos de meios sólidos que são inclinados, a inclinação não é feita nessa etapa, mas sim, depois da esterilização, durante a solidificação.

26.2.6. Esterilização pelo calor úmido

A maioria dos meios de cultura são esterilizados pelo calor úmido, porém, há meios sensíveis ao calor que são esterilizados por filtração ou simplesmente fervidos. A forma de esterilização recomendada para cada meio citado no manual é especificada no Anexo 1.

Preparação do material para esterilização. Esterilizar o material no máximo uma hora depois da preparação. Fundir os meios contendo ágar antes da esterilização. Cobrir as tampas dos frascos com papel alumínio ou papal kraft amarrado, para proteção contra recontaminação e evaporação durante a estocagem posterior. Afrouxar as tampas dos frascos e tubos com tampa de rosca, para permitir a entrada do vapor.

Carregamento da autoclave. Não encher demasiadamente a autoclave, para não interferir na exaustão de ar e entrada de vapor. Manter entre os frascos uma distância mínima de aproximadamente 1cm, em todas as direções. Não esterilizar frascos com volume de meio maior do que 3 a 4% da capacidade da autoclave.

Ciclo de esterilização. A esterilização pelo calor úmido deve ser feita em autoclaves a vapor saturado, operando com o binômio temperatura/tempo de 121 °C/15min. A temperatura deve subir lentamente, até atingir 121 °C, mas o tempo de subida não deve ultrapassar dez minutos, a partir do início da exaustão de ar. Terminada a esterilização, a pressão deve ser reduzida gradualmente (em não menos do que 15min) porque os líquidos estão a uma temperatura acima do seu ponto de ebulição, podendo ferver e vazar.

Há meios de cultura que são esterilizados sob outras condições, especificadas no Anexo 1, principalmente aqueles que contém carboidratos sensíveis, esterilizados a 116 ou 118 °C. Para frascos com volume maior do que um litro recomenda-se que o ciclo de esterilização seja adaptado, se necessário, seguindo a instrução do fabricante do equipamento.

Monitoramento do processo de esterilização. Recomenda-se o uso de indicadores químicos e biológicos.

- Indicadores químicos comprovam a exposição do material ao calor, embora não garantam que o mesmo esteja esterilizado. Devem ser utilizados em cada batelada, na forma de fitas ou selos adesivos, observando-se, a cada uso, se a fita ou selo indica a aplicação do calor. Equivalentes comerciais: Fita de Autoclave 3M 1222 (cor creme claro com listras intermitentes diagonais brancas, impregnadas de substância química indicadoras de processo que, após o ciclo, mudam para cor cinza a grafite).
- Indicadores biológicos avaliam a eficácia da esterilização, podendo ser utilizadas fitas de papel impregnadas com esporos viáveis de *Geobacillus stearothermophilus* ATCC 7953, na quantidade de $5x10^5$ a $5x10^6$ esporos por

fita, ou ampolas com a suspensão de esporos. Colocar uma ou mais fitas ou ampolas no centro da carga, preferencialmente dentro de um frasco similar aos que estiverem sendo processados. Após a esterilização, incubar as fitas ou ampolas a 55 °C por 48 horas, não devendo ser observado crescimento. Equivalentes comerciais: 3M Attest™ 1262, Merck Sterikon Plus Bioindicator 1.10274.

Os indicadores químicos e biológicos não detectam superaquecimento, que pode ocorrer principalmente quando frascos de volume maior que um litro são submetidos à esterilização. As principais indicações de superaquecimento são: perda do poder gelificante do ágar, alteração significativa do pH do meio, alteração da cor do meio, escurecimento de meios contendo açúcar (reação de Maillard), formação de precipitados, perda do poder seletivo e perda de produtividade (crescimento pobre). Recomenda-se que a temperatura do processo de esterilização seja monitorada com termopares, para assegurar-se de que o valor especificado foi atingido e não ultrapassado.

26.2.7. Esterilização por filtração

A esterilização por filtração é utilizada para alguns poucos meios de cultura sensíveis ao calor e, mais frequentemente, para a esterilização de suplementos, que serão adicionados à bases de meios de cultura, previamente esterilizadas por calor úmido. Consiste na passagem do material por um filtro membrana estéril, com poro de 0,2 ou 0,45µm, que retém os microrganismos. Só é aplicável a líquidos límpidos e sem sólidos em suspensão. As membranas podem ser feitas de éster de celulose, nylon ou politetrafluoroetileno. São comercializadas já estéreis ou não, no segundo caso devendo ser esterilizadas em autoclave (121 °C/15min).

A esterilização por filtração pode ser feita de duas formas: filtração à vácuo, utilizando um conjunto de filtração, ou filtração sob pressão, utilizando seringas.

Esterilização por filtração à vácuo em conjuntos de filtração. O conjunto de filtração é composto de um porta filtro, um tubo acomodado no interior de um kitásato e um copo de filtração. O porta filtro é um tipo de funil cuja parte superior é plana, para acomodar o filtro membrana e, sobre essa, o copo de filtração, preso por uma presilha. A parte inferior do porta filtro é acoplada ao tubo, no interior do kitasato que, conectado à uma bomba de vácuo, força a passagem do líquido pela membrana, sendo recolhido no tubo. Antes do início da filtração, o porta filtro deve ser acoplado ao tubo no kitasato, embrulhado e esterilizado em autoclave (121 °C/30min). Na saída do kitasato para a bomba de vácuo deve ser colocado um tampão de algodão. Os copos de filtração devem ser embrulhados separadamente e também esterilizados em autoclave (121 °C/30min). Alternativamente podem ser utilizados copos descartáveis estéreis.

No momento do uso, desembrulhar as duas partes em uma câmara de fluxo laminar. Preparar o conjunto ajustando a membrana no porta filtro (com a face quadriculada para cima) e o copo de filtração sobre a membrana. Conectar o kitasato à bomba de vácuo, para proceder à filtração. Após a passagem do líquido, retirar o copo, desconectar o porta filtro e, com uma pinça flambada, retirar o tubo e fechar imediatamente.

Esterilização por filtração sob pressão usando seringas. As seringas permitem a filtração de menores volumes. As membranas são adquiridas já esterilizadas, em um aparato de filtração também estéril, que pode ser acoplado às seringas de vidro ou plástico, como as vendidas em farmácias. No momento do uso, coletar o líquido na seringa, puxando o embolo para fora. Em uma capela de fluxo laminar, abrir o aparato de filtração, acoplar à seringa e forçar o embolo para baixo, recolhendo o líquido filtrado em um tubo estéril.

26.2.8. Verificação depois da esterilização

Depois da esterilização, todos os meios devem ser verificados quanto à cor, consistência, pH e esterilidade.

Verificação do pH. Para a verificação do pH recomenda-se que seja utilizado um pHmetro, ajustado previamente, com soluções tampão à temperatura ambiente. No momento da leitura, o meio deve estar à mesma temperatura das soluções tampão, porque leituras errôneas podem ser obtidas se esse cuidado não for observado. Os pHmetros são designados para determinar diferenças de pH entre duas soluções à mesma temperatura. O sistema de ajuste do aparelho, para leitura em diferentes temperaturas, não permite corrigir diferenças de temperatura entre os tampões e o meio de cultura.

Para meios líquidos, retirar assepticamente uma alíquota de volume conhecido, resfriar à temperatura ambiente e verificar o pH. O valor obtido deve ser o especificado para aquele meio de cultura, com uma variação de ±0,2 unidades de pH, a menos que outra orientação seja apresentada no Anexo 1.

Para meios contendo ágar, retirar uma alíquota assepticamente, resfriar à temperatura ambiente, macerar o material sólido e verificar o pH.

No caso de meios que não podem ser esterilizados em autoclave, sendo apenas fervidos, a verificação do pH deve ser feita logo depois da fervura (resfriando antes).

Verificação da esterilidade. Para a verificação da esterilidade recomenda-se duas alternativas. Uma é incubar, antes do uso, uma amostra representativa de cada batelada de material esterilizado, na mesma condição em que os meios serão utilizados nos ensaios. Outra é incubar, junto com os meios inoculados nos ensaios, amostras não inoculadas dos meios da mesma batelada.

26.2.9. Preparação dos suplementos para meios de cultura

A preparação de suplementos varia caso a caso, devendo ser seguidas as orientações do Anexo 1. O principal cuidado deve ser a manipulação de produtos em pó contendo agentes tóxicos, particularmente antibióticos. Utilizar máscaras e evitar a dispersão dos pós, que podem provocar reações alérgicas.

26.2.10. Estocagem dos meios esterilizados até o momento do uso

Estocar os meios de cultura estéreis em local limpo, livre de poeira, não exposto à luz solar direta e descontaminado periodicamente, para prevenir a perda de esterilidade.

26.2.10.1. Recomendações da ISO 11133:2014 Amd 1:2018 Amd 2:2020

Registrar sempre a data da preparação e a data de validade.

No caso de meios basais (em frascos ou tubos), antes da adição dos suplementos, estocar por três a seis meses sob refrigeração (5±3 °C). Depois da adição dos suplementos, usar no mesmo dia (exceto se houver outra recomendação no capítulo especifico) e não fundir novamente.

Meios completos que não contém ingredientes sensíveis ao calor, embora não citados pela ISO 11133:2014, geralmente são estocados como os meios basais, enquanto não distribuídos em placas.

No caso de meios distribuídos em placas, estocar por duas a quatro semanas sob refrigeração (5±3 °C). A quantidade de meio deve ser maior do que os 15 ml normalmente adicionados às placas de 90 mm que serão utilizadas no mesmo dia. Os meios contendo corantes ou outros ingredientes sensíveis devem ser protegidos da luz. É recomendável que as placas sejam envolvidas por filme ou bolsas plásticas, prevenindo a desidratação e a contaminação acidental. Para evitar condensação, as placas devem ser resfriadas antes de embrulhar com filme plástico.

Em qualquer caso, se for verificada perda de umidade, mudança de cor, crescimento microbiano ou qualquer outra alteração, descartar.

26.2.10.2. Recomendações do *Standard Methods for the Examination of Water and Wastewater*

A parte 9020B (Tabela 9020:V) da 23ª edição do *Standard Methods for the Examination of Water and Wastewater* (Braun-Howland & Hunt, 2017) traz as recomendações apresentadas no Quadro 26.2, a seguir, para estocagem de meios de cultura.

Quadro 26.2. Condição de estocagem de meios de cultura recomendados na 23ª edição do *Standard Methods for the Examination of Water and Wastewater* (Braun-Howland & Hunt, 2017), parte 9020B, Tabela 9020:V.

Meio	Tempo e condição de estocagem
Caldo em frasco com tampa de rosca	Até 96h sob refrigeração (2-8 °C).
Meios sólidos (agar) ou caldo em tubos com tampa não rosqueada	Até duas semanas sob refrigeração (2-8 °C).
Meios sólidos (agar) distribuído em placas	Até duas semanas sob refrigeração (2-8 °C).
Meios sólidos (agar) ou caldo em tubos com tampa rosqueada	Até três meses à temperatura ambiente (<30 °C).
Grandes volumes de meio sólido (agar) em frasco com tampa rosqueada	Até três meses sob refrigeração (2-8 °C).

26.2.11. Preparação dos meios no momento do uso

A preparação dos meios de cultura no momento do uso varia caso a caso, podendo envolver as seguintes etapas: fusão do ágar em meios sólidos, adição de suplementos a meios basais, distribuição de meios de plaqueamento em placas, secagem de meios em placas para inoculação em superfície e desaeração de meios para microrganismos anaeróbios.

Fusão do ágar em meios sólidos.
A ISO 11133:2014 recomenda que a fusão seja feita em banho maria, sob fervura, ou por outro processo que dê o mesmo resultado. O tempo de aquecimento deve ser o mínimo necessário para a fusão, para evitar super aquecimento. Retirar do banho imediatamente após a fusão, resfriar a 47-50 °C e manter a essa temperatura até o momento do uso, em banho ou estufa com temperatura controlada. Usar em quatro horas, no máximo.

Adição de suplementos a meios basais.
A ISO 11133:2014 recomenda que os suplementos sejam adicionados ao meio resfriado a cerca de 50 °C. Se retirados do refrigerador, aguardar que atinjam a temperatura ambiente antes de adicionar a meios sólidos, para que não ocorra solidificação do ágar. Misturar delicadamente e distribuir em placas imediatamente, porque esse tipo de meio não pode ser reaquecido.

Distribuição de meios sólidos em placas.
A ISO 11133:2014 recomenda que seja adicionada às placas uma quantidade de meio suficiente para formar uma camada de 3mm. Para placas de 90mm de diâmetro, normalmente são requeridos 18 a 20 ml de meio. No caso de placas que serão estocadas, incubadas por mais de 48h ou incubadas em temperatura acima de 40 °C, é necessária uma quantidade maior de meio. Colocar as placas em uma superfície plana e fria, para solidificação.

Secagem de meios em placas para inoculação em superfície. Pode ser feita de três formas: **a)** em capela de fluxo laminar, mantendo as tampas parcialmente abertas por meia a uma hora, **b)** em estufa a 50 °C, mantendo as placas viradas para baixo, sem as tampas, por duas horas (descontaminar a superfície de contato antes de colocar as placas) ou **c)** em estufa a 25-30 °C por 18 a 24 horas.

Desaeração de meios para microrganismos anaeróbios. Afrouxar as tampas dos tubos ou frascos e ferver em banho por 15 minutos. Apertar as tampas e resfriar imediatamente em banho de gelo.

26.3. Referências

BRAUN-HOWLAND, E. & HUNT, M.E., 2017. Microbiological examination. In: BAIRD, R.B., EATON, A.D & RICE, E.W. (eds), *Standard Methods for the Examination of Water & Wastewater*. 23rd edition. Washington, DC: American Public Health Association (APHA), American Water Works Association (AWWA) & Water Environment Federation (WEF). Part 9000, pp. 9.1 to 9.233.

ISO 11133. *Microbiology of food, animal feed and water – Preparation, production, storage and performance testing of culture media.* 1st edition, 2014, Amendment 1, 2018, Amendment 2, 2020. The International Organization for Standardization.

TAYLOR, T.M. & PÉREZ, K.L., 2015. Microbiological media, reagents and stains. In: SALFINGER, Y. & TORTORELLO, M.L. (eds), *Compendium of Methods for the Microbiological Examination of Foods*. 5th edition. Washington, DC: American Public Health Association (APHA). Chapter 67, pp.885-950.

ANEXO 1

Preparo de meios e reagentes para as análises

Revisões da 6ª edição

Ágar (Caldo) Acetamida (revisão) adicionar 8 ml/tubo.

Ágar (Caldo) Bacillus acidoterrestris (revisão) na formulação, forma de preparação e equivalentes comerciais.

Ágar Charcoal Cefoperazona Desoxicolato Modificado (revisão) na forma de estocagem.

Ágar Citrato de Simmons (revisão) a ISO 10273:2017 utiliza o meio em placas (15 ml/placa).

Ágar Columbia Sangue (revisão) no tipo de sangue utilizado e na forma de preparação e estocagem.

Ágar Fenilalanina Deaminase (revisão) no tempo de esterilização.

Ágar Lisina Ferro Duplamente Modificado (revisão) na forma de preparação.

Ágar Nitrato Motilidade (complementado) com informações da ISO 7937:2004 sobre pH final e forma de estocagem.

Ágar Oxoid Listeria Cromogênico (complementado) com informações do fabricante sobre composição e forma de preparação.

Agar Pirazinamidase (revisão) da composição e forma de preparação.

Ágar Rainbow O157 (complementado) com informações do fabricante sobre a composição.

Ágar Rapid'L.mono (complementado) com informações do fabricante sobre a composição.

Ágar R&F O157 (revisão) com informações do fabricante sobre a composição.

Ágar Tween Esterase (revisão) o meio passou a ser usado em placas.

Ágar Ureia de Christensen (revisão) na forma de estocagem.

Ágar Xilose Lisina Desoxicolato (revisão) na composição da ISO 6579-1:2017 e na forma de estocagem.

Água Peptonada Alcalina (revisão) na composição do *Compendium*.

Água Salina Peptonada (revisão) nas opções de peptona indicadas pela ISO 6887-1:2017.

Caldo Bolton (revisão) na forma de adição dos suplementos ao meio completo e na forma de estocagem.

Caldo Descarboxilase (revisão) na composição, forma de preparação, forma de estocagem e equivalentes comerciais.

Caldo *E. coli* (EC) (revisão) na composição, pH e forma de preparação.

Caldo *E. coli* com 4-Metilumbeliferil-β-D-Glicuronídeo (EC-MUG) (revisão) no volume de caldo nos tubos.

Caldo Half Fraser Base (revisão) não é mais utilizado.

Caldo M-*Staphylococcus* (revisão) na composição (fosfato dipotássico em lugar de fosfato monopotássico).

Caldo Peptona Sorbitol Bile (revisão) no tipo de peptona usado na ISO 10273:2017.

Caldo Rappaport Vassiliadis Soja (revisão) na forma de estocagem da ISO 6579-1:2017.

Caldo Tetrationato Muller Kauffmann Novobiocina (revisão) na forma de preparação e estocagem.

Caldo Triptona 1% (revisão) na composição e pH final.

Caldo Vermelho de Fenol-Carboidratos (revisão) na composição e forma de preparação da ISO 10273:2017.

Caldo VM VP (revisão) na composição (tipo de peptona) e na forma de preparação da ISO 2964:2017.

Meio de Lactose Gelatina (revisão) nos equivalentes comerciais.

Reagente de Beta-Galactosidase (revisão) na forma de estocagem.

Solução de Hidróxido de Potássio Salina 0,5% (revisão) na composição e forma de preparação.

Solução de Ninidrina (revisão) na composição e forma de estocagem.

Ágar/Caldo Acetamida

Referência(s). SMEWW (Braun-Howland & Hunt, 2017) section 9213F.

Aplicação. Teste confirmativo para *Pseudomonas aeruginosa* em água.

Composição

Acetamida*	10g	Sulfato de magnésio ($MgSO_4.7H_2O$)	0,5g
Cloreto de sódio (NaCl)	5g	Vermelho de fenol (1 ml da solução 1,2%)	0,012g
Fosfato dipotássico anidro (K_2HPO_4)	1,39g	Ágar (opcional)	15g
Fosfato monopotássico anidro (KH_2PO_4)	0,73g	Água purificada	1 litro
121 °C/15min, pH final 7,0±0,2			

*__Cuidado__: A acetamida é carcinogênica e irritante, requerendo precauções quando pesar, preparar e descartar (ISO 16266:2006).

Preparação. Dissolver os ingredientes e ajustar o pH em 7,1 a 7,3 antes da esterilização. Distribuir em tubos de 16x150mm (8 ml/tubo) e esterilizar em autoclave (121 °C/15min). Inclinar com rampa longa até a solidificação do ágar. O pH final deve ser 7.0±0.2. Para preparação do caldo, omitir as 15g de ágar. Solução 1,2% de vermelho de fenol: dissolver 1,2g em 100 ml de NaOH 0,01N e usar no prazo de um ano.

Ágar/Caldo APT (All Purpose Tween)

Referência(s). *Difco & BBL Manual* (Zimbro & Power, 2003).

Aplicação. Meio para isolamento de bactérias láticas, método APHA 19.52:2015.

Composição

Peptona de caseína digestão pancreática	12,5g	Polisorbato (Tween) 80	0,2g
Extrato de levedura	7,5g	Sulfato de magnésio ($MgSO_4.7H_2O$)	0,8g
Dextrose	10g	Cloreto de manganês ($MnCl_2.4H_2O$)	0,14g
Fosfato dipotássico (K_2HPO_4)	5g	Sulfato ferroso ($FeSO_4.7H_2O$)	0,04g
Cloreto de sódio (NaCl)	5g	Carbonato de sódio (Na_2CO_3)*	1,25g
Citrato de sódio	5g	Ágar (opcional)	15g
Cloridrato de tiamina	0,001g	Água purificada	1 litro
121 °C/15min, pH final 6,7±0,2			

*Não incluído na formulação do *Difco & BBL Manual*.

Preparação. Dissolver os ingredientes, fundir o ágar (se presente) e esterilizar a 121 °C/15min.

Equivalentes comerciais. APT Agar (ACUMEDIA 7302), APT Agar (DIFCO 265430), APT Agar (MERCK 1.10453), APT Broth (DIFCO 265510).

Ágar APT Acidificado

Referência(s): *Compendium* (Salfinger & Tortorello, 2015), p. 894.

Aplicação. Meio para isolamento de bactérias láticas, método APHA 19.52:2015, é usado como sobrecamada do MRS para a contagem de bactérias lácticas deteriorantes em molhos para saladas.

Preparação. Preparar o meio adicionando ácido tartárico (solução aquosa 10%, esterilizada a 121 °C/15min) ao Ágar APT estéril, fundido e resfriado, até que o pH chegue a 4,0±0,2.

Ágar APT BCP 2% Sacarose

Referência(s). *Compendium* (Salfinger & Tortorello, 2015), p. 894.

Aplicação. Meio para isolamento de bactérias láticas, método APHA 19.52:2015, é usado para contar bactérias lácticas deteriorantes em carnes.

Preparação. Preparar o meio adicionando 20g de sacarose e 0,032g de BCP (púrpura de bromocresol, 2 ml da solução aquosa 1,6%) a um litro de APT, antes da esterilização.

Ágar APT 1,5% Glicose

Referência(s): *Compendium* (Salfinger & Tortorello, 2015), p. 894.

Aplicação. Meio para isolamento de bactérias láticas, métodos APHA 19.52:2015, é usado para contar bactérias lácticas deteriorantes em pescados e frutos do mar.

Preparação. Preparar o meio adicionando mais 5g de glicose a um litro de APT (que já contém 10g/l), antes da esterilização.

Ágar Azul de Toluidina DNA

Referência(s): BAM (FDA, 2018a) M148.

Aplicação. Meio para confirmação de *S. aureus* (teste de DNase termoestável), método APHA 39.61/62/63:2015.

Composição

Cloreto de sódio (NaCl)	10g	Cloreto de cálcio anidro	1,1 mg
TRIS (hidroximetil-aminometano)	6,1g	Ágar	10g
Ácido deoxirribonucleico (DNA)	0,3g	Água purificada	1 litro
Azul de o-toluidina	0,083g	pH 9,0±0,2	

Preparação do meio. Dissolver 6,1g do Tris em um litro de água purificada e ajustar o pH em 9,0. Adicionar os demais ingredientes, exceto o azul de o-toluidina, aos 1.000 ml de Tris, dissolver e aquecer até a completa fusão do ágar. Dissolver o azul de o-toluidina no meio. Distribuir em frascos com as tampas bem rosqueadas, para evitar a evaporação. Não é necessário esterilizar se for usado imediatamente. Estéril (121 °C/15min) pode ser estocado por até quatro meses à temperatura ambiente e utilizado mesmo após várias etapas de fusão.

Preparação das lâminas ou placas para o teste de DNAse. Fundir o meio e verter 3 ml sobre uma lâmina de vidro limpa e seca, distribuindo bem para recobrir toda a superfície. Aguardar a solidificação e, com o auxílio de pipetas de Pasteur ou tubos capilares, fazer até 12 cavidades de aproximadamente 2mm de diâmetro no meio, removendo o ágar das cavidades por aspiração. Alternativamente, o meio pode ser distribuído e perfurado em placas de Petri (10 ml de meio para cada placa de 15x100mm).

Ágar (Caldo) *Bacillus acidoterrestris* (BAT)

Referência(s): IFU 12:2019.

Aplicação. Meio para detecção e contagem de *Alicyclobacillus*, método IFU 12.

Composição do caldo

Extrato de levedura	2,0g	Sulfato de zinco monohidratado ($ZnSO_4.H_2O$)	0,00018g
Glicose	5,0g	Sulfato de cobre pentahidratado ($CuSO_4.5H_2O$)	0,00016g
Cloreto de cálcio dihidratado ($CaCl_2.2H_2O$)	0,25066g	Sulfato de manganês heptahidratado ($MnSO_4.7H_2O$)	0,00015g
Sulfato de magnésio heptahidratado ($MgSO_4.7H_2O$)	0,5g	Molibdato de sódio dihidratado ($Na_2MoO_4.2H_2O$)	0,00030g
Fosfato de potássio dihidrogenado (KH_2PO_4)	3,0g	Água purificada	1000 ml
Sulfato de amônia $(NH_4)_2SO_4$	0,2g	121 °C/15min - pH final 4,0±0,2	

Preparação do caldo. Dissolver os ingredientes, com aquecimento se necessário. Ajustar o pH se necessário, distribuir em frascos na quantidade necessária para os ensaios e esterilizar a 121 °C por 15 minutos. Estocar sob refrigeração (5 °C) por até quatro semanas.

Preparação do ágar. O meio sólido tem a mesma composição do caldo, com a adição de 15 a 22g de ágar (a quantidade depende da força gelificante do ágar). Suspender os ingredientes, aquecer até a fusão do ágar e esterilizar a 121 °C por 15 minutos. Após a esterilização o pH do meio vai estar por volta de 5,3 e pode ser estocado sob refrigeração (5 °C) por até três meses ao abrigo da luz. No momento do uso o pH deve ser ajustado a 4,0±0,2. Para tanto, fundir o ágar, refriar a 44-47 °C e ajustar com uma solução 1N de H_2SO_4 estéril. Para o plaqueamento em profundidade o meio deve ser mantido a 47-50 °C até o momento do uso, não podendo ser reaquecido após o ajuste do pH. Para uso no plaqueamento em superfície, plaquear imediatamente após o ajuste do pH (15 a 20 ml por placa). As placas podem ser estocadas sob refrigeração (5 °C) por até 14 dias.

Equivalentes comerciais (caldo). BAT-BOUILLON (Merck Millipore 1.07993), BAT-B (Döhler 2.04717.782)

Equivalentes comerciais (agar). BAT Agar (Merck Millipore 1.07994), BAT-A (Döhler 2.04719.782).

Ágar Baird-Parker (BP)

Referência(s): BAM (FDA, 2018a) M17, ISO 6888-1 (1999).

Aplicação. Meio para isolamento de *Staphylococcus aureus* ou estafilococos coagulase positivos.

Composição da base

Triptona (peptona de caseína digestão pancreática)	10g	Glicina	12g
Extrato de carne	5g	Cloreto de lítio ($LiCl.6H_2O$)	5g
Extrato de levedura	1g	Ágar	20g
Piruvato de sódio	10g	Água purificada	1 litro
121 °C/15min – pH final 7,0±0,2[a]			

[a] A ISO 6888-1 especifica pH final 7,2±0,2.

Suplementos[b]

Solução aquosa de telurito de potássio 1%	1 ml/100 ml base
Emulsão de gema de ovo	5 ml/100 ml base

[b] O BAM adiciona 5 ml do equivalente comercial EY tellurite enrichment a 95 ml de base. A ISO 6888-1 adiciona o volume dos suplementos a 100 ml de base, recomendando também o uso de equivalentes comerciais, se disponíveis.

Preparação. Preparar a base, esterilizar a 121 °C por 15min, resfriar a 48-50 °C e adicionar assepticamente os suplementos previamente preparados. A base pode ser estocada por até um mês sob refrigeração e fundida para adição dos suplementos, porem, o meio completo deve ser plaqueado imediatamente, pois não pode ser reaquecido. O BAM recomenda estocar as placas a 20-25 °C por até cinco dias. Solução aquosa de telurito de potássio 1%. Dissolver 1g de telurito de potássio (K_2TeO_3) em 100 ml de água destilada, com um mínimo de aquecimento. O pó deve dissolver rapidamente e, se houver precipitação, deve ser descartado. Esterilizar por filtração em filtro membrana de 0,22µm e estocar sob refrigeração (3±2 °C) por até um mês (descartar se for observada precipitação). Emulsão de gema de ovo. Lavar a casca dos ovos com escova e detergente. Mergulhar em etanol 70% por 30 segundos ou flambar com álcool. Abrir assepticamente e transferir as gemas para um frasco estéril tarado. Adicionar às gemas uma quantidade de água purificada estéril equivalente a quatro vezes o seu volume. Misturar o conteúdo e aquecer a 47 °C por duas horas em banho maria. Em seguida manter na geladeira (3±2 °C) por 18 horas, para precipitação do material sólido. Coletar o sobrenadante em um frasco estéril para uso e usar em até 72h, mantendo na geladeira.

Equivalentes comerciais da base. Baird-Parker Agar (ACUMEDIA 7112), Baird-Parker Agar Base (DIFCO 276840), Baird-Parker Agar (MERCK 1.05406), Baird-Parker Medium (OXOID CM 275).

Equivalentes comerciais dos suplementos. Egg Yolk Emulsion (MERCK 1.03784), Egg Yolk Emulsion (OXOID SR 47), Egg Yolk Enrichment 50% (DIFCO 233472), Egg Yolk sem Telurito (LABORCLIN 520088), Egg Yolk com Telurito (LABORCLIN 520089) Egg Yolk Tellurite Emulsion (MERCK 1.03785), Egg Yolk Tellurite Emulsion (OXOID SR 54), EY Tellurite Enrichment (DIFCO 277910), Tellurite Solution 1% (BBL 211917).

Equivalentes comerciais do meio completo (placas prontas). Baird-Parker Agar (LABORCLIN 540170 – 10 placas).

Ágar Batata Dextrose Acidificado (PDA-AC)

Referência(s): *Compendium* (Salfinger & Tortorello, 2015) p. 924, SMEDP (Wehr & Frank, 2004) seção 8.112, *Difco & BBL Manual* (Zimbro & Power, 2003) p. 452, *Oxoid Manual* (Bridson, 2006) p. 2-284, *Merck Microbiology Manual 12th Ed.* (MERCK, 2005) p. 389.

Aplicação. Meio seletivo para bolores e leveduras.

Composição

Amido de batata ou infusão de 200g de batatas	4g	Ágar	15g
Dextrose	20g	Água purificada	1 litro
121 °C/15min			

Preparação. Preparar o meio e esterilizar a 121 °C por 15min. No momento do uso, fundir o ágar, resfriar a 45-50 °C e adicionar uma quantidade suficiente de solução aquosa de ácido tartárico 10% estéril, para obter pH final de 3,5. Geralmente, a adição de 1 ml de solução de ácido tartárico para cada 100 ml de meio é suficiente para a obtenção do pH requerido, porém, recomenda-se que seja verificada, a cada novo frasco de meio colocado em uso, a quantidade exata de ácido consumida na redução do pH. O meio acidificado deve ser utilizado imediatamente, não podendo ser reaquecido. Solução de ácido tartárico 10%. Dissolver 10g do ácido em água purificada e completar o volume para 100 ml. Esterilizar por filtração ou a 121 °C/10min.

Equivalentes comerciais. Potato Dextrose Agar (DIFCO 213400), Potato Dextrose Agar (ACUMEDIA 7149), Potato Dextrose Agar (MERCK 1.10130), Potato Dextrose Agar (OXOID CM 139), Potato Dextrose Broth (DIFCO 254920).

Ágar Batata Dextrose com Antibióticos (PDA-ANT)

Referência(s): *Compendium* (Salfinger & Tortorello, 2015) p. 924, SMEDP (Wehr & Frank, 2004) seção 8.112, *Difco & BBL Manual* (Zimbro & Power, 2003) p. 452, *Oxoid Manual* (Bridson, 2006) p. 2-284, *Merck Microbiology Manual 12th Ed.* (MERCK, 2005) p. 389.

Aplicação. Meio seletivo para isolamento de bolores e leveduras.

Composição da base	Concentração normal	Concentração 1,5	Concentração dupla
Amido de batata ou infusão de 200g de batatas	4g	4g	4g
Dextrose	20g	20g	20g
Ágar	15g	15g	15g
Água purificada	1 litro	750 ml	500 ml
121 °C/15min, pH final 5,6±0,2			

Suplemento

Solução 5 mg/ml de antibióticos (clorotetraciclina + cloranfenicol)	2 ml/100 ml base (final 100 mg/l)	3 ml/100 ml base (final 150 mg/l)	4 ml/100 ml base (final 200 mg/l)

Preparação. Preparar a base e esterilizar a 121 °C por 15min. No momento do uso, fundir o ágar, resfriar a 45-50 °C e adicionar a solução de antibióticos previamente preparada. O meio completo deve ser utilizado imediatamente, não podendo ser reaquecido. Solução de antibióticos 5 mg/ml. Dissolver assepticamente 500 mg de clorotetraciclina-HCl e 500 mg de cloranfenicol em 100 ml de tampão fosfato pH 7,2 estéril, estocando em frasco escuro, sob refrigeração. Uma parte do material sólido permanece em suspensão, devendo ser agitado no momento do uso. **Cuidado**. O cloranfenicol é tóxico e o contato com a pele deve ser evitado.

Equivalentes comerciais da base. Potato Dextrose Agar (ACUMEDIA 7149), Potato Dextrose Agar (DIFCO 213400), Potato Dextrose Agar (MERCK 1.10130), Potato Dextrose Agar (OXOID CM 139), Potato Dextrose Broth (DIFCO 254920).

Ágar Bile Esculina

Referência(s): ISO 10273:2017.

Aplicação. Teste confirmativo para *Yersinia enterocolítica*.

Composição

Extrato de carne	3g	Citrato férrico (III)	0,50g
Peptona de carne (digestão enzimática)	5g	Ágar	12g
Sais biliares	40g		
Esculina	1g	Água purificada	1000 ml
121 °C /15min - pH final 6,6±0,2			

Preparação. Dissolver os ingredientes, ajustar o pH e aquecer até a completa fusão do ágar. Distribuir em tubos, esterilizar a 121 °C/15min e inclinar. Opcionalmente, o meio pode ser utilizado em placas, porém, nesse caso, recomenda-se que o plaqueamento seja feito imediatamente após a esterilização, pois o reaquecimento pode provocar o escurecimento do ágar.

Equivalentes comerciais. O *Compedium* não descreve os meios, indicando o uso dos equivalentes comerciais. Bile Esculin Agar (ACUMEDIA 7249), Bile Esculin Agar (BBL 299068), Bile Aesculin Agar (OXOID CM 888). A composição desses equivalentes comerciais não é exatamente a mesma descrita pela ISO 10273.

Ágar Bile Esculina Azida

Referência(s): ISO 7899-2:2000.

Aplicação: Teste confirmativo para enterococos, método de filtração ISO 7899-2:2000.

Composição

Triptona	17g	Esculina	1g
Peptona	3g	Citrato de ferro III amoniacal	0,5g
Extrato de levedura	5g	Azida de sódio (NaN_3)	0,15g
Bile de boi (Ox Bile) desidratada	10g	Ágar	8 to 18g*
Cloreto de sódio (NaCl)	5g	Água purificada	1 litro
121±3 ºC/15min, final pH 7,1±0,1			

* Dependendo da força do gel do ágar

Preparação: Suspender os ingredientes, aquecer até a fusão do ágar e esterilizar a 121±3 ºC/15min. Resfriar a 50-60 ºC e plaquear. As placas podem ser estocadas em geladeira (5±3 ºC) por até duas semanas.

Equivalentes comerciais: Bile Esculin Azide Agar (MERCK 1.00072).

Ágar Bismuto Sulfito (BS)

Referência(s): BAM (FDA, 2018a) M19, ISO 6579-1:2017.

Aplicação. Meio seletivo diferencial para detecção presuntiva de *Salmonella*.

Composição

Polipeptona	10g	Sulfato ferroso anidro ($FeSO_4$)	0,3g
Extrato de carne	5g	Verde brilhante (2,5 ml da solução aquosa 1%)	0,025g
Dextrose	5g		
Fosfato dissódico anidro (Na_2HPO_4)	4g	Ágar	20g
Sulfito de bismuto	8g	Água purificada	1 litro
Ferver por 1 min, pH final 7,7±0,2			

Preparação. Suspender os ingredientes e agitar com aquecimento. Ferver por 1min para obter uma suspensão uniforme (precipitado não dissolverá). Não autoclavar. Resfriar entre 45-50 ºC. Distribuir em placas imediatamente, agitando continuamente para suspender o precipitado que normalmente permanece após o aquecimento. Deixar as placas secarem com as tampas parcialmente abertas por 2h, depois fechar as placas. **Observação.** Os fabricantes recomendam que as placas de BS sejam preparadas no dia do uso, porém, diversos estudos têm demonstrado que o meio recém-preparado é tóxico para várias cepas de *Salmonella*. O BAM/FDA e a ISO 6579-1 recomendam preparar um dia antes do uso e estocar à temperatura ambiente, ao abrigo da luz.

Equivalentes comerciais. Bismuth Sulfite Agar (ACUMEDIA 7113), Bismuth Sulfite Agar (DIFCO 273300), Bismuth Sulfite Agar (MERCK 1.05418), Bismuth Sulfite Agar (OXOID CM 201).

Ágar Cefalotina Fusidato Cetrimida (CFC)

Referência(s): ISO 13720:2010.

Aplicação: Contagem de *Pseudomonas* spp em carnes e produtos cárneos, método ISO 13720:2010.

Composição da base

Peptona de gelatina (digestão enzimática)	16g	Cloreto de magnésio ($MgCl_2$)	1.4g
Peptona de caseína (digestão enzimática)	10g	Ágar	12 a 18g*
Sulfato de potássio (K_2SO_4)	10g	Água purificada	1 litro
121 ºC/15min, pH final 7,2±0,2			

* Depende da força de gel do ágar.

Suplemento

Solução aquosa de cetrimida 0,1%*	10 ml/l base	Concentração final 10 mg/l
Solução aquosa de fusidato de sódio 0,1%	10 ml/l base	Concentração final 10 mg/l
Solução aquosa de cefalotina (sal sódico) 0,1%**	50 ml/l base	Concentração final 50 mg/l

* Cetrimida é uma mistura composta predominantemente de brometo de tetradeciltrimetilamonium e pequenas quantidades de brometo de dodeciltrimetilamonium e brometo de cetrimonium (brometo de hexadeciltrimetilammonium.

** Cefalotina é um antibiótico semissintético da classe das cefalosporinas.

Preparação: Suspender os componentes da base, aquecer até a fusão do ágar e esterilizar a 121 ºC por 15min. Resfriar a base (47±2 ºC) e adicionar os suplementos, misturando cuidadosamente. Plaquear imediatamente porque o meio completo não pode ser reaquecido. **Solução aquosa de cetrimida 0,1%:** Dissolver 0,1g de cetrimida em 100 ml de água e esterilizar por filtração. Estocar a 5±3 °C por não mais do que sete dias. **Solução aquosa de fusidato de sódio 0,1%:** Dissolver 0,1g de fusidato de sódio em 100 ml de água e esterilizar por filtração. Estocar a 5±3 °C por não mais do que sete dias. **Solução aquosa de cefalotina 0,1%:** Dissolver 0,1g de cefalotina (sal sódico) em 100 ml de água e esterilizar por filtração. Estocar a 5±3 °C por não mais do que sete dias

Equivalentes comerciais da base: *Pseudomonas* Selective Agar Base (MERCK 1.07620), *Pseudomonas* Agar Base (OXOID CM 559).

Equivalentes comerciais dos suplementos: *Pseudomonas* CFC Selective Supplement (MERCK 1.07627) (contém fucidina em lugar do fusidato de sódio), CFC Selective Agar Supplement (OXOID SR 103) (contém fucidina em lugar do fusidato de sódio e não especifica a cefalosporina presente).

Ágar Cefsulodina Irgasan Novobiocina (CIN)

Referência(s): ISO 10273:2017.

Aplicação. Meio seletivo diferencial para isolamento de *Yersinia entercolitica*.

Composição da base

Peptona de gelatina (digestão enzimática)	17g	Sulfato de magnésio ($MgSO_4.7H_2O$)	0,01g
Peptona de caseína e tecido animal (digestão enzimática)	3g	Desoxicolato de sódio	0,5g
Extrato de levedura	2g	Vermelho neutro	0,03g
Manitol	20g	Cristal violeta	0,001g
Piruvato de sódio	2g	Ágar	12g
Cloreto de sódio (NaCl)	1g	Água purificada	1 litro
121 °C/15min, pH final 7,4±0,2			

Suplemento

Solução alcoólica 0,4% de irgasan (esterilizada por filtração)	1 ml/997 ml base (final 4 mg/l)
Solução aquosa 1,5% de cefsulodina (esterilizada por filtração)	1 ml/997 ml base (final 15 mg/l)
Solução aquosa 0,25% de novobiocina (esterilizada por filtração)	1 ml/997 ml base (final 2,5 mg/l)

Preparação: Suspender os ingredientes da base, aquecer até a fusão do ágar e esterilizar a 121 °C por 15min. Resfriar a cerca de 47 °C e adicionar as soluções de suplemento. Plaquear imediatamente, o meio não pode ser reaquecido.

Equivalentes comerciais. A composição varia entre os fabricantes e não são exatamente iguais aos da ISO 10273. O *Compendium* considera aceitáveis.

Base: CIN Agar Base (BBL 212309), *Yersinia* Selective Agar (ACUMEDIA 7257), *Yersinia* Selective Agar Base (DIFCO 218172), *Yersinia* Selective Agar Base (OXOID CM 653), *Yersinia* Selective Agar Base Schiemann (MERCK 1.16434).

Suplementos: *Yersinia* Antimicrobic Supplement CN (DIFCO 231961), *Yersinia* Selective Supplement CIN (MERCK 1.16466), *Yersinia* Selective Suplement (OXOID SR 109).

Formulação dos equivalentes comerciais	ACUMEDIA 7257	BBL 212309	DIFCO 218172	MERCK 1.16434	OXOID CM 653
Peptona	-	-	17g	-	-
Proteose peptona	-	-	3g	-	-
Peptona de gelatina	17g	10g	-	-	-
Peptona de caseína	1,5g	-	-	10g	-
Peptona de tecido animal	1,5g	5g	-	10g	-
Peptona especial	-	-	-	-	20g
Extrato de carne	-	5g	-	-	-
Extrato de levedura	2g	2g	2g	2g	2g
Manitol	20g	20g	20g	20g	20g
Piruvato de sódio	2g	2g	2g	2g	2g
Cloreto de sódio (NaCl)	1g	1g	1g	1g	1g
Sulfato de magnésio heptahidratado	0,01g	-	0,01g	0,01g	0,01g
Sulfato de magnésio	-	0,001g	-	-	-
Desoxicolato de sódio	0,5g	0,5g	0,5g	-	0,5g
Colato de sódio	0,5g	-	0,5g	-	-
Mistura de sais biliares	-	-	-	1g	
Vermelho neutro	0,03g	0,03g	0,03g	0,03g	0,03g
Cristal violeta	0,001g	0,001g	0,001g	0,001g	0,001g
Irgasan	0,004g	0,004g	0,004g	*	*
Ágar	13,5g	12g	13,5g	12,5	12,5g
Água destilada	1 litro	1 litro	1 litro	1 litro	1 litro
Suplemento					
Cefsulodina	4 mg/l	4 mg/l	4 mg/l	15 mg/l	15 mg/l
Novobiocina	2,5 mg/l	2,5 mg/l	2,5 mg/l	2,5 mg/l	2,5 mg/l
Irgasan	**	**	**	4 mg/l	4 mg/l

* Acrescentado como suplemento. ** Incluído na base.

Ágar Celobiose Colistina (CC)

Referência(s): *Compendium* (Salfinger & Tortorello, 2015) p. 900

Aplicação. Meio seletivo diferencial para análise de *Vibrio* em alimentos, método APHA 40.61/62/63:2015.

Composição. Idêntico ao Ágar Celobiose Polimixina Colistina Modificado (m-CPC), sem a polimixina.

Ágar Celobiose Polimixina Colistina Modificado (m-CPC)

Referência(s): *Compendium* (Salfinger & Tortorello, 2015) p. 900, BAM (FDA, 2018a) M98.

Aplicação. Meio seletivo diferencial para análise de *Vibrio* em alimentos, método APHA 40.61/62/63:2015.

Composição da base

Peptona	10g	Solução de corantes (1000x)*	1 ml
Extrato de carne	5g	Ágar	15g
NaCl	20g	Água purificada	900 ml
Ferver até a fusão do ágar - pH final 7,6±0,2			

* Solução de corantes (1000x): Dissolver 4g de azul de bromotimol e 4g de vermelho de cresol em 100 ml de etanol 95%. A concentração final de cada corante no meio de cultura é de 40 mg/l.

Suplementos

Celobiose	10g	Polimixina B	100.000 unidades
Colistina	400.000 unidades	Água purificada	100 ml
Dissolver a celobiose em água purificada quente (evite ferver). Resfriar à temperatura ambiente e adicionar os antibióticos.			

Preparação: Suspender os ingredientes da base e ferver até a completa fusão do ágar. Não autoclavar. Resfriar a 48-55 ºC e adicionar 100 ml da solução do suplemento para cada 900 ml de base. Plaquear imediatamente pois o meio completo não pode ser reaquecido. A cor final do meio de cultura é verde escuro a castanho esverdeado. O meio pode ser armazenado por duas semanas em refrigeração.

Equivalentes comerciais. Não disponível.

Ágar Charcoal Cefoperazona Desoxicolato Modificado (m-CCDA)

(também chamado de Ágar *Campylobacter* Charcoal Diferencial Modificado)

Referência(s): ISO 10272-1:2017, ISO 10272-2:2017.

Aplicação. Meio seletivo diferencial para isolamento de *Campylobacter*.

Composição da base

Extrato de carne	10g	Desoxicolato de sódio	1g
Peptona de carne (digestão enzimática)	10g	Sulfato ferroso	0,25g
Peptona de caseína (digestão enzimática)	3g	Piruvato de sódio	0,25g
Cloreto de sódio (NaCl)	5g	Ágar	8 a 18g*
Charcoal (carvão) bacteriológico	4g	Água purificada	1 litro
121 ºC/15min - pH final 7,4±0,2			

*Depende da força de gel do ágar

Solução de antibióticos

Cefoperazona	32 mg
Anfotericina B	10 mg
Água purificada	5 ml
Esterilizar por filtração	

Preparação. Suspender os ingredientes da base e aquecer até a fusão do ágar. Esterilizar a 121 ºC/15min. Resfriar a 44-47 ºC e adicionar assepticamente, a cada litro de base, 5 ml da solução de antibióticos. Plaquear imediatamente, o meio completo não pode ser reaquecido. Estocar no escuro a 5±3 °C por até um mês.

Equivalentes comerciais da base. *Campylobacter* Blood Free Selective Agar Base (MERCK 1.00070), *Campylobacter* Blood Free Selective Agar Base (OXOID CM 739), Campy Blood Free Selective Medium (ACUMEDIA 7527).

Equivalentes comerciais dos suplementos. CCDA Selective Supplement (MERCK 1.00071), CCDA Selective Supplement (OXOID SR 155).

Ágar CHROMagar *Listeria*

Referência(s): BAM (FDA, 2018a).

Aplicação. Meio para plaqueamento seletivo diferencial de *Listeria monocytogenes*, método BAM/FDA.

Composição. CHROMagar™ é uma marca registrada de meios seletivos diferenciais para diversos microrganismos, incluindo espécies de *Vibrio* e *Listeria.* As formulações são confidenciais (propriedade dos fabricantes). Os meios são produzidos pela CHROMagar e pela Becton, Dickinson & Company como BBL™ CHROMagar™. Informações disponíveis nos sites dos fabricantes:

Becton, Dickinson and Company (https://legacy.bd.com/ds/technicalCenter/inserts/8012633(01).pdf; acesso em 04/07/2020).

CHROMagar Microbiology (http://www.chromagar.com/fichiers/1549448944NT_EXT_009_NOTICE_V8.0_LM_.pdf; acesso em 04/07/2020).

Equivalentes comerciais. BBL™ CHROMagar™ *Listeria* (BBL 215085) (placas prontas), CHROMagar™ *Listeria* Base (CHROMagar LM852B) + CHROMagar™ *Listeria* Supplement (CHROMagar LM852S) (meio e suplemento desidratados).

Ágar CHROMagar *Vibrio*

Referência(s): CHROMagar Microbiology (http://www.chromagar.com/fichiers/1578480077NT_EXT_017_NOTICE_V7.0.pdf; acesso em 04/07/2020).

Aplicação. Meio para plaqueamento seletivo diferencial de *Vibrio cholerae*, *Vibrio parahaemolyticus* e *Vibrio vulnificus*, métodos APHA:2015.

Composição: CHROMagar™ é uma marca registrada de meios seletivos diferenciais para diversos microrganismos, incluindo espécies de *Vibrio* e *Listeria.* As formulações são confidenciais (propriedade dos fabricantes). Os meios são produzidos pela CHROMagar (http://www.chromagar.com) e pela Becton, Dickinson & Company (https://www.bd.com/ds/technicalCenter/brochures/br_3_2645.pdf), como BBL™ CHROMagar™.

Equivalentes comerciais. CHROMagar™ *Vibrio* (CHROMagar VB912) (meio desidratado).

Ágar Citrato Azida

Referência(s): SMEDP (Wehr & Frank, 2004) section 8.080.

Aplicação. Meio seletivo diferencial para contagem de enterococos em produtos lácteos.

Composição da base

Extrato de levedura	10g	Citrato de sódio	20g
Hidrolisado de caseína (digestão pancreática)	10g	Ágar	15g
		Água purificada	1 litro
pH 7,0±0,2 - 121 ºC/20min			

Suplementos

Solução aquosa 0,1% de azul de tetrazólio	10 ml por litro base
Solução aquosa 4% de azida sódica	10 ml por litro base

Preparação. Dissolver os ingredientes da base, fundir o ágar e esterilizar a 121 ºC/20min. Resfriar a base a 48 ºC e adicionar, a cada litro de base, 10 ml da solução aquosa 0,1% de azul de tetrazólio e 10 ml da solução aquosa 4% de azida sódica. Solução aquosa 0,1% de azul de tetrazólio. Dissolver em água e esterilizar a 121 ºC/20min. Solução aquosa 4% de azida sódica. Dissolver em água e esterilizar a 121 ºC/20min.

Equivalentes comerciais. Não disponível.

Ágar Citrato de Simmons

Referência(s): BAM (FDA, 2018a) M138, ISO 10273:2017

Aplicação. Meio para prova bioquímica, teste de citrato.

Composição

Sulfato de magnésio ($MgSO_4$)	0,2g	Cloreto de sódio (NaCl)	5g
Fosfato de amônia ($NH_4H_2PO_4$)	1g	Citrato de sódio	2g
		Ágar	15g
Fosfato dipotássico (K_2HPO_4)	1g	Azul de bromotimol	0,08g
		Água purificada	1 litro
pH 6,8±0,2 - 121 ºC/15min			

Preparação. Suspender os ingredientes e aquecer até a fusão do ágar. Distribuir em tubos de 13x100 ou 16x150mm (4-5 ml/tubo), esterilizar a 121 °C/15min e inclinar. A ISO 10273 utiliza o meio em placas (15 ml/placa).

Equivalentes comerciais. Simmons Citrate Agar (ACUMEDIA 7156), Simmons Citrate Agar (BBL 211620), Simmons Citrate Agar (MERCK 1.02501), Simmons Citrate Agar (OXOID CM 155).

Ágar Cloreto de Lítio Feniletanol Moxalactan (LPM) Suplementado com Esculina e Fe^{3+}

Referência(s): BAM (FDA, 2018a) M81, M82

Aplicação: Meio seletivo diferencial para isolamento de *Listeria monocytogenes*.

Composição (base)

Peptona de caseína	5g	Cloreto de lítio	5g
Proteose peptona Nº 3	5g	Ágar	15g
Extrato de carne	3g	Esculina	1g
Cloreto de sódio (NaCl)	5g	Citrato férrico amoniacal	0,5
		Feniletanol	2g
Glicina anidrido	10g	Água purificada	1 litro
121 °C/15min- pH final 7,3±0,2			

Suplemento

Solução de moxalactam 1% em tampão fosfato pH 6,0	2 ml por litro de base (final 20 mg/l)

Preparação. Dissolver os ingredientes da base, fundir o ágar e esterilizar a 121 °C/15min. Resfriar a base a 48-50 °C e adicionar, a cada litro de base, 2 ml da solução de moxalactam 1% estéril. Plaquear imediatamente porque o meio completo não pode ser reaquecido. Solução de moxalactam 1%. Dissolver 1g de moxalactam de sódio ou amônia (Sigma) em 100 ml de tampão fosfato 0,1M pH 6,0. Esterilizar por filtração e congelar em alíquotas de 2 ml. Tampão fosfato 0,1M pH 6,0: adicionar uma solução 0,1M de KH_2PO_4 a uma solução 0,1M de K_2HPO_4 até que o pH chegue a 6,0.

Equivalentes comerciais. LPM Ágar Base (DIFCO 222120) com *Listeria* Selective Supplement (BBL 212402).

A esculina e o citrato férrico não fazem parte da formulação comercial, devendo ser adicionados antes da esterilização.

Ágar Coliformes Cromogênico (CCA)

Referência(s). ISO 9308-1:2014

Aplicação. Meio para contagem de coliformes totais e *E. coli* em água, método de filtração ISO 9308-1:2014.

Composição

Peptona de caseína (digestão enzimática)	1g	Triptofano	1g
Extrato de levedura	2g	Tergitol-7 (CAS Nº 68131-40-8)	0,15g
Cloreto de sódio (NaCl)	5g	6-chloro-3-indoxyl-β-D-galactopyranoside (CAS Nº 138182-21-5)	0,2g
Fosfato monossódico ($NaH_2PO_4.2H_20$)	2,2g	5-Bromo-4-chloro-3-indoxyl-β-D-glucuronic acid, cyclohexylammonium salt monohydrate (CAS Nº 114162-64-0)	0,1g
Fosfato dissódico (Na_2HPO_4)	2,7g	Isopropyl-β-D-thiogalactopyranoside (IPTG) (CAS Nº 367-93-1)	0,1g
Piruvato de sódio	1g	Ágar	9 a 18g
Sorbitol	1g	Água purificada	1 litro
Aquecer até a fusão do ágar - pH final 6,8±0,2			

Preparação. Suspender os ingredientes e aquecer em banho-maria até a fusão do ágar. Não autoclavar. Plaquear imediatamente porque o meio não pode ser reaquecido. Estocar as placas em geladeira (5±3 °C) por até um mês, protegidas da luz e da perda de umidade.

Equivalentes comerciais. Chromocult Coliform Agar (MERCK 1.10426).

Ágar Columbia Sangue (CBA)

Referência(s): ISO 10272-1:2017, ISO 10272-2:2017.

Aplicação. Meio de manutenção para *Campylobacter*. Também usado para cultivo de *Clostridium perfringens* no teste de fosfatase ácida, método de filtração em membrana ISO 14189:2013 para água.

Composição

Ágar Columbia (Base)	1 litro
Sangue de carneiro ou cavalo	50 ml

*Formulação do Ágar Columbia Base (g/l): peptona de carne (digestão enzimática) 23g, amido 1g, NaCl 5g, ágar 8 a 18g dependendo da força de gel do ágar usado.

Preparação. Preparar o Ágar Columbia conforme a orientação do fabricante e ajustar o pH em 7,4±0,2 se necessário. Resfriar a 44-47 ºC, adicionar o sangue e misturar. Plaquear imediatamente (18 a 20 ml por placa), o meio completo não pode ser reaquecido. Estocar as placas a 5 ºC por até um mês.

Equivalentes comerciais da base. Columbia Agar Base (BBL 211124), Columbia Agar Base (MERCK 1.10455), Columbia Blood Agar Base (ACUMEDIA 7125), Columbia Blood Agar Base (DIFCO 279240), Columbia Blood Agar Base (OXOID CM 331).

Equivalentes comerciais sangue carneiro desfibrinado. Sangue carneiro desfibrinado (LABORCLIN 520246) (frasco com 100 ml).

Ágar Cromogênico de Isolamento de *Cronobacter* (CCI)

Referência(s): ISO 22964:2017.

Aplicação. Meio de plaqueamento seletivo diferencial para *Cronobacter*, método ISO 22964.

Composição

Peptona de caseína (digestão tríptica)	7g	Citrato férrico amoniacal ($C_6H_8O_7$ Fe NH_3)	1g
Extrato de levedura	3g	Tiosulfato de sódio ($Na_2S_2O_3$)	1g
Cloreto de sódio (NaCl)	5g	Ágar	9 a 18g*
Desoxicolato de sódio ($C_{24}H_{39}NaO_4$)	0,15g	Água purificada	1 litro
5-Bromo-4-cloro-3-indolil α-D-glicopiranosídeo	0,15g	121 ºC/15min - pH final 7,3±0,2	

*Depende da força de gel do ágar.

Preparação. Macerar o 5-bromo-4-cloro-3-indolil-α-D-glicopiranosídeo com o cloreto de sódio até formar um pó fino uniforme. Dissolver os outros componentes em água com aquecimento (ebulição), retirar do fogo e adicionar a mistura de sal. Ajustar o pH, se necessário, e esterilizar a 121 ºC por 15 minutos. Plaquear e estocar 5±3 ºC por até 14 dias.

Equivalentes comerciais. Chromogenic Cronobacter Isolation Agar (Oxoid CM 1122), Chromocult® CCI (Chromogenic Cronobacter Isolation) Agar acc. ISO 22964 (Merck 1.20596).

Ágar (Caldo) Dextrose Triptona (DTA/DTB)

Referência(s): AOAC (Latimer, 2019), Capítulo 17, método 972.45 (Glicose Tryptone Agar).

Aplicação. Meio utilizado no teste de esterilidade comercial para alimentos de baixa acidez e para detectar esporos de bactérias termófilas aeróbias (totais e flat sour).

Composição do caldo

Triptona	10g	Púrpura de bromocresol (2 ml da solução alcoólica 2%)	0,04g
Dextrose	5g	Água purificada	1 litro
121 ºC/30min - pH final 6,7±0,1			

Preparação. Dissolver os ingredientes, ajustar o pH e esterilizar a 121 ºC/30min. Para a preparação do ágar, adicionar 15g de ágar para cada litro de caldo, ferver até fundir o ágar e esterilizar a 121 ºC/30min.

Equivalentes comerciais. Dextrose Casein Peptone Agar (MERCK 1.10860), Dextrose Tryptone Agar (ACUMEDIA 7340), Dextrose Tryptone Agar (DIFCO 280100), Dextrose Tryptone Agar (OXOID CM 75).

Ágar DFI Cromogênico

Referência(s): BAM (Chen *et al.*, 2018), Thermo Scientific Oxoid Products (http://www.oxoid.com/UK/blue/prod_detail/prod_detail.asp?pr=CM1055&org=66&c=UK&lang=EN; acesso em 03/07/2020)

Aplicação. Meio de plaqueamento seletivo diferencial para *Cronobacter*, método BAM/FDA.

Composição

Triptona	15g	Tiosulfato de sódio ($Na_2S_2O_3$)	1g
Peptona de soja	5g	Substrato cromogênico*	0,1g
Cloreto de sódio (NaCl)	5g	Ágar	15g
Citrato férrico amoniacal ($C_6H_8O_7$ Fe NH_3)	1g	Água purificada	1 litro
Desoxicolato de sódio ($C_{24}H_{39}NaO_4$)	1g	121 °C/15min - pH final 7,3±0,2	

*Confidencial.

Preparação. Suspender o meio completo desidratado e ferver para dissolver o ágar. Esterilizar 121 °C por 15 minutos, resfriar a 50 °C e plaquear. Armazenar as placas invertidas sob refrigeração (2 a 8 °C), ao abrigo da luz, por até duas semanas.

Equivalentes comerciais. Brilliance™ Enterobacter sakazakii *Agar* (DFI formulation) (OXOID CM 1055).

Ágar Dicloran Glicerol 18 (DG18)

Referência(s): *Compendium* (Salfinger & Tortorello, 2015) p. 903.

Aplicação. Meio seletivo para isolamento de bolores e leveduras em alimentos com atividade de água menor ou igual a 0,95.

Composição

Peptona	5g	Cloranfenicol	0,1g
Glicose	10g	Glicerol	220g
Fosfato monopotássico (KH_2PO_4)	1g	Ágar	20g
Sulfato de magnésio ($MgSO_4.7H_2O$)	0,5g	Dicloran	0,002g
		Água purificada	1 litro
121 °C/15min – pH final 5,6 e a_w final 0,955			

Preparação. Suspender os ingredientes, exceto o glicerol, em 800 ml de água purificada, aquecer até a fusão do ágar e depois adicionar água até completar um litro. Adicionar o glicerol misturar bem e esterilizar a 121 °C/15min. Distribuir em placas e estocar em geladeira, protegidas contra a luz, para evitar a fotodegradação do rosa de bengala, com formação de compostos inibidores para os bolores e leveduras. **Cuidado**. O cloranfenicol é tóxico e o contato com a pele deve ser evitado.

Equivalentes comerciais (sem glicerol). DG18 Agar (MERCK1.00465), DG18 Agar Base (OXOID CM 729) (sem cloranfenicol) + Chloramphenicol Selective Supplement (OXOID SR 78) (50 mg).

Ágar Dicloran Rosa de Bengala Cloranfenicol (DRBC)

Referência(s): SMEDP (Wehr & Frank, 2004) section 8.114.

Aplicação. Meio seletivo para isolamento de bolores e leveduras em alimentos com atividade de água maior que 0,95%.

Composição

Peptona	5g	Rosa de bengala	0,025g
Glicose	10g	Cloranfenicol	0,1g
Fosfato monopotássico (KH_2PO_4)	1g	Dicloran	0,002g
Sulfato de magnésio ($MgSO_4.7H_2O$)	0,5g	Ágar	15g
		Água purificada	1 litro
pH 5,6±0,2 - 121 °C/15min			

Preparação. Dissolver os ingredientes e esterilizar a 121 °C/15min. Estocar as placas em geladeira, protegidas contra a luz, para evitar a fotodegradação do rosa de bengala, com formação de compostos inibidores para os bolores e leveduras. **Cuidado**. O cloranfenicol é tóxico e o contato com a pele deve ser evitado.

Equivalentes comerciais. DRBC Agar (ACUMEDIA 7591), DRBC Agar (DIFCO 258710), Dichloran Rose Bengal Chloramphenicol (DRBC) Agar (MERCK 1.00466), DRBC Agar Base (OXOID CM 727) (sem cloranfenicol) + Chloramphenicol Selective Supplement (OXOID SR 78) (50 mg), DRBC Ágar Fungos (LABORCLIN 540169 placas prontas).

Ágar (Caldo) Elliker

Referência(s): *Bergey's Manual of Systematic Bacteriology* (Teuber, 2009), *Difco & BBL Manual* (Zimbro & Power, 2003).

Aplicação. Meio para contagem de bactérias láctica em produtos lácteos.

Composição do caldo

Hidrolisado de caseína (digestão pancreática)	20g	Sacarose	5g
Extrato de levedura	5g	Cloreto de Sódio (NaCl)	4g
Gelatina	2,5g	Acetato de sódio	1,5g
Dextrose	5g	Ácido ascórbico	0,5g
Lactose	5g	Água purificada	1 litro
pH 6,8±0,2 - 121 °C/15min			

Preparação. Suspender os ingredientes e aquecer em banho sob fervura por um minuto, para a completa dissolução e fusão da gelatina. Esterilizar em autoclave a 121 °C/15min. Para preparar o meio sólido, adicionar 1,5% de ágar e preparar da mesma forma.

Equivalentes comerciais do caldo. Elliker Broth (DIFCO 212183).

Ágar Entérico de Hecktoen (HE)

Referência(s): BAM (FDA, 2018a) M61.

Aplicação. Meio seletivo diferencial para isolamento de *Salmonella*.

Composição

Peptona	12g	Tiossulfato de sódio	5g
Extrato de levedura	3g	Citrato férrico amoniacal	1,5g
Sais biliares Nº 3	9g		
Lactose	12g	Azul de bromotimol	0,065g
Sacarose	12g	Fucsina ácida	0,1g
Salicina	2g	Ágar	14g
Cloreto de sódio (NaCl)	5g	Água purificada	1 litro
Aquecer até a fusão do ágar - pH final 7,5±0,2			

Preparação. Suspender os ingredientes e aquecer sob constante agitação, até a completa dissolução do ágar. Ferver por não mais de um minuto. Não autoclavar. Plaquear imediatamente, não deve ser reaquecido. Deixar as placas com as tampas parcialmente abertas por duas horas para secar. O meio pode ser estocado por até 30 dias sob refrigeração (4±2 °C).

Equivalentes comerciais. Hecktoen Enteric Agar (DIFCO 285340), Hecktoen Enteric Agar (BBL 212211), Hecktoen Enteric Agar (OXOID CM 419), Hecktoen Enteric Agar (MERCK 1.11681), Hecktoen Enteric Agar (ACUMEDIA 7138).

Ágar Extrato de Levedura (YEA)

Referência(s): ISO 6222:1999.

Aplicação. Meio para contagem total de aeróbios mesófilos em água, método ISO 6222:1999.

Composição

Triptona	6g	Ágar	10 a 20g*
Extrato de levedura	3g	Água purificada	1 litro
121 °C/15min – pH final 7,2±0,2			

*Dependendo da força de gel do material.

Preparação. Suspender os ingredientes na água, ferver até a fusão do ágar e esterilizar a 121 °C por 15min.

Equivalentes comerciais. Yeast Extract Agar acc. to ISO 6222 (MERCK 1.13116).

Ágar Extrato de Levedura Glicose Cloranfenicol (YEGC)

Referência(s): SMEDP (Wehr & Frank, 2004).

Aplicação. Meio para contagem de bolores e leveduras, recomendado no Capítulo 8 do *Standard Methods for the Examination of Dairy Products* (Wehr & Frank, 2004) para amostras com predomínio de leveduras ou com leveduras injuriadas pelo processamento.

Composição

Extrato de levedura	5g	Ágar	15g
Glicose	20g	Água destilada	1 litro
Solução de cloranfenicol*	1 ml		
120±1 °C/15min - pH final 6,6±0,2			

* Solução de cloranfenicol. Dissolver assepticamente 500 mg de cloranfenicol em 100 ml de tampão fosfato pH 7,2 estéril, estocando a 5 °C por até dois meses. **Cuidado.** O cloranfenicol é altamente tóxico e o contato com a pele deve ser evitado.

Preparação. Suspender os ingredientes na água, ferver até a fusão do ágar e esterilizar a 120±1 °C por 15min.

Equivalentes comerciais. Não disponível.

Ágar Extrato de Malte com Antibióticos (MEA ANT)

Referência(s): Pitt & Hocking (2009) (p. 425 = base), *Compendium* (Salfinger & Tortorello, 2015) (p. 924 – solução de antibióticos).

Aplicação. Meio para bolores e leveduras, usado na contagem de bolores termorresistentes pelo método APHA 22.4:2015 e no teste de esterilidade comercial para alimentos ácidos pelo método APHA:2015.

Composição da base	Concentração normal	Concentração 1,5	Concentração dupla
Extrato de malte	20g	20g	20g
Dextrose	20g	20g	20g
Peptona	1g	1g	1g
Ágar	20g	20g	20g
Água destilada	1 litro	750 ml	500 ml
121 °C/15min, pH final 5,6			

Suplemento

Solução 5 mg/ml de antibióticos (clorotetraciclina + cloranfenicol)	2 ml/100 ml base (final 100 mg/l)	3 ml/100 ml base (final 150 mg/l)	4 ml/100 ml base (final 200 mg/l)

Preparação. Preparar a base e esterilizar a 121 °C por 15min. No momento do uso, fundir o ágar, resfriar a 45-50 °C e adicionar a solução de antibióticos previamente preparada. O meio completo deve ser utilizado imediatamente, não podendo ser reaquecido. Solução de antibióticos 5 mg/ml. É a mesma do Ágar Batata Dextrose: dissolver assepticamente 500 mg de clorotetraciclina-HCl e 500 mg de cloranfenicol em 100 ml de tampão fosfato pH 7,2 estéril, estocando em frasco escuro, sob refrigeração. Uma parte do material sólido permanece em suspensão, devendo ser agitado no momento do uso. **Cuidado**. O cloranfenicol é tóxico e o contato com a pele deve ser evitado.

Equivalentes comerciais. A formulação dos equivalentes comerciais da base (Malt Extract Agar) da DIFCO, MERCK e OXOID não é igual à descrita acima, mas esses equivalentes também são recomendados.

Ágar Extrato de Malte 0,5% Ácido Acético (MAA)

Referência(s): Pitt & Hocking (2009) p. 425.

Aplicação. Meio para isolamento ou contagem de leveduras resistentes aos conservantes, método Pitt & Hocking (2009).

Composição da base. A mesma do Ágar Extrato de Malte com antibióticos.

Suplemento. Ácido acético glacial = 5 ml por litro de base.

Preparação. Preparar a base e esterilizar a 121 °C por 15min. No momento do uso, fundir o ágar, resfriar a 45-50 °C e adicionar o ácido acético glacial, que não precisa ser esterilizado (concentração final 0,5%). O meio completo deve ser utilizado ou plaqueado imediatamente, não podendo ser reaquecido. O pH final é de aproximadamente 3,2 (não é necessário ajustar).

Ágar Extrato de Malte Extrato de Levedura 40% Glicose (MY40G)

Referência(s): *Compendium* (Salfinger & Tortorello, 2015) p.915.

Aplicação. Meio para contagem de leveduras osmofílicas, método APHA 17.3:2015.

Composição

Extrato de malte	12g	Ágar	12g
Extrato de levedura	3g	Água purificada	600 ml
Glicose	400g		
Fervura/30min - pH final aproximadamente 5,5			

Preparação. Suspender os ingredientes, exceto a glicose, em 550 ml de água purificada e aquecer até a fusão do agar. Imediatamente, adicionar água até completar 600 ml. Com a solução ainda quente, adicionar a glicose com agitação, evitando a formação de grumos (caso se formem, aquecer a solução para dissolver). Ferver por 30min. Não é necessário autoclavar.

Equivalentes comerciais. Não disponível.

Ágar Fenilalanina Deaminase

Referência(s): BAM (FDA, 2018a) M123, ISO 10273:2017.

Aplicação. Meio para prova bioquímica, teste de fenilalanina deaminase.

Composição

Extrato de levedura	3g	Cloreto de sódio (NaCl)	5g
DL-fenilalanina (ou L-fenilalanina 1g)	2g	Ágar	12g
Fosfato dipotássico (Na_2HPO_4)	1g	Água destilada	1 litro
121 °C/15min* - pH final 7,3±0,2			

* 121 °C/10min no BAM.

Preparação. Suspender os ingredientes, ajustar o pH, aquecer até a fusão do ágar e distribuir em tubos. Esterilizar a 121 °C/10min e inclinar com rampa longa.

Equivalentes comerciais. Phenyalanine Agar (DIFCO 274520), Phenyalanine Agar (BBL 211537).

Ágar Fígado de Vitela (LVA)

Referência(s): BAM (FDA, 2018a) M83.

Aplicação. Meio para cultivo de bactérias anaeróbias, usado no teste de esterilidade comercial para alimentos de baixa acidez.

Composição

Infusão de fígado bovino	50g	Caseína isoelétrica	2g
Infusão de carne de vitela	500g	Cloreto de sódio (NaCl)	5g
Proteose peptona	20g		
Neopeptona	1,3g	Nitrato de sódio	2g
Triptona	1,3g	Gelatina	20g
Dextrose	5g	Ágar	15g
Amido solúvel	10g	Água purificada	1 litro
pH 7,3±0,2 - 121 °C/15min			

Preparação. Dissolver os ingredientes, ajustar o pH, fundir o ágar e esterilizar a 121 °C/15min.

Equivalentes comerciais. Liver Veal Agar (DIFCO 259100).

Ágar Gema de Ovo Anaeróbico (AEY)

Referência(s): *Compendium* (Salfinger & Tortorello, 2015) p.894.

Aplicação. Meio diferencial para confirmação de *Yersinia enterocolitica*.

Composição da base

Triptona	5g	Cloreto de sódio (NaCl)	5g
Proteose peptona	20g	Ágar	20g
Extrato de levedura	5g	Água destilada	1 litro
121 °C/15min - pH final 7,0±0,2			

Suplemento

Emulsão gema de ovo: salina (1:1 peso/peso)	80 ml/litro base

Preparação. Preparar a base e esterilizar a 121 °C/15min. Resfriar a 45-50 °C e adicionar, asspeticamente, a emulsão de gema de ovo previamente preparada. Plaquear imediatamente, o meio completo não pode ser reaquecido. Emulsão de gema de ovo. Mergulhar os ovos em etanol 70% por 10 minutos, flambar, abrir assepticamente e transferir as gemas para um frasco estéril tarado. Adicionar às gemas uma quantidade de solução salina 0,85% estéril, suficiente para diluição 1:1 (peso/peso). Misturar o conteúdo por agitação ou com o auxílio de baguetas estéreis, até obter uma suspensão homogênea.

Equivalentes comerciais. Não disponível.

Ágar Gentamicina Tálio Carbonato Fluorogênico (FGTC)

Referência(s): *Compendium* (Salfinger & Tortorello, 2015) p.906.

Aplicação. Meio seletivo/diferencial para contagem de enterococos em alimentos, método APHA 10.5:2015.

Composição da base

Ágar Tripticase de Soja (TSA)	40g	Acetato de tálio	0,5g
Fosfato monopotássico (KH_2PO_4)	5g	4-metilumbeliferona-α-D-glicuronídeo	100 mg
Amilose azure	3g	Tween 80	0,75 ml
Galactose	1g	Água destilada	1 litro
121 °C/15min, pH final 7,3±0,2			

Suplemento

Solução aquosa de sulfato de gentamicina 0,1%	2,5 ml/litro base
Solução aquosa 10% de carbonato de sódio	20 ml/litro base

Preparação. Suspender os ingredientes da base, aquecer até a fusão do ágar e esterilizar a 121 °C por 15 minutos. Após a esterilização, resfriar o meio a 55-50 °C e adicionar assepticamente, para cada litro de meio, 20 ml de uma solução aquosa 10% de carbonato de sódio e 2,5 ml da solução de gentamicina previamente preparadas. Plaquear imediatamente, o meio completo não pode ser reaquecido. Solução aquosa de sulfato de gentamicina 0,1%. Dissolver assepticamente 0,1g em 100 ml de água destilada estéril e estocar sob refrigeração. Solução aquosa 10% de carbonato de sódio. Preparar no dia do uso e pasteurizar aquecendo até a fervura, antes de usar.

Equivalentes comerciais. Não disponível.

Ágar Glicose

Referência(s): ISO 11059:2009.

Aplicação. Meio para confirmação de *Pseudomonas* spp, método ISO 11059:2009.

Composição

Peptona de caseína (digestão enzimática)	10g	Púrpura de bromocresol	0,015g
Extrato de levedura	1,5g	Ágar	12 a 18g*
Cloreto de sódio (NaCl)	5g	Água purificada	1 litro
		Glicose	10g
121 °C/15min – pH final 7,0±0,2			

* A quantidade de ágar depende da capacidade gelificante do material usado.

Preparação. Suspender os ingredientes ou o meio completo desidratado e aquecer até a completa fusão do Agar (se necessário). Ajustar o pH, se necessário, distribuir em tubos (10 ml/tubo) e esterilizar em autoclave (121 °C/15min). Resfriar sem inclinar. Antes da utilização, desaerar (ferver por 15min e resfriar em água fria).

Equivalentes comerciais. Não disponível (o Ágar Púrpura Base para Carboidratos é similar mas não idêntico).

Ágar (Caldo) Infusão Cérebro Coração (BHIA/BHI)

Referência(s): BAM (FDA, 2018a) M24.

Aplicação. Meio de enriquecimento e manutenção geral para bactérias.

Composição do caldo

Infusão de 200g de cérebro de bezerro (sólidos)	7,7g	Dextrose	2g
		Cloreto de sódio	5g
Infusão de 250g de coração de boi (sólidos)	9,8g	Fosfato dissódico (Na_2HPO_4)	2,5g
Proteose peptona	10g	Água purificada	1 litro
121 °C/15min - pH final 7,4±0,2			

Preparação. Dissolver os ingredientes, ajustar o pH e esterilizar a 121 °C/15min. Para a preparação do ágar, adicionar 15g de ágar para cada litro de caldo.

Equivalentes comerciais do caldo. Brain Heart Broth (MERCK 1.10493), Brain Heart Infusion (BACTO 237500), Brain Heart Infusion (BBL 211059), Brain Heart Infusion (OXOID CM 225), Brain Heart Infusion Broth (ACUMEDIA 7116), BHI CALDO meio pronto (LABORCLIN 510057 10 tubos 5 ml).

Equivalentes comerciais do ágar. Brain Heart Agar (MERCK 1.13825), Brain Heart Infusion Agar (ACUMEDIA 7115), Brain Heart Infusion Agar (BBL 211065), Brain Heart Infusion Agar (DIFCO 241830), Brain Heart Infusion Agar (OXOID CM 375), Ágar BHI (Laborclin 540207, 10 placas prontas).

Ágar KF *Streptococcus* (KF)

Referência(s): *Difco & BBL Manual* (Zimbro & Power, 2003), *Oxoid Manual* (Bridson, 2006), *Merck Microbiology Manual 12th Ed.* (MERCK, 2005).

Aplicação. Meio seletivo diferencial para contagem de enterococos e estreptococos fecais em alimentos, método APHA 10.5:2015.

Composição da base

Proteose peptona	10g	Lactose	1g
Extrato de levedura	10g	Azida de sódio	0,4g
Cloreto de sódio (NaCl)	5g	Púrpura de bromocresol	0,015g
Glicerofosfato de sódio	10g	Ágar	15-20g
Maltose	20g	Água purificada	1 litro
Fervura/5min - pH final 7,2±0,2			

Suplemento estéril

Solução de cloreto de 2,3,5-trifeniltetrazólio (TTC) 1% (esterilizada por filtração)	10 ml/litro de base (final 0,1g/litro)

Preparação. Suspender os ingredientes da base, ajustar o pH, aquecer até a fusão do ágar. Não autoclavar. Resfriar a 45-50 ºC e adicionar, para cada 100 ml de meio base, 10 ml de solução aquosa 1% de cloreto de 2,3,5-trifeniltetrazólio. Plaquear imediatamente, o meio não deve ser reaquecido. Solução de cloreto de 2,3,5-trifeniltetrazólio: Dissolver 1g em 100 ml de água purificada e esterilizar por filtração.

Equivalentes comerciais da base. KF *Streptococcus* Agar (DIFCO 249610), KF *Streptococcus* Agar (OXOID CM 701), KF *Streptococcus* Agar (MERCK 1.10707), KF *Streptococcus* Agar (ACUMEDIA 7610).

Ágar Kim-Goepfert (KG)

Referência(s): *Compendium* 4ª edição (Downes & Ito, 2001) p. 619.

Aplicação. Meio seletivo diferencial para a contagem de *B. cereus*, método APHA 31.61:2015.

Composição da base

Peptona	1g	Ágar	18g
Extrato de levedura	0,5g	Água purificada	900 ml
Vermelho de fenol	0,025g		
pH 6,8±0,2 - 121 ºC/20min			

Suplementos

Solução de sulfato de polimixina B (10.000IU/ml)	10 ml/900 ml base
Emulsão gema de ovo	100 ml/900 ml base

Preparação. Suspender os ingredientes da base, ferver até a fusão do ágar e esterilizar a 121 ºC por 20min. Resfriar a 45-50 ºC, adicionar assepticamente os suplementos previamente preparados e plaquear imediatamente, pois o meio completo não pode ser reaquecido. Solução de sulfato de polimixina B 10.000IU/ml. Dissolver 500.000 unidades do sulfato de polimixina em 50 ml de água purificada, esterilizar por filtração e estocar sob refrigeração. Para determinar o peso de polimixina necessário para 500.000 unidades, verificar no frasco a potência da polimixina adquirida (varia entre as marcas e lotes). Por exemplo, se a potência for 7.900U/ mg, significa que cada miligrama tem 7.900 unidades e que são necessárias 63,29 mg para 500.000 unidades. Emulsão de gema de ovo. Mergulhar os ovos em etanol 70% por 10 minutos, flambar, abrir assepticamente e transferir as gemas para um frasco estéril tarado. Adicionar às gemas uma quantidade de solução salina 0,85% estéril, suficiente para diluição 1:1. Misturar o conteúdo por agitação ou com o auxílio de baguetas estéreis, até obter uma suspensão homogênea.

Equivalentes comerciais da base. KG Agar Base (HiMedia M658).

Equivalentes comerciais dos suplementos. Polymyxin B Selective Supplement (HiMedia FD003), Antimicrobic Vial P (Polymyxin B) (DIFCO 232681), *Bacillus cereus* Selective Supplement (MERCK 1.09875), *Bacillus cereus* Selective Supplement (OXOID SR99), Egg Yolk Emulsion (HiMedia FD045), Egg Yolk Emulsion (MERCK 1.03784), Egg Yolk Emulsion (OXOID SR 47), Egg Yolk Enrichment 50% (DIFCO 233472), Egg Yolk s/Telurito (LABORCLIN 520088).

Ágar Leveduras Resistentes aos Conservantes (PRY)
(Preservative Resistant Yeasts Medium)

Referência(s): *Compendium* (Salfinger & Tortorello, 2015) p. 924

Aplicação. Meio para isolamento ou contagem de leveduras resistentes aos conservantes.

Composição da base

Manitol	10g	Ágar	15g
Extrato de levedura	10g	Água purificada	1 litro
121 ºC/15min (não é necessário ajustar o pH)			

Suplemento

Ácido acético glacial	10 ml por litro de base

Preparação. Preparar a base e esterilizar a 121 ºC por 15min. Após a esterilização completar o volume perdido (se necessário). No momento do uso, fundir o ágar, resfriar a 45-50 ºC e adicionar o ácido acético, que não precisa ser esterilizado (concentração final 1%). Plaquear imediatamente, o meio não podendo ser reaquecido.

Equivalentes comerciais. Não disponível.

Ágar Levine Eosina Azul de Metileno (L-EMB)

Referência(s): BAM (FDA, 2018a) M80.

Aplicação. Meio seletivo e diferencial para detecção presuntiva e confirmação de *E. coli.*

Composição

Peptona	10g	Azul de metileno	0,065g
Lactose	10g	Ágar	15g
Fosfato dipotássico (K_2HPO_4)	2g	Água purificada	1 litro
		Eosina amarela (Y)	0,4g
121 °C/15min – pH final 7,1±0,2			

Preparação. Dissolver os ingredientes, ajustar o pH e esterilizar a 121 °C/15min. Distribuir em placas imediatamente, pois não pode ser reaquecido.

Equivalentes comerciais. Eosin Methylene Blue Agar Levine (ACUMEDIA 7103), Eosin Methylene Blue Agar Levine (OXOID CM 69), Levine Eosin Methylene Blue Agar (BBL 211221).

Ágar Lipovitelenina Sal Manitol (LSM)

Referência(s): SMEWW (Braun-Howland & Hunt, 2017), seção 9213B.6.

Aplicação. Meio seletivo para isolamento de *Staphylococcus aureus* em água.

Composição

Polipeptona	10g	Vermelho de fenol	0,025g
Extrato de carne	1g	Gema de ovo	20g
D-Manitol	10g	Ágar	15g
Cloreto de sódio (NaCl)	75g	Água purificada	1 litro
121 °C/15min, pH final 7,4±0,2			

Preparação. Não descrita.

Equivalentes comerciais (sem a gema de ovo). Manitol Salt Agar (OXOID CM 85).

Ágar Lisina Arginina Ferro (LAIA)

Referência(s): *Compendium* (Salfinger & Tortorello, 2015) p. 913.

Aplicação. Meio para provas bioquímicas, teste de descarboxilação da lisina/arginina e teste de produção de H_2S. Usado na confirmação de *Yersinia enterocolitica*, método APHA 41:2015.

Composição

L-Arginina	10g
Ágar Lisina Ferro (LIA)	1 litro
pH 6,8±0,2 - 121 °C/12min	

Preparação. Suspender o LIA na água, conforme orientação do fabricante, suplementar com o aminoácido L-arginina, fundir o ágar e distribuir em tubos de 13x100mm (5 ml/tubo). Esterilizar a 121 °C/12min e inclinar.

Equivalentes comerciais (LIA): Lysine Iron Agar (ACUMEDIA 7211), Lysine Iron Agar (BBL 211363), Lysine Iron Agar (DIFCO 284920), Lysine Iron Agar (MERCK 1.11640), Lysine Iron Agar (OXOID CM 381).

Completo não disponível. Sem a arginina vide Ágar Lisina Ferro (LIA).

Ágar Lisina Ferro (LIA)

Referência(s): BAM (FDA, 2018a), M89.

Aplicação. Meio para provas bioquímicas, teste de descarboxilação da lisina e teste de produção de H_2S.

Composição

Peptona	5g	Tiossulfato de sódio (anidro)	0,04g
Extrato de levedura	3g		
Dextrose	1g	Púrpura de bromocresol	0,02g
Cloridrato de L-Lisina	10g	Ágar	15g
Citrato férrico amoniacal	0,5g	Água purificada	1 litro
121 °C/12min - pH final 6,7±0,2			

Preparação. Suspender os ingredientes, fundir o ágar, distribuir em tubos de 13x100mm (4 ml/tubo), esterilizar a 121 °C/12min e inclinar, mantendo rampa de 2,5cm e fundo de 4cm, no mínimo, porque a reação de descarboxilação da lisina é mais eficiente em condições anaeróbias.

Equivalentes comerciais. Lysine Iron Agar (ACUMEDIA 7211), Lysine Iron Agar (BBL 211363), Lysine Iron Agar (DIFCO 284920), Lysine Iron Agar (MERCK 1.11640), Lysine Iron Agar (OXOID CM 381).

Ágar Lisina Ferro Duplamente Modificado (DM-LIA)

Referência(s): MLG (USDA, 2017).

Aplicação. Meio seletivo diferencial para isolamento de *Salmonella*.

Composição da base

Ágar Lisina Ferro (LIA)	34g	Tiossulfato de sódio	6,76g
Sais biliares Nº 3	1,5g	Citrato férrico amoniacal	0,3g
Lactose	10g	Água purificada	1 litro
Sacarose	10g	Aquecer até a fervura - pH final 6,7±0,2	

Suplemento

Novobiocina (1 ml da solução aquosa 1,5% esterilizada por filtração)	0,015g/l base

Preparação. Suspender os ingredientes da base até a fervura. Não aquecer acima de 100 °C. Não autoclavar. Resfriar a base a aproximadamente 50 °C e adicionar a novobiocina a partir de uma solução aquosa 1,5% esterilizada por filtração. Plaquear imediatamente (15 a 20 ml por placa), o meio completo não pode ser reaquecido. Estocar o meio completo sob refrigeração por até três semanas. Estocar a solução de novobiocina sob refrigeração (2-8 °C) por até seis meses.

Equivalentes comerciais da base completa. Double Modified Lysine Iron Agar Base (HiMedia M1909), Modified Lysine Iron Agar (Hemel).

Equivalentes comerciais do LIA. Lysine Iron Agar (DIFCO 284920), Lysine Iron Agar (BBL 211363), Lysine Iron Agar (MERCK 1.11640), Lysine Iron Agar (OXOID CM 381), Lysine Iron Agar (ACUMEDIA 7211).

Equivalentes comerciais do suplemento. Novobiocin supplement (HiMedia FD101).

Ágar *Listeria* Ottaviani & Agosti (ALOA)

Referência(s): ISO 11290-1:2017, ISO 11290-2:2017, BAM (FDA, 2018a), M10a.

Aplicação. Meio seletivo diferencial para contagem ou detecção de *Listeria monocytogenes*.

Composição da base

Peptona de tecido animal digestão enzimática	18g	Cloreto de sódio (NaCl)	5g
Peptona de caseína digestão enzimática	6g	Cloreto de lítio (LiCl)	10g
Extrato de levedura	10g	Fosfato dissódico anidro (Na_2HPO_4)	2,5g
Piruvato de sódio	2g	X-Glu (5-bromo-4-cloro-3-indolil-β-D--glicopiranosídeo)	0,05g
Glicose	2g		
Glicerofosfato de magnésio	1g	Ágar	12-18g*
Sulfato de magnésio anidro	0,5g	Água purificada	930 ml
121 °C/15min – pH final 7,2±0,2			

* A quantidade de ágar depende da capacidade gelificante do material usado.

Suplementos seletivos estéreis

L-α-fosfatidilinositol (Sigma P 6636 ou equivalente) (50 ml da solução aquosa 4%)	2g/l
Ácido nalidíxico (sal sódico) (5 ml da solução 0,4% em NaOH 0,05 mol/L)	0,02g/l
Ceftazidima (5 ml da solução aquosa 0,4%)	0,02g/l
Sulfato de polimixina B (7,67 ml da solução aquosa 10.000 IU)	76.700 unidades
Cicloeximida (5 ml da solução 1%)	0,02g/l

Preparação. Preparar a base dissolvendo os ingredientes com aquecimento, até a completa fusão do ágar. Esterilizar em autoclave (121 °C/15min). Resfriar a 50 °C e adicionar os suplementos. Plaquear imediatamente, o meio completo não pode ser reaquecido. A aparência deve ser opaca. Estocar sob refrigeração por não mais de um mês. Solução aquosa 4% de L-α-fosfatidilinositol. Dissolver 2g em 50 ml de água fria e agitar em agitador magnético por 30min, de forma a obter uma suspensão homogênea. Esterilizar a 121 °C/15min e resfriar. Solução 0,4% de ácido nalidíxico. Dissolver 0,02g do ácido nalidíxico (sal sódico) em 5 ml de NaOH 0,05 mol/L e esterilizar por filtração. Solução aquosa 0,4% de ceftazidima. Dissolver 0,02g em 5 ml de água e esterilizar por filtração. Solução 1% de cicloeximida. Dissolver 0,05g em 2,5 ml de etanol, adicionar 2,5 ml de água e esterilizar por filtração. Solução de sulfato de polimixina B 10.000IU/ml. Dissolver 76.700 unidades do sulfato de polimixina em 5 ml de água, esterilizar por filtração e estocar sob refrigeração. Para determinar o peso de polimixina necessário para 76.700

unidades, verificar no frasco a potência da polimixina adquirida (varia entre as marcas e lotes). Por exemplo, se a potência for 7.900 IU/ mg, significa que cada miligrama tem 7.900 unidades e que são necessárias 9,71 mg para 76.700 unidades.

Equivalentes comerciais da base. Chromogenic Listeria Agar (ISO) (OXOID CM1084), Chromocult® *Listeria* Selective Agar Base acc. to Agosti & Ottaviani (ALOA) (MERCK 1.00427).

Equivalentes comerciais dos suplementos. OCLA (ISO) Differential Supplement (OXOID SR0244 = L-α-phosphatidylinositol), OCLA (ISO) Selective Supplement (OXOID SR0226 = antibióticos: ácido nalidixico, ceftazidima, sulfato de polimixina B, cicloeximida), *Listeria* Agar Enrichment Supplement (MERCK 1.00439.0010 = L-α-phosphatidylinositol), *Listeria* Agar Selective Supplement (MERCK 1.00432 = antibióticos: ácido nalidixico, ceftazidima, sulfato de polimixina B, cicloeximida).

Ágar MacConkey

Referência(s): SMEWW (Braun-Howland & Hunt, 2017), seção 9221B5.

Aplicação. Meios seletivo diferencial para enterobactérias, é usado no isolamento de *Yersinia enterocolitica*, método APHA 41:2015.

Composição

Peptona	17g	Sais biliares	1,5g
Proteose peptona	3g	Vermelho neutro	0,03g
Lactose	10g	Cristal violeta	0,001g
Cloreto de sódio (NaCl)	5g	Ágar	13,5g
		Água purificada	1 litro
121 °C/15min – pH final 7,1±0,2			

Preparação: Suspender os ingredientes e aquecer até a fusão do ágar. Esterilizar a 121 °C/15min, resfriar a 45-50 °C e plaquear imediatamente. O pH final deve ser 7,1±0,2.

Equivalentes comerciais. MacConkey Agar (ACUMEDIA 7102), MacConkey Agar (BBL 211387), MacConkey Agar (DIFCO 212123), MacConkey Agar (MERCK 1.05465), MacConkey Agar Nº 3 (OXOID CM 115).

Ágar MacConkey Sorbitol Telurito Cefixima (TC-SMAC)

Referência(s): BAM (FDA, 2018a) M194.

Aplicação. Meio de plaqueamento seletivo diferencial para a detecção de *E. coli* O157:H7 em alimentos, método BAM/FDA.

Composição da base
(Agar MacConkey Sorbitol)

Peptona	17g	Sais biliares	1,5g
Proteose peptona Nº 3 ou polipeptona	3g	Vermelho neutro	0,03g
D-Sorbitol	10g	Cristal violeta	0,001g
Cloreto de sódio (NaCl)	5g	Ágar	13,5g
		Água purificada	1 litro
121 °C/15min – pH final 7,1±0,2			

Suplementos esterilizados por filtração

Solução alcoólica de cefixima (50 mg/l em etanol 95%)	1 ml/litro base (final 0,05 mg/l)
Solução aquosa de telurito de potássio 1%	0,25 ml/litro base (final 2,5 mg/l)

Preparação. Suspender os ingredientes da base, fundir o ágar e esterilizar a 121 °C/15min. Resfriar a 45-50 °C e adicionar os suplementos pré-esterilizados por filtração. Plaquear imediatamente, o meio completo não pode ser reaquecido. Solução de cefixima. Dissolver o antibiótico em etanol 95% e estocar congelada (-20 °C) por até um ano. Solução aquosa de telurito de potássio 1%. Preparar da mesma forma descrita no Ágar Baird-Parker e estocar em geladeira (4 °C) por até um mês.

Equivalentes comerciais da base. MacConkey II Agar with Sorbitol (BBL 299769), MacConkey Sorbitol Agar (DIFCO 279100), MacConkey w/ Sorbitol (ACUMEDIA 7320), Sorbitol MacConkey Agar (OXOID CM 813).

Equivalentes comerciais dos suplementos. Cefixime-Tellurite Selective Supplement (OXOID SR0172), CT-Supplement (MERCK 1.09202).

Ágar Manitol Gema de Ovo Polimixina (MYP)

Referência(s): BAM (FDA, 2018a) M95.

Aplicação. Meio seletivo/diferencial para isolamento presuntivo de *Bacillus cereus*.

Composição da base

Extrato de carne	1g	Manitol	10g
Peptona	10g	Vermelho de fenol	0,025g
Cloreto de sódio (NaCl)	10g	Agar	15g
		Água purificada	900 ml
121 °C/15min - pH final 7,2±0,2			

Suplemento

Solução de sulfato de polimixina B (10.000IU/ml)	10 ml/900 ml base
Emulsão gema de ovo 1:1	50 ml/900 ml base

Preparação. Misturar os ingredientes da base, aquecer até a fusão do ágar e esterilizar 121 °C por 20min. Resfriar a 50 °C, adicionar assepticamente os suplementos previamente preparados e plaquear imediatamente, pois o meio completo não pode ser reaquecido. Secar as placas por 24h à temperatura ambiente antes de usar. Solução de sulfato de polimixina B 10.000IU/ml. Dissolver 500.000 unidades do sulfato de polimixina em 50 ml de água destilada, esterilizar por filtração e estocar no escuro sob refrigeração (4 °C). Para determinar o peso de polimixina necessário para 500.000 unidades, verificar no frasco a potência da polimixina adquirida (varia entre as marcas e lotes). Por exemplo, se a potência for 7.900U/ mg, significa que cada miligrama tem 7.900 unidades e que são necessárias 63,29 mg para 500.000 unidades. Emulsão de gema de ovo. Mergulhar os ovos em etanol 70% por 10 minutos, flambar, abrir assepticamente e transferir as gemas para um frasco estéril tarado. Adicionar às gemas uma quantidade de solução salina 0,85% estéril, suficiente para diluição 1:1. Misturar o conteúdo por agitação ou com o auxílio de baguetas estéreis, até obter uma suspensão homogênea. Estocar em geladeira (4 °C).

Equivalentes comerciais da base. MYP Agar (DIFCO 281010), MYP Agar (MERCK 1.05267), MYP Agar (OXOID CM 0929).

Equivalentes comerciais dos suplementos. Antimicrobic Vial P (Polymyxin B) (DIFCO 232681), *Bacillus cereus* Selective Supplement (MERCK 1.09875), *Bacillus cereus* Selective Supplement (OXOID SR99), Egg Yolk Emulsion (MERCK 1.03784), Egg Yolk Emulsion (OXOID SR 47), Egg Yolk Enrichment 50% (DIFCO 233472), Egg Yolk s/Telurito (LABORCLIN 520088).

Equivalentes comerciais do meio completo (placas prontas). MYP Ágar *B. cereus* (LABORCLIN 540168 – 10 placas).

Ágar m-Enterococos
(Slanetz & Bartley Medium)

Referência(s): SMEWW (Braun-Howland & Hunt, 2017), section 9230C.2.d, ISO 7899-2:2000.

Aplicação. Meio para contagem de enterococos e estreptococos fecais em água.

Composição

Triptose	20g	Azida sódica (NaN_3)[a]	0,4g
Extrato de levedura	5g	Cloreto 2,3,5-trifeniltetrazólio (TTC)[b]	0,1g
Glicose	2g	Ágar	10g
Fosfato dipotássico (K_2HPO_4)	4g	Água purificada	1 litro
pH 7,2±0,1 - Não autoclavar			

[a] Cuidado, a azida sódica é tóxica, mutagênica e pode formar compostos explosivos em contato com metal, devendo ser manuseada com cuidado (SMEWW).

[b] Na formulação descrita pela ISO 7899-2:2000 o TTC é adicionado como suplemento (10 ml/l de uma solução aquosa a 1% esterilizada por filtração).

Preparação. Dissolver os ingredientes, ajustar o pH, adicionar o ágar e aquecer até a completa fusão. Não autoclavar. Distribuir em placas imediatamente, pois não pode ser reaquecido.

Equivalentes Comerciais. Membrane Filter *Enterococcus* Selective Agar Base Slanetz & Bartley (MERCK 1.05289 – não contém TTC, adicionado como suplemento), m-*Enterococcus* Agar (DIFCO 274620 – já contém TTC), Slanetz & Bartley Agar (OXOID CM 377 – já contém TTC), m-*Enterococcus* Agar (ACUMEDIA 7544 – já contém TTC).

Ágar m-HPC

Referência(s): SMEWW (Braun-Howland & Hunt, 2017), seção 9215A.

Aplicação: Contagem total de heterotróficos (aeróbios mesófilos) em água.

Composição

Peptona	20g	Ágar	15g
Gelatina	25g	Água purificada	1 litro
Glicerol	10 ml		
121 °C/5min, pH final pH 7,1±0,2			

Preparação. Misturar os ingredientes, exceto o glicerol, aquecer até fusão do ágar, adicionar o glicerol, esterilizar em autoclave a 121 °C/5min e distribuir em placas.

Equivalentes comerciais. m-HPC Agar (ACUMEDIA 7690), m-HPC Agar (DIFCO 275220) (sem glicerol), Glycerol (DIFCO 228210/228220).

Ágar Motilidade para *Bacillus cereus*

Referência(s): *Compendium* (Salfinger & Tortorello, 2015) p.896.

Aplicação. Meio para teste de motilidade para cepas de *B. cereus*.

Composição

Tripticase	10g	Fosfato dissódico (Na_2HPO_4)	2,5g
Extrato de levedura	2,5g	Ágar	3g
Glicose	5g	Água purificada	1 litro
121 °C/15min - pH final 7,4±0,2			

Preparação. Dissolver os ingredientes, ajustar o pH, aquecer até a completa fusão do ágar, distribuir em tubos de 13x100mm (2 ml/tubo) e esterilizar a 121 °C/15min. Não inclinar, o meio deve solidificar na posição vertical. Estocar à temperatura ambiente por 2-3 dias antes do uso para melhores resultados.

Ágar/Caldo MRS (De Man Rogosa & Sharpe)

Referência(s): *Canned Foods Thermal Processing and Microbiology* (Hersom & Hulland (1980), ISO 15214:1998.

Aplicação. Meio para cultivo e contagem de bactérias láticas.

Composição

Peptona de caseína (digestão enzimática)	10g	Acetato de sódio (CH_3COONa)	5g
Extrato de carne	10g	Citrato de triamônia [$(NH4)_3C_6H_5O_7$]	2g
Extrato de levedura	4g		
Fosfato dipotássico (K_2HPO_4)	2g	Sulfato de magnésio ($MgSO_4.7H_2O$)	0,2g
Glicose	20g	Sulfato de manganês ($MnSO_4.4H_2O$)	0,05g
Tween 80	1,08g		
Água purificada	1 litro	Agar (opcional)	12-18g [a]
121 °C/15min - pH final 6,2±0,2 [b]			

[a] Depende da força de gel do material.

[b] Na descrição de Hersom & Hulland (1980) o pH é de 6,2±0,2, mas na descrição da ISO 15214:1998 é de 5,7±0,1.

Preparação. Dissolver os ingredientes, ajustar o pH e esterilizar a 121 °C/15min. Para a preparação do meio sólido, fundir o ágar com aquecimento antes de esterilizar. O pH varia entre os equivalentes comerciais, devendo ser ajustado para o valor desejado.

Equivalentes comerciais. Lactobacilli MRS Agar (ACUMEDIA 7543), Lactobacilli MRS Agar (DIFCO 288210), Lactobacilli MRS Broth (ACUMEDIA 7406), Lactobacilli MRS Broth (DIFCO 288130), MRS Agar (MERCK 1.10660), MRS Broth (MERCK 1.10661), MRS Agar (OXOID CM 361), MRS Broth (OXOID CM 359), MRS (ISO) Agar (OXOID CM1153.

Ágar MRS Acidificado

Referência(s): *Compendium* (Salfinger & Tortorello, 2015) Cap. 19 e 67.

Aplicação. A acidificação do MRS é feita para inibir bactérias esporogênicas. Usado no plaqueamento em profundidade, tem-se mostrado útil na enumeração de bactérias lácticas deteriorantes totais em produtos vegetais.

Preparação. A acidificação é feita adicionado-se ácido acético glacial estéril ao ágar MRS já esterilizado, fundido e resfriado, até que o pH chegue a 5,5±0,1.

Ágar MRS Acidificado Frutose 1%

Referência(s): *Compendium* (Salfinger & Tortorello, 2015) Cap. 19 e 67.

Aplicação. A adição de 1% de frutose ao MRS acidificado, incubado a 30 °C, favorece o crescimento de *Lactobaccilus fructivorans* e *Lactobacillus plantarum* deteriorantes de produtos vegetais.

Preparação. Preparar o meio adicionando 10 ml de uma solução aquosa 10% de frutose (esterilizada por filtração) a 100 ml do ágar MRS (estéril, fundido e resfriado) e ácido acético glacial estéril até que o pH chegue a 5,4±0,2.

Ágar MRS Ácido Sórbico 0,1%

Referência(s): *Compendium* (Salfinger & Tortorello, 2015) Cap. 19, ISO 15214:1998.

Aplicação. A adição de ácido sórbico ao MRS é feita para inibir leveduras. É particularmente útil para a contagem de bactérias lácticas deteriorantes em produtos cárneos fermentados.

Preparação. Para a preparação do meio, ajustar o pH do MRS (estéril, fundido e resfriado) em 5,7±0,1, com ácido clorídrico 5N. Adicionar então o ácido sórbico (dissolvido em NaOH), na quantidade necessária para concentração final 0,1%. A ISO 15214:1998 recomenda a concentração final de 0,14% de ácido sórbico para esta finalidade.

Ágar MRS Ácido Sórbico Cisteína

Referência(s): *Compendium* (Salfinger & Tortorello, 2015) Cap. 19.

Aplicação. Essa modificação objetiva inibir leveduras e bactérias Gram negativas, na contagem de bactérias lácticas deteriorantes em produtos cárneos fermentados.

Preparação. Para a preparação do meio, suplementar o MRS com 0,1% de cloridrato de cisteína (cisteína-HCl) e esterilizar. Após a esterilização, ajustar o pH do meio (fundido e resfriado) em 5,7±0,1, com ácido clorídrico. Adicionar então o ácido sórbico (dissolvido em NaOH), na quantidade necessária para concentração final 0,02%.

Ágar MRS Frutose 0,5%

Referência(s): *Compendium* (Salfinger & Tortorello, 2015) Cap. 53 e 67.

Aplicação. A adição de 0,5% de frutose ao MRS, incubado a 20-28 °C, favorece o crescimento de *Lactobaccilus fructivorans* e *Lactobacillus brevis* deteriorantes de maionese e outros molhos para saladas.

Preparação. A suplementação é feita adicionando-se 5 ml de uma solução aquosa 10% de frutose (esterilizada por filtração) a 100 ml do ágar MRS estéril, fundido e resfriado.

Ágar MRS Modificado

Referência(s): *Compendium* (Salfinger & Tortorello, 2015) Cap. 19 e 67.

Aplicação. A adição de TTC (cloreto de 2,3,5-trifeniltetrazólium) ao Ágar MRS facilita a visualização de colônias, que adquirem uma coloração vermelha.

Preparação. A preparação é feira adicionando-se 0,01% de TTC ao Ágar MRS antes da esterilização.

Ágar Nitrato Motilidade

Referência(s): *Compendium* (Salfinger & Tortorello, 2015), p.920, BAM (FDA, 2018a) M102, ISO 7937:2004.

Aplicação. Teste de redução do nitrato e teste de motilidade na confirmação de *Clostridium perfringens*.

Composição

Extrato de carne	3g	Galactose	5g
Peptona	5g	Glicerol	5g
Nitrato de potássio (KNO_3)	1g	Ágar	3g
Fosfato dissódico (Na_2HPO_4)	2,5g	Água purificada	1 litro
121 °C/15min - pH final 7,4±0,2*			

* A ISO 7937 estabelece pH 7,3±0.2.

Preparação. Dissolver os ingredientes, exceto o ágar, e ajustar o pH em 7,4±0,2. Adicionar o ágar, fundir, distribuir em tubos de 16x125mm (11 ml/tubo), esterilizar a 121 °C por 15min e resfriar sem inclinar. Se não for utilizado dentro de quatro horas, desaerar antes do uso, fervendo em banho por 10min com as tampas desrosqueadas e resfriando imediatamente em banho de gelo. A ISO 7937 recomenda estocar refrigerado (5±3 °C) por até quatro semanas.

Equivalentes comerciais. Motility Nitrate Medium (Sigma Aldirich 14305, 500g desidratado) (extrato de carne 3g, peptona de gelatina digestão pancreática 5g, nitrato de potássio 5g, fosfato dissódico 2,5g, galactose 5g, ágar 3g, pH final 7,4±0.2).

Ágar/Caldo Nutriente (NA/NB)

Referência(s): Manual da *Difco & BBL* (Zimbro & Power, 2003).

Aplicação. Meio de uso geral para manutenção de bactérias.

Composição do caldo

Extrato de carne	3g
Peptona	5g
Água purificada	1 litro
121 °C/15min – pH final 6,8±0,2	

Preparação. Dissolver os ingredientes, ajustar o pH e esterilizar a 121 °C/15min. Para a preparação do ágar, adicionar 15g de ágar para cada litro de meio e aquecer até a completa fusão do ágar antes da esterilização.

Equivalentes comerciais. Lab-Lemco Agar (OXOID CM 17), Lab-Lemco Broth (OXOID CM 15), Nutrient Agar (ACUMEDIA 7145), Nutrient Agar (DIFCO 213000), Nutrient Agar (MERCK 1.05450), Nutrient Broth (ACUMEDIA 7146), Nutrient Broth (DIFCO 234000), Nutrient Broth (MERCK 1.05443).

Ágar Nutriente Azul de Tripano

Referência(s): SMEWW (Braun-Howland & Hunt, 2017), seção 9218B.

Aplicação. Contagem de esporos de aeróbios mesófilos em água.

Preparação. É preparado suplementando o Ágar Nutriente com 0,015g/l de azul de tripano, antes da esterilização. O pH final deve ser 6,8±0,2 e pode ser estocado em geladeira por 20 dias.

Ágar Nutriente Manganês (ANMn)

Referência(s): *Compendium* (Salfinger & Tortorello, 2015) p.921.

Aplicação. Meio para esporulação de bactérias esporogênicas aeróbias, usado no teste de esterilidade comercial.

Preparação. Dissolver 3,08g de sulfato de manganês ($MnSO_4$) em 100 ml de água purificada e adicionar 1 ml desta solução a um litro de Ágar Nutriente, antes da esterilização. O pH final deve ser 6,8±0,2.

Ágar NWRI (HPCA)

Referência(s): SMEWW (Braun-Howland & Hunt, 2017), seção 9215A.

Aplicação. Contagem de bactérias heterotróficas (aeróbios mesófilos) em água.

Composição

Peptona	3g	Caseína solúvel	0,5g
Fosfato dipotássico (K_2HPO_4)	0,2g	Cloreto férrico ($FeCl_3$)	0,001g
		Ágar	15g
Sulfato de magnésio ($MgSO_4$)	0,05g	Água purificada	1 litro
121 °C/15min, pH final 7,2±0,2			

Preparação. Misturar os ingredientes e ajustar o pH. Aquecer até fusão do ágar, esterilizar em autoclave a 121 °C/15min.

Equivalentes comerciais. Não disponível.

Ágar Oxford (OXA)
Ágar Oxford Modificado (MOX)

Referência(s): BAM (FDA, 2018a), M118, MLG (USDA, 2017).

Aplicação. Meios seletivos diferenciais para isolamento de *L. monocytogenes*.

Composição da base (OXA e MOX)

Ágar Columbia Sangue (Base)	Peptona	23g	Citrato férrico amoniacal	0,5g
	Amido	1g	Cloreto de lítio	15g
	Cloreto de sódio (NaCl)	5,0	Esculina	1g
	Ágar	9-18g*	Água purificada	1 litro
121 °C/15min - pH final 7,0±0,2				

*Depende da força de gel do ágar.

Suplemento estéril OXA

Cicloeximida	400 mg/l base
Sulfato de colistina	20 mg/l base
Cloridrato de acriflavina	5 mg/l base
Cefotetan	2 mg/l base
Fosfomicina	10 mg/l base

Suplemento estéril MOX

Sulfato de colistina	10 mg/l base
Moxalactam	20 mg/l base

Preparação. Preparar a base e esterilizar a 121 ºC por 15min. Resfriar a 50-60 ºC e adicionar assepticamente o suplemento estéril, disponível comercialmente na forma liofilizada. Plaquear imediatamente, o meio completo não pode ser reaquecido.

Equivalentes comerciais da base. *Listeria* Selective Agar (Oxford Formulation OXOID CM 856), Oxford *Listeria* Agar Base (ACUMEDIA 7428), Oxford *Listeria* Selective Agar Base (MERCK 1.07004), Oxford Medium Base (DIFCO 222530).

Equivalentes comerciais dos suplementos do OXA. *Listeria* Selective Supplement (Oxford Formulation OXOID SR 140), Oxford Antimicrobic Supplement (DIFCO 211755), Oxford *Listeria* Selective Supplement (MERCK 1.07006).

Equivalentes comerciais dos suplementos do MOX. Modified Oxford Antimicrobic Supplement (DIFCO 211763).

Ágar Oxidação Fermentação (OF) Glicose

Referência(s): ISO 21528-2:2017.

Aplicação. Confirmação de enterobactérias no método ISO 21528-2.

Composição

Peptona de caseína (digestão enzimática)	2g	Azul de bromotimol	0,08g
Fosfato dipotássico (K_2HPO_4)	0,3g	Ágar	3 a 4g*
Glicose	10g	Água purificada	1 litro
Cloreto de sódio (NaCl)	5g	121ºC/15min - pH final 7,0±0,2	

* Depende da capacidade gelificante do ágar.

Preparação. Dissolver os componentes ou o meio completo desidratado, com aquecimento se necessário. Ajustar o pH se necessário. Distribuir em tubos de 16x160 mm (10 ml por tubo) e esterilizar a 121 ºC/15min. Não inclinar. Estocar por até quatro semanas a 5±3 ºC. Desaerar antes do uso.

Equivalentes comerciais (base sem glicose). OF Basal Medium (Difco 221326), OF Basal Medium Hugh & Leifson (Merck 1.10282) (também contém 1g/l de extrato de levedura).

Ágar Oxoid *Listeria* Cromogênico (OCLA)

Referência(s): BAM (FDA, 2018a) M40b, Thermo Scientific Oxoid Microbiology Products (http://www.oxoid.com/UK/blue/prod_detail/prod_detail.asp?pr=CM1084&org=91&c=UK&lang=EN)

Aplicação. Meio seletivo diferencial cromogênico para *Listeria monocytogenes*.

Composição da base (g/l)

Peptona de tecido animal (digestão enzimática)	18g	Glicerofosfato de magnésio	1g
Peptona de caseína (digestão enzimática)	6g	Sulfato de magnésio anidro	0,5g
Extrato de levedura	10g	Fosfato dissódico anidro	2,5g
Cloreto de sódio (NaCl)	5g	Cloreto de lítio	10g
Piruvato de sódio	2g	Mistura de cromógenos X-glicosideos[a]	0,05g
Glicose	2g	Ágar	12g
121 ºC/15min - pH final 7,2±0,2			

[a]A composição da mistura de substratos cromogênicos é confidencial (propriedade dos fabricantes).

Suplementos diferenciais e seletivos estéreis

Oxoid SR 0244 (1 frasco para 500 ml de base)	L-alfa-fosfatidilinositol
Oxoid SR 0228 (1 frasco para 500 ml de base)	Solução de lecitina
Oxoid SR 0266 (1 frasco para 500 ml de base)	Ácido nalidíxico (20 mg/l)
	Ceftazidima (20 mg/l)
	Polimixina B (76.700 IU/l)
	Anfotericina (10 mg/l)

Preparação. Suspender 34,5 g da base em 480 ml de água purificada. Esterilizar em autoclave (121 ºC/15min). Resfriar a 46-50 ºC e adicionar um frasco de cada suplemento, reconstituído conforme orientação do fabricante. Plaquear imediatamente; o meio completo não pode ser reaquecido.

Equivalentes comerciais da base. Chromogenic *Listeria* Agar (ISO) (Oxoid CM1084)

Equivalentes comerciais dos suplementos. OCLA Differential Supplement (Oxoid SR0244 = L-alfa-phosphatidylinositol), OCLA Selective Supplement (Oxoid SR0226 = antibióticos: ácido nalidíxico, ceftazidima, polimixina B, anfotericina), Brilliance *Listeria* Differential Supplement (Oxoid SR 0266).

Ágar Padrão para Contagem (PCA)

Standard Methods Agar (SMA)
Tryptone Glucose Yeast Extract Agar

Referência(s): Manual *Difco & BBL* (Zimbro & Power, 2003).

Aplicação. Meio de enriquecimento, manutenção e contagem total de bactérias.

Composição

Triptona	5g	Ágar	15g
Extrato de levedura	2,5g	Água purificada	1 litro
Dextrose	1g		
121 °C/15min, pH final 7,0±0,2			

Equivalentes comerciais. Plate Count Agar (DIFCO 247940), Plate Count Agar (MERCK 1.05463), Plate Count Agar (OXOID CM 325), Standard Methods Agar (BBL 211638), Standard Methods Agar (ACUMEDIA 7157), Plate Count Agar (LABORCLIN 542566) (placas prontas), Plate Count Agar (LABORCLIN 910107) (meio pronto em frasco com 100 ml).

Ágar Padrão para Contagem (PCA) Suplementado com Amido Solúvel

Referência(s): SMEDP (Wher & Frank, 2004).

Aplicação: Recomendado para a contagem de esporos de bactérias mesófilas aeróbias, método descrito no item 8.090 do Capítulo 8 do *Standard Methods for the Examination of Dairy Products* (Wehr & Frank, 2004).

Preparação. Adicionar 1g de amido solúvel a um litro de PCA, antes da esterilização.

Ágar Padrão para Contagem (PCA) Suplementado com Cloranfenicol

Referência(s): *Compendium* (Salfinger & Tortorello, 2015) p.

Aplicação: Recomendado no *Compendium* para a contagem de fungos psicrotróficos em alimentos.

Preparação. Para a preparação do meio, adicionar 100 mg de cloranfenicol a um litro de PCA, antes da esterilização.

Ágar Palcam

Referência(s): BAM (FDA, 2018a) M118a.

Aplicação. Meio seletivo diferencial para isolamento de *L. monocytogenes*.

Composição da base

Peptona	23g	Citrato férrico amoniacal	0,5g
Amido	1g	Cloreto de lítio	15g
Cloreto de sódio (NaCl)	5g	Vermelho de fenol	0,08g
		Ágar	13g
Manitol	10g	Esculina	0,8g
Dextrose	0,5g	Água purificada	1 litro
121 °C/15min - pH final 7,2±0,2			

Suplemento estéril

Sulfato de polimixina	10 mg/l base
Acriflavina	5 mg/l base
Ceftazidima	20 mg/l base

Preparação. Preparar a base e esterilizar a 121 °C por 15min. Resfriar a 50-60 °C e adicionar assepticamente o suplemento estéril, disponível comercialmente na forma liofilizada. Plaquear imediatamente, o meio completo não pode ser reaquecido.

Equivalentes comerciais da base. Palcam Agar Base (OXOID CM 877), Palcam Agar Base (ACUMEDIA 7669), Palcam *Listeria* Selective Agar Base acc Van Netten (MERCK 1.11755), Palcam Medium Base (DIFCO 263620).

Equivalentes comerciais dos suplementos. PALCAM Selective Supplement (OXOID SR 150), PALCAM Antimicrobic Supplement (DIFCO 263710),

PALCAM *Listeria* Selective Supplement ACC VAN NETTEN (MERCK 1.12122), PALCAM Supplement (ACUMEDIA 7987).

Equivalentes comerciais em placas prontas. Palcam Agar (LABORCLIN 540176).

Ágar Penicilina Pimaricina (PPA)

Referência(s): ISO 11059:2009.

Aplicação. Meio seletivo para contagem de *Pseudomonas* spp em leite e produtos lácteos, método ISO 11059:2009.

Composição da base

Peptona de gelatina (digestão enzimática)	16g	Cloreto de magnésio ($MgCl_2$)	1,4g
Peptona de caseína (digestão enzimática)	10g	Ágar	12 a 18g*
Sulfato de potássio (K_2SO_4)	10g	Água purificada	1 litro
121 °C/15min - pH final 7,2±0,2			

* A quantidade de ágar depende da capacidade gelificante do material usado.

Suplementos

Solução aquosa 10^5 IU/ml de penicilina G (sal potássico)	1 ml por litro de base (final 100.000 IU por litro)
Solução de aquosa 1% de pimaricina (natamicina)	1 ml por litro de base (final 0,01g por litro)

Preparação. Preparar a base dissolvendo os ingredientes com aquecimento, até a completa fusão do ágar. Esterilizar em autoclave (121 °C/15min), resfriar entre 44 e 47 °C e adicionar os suplementos, cuja concentração final no meio é de 100.000 IU/l (penicilina G) e 0,01g/l (pimaricina). Plaquear imediatamente, o meio completo não pode ser reaquecido. Estocar as placas sob refrigeração (5±3 °C), ao abrigo da luz, por não mais de um dia. Solução aquosa de penicilina G. Dissolver 10^6 unidades em 10 ml de água destilada e esterilizar por filtração. Estocar sob refrigeração (5±3 °C) por até uma semana ou em alíquotas congeladas (-20 °C) por até seis meses. Solução aquosa 1% de pimaricina. Dissolver 0,1g em 10 ml de água destilada e esterilizar a 110 °C/20min. A solução não é estável e deve ser mantida ao abrigo da luz. Usar no mesmo dia da preparação ou estocar em alíquotas congeladas (-20 °C) por até seis meses.

Equivalentes comerciais da base. *Pseudomonas* Selective Agar Base (MERCK 1.07620), *Pseudomonas* Agar Base (OXOID CM 559), Penicillin and Pimaricin *Pseudomonas* Agar Base (HiMedia M1788)

Equivalentes comerciais dos suplementos. PP *Pseudomonas* Selective Supplement (penicillin) e PP *Pseudomonas* Selective Supplement II (pimaricin) (HiMedia).

Ágar Pirazinamidase

Referência(s): *Compendium* (Salfinger & Tortorello, 2015) p.925, ISO 10273:2017.

Aplicação. Teste de atividade da enzima pirazinamidase na confirmação de *Y. enterocolitica.*

Composição do *Compendium*

Ágar Tripticase de Soja (TSA)	30g
Extrato de levedura	3g
Pirazina carboxamida ($C_5H_5N_3O$)	1g
Tampão tris maleato 0,2M pH 6,0	1 litro
121 °C/15min	

Composição do TSA (g/l): Peptona de caseína (digestão enzimática) 15g, Peptona de soja (digestão enzimática) 3g, Cloreto de sódio (NaCl) 5g, pH 7,3±0,2.

Preparação. Aquecer os ingredientes até a fervura e distribuir em tubos de 16x125mm (5 ml/tubo). Esterilizar a 121 °C/15min e inclinar. O pH final deve ser 6,6±0,2.

Composição da ISO 10273:2017

Peptona de caseína (digestão enzimática)	15g
Peptona de soja	5g
Cloreto de sódio (NaCl)	5g
Pirazina carboxamida ($C_5H_5N_3O$)	1g
Tampão tris maleato 0,2M pH 6,0	1 litro
Ágar	12g
121 °C/15min - pH final 7,3±0,2	

Dissolver os componentes ou o meio completo desidratado na água sob fervura. Ajustar o pH, se necessário. Distribuir em tubos de 16x125mm (10 ml/tubo) ou em frascos de capacidade adequada. Esterilizar a 121 °C por 15 minutos.

Ágar *Pseudomonas* CN

Referências(s): ISO 16266:2006.

Aplicação: Meio para contagem de *Pseudomonas aeruginosa* em água, método ISO 16266:2006.

Composição (base)

Peptona de gelatina	16g	Glicerol	10 ml
Sulfato dipotássico anidro (K_2SO_4)	10g	Peptona de caseína	10g
Cloreto de magnésio anidro ($MgCl_2$)	1,4g	Ágar	11 a 18g*
		Água purificada	1 litro
121 °C/15min, pH final 7,1±0.2			

* Depende da força de gel do material usado.

Suplemento CN

Cetrimida (brometo de hexadeciltrimetil amônio)	0,2g por litro de base
Ácido nalidíxico	0,015g por litro de base

Preparação: Suspender os ingrediente da base, fundir o ágar e esterilizar a 121±3 °C/15min. Resfriar a 45-50 °C e adicionar o suplemento, disponível comercialmente na forma liofilizada. Plaquear imediatamente porque o meio completo não pode ser reaquecido. Estocar em geladeira (5±3 °C) ao abrigo da luz por até um mês.

Equivalentes comerciais (base): *Pseudomonas* Agar Base (OXOID CM 559), *Pseudomonas* Selective Agar Base (MERCK 1.07620)

Equivalentes comerciais (suplemento CN): *Pseudomonas* CN Selective Supplement (OXOID SR 0102), *Pseudomonas* CN Selective Supplement (MERCK 1.07624.0001)

Ágar R2A

Referência(s): SMEWW (Braun-Howland & Hunt, 2017), seção 9215A.

Aplicação. Contagem de bactérias heterotróficas (aeróbios mesófilos) em água.

Composição

Extrato de levedura	0,5g	Fosfato dipotássico (K_2HPO_4)	0,3g
Proteose peptona N° 3 ou polipeptona	0,5g	Sulfato de magnésio ($MgSO_4.7H_2O$)	0,05g
Casaminoácidos	0,5g	Piruvato de sódio	0,3g
Glicose	0,5g	Ágar	15g
Amido solúvel	0,5g	Água purificada	1 litro
121 °C/15min, pH final pH 7,2±0,2			

Preparação. Misturar os ingredientes, aquecer até fusão do ágar, esterilizar em autoclave a 121 °C/15min.

Equivalentes comerciais. R2A Agar (ACUMEDIA 7390), R2A Agar (DIFCO 218263), R2A Agar MERCK 1.00416), R2A Agar (OXOID CM 906).

Ágar Rainbow O157

Referência(s): BAM/FDA (Feng *et al.*, 2020).

Aplicação. Meio seletivo diferencial cromogênico para *E. coli* O157.

Composição. Rainbow® é uma marca registrada de vários meios de cultura cromogênicos, cujas formulações são confidenciais (propriedade dos fabricantes). São produzidos pela Biolog Hayward, CA (http://www.biolog.com/index.php; acesso em 04/07/2020). O Rainbow O157 contém substratos cromogênicos específicos para duas enzimas associadas à *E. coli*: beta-glicosidase e beta-glicuronidase (https://www.biolog.com/wp-content/uploads/2020/05/00A-070-rA-Rainbow-Agar-Brochure.pdf; acesso em 04/07/2020).

Equivalente comercial. Rainbow Agar O157 (Biolog 80102) (placas prontas).

Ágar Rapid'L.mono

Referência(s): BAM (FDA, 2018a) M131a.

Aplicação. Meio seletivo diferencial cromogênico para *Listeria monocytogenes*.

Composição. Rapid'L.mono é uma marca registrada de meio de cultura cromogênico, cuja exata formulação é confidencial (propriedade dos fabricantes). É produzido pela BioRad (https://www.bio-rad.com; acesso em 04/07/2020). O meio utiliza o substrato cromogênico X-inositol phosphate para detectar a enzima fosfatidil inositol fosfolipase C (PI-PLC), produzida por *Listeria monocytogenes* e *Listeria ivanovii*. O meio contém também xilose, para diferenciar *Listeria ivanovii*, que forma ácido a partir da xilose (https://www.bio-rad.com/pt-br/product/rapidl=-mono-medium?ID-

35bad7d6-36ac-4044-b859-d5febbda101a; acesso em 04/07/2020).

Peptona	30g	Vermelho de fenol	0,12g
Extrato de carne	5g	Suplemento seletivo[a]	20 ml
Extrato de levedura	1g	Substrato cromogênico[a]	1 ml
Cloreto de lítio	9g	Ágar B[a]	13g
D-xilose	10g	Água purificada	1 litro
121 °C/15min - pH final 7,3±0,1			

[a]A exata composição é confidencial (propriedade dos fabricantes).

Preparação. Esse meio não pode ser formulado no laboratório, pois a composição é confidencial. Preparar conforme a orientação do fabricante.

Equivalentes comerciais. RAPID'L.mono Medium (Biorad 3564293) (meio base desidratado) + RAPID'L.mono Supplement 1 (Biorad 3564294) + RAPID'L.mono Supplement 2 (Biorad 3564746).

Ágar R&F *Cronobacter* Cromogênico

Referência(s): BAM (Chen *et al.*, 2018), R&F Laboratories.

Aplicação. Meio para plaqueamento seletivo diferencial de *Cronobacter*, método BAM/FDA.

Composição. R&F® é uma marca registrada de vários meios de cultura cromogênicos, cujas formulações são confidenciais (propriedade dos fabricantes). São produzidos pela R&F Laboratories, Downers Grove, IL (https://www.rf-products.net; acesso em 04/07/2020). O R&F *Cronobacter* utiliza dois substratos cromogênicos, X-alfa-D-glicopiranosídeo e X-beta-D-celobiopiranosídeo, para detectar as enzimas alfa-glicosidase e beta-celobiosidase, respectivamente, que são produzidas por todas as cepas de *Cronobacter*. O meio também contém três açúcares não metabolizados por *Cronobacter*. As colônias de *Cronobacter* são azuis a pretas ou azuis a cinzentas no meio em sua cor original (vermelha), mas se houver fermentação de um ou mais carboidratos pela microbiota acompanhante a cor do meio muda de vermelho para amarelo e as colônias de *Cronobacter* aparecem verde azuladas (https://www.rf-products.net/enterobacter-sakazakii-cronobacter; acesso em 04/07/2020).

Preparação. Esse meio não pode ser formulado no laboratório, pois a composição é confidencial. Preparar conforme a orientação do fabricante.

Equivalentes comerciais. R & F® *Enterobacter sakazakii* Screening Medium Detection Kit (R&F M-0790) (um frasco com o meio base desidratado + uma caixa com o suplemento M-0710) (prepara 100 a 110 placas).

Ágar R&F *Listeria monocytogenes* Cromogênico

Referência(s): BAM (FDA, 2018a) M17a, R&F Laboratories.

Aplicação. Meio para plaqueamento seletivo diferencial de *Listeria monocytogenes*, método BAM/FDA.

Composição. R&F® é uma marca registrada de vários meios de cultura cromogênicos, cujas formulações são confidenciais (propriedade dos fabricantes). São produzidos pela R&F Laboratories, Downers Grove, IL (https://www.rf-products.net; acesso em 04/07/2020). O R&F *Listeria monocytogenes* utiliza o substrato cromogênico X-inositol phosphate para detectar a enzima fosfatidil inositol fosfolipase C (PI-PLC), produzida por *Listeria monocytogenes* e *Listeria ivanovii* (https://www.rf-products.net/listeria-monocytogenes-chromogenic; acesso em 04/07/2020).

Preparação. Esse meio não pode ser formulado no laboratório pois a composição é confidencial. Preparar conforme a orientação do fabricante.

Equivalentes comerciais. R&F *Listeria monocytogenes* Chromogenic Plating Medium (R&F M-0500) (meio base desidratado) e R&F *Listeria monocytogenes* Supplement for Plating Medium (R&F M-0510).

Ágar R&F O157

Referência(s): BAM/FDA (Feng *et al.*, 2020).

Aplicação. Meio seletivo diferencial cromogênico para *E. coli* O157.

Composição. R&F® é uma marca registrada de vários meios de cultura cromogênicos, cujas formulações são confidenciais (propriedade dos fabricantes). São produzidos pela R&F Laboratories, Downers Grove, IL (https://www.rf-products.net; acesso em 04/07/2020). O R&F O157 contém substratos cromogênicos específicos para duas enzimas associadas à *E. coli*: beta-glicosidase e beta-glicuronidase e quatro carboidratos (https://irp-cdn.multiscreensite.com/c2c1d0d2/files/uploaded/M-0300-BROCH.pdf; acesso em 04/07/2020).

Preparação. Esse meio não pode ser formulado no laboratório, pois a composição é confidencial. Preparar conforme a orientação do fabricante.

Equivalentes comerciais. R&F *Escherichia coli* O157: H7 Chromogenic Plating Medium (R&F M-0300) (meio base desidratado) + R&F *Escherichia coli* O157: H7 Supplement for Plating Medium (R&F M-0310).

Ágar/Caldo Rogosa SL

Referência(s): Manual *Difco & BBL* (Zimbro & Power, 2003)

Aplicação. Meio para cultivo de bactérias láticas.

Composição

Triptona	10g	Fosfato monopotássico (KH_2PO_4)	6g
Extrato de levedura	5g	Sulfato de magnésio	0,57g
Dextrose	10g	Sulfato de manganês	0,12g
Arabinose	5g	Sulfato ferroso	0,03g
Sacarose	5g	Sorbitano monooleato	1g
Acetato de sódio	15g	Ágar (opcional)	15g
Citrato de amônia	2g	Água purificada	1 litro
pH 5,4±0,2 - fervura 2-3 minutos			

Preparação. Dissolver os ingredientes e ferver por um minuto com frequente agitação para dissolver o ágar. Adicionar 1,32 ml de ácido acético glacial para cada litro de meio e continuar a fervura por mais dois a três minutos. Não autoclavar. Utilizar imediatamente, o meio acidificado não pode ser reaquecido. O pH final deve ser 5,4±0,2 a 25 °C.

Equivalentes comerciais. Rogosa SL Agar (DIFCO 248020), Rogosa SL Broth (DIFCO 247810), Rogosa Agar (OXOID CM 627), Rogosa Agar (MERCK 1.05413).

Ágar Sangue Nº 2

Referência(s): BAM (FDA, 2018a), M22.

Aplicação. Verificação de hemólise.

Composição da base

Proteose peptona	15g	Cloreto de sódio (NaCl)	5g
Fígado digerido	2,5g	Ágar	12g
Extrato de levedura	5g	Água purificada	1 litro
121 °C/15min - pH 7,4±0,2			

Suplemento

Sangue de carneiro desfibrinado	5 ml/100 ml base

Preparação. Preparar a base e esterilizar a 121 °C por 15min. Resfriar a 45-50 °C e adicionar, para cada 100 ml de base, 5 ml de sangue de carneiro desfibrinado. Plaquear imediatamente.

Equivalentes comerciais da base. Blood Agar Base Nº 2 (DIFCO 269620), Blood Agar Basc Nº 2 (OXOID CM 271), Blood Agar Base Nº 2 (ACUMEDIA 7266), Blood Ágar Base (Infusion Ágar) (BBL 211037).

Equivalentes comerciais sangue carneiro desfibrinado. Sangue carneiro desfibrinado (LABORCLIN 520246) (frasco com 100 ml).

Ágar Sangue de Cavalo em Sobrecamada (HL)

Referência(s): MLG (USDA, 2017).

Aplicação. Teste de hemólise na confirmação de *Listeria monocytogenes*, método MLG/USDA.

Composição

Ágar Sangue Columbia (Base)*	1 litro
Sangue de cavalo	4%

* Formulação do Ágar Sangue Columbia (Base): Peptona de caseína = 10g, Proteose peptona = 5g, Extrato de levedura = 5g, Peptona de carne = 3g, Amido = 1g, NaCl = 5g, Ágar = 15g.

Preparação. Preparar a base, esterilizar a 121 °C por 15min e distribuir em placas. Reservar uma porção da base, para a preparação da sobrecamada. A essa porção reservada (fundida e resfriada a 46 °C), adicionar 4% de sangue de cavalo e distribuir 5-6 ml sobre as placas da base previamente preparadas, em sobrecamada. O pH final deve ser 7,2±0,2. Estocar as placas em geladeira por até 2 semanas.

Equivalentes comerciais da base. Columbia Agar Base (BBL 211124), Columbia Agar Base (MERCK 1.10455), Columbia Blood Agar Base (ACUMEDIA 7125), Columbia Blood Agar Base (DIFCO 279240), Columbia Blood Agar Base (OXOID CM 331).

Ágar Sangue ISO 11290

Referência(s): ISO 11290-1:2017, ISO 11290-2:2017.

Aplicação. Teste de hemólise para confirmação de *L. monocytogenes*, métodos ISO 11290-1 e ISO 11290-2.

Composição

Peptona de carne (digestão enzimática)	15g	Cloreto de sódio (NaCl)	5g
Fígado digerido	2,5g	Ágar	9 a 18g*
Extrato de levedura	5g	Água purificada	1 litro
121 °C/15min - pH final 7,2±0,2			

* Depende do poder gelificante do ágar.

Suplemento

Sangue desfibrinado (carneiro, bezerro ou bovino)	5 a 7 ml/100 ml base

Preparação. Suspender os ingredientes na água e aquecer até a fusão do ágar. Esterilizar a 121 °C/15min. Resfriar a 47-50 °C e adicionar o sangue (5 a 7 ml/100 ml de base). Homogeneizar e plaquear imediatamente, o meio completo não pode ser reaquecido. Para placas em camada dupla, adicionar cerca de 10 ml da base e esperar solidificar. Adicionar então uma fina sobrecamada do meio completo (não mais do que 3 ml) e esperar solidificar.

Equivalentes comerciais (base). Blood Agar Base N° 2 (DIFCO 269620), Blood Agar Base N° 2 (OXOID CM 271), Blood Agar Base N° 2 (ACUMEDIA 7266), Blood Agar Base (Infusion Agar) (BBL 211037).

Ágar Selo

Referencias(s). *Compendium* (Salfinger & Tortorello, 2015).

Aplicação. Ágar para selar tubos de cultura de microrganismos anaeróbios.

Composição

Ágar	2g
Água purificada	100 ml
121 °C/15min	

Preparação. Aquecer até a fusão do ágar e esterilizar a 121 °C/15 min.

Ágar Selo Tioglicolato

Referência(s): SMEDP (Wehr & Frank, 2004) seção 8.100.

Aplicação. Usado para selar tubos de cultura na análise de esporos de mesófilos anaeróbios em leite fluído e queijos, segundo o método 8.100 do *Standard Methods for the Examination of Dairy Products* (Wehr & Frank, 2004).

Composição

Ágar	2g
Tioglicolato de sódio	0,1g
Água purificada	100 ml
120±1 °C/15min	

Preparação. Suspender os ingredientes, aquecer até a fusão do ágar e esterilizar a 121 °C/15 min.

Ágar Semissólido de Rappaport Vassiliadis Modificado (MSRV)

Referência(s): ISO 6579-1:2017.

Aplicação. Enriquecimento seletivo de *Salmonella*, método ISO 6579.

Composição

Solução A (base)

Peptona de carne e vegetais (digestão enzimática)	4,6g
Hidrolisado de caseína (digestão ácida)	4,6g
Cloreto de sódio (NaCl)	7,3g
Fosfato de monopotássico (KH_2PO_4)	1,5g
Água purificada	890 ml
Dissolver os ingredientes na água aquecendo a cerca de 70 °C, se necessário. Preparar no mesmo dia da formulação do meio completo.	

Solução B (cloreto de magnésio)

Cloreto de magnésio hexahidratado ($MgCl_2.6\ H_2O$)	400g
Água purificada	1 litro
Mantendo a proporção, dissolver todo o conteúdo de um novo frasco de cloreto de magnésio na água, porque o sal é muito higroscópico. Por exemplo, adicionar 250g do sal a 625 ml de água, o que vai resultar em um volume total de 788 ml de solução. Acondicionar em frasco escuro, com a tampa bem apertada. Estocar da à temperatura ambiente por até dois anos.	

Solução C (Verde de malaquita oxalato)

Verde de malaquita oxalato (Merck)	0,4g
Água purificada	100 ml
Dissolver o corante na água e estocar em frasco escuro, à temperatura ambiente por até oito meses. Recomenda-se que seja utilizado o verde de malaquita oxalato da Merck, porque outras marcas podem não ser tão efetivas.	

Solução D (novobiocina)

Novobiocina (sal sódico)	0,05g
Água purificada	10 ml
Dissolver a novobiocina na água e esterilizar por filtração em filtro membrana com poro de 0,22 µm. A solução pode ser estocada por até quarto semanas a 5 °C ou congelada em porções de 2 ml (20 °C negativos) por até um ano.	

Meio completo*

Solução A (base)	890 ml
Solução B (cloreto de magnésio)	100 ml
Solução C (Verde de malaquita oxalato)	10 ml
Ágar	2,7g

* Composição final do meio completo (g/l): peptona de de carne e vegetais 4,6g, hidrolisado de caseína 4,6g, NaCl 7,3g, KH_2PO_4 1,5g, $MgCl_2$ anidro 10,9g (ou hexahidratado 28,6g), verde de malaquita oxalato 0,04g, novobiocina 0,01g, ágar 2,7g.

Preparação. Homogeinizar os ingredientes, exceto a novobiocina, ajustar o pH se necessário e aquecer até a fervura com agitação. Não autoclavar. Final pH 5,2. Resfriar a 47-50 °C e adicionar assepticamente 2 ml da solução de novobiocina a cada litro de meio (concentração final 10 mg/l). Plaquear 15-20 ml e aguardar a solidificação. Manusear com cuidado, porque o meio semissólido pode fraturar facilmente. Estocar (sem inverter) ao abrigo da luz e da perda de umidade, por até duas semanas a 5 °C.

Equivalentes comerciais do meio completo (sem novobiocina). Modified Semi-Solid Rappaport Vassiliadis Agar ISO (Oxoid CM 1112), Rappaport-Vassiliadis (MSRV) Medium Semisolid Modification (Difco 218681), MSRV Medium Base Modified (Merck 1.09878).

Equivalentes comerciais da novobiocina. Novobiocin Supplement (Oxoid SR 0181), Novobiocin Antimicrobic Supplement (Difco 231971), MSRV Selective Supplement (Merck 1.09874).

Ágar (Caldo) Soro de Laranja (OSA/OSB)

Referência(s): *Canned Foods Thermal Processing and Microbiology* (Hersom & Hulland (1980).

Aplicação. Meio para isolamento e contagem de bactérias láticas e contagem total de aeróbios mesófilos em frutas cítricas, métodos APHA 2015.

Composição

Soro de laranja	200 ml	Fosfato dipotássico (K_2HPO_4)	3g
Triptona	10g		
Extrato de levedura	3g	Ágar (opcional)	15g
Glicose	4g	Água purificada	800 ml
121 °C/15min - pH 5,5±0,2			

Preparação. Dissolver os ingredientes em 800 ml de água (ou meio completo desidratado em um litro de água), ajustar o pH, aquecer até a fusão do ágar (se presente) e esterilizar a 121 °C/15min. Plaquear imediatamente, o meio não deve ser reaquecido. Para preparar o caldo, omitir o ágar. Suco de laranja: Extrair um litro de suco de laranja a 93 °C. Filtrar com o auxilio de um funil de Buchner

Equivalentes comerciais. Orange Serum Agar (ACUMEDIA 7587), Orange Serum Agar (BBL 211486), Orange Serum Agar (MERCK 1.10673), Orange Serum Agar (OXOID CM 657), Orange Serum Broth 10x concentrado (DIFCO 251810).

Ágar Sulfeto Indol Motilidade (SIM)

Referência(s): BAM (FDA, 2018a), M137.

Aplicação. Meio para provas bioquímicas, testes de motilidade, indol e produção de H_2S.

Composição

Peptona de caseína (digestão pancreática)	20g	Tiossulfato de sódio	0,2g
Peptona de tecido animal (digestão péptica)	6,1g	Ágar	3,5g
Sulfato ferroso amoniacal	0,2g	Água purificada	1 litro
121 °C/15min - pH final 7,3±0,2			

Preparação. Dissolver os ingredientes, aquecer até a completa fusão do ágar, distribuir em tubos de 10x100mm (6 ml/tubo) e esterilizar a 121 °C por 15min. Não inclinar.

Equivalentes comerciais. SIM Medium (MERCK 1.05470), SIM Medium (OXOID CM 435), SIM Medium (BBL 211578), SIM Medium (ACUMEDIA 7221).

Ágar Sulfito

Referência(s): OMA/AOAC (Latimer, 2019), Capítulo 17, método 972.45.

Aplicação. Meio para cultivo de bactérias anaeróbias, usado na detecção de esporos de bactérias anaeróbias termófilas produtoras de H_2S, método APHA 28:2015.

Composição

Triptona	10g	Ágar	20g
Sulfito de sódio anidro (Na_2SO_3)	1g	Água purificada	1 litro
121 °C/20min			

Preparação. Dissolver os ingredientes, aquecer até a completa fusão do ágar e distribuir em tubos de 20x180mm (15 ml/tubo) contendo um prego de ferro limpo no fundo. Não é necessário ajustar o pH. Esterilizar a 121 °C/20min. Alternativamente, no lugar do prego, adicionar 0,5g de citrato férrico por litro de meio, antes da esterilização. As formulações dos equivalentes comerciais não são exatamente iguais e, para a preparação, deve ser seguida a orientação dos fabricantes. O meio da OXOID (CM 79) já contém citrato férrico, não exigindo a presença do prego. Os meios da DIFCO (297210) e MERCK (1.10864) não contêm ferro.

Equivalentes comerciais. Iron Sulfite Agar (OXOID CM 79) (já contem citrato férrico), Sulfite Agar (DIFCO 297210) (não contem citrato férrico), Sulfite Iron Agar (MERCK 1.10864) (não contem citrato férrico).

Ágar Sulfito Ferro

Referência(s). ISO 6461-2:1986.

Aplicação. Meio para cultivo de bactérias anaeróbias, usado na contagem de esporos de clostrídios sulfito redutores em água, método ISO 6461-2:1986.

Composição da base

Extrato de carne	3g	Ágar	15g
Peptona	10g	Água purificada	1 litro
Cloreto de sódio	5g		
120±1 °C/20min - pH final 7,6±0,1			

Suplemento

Solução aquosa 10% de sulfito de sódio (Na_2SO_3) (usar no máximo por duas semanas e então descartar)	1 ml para cada 18 ml de base*
Solução aquosa 8% de sulfato ferroso ($FeSO_4$)	5 gotas para cada 18 ml de base*

*Na descrição da norma o meio é distribuído em tubos (18 ml/tubo) para depois ser vertido nas placas, um tubo por placa. Entretanto, nada impede que seja preparado em porções maiores.

Preparação. Dissolver os ingredientes, aquecer até a completa fusão do ágar e esterilizar a 120±1 °C/20min.

Ágar (Caldo) T_1N_0 - T_1N_1 - T_1N_3

Referência(s): *Compendium* (Salfinger & Tortorello, 2015) p.928.

Aplicação. Meio para manutenção de *V. cholerae*, método APHA 40.61/62:2015.

Composição

Tripticase (hidrolisado de caseína, digestão pancreática)	10g	Ágar (não incluir no preparo do caldo)	15g
Cloreto de sódio (NaCl)	*	Água purificada	1 litro
121 °C/15min - pH final 7,1±0,2			

* Para o T_1N_3 use 30g de NaCl; para o T_1N_1 use 10g de NaCl e para o T_1N_0 não adicione NaCl.

Preparação. Dissolver os ingredientes, ajustar o pH e ferver até a completa fusão do ágar. Distribuir em tubos, esterilizar a 121 °C/15min e inclinar. Para a preparação do caldo, omitir o agar.

Equivalentes comerciais. Não disponível.

Ágar/Caldo Thermoacidurans (TAA/TAB)

Referência(s): *Compendium* (Salfinger & Tortorello, 2015) p.928.

Aplicação. Meio para detecção de *Bacillus coagulans* e outras bactérias esporogênicas acidúricas.

Composição do caldo

Proteose peptona	5g	Fosfato dipotássico (K_2HPO_4)	4g
Extrato de levedura	5g		
Dextrose	5g	Água purificada	1 litro
121 °C/15min - pH final 5,0±0,2			

Preparação. Dissolver os ingredientes, ajustar o pH e distribuir 10 ml em tubos de 20x150mm e esterilizar a 121 °C/15min. Para a preparação do ágar, adicionar 20g de ágar para cada litro de caldo e esterilizar.

Equivalentes comerciais do ágar. Thermoacidurans Agar (DIFCO 230310).

Ágar Tiossulfato Citrato Bile Sacarose (TCBS)

Referência(s): BAM (FDA, 2018a), M147.

Aplicação. Meio seletivo diferencial para isolamento de *V. cholerae* e *V. parahaemolyticus*.

Composição

Peptona	10g	Cloreto de sódio (NaCl)	10g
Extrato de levedura	5g		
Sacarose	20g	Citrato férrico	1g
Tiossulfato de sódio $5H_2O$	10g	Azul de bromotimol	0,04g
Citrato de sódio.$2H_2O$	10g	Azul de timol	0,04g
Colato de sódio	3g	Ágar	15g
Bile de boi (Oxgall ou Oxbile)	5g	Água purificada	1 litro
Fervura (não autoclavar) - pH final 8,6±0,2			

Preparação. Suspender os ingredientes ou o meio completo desidratado em água purificada. Aquecer até a fervura para completa fusão do ágar. Não autoclavar. Plaquear imediatamente porque o meio não pode ser reaquecido.

Equivalentes comerciais. Cholera Medium TCBS (OXOID CM 333), TCBS Agar (ACUMEDIA 7210), TCBS Agar (DIFCO 265020), TCBS Agar (MERCK 1.10263).

Ágar Tirosina

Referência(s): *Compendium* (Salfinger & Tortorello, 2015) p. 932.

Aplicação. Confirmação de *Bacillus cereus*.

Composição

Agar Nutriente (NA) estéril (121° C/15min - pH 7,0±0,2)	100 ml
Suspensão aquosa 5% de L-tirosina estéril (121° C/15min)	10 ml

Preparação. Esterilizar separadamente o Ágar Nutriente e a suspensão de tirosina, a 121 °C por 15min. Juntar assepticamente, distribuir em tubos estéreis de 10x100mm (3,5 ml/tubo) e inclinar.

Ágar Tríplice Açúcar Ferro (TSI)

Referência(s): BAM (FDA, 2018a), M149.

Aplicação. Meio para provas bioquímicas, confirmação de *Salmonella*.

Composição

Extrato de carne	3g	Sulfato ferroso ($FeSO_4$)**	0,2g
Extrato de levedura	3g		
Peptona*	15g	Cloreto de sódio (NaCl)	5g
Proteose peptona*	5g		
Glicose	1g	Tiossulfato de sódio ($Na_2S_2O_3$)	0,3g
Lactose	10g		
Sacarose	10g	Vermelho de fenol	0,024g
Água purificada	1 litro	Ágar	12g
121 °C/15min - pH final 7,4±0,2			

*ISO 6579:2002 usa somente peptona (20g).

**ISO 6579:2002 especifica citrato férrico (0,3g).

Preparação. Suspender os ingredientes em água, aquecer até a fusão do ágar e distribuir em tubos de 10x100mm (4-5 ml/tubo). Esterilizar a 121 °C/15 min e inclinar, mantendo fundo de no mínimo 2,5cm.

Equivalentes comerciais. Triple Sugar Iron Agar (DIFCO 226540), Triple Sugar Iron Agar (BBL 211749), Triple Sugar Iron Agar (OXOID CM 277), Triple Sugar Iron Agar (MERCK 1.03915), Triple Sugar Iron Agar (ACUMEDIA 7162).

Ágar Tripticase de Soja (TSA)

Referência(s): BAM (FDA, 2018a), M152.

Aplicação. Meio de enriquecimento e manutenção para uso geral.

Composição

Peptona de caseína (digestão enzimática)	15g	Cloreto de sódio (NaCl)	5g
		Ágar	15g
Peptona de soja (digestão enzimática)	3g	Água purificada	1 litro
121 °C/15min - pH 7,3±0,2			

Preparação. Suspender os ingredientes, fundir o ágar e esterilizar a 121 °C/15min.

Equivalentes comerciais. Trypticase Soy Agar (BBL 211043), Tryptic Soy Agar (ACUMEDIA 7100), Tryptic Soy Agar (DIFCO 236950), Tryptic Soy Agar (Caso Agar) (MERCK 1.05458), Tryptone Soya Agar (OXOID CM 131).

Modificações

Ágar Tripticase de Soja com 2-3% de NaCl. Usado na análise de *V. parahaemolyticus*, é preparado aumentando a concentração de sal para 20 a 30g/l, antes da esterilização do meio. O TSA já contém 5g/l de NaCl.

Ágar Tripticase de Soja Extrato de Levedura (TSA-YE). Usado na análise de *L. monocytogenes* e *E. coli* O157:H7, é preparado adicionando 6g/l (0,6%) de extrato de levedura ao meio, antes da esterilização.

Ágar Tripticase de Soja Sangue de Carneiro (TSA-SANGUE). Usado para verificação de hemólise na análise de *B. cereus*. Preparar porções de 100 ml de Ágar Tripticase de Soja (TSA) e esterilizar a 121 °C/15min. Resfriar a 50 °C e adicionar assepticamente, a cada 100 ml de meio, 5 ml de sangue de carneiro desfibrinado, plaqueando imediatamente.

Ágar Triptona Bile X-Glicuronídeo (TBX)

Referências(s): ISO 16649-2:2001, ISO 16649-3:2015

Aplicação. Contagem ou isolamento de *E. coli* pelo métodos ISO 16649-2:2001 e ISO 16649-3:2015.

Composição (meio comercial)

Peptona de caseína (digestão enzimática)	20 g	Ágar	10 g
Sais biliares Nº 3	1,5 g	Água purificada	1 litro
5-Bromo-4-chloro-3-indolyl-β-D-glucuronic acid (BCIG) (sal cicloexilamônio)	0,075 g	121 °C/15min - pH final 7,2±0,2	

Preparação. Dissolver o meio desidratado comercial e ajustar o pH, se necessário. Esterilizar a 121 °C por 15 minutos. Manter o meio fundido a 44-47 °C até o momento do uso ou plaquear imediatamente, porque não pode ser reaquecido. Placas prontas podem ser estocadas sob refrigeração (5±3 °C) por até quatro semanas, ao abrigo da luz.

Equivalentes comerciais. Chromocult® TBX agar (Tryptone Bile X-Glucuronide) (Merck 1.16122), Tryptone Bile X-Glucuronide Medium (TBX) (Oxoid CM 0945)

Ágar Triptona Glicose Extrato de Carne (TGE)

Referência(s): Manual *Difco & BBL* (Zimbro & Power, 2003).

Aplicação: Contagem de esporos mesófilos aeróbios, método APHA 23:2015.

Composição

Triptona	5g	Ágar	15g
Extrato de carne	3g	Água purificada	1 litro
Glicose	1g		
121 °C/15min - pH 7,0±0,2			

Preparação. Suspender os ingredientes em água, aquecer até a fusão do ágar e esterilizar a 121 °C por 15min. Preparar porções de 100 ml para a contagem de esporos em alimentos.

Equivalentes comerciais. Tryptone Glucose Extract Agar (DIFCO 223000), Tryptone Glucose Extract Agar (OXOID CM 127), Tryptone Glucose Extract Agar (MERCK 1.10128), Tryptone Glucose Extract Agar (ACUMEDIA 7242).

Ágar (Caldo) Triptona Glicose Extrato de Levedura 0,5% Ácido Acético (TGYA – TGYB)

Referência(s): Pitt & Hocking (2009).

Aplicação. Meio para isolamento ou contagem de leveduras resistentes aos conservantes, método Pitt & Hocking (2009).

Composição (Base)

Glicose	100g	Ágar (opcional)	15g
Triptona	5g	Água purificada	1 litro
Extrato de levedura	5g		
121 °C/10min (não é necessário ajustar o pH)			

Suplemento

Ácido acético glacial	5 ml por litro de base

Preparação. Preparar a base e esterilizar a 121 °C por 10min (prolongamento da esterilização pode causar reação de Maillard). No momento do uso, fundir o ágar (se presente), resfriar a 45-50 °C e adicionar o ácido acético, que não precisa ser esterilizado (concentração final 0,5%). O meio sólido completo deve ser utilizado ou plaqueado imediatamente, não podendo ser reaquecido. O pH final é de 3,8.

Ágar Triptose Sulfito Cicloserina (TSC)

Referência(s): BAM (FDA, 2018a) M169, *Compendium* (Salfinger & Tortorello, 2015) p. 932.

Aplicação. Meio seletivo/diferencial para isolamento de *Clostridium perfringens* em alimentos. A base também é usada para a contagem de clostrídios sulfito redutores em água, método de filtração ISO 6461-2:1986.

Composição da base

Triptose	15g	Citrato férrico amoniacal	1g
Peptona de soja	5g		
Extrato de levedura	5g	Agar	20g
Metabissulfito de sódio	1g	Água purificada	900 ml
121 °C/15min - pH 7,6±0,2			

Suplemento

Solução 0,5% de D-Cicloserina esterilizada por filtração	80 ml/l base (final 0,4g/l)
Suspensão gema de ovo: salina (1:1) (opcional)	80 ml/l base

Preparação. Suspender os ingredientes da base ou o meio completo desidratado e aquecer até a fusão do ágar. Esterilizar a 121 °C/15min, resfriar a 45-50 °C e adicionar assepticamente a solução de cicloserina previamente preparada. Plaquear imediatamente. Para a preparação do TSC com gema de ovo, adicionar também a suspensão de gema de ovo/salina, antes do plaqueamento. Solução aquosa de D-cicloserina 0,5%: Dissolver 1g de D-cicloserina (pó cristalino, branco) em 200 ml de água purificada. Esterilizar por filtração e estocar a 4° C até o uso. Emulsão de gema de ovo (BAM-M51). Lavar os ovos com escova, drenar e mergulhar em etanol 70% por uma hora. Abrir assepticamente e transferir as gemas para um frasco estéril tarado. Adicionar às gemas uma quantidade de solução salina 0,85% estéril, suficiente para diluição 1:1. Misturar o conteúdo por agitação ou com o auxílio de baguetas estéreis, até obter uma suspensão homogênea.

Equivalentes comerciais da base. Shahidi Ferguson *Perfringens* (SFP) Agar Base (DIFCO 281110), *Perfringens* Agar Base (OXOID CM 587), TSC (Tryptose Sulfite Cycloserine) Agar Base (MERCK 1.11972), TSC Agar Clostridium (Laborclin 530169).

Equivalentes comerciais dos suplementos. D-cycloserine Power (Sigma Chemical Co), *Perfringens* TSC Selective Supplement (OXOID SR 88), D-Cycloserine (MERCK 1.08097), Egg Yolk Emulsion (MERCK 1.03784), Egg Yolk Emulsion (OXOID SR 47), Egg Yolk Enrichment 50% (DIFCO 233472), Egg Yolk s/Telurito (LABORCLIN 520088).

Ágar Tween Esterase

Referência(s): ISO 10273:2017.

Aplicação. Meio para teste de confirmação de *Yersinia enterocolitica*.

Composição da base

Peptona de carne (digestão péptica)	10g	Cloreto de cálcio ($CaCl_2$)	0,1g
Cloreto de sódio (NaCl)	5g	Ágar	12 g
		Água purificada	1 litro
121 °C/30min, pH final 7,4±0,2			

Suplemento

Tween 80	10 ml/990 ml base

Preparação: Suspender os ingredientes da base, aquecer para a fusão do ágar e esterilizar a 121 °C por 30 min. Adicionar à 990 ml da base os 10 ml de tween 80, homogeneizar e esterilizar a 110 °C por 30 min. Distribuir em placas, cerca de 15 ml por placa.

Ágar Ureia de Christensen

Referência(s): ISO 6579-1:2017, ISO 10273:2017.

Aplicação. Meio para prova bioquímica, teste de urease.

Composição da base

Peptona	1g	Vermelho de fenol	0,012g
Cloreto de sódio (NaCl)	5g	Ágar	9 a 18g*
Fosfato monopotássico (KH_2PO_4)	2g	Água grau reagente	950 ml
		Glicose	1g
121° C/15min - pH 6,8±0,2			

*Depende da força de gel do ágar

Suplemento

Solução aquosa de uréia esterilizada por filtração	50 ml/950 ml de base

Preparação. Dissolver os ingredientes da base e esterilizar a 121 °C/15min. Resfriar a 44-47 °C e adicionar assepticamente 50 ml da solução aquosa de uréia em 950 ml de base. Distribuir em tubos estéreis (10 ml/tubo) e inclinar os tubos antes de solidificar. Solução de uréia. Dissolver 40g da uréia em 100 ml de água grau reagente e esterilizar por filtração. A base pode ser estocada a 5 °C por até três meses.

Equivalentes comerciais. Urea Agar Base (MERCK 1.08492), Urea Agar Base (OXOID CM 53).

Ágar Verde Brilhante (BG)

Referência(s). *Edwards and Ewing's Identification of Enterobacteriaceae* (Ewing, 1986) p.512.

Aplicação. Meio seletivo diferencial para isolamento de *Salmonella*.

Composição

Proteose peptona	10g	Vermelho de fenol	0,08g
Extrato de levedura	3g	Verde brilhante	0,0125g
Lactose	10g	Sacarose	10g
Cloreto de sódio (NaCl)	5g	Ágar	12 a 20g*
		Água purificada	1 litro
121 °C/15min, final pH 6.9±0.2			

*Depende da força gelificante do ágar usado.

Preparação. Suspender os ingredientes, aquecer até a fusão do ágar e esterilizar a 121 °C/15min..

Equivalentes comerciais. Brilliant Green Agar (DIFCO 228530), BPLS Agar USP (MERCK 1.07232), Brilliant Green Agar (OXOID CM 263).

Ágar Verde Brilhante Sulfa (BGS)

Referência(s): MLG (USDA, 2017).

Aplicação. Meio seletivo diferencial para isolamento de *Salmonella*.

Composição

Extrato de levedura	3g	Vermelho de fenol	0,08g
Polipeptona	10g	Verde brilhante	0,0125g
Cloreto de sódio (NaCl)	5g	Sulfapiridina	1g
Lactose	10g	Ágar	20g
Sacarose	10g	Água purificada	1 litro
121 °C/15min - pH final 6,9±0,2			

Preparação. Suspender os ingredientes, aquecer até a fusão do ágar e esterilizar a 121 °C/15min. Resfriar aproximadamente a 50 °C e plaquear imediatamente, o meio não pode ser reaquecido.

Equivalentes comerciais. BG Sulfa Agar (DIFCO 271710).

Ágar Vermelho Congo Oxalato de Magnésio (CR-MOX)

Referência(s): ISO 10273:2017.

Aplicação. Teste confirmativo para *Yersinia enterocolitica* (requerimento de cálcio) método ISO 10273.

Composição

Ágar Tripticase de Soja	40g
Cloreto de magnésio hexahidratado ($MgCl_2 \cdot 6H_2O$)	4,1g
Oxalato de sódio ($C_2Na_2O_4$)	2,7g
Galactose	2g
Solução de vermelho congo (25 mg/ml)	2 ml
Água purificada	1 litro
121 °C/15min - pH final 7,3±0,2	

Preparação. Suspender os ingredientes na água (exceto o vermelho congo), ajustar o pH se necessário e aquecer até a fusão do ágar. Adicionar a solução de vermelho congo e esterilizar a 121 °C/15min. Plaquear imediatamente (cerca de 25 ml or placa), o meio não pode ser reaquecido. **Solução de vermelho congo 25 mg/ml**: Dissolver 2,5g do vermelho congo em 100 ml de água e estocar em frasco de vidro escuro por até um ano.

Ágar Vermelho Violeta Bile (VRB)

Referência(s). BAM (FDA, 2018a) M174.

Aplicação. Meio seletivo/diferencial para contagem de coliformes totais em alimentos.

Composição

Extrato de levedura	3g	Vermelho neutro	0,03g
Peptona	7g	Cristal violeta	0,002g
Cloreto de sódio (NaCl)	5g	Lactose	10g
		Ágar	15g
Sais biliares ou sais biliares N° 3	1,5g	Água purificada	1 litro
Fervura 2min, pH final 7,4±0,2			

Preparação. Suspender os ingredientes, aquecer até a fusão do ágar e ferver por 2min, no máximo, com agitação. Não autoclavar. O pH final deve ser de 7,4±0,2 e o capítulo 9 do *Compendium* (Kornacki *et al.*, 2015) ressalta que qualquer bateladas com pH 6,9 ou menor deve ser descartadas, porque esses valores são indicativos de falha na preparação. Preparar no máximo quatro horas antes do uso e manter fundido até usar, não devendo ser reaquecido.

Equivalentes comerciais: Violet Red Bile Agar (DIFCO 211695), Violet Red Bile Lactose Agar (OXOID CM 107), Violet Red Bile Agar (MERCK 1.01406), Violet Red Bile Agar (ACUMEDIA 7165).

Ágar Vermelho Violeta Bile com Glicose (VRBG)

Referência(s): *Compendium* (Salfinger & Tortorello, 2015) p.635.

Aplicação: Meio seletivo e diferencial para *Enterobacteriaceae*, método de plaqueamento APHA 9.62:2015.

Composição: A mesma composição do Agar VRB, só que substituindo a lactose por glicose. O Ágar VRB suplementado com glicose também pode ser usado.

Preparação. Suspender os ingredientes, aquecer até a fusão do ágar e ferver por 2min, no máximo, com agitação. Não autoclavar. O pH final deve ser de 7,4±0,2 e o capítulo 9 do *Compendium* (Kornacki *et al.*, 2015) ressalta que qualquer bateladas com pH 6,9 ou menor deve ser descartadas, porque esses valores são indicativos de falha na preparação. A ISO 21528-2:2004 recomenda preparar no máximo quatro horas antes do uso e manter fundido até usar, não devendo ser reaquecido.

Equivalentes comerciais: Violet Red Bile Glucose Agar (DIFCO 218661), Violet Red Bile Glucose Agar (ACUMEDIA 7425), Violet Red Bile Glucose Agar (OXOID CM 485), VRBD (Violet Red Bile Dextrose Agar (MERCK 1.10275).

Ágar Xilose Lisina Desoxicolato (XLD)

Referência(s): BAM (FDA, 2018a), M179, ISO 6579-1 (2017).

Aplicação. Meio seletivo diferencial para isolamento de *Salmonella*.

Composição

Extrato de levedura	3g	Citrato férrico amoniacal	0,8g
L-Lisina	5g		
Xilose	3,75g	Tissulfato de sódio	6,8g
Lactose	7,5g	Cloreto de sódio (NaCl)	5g
Sacarose	7,5g		
Desoxicolato de sódio*	2,5g	Agar	15g
Vermelho de fenol	0,08g	Água purificada	1 litro
Aquecer até ferver - pH final 7,4±0,2			

* A ISO 6579-1 especifica 1 g/l de desoxicolato de sódio.

Preparação. Suspender os ingredientes na água e aquecer com suave agitação até atingir a fervura. Não autoclavar. Plaquear imediatamente porque não pode ser reaquecido. Deixar que as placas sequem por cerca de 2h com as tampas parcialmente removidas. Fechar as placas e armazenar por até quatro semanas sob refrigeração.

Equivalentes comerciais. XLD Agar (ACUMEDIA 7166), XLD Agar (BBL 211838), XLD Agar (DIFCO 278850), XLD Agar (MERCK 1.05287), XLD Agar (OXOID CM 469).

Água Peptonada 0,1% (H_2Op)

Referência(s): *Compendium* (Salfinger & Tortorello, 2015) p. 943, SMEWW (Braun-Howland & Hunt, 2017) seção 9050C1b.

Aplicação. Diluente para homogeneização e diluição de amostras para a análise.

Composição

Peptona	1g
Água purificada	1 litro
121 °C/15min, pH final 7,0±0,2	

Equivalentes comerciais. Água Peptonada 0,1% (LABORCLIN 530168) (diluente pronto em frasco 225 ml), Água Peptonada 0,1% (LABORCLIN 510150) (diluente pronto em tubos com 9 ml).

Água Peptonada Alcalina (APA)

Referência(s): BAM (FDA, 2018a), M10, Compendium (Salfinger & Tortorello, 2015) p. 934.

Aplicação. Meio para enriquecimento de *V. cholerae* e *V. parahaemolyticus*.

Composição*

Peptona	10g
Cloreto de sódio (NaCl)	10g
Água purificada	1 litro
121 °C/10min - pH 8,5±0,2	

* A APHA usa 20g/l de NaCl (Compendium, p. 934)

Preparação. Dissolver os ingredientes em água purificada, ajustar o pH e distribuir em tubos ou frascos, na quantidade requerida. Esterilizar a 121 °C/10min.

Água Peptonada Tamponada (BPW)

Referência(s): ISO 6887-1:2017, ISO 6579-1:2017, ISO 22964:2017, MLG (USDA, 2017), BAM (FDA, 2018a), M192.

Aplicação. Diluente e meio de pré-enriquecimento para detecção de *Salmonella* e *Cronobacter*.

Composição

Peptona [a]	10g	Fosfato monopotássico (KH_2PO_4)	1,5g
Cloreto de sódio (NaCl)	5g		
Fosfato dissódico (Na_2HPO_4) [a]	3,5g	Água purificada	1 litro
121 °C/15min, pH final 7,2±0,2 [a]			

[a] A ISO 6579-1 especifica peptona de caseína digestão enzimática (10g), $Na_2HPO_4.12H_2O$ (9g) e pH 7,0±0,2.

Preparação. Dissolver os ingredientes em água purificada, ajustar o pH (se necessário) e distribuir em tubos ou frascos, na quantidade requerida. Esterilizar a 121 °C/15min.

Equivalentes comerciais. Buffered Peptone Water (ACUMEDIA 7418), Buffered Peptone Water (BBL 212367), Buffered Peptone Water (DIFCO 218105), Buffered Peptone Water (OXOID CM 509), Peptone Water Buffered (MERCK 1.07228), Água Peptonada Tamponada (LABORCLIN 530167) (meio pronto em frasco com 225 ml).

Água Peptonada Tamponada com Cristal Violeta

Referência(s): USDA (2019).

Aplicação. Pré-enriquecimento de *Salmonella* em produtos fermentados, método MLG/USDA.

Composição/Preparação. Para preparar, adicionar 1 ml da solução aquosa 1% de cristal violeta para cada litro de BPW, ajustar o pH em 7,2±0,2 esterilizar em autoclave a 121 °C/15min.

Água Peptonada Tamponada Modificada com Piruvato (mBPWp)

Referência(s): BAM (FDA, 2018a) M192a.

Aplicação. Meio de pré-enriquecimento para detecção de *E. coli* O157:H7, método BAM/FDA.

Composição da base

Peptona	10g	Cloreto de sódio (NaCl)	5g
Casamino ácidos	5g		
Extrato de levedura	6g	Fosfato dissódico (Na_2HPO_4)	3,6g
Lactose	10g		
Piruvato de sódio	1g	Fosfato monopotássico (KH_2PO_4)	1,5g
Água purificada	1 litro		
121 °C/15min, pH final 7,2±0,2			

Suplemento ACV

Acriflavina - Solução aquosa 1,125g/500 ml esterilizada por filtração	1 ml/225 ml base (final 10 mg/litro)
Cefsulodina - Solução aquosa 1,125g/500 ml esterilizada por filtração	1 ml/225 ml base (final 10 mg/litro)
Vancomicina - Solução aquosa 0,90g/500 ml esterilizada por filtração	1 ml/225 ml base (final 8 mg/litro)

Preparação. Dissolver os ingredientes da base e esterilizar a 121 °C/30min. Resfriar a cerca de 50 °C e adicionar 1 ml de cada suplemento estéril a 225 ml da base.

Água Salina Peptonada (H_2Osp)

Referência(s): ISO 6887-1:2017.

Aplicação. Diluente para homogeneização e diluição de amostras para a análise.

Composição

Peptona de caseína digestão enzimática	1g	Cloreto de sódio (NaCl)	8,5g
		Água purificada	1 litro
121 °C/15min - pH final 7,0±0,2			

Preparação. Dissolver os ingredientes, ajustar o pH e distribuir em tubos ou frascos, na quantidade requerida. Esterilizar a 121 °C/15min.

Água Verde Brilhante (H_2Ovb)

Referência(s): BAM (Andrews *et al.*, 2020).

Aplicação. Pré-enriquecimento de *Salmonella* em leite, método BAM/FDA.

Composição

Solução aquosa de verde brilhante a 1%	2 ml
Água destilada	1 litro
121 °C/15min - pH 7,0±0,2	

Preparação. Dissolver os ingredientes, ajustar o pH e distribuir em tubos ou frascos, na quantidade requerida. Esterilizar a 121 °C/15min.

Álcool 70%

Referência(s): BAM (FDA, 2018b) R23.

Aplicação. Também chamado de etanol 70%, é um desinfetante para uso geral no laboratório.

Preparação usando etanol 95%

Etanol 95%	700 ml
Água	Completar 950 ml

A preparação segue a equação: $V2 = C1xV1/C2$, onde:

V1 é a quantidade de álcool que deve ser misturada com água (aqui fixado em 700 ml).

C1 é a concentração inicial do álcool usado (absoluto = 100% ou 96° ou 95°).

C2 é a concentração final desejada, de 70%.

V2 é o volume final de álcool 70% a ser preparado.

Preparação a partir do etanol absoluto. V2 = 100x700/70 = 1000 ml → Misturar 700 ml de etanol absoluto com água purificada, completando o volume para um litro.

Preparação a partir do etanol 96°. V2 = 96x700/70 = 960 ml → Misturar 700 ml de etanol absoluto com água purificada, completando o volume para 960 ml.

Álcool Iodado

Referência(s): BAM (FDA, 2018b) R18.

Aplicação. Desinfetante para uso geral no laboratório.

Composição

Iodo	10g
Iodeto de potássio	10g
Etanol 70%	500 ml

Álcool Iodado 3:1

Referência(s): BAM (Andrews *et al.*, 2020).

Aplicação. Desinfetante para uso geral no laboratório.

Composição

Solução de iodo/iodeto de potássio	250 ml
Álcool 70%	750 ml

Preparação da solução de iodo/iodeto de potássio. Dissolver 100g de iodeto de potássio em 200-300 ml de água purificada. Adicionar 50g de iodo e aquecer levemente, com agitação, até a dissolução do iodo. Completar o volume para um litro com água purificada. Estocar em frasco escuro com rolha de vidro, ao abrigo da luz.

Preparação do etanol 70%. *Vide* etanol 70%.

Preparação da solução de álcool iodado 3:1. Adicionar 250 ml da solução de iodo/iodeto de potássio a 750 ml de etanol 70% e misturar bem.

Caldo Acetamida

Vide **Ágar/Caldo Acetamida.**

Caldo Acetamida ISO 16266

Referência(s): ISO 16266:2006.

Aplicação. Meio para confirmação de *Pseudomonas aeruginosa*, método ISO 16266:2006 para análise de água.

Composição

Solução A	
Acetamida	2g
Cloreto de sódio (NaCl)	0,2g
Fosfato monopotássico (KH_2PO_4)	1g
Sulfato de magnésio anidro ($MgSO_4$)	0,2g
Água purificada (isenta de amônia)	900 ml
Dissolver os ingredientes e ajustar o pH em 7,0±0,5. **Cuidado**: a acetamida é carcinogênica e irritante, requerendo precauções quando pesar, preparar e descartar.	
Solução B	
Molibdato de sódio ($Na_2MoO_4.2H_2O$)	0,5g
Sulfato de ferro heptahidratado ($FeSO_4.7H_2O$)	0,05g
Água purificada	100 ml
Meio completo	
Solução A	900 ml
Solução B	1 ml
Água purificada	Completar para 1 litro
121 °C/15min, final pH 7,0±0,5	

Preparação. Adicionar 1 ml da solução B a 900 ml da solução A recém preparada. Adicionar água com constante agitação até completar 1 litro. Distribuir em tubos (5 ml/tubo) e esterilizar a 121±3 °C/15min. Estocar no escuro a 5±3 °C e usar no prazo de um mês.

Caldo Ácido (CA)

Vide **Caldo Thermoacidurans** (mesma formulação).

Caldo Ali

Referência(s): *Compendium* (Salfinger & Tortorello, 2015) p.894.

Aplicação. Meio para isolamento de *Alicyclobacillus*.

Composição

Extrato de levedura	2g	Sulfato de magnésio heptahidratado ($MgSO_4.7H_2O$)	0,5g
Glicose	1g		
Amido solúvel	2g	Sulfato de amônia ($(NH_4)_2SO_4$)	0,2g
Cloreto de cálcio dihidratado ($CaCl_2.2H_2O$)	0,25g	Fosfato monopotássico (KH_2PO_4)	3g
		Água purificada	1 litro
121 °C/15min - pH final 3,5			

Preparação. Dissolver os ingredientes, ajustar o pH em 3,5 (com H_2SO_4 1N) e esterilizar a 121 °C por 15min.

Equivalentes comerciais. Não disponível

Caldo APT

Vide **Ágar/Caldo All Purpose Tween.**

Caldo Asparagina

Referência(s): SMEWW (Braun-Howland & Hunt, 2017), section 9213F.

Aplicação. Teste presuntivo para *Pseudomonas aeruginosa* em água.

Composição

Asparagina (DL)	3g	Sulfato de magnésio ($MgSO_4.7H_2O$)	0,5g
Fosfato dipotássico anidro (K_2HPO_4)	1g	Água purificada	1 litro
121 °C/15min - pH 6,9-7,2			

Preparação: Para a análise de 10 porções de 10 ml da amostra, preparar o caldo em concentração dupla. Para a analise de diluições, preparar em concentração simples. Dissolver os ingredientes e ajustar o pH. Distribuir o meio em concentração dupla em tubos de 18x180mm (10 ml/tubo) e o meio em concentração simples em tubos de 16x150mm (10 ml/tubo). Esterilizar em autoclave (121 °C/15min).

Equivalentes comerciais. Não disponível.

Caldo *Bacillus acidoterrestris* (BAT)

Vide **Ágar/Caldo *Bacillus acidoterrestris*.**

Caldo Bolton

Referências(s): ISO 10272-1:2017.

Aplicação. Enriquecimento de *Campylobacter*.

Composição da base

Peptona de carne (digestão enzimática)	10g	Piruvato de sódio	0,5g
		Metabissulfito de sódio	0,5g
Hidrolisado de lactoalbumina	5g	Carbonato de sódio	0,6g
		Ácido alfa cetoglutárico	1g
Extrato de levedura	5g	Heme (dissolvido em hidróxido de sódio 0,1%)	0,01g
Cloreto de sódio (NaCl)	5g	Água purificada	1 litro
121 °C/15min – pH final 7,4±0,2			

Solução de antibióticos

Cefoperazona	20 mg
Vancomicina	20 mg
Lactato de trimetroprima	20 mg
Anfotericina B	10 mg
Mistura 50/50 água destilada/etanol estéril	5 ml

Meio completo

Base	1 litro
Sangue de cavalo lisado desfibrinado*	50 ml
Solução de antibióticos	5 ml

* Usar sangue de cavalo lisado com saponina ou lisado por congelamento e descongelamento.

Preparação. Dissolver os ingredientes da base ou o meio base completo desidratado, aquecendo se necessário. Ajustar o pH em 7,4±0,2 e esterilizar a 121 °C/15min. Separadamente, dissolver os antibióticos na mistura 50/50 água destilada/etanol esterilizada por filtração. Resfriar a base a 47 °C, adicionar o sangue de cavalo e depois os antibióticos. Estocar protegido da luz, a 5±3 °C, por não mais de sete dias.

Equivalentes comerciais da base. Bolton Selective Enrichment Broth Base (MERCK 1.00068), Bolton Broth (OXOID CM 983).

Equivalentes comerciais dos suplementos. Bolton Broth Selective Supplement (MERCK 1.00079), Modified Bolton Broth Selective Supplement (OXOID SR 208).

Caldo Cianeto de Potássio (KCN)
(CUIDADO, VENENO)

Referência(s): BAM (FDA, 2018a) M126.

Aplicação. Meio para confirmação de *Salmonella*, método BAM/FDA.

Composição da base

Polipeptona ou proteose peptona N° 3	3g	Fosfato dissódico (Na_2HPO_4)	5,64g
Cloreto de sódio (NaCl)	5g	Água purificada	1 litro
Fosfato monopotássico (KH_2PO_4)	0,225g		
121 °C/15min - pH final 7,6±0,2			

Suplemento

Solução estoque de cianeto de potássio (KCN) (refrigerada)	15 ml/litro base (refrigerada)

Preparação. Dissolver os ingredientes da base, ajustar o pH em 7,6±0,2 e esterilizar a 121 °C por 15min. Resfriar e refrigerar a 5-8 °C. Preparar a solução estoque de KCN dissolvendo 0,5g de KCN em 100 ml de água purificada esterilizada e refrigerada a 5-8 °C. Adicionar 15 ml da solução estoque refrigerada em um litro da base. Misturar bem e assepticamente distribuir o meio completo em tubos estéreis de 13x100mm (1,0 a 1,5 ml/tubo). Usar tubos com tampas de rolha, parafinando as rolhas da seguinte forma: ferver as rolhas em parafina por 5min e selar então os tubos, de forma que a parafina não escorra para o meio de cultura, mas sim, forme um selo entre a rolha e a boca do tubo. Estocar os tubos sob refrigeração (5-8 °C) por não mais de duas semanas.

Cuidado, o KCN é venenoso. Trabalhar com luvas e máscara, sobre bandejas, não diretamente sobre a bancada, não pipetar com a boca, mas sim, com pipetador.

Caldo Citrato de Koser

Referência(s): Manual *Difco & BBL* (Zimbro & Power, 2003)

Aplicação. Meio para prova bioquímica, teste de citrato.

Composição

Fosfato de sódio amoniacal ($NaNH_5PO_4$)	1,5g	Citrato de sódio	3g
Fosfato monopotássico (KH_2PO_4)	1g	Sulfato de magnésio	0,2g
		Água purificada	1 litro
121 °C/15min - pH 6,7±0,2			

Preparação. Dissolver os ingredientes, acertar o pH em 6,7, distribuir em tubos de 10x100mm (4 ml/tubo) e esterilizar a 121 °C/15min.

Equivalentes comerciais. Koser Citrate Medium (DIFCO 215100), Koser Citrate Medium (OXOID CM 65).

Caldo *Cronobacter* Seletivo (CSB)

Referência(s): ISO 22964:2017.

Aplicação. Meio de enriquecimento seletivo para *Cronobacter*, método ISO 22964.

Composição base)

Peptona de tecido animal (digestão enzimática)	10g	Púrpura de bromocresol	0,04g
Extrato de carne	3g	Sacarose ($C_{12}H_{22}O_{11}$)	10g
Cloreto de sódio (NaCl)	5g	Água purificada	1 litro
121 °C/15min - pH final 7,4±0,2			

Suplemento

Solução aquosa de vancomicina (1 mg/ml) esterilizada por filtração	0,1 ml/10 ml base (final 10 mg/litro)

Preparação. Distribuir 10 ml do meio base em tubos e esterilizar a 121 °C por 15 minutos. Armazenar sob refrigeração (5 ±3 °C) por até 6 meses. No momento do uso adicionar assepticamente 0,1 ml da solução de vancomicina a cada 10 ml do meio base (concentração final de vancomicina de 10 mg por litro). O CSB completo pode ser mantido sob refrigeração (5±3 °C) durante um dia. **Solução de vancomicina**: dissolver 10 mg de cloridrato de vancomicina (CAS 1404-93-9) em 10 ml de água purificada e esterilizar por filtração (filtro de poro de 0,2 µm). A solução de vancomicina pode ser mantida sob refrigeração (5±3 °C) durante 15 dias.

Equivalentes comerciais da base. Cronobacter Screening Broth (Oxoid CM1121), Cronobacter Screening Broth (Sigma-Aldrich 38948).

Equivalentes comerciais do suplemento: Vancomycin Supplement (Oxoid SR0247E), Vancomycin Supplement (Sigma-Aldrich 75423)

Caldo Demi-Fraser

Vide **Caldo Fraser – Half Fraser**

Caldo Descarboxilase

Referência(s): ISO 6579-1:2017, ISO 22964:2017, ISO 10273:2017.

Aplicação. Meio para prova bioquímica usado nos métodos ISO para os testes de lisina/ornitina descarboxilase e arginina dehidrolase.

Composição ISO 6579-1 e ISO 22964

Aminoácido*	**	Púrpura de bromocresol (1,5 ml da solução 1%)	0,015g
Extrato de levedura	3g	Água purificada	1 litro
Glicose	1g	121 °C/15min - pH final 6,8±0,2	

Composição ISO 10273***

Aminoácido*	**	Glicose	1g
Extrato de levedura	3g	Púrpura de bromocresol	0,02g
Peptona	5g	Água purificada	1 litro
121 °C/15min - pH final 6,8±0,2			

*Cloridrato de L-Lisina (Lisina-HCl), L-ornitina (Ornitina-HCl) ou L-arginina (Arginina-HCl).

** Na quantidade necessária para a concentração estabelecida pelo método (5g para 0,5%, 10g para 1%).

*** A mesma composição do Caldo Descarboxilase de Falkow.

Preparação. Dissolver os ingredientes, ajustar o pH e distribuir em tubos (5 ml/tubo). Esterilizar a 121 °C por 15 minutos. Estocar sob refrigeração

(5 °C) por até três meses. **Solução 1% de púrpura de bromocresol**. Dissolver 0,1g em 2 ml de NaOH 0,1N e completar o volume para 10 ml com água destilada.

Equivalentes comerciais. Não há equivalentes comerciais com a exata composição do meio descrito na ISO 6579-1 e ISO 22964. A composição da ISO 10273 é a mesma do Caldo Descarboxilase de Falkow, disponível como Decarboxylase Medium Base (DIFCO 287220) (base sem aminoácido) e Lysine Decarboxylase Broth (DIFCO 211759) (mesma base com 0,5% de lisina adicionada).

Caldo Descarboxilase de Falkow

Referência(s): BAM (FDA, 2018a) M87.

Aplicação. Meio para prova bioquímica, testes de lisina/ornitina descarboxilase e arginina dehidrolase.

Composição da base

Aminoácido*	5g	Glicose	1g
Peptona	5g	Púrpura de bromocresol	0,02g
Extrato de levedura	3g	Água purificada	1 litro
121 °C/15min - pH final 6,8±0,2			

*Cloridrato de L-Lisina (Lisina-HCl), L-ornitina (Ornitina-HCl) ou L-arginina (Arginina-HCl).

Preparação. Aquecer os ingredientes até a dissolução. Distribuir em tubos (5 ml/tubo) e esterilizar a 121 °C/15min. Apertar bem as tampas para a estocagem.

Equivalentes comerciais. Decarboxylase Medium Base (DIFCO 287220) (base sem aminoácido), Lysine Decarboxylase Broth (DIFCO 211759) (mesma base com lisina adicionada).

Caldo Dextrose Púrpura de Bromocresol (BCP)

Referência(s): BAM (FDA, 2018a), M27.

Aplicação. Detecção de bactérias esporogênicas termófilas e mesófilas aeróbicas.

Composição

Dextrose	10g	Púrpura de bromocresol (2 ml da solução alcoólica 1,6%)	0,032g
Extrato de carne	3g		
Peptona	5g	Água purificada	1 litro
121 °C/15min - pH 7,0±0,2			

Preparação. Dissolver os ingredientes, ajustar o pH e distribuir em tubos de 20x180mm (12-15 ml/tubo) e esterilizar a 121 °C/15 min. Solução alcoólica de púrpura de bromocresol 1,6%. Dissolver 1,6g em 100 ml de etanol 95%.

Equivalentes comerciais. Não disponível.

Caldo Dextrose Triptona (DTB)

Vide **Ágar (Caldo) Dextrose Triptona**.

Caldo Diferencial Reforçado para Clostrídios (DRCM)

Referência(s): ISO 6461-1:1986.

Aplicação. Meio diferencial para contagem de clostrídios sulfito redutores em água pelo método dos tubos múltiplos ISO 6461-1:1986.

Composição da base

Peptona de carne (digestão tríptica)	10g	Amido solúvel	1g
Extrato de carne	10g	Glicose	1g
Extrato de levedura	1,5g	Cloridrato de L-cisteína	0,5g
Acetato de sódio	5g	Água destilada	1 litro
121 °C/15min - pH final 7,1-7,2			

Suplemento estéril

Solução de citrato férrico ($C_6H_5O_7Fe$) (7%) e sulfito de sódio (Na_2SO_3) (4%)	0,2 ml/tubo com 10 ml

Preparação. Para a análise de 10 porções de 10 ml da amostra, preparar o caldo em concentração dupla. Para a analise de diluições, preparar em concentração simples. Dissolver o amido em 200 ml de água e aquecer com agitação até gelatinizar. Dissolver os demais ingredientes em 800 ml de água, aquecer sem atingir fervura e juntar ao amido. Resfriar, ajustar o pH e distribuir em tubos de 18x180mm (10 ml do caldo concentração dupla) ou 16x150mm (10 ml do caldo em concentração simples). Esterilizar a 121 °C/15min e, no momento do uso, adicionar a cada tubo com 10 ml da base em concentração simples, 0,2 ml da solução de citrato férrico e sulfito de sódio. Para o caldo em concentração dupla, adicionar 0,4 ml para cada 10 ml da base. Solução de citrato férrico (7%) e sulfito de sódio (4%). Preparar uma solução aquosa de sulfito de sódio a 4% e uma solução aquosa de citrato férrico a 7% (aquecendo para dissolver). Esterilizar por filtração e estocar em geladeira por até 14 dias. No momento do uso, juntar essas duas soluções na proporção 1:1 em volume.

Equivalentes comerciais. Differential Reinforced Clostridial Broth (DRCM) (MERCK 1.11699).

Caldo *E. coli* (EC)

Referências(s): ISO 7251:2005, SMEWW (Braun-Howland & Hunt, 2017) seção 9221E (EC Medium).

Aplicação. Teste confirmativo para coliformes termotolerantes.

Composição

Triptose ou tripticase*	20g	Fosfato dipotássico (K_2HPO_4)	4g
Lactose	5g	Cloreto de sódio (NaCl)	5g
Sais biliares	1,5	Água purificada	1 litro
Fosfato monopotássico (KH_2PO_4)	1,5g	121 °C/15min - pH final 6,9±0,2*	

*ISO 7251 especifica peptona de caseína (digestão enzimática) (20g) e pH final 6,8±0,2.

Preparação. Dissolver os ingredientes com aquecimento, distribuir em tubos de 16x150mm com tubo de Durham (10 ml/tubo segundo a ISO ou o volume suficiente para cobrir metade ou 2/3 do tubo de Durham após a esterilização segundo o SMEWW). Esterilizar a 121 °C por 15 minutos.

Equivalentes comerciais. EC Medium (DIFCO 231430), EC Broth (MERCK 1.10765), EC Medium (ACUMEDIA 7206), EC Broth (OXOID CM 0853).

Caldo *E. coli* com 4-metilumbeliferil-β-D-glicuronídeo (EC-MUG)

Referência(s): SMEWW (Braun-Howland & Hunt, 2017), section 9221F.

Aplicação. Teste confirmativo para *E.coli* em água.

Composição

Caldo *E. coli* (EC)	1 litro
4-metilumbeliferil-β-D-glicuronídeo (EC-MUG)	0,05g
121 °C/15min - pH final 6,9±0,2	

Preparação. Dissolver os ingredientes, ajustar o pH e distribuir em tubos com Durham e esterilizar a 121 °C/15min. **Observação:** selecionar para este meio tubos de ensaio cujo vidro não apresente fluorescência natural sob a luz ultravioleta de comprimento de onda longa (366 nm).

Equivalentes comerciais. EC Medium w/ MUG (DIFCO 222200), EC Medium w/ MUG (ACUMEDIA 7361).

Caldo de Enriquecimento de *Enterobacteriaceae* (EEB)

Referência(s): *Oxoid Manual* 9th Ed. (Bridson, 2006), *Merck Microbiology Manual* 12th Ed. (MERCK, 2005).

Aplicação. Meio seletivo para enriquecimento de *Enterobacteriaceae* em alimentos, método do NMP APHA 9.61:2015.

Composição

Fosfato dissódico (Na_2HPO_4)*	6,45g	Peptona	10g
		Glicose	5g
Fosfato monopotássico (KH_2PO_4)	2g	Verde brilhante	0,0135g
		Água purificada	1 litro
Banho-maria 100 °C/30min - pH final 7,2±0,2			

* MERCK 1.05394 usa fosfato de sódio (8g).

Preparação. Dissolver os ingredientes deixar em banho-maria 100 °C/30min. Oxoid recomenda não autoclavar. Merck indica banho-maria 100°C/30min ou autoclavar 121 °C/5min.

Equivalentes comerciais. EE Broth (OXOID CM 317), EE Broth Mossel (MERCK 1.05394).

Caldo de Enriquecimento para *Listeria* Tamponado (BLEB)

Referência(s): BAM (FDA, 2018a) M52.

Aplicação. Meio de enriquecimento para *Listeria monocytogenes*, método BAM/FDA.

Composição da base

Caldo Tripticase de Soja (TSB)	1 litro	Fosfato dissódico anidro (Na_2HPO_4)	9,6g
Fosfato monopotássico anidro (KH_2PO_4)	1,35g	Piruvato de sódio*	1,1g
		Extrato de levedura	6g
121 °C/15min - pH final 7,3±0,2			

* Alguns equivalentes comerciais da base não contém piruvato de sódio que deve ser adicionado após a autoclavagem (11,1 ml de uma solução aquosa 10% por litro de base).

Suplementos	Volume da solução em 225 ml da base	Concentração final no meio completo
Acrifavina HCl - solução aquosa 0,5% (p/v)	0,45 ml	10 mg/l
Ácido nalidíxico sal sódico - solução aquosa 0,5% (p/v)	1,8 ml	40 mg/l
Cicloeximida - solução 1% preparada em uma mistura com 40% (v/v) de etanol em água	1,15 ml	50 mg/l
Esterilizar por filtração e estocar sob refrigeração (4 °C) (acriflavina protegida da luz)		

Preparação. Dissolver os ingredientes da base, ajustar o pH e esterilizar a 121 °C/15min. Separadamente preparar as soluções dos suplementos e esterilizar por filtração. Os suplementos devem ser adicionados durante o ensaio, após um período de quatro horas de incubação do caldo com a amostra a 30 °C.

Equivalentes comerciais da base. Buffered *Listeria* Enrichment Broth Base (DIFCO 290720), Buffered *Listeria* Enrichment Broth Base (MERCK 1.09628), Buffered *Listeria* Enrichment Broth (OXOID CM 897) (não contém piruvato de sódio).

Caldo de Enriquecimento de *Listeria* Tamponado com Ácido Morfolinopropanosulfônico (MOPS-BLEB)

Referência(s): MLG (USDA, 2017).

Aplicação. Enriquecimento de *Listeria monocytogenes*, método MLG/USDA.

Composição

Peptona de caseína (digestão pancreática)	17g	Cicloeximida*	0,05g
		Acriflavina HCl	0,015g
Peptona de soja	3g	Ácido nalidíxico	0,04g
Extrato de levedura	6g	MOPS ácido livre **	6,7g
Dextrose	2,5g		
Cloreto de sódio (NaCl)	5g	MOPS sal de sódio ***	10,5g
Fosfato dipotássico (K_2HPO_4)	2,5g	Água purificada	1 litro
121 °C/15min - pH 7,3±,2			

* **Cuidado**. O contato com os olhos pode causar irritação. O contato com a pele é irritante e a absorção através da pele é prejudicial e pode causar dermatite. A inalação pode provocar irritação das mucosas, com possíveis efeitos irreversíveis. A ingestão pode causar envenenamento letal (Fisher Scientific Safety Data Sheet, 2006).

** MOPS ácido livre (MOPS = 3-[N-Morpholino] propanesulfonic acid)

*** MOPS sal de sódio (MOPS = 3-[N-Morpholino] propanesulfonic acid sodium salt)

Preparação. Dissolver todos os ingredientes e esterilizar a 121 °C/15min.

Equivalentes comerciais: MOPS-BLEB Broth Base (OXOID CM1071) and *Listeria* Selective Supplement for MOPS-BLEB (OXOID SR0141)

Caldo Extrato de Levedura Amido Glicose (YSG)

Vide **Ágar/Caldo Extrato de Levedura Amido Glicose**.

Caldo Extrato de Malte (EM)

Referência(s): BAM (FDA, 2018a) M94.

Aplicação. Meio para isolamento de bolores e leveduras.

Composição

Extrato de malte	6g	Extrato de levedura	1,2g
Dextrose	6g	Água purificada	1 litro
Maltose	1,8g		
121 °C/15min - pH final 4,7±0,2			

Preparação. Dissolver os ingredientes, distribuir em tubos (10 ml/tubo) e esterilizar a 121 °C/15min.

Equivalentes comerciais. Malt Extract Broth (DIFCO 211320).

Caldo Fraser – Half-Fraser

Referência(s): MLG (USDA, 2017), ISO 11290-1:2017.

Aplicação Caldo Fraser. Meio de enriquecimento seletivo secundário para *L. monocytogenes* nos métodos MLG/USDA e ISO 11290-1.

Aplicação Caldo Half-Fraser. Meios de enriquecimento primário para *L. monocytogenes* no método ISO 11290-1. É preparado adicionando-se apenas a metade da concentração de ácido nalidíxico e acriflavina HCl presente no Caldo Fraser.

Composição	Fraser	Half Fraser	Half-Fraser Base
Triptona (hidrolisado de caseína digestão péptica)	5g	5g	5g
Peptona de carne (hidrolisado de tecido animal digestão péptica)	5g	5g	5g
Extrato de carne	5g	5g	5g
Extrato de levedura	5g	5g	5g
Cloreto de sódio (NaCl)	20g	20g	20g
Fosfato dissódico (Na_2PO_4)	12g	12g	12g
Fosfato monopotássico (KH_2PO_4)	1,35g	1,35g	1,35g
Esculina	1g	1g	1g
Água purificada	1 litro	1 litro	1 litro
Cloreto de lítio	3g	3g	-
Ácido nalidíxico (sal sódico)	0,02g	0,01g	-
121 °C/15min - pH final 7,2±0,2			

Suplemento

Acriflavina HCl (solução aquosa 0,25% esterilizada por filtração)	0,1 ml/10 ml base (final 25 mg/litro)	5 ml/litro base (final 12,5 mg/l)	-
Citrato férrico amoniacal (solução aquosa 5% esterilizada por filtração)	0,1 ml/10 ml base (final 0,5g/litro)	10 ml/litro base (final 0,5g/litro)	-

Preparação. Dissolver os componentes da base ou a base completa desidratada em água, aquecer se necessário. Ajustar o pH e esterilizar a 121 °C por 15min. Preparar separadamente as seguintes soluções, esterilizadas por filtração: solução aquosa 0,25% da acriflavina HCl e solução aquosa 5% do citrato férrico amoniacal. Estocar em frasco escuro, sob refrigeração. No momento do uso, adicionar a cada litro de base, 5 ml da solução de acriflavina HCl e 10 ml da solução de citrato férrico.

Equivalentes comerciais da base. Fraser Broth Base (ACUMEDIA 7626), Fraser Broth Base (ACUMEDIA 7502) Fraser Broth Base (DIFCO 211767), Fraser Broth (OXOID CM 895), Fraser *Listeria* Selective Enrichment Broth Base (MERCK 1.10398).

Equivalentes comerciais dos suplementos. Fraser Broth Supplement (DIFCO 211742) (citrato férrico amoniacal 0,5g), Fraser *Listeria* Supplement (MERCK 1.10399) (citrato férrico amoniacal 2x0,25g, acriflavina 2x12,5 mg, ácido nalidixico 2x10 mg), Fraser Supplement (OXOID SR 156) (citrato férrico amoniacal 2x0,25g, acriflavina 2x12,5 mg, ácido nalidixico 2x10 mg), Fraser Broth Supplement (ACUMEDIA 7984) (citrato férrico amoniacal 2x0,25g).

Atenção: Alguns equivalentes comerciais da base já contem a acriflavina e outras não contem o ácido nalidixico (adicionado como suplemento).

Base	**ACUMEDIA 7626**	**ACUMEDIA 7502**	**DIFCO 211767**	**OXOID CM 895**	**MERCK 1.10398**
Ácido nalidíxico	Não incluído	0.02g/l	0.02g/l	Não incluído	Não incluído
Acriflavina HCl	Não incluída	0.024g/l	0.024g/l	Não incluída	Não incluída
Suplemento	**ACUMEDIA 7984**	**ACUMEDIA 7984**	**DIFCO 211742**	**OXOID SR 156**	**MERCK 1.10399**
Ácido nalidíxico	-	0.02g/l	-	2x10 mg	2x10 mg
Acriflavina HCl	-	0.024g/l	-	2x12,5 mg	2x12,5 mg
Citrato férrico	2x0,25g	2x0,25g	0,5g	2x0,25g	2x0,25g

Caldo de Fígado (CF)

Referência(s): *Compendium* (Salfinger & Tortorello, 2015) p. 912.

Aplicação. Meio para cultivo de clostrídios, usado na detecção de esporos de termófilos e mesófilos anaeróbicos e pode ser usado no teste de presença/ausência para *C. perfringens*.

Composição

Caldo de 500g de fígado cozido em um litro de água	1 litro	Amido solúvel	1g
Triptona	10g	Fosfato dipotássico (K_2HPO_4)	1g
121 °C/15min - pH 7,6±0,2			

Preparação. Para preparar a partir do equivalente comercial seguir as instruções dos fabricantes. Para preparar a partir dos ingredientes individuais, moer 500g de fígado bovino cru (retirar a gordura antes) e cozinhar uma hora sob fervura, em um litro de água purificada. Reponha a água evaporada até completar um litro. Filtrar em duas camadas de gaze, pressionando bem para recolher todo o caldo. Espalhar a carne em uma bandeja e secar por algumas horas em estufa de secagem a 35-57 °C. Armazenar o caldo e a carne separadamente, sob congelamento. Para a preparação do meio completo, descongelar o caldo, suplementar com os ingredientes descritos na composição, ajustar o pH 7,6±0,2 e distribuir em tubos de 20x180mm (15 ml/tubo). Antes de distribuir o caldo nos tubos, adicionar a cada tubo, uma pequena quantidade da carne moída armazenada. Esterilizar a 121 °C/15min.

Equivalentes comerciais. Liver Broth (OXOID CM 77) (não tem amido).

Caldo Half-Fraser

Vide **Caldo Fraser – Caldo Half-Fraser.**

Caldo Infusão Cérebro Coração (BHI)

Vide **Ágar/Caldo Infusão Cérebro Coração.**

Caldo Infusão de Vitela (VIB)

Referência: BAM (FDA 2018a) M173.

Aplicação. Meio para preservação de cepas de *Y. enterocolitica* sob congelamento.

Composição

Infusão de vitela (desidratado)	500g	Cloreto de sódio (NaCl)	5g
Proteose peptona N° 3	10g	Água purificada	1 litro
121 °C/15min - pH final 7,4±0,2			

Preparação. O *Compendium* não descreve a forma de preparação do meio formulado no laboratório. Para a preparação do equivalente comercial, dissolver os ingredientes, ajustar o pH, distribuir em tubos (10 ml/tubo) e esterilizar.

Equivalentes comerciais. Veal Infusion Broth (DIFCO 234420).

Caldo Irgasan Ticarcilina Clorato (ITC)

Referência: ISO 10273:2017.

Aplicação. Meio seletivo para enriquecimento de *Y. enterocolitica.*

Composição da Base

Peptona de caseína (digestão enzimática)	10g
Extrato de levedura	1g
Cloreto de magnésio ($MgCl_2.6H_2O$)	60g
Cloreto de sódio (NaCl)	5g
Verde de malaquita	0,01g
Água destilada	988 ml
121 °C/15min – pH final 6,9±0,2	

Suplementos

Ticarcilina (solução aquosa a 1 mg/ml esterilizada por filtração)	1 ml (final 1 mg por litro de base)
Irgasan [5-cloro-2-(2,4-diclorofenoxi)fenol] (solução 1 mg/ml em etanol 95%)	1 ml (final 1 mg por litro de base)
Clorato de potássio ($KClO_3$) (solução aquosa 10% esterilizada por filtração)	10 ml (final 1g por litro de base)

Preparação. Preparar a base e esterilizar a 121 °C por 15min. Resfriar a base a cerca de 47 °C e adicionar assepticamente os suplementos. A solução de irgasan deve ser preparada no momento do uso ou estocada a 20 °C negativos por até quatro semanas.

Equivalentes comerciais. ITC Broth Base (Sigma-Aldrich 17156) com Ticarcillin Supplement

(Sigma-Aldrich 17778) e Potassium Chlorate Supplement (Sigma-Aldrich 17777), ITC Broth Base (TTC Broth Base) (HiMedia M1220) com Ticarcillin Supplement (HiMedia FD102) e Potassium Chlorate Supplement (HiMedia FD103).

Caldo KF *Streptococcus* (KFB)

Referência(s): *Difco & BBL Manual* (Zimbro & Power, 2003).

Aplicação. Meio seletivo para contagem de enterococos e estreptococos fecais em alimentos pelo método do NMP APHA 10.2:2015.

Composição da base

Proteose peptona	10g	Lactose	1g
Extrato de levedura	10g	Maltose	20g
Cloreto de sódio (NaCl)	5g	Púrpura de bromocresol (1,5 ml da solução 1%)	0,015g
Glicerofosfato de sódio	10g	Azida de sódio	0,4g
		Água purificada	1 litro
121 ºC/10min pH 7,2±0,2			

Preparação. Suspender os ingredientes da base ou meio completo desidratado em água. Distribuir em tubos (10 ml/tubo) e esterilizar a 121 ºC/10min.

Equivalentes comerciais da base. KF *Streptococcus* Broth (DIFCO 212226).

Caldo Lactosado (CL)

Referência(s): BAM (FDA, 2018a) M74

Aplicação. Meio de pré-enriquecimento para *Salmonella*, método BAM/FDA.

Composição

Extrato de carne	3g	Lactose	5g
Peptona	5g	Água destilada	1 litro
121 ºC/15min - pH 6,9±0,2			

Preparação. Dissolver os ingredientes e esterilizar a 121 ºC/15min.

Equivalentes comerciais. Lactose Broth (DIFCO 211835), Lactose Broth (MERCK 1.07661), Lactose Broth (BBL 211333), Lactose Broth (OXOID CM 137), Lactose Broth (ACUMEDIA 7141).

Modificações

Caldo Lactosado (CL) suplementado com solução de celulase 1%. Usado no pré-enriquecimento de goma guar. Dissolver 1g de celulase em 99 ml de água purificada, esterilizar por filtração (filtro de 0,45µm) e estocar em geladeira (2-5 ºC) por até duas semanas. No momento do uso, suplementar o Caldo Lactosado (225 ml) com 2,25 ml da solução de celulase.

Caldo Lactosado (CL) suplementado com solução de papaína 5%. Usado no pré-enriquecimento de gelatina. Adicionar 5g de papaína a 95 ml de água purificada estéril e dissolver completamente. No momento do uso, suplementar o Caldo Lactosado (225 ml) com 5 ml da solução de papaína.

Caldo Lactosado suplementado com Tergitol 7 aniônico ou Triton X-100. Usado no pré-enriquecimento de carne, subprodutos de carne, substâncias animais e produtos glandulares em pedaços. Esterilizar o Tergitol 7 ou o Triton X-100 separadamente. Para cada 225 ml de Caldo Lactosado, adicionar 2,25 ml Tergitol 7 aniônico ou 2-3 gotas de Triton X-100, depois da homogeneização da amostra, descanso de 60min e ajuste do pH.

Caldo Lactose Sulfito (LS)

Referência(s). ISO 7937:2004.

Aplicação. Meio para *Clostridium perfringens*, usado na etapa de confirmação do método ISO 7937:2004.

Composição da base

Peptona de caseína	5g	Extrato de levedura	2,5g
Lactose	10g	Cloreto de sódio (NaCl)	2,5g
Cloridrato de L-cisteína	0,3g	Água purificada	1 litro
121 ºC/15min - pH final 7,1±0,2			

Suplemento

Solução 1,2% de bissulfito de sódio ($Na_2S_2O_5$ anidro)	0,5 ml/tubo com 8 ml
Solução 1% de citrato férrico amoniacal	0,5 ml/tubo com 8 ml

Preparação. Dissolver os ingredientes da base, ajustar o pH e distribuir em tubos (8 ml/tubo) com tubinhos de Durham. Esterilizar a 121 °C/15min e estocar sob refrigeração (3±2 °C) por até quatro semanas. No momento do uso, adicionar a cada tubo com 8 ml da base, 0,5 ml de cada suplemento. Solução 1,2% de bissulfito de sódio: dissolver 1,2g de bissulfito de sódio ($Na_2S_2O_5$) anidro em 100 ml de água e esterilizar por filtração. Usar no mesmo dia. Solução 1% de citrato férrico amoniacal: dissolver 1g de citrato férrico amoniacal em 100 ml de água e esterilizar por filtração. Usar no mesmo dia.

Equivalentes comerciais da base. Lactose Sulphite Broth Base (HiMedia M1287).

Caldo Lauril Sulfato Triptose (LST)

Referências(s): SMEWW (Braun-Howland & Hunt, 2017) seção 9221B (Lauryl Tryptose Broth), ISO 7251:2005, ISO 4831:2006.

Aplicação. Teste presuntivo para coliformes totais, coliformes termotolerantes e *E. coli*.

Composição

Triptose*	20g	Fosfato monopotássico (KH_2PO_4)	2,75g
Cloreto de sódio (NaCl)	5g		
Lactose	5g	Lauril sulfato de sódio [$CH_3(CH_2)_{11}OSO_3Na$]	0,1g
Fosfato dipotássico (K_2HPO_4)	2,75g	Água purificada	1 litro
121 °C/15min - pH 6,8±0,2			

* ISO 7251 especifica peptona de tecido animal e vegetal (digestão enzimática) (20g). ISO 4831 especifica peptona de proteína do leite e proteína animal (digestão enzimática) (20g).

Preparação. Dissolver os ingredientes ou o meio completo desidratado, acertar o pH, distribuir em tubos de 16x150mm com tubo de Durham (10 ml/tubo) e esterilizar a 121 °C/15min. Em caso do meio em concentração dupla, distribuir em tubos de 20x200mm.

Equivalentes comerciais. Lauryl Tryptose Broth (DIFCO 224150), Lauryl Tryptose Broth (OXOID CM 451), Lauryl Sulfate Broth (BBL 211338), Lauryl Sulfate Broth (MERCK 1.10266), Lauryl Sulfate Broth (ACUMEDIA 7142).

Caldo Malonato Modificado

Referência(s): BAM (FDA, 2018a) M92.

Aplicação. Meio para prova bioquímica, teste de utilização do malonato. Usado na confirmação de *Salmonella*, método BAM/FDA.

Composição

Sulfato de amônia $(NH_4)_2SO_4$	2g	Extrato de levedura	1g
		Malonato de sódio	3g
Fosfato dipotássico (K_2HPO_4)	0,6g	Glicose	0,25g
Fosfato monopotássico (KH_2PO_4)	0,4g	Azul de bromotimol	0,025g
Cloreto de sódio (NaCl)	2g	Água purificada	1 litro
121 °C/15min - pH 6,7±0,2			

Preparação. Dissolver os ingredientes, acertar o pH em 6,7±0,2, distribuir em tubos de 13x100mm (3 ml/tubo) e esterilizar a121 °C/15min.

Equivalentes comerciais. Malonate Broth Modified (DIFCO 256910), Malonate Broth Ewing Modified (BBL 211399).

Caldo Minerais Modificado Glutamato (MMGB)

Referências(s): ISO 16649-3:2015

Aplicação. Contagem ou detecção de *E. coli* pelo método do NMP ISO 16649-3:2015.

Composição

Glutamato de sódio	6,35g	Ácido pantotênico	0,001g
Lactose	10g	Sulfato de magnésio ($MgSO_4.7H_2O$)	0,1g
Formato de sódio	0,25g	Citrato férrico amoniacal	0,01g
L-Cistina	0,02g	Cloreto de cálcio dihidratado ($CaCl_2.2H_2O$)	0,01g
L(-) Ácido aspártico	0,024g	Fosfato dipotássico (K_2HPO_4)	0,9g
L(+) Arginina	0,02g	Púrpura de bromocresol	0,01g
Tiamina	0,001g	Cloreto de amônia	2,5g
Ácido nicotínico	0,001g	Água purificada	1 litro
116 °C/10min - pH final 6,7±0,1			

Preparação. Dissolver o cloreto de amônia na água. Adicionar o meio desidratado comercial (para maior estabilidade é preferível que o glutamato de sódio seja fornecido separadamente, e não integrado aos demais componentes da fórmula). Dissolver com aquecimento, se necessário. Ajustar o pH, se necessário. Distribuir em frascos ou tubos na quantidade adequada ao uso. Esterilizar a 116 °C por 10 minutos.

Equivalentes comerciais. Minerals Modified Medium Base with Sodium Glutamate (Oxoid CM 0607), Minerals Modified Glutamate Broth (Difco 218501), Mineral Modified Glutamate Broth (Millipore 17171).

Caldo MRS (De Man, Rogosa & Sharpe)

Vide **Ágar/Caldo MRS.**

Caldo M-*Staphylococcus*

Referência(s): SMEWW (Braun-Howland & Hunt, 2017) seção 9213.B.6.c.

Aplicação. Meio seletivo para detecção presuntiva de *Staphylococcus aureus* em água.

Composição

Triptona	10g	Fosfato dipotássico (K_2HPO_4)	5g
Extrato de levedura	2g	Cloreto de sódio (NaCl)	75g
Lactose	2g	Azida de sódio (NaN_3)	0,049g
Manitol	10g	Água purificada	1 litro
Fervura/4min, pH final 7,0±0,2			

Preparação. Dissolver os ingredientes, ajustar o pH, distribuir em tubos (10 ml/tubo) e ferver por 4min. Para a inoculação de 10 ml de água, preparar em concentração dupla.

Equivalentes comerciais (sem a azida de sódio). M-*Staphylococcus* Broth (DIFCO 264920).

Caldo Nitrato

Referência(s): *Compendium* (Salfinger & Tortorello, 2015), p.921, BAM (FDA, 2018a) M108.

Aplicação. Meio para prova bioquímica, teste de redução do nitrato.

Composição

Peptona	5g	Nitrato de potássio (KNO_3)	1g
Extrato de carne	3g	Água purificada	1 litro
121 °C/15min - pH 7,0±0,2			

Preparação. Dissolver os ingredientes, ajustar o pH, distribuir em tubos de 10x100mm (5 ml/tubo) e esterilizar a 121 °C/15min.

Equivalentes comerciais. Nitrate Broth (DIFCO 226810) (também contém 1g/l de proteose peptona N°3).

Caldo Nutriente (NB)

Vide **Ágar/Caldo Nutriente.**

Caldo Nutriente Lisozima

Referência(s): *Compendium* (Salfinger & Tortorello, 2015) p.913.

Aplicação. Meio para verificação da capacidade de crescimento na presença de lisozima, na confirmação de *Bacillus cereus*, métodos APHA:2015.

Preparação. Preparar o caldo nutriente e esterilizar a 121 °C/15min. Resfriar e adicionar assepticamente, para cada 99 ml de caldo, 1 ml de solução de lisozima 0,1%, distribuindo em tubos estéreis. Solução 0,1% de lisozima. Dissolver 0,1g de lisozima em 65 ml de HCl 0,01N, ferver por 20 minutos e completar assepticamente o volume para 100 ml, com HCl 0,01N estéril. Alternativamente, dissolver a lisozima em 100 ml de água purificada e esterilizar por filtração em filtro membrana de 0,2 µm.

Caldo Peptona Sorbitol Bile (PSBB)

Referência(s): *Compendium* (Salfinger & Tortorello, 2015), p.922, ISO 10273:2017.

Aplicação. Meio seletivo para enriquecimento de *Yersinia enterocolitica.*

Composição

Peptona de caseína (digestão enzimática)	5g	Fosfato monossódico ($NaH_2PO_4.H_2O$)	1,2g
Sorbitol	10g		
Cloreto de sódio (NaCl)	5g	Sais biliares N° 3	1,5g
Fosfato dissódico (Na_2HPO_4)	8,23g	Água purificada	1 litro
121 °C/15min - pH 7,6±0,2			

Preparação. Dissolver os ingredientes ou meio completo desidratado em água e esterilizar a 121 °C/15min.

Equivalentes comerciais. Peptone Sorbitol Bile Broth (Sigma-Aldrich 17192), Peptone Sorbitol Bile Broth (HiMedia M1231).

Caldo de Pré-Enriquecimento Universal

Referência(s): BAM (FDA, 2018a) M188.

Aplicação. Meio de pré-enriquecimento para *Salmonella* em amostras de caseína, frutas e sucos de frutas, método BAM/FDA.

Composição

Triptona	5g	Dextrose	0,5g
Proteose peptona	5g	Sulfato de magnésio ($MgSO_4$)	0,25g
Fosfato monopotássico (KH_2PO_4)	15g	Citrato férrico amoniacal	0,1g
Fosfato dissódico (Na_2HPO_4)	7g	Piruvato de sódio	0,2g
Cloreto de sódio (NaCl)	5g	Água purificada	1 litro
121 °C/15min - pH, 6,3±0,2			

Preparação. Dissolver os ingredientes com leve aquecimento, ajustar o pH em 6,3±0,2 e esterilizar a 121 °C/15min.

Equivalentes comerciais. Universal Preenrichment Broth (DIFCO 223510), Universal Preenrichment Broth (ACUMEDIA 7510).

Caldo Preston

Referência(s): ISO 10272-1:2017.

Aplicação. Enriquecimento de *Campylobacter*, método ISO 10272-1.

Composição (base)

Peptona de carne (digestão enzimática)	10g	Cloreto de sódio (NaCl)	5g
Peptona	10g	Água purificada	945 ml
121 °C/15min - pH final 7,4±0,2			

Solução de antibióticos

Sulfato de polimixina B (CAS No. 1405-20-5)	5 000 IU
Rifampicina (CAS No. 13292-46-1)	10 mg
Lactato de trimetoprima (sal) (CAS No. 23256-42-0)	10 mg
Anfotericina B (CAS No. 1397-89-3)	10 mg
Etanol 95%	5 ml

Meio completo

Base	945 ml
Sangue de cavalo lisado com saponina ou por congelamento/descongelamento	50 ml
Solução de antibióticos	5 ml

Preparação. Dissolver os ingredientes da base na água, com aquecimento se necessário. Esterilizar a 121 °C/15min. Resfriar a base a menos de 47 °C, adicionar o sangue e então a solução de antibióticos. Estocar refrigerado (5±3 °C) ao abrigo da luz por não mais de sete dias.

Equivalentes comerciais (base). *Campylobacter* Agar Base (Oxoid CM 0689), Nutrient Broth N° 2 (Oxoid CM 0067).

Equivalentes comerciais (antibióticos). Modified Preston *Campylobacter* Selective Supplement (Oxoid SR 0204)

Equivalentes comerciais (sangue lisado). Lysed Horse Blood (Oxoid SR 0048)

Caldo Púrpura Base Carboidratos

Referência(s): ISO 11290-1(2017), BAM (FDA, 2018a) M130.

Aplicação. Meio para prova bioquímica, teste de fermentação de carboidratos.

Composição da base

Proteose peptona	10g	Púrpura de bromocresol	0,02g
Extrato de carne	1g	Água purificada	1 litro
Cloreto de sódio (NaCl)	5g		
121 °C/15min - pH final 6,8±0,2			

Suplemento

Solução aquosa do carboidrato a 10% (esterilizada por filtração)	a quantidade necessária para a concentração final desejada (0,5 ou 1%)

Preparação. Dissolver os ingredientes da base, ajustar o pH em 6,8, distribuir em tubos de 10x100mm com tubinhos de Durham (4 ml/tubo) e esterilizar a 121 °C/15min. Separadamente, preparar uma solução 10% do carboidrato a ser testado e esterilizar por filtração. Adicionar assepticamente aos tubos de base a quantidade de solução necessária para atingir a concentração final desejada (para concentração final de 0,5%, adicionar 0,2 ml de solução/4 ml de base).

Equivalentes comerciais. Purple Broth Base (BBL 211558).

Caldo Rappaport-Vassiliadis Modificado (RV = R10) Caldo Rappaport-Vassiliadis Soja (RVS)

Referência(s): BAM (FDA, 2018a), M132, ISO 6579-1:2017.

Aplicação. Meio seletivo para enriquecimento de *Salmonella*.

Composição do meio formulado no laboratório. Há duas formulações do Caldo Rappaport-Vassiliadis recomendadas para a análise de *Salmonella*. O Caldo Rappaport-Vassiliadis Modificado (RV), também chamado de R10 e o Caldo Rappaport--Vassiliadis Soja (RVS). A principal diferença entre eles é a fonte da peptona usada. O método do BAM/FDA recomenda o RV. A ISO 6785 e a ISO 6579 recomendam o RVS. O método do MLG/FSIS recomenda ambos. Para a formulação no laboratório, preparar separadamente as seguintes soluções:

Solução A para a formulação do RV (R10)

Triptona	5g
NaCl	8g
Fosfato monopotássico (KH_2PO_4)	1,6g
Água destilada	1 litro
Dissolver os ingredientes, aquecendo se necessário. Essa solução deve ser preparada no dia em que for preparado o meio completo.	

Solução A para a formulação do RVS

Peptona de Soja	5g
NaCl	8g
Fosfato monopotássico (KH_2PO_4)	1,4g
Fosfato dipotássico (K_2HPO_4)	0,2g
Água destilada	1 litro
Dissolver os ingredientes, aquecendo se necessário. Essa solução deve ser preparada no dia em que for preparado o meio completo.	

Solução B

$MgCl_2.6\ H_2O$	400g
Água destilada	1 litro
Mantendo a proporção, dissolver todo o conteúdo de um novo frasco de cloreto de magnésio na água, porque o sal é muito higroscópico. Por exemplo, adicionar 250g do sal à 625 ml de água, o que vai resultar em um volume total de 788 ml de solução. Acondicionar em frasco escuro, com a tampa bem apertada. Segundo a ISO 6579-1, a solução pode ser estocada à temperatura ambiente por até dois anos. O BAM/FDA recomenda um ano.	

Solução C

Verde de malaquita oxalato (MERCK)	0,4g
Água destilada	100 ml
Dissolver o corante na água e estocar em frasco escuro. Segundo a ISO 6579-1, a solução pode ser estocada a temperatura ambiente por até oito meses. O BAM/FDA recomenda seis meses e que seja utilizado o verde de malaquita oxalato da Merck, porque outras marcas podem não ser tão efetivas.	

Meio completo (formulado no laboratório)*

Solução A	1000 ml
Solução B	100 ml
Solução C	10 ml
115 ºC/15min, pH final 5,2±0,2 (5,5±0,2 no BAM)	

* Composição final do meio completo: triptona ou peptona de soja 4,5 g. NaCl 7,2 g, fosfato de sódio (KH_2PO_4 + K_2HPO_4) 1,44 g, cloreto de magnésio ($MgCl_2.6\ H_2O$) 28,6 g, verde de malaquita oxalato 0,036 g. A preparação dos equivalentes comerciais é diferente, devendo ser seguida a orientação do fabricante.

Preparação do meio completo. Para preparar o meio completo, juntar 1 litro da solução A, 100 ml da solução B e 10 ml da solução C, ajustando o pH em 5,2±0,2. Distribuir em tubos de 16x150mm (10 ml/tubo) ou em frascos com a quantidade requerida para o uso. Esterilizar a 115 ºC/15min. A ISO 6579-1 recomenda estocar sob refrigeração (5 °C) por até três meses. O BAM/FDA recomenda estocar sob refrigeração por até um mês.

Equivalentes comerciais da formulação RVS. Rappaport-Vassiliadis Soya Peptone Broth (RVS) (OXOID CM 866), Rappaport-Vassiliadis Broth (RVS) (MERCK 1.07700).

Equivalentes comerciais da formulação RV*. Rappaport-Vassiliadis R10 Broth (DIFCO 218581) (peptona de caseína), Rappaport-Vassiliadis R10 Broth (ACUMEDIA 7512) (peptona de caseína).

* O BAM/FDA não recomenda o uso dos equivalentes comerciais, mas sim, a preparação no laboratório, a partir dos ingredientes da formulação.

Caldo Rogosa SL

Vide **Ágar/Caldo Rogosa SL**.

Caldo Selenito Cistina (SC)

Referência(s): BAM (FDA, 2018a) M134.

Aplicação. Caldo para enriquecimento seletivo de *Salmonella*, métodos BAM/FDA (análise de goma guar).

Composição

Triptona ou polipeptona	5g	Selenito ácido de sódio ($NaHSeO_3$)	4g
Lactose	4g		
Fosfato dissódico (Na_2HPO_4)	10g	L-Cistina	0,01g
		Água purificada	1 litro
Aquecer 10min em vapor fluente, pH final 7,0±0,2			

Preparação. Dissolver os ingredientes na água, distribuir em tubos de 16x150mm (10 ml/tubo) e aquecer por 10min em vapor fluente. Não autoclavar. O meio não é estéril, usar no mesmo dia.

Equivalentes comerciais. Selenite Cystine Broth (DIFCO 268740), Selenite Cystine Broth (MERCK 1.07709), Selenite Cystine Broth (ACUMEDIA 7283).

Caldo Soro de Laranja (OSB)

Vide **Ágar/Caldo Soro de Laranja**.

Caldo T_1N_0 e T_1N_3

Vide **Ágar/Caldo T_1N_0 - T_1N_1 - T_1N_3**.

Caldo Tetrationato (TT)

Referência(s): BAM (FDA, 2018a) M145.

Aplicação. Meio de enriquecimento seletivo para *Salmonella*, método BAM/FDA.

Composição da base

Polipeptona	5g	Carbonato de cálcio ($CaCO_3$)	10g
Sais biliares	1g		
Tiossulfato de sódio pentahidratado ($Na_2S_2O_3.5H_2O$)	30g	Água purificada	1 litro
Aquecer até a fervura - pH final 8,4±0,2			

Suplemento

Solução de iodo	20 ml/litro de base
Solução 0,1% de verde brilhante	10 ml/litro de base

Preparação. Suspender os ingredientes da base e aquecer até a fervura. Não autoclavar. O precipitado não vai dissolver completamente. Estocar a sob refrigeração (5-8 ºC). No momento do uso, adicionar a cada litro de base, 20 ml de solução de iodo e 10 ml de solução 0,1% de verde brilhante. Distribuir assepticamente em tubos ou frascos, na quantidade necessária para o uso. Utilizar imediatamente, o meio completo não deve ser estocado.

Preparação da solução de iodo

Iodo	6g	Água purificada estéril	20 ml
Iodeto de potássio (KI)	5g		
Dissolver o iodeto de potássio em 5 ml de água purificada estéril. Adicionar o iodo e agitar para dissolver. Completar o volume para 20 ml com a água estéril.			

Preparação da solução 0,1% de verde brilhante

Verde brilhante	0,1g	Água purificada	100 ml
Dissolver o verde brilhante em 100 ml de água purificada estéril.			

Equivalentes comerciais da base. Tetrathionate Broth Base (DIFCO 210430), Tetrathionate Broth Base (MERCK 1.05285), Tetrathionate Broth USA (OXOID CM 671), Tetrathionate Broth Base (ACUMEDIA 7241), Tetrationato Caldo (LABORCLIN 510162) (meio pronto em tubos com 10 ml, já contem verde brilhante).

Caldo Tetrationato Hajna (TTH)

Referência(s): MLG (USDA, 2017).

Aplicação. Meio de enriquecimento seletivo para *Salmonella*, método MLG/USDA.

Composição da base

Extrato de levedura	2g	Cloreto de sódio (NaCl)	5g
Triptose	18g	Tiossulfato de sódio	38g
Dextrose	0,5g	Carbonato de cálcio ($CaCO_3$)	25g
D-manitol	2,5g	Verde brilhante	0,01g
Desoxicolato de sódio	0,5g	Água purificada	1 litro
Aquecer até a fervura – pH final 7,6±0,2			

Suplemento

Solução de iodo	40 ml/litro base

Preparação. Dissolver os ingredientes da base aquecendo até a fervura. Não autoclavar. Estocar sob refrigeração (2-8 °C) por até seis meses. No momento do uso adicionar a cada litro de base 40 ml de solução de iodo e ajustar o pH em 7,6±0,2, se necessário. Misturar bem e distribuir em tubos ou frascos, na quantidade necessária para o uso. Utilizar imediatamente, o meio completo não deve ser estocado.

Preparo da solução de iodo

Iodo cristais	5g
Iodeto de potássio (KI)	8g
Água purificada estéril	Completar para 40 ml
Dissolver o iodeto de potássio em 20 ml de água purificada estéril, adicionar o iodo e agitar a té a completa dissolução. Completar o volume para 40 ml com água purificada estéril. Acondicionar em frasco escuro (protegido da luz) entre 2 °C e 30 °C.	

Equivalentes comerciais da base. TT Broth Base Hajna (DIFCO 249120).

Caldo Tetrationato Muller Kauffmann Novobiocina (MKTTn)

Referência(s): ISO 6579-1:2017.

Aplicação. Meio de enriquecimento seletivo para *Salmonella*, método ISO 6579-1.

Composição da base

Extrato de carne	4,3g	Tiossulfato de sódio pentahidratado ($Na_2S_2O_3.5H_2O$)	47,8g
Triptona (peptona de caseína digestão enzimática)	8,6g	Ox bile para uso bacteriológico	4,78g
Cloreto de sódio (NaCl)	2,6g	Verde brilhante	9,6 mg
Carbonato de cálcio ($CaCO_3$)	38,7g	Água purificada	1 litro
Aquecer até a fervura - pH final 8,0±0,2			

Suplemento

Solução de iodo	20 ml/l base
Solução 0,8% de novobiocina	5 ml/l base

Preparação. Dissolver os ingredientes da base e aquecer até a fervura. Não autoclavar. Ajustar o pH em 8,0±0,2, se necessário. Estocar sob refrigeração (5 °C) por até três meses. O precipitado que se forma é normal. No momento do uso, adicionar a cada litro de base, 5 ml da solução de novobiocina, misturar bem e adicionar 20 ml da solução de iodo. Misturar bem e distribuir em tubos de 16x150mm (10 ml/tubo) ou em frascos, na quantidade necessária para o uso. Se o meio completo não for utilizado imediatamente, estocar sob refrigeração (5 °C). O pH pode diminuir na estocagem; não utilizar se cair abaixo de 7,0.

Preparo da solução de iodo

Iodo	20g
Iodeto de potássio (KI)	25g
Água purificada estéril	100 ml
Dissolver completamente o iodeto de potássio em 10 ml de água purificada estéril, adicionar o iodo e diluir a 100 ml com água purificada estéril. Não aquecer. Acondicionar em frasco escuro (protegido da luz) com tampa bem apertada e estocar à temperatura ambiente por até um ano.	

Preparo da solução 0,8% de novobiocina

Novobiocina (sal sódico)	0,04g
Água destilada	5 ml
Dissolver a novobiocina na água destilada e esterilizar por filtração em filtro membrana de poro 0.22 µm. Estocar sob refrigeração (5 °C) por até 4 semanas ou em porções de 5 ml a 20° C negativos por até um ano.	

Equivalentes comerciais da base. Muller-Kauffmann Tetrathionate Novobiocin Broth (Merck 1.05878) (já tem novobiocina)

Caldo Thermoacidurans (TAB)

Vide **Ágar/Caldo Thermoacidurans.**

Caldo Tripticase de Soja (TSB)

Referência(s): BAM (FDA, 2018a), M154.

Aplicação. Meio de enriquecimento e manutenção para uso geral.

Composição

Peptona de caseína (digestão enzimática)	17g	Fosfato dipotássico (K_2HPO_4)	2,5g
Peptona de soja (digestão enzimática)	3g	Dextrose	2,5g
Cloreto de sódio (NaCl)	5g	Água purificada	1 litro
121 °C/15min - pH 7,3±0,2			

Preparação. Dissolver os ingredientes e esterilizar a 121 °C/15min.

Equivalentes comerciais (com dextrose). Tryptone Soya Broth (OXOID CM 129), Tryptic Soy Broth (Caso Broth) (MERCK 1.05459), Tryptic Soy Broth (BACTO 211825), Trypticase Soy Broth (BBL 211768), Tryptic Soy Broth (ACUMEDIA 7164), Tryptic Soy Caldo (LABORCLIN 530160) (meio pronto em frascos com 90 ml).

Equivalentes comerciais (sem dextrose). Tryptic Soy Broth/without dextrose (BACTO 286220).

Modificações

Caldo Tripticase de Soja com 2-3% de NaCl. Usado na análise de *V. parahaemolyticus*, é preparado aumentando a concentração de sal para 20 a 30g/l, antes da esterilização do meio. O TSB já contém 5g/l de NaCl.

Caldo Tripticase de Soja com 10% de NaCl e 1% de piruvato de sódio. Usado na contagem de *S. aureus* pelo NMP, é preparado aumentando a concentração de sal para 100g/l e adicionando 10g/l de piruvato de sódio ao TSB, antes da esterilização do meio. O TSB já contém 5g/l de NaCl.

Caldo Tripticase de Soja com 20% de NaCl. Usado no teste de presença/ausência de *S. aureus*, é preparado aumentando a concentração de sal para 200g/l, antes da esterilização do meio. O TSB já contém 5g/l de NaCl.

Caldo Tripticase de Soja com K_2SO_3. Usado na análise de *Salmonella* para amostras de condimentos, é preparado adicionando 5g/l de sulfito de potássio (K_2SO_3) ao TSB, antes da esterilização do meio.

Caldo Tripticase de Soja com sulfato ferroso. Usado na análise de *Salmonella* para amostras de ovos, é preparado adicionando 35 mg/l de sulfato ferroso ao TSB, antes da esterilização do meio.

Caldo Tripticase de Soja Extrato de Levedura (TSB-YE). Usado na análise de *L. monocytogenes* e *E. coli* O157:H7, é preparado adicionando 6g/l (0,6%) de extrato de levedura ao meio, antes da esterilização.

Caldo Tripticase de Soja (TSB) em concentração dupla. Usado no teste de presença/ausência de *S. aureus*, é preparado adicionado-se o dobro da quantidade dos ingredientes por litro de água.

Caldo Tripticase de Soja Modificado (mTSB)

Referência(s): MLG (USDA, 2017).

Aplicação. Caldo de enriquecimento para *Salmonella* em carne bovina crua, método MLG/USDA.

Composição

Caldo Tripticase de Soja Modificado (Oxoid CM 0989B) ou equivalente	33g
Casaminoácidos	10g
Água purificada	1 litro
121 °C/15min - pH 7,4±0,2	

Preparação. Dissolver os ingredientes e esterilizar a 121 °C por 15 minutos.

Caldo Tripticase de Soja (TSB) com Polimixina

Referência(s): BAM (FDA, 2018a) M158.

Aplicação. Meio para contagem de *Bacillus cereus* pelo método do NMP BAM/FDA.

Composição/Preparação. Preparar o Caldo TSB, distribuir em tubos de 20x150 mm (15 ml/tubo) e esterilizar a 121 °C por 15 minutos. Dissolver 500.000 unidades do sulfato de polimixina em 33,3 ml de água purificada e esterilizar por filtração. Estocar sob refrigeração (4 °C) ao abrigo da luz. No momento do uso, adicionar assepticamente 0,1 ml da solução de polimixina aos 15 ml de TSB.

Caldo Triptona 1%

Referência(s): SMEWW (Braun-Howland & Hunt, 2017) section 9221G, BAM (FDA, 2018a) M164.

Aplicação. Meio para prova bioquímica, teste de indol.

Composição SMEWW (Tryptone Water)

Triptona	20g
Cloreto de sódio (NaCl)	5g
Água purificada	1 litro
121 °C/10min - pH 7,5±0,2	

Preparação. Dissolver os ingredientes em água purificada, distribuir em tubos de 10x100mm (5 ml/tubo) e esterilizar a 121 °C por 10 minutos.

Composição BAM (Tryptone Tryptophane Broth 1%)

Triptona ou Tripticase	10g
Água purificada	1 litro
121 °C/15min - pH 6,9±0,2	

Preparação. Dissolver os ingredientes em água purificada, distribuir em tubos de 10x100mm (5 ml/tubo) e esterilizar a 121 °C por 15 minutos.

Equivalentes comerciais (com 0,5% de NaCl). Tryptone Water (MERCK 1.10859) (pH 7,3), Tryptone Water (OXOID CM 87) (pH 7,5), Tryptone Water (DIFCO 264410) (pH 7,3).

Caldo Triptona Glicose Extrato de Levedura 0,5% Ácido Acético (TGYB)

Vide **Ágar/Caldo Triptona Glicose Extrato de Levedura 0,5% Ácido Acético.**

Caldo Triptona Triptofano

Referência(s): ISO 6579-1:2017, ISO 7251:2005 (Peptone Water) ISO 10273:2017.

Aplicação. Meio para prova bioquímica, teste de indol.

Composição ISO 6579-1 e ISO 10273

Triptona (peptona de caseina digestão enzimática)	10g
Cloreto de sódio (NaCl)	5g
DL-Triptofano	3g
Água purificada	1 litro
121 °C/15min - pH final 7,5±0.2	

Composição ISO 7251

Peptona de caseina digestão enzimática	10g
Cloreto de sódio (NaCl)	5g
Água purificada	1 litro
121 °C/15min - pH final 7,3±0,2	

Preparação. Dissolver os ingredientes em água purificada, distribuir em tubos de 10x100mm (5 ml/tubo) e esterilizar a 121 °C por 15 minutos.

Equivalentes comerciais (sem triptofano). Tryptone Water (MERCK 1.10859) (pH 7,3), Tryptone Water (OXOID CM 87) (pH 7,5), Tryptone Water (DIFCO 264410) (pH 7,3).

Caldo Universidade de Vermont Modificado (UVM)

Referência(s): MLG (USDA, 2017).

Aplicação. Meio de enriquecimento seletivo primário para *L. monocytogenes*, método MLG/USDA.

Composição

Proteose peptona	5g	Fosfato dissódico (Na_2HPO_4)	12g
Triptona	5g		
Extrato de levedura	5g	Esculina	1g
Extrato de carne - Lab Lemco Powder (Oxoid)	5g	Ácido nalidíxico (solução 2% em NaOH 0,1M)	1 ml
Cloreto de sódio (NaCl)	20g	Acriflavina	12 mg
Fosfato monopotássico (KH_2PO_4)	1,35g	Água purificada	1 litro
121 °C/15min - pH final 7,2±0,2			

Preparação. Dissolver os ingredientes, ajustar o pH e esterilizar a 121 °C/15min. Estocar sob refrigeração.

Equivalentes comerciais. UVM Modified *Listeria* Enrichment Broth (DIFCO 222330, UVM Modified *Listeria* Enrichment Broth (ACUMEDIA 7409), *Listeria* Enrichment Broth Base UVM Formulation (OXOID CM 863) (sem ácido nalidíxico e acriflavina) + *Listeria* Primary Selective Enrichment Supplement UVM I Formulation (OXOID SR 142).

Caldo Ureia Rápido

Referência(s): BAM (FDA, 2018a) M172.

Aplicação. Meio para prova bioquímica, teste de urease, usado na confirmação de *Salmonella* no método BAM/FDA.

Composição

Uréia	20g	Fosfato monopotássico (KH_2PO_4)	0,091g
Extrato de levedura	0,1g	Vermelho de fenol	0,01g
Fosfato dissódico (Na_2HPO_4)	0,095g	Água purificada	1 litro
Esterilizar por filtração - pH final 6,8±0,2			

Preparação. Dissolver os ingredientes, ajustar o pH e esterilizar for filtração com filtro membrana de 0,45µm. Distribuir em tubos estéreis de 10x100mm (1,5 a 3 ml/tubo).

Equivalentes comerciais. Não disponível.

Caldo Ureia de Rustigian & Stuart

Referência(s): BAM (FDA, 2018a), M171.

Aplicação. Meio para prova bioquímica, teste de urease.

Composição

Uréia	20g	Fosfato monopotássico (KH_2PO_4)	9,1g
Extrato de levedura	0,1g		
Fosfato dipotássico (K_2HPO_4) ou dissódico (Na_2HPO_4)	9,5g	Vermelho de fenol	0,01g
		Água purificada	1 litro
Esterilizar por filtração – pH final pH 6.8±0.2			

Preparação. Dissolver os ingredientes e esterilizar for filtração com filtro membrana de 0,45µm. Distribuir em tubos estéreis de 10x100mm (1,5 a 3 ml/tubo).

Equivalentes comerciais. Urea Broth (DIFCO 227210), Urea Broth (MERCK 1.08483).

Caldo Verde Brilhante Bile 2% (VB)

Referências(s): SMEWW (Braun-Howland & Hunt, 2017) seção 9221B (Brilliant Green Lactose Bile Broth), ISO 4831:2006.

Aplicação. Teste confirmativo para coliformes totais.

Composição

Peptona*	10g	Verde brilhante	0,0133g
Lactose	10g	Água purificada	1 litro
Bile de boi ("oxgall")	20g		
121 °C/15min - pH 7,2±0,2			

* A ISO 4831 especifica peptona de proteína do leite e proteína animal (digestão enzimática) (20g).

Preparação. Dissolver os ingredientes, acertar o pH, distribuir em tubos de 16x150mm com tubo de Durham (10 ml/tubo segundo a ISO 4831 ou, segundo o SMEWW, o volume suficiente para cobrir metade ou 2/3 do tubo de Durham após a esterilização). Esterilizar a 121 °C/15min.

Equivalentes comerciais. Brilliant Green Bile Broth 2% (DIFCO 274000), Brilliant Green Bile Broth 2% (OXOID CM 31), Brilliant Green 2% Bile Broth (MERCK 1.05454), Brilliant Green Bile Broth 2% (ACUMEDIA 7119), Brilliant Green Bile 2% (LABORCLIN 510179) (meio pronto em tubos com Durham).

Caldo Vermelho de Fenol-Carboidratos

Referência(s): BAM (FDA, 2018a) M121, ISO 10273:2017, ISO 22964:2017.

Aplicação. Meio para prova bioquímica, teste de fermentação de carboidratos.

Formulação do BAM

Base

Tripticase ou Proteose peptona nº 3	10g	Vermelho de fenol (7,2 ml da solução 0,25%)	0,018g
Extrato de carne	1g	Água purificada	1 litro
Cloreto de sódio (NaCl)	5g	121 °C/15min - pH final 7,4±0,2	

Suplemento

Solução aquosa do carboidrato a 10% (esterilizada por filtração)	a quantidade necessária para a concentração final desejada (0,5 ou 1%)

Preparação. Dissolver os ingredientes da base, ajustar o pH, distribuir em tubos de 10x100mm com tubinhos de Durham (4 ml/tubo) e esterilizar a 121 °C por 15 minutos. Separadamente, preparar uma solução 10% do carboidrato a ser testado e esterilizar por filtração. Adicionar assepticamente aos tubos de base a quantidade de solução necessária para atingir a concentração final desejada (para concentração final de 0,5%, adicionar 0,2 ml de solução/4 ml de base).

Equivalentes comerciais da base. Phenol Red Broth Base (ACUMEDIA 7148), Phenol Red Broth Base (BBL 211506), Phenol Red Broth Base (MERCK 1.10987).

Formulação da ISO 10273

Base

Peptona de caseína (digestão enzimática)	10g	Vermelho de fenol	0,02g
Cloreto de sódio (NaCl)	5g	Água purificada	1 litro
121 °C/15min - pH final 6,8±0.2			

Suplemento

Solução aquosa do carboidrato a 10% (esterilizada por filtração)	100 ml/900 ml base (final 1%)

Preparação. Dissolver os ingredientes da base e esterilizar a 121 °C por 15 minutos. Preparar separadamente uma solução aquosa a 10% de cada carboidrato a ser testado e esterilizar por filtração (filtro de 0,22 µm). Resfriar a base até cerca de 45 °C e adicionar asseptícamente a solução de carboidratos. Usar 100 ml da solução de carboidratos para 900 ml de base para obter uma concentração final de 1%. Distribuir o meio completo em tubos estéreis (10 ml/tubo).

Caldo VM VP

Referência(s): ISO 22964:2017.

Aplicação. Prova bioquímica, teste de vermelho de metila e Voges Proskauer.

Composição

Peptona de carne (digestão enzimática)	7g	Fosfato dipotássico (K_2HPO_4)	5g
Glicose	5g	Água purificada	1 litro
121 °C/15min - pH final 6,9±02			

Preparação. Dissolver os ingredientes na água purificada, acertar o pH em 6,9±02 e distribuir em tubos (10 ml/tubo). Esterilizar a 121 °C por 15 minutos. Estocar sob refrigeração (5±3 °C) por até seis meses.

Equivalentes comerciais. MR-VP Broth (ACUMEDIA 7237), MR-VP Broth (BBL 211383), MR-VP Broth (MERCK 1.05712), MR-VP Medium (DIFCO 216300), MR-VP Medium (OXOID CM 43).

Caldo VP Modificado para *Bacillus*

Referência(s). *Compendium* (Salfinger & Tortorello, 2015) p.919.

Aplicação. Meio para prova bioquímica, teste de VP, usado na confirmação de *Bacillus cereus*.

Composição

Proteose peptona	7g	Cloreto de sódio (NaCl)	5g
Glicose	5g	Água purificada	1 litro
121 °C/15min - pH final 6,5±0,2			

Preparação. Dissolver os ingredientes, ajustar o pH, distribuir em tubos de 10x100mm (5 ml/tubo) e esterilizar a 121 °C/15min.

Equivalentes comerciais. Não disponível.

Discos de Indoxil Acetato

Referência(s): ISO 10272-1:2017, ISO 10272-2:2017.

Aplicação. Prova bioquímica, teste de hidrólise do indoxil acetato para *Campylobacter*.

Preparação. Dissolver 0,1g de indoxil acetato (sinônimos: 3-acetoxindol ou ácido acético 3-indolil ester) em 1 ml de acetona. Distribuir porções de 25 a 50µl dessa solução em discos de papel de filtro branco, com diâmetro de 0,6 a 1,2cm. Aguardar que os discos sequem à temperatura ambiente e estocar sob refrigeração (4 °C), em frasco escuro, na presença de sílica gel.

Equivalentes comerciais. Indoxyl Strips (Acetoxyindol Strips) (Fluka 04739).

Escala de McFarland

Referência(s). *Compendium* (Salfinger & Tortorello, 2015) p.940.

Preparação. Preparar uma solução 1% (volume/volume) de ácido sulfúrico e uma solução 1% (volume/volume) de cloreto de bário. Misturar, em tubos separados, as seguintes quantidades de cada uma das soluções, para obter os padrões da escala:

Padrão da Escala Nº	1	2	3	4	5	6	7	8	9	10
Volume de solução 1% de cloreto de bário (ml)	0,1	0,2	0,3	0,4	0,5	0,6	0,7	0,8	0,9	1,0
Volume de solução 1% de ácido sulfúrico (ml)	9,9	9,8	9,7	9,6	9,5	9,4	9,3	9,2	9,1	9,0
Concentração aproximada de microrganismos (x10^6/ml)	300	600	900	1.200	1.500	1.800	2.100	2.400	2.700	3.000
Distribuir as soluções padrão da escala em tubos pequenos (3 ml/tubo), selecionando tubos com as paredes bem transparentes, uniformes e livres de riscos e defeitos, para leitura de absorbância.										

Equivalentes comerciais. API McFarland Kit (BioMérieux 70900), McFarland Equivalence Turbidity Standard Set (REMEL R20421).

Etanol 70%

Vide **Álcool 70%**.

Formalina

Vide **Solução Salina Formalinizada**.

Leite em Pó Desnatado Reconstituído

Referência(s). BAM (FDA, 2018a) M111

Aplicação. Pré-enriquecimento na análise de *Salmonella* em chocolate, balas, confeitos e coberturas para confeitos, método BAM FDA.

Composição

Leite desnatado em pó	100g
Água purificada	1 litro
121 ºC/15min	

Preparação. Suspender 100g do leite desnatado em pó em 1 litro de água purificada. Agitar até dissolver. Esterilizar a 121 ºC/15min. Após a inoculação da amostra, descanso por 60min e ajuste do pH, suplementar cada 225 ml de leite com 4,5 ml de solução aquosa 0,1% de verde brilhante estéril (ou 0,45 ml da solução 1%). Solução 0,1% de verde brilhante. Dissolver 0,1g de verde brilhante em 100 ml de água destilada e esterilizar por filtração. Estocar em frasco escuro, sob refrigeração.

Modificações

Leite em pó desnatado dissolvido em Tampão Fosfato (0,1g/100 ml). Recomendado no Capítulo 9 do *Standard Methods for the Examination of Dairy Products* (Wher & Frank, 2004), para a preparação de amostras de iogurtes e outros produtos fermentados ou acidificados. Para a formulação, adicionar 1g de leite em pó desnatado em um litro de tampão fosfato e esterilizar a 121 ºC/15min.

Meio de Carne Cozida (CMM)

Referência(s). BAM (FDA, 2018a) M42.

Aplicação. Meio para cultivo de bactérias anaeróbias.

Composição

Coração de boi	454g	Cloreto de sódio (NaCl)	5g
Proteose peptona	20g	Água purificada	1 litro
Dextrose	2g		
121 ºC/15min - pH final 7,2±0,2			

Preparação. Para preparar a partir do equivalente comercial, distribuir 1,25g das partículas do meio sólido em tubos de 20x150mm e adicionar 10 ml de água purificada a cada tubo. Manter em repouso por 15 minutos, para a reidratação das partículas, e esterilizar a 121 ºC/15min. Para preparar a partir dos ingredientes individuais, moer a carne e cozinhar em um litro de água purificada por uma hora. Esfriar, ajustar o pH em 7,2 e ferver por mais 10 minutos. Filtrar em duas camadas de gaze, pressionando bem para recolher todo o caldo. Adicionar os outros ingredientes ao caldo, repor a água evaporada até completar um litro e ajustar o pH. Armazenar o caldo e a carne separadamente, sob congelamento. Para a preparação do meio completo, descongelar o caldo e distribuir em tubos de 20x180mm (15 ml/tubo). Antes de distribuir o caldo nos tubos, adicionar a cada tubo, uma pequena quantidade da carne moída armazenada, formando uma camada de pelo menos 1,2cm. Esterilizar a 121 ºC/15min.

Equivalentes comerciais. Cooked Meat Broth (MERCK 1.10928), Cooked Meat Medium (ACUMEDIA 7110), Cooked Meat Medium (DIFCO 226730), Cooked Meat Medium (OXOID CM 81).

Modificações

CMM suplementado com amido solúvel e glicose. Usado preferencialmente na detecção de clostrídios não proteolíticos. Prepare o CMM comercialmente disponível como descrito acima, mas incluir 0,1% de amido e 0,1% de glicose na água purificada utilizada para suspender as partículas de carne.

Meio de Fermentação de Carboidratos para *Clostridium perfringens*

Referência(s). *Compendium* (Salfinger & Tortorello, 2015) p.905.

Aplicação. Meio para teste de fermentação de carboidrato, usado na confirmação de *Clostridium perfringens*, métodos APHA 33.71/72:2015.

Composição

Tripticase	10g	Tioglicolato de sódio	0,25g
Neopeptona	10g	Água destilada	1 litro
Ágar	2g		
pH 7,4±0,2 - 121 °C/15min			

Suplemento estéril

Carboidrato (Solução 10%)	1 ml/9 ml de meio base

Preparação. Preparar a base, aquecendo até a fusão do ágar. Distribuir em tubos de 16x150mm (9 ml/tubo) e esterilizar a 121 °C/15min. Preparar separadamente uma solução aquosa a 10% do carboidrato a ser testado, esterilizar por filtração e estocar sob refrigeração. No momento do uso, ferver os tubos com a base por 15 minutos em banho, para desaeração, resfriando imediatamente a 55-50 °C, em banho de gelo. Adicionar assepticamente, a cada 9 ml de base, 1 ml da solução de carboidrato. Não inclinar. Solução 0,04% de azul de bromotimol para teste de fermentação. Dissolver 0,1g do azul de bromotimol em 16 ml de NaOH 0,01N e completar o volume para 250 ml com água destilada.

Equivalentes comerciais. Não disponível.

Meio de King B

Referência(s). ISO 16266:2006.

Aplicação. Meio para estimular fluorescência em *Pseudomonas*, usado na confirmação de *Pseudomonas aeruginosa* em água, método ISO 16266:2006.

Composição

Peptona	20g	Glicerol	10 ml
Fosfato dipotássico (K_2HPO_4)	1,5g	Ágar	15g
Sulfato de magnésio heptahidratado ($MgSO_4.7H_2O$)	1,5g	Água purificada	1 litro
121 °C/15min – pH final 7.2±0.2			

Preparação. Suspender os ingredientes na água purificada, acertar o pH e aquecer até a fusão do ágar. Distribuir em tubos (5 ml/tubo) e esterilizar a 121 °C/15min. Inclinar e estocar sob refrigeração (5±3 °C) protegido da luz por até três meses.

Equivalentes comerciais. *Pseudomonas* Agar F (DIFCO 244820), *Pseudomonas* Agar F (MERCK 1.10989) (Não contém o glicerol, que deve ser adicionado separadamente).

Meio de Lactose Gelatina (MLG)

Referência(s). *Compendium* (Salfinger & Tortorello, 2015), p. 911, BAM (FDA, 2018a), M75, ISO 7937:2004.

Aplicação. Meio para prova bioquímica, teste de fermentação da lactose e hidrólise da gelatina para *Clostridium perfringens*.

Composição

Triptose	15g	Vermelho de fenol (5 ml da solução alcoólica 1%)	0,05g
Extrato de levedura	10g	Gelatina	120g
Lactose	10g	Água destilada	completar para 1 litro
121 °C/10min - pH 7,5±0,2			

Preparação. Dissolver a triptose, o extrato de levedura e a lactose em 400 ml de água destilada, aquecendo se necessário. Suspender a gelatina em 600 ml de água destilada e aquecer até a fusão. Juntar as duas soluções e ajustar o pH em 7,5±0,2. Adicionar os 5 ml da solução de vermelho de fenol e misturar bem. Distribuir em tubos de 16x150mm (10 ml/tubo) e esterilizar a 121 °C/10min. Se o meio não for usado no intervalo de oito horas depois de preparado, desaerar antes do uso, aquecendo em banho a 50-70 °C/2-3h. Solução 1% de vermelho de fenol. Dissolver 1g em 100 ml de etanol 95%.

Equivalentes comerciais. Lactose Gelatina Ágar (LABORCLIN 510100) (meio pronto em tubos), Lactose Gelatin Medium (Sigma Aldrich 61348) (peptona de carne, digestão péptica 15 g, extrato de levedura 10g, lactose 10 g, fosfato dissódico 5 g, vermelho de fenol 0,05 g, gelatina 120 g).

Meio PE-2

Referência(s): *Compendium* (Salfinger & Tortorello, 2015) p.922.

Aplicação. Meio para cultivo de bactérias anaeróbias, é usado no teste de esterilidade comercial para alimentos de baixa acidez e na detecção de esporos termófilos anaeróbios.

Composição

Peptona	20g	Púrpura de bromocresol (solução alcoólica 2%)	2 ml
Extrato de levedura	3g	Água purificada	1 litro
121 °C/15min - pH final 7,2±0,2			

Preparação. Dissolver os ingredientes e distribuir em tubos de 20x180mm (19 ml/tubo) com tampas rosqueadas. Adicionar a cada tubo 8 a 10 ervilhas naturais frescas ou secas, isentas de agrotóxicos, e deixar em repouso por uma hora, para a completa reidratação das ervilhas. Após o período de repouso, esterilizar a 121 °C/15min. Solução 2% de púrpura de bromocresol. Dissolver 2g em 10 ml de etanol e completar o volume para 100 ml com água destilada.

Equivalentes comerciais. Não disponível.

Meio Reforçado para Clostrídios (RCM)

Referência(s). *Canned Foods Thermal Processing and Microbiology* (Hersom & Hulland (1980).

Aplicação. Meio para cultivo de bactérias anaeróbias, usado na contagem de esporos de mesófilos anaeróbios em leite fluído e queijos, método do NMP 8.100 do SMEDP.

Composição

Peptona	10g	Acetato de sódio anidro	3g
Extrato de carne	10g	Cloridrato de cisteína	0,5g
Extrato de levedura	3g	Amido solúvel	1g
Dextrose	5g	Ágar	0,5g
Cloreto de sódio (NaCl)	5g	Água purificada	1 litro
121 °C/15min - pH final 7,4±0,2			

Preparação. Para preparar a partir dos equivalentes comerciais, seguir as instruções do fabricantes. Para preparar a partir dos ingredientes individuais, suspender os ingredientes, ferver até a fusão do ágar, filtrar com papel de filtro, ajustar o pH e esterilizar a 121 °C/15min.

Equivalentes comerciais. Reinforced Clostridial Medium (DIFCO 218081), Reinforced Clostridial Medium (MERCK 1.05411), Reinforced Clostridial Medium (OXOID CM 149).

Meio Reforçado para Clostrídios com Lactato (RCML)

Referência(s): SMEDP (Wehr & Frank, 2004) section 8.100.

Aplicação. Meio para contagem de esporos de *Clostridium tyrobutyricum* em leite fluído e queijos, método do NMP 8.100 do SMEDP.

Composição

Extrato de carne	10g	Acetato de sódio	5g
Extrato de levedura	3g	Cloridrato de cisteína	0,5g
Triptona	10g	Amido solúvel	1g
Lactato de sódio (solução 72%)	28g	Ágar	1g
		Água purificada	1 litro
120±1 °C/15min pH final 5,5 a 5,7			

Preparação. Suspender os ingredientes, ajustar o pH em 5,5 a 5,7 com uma solução aquosa 20% de ácido láctico e esterilizar a 120±1 °C/15min.

Meio Teste de Motilidade

Referência(s): BAM (FDA, 2018a) M103.

Aplicação: Meio para teste de motilidade.

Composição

Extrato de carne	3g	Cloreto de sódio (NaCl)*	5g
Peptona de caseína ou gelatina (digestão enzimática)	10g	Ágar	4g
		Água purificada	1 litro
121 °C/15min – pH final 7,4±0,2			

*Quando utilizado na confirmação de *V. parahaemolyticus*, a concentração de NaCl deve ser elevada para 2-3% (20-30g/l).

Preparação. Suspender os ingredientes na água purificada e ajustar o pH. Aquecer sob agitação até a completa fusão do ágar. Distribuir em tubos de 16x150mm (8 ml/tubo) e esterilizar a 121 °C por 15min. Não inclinar, o meio deve solidificar na posição vertical.

Equivalentes comerciais. Motility Test Agar (ACUMEDIA 7247), Motility Test Mediun (BBL 211436).

Meio Teste de Motilidade ISO

Referência(s): ISO 11290-1:2017, ISO 11290-2:2017.

Aplicação. Meio para teste de motilidade usado nos métodos ISO.

Composição

Peptona de caseína (digestão enzimática)	20g	Ágar	3,5g
Peptona de tecido animal (digestão enzimática)	6,1g	Água purificada	1 litro
121 °C/15min - pH final 7,3±0,2			

Preparação. Suspender os ingredientes na água purificada e ajustar o pH em 7,3±0,2. Aquecer até a completa fusão do ágar, distribuir em tubos de 10x100mm (5 ml/tubo) e esterilizar a 121 °C por 15min. Não inclinar, o meio deve solidificar na posição vertical.

Equivalentes comerciais. Não disponível.

Meio de Tioglicolato (TGM)

Referência(s): BAM (FDA, 2018a) M146.

Aplicação. Meio pré-reduzido para manutenção de clostrídios.

Composição

Triptona	15g	Tioglicolato de sódio	0,5g
Extrato de levedura	5g	Ágar	0,75g
Dextrose	5g	Rezarzurina (0,01 ml da solução aquosa 0,1%)	0,001g
Cloreto de sódio (NaCl)	2,5g		
L-cistina	0,5g	Água purificada	1 litro
121 °C/15min – pH final 7,1±0,2			

Preparação. Dissolver os ingredientes, ajustar o pH, aquecer até a completa fusão do ágar, distribuir em tubos de 16x150mm (10 ml/tubo) e esterilizar a 121 °C/15min.

Equivalentes comerciais. Fluid Thioglycollate Medium (ACUMEDIA 7137), Fluid Thioglycollate Medium (BBL 211260), Fluid Thioglycollate Medium (DIFCO 225650), Fluid Thioglycollate Medium (MERCK 1.08191), Thioglycollate Medium USP (OXOID CM 173), Tioglicolato Caldo (LABORCLIN 510055) (meio pronto em tubos).

Reagente de Beta-Galactosidase
(orto-nitrofenil-β-d-galactopiranosídeo – ONPG)

Referência(s): ISO 6579-1:2017.

Aplicação: Verificação da atividade da enzima β-galactosidase na confirmação de *Salmonella*.

Solução tampão

Fosfato monossódico (NaH_2PO_4)	6,9g
Hidróxido de sódio (NaOH) (solução 0,1mol/l) (para ajustar o pH)	cerca de 3 ml
Água purificada	completar para 50 ml
Preparação: Dissolver o fosfato monossódico em cerca de 45 ml de água purificada, em balão volumétrico. Ajustar o pH em 7,0±0,2 com a solução de hidróxido de sódio (aproximadamente de 3 ml). Completar o volume para 50 ml com água. Estocar sob refrigeração por até seis meses.	

Solução ONPG

O-nitrofenil β-D-galactopiranosídeo (ONPG)	0,08g
Água purificada	15 ml
Preparação: Dissolver o ONPG na água a aproximadamente 50 °C e resfriar.	

Reagente completo

Solução tampão	5 ml
Solução ONPG	15 ml
Preparação: Misturar o tampão e a solução de ONPG. Estocar sob refrigeração por até três meses. Descartar se houver alteração da cor para amarelo.	

Equivalentes comerciais. Os equivalentes comerciais são discos impregnados com o reagente, devendo ser obedecida a orientação do fabricante para a preparação e para o teste. ONPG Discs (OXOID DD013), ONPG Discs (Fluka 49940), Taxo ONPG Discs (BBL 231249).

Reagente de Beta-Glicosidase

Aplicação. Reagente para prova bioquímica, teste de atividade da enzima beta-D-glicosidase. Usado na confirmação de *Y. enterocolitica*.

Preparação. Preparar o reagente adicionando 0,1g de 4-nitrofenil-β-D-glicopiranosídeo em 100 ml de solução aquosa 0,666M de fosfato monossódico (NaH_2PO_4) pH 6,0. Dissolver e esterilizar por filtração.

Reagente de Catalase
(Peróxido de Hidrogênio 3%)

Referência(s): ISO 10272-1:2017, ISO 10272-2:2017.

Aplicação. Reagente para prova bioquímica, teste de catalase.

Composição

Peróxido de hidrogênio 30%	10 ml
Água purificada	90 ml

Preparação. Dissolver 10 ml de água oxigenada 30% em 90 ml de água destilada. **Cuidado.** O peróxido de hidrogênio a 30% pode provocar queimaduras dolorosas, devendo ser manuseado com luvas e óculos protetores. Em caso de respingos na pele, lavar com etanol 70% em abundância. Não lavar com água.

Equivalentes comerciais. Catalase Reagent Dropper (BBL 261203), Bactident Catalase (MERCK 1.11351).

Reagentes para Coloração de Esporos (Ashby)

Referência(s): *Compendium* (Salfinger & Tortorello, 2015) p.949.

Verde de malaquita

Verde de malaquita	5.0g
Água purificada	100 ml
Suspender 5g de verde malaquita em 100 ml de água e filtrar para remover o corante não dissolvido.	

Safranina O

Safranina O	0,5g
Água purificada	100 ml

Dissolver os reagentes de cada solução em água purificada e estocar em frasco escuro.

Reagentes para Coloração de Gram (Hucker)

Referência(s): Compendium (Salfinger & Tortorello, 2015) p.947.

Solução de cristal violeta

Solução A	Cristal violeta (85% de corante)	2g
	Etanol 95%	200 ml
Solução B	Oxalato de amônio monohidratado $[(NH4)_2C_2O_4.H_2O]$	2g
	Água purificada	200 ml
Misturar as soluções A e B.		

Solução de iodo (Lugol)

Iodo	1g
Iodeto de potássio (KI)	2g
Água purificada	300 ml
Colocar o iodeto de potássio num almofariz, adicionar o iodo e homogeneizar com o pistilo. Adicionar a água aos poucos, homogeneizando a solução continuamente. Armazenar em frasco escuro.	

Solução de safranina (contra-corante)

Dissolver 2,5g de safranina O em 100 ml de etanol 95% e adicionar 10 ml dessa solução em 100 ml de água purificada.

Equivalentes comerciais. Gram Stain Kit (BD 212524) (Conjunto completo), Gram Crystal Violet (BD 212525), Gram Iodine (BD 212529), Gram Decolorizer (BD 212527), Gram Safranin (BD 212531), Gram Color Staining Set (MERCK 1.11885) (Conjunto completo), Gram's Crystal Violet Solution (MERCK 1.09218), Gram's Lugol Solution (MERCK 1.09261), Gram's Safranine Solution (MERCK 1.09217), Conjunto Coloração Gram (LABORCLIN 620521).

Reagente de Fosfatase Ácida

Referência(s). ISO 14189:2013.

Aplicação. Teste de fosfatase ácida para confirmação de *Clostridium perfringens*.

Composição

1-naphthylphosphate disodium salt (CAS Nº 2183-17-7)*	0,4g
Fast Blue B Salt (o-Dianisidine bis(diazotized) zinc double salt) (CAS Nº 14263-94-6)**	0,8g
Tampão acetato (pH 4,6±0,2)	20 ml

*Alternativamente pode ser usado o 1-naphthylphosphate monosodium salt (CAS Nº81012-89-7).

** Cuidado. O Fast Blue B Salt é tóxico e pode causar câncer, requerendo precauções no manuseio e descarte.

Preparação. Preparar o tampão acetato dissolvendo 0,3 ml de ácido acético glacial (CAS Nº 64-19-7) e 0,4g de acetato de sódio (CAS Nº 127-09-3) em água purificada, levando o volume para um litro (alternativamente usar o tampão disponível comercialmente). Dissolver os ingredientes no tampão acetato e manter em repouso por 60±5min a

5±3 °C, para que ocorra precipitação. Filtrar em filtro de papel e estocar a 5±3 °C por até duas semanas. Se ocorrer precipitação nesse período, filtrar novamente antes do uso.

Reagente de Kovacs para Teste de Indol

(Solução alcoólica 5% p-dimetilaminobenzaldeído)

Referência(s): SMEDP (Wehr & Frank, 2004), section 7.050, ISO 6579-1:2017, ISO 10273:2017, ISO 7251:2005, ISO 21872-1:2017, BAM (FDA, 2018b) R38.

Aplicação. Reagente para prova bioquímica, teste de indol.

Composição

p-dimetilaminobenzaldeído (sinônimo 4-dimetilaminobenzaldeído)	5g
Álcool amílico (sinônimos 2-metilbutano-2-ol) (grau analítico)	75 ml
Ácido clorídrico concentrado	25 ml

Preparação. Em uma capela de exaustão, dissolver completamente o p-dimetilaminobenzaldeído no álcool amílico, aquecendo levemente em banho-maria (50-60 °C), se necessário. Adicionar lenta e cuidadosamente o ácido clorídrico concentrado à solução, deixando o líquido escorrer lentamente pela parede do frasco, sem provocar respingos. Descartar a pipeta em um frasco com água, lavando todo o ácido das paredes. Estocar o reagente sob refrigeração, em frasco de vidro escuro com tampa de vidro. Recomenda-se que, sempre que possível, seja preparado no momento do uso ou estocado por não mais de uma semana, porque a estabilidade pode variar de alguns dias a semanas. A cor deve ser amarela e o pH inferior a 6,0. Recomenda-se álcool amílico Merck ou de qualidade equivalente, porque, dependendo da marca, o reagente pode apresentar cor verde ou esverdeada. Nesse caso, descartar e substituir o álcool. **Cuidado**. O ácido clorídrico concentrado é extremamente corrosivo, podendo causar danos muito graves e dolorosos à pele e aos olhos. Em caso de acidente, lavar com água em abundância. Nenhum dos componentes, bem como o reagente pronto, devem ser pipetados com a boca, devendo ser utilizada uma pera ou um pipetador.

Equivalentes comerciais. Indole Reagent Dropper (BBL 261185), DrySlide Indole (BBL 231748), Bactident Indole (MERCK 1.11350), Kovacs Indole Reagent (MERCK 1.09293).

Reagente de Kovacs para Teste de Oxidase

(Solução 1% de cloridrato de N,N,N,N-tetrametil-p-fenilenodiamina)

Referência(s): BAM (FDA, 2018b), R54, ISO 16266:2006, ISO 11059:2009, ISO 13720:2010, ISO 9308-1:2014.

Aplicação. Reagente para prova bioquímica, teste de oxidase. Não confundir com o reagente de Kovacs para teste de indol.

Composição

Cloridrato de N,N,N,N-tetrametil-p-fenilenodiamina	1g
Água purificada	100 ml

Preparação. Dissolver o reagente em 100 ml de água purificada, aquecendo levemente para a completa dissolução. O BAM recomenda usar em até sete dias, armazenando em um frasco de vidro escuro, sob refrigeração. Havendo interesse em estocar, deve-se distribuir porções de 1-2 ml em pequenos frascos escuros e congelar a -20 °C. Descongelar 3 a 4 horas antes do uso e descartar todo o volume descongelado que não for utilizado. Utilizar preferencialmente os equivalentes comerciais.

Equivalentes comerciais. Dry Slide Oxidase (BBL 231746), Oxidase Reagent Dropper (BBL 261181), Bactident Oxidase (MERCK 1.13300), Oxidase Identification Sticks (OXOID BR 0064), Tiras para Teste de Oxidase (LABORCLIN 570661).

Reagente de Nessler

Referência(s). ISO 16266:2006.

Aplicação. Reagente para teste de acetamida, usado na confirmação de *Pseudomonas aeruginosa*, método ISO 16266:2006.

Composição

Cloreto de mercúrio ($HgCl_2$)	10g
Iodeto de potássio (KI)	7g
Hidróxido de sódio (NaOH)	16g
Água purificada (livre de amônia)	Completar 100 ml

Preparação. Dissolver 10g de cloreto de mercúrio ($HgCl_2$) e 7g de iodeto de potássio (KI) em um pouco de água. Resfriar a mistura e adicionar, aos poucos e com constante agitação, 16g de hidróxido de sódio (NaOH) dissolvido em 50 ml de água. Completar o volume para 100 ml com água e estocar em frasco de vidro borosilicato com tampa de borracha por até um ano.

Reagentes de Nitrato
(Solução 0,8% ácido sulfanílico e solução 0,5% alfa-naftol)

Referência(s): BAM (FDA, 2018b) R48

Aplicação. Reagentes para prova bioquímica, teste de redução do nitrato.

Reagente A (solução 0,8% de ácido sulfanílico)

Ácido sulfanílico	1g
Ácido acético (5N)	125 ml

Dissolver o ácido sulfanílico no ácido acético 5N e estocar em frasco de vidro escuro com tampa de vidro. **Ácido acético 5N**. Adicionar 28,75 ml de ácido acético glacial a 71,25 ml de água purificada.

Reagente B (solução 0,5% de alfa-naftol)

alfa-naftol	1g
Ácido acético (5N)	200 ml

Dissolver o α-naftol em 200 ml de ácido acético 5N e estocar em frasco de vidro escuro com tampa de vidro.

Reagente C = Solução de dicloridrato de N-(l-naftil)etilenodiamina

Dicloridrato de N-(l-naftil)etilenodiamina	0,25g
Ácido acético (5N)	200 ml

Dissolver o dicloridrato de N-(l-naftil)etilenodiamina em 200 ml de ácido acético 5N e estocar em frasco de vidro escuro com tampa de vidro.

Reagente de Nitrato ISO 7937
(Mistura da solução de ácido 5-amino-2-naftalenosulfônico com solução de ácido sulfanílico)

Referência(s): ISO 7937:2004.

Aplicação. Reagentes para teste de redução do nitrato, confirmação de *C. perfringens* no método ISO 7937:2004.

Composição

Solução de ácido 5-amino-2-naftalenosulfônico (5-2-ANSA)	100 ml
Solução de ácido sulfanílico	100 ml

Preparação. Preparar separadamente as seguintes soluções: **a)** Solução de ácido 5-amino-2-naftalenosulfônico (5-2-ANSA): dissolver 0,1g do 5-2-ANSA em 100 ml de solução de ácido acético 15% (fração volumétrica) e filtrar em papel de filtro). Estocar a 5±3 °C. **b)** Solução de ácido sulfanílico: dissolver 0,4g do ácido sulfanílico em 100 ml de solução de ácido acético 15% (fração volumétrica) e filtrar em papel de filtro). Estocar a 5±3 °C. No momento do uso preparar o reagente ISO 7937 para teste de nitrato misturando quantidades iguais de cada uma das soluções a e b. Usar imediatamente e descartar o que não for utilizado.

Reagente de VM para Teste de Vermelho de Metila

Referência(s): BAM (FDA, 2018b) R44, SMEDP (Wehr & Frank, 2004) seção 7.050 (Methyl Red Indicator).

Aplicação. Reagente para prova bioquímica, teste de vermelho de metila (VM).

Composição

Vermelho de metila*	0,1g
Álcool etílico 95% (Etanol)	300 ml
Água purificada	completar para 500 ml

*O SMEDP especifica 0.19g de vermelho de metila em 300 ml de etanol 95%.

Preparação. Dissolver o vermelho de metila em 300 ml de álcool etílico 95% e completar o volume para 500 ml de água purificada. Estocar em frasco escuro, sob refrigeração.

Reagentes de VP para Teste de Voges Proskauer

(Solução 40% de hidróxido de potássio ou sódio e solução 5% de alfa-naftol)

Referência(s): BAM (FDA, 2018b), R89, Compendium (Salfinger & Tortorello, 2015), p. 946, ISO 22964:2017.

Aplicação. Reagentes para prova bioquímica, teste de Voges-Proskauer (VP).

Solução alcoólica 5% de alfa-naftol

Alfa-naftol	5g
Álcool etílico absoluto	100 ml

Solução 40% de hidróxido de potássio ou sódio

Hidróxido de potássio (KOH) ou hidróxido de sódio (NaOH)	40g
Água purificada	completar para 100 ml
Pesar o KOH rapidamente (é altamente higroscópico) e dissolver em menos de 100 ml de água purificada, em um bequer colocado em banho de água fria, para controlar a elevação da temperatura durante a dissolução. Aguardar resfriar e completar o volume para 100 ml com água purificada. Estocar sob refrigeração, em frasco de polietileno ou em frasco de vidro com a boca e a tampa parafinadas. Cuidado. A solução é extremamente cáustica, podendo causar queimaduras dolorosas à pele. Manusear com cuidado e, em caso de acidente, lavar com água em abundância.	

Equivalentes comerciais. Voges-Proskauer A Reagent Dropper (5% Alpha Naphthol) (BBL 261192), Barrit's Reagent A (5% Alpha Naphthol) (Fluka 29333), Voges-Proskauer B Reagent Dropper (40% Potassium Hydroxide) (BBL 261193), Barrit's Reagent B (40% Potassium Hydroxide) (Fluka 39442), Hidroxido de Potassio 40% (LABORCLIN 880103).

Soluções de Ácido Clorídrico (HCl)

Referência(s). BAM (FDA, 2018b) R36

HCl 1N. Dissolver 89 ml de ácido clorídrico concentrado em menos de um litro de água destilada e completar o volume para um litro.

HCl 0,1N. Dissolver 8,9 ml do ácido clorídrico concentrado em menos de um litro de água destilada e completar o volume para um litro.

HCl 0,02N. Dissolver 20 ml do HCl 1N em menos de um litro de água destilada e completar o volume para um litro.

Equivalentes comerciais. Ácido clorídrico 1N (LABORCLIN 560247) (frasco com 1.000 ml), Ácido clorídrico 0,1N (LABORCLIN 560250) (frasco com 1.000 ml).

Solução de Alfa-Glicosidase

Referência(s): ISO 22964:2017.

Aplicação. Confirmação de *Cronobacter*, método ISO 22964.

Composição

Tampão Fosfato 0,3M pH 7,0

Fosfato de sódio monohidratado ($NaH_2PO_4.H_2O$)	1,75g
Fosfato dissódico heptahidratado ($Na_2HPO_4.7H_2O$)	4,64g
Água purificada	90 ml
Preparação: Dissolver os componentes em água estéril e estocar 5±3 °C por não mais de 15 dias.	

Substrato 4-Nitrofenil-alfa-D-glicopiranosídeo

4-Nitrofenil-alfa-D-glicopiranosídeo ($C_{12}H_{15}NO_8$) (sinônimo *p*- Nitrofenil-alfa-D-glicopiranosídeo)	0,4g
Água purificada	10 ml
Preparação: Dissolver os componentes em água estéril a 50 °C imediatamente antes do uso.	

Reagente completo

Tampão Fosfato 0,3M pH 7,0	90 ml
Substrato 4-Nitrofenil-alfa-D-glicopiranosídeo	10 ml
Preparação: Adicionar o substrato 4-nitrofenil-alfa-D-glicopiranosídeo ao tampão fosfato 0,3M pH 7,0. Estocar a 5±3 °C por um dia.	

Solução de Azul Brilhante de Coomassie

Referência(s). Sharif & Alaeddinoglu (1988).

Aplicação. Coloração de esporos e glóbulos de lipídios intracelulares, usado na confirmação de *B. cereus*.

Preparação. Dissolver 0,25g de azul brilhante de coomassie em uma mistura de 50 ml de etanol absoluto, 7 ml de ácido acético glacial e 43 ml de água purificada.

Solução de Azul de Bromotimol 0,04%

Referência(s). BAM (FDA, 2018b) R10.

Aplicação. Usado no teste de fermentação de carboidratos para *C. perfringens* e também para verificar o pH de vidraria de laboratório.

Composição

Azul de bromotimol	0,2g
Solução de hidróxido de sódio (NaOH) 0,01N	32 ml
Água purificada	Completar para 500 ml

Preparação. Dissolver 0,2g de azul de bromotimol em 32 ml de solução 0,01N de NaOH. Diluir para 500 ml com água purificada.

Solução de Citrato de Sódio 2%

Referência(s). ISO 6887-5:2010.

Aplicação. Diluente recomendado pela ISO 6887-5:2010 para analises de amostras de leite em pó e queijo e recomendado pela *Standard Methods for the Examination of Dairy Products* (Laird *et al.*, 2004) para analises de queijo e produtos lácteos em pó.

Composição

Citrato de sódio ($Na_3C_6H_5O_7.2H_2O$)	20g
Água purificada	1 litro
121 °C/15min - pH final 7,5±0,2	

Preparação. Dissolver o citrato de sódio na água, aquecendo a 45-50 °C. Ajustar o pH em 7,5±0,2 a 25 °C, se necessário, após esterilização. A concentração das soluções NaOH ou HCl utilizadas no ajuste do pH deve ser tal que o volume adicionado não seja superior a 10% do volume de solução de citrato de sódio. Esterilizar a 121 °C/15min.

Solução de Cloreto Férrico 10%

Referência(s). BAM (FDA, 2018b), R25, ISO 10273:2017.

Aplicação. Reagente para prova bioquímica, teste de fenilalanina desaminase.

Composição

Cloreto férrico ($FeCl_3$)	10g
Água destilada	90 ml

Soluções de Corantes e Indicadores de pH para Adição em Meios de Cultura

Indicadores ácidos. Devem ser preparados dissolvendo-se 0,1g na quantidade de NaOH 0,1N especificada na tabela abaixo. Após a dissolução, a diluição final da solução é feita com água destilada, na quantidade especificada a seguir:

Indicador	pK	pH de viragem	Volume de NaOH 0,1N para dissolver 0,1g	Volume de água para diluição final da solução	Concentração
Azul de bromotimol	7,1	6,1 = amarelo 7,7 = azul	2,5 ml	47,5 ml	0,2%
Azul de timol	8,9	8,0 = amarelo 9,6 = azul	2,2 ml	7,8 ml	1%
Púrpura bromocresol	6,2	5,4 = amarelo 7,0 = púrpura	1,9 ml	8,1 ml	1%
Vermelho de cresol	8,3	7,4 = amarelo 9,0 = vermelho	2,6 ml	47,4 ml	0,2%
Vermelho de fenol	7,8	6,9 = amarelo 8,5 = vermelho	4 ml	46 ml	0,2%
Vermelho Neutro	7,5	6,8 = vermelho 8,0 = amarelo	*	*	1%

* No caso do vermelho neutro, dissolver 1g em 100 ml de solvente composto de 90% de etanol e 10% de água.

Azul de metileno: solução aquosa, solubilidade 4% em água, 1,5% em etanol.

Azul de toluidina: solução aquosa, solubilidade 3,8% em água, 0,5% em etanol.

Cristal violeta: solução aquosa até 1,5% ou alcoólica, solubilidade 13% em etanol, 1,6% em água.

Eosina amarela: solução aquosa, solubilidade 44% em água, 2% em etanol.

Fucsina básica: solução alcoólica, solubilidade 8% em etanol, 0,4% em água.

Safranina I: solúvel em água e etanol.

Verde brilhante: solúvel em água e etanol.

Verde de malaquita: solução aquosa, solubilidade 3% em água, 2% em etanol.

Solução de Desoxicolato de Sódio 0,5%

Referência(s). BAM (FDA, 2018b) R91.

Aplicação. Reagente para confirmação de *Vibrio cholerae* (teste do fio).

Composição

Desoxicolato de sódio	0.5g
Água purificada esterilizada	100 ml

Preparação. Dissolver 0,5g de desoxicolato de sódio em 100 ml de água purificada esterilizada. Não é necessário ajustar o pH e pode ser estocado em frasco de tampa de rosca, à temperatura ambiente.

Solução de Fosfato de Potássio (K_2HPO_4) 2%

Referência(s): ISO 6887-5:2010.

Aplicação. Diluente recomendado pela ISO 6887-5: 2010 para homogeneização e diluição de produtos lácteos.

Composição

Fosfato de potássio (K_2HPO_4)	20g
Água purificada	1 litro
121 °C/15min - pH final 7,5±0,2 ou 8,4±0,2	

Preparação. Dissolver o fosfato de potássio na água, aquecendo a 45-50 °C. Ajustar o pH no valor desejado usando soluções NaOH ou HCl em concentração tal que o volume adicionado não seja superior a 10% do volume de solução. Esterilizar a 121 °C/15min.

Solução de Fosfato de Potássio (K_2HPO_4) 2% com Antiespumante

Referência(s). ISO 6887-5:2010.

Aplicação. Diluente recomendado pela ISO 6887-5:2010 para homogeneização e diluição de amostras de caseína,

Composição

Fosfato de potássio (K_2HPO_4)	20g
Solução antiespumante (1g de polietileno glicol 2000 em 100 ml de água purificada)	1 ml
Água purificada	1 litro
121 °C/15min - pH final 7,5±0,2 ou 8,4±0,2	

Preparação. Dissolver os ingredientes na água, aquecendo a 45-50 °C. Ajustar o pH no valor desejado usando soluções NaOH ou HCl em concentração tal que o volume adicionado não seja superior a 10% do volume de solução. Esterilizar a 121 °C/15min.

Solução 0,5% de Fucsina Básica

Referência(s). BAM (FDA, 2017) R3.

Aplicação. Coloração de cristais de toxinas intracelulares para confirmação de *Bacillus cereus* no método BAM/FDA.

Composição/Preparação. Dissolver 0,5 g de fucsina básica em 20 ml de etanol 95%. Diluir para 100 ml com água purificada. Se necessário, filtrar em papel de filtro Whatman N° 31 para eliminar qualquer resíduo não dissolvido do corante. A solução comercial da Difco (TB Carbolfuchsin ZN staining solution) é satisfatória.

Solução de Hidróxido de Potássio Salina 0,5%

Referência(s): ISO 10273:2017.

Aplicação. Usada para o tratamento com KOH na detecção de *Y. enterocolitica*.

Composição

Hidróxido de potássio (KOH)	0,5g
Solução aquosa 0,9% de cloreto de sódio (NaCl) estéril	100 ml

Preparação. Dissolver o hidróxido de potássio na solução de NaCl. Preparar no máximo um dia antes do uso.

Soluções de Hidróxido de Sódio

Referência(s): *Compendium* (Salfinger & Tortorello, 2015), p. 945

Solução 1N	Hidróxido de sódio	40g
	Água purificada	Completar para 1 litro
Solução 0,1N	Hidróxido de sódio	4g
	Água purificada	Completar para 1 litro
Solução 0,02N	Hidróxido de sódio	0,8g
	Água purificada	Completar para 1 litro
Quando necessário esterilizar 121 °C/15min		

Solução Hipoclorito de Sódio 100 ou 200 mg/l (100 ou 200ppm)

Aplicação. Desinfetante para uso geral no laboratório.

Preparação. Utilizar a equação:

V2 = V1xC2/C1x10

onde:

C1 é a concentração de cloro ativo no hipoclorito comercial concentrado que vai ser usado para a preparação da solução de trabalho (em porcentagem). Pode ser 20% ou 5% ou, no caso da água sanitária comum, cerca de 2,5%.

C2 é a concentração da solução de trabalho que se deseja preparar (em ppm).

V1 é o volume da solução de trabalho se deseja preparar (em litros).

V2 é a quantidade de hipoclorito comercial concentrado que deve ser usada (em ml).

Preparação de um litro de solução a 100ppm a partir do hipoclorito comercial concentrado 2,5% de cloro ativo: V2 = 1x100/2,5x10 = 4 ml → Misturar 4 ml de hipoclorito comercial com 2,5% de cloro ativo com água purificada, completando o volume para um litro.

Preparação de dois litros de solução a 200ppm a partir do hipoclorito comercial concentrado 5% de cloro ativo: V2 = 2x200/5x10 = 8 ml → Misturar 8 ml de hipoclorito comercial 5% de cloro ativo com água purificada, completando o volume para dois litros.

Solução de Hipurato de Sódio

Referência(s): ISO 10272-1:2017, ISO 10272-2:2017.

Aplicação. Teste de hidrólise do hipurato, usado na identificação de *Campylobacter*.

Composição

Hipurato de sódio	10g
Tampão fosfato salina ISO*	litro
Esterilizar por filtração	

* Tampão fosfato salina ISO: cloreto de sódio (NaCl) 8,5g, fosfato dissódico (($Na_2HPO_4.2H_2O$) 8,98g, fosfato monosódico ($NaH_2PO_4.H_2O$) 2,71g, água até o volume de um litro.

Preparação. Dissolver o hipurato de sódio no tampão fosfato e esterilizar por filtração. Distribuir asséptícamente porções de 0,4 ml em tubinhos estéreis e estocar sob congelamento (20 °C negativos).

Solução Iodo Desinfetante

Referência(s): *Compendium* (Salfinger & Tortorello, 2015) p.939.

Aplicação. Desinfetante para uso geral no laboratório.

Composição

Iodo	50g
Iodeto de potássio (KI)	100g
Água purificada	200 a 300 ml
Dissolver o iodeto de potássio na água e adicionar o iodo, agitando com leve aquecimento para dissolver.	

Solução de Ninidrina

Referência(s): ISO 10272-1:2017, ISO 10272-2:2017.

Aplicação. Teste de hidrólise do hipurato, usado na identificação de *Campylobacter*.

Composição

Ninidrina	1,75g
Acetona	25 ml
2-Butanol	25 ml

Preparação. Dissolver a ninidrina na mistura acetona/butanol e estocar sob refrigeração (5±3 °C) em frasco escuro e/ou ao abrigo da luz, por até uma semana. A solução não pode ser mantida por mais de quatro horas à temperatura ambiente.

Solução Polietilenoglicol (PEG) 20.000g/mol

Referência(s): ISO 19020:2017, BAM (Tallent *et al.*, 2018).

Aplicação. Detecção de toxinas estafilocócicas.

Composição

Polietilenoglicol (CAS 25322-68-3)	30g
Água purificada	70 ml

Preparação. Adicionar 30g de polietilenoglicol a 70 ml de água purificada.

Solução de Ringer ¼ de Concentração

Referência(s): ISO 6887-5:2010

Aplicação. Diluente recomendado pela ISO 6887-5:2010 para uso geral na preparação de amostras de leite e produtos lácteos.

Composição

Cloreto de sódio (NaCl)	2,25g
Cloreto de potássio (KCl)	0,105g
Cloreto de cálcio ($CaCl_2$) anidro*	0,6g
Bicarbonato de sódio ($NaHCO_3$)	0,05g
Água purificada	1 litro
121 °C/15min - pH final 6,9±0,2	

*Alternativamente pode-se usar 0,12g de $CaCl_2 \cdot 6H_2O$.

Preparação. Dissolver os componentes, ajustar o pH, se necessário. Esterilizar a 121 °C/15min.

Equivalentes comerciais: Ringer's Solution ¼ Strength em tabletes (OXOID BR52), Ringer's Tablets (MERCK 1.15525).

Solução de Safranina 0,5%

Referência(s). *Compendium* (Salfinger & Tortorello, 2015) p.949.

Aplicação. Corante, usado no teste confirmatório rápido de Holbrook & Anderson para *B. cereus*.

Composição

Safranina O	0,5g
Água destilada	100 ml

Solução Salina 0,85%

Referência(s): *Compendium* (Salfinger & Tortorello, 2015) p. 944.

Aplicação. Diluente usado para diversas finalidades no laboratório, incluindo a suspensão de microrganismos em líquido para observação ao microscópio, preparação de esfregaços, testes de aglutinação e outras.

Composição

Cloreto de sódio (NaCl)	8,5g	Água destilada	1 litro
121 °C/15min			

Solução Salina Formalinizada (Formalina)

Referência(s): BAM (FDA, 2018b) R27.

Aplicação. Usada no teste de sorologia flagelar para *Salmonella*.

Composição

Formaldeído (solução 36-38%)	6 ml
Cloreto de sódio (NaCl)	8,5g
Água purificada	1 litro

Preparação. Dissolver 8,5g de NaCl em 1 litro de água e autoclavar a 121 °C/15min. Resfriar à temperatura ambiente e adicionar 6 ml da solução de formaldeído. Não autoclavar nem aquecer após a adição do formaldeído.

Solução de Sudan Black 0,3%

Referência(s). *Compendium* (Salfinger & Tortorello, 2015) p.949.

Aplicação. Corante, usado no teste confirmatório rápido de Holbrook & Anderson para *B. cereus*.

Composição

Sudan Black B	0,3g	Etanol 70%	100 ml

Preparação. Dissolver 0,3g do corante Sudan Black B em 100 ml de etanol 70%. Após a dissolução da maior parte do corante, agitar periodicamente durante o dia e deixar descansar uma noite. Filtrar para remover o excesso de corante não dissolvido. Estocar em frasco bem fechado.

Solução de Sulfato Ferroso Amoniacal

Referência(s): ISO 10273:2017.

Aplicação. Teste confirmativo para *Yersinia enterocolitica* (teste de pirazinamidade).

Composição

Sulfato de ferro amoniacal (III)	1g
Água purificada	100 ml

Preparação. Dissolver o Sulfato ferroso amoniacal (III) na água. Preparar no momento do uso.

Solução Tamponada Glicerol Sal

Referência(s): BAM (FDA (2018b), R31.

Aplicação: Crioprotetor para estocagem congelada de *Clostridium perfringens*.

Composição

Glicerol (glicerina) (purificada)	100 ml
Fosfato dipotássico anidro (K_2HPO_4)	12.4g
Fosfato monopotássico anidro (KH_2PO_4)	4g
Cloreto de sódio (NaCl)	4.2g
Água purificada	900 ml
121 °C/15min, pH final 7.2±0.2	

Preparação. Dissolver o NaCl e completar o volume para 900 ml com água purificada. Adicionar o glicerol e os fosfatos, ajustar o pH em 7,2 e esterilizar a 121 °C/15min. Para preparar a solução em concentração dupla (20%), usar 200 ml de glicerol e 800 ml de água.

Solução Tiossulfato de Sódio 3% ou 10%

Referência(s): SMEWW (Braun-Howland & Hunt, 2017), parte 9060A, p. 9.36.

Aplicação. Usado para neutralização do cloro em amostras de água.

Composição

Concentração da solução	Forma do reagente usado	Quantidade adicionada a 100 ml de água purificada
3%	Anidro ($Na_2S_2O_3$)	3g
3%	Pentahidratado ($Na_2S_2O_3.5H_2O$)	4,6g
10%	Anidro ($Na_2S_2O_3$)	10g
10%	Pentahidratado ($Na_2S_2O_3.5H_2O$)	15,21g
121 °C/15min		

Preparação. Dissolver a quantidade requerida de tiossulfato em 100 ml de água purificada e esterilizar a 121 °C/15min. Descartar qualquer solução que apresente turbidez com o tempo (crescimento microbiano).

Solução de Tripolifosfato 2%

Referência(s): ISO 6887-5:2010.

Aplicação. Diluente alternativo recomendado pela ISO 6887-5:2010 para amostras de caseína com problemas de solubilidade.

Composição

Tripolifosfato de sódio ($Na_5O_{10}P_3$)	20g
Água purificada	1 litro
121 °C/15min	

Preparação. Dissolver o tripolifosfato de sódio na água purificada, aquecendo se necessário. Esterilizar a 121 °C/15min e manter sob refrigeração (0-5 °C) por até um mês.

Solução de Verde Malaquita
(Aquosa 5%)

Vide **Reagentes para coloração de esporos**.

Tampão Fosfato pH 7,2 (PB)
(Tampão Butterfield = Água de Diluição Fosfato)

Referência(s): SMEDP (Wehr & Frank, 2004) section 4.030 (Phosphate Dilution Water), *Compendium* (Salfinger & Tortorello, 2015) p. 943.

Aplicação. Diluente para uso geral no laboratório.

Solução estoque

Fosfato monopotássico (KH_2PO_4)	34g
Água purificada	completar para 1 litro depois de ajustar o pH
pH final 7,2±0,2 - 121 °C/15min	

Preparação: Dissolver o fosfato monopotássico em 500 ml de água e ajustar o pH em 7,2 com NaOH 1N (aproximadamente 175 ml). Completar o volume para um litro com água destilada e esterilizar a 121 °C/15min. Estocar em geladeira.

Solução tampão de uso (Butterfield)

Solução estoque	1,25 ml
Água purificada	completar para 1 litro
121 °C/15min	

Preparação. A partir de 1,25 ml da solução estoque, preparar um litro com água purificada. Distribuir em frasco e esterilizar por 15min a 121 °C.

Tampão Fosfato
Conforme ISO 6887-4:2017

Referência(s): ISO 6887-4:2017.

Aplicação: Diluente recomendando pela ISO 6887-4:2017.

Composição

Fosfato monopotássico (KH_2PO_4)	1,5g
Fosfato dissódico dodecahidratado ($Na_2HPO_4.12H_2O$)	9g
Água purificada	1 litro
pH 7,0±0.2 - 121 °C/15min	

Preparação: Dissolver os componentes em água, aquecendo se necessário. Ajustar o pH e esterilizar a 121 °C por 15min. Se necessário ajustar o pH depois da esterilização.

Tampão Fosfato
Conforme ISO 6887-5:2010

Referência(s): ISO 6887-5:2010.

Aplicação: Diluente recomendado pela ISO 6887-5:2010.

Solução estoque

Fosfato monopotássico (KH_2PO_4)	42,5g
Água purificada	Completar para 1 litro
pH 7,0±0.2 - 121 °C/15min	

Preparação: Dissolver o sal em 500 ml de água e completar o volume para um litro. Esterilizar a 121 °C por 15min. Se necessário ajustar o pH depois da esterilização e estocar sob refrigeração.

Solução tampão de uso

Solução estoque	1 ml
Água purificada	Para preparar 1 litro
121 °C/15min	

Preparação: A partir de 1 ml da solução estoque preparar um litro com água purificada. Distribuir em frasco e esterilizar por 15min a 121 °C.

Tampão Fosfato com Cloreto de Magnésio (PB-$MgCl_2$)

Referência(s): SMEWW (Braun-Howland & Hunt, 2017) seção 9050C (Buffered Water), SMEDP (Wehr & Frank, 2004) seção 4.030 (Phosphate and Magnesium Chloride Dilution Water).

Aplicação. Diluente para amostras de água.

Composição

Solução estoque do tampão fosfato pH 7,2	1,25 ml
Solução de cloreto de magnésio (81,1g de $MgCl_2.6H_2O$ em 1 litro água purificada)	5 ml
Água purificada	completar para 1 litro
121 °C/15min	

Preparação: Misturar os ingredientes e completar para um litro com água purificada. Esterilizar a 121 °C/15min.

Tampão Fosfato Salina (PBS)

Referência(s): BAM (FDA, 2018b) R59.

Aplicação. Diluente para a análise de *Vibrio* sp.

Composição

Cloreto de sódio (NaCl)	7,650g
Fosfato dissódico (Na_2HPO_4) anidro	0,724g
Fosfato monopotássico(KH_2PO_4)	0,210g
Água purificada	1 litro
121 °C/15min - pH final 7,4±0,2	

Preparação. Dissolver os ingredientes na água purificada e ajustar o pH em 7,4±0,2 com solução de hidróxido de sódio (NaOH) 1N. Autoclavar a 121 °C/15min.

Tampão Fosfato Salina pH 7,3 ($NaCl/Na_2HPO_4$:145mM/10mM)

Referência(s): BAM (Tallent et al., 2018).

Aplicação. Detecção de toxinas estafilocócicas.

Composição

Fosfato dissódico (Na_2HPO_4)	3,58g
Cloreto de sódio (NaCl)	9g
Água purificada	1 litro

Preparação. Dissolver os sais em um litro de água e ajustar o pH em 7,3±0,2 com HCl.

Tampão Fosfato Salina 0,02M para Teste de Lisostafina

Referência(s): BAM (FDA, 2015b) R61

Aplicação. Confirmação de *S. aureus*, teste de sensibilidade à lisostafina.

Solução estoque 1

Fosfato dissódico (Na_2HPO_4) anidro	28,4g
Cloreto de sódio (NaCl)	85g
Água purificada	Completar para 1 litro

Solução estoque 2

Fosfato monossódico monohidratado ($NaH_2PO_4.H_2O$)	27,6g
Cloreto de sódio (NaCl)	85g
Água purificada	Completar para 1 litro

Preparação. Diluir 1:10 a solução estoque 1, volume final 500 ml (50 ml da solução estoque 1 em 450 ml de água purificada). Diluir 1:10 a solução estoque 2, volume final 100 ml (10 ml da solução estoque 2 em 90 ml de água purificada).). Usando o pHmetro, titular a solução diluída 1 com a solução diluída 2, até o pH chegar a 7,3-7,4 (adição de aproximadamente 65 ml da solução diluída 2 à solução diluída 1). A solução resultante é o tampão fosfato salina 0,02M para ser usado no teste de sensibilidade à lisostafina em *S. aureus*.

Vaspar

Referência(s). *Compendium* (Salfinger & Tortorello, 2015) p. 946

Aplicação. Usado para selar tubos para cultivo de bactérias anaeróbias.

Preparação. Combinar uma parte de óleo mineral com duas partes de vaselina e esterilizar em forno a 191 °C/3h.

Anexo 1. Referências

ANDREWS, W.H., WANG, H., JACOBSON, A. *et al*., 2020. *Salmonella*. In: Food and Drug Administration, *Bacteriological Analytical Manual Online*. Chapter 5. Disponível no site: https://www.fda.gov/food/laboratory-methods-food/bam-chapter-5-salmonella [acesso em 19/01/2021].

BRAUN-HOWLAND, E. & HUNT, M.E., 2017. Microbiological examination. In: BAIRD, R.B., EATON, A.D & RICE, E.W. (eds), *Standard Methods for the Examination of Water & Wastewater*. 23rd edition. Washington, DC: American Public Health Association (APHA), American Water Works Association (AWWA) & Water Environment Federation (WEF). Part 9000, pp. 9.1 to 9.233.

BRIDSON, E.Y., 2006. *The Oxoid Manual*. 9th edition. Basingstoke, Hampshire, England, Oxoid Limited.

CHEN, Y., LAMPEL, K. & HAMMACK, T., 2018. *Cronobcter*. In: Food and Drug Administration, *Bacteriological Analytical Manual Online*. Chapter 29. Disponível no site: https://www.fda.gov/food/laboratory-methods-food/bam-chapter-29-cronobacter [acesso em 18/01/2021].

EWING, W.H., 1986. *Edwards and Ewing's Identification of Enterobacteriaceae*. 4th edition. New York, NY: Elsevier Science Publishing Co., Inc.

FDA, 2018a. *Media Index for BAM*. In: Food and Drug Administration, *Bacteriological Analytical Manual Online*. Disponível no site: https://www.fda.gov/food/laboratory-methods-food/media-index-bam [acesso em 19/01/2021].

FDA, 2018b. *Reagents Index for BAM*. In: Food and Drug Administration, *Bacteriological Analytical Manual Online*. Disponível no site: https://www.fda.gov/food/laboratory-methods-food/reagents-index-bam [acesso em 19/01/2021].

FENG, P., WEAGANT, S.D., GRANT, M.A. & BURKHARDT, W., 2020. Enumeration of *Escherichia coli* and the Coliform Bacteria. In: Food and Drug Administration, *Bacteriological Analytical Manual Online*. Chapter 4. Disponível no site: https://www.fda.gov/food/laboratory-methods-food/bam-chapter-4-enumeration-escherichia-coli-and-coliform-bacteria [acesso em 18/01/2021].

HERSOM, A.C. & HULLAND, E.D., 1980. *Canned Foods Thermal Processing and Microbiology*. 7th edition. New York, NY: Churchill Livingstone.

IFU 12, 2019. *Method on the Detection and Enumeration of Spore-forming Thermo-Acidophilic Spoilage bacteria (Alicyclobacillus spp.)*. 3rd Edition. Paris, France: International Fruit and Vegetable Juice Association.

ISO 4831. *Microbiology of food and animal feeding stuffs — Horizontal method for the detection and enumeration of coliforms — Most probable number technique.* 3rd edition, 2006. The International Organization for Standardization.

ISO 6222. *Water quality — Enumeration of culturable micro-organisms — Colony count by inoculation in a nutrient agar culture medium.* 2nd edition, 1999. The International Organization for Standardization.

ISO 6461-1. *Water quality – Detection and enumeration of the spores of sulfite-reducing anaerobes (clostridia) – Part 1: Method by enrichment in liquid medium.* 1st edition, 1986. The International Organization for Standardization.

ISO 6461-2. *Water quality – Detection and enumeration of the spores of sulfite-reducing anaerobes (clostridia) – Part 2: Method by membrane filtration.* 1st edition, 1986. The International Organization for Standardization.

ISO 6579-1. *Microbiology of the food chain — Horizontal method for the detection, enumeration and serotyping of Salmonella - Part 1: Detection of Salmonella spp.* 5th edition, 2017. The International Organization for Standardization.

ISO 6887-1. *Microbiology of the food chain - Preparation of test samples, initial suspension and decimal dilutions for microbiological examination -Part 1:General rules for the preparation of the initial suspension and decimal dilutions.* 2nd edition, 2017. The International Organization for Standardization.

ISO 6887-2. *Microbiology of the food chain - Preparation of test samples, initial suspension and decimal dilutions for microbiological examination - Part 2: Specific rules for the preparation of meat and meat products.* 2nd edition, 2017. The International Organization for Standardization.

ISO 6887-3. *Microbiology of the food chain - Preparation of test samples, initial suspension and decimal dilutions for microbiological examination - Part 3: Specific rules for the preparation of fish and fishery products.* 2nd edition, 2017. The International Organization for Standardization.

ISO 6887-4. *Microbiology of the food chain - Preparation of test samples, initial suspension and decimal dilutions for microbiological examination - Part 4: Specific rules for the preparation of miscellaneous products.* 2nd edition, 2017. The International Organization for Standardization.

ISO 6887-5. *Microbiology of food and animal feeding stuffs – Preparation of test samples, initial suspension and decimal dilutions for microbiological examination – Part 5: Specific rules for the preparation of milk and milk products.* 1st edition, 2010. The International Organization for Standardization.

ISO 6888-1. *Microbiology of food and animal feeding stuffs – Horizontal method for the enumeration of coagulase-positive staphylococci (Staphylococcus aureus and other species) – Part 1: Technique using Baird-Parker agar medium.* 1st edition, 1999, Amendment 1, 2003, Amendment 2, 2018. The International Organization for Standardization.

ISO 7218. *Microbiology of food and animal feeding stuffs – General requirements and guidance for microbiological examination.* 3rd edition, 2007, Amendment 1, 2013. The International Organization for Standardization.

ISO 7251. *Microbiology of food and animal stuffs – Horizontal method for the detection and enumeration of presumptive Escherichia coli – Most probable number technique.* 3rd edition, 2005. The International Organization for Standardization.

ISO 7899-2. *Water quality - Detection and enumeration of intestinal enterococci - Part 2: Membrane filtration method.* 2nd edition, 2000. The International Organization for Standardization.

ISO 7937. *Microbiology of food and animal feeding stuffs - Horizontal method for the enumeration of Clostridium perfringens - Colony-count technique.* 3rd edition, 2004. The International Organization for Standardization.

ISO 9308-1. *Water quality — Enumeration of Escherichia coli and coliform bacteria — Part 1: Membrane filtration method for waters with low bacterial background flora.* 3rd edition, 2014, Amendment 1, 2016. The International Organization for Standardization.

ISO 10272-1. *Microbiology of the food chain - Horizontal method for detection and enumeration of Campylobacter spp. —Part 1: Detection method.* 2nd edition, 2017. The International Organization for Standardization.

ISO 10272-2. *Microbiology of the food chain - Horizontal method for detection and enumeration of Campylobacter spp. —Part 2: Colony-count technique.* 1st edition, 2017. The International Organization for Standardization.

ISO 10273. *Microbiology of the food chain - Horizontal method for the detection of pathogenic Yersinia enterocolitica.* 3rd edition, 2017. The International Organization for Standardization.

ISO 11059. *Milk and milk products - Method for the enumeration of Pseudomonas spp* 1st edition, 2009. The International Organization for Standardization.

ISO 11290-1. *Microbiology of the food chain – Horizontal method for the detection and enumeration of Listeria monocytogenes – Part 1: Detection method.* 2nd edition, 2017. The International Organization for Standardization.

ISO 11290-2. *Microbiology of the food chain – Horizontal method for the detection and enumeration of Listeria monocytogenes – Part 2: Enumeration method.*

2nd edition, 2017. The International Organization for Standardization.

ISO 13720. *Meat and meat products - Enumeration of presumptive Pseudomonas spp.* 1st edition, 2010. The International Organization for Standardization.

ISO 14189. *Water quality - Enumeration of Clostridium perfringens - Method using membrane filtration.* 1st edition, 2013. The International Organization for Standardization.

ISO 15213. *Microbiology of food and animal feeding stuffs — horizontal method for the enumeration of sulfite-reducing bacteria growing under anaerobic conditions.* 1st edition, 2003. The International Organization for Standardization.

ISO 15214. *Microbiology of food and animal feeding stuffs — Horizontal method for the emumeration of mesophilic lactic acid bacteria - Colony-count technique at 30°C.* 1st edition, 1998. The International Organization for Standardization.

ISO 16266. *Water quality — Detection and enumeration of Pseudomonas aeruginosa – Method by membrane filtration.* 1st edition, 2006. The International Organization for Standardization.

ISO 16649-2. *Microbiology of the food and animal feeding stuffs — Horizontal method for the enumeration of beta-glucuronidase positive Escherichia coli — Part 2: Colony-count technique at 44 °C using 5-bromo--4-chloro-3-indolyl-ß-D-glucuronide.* 1st edition, 2001 (reviewed end confirmed in 2019). The International Organization for Standardization.

ISO 16649-3. *Microbiology of the food chain — Horizontal method for the enumeration of beta-glucuronidase positive Escherichia coli — Part 3: Detection and most probable number technique using 5-bromo-4-chloro-3- indolyl-ß-D-glucuronide.* 1st edition, 2015. The International Organization for Standardization.

ISO 21528-2. *Microbiology of the food chain — Horizontal method for the detection and enumeration of Enterobacteriaceae —Part 2: Colony-count technique.* 2nd edition:2017. The International Organization for Standardization.

ISO 22964. *Microbiology of the food chain — Horizontal method for the detection of Cronobacter spp.* 1st edition, 2017. The International Organization for Standardization.

KORNACKI, J.L., GURTLER, J.B. & STAWICK, B.A., 2015. *Enterobacteriaceae*, coliforms, and *Escherichia coli* as quality and safety indicators. In: SALFINGER, Y. & TORTORELLO, M.L. (eds), *Compendium of Methods for the Microbiological Examination of Foods.* 5th edition. Washington, DC: American Public Health Association (APHA). Chapter 9, pp.103-120.

LATIMER-Jr., G.W. (ed.), 2019. *Official Methods of Analysis of AOAC International.* 21st edition. Gaithersburg, MD: AOAC International.

MERCK, 2005. *Microbiology Manual.* 12th edition. Darmstadt, Germany, Merck KGaA.

PITT, J.I. & HOCKING, A.D. (eds), 2009. *Fungi and Food Spoilage.* 3rd edition. London, UK: Springer. Media Appendix, pp.423-426.

SALFINGER, Y. & TORTORELLO, M.L. (eds), 2015. *Compendium of Methods for the Microbiological Examination of Foods.* 5th edition. Washington, DC: American Public Health Association (APHA). Chapter 67, pp.885-950.

SHARIF, F.A. & ALAEDDINOGLU, N.G., 1988. A rapid and simple method for staining of the crystal protein of *Bacillus thuringiensis*. *Journal of Industrial Microbiology*, 3:227-229.

TALLENT, S.M., BENNETT, R.W. & HAIT, J.M., 2018. Staphylococcal Enterotoxins Detection Methods. In: Food and Drug Administration, *Bacteriological Analytical Manual Online*. Chapter 13B. Disponível no site https://www.fda.gov/food/laboratory-methods-food/bam-chapter-13b-staphylococcal-enterotoxins-detection-methods [acesso em 18/01/2021].

TEUBER, M., 2009. Genus *Lactococcus*. In: DeVOS, P., GARRITY, G.M., JONES, D. *et al.* (eds), *Bergey's Manual of Systematic Bacteriology.* 2nd edition, Volume 3. New York, NY: Springer. pp.711-722.

USDA, 2017. *Media and Reagents*. In: United States Department of Agriculture, *Microbiology Laboratory Guidebook Online*. Appendix 1.09. Disponível no site: https://www.fsis.usda.gov/wps/wcm/connect/b089fb-25-5d69-4b01-a470-da1d0182a5d7/MLG-Appendix--1-Media-Reagents.pdf?MOD=AJPERES [acesso em 19/01/2021].

USDA, 2019. Isolation and Identification of *Listeria monocytogenes* from Red Meat, Poultry and Egg Products, Ready-To-Eat Siluriformes (Fish) and Environmental Samples. In: United States Department of Agriculture, *Microbiology Laboratory Guidebook Online*. Chapter 8.11. Disponível no site: https://www.fsis.usda.gov/wps/wcm/connect/1710bee8-76b9-4e6c-92fc-fdc-290dbfa92/mlg-8.pdf?MOD=AJPERES [acesso em 19/01/2021].

WEHR, H.M. & FRANK, J.F. (eds), 2004. *Standard Methods for the Examination of Dairy Products.* 17th edition. Washington, DC: American Public Health Association (APHA).

ZIMBRO, M.J. & POWER, D.A., 2003. *Difco & BBL Manual of Microbiological Culture Media.* Maryland: Becton, Dickinson and Company.

ANEXO 2

Alterações de nomenclatura das espécies bacterianas citadas no Manual

Revisões da 6ª edição

Algumas espécies bacterianas citadas no Manual sofreram alteração de nomenclatura no período entre a publicação da 5ª e da 6ª edições. Também ocorreram alterações na afiliação de alguns gêneros da família *Enterobacteriaceae* em outras famílias. Essas alterações não foram inseridas no texto em função da maior familiaridade do leitor com a maioria dos nomes originais. Fonte das informações:

LPSN, 2021. *List of Prokaryotic Names with Standing in Nomenclature*. Disponível no site [https://www.bacterio.net/] [acesso em 10/01/2021].

Alterações na nomenclaturas das espécies

Anoxybacillus pushchinensis – nome corrigido para *Anoxybacillus pushchinoensis* (Citado no Capítulo 22).

Bacillus circulans – reclassificado como *Niallia circulans* (citado no Capítulo 22).

Bacillus coagulans – reclassificado como *Weizmannia coagulans* (citado nos Capítulos 22, 23).

Bacillus macerans – reclassificado como *Paenibacillus macerans* (citado no Capítulo 5).

Bacillus megaterium – reclassificado como *Priestia megaterium* (citado no Capítulo 5).

Bacillus sphaericus – reclassificado como *Lysinibacillus sphaericus* (citado no Capítulo 22).

Bacillus sporothermodurans – reclassificado como *Heyndrickxia sporothermodurans* (citado nos Capítulos 22, 23).

Bacillus weihenstephanensis – reclassificado como sinônimo heterotípico de *Bacillus mycoydes* (citado no Capítulo 11).

Burkholderia andropogonis – reclassificada como *Robbsia andropogonis* (citada no Capítulo 24).

Burkholderia caryophylli – reclassificada como *Trinickia caryophylli* (citada no Capítulo 24).

Burkholderia glathei – reclassificada como *Caballeronia glathei* (citada no Capítulo 24).

Burkholderia phenazinium – reclassificada como *Paraburkholderia phenazinium* (citada no Capítulo 24).

Chryseomonas luteola – na versão de janeiro de 2021 da *List of Prokaryotic Names with Standing in Nomenclature* (LPSN, 2021) o nome dado como válido é *Pseudomonas luteola* (citado no Capítulo 24).

Clostridium absonum – reclassificado como sinônimo heterotípico de *Clostridium sardiniense* (citado no Capítulo 12).

Clostridium bifermentans – reclassificado como *Paraclostridium bifermentans* (citado nos Capítulos 12, 22).

Clostridium ghonii – reclassificado como *Paeniclostridium ghonii* (citado no Capítulo 12).

Clostridium histolyticum – reclassificado como *Hathewaya histolytica* (citado nos Capítulos 12, 22, 23).

Clostridium limosum – reclassificado como *Hathewaya limosa* (citado no Capítulo 12).

Clostridium sordellii – reclassificado como *Paeniclostridium sordellii* (citado no Capítulo 12).

Clostridium sphenoides – reclassificado como *Lacrimispora sphenoides* (citado no Capítulo 12).

Cronobacter genosp. 1 – classificado como *Cronobacter universalis* (citado no Capítulo 16).

Enterobacter aerogenes – reclassificado como *Klebsiella aerogenes* (citado nos Capítulos 9, 16, 25).

Enterobacter georgoviae – reclassificado como *Pluribacter georgoviae* (citado no Capítulo 16).

Enterobacter helveticus – reclassificado como *Cronobacter helveticus* e posteriormente como *Franconibacter helveticus* (citado no Capítulo 16).

Enterobacter pyrinus – reclassificado como *Pluribacter pyrinus* (citado no Capítulo 16).

Enterobacter turicensis reclassificado como *Cronobacter zurichensis* e posteriormente como *Siccibacter turicensis* (citado no Capítulo 16).

Lactobacillus brevis – reclassificado como *Levilactobacillus brevis* (citado no Capítulo 14).

Lactobacillus casei – reclassificado como *Lacticaseibacillus casei* (citado no Capítulo 14).

Lactobacillus curvatus – reclassificado como *Latilactobacillus curvatus* (citado no Capítulo 14).

Lactobacillus dextrinicus – reclassificado como *Lapidilactobacillus dextrinicus* (citado no Capítulo 14).

Lactobacillus fermentum – reclassificado como *Limosilactobacillus fermentum* (citado no Capítulo 14).

Lactobacillus plantarum – reclassificado como *Lactiplantibacillus plantarum* (citado no Capítulo 14).

Lactobacillus rhamnosus – reclassificado como *Lacticaseibacillus rhamnosus* (citado no Capítulo 14).

Lactobacillus sakei – reclassificado como *Latilactobacillus sakei* (citado no Capítulo 14).

Leuconostoc gasicomitatum – reclassificado como subespécie; *Leuconostoc gelidum* subsp. *gasicomitatum* (citado no Capítulo 14).

Marinobacter hydrocarbonoclasticus – reclassificado como sinônimo heterotípico de *Marinobacter nauticus* (citado no Capítulo 24).

Marinobacterium georgiense – reclassificado como sinônimo heterotípico de *Marinobacterium iners* (citado no Capítulo 24).

Methylobacterium extorquens – reclassificado como *Methylorubrum extorquens* (citado no Capítulo 24).

Methylobacterium rhodesianum – reclassificado como *Methylorubrum rhodesianum* (citado no Capítulo 24).

Methylobacterium rhodinum – reclassificado como *Methylorubrum rhodinum* (citado no Capítulo 24).

Methylobacterium zatmanii – reclassificado como *Methylorubrum zatmanii* (citado no Capítulo 24).

Moorella thermoautotrophica – sinônimo heterotípico de *Moorella thermoacetica* (citada no Capítulo 22).

Oligotropha carboxidovorans – reclassificada como *Afipia carboxidovorans* (citada no Capítulo 24).

Pediococcus dextrinicus – reclassificado como *Lapidilactobacillus dextrinicus* (citado no Capítulo 14).

Pseudomonas pseudoalcaligenes – reclassificada como sinônimo heterotípico de *Pseudomonas oleovorans* (citada no Capítulo 24).

Staphylococcus lentus – reclassificado como *Mammaliicoccus lentus* (citado no Capítulo 10).

Staphylococcus schleiferi subsp. *coagulans* – reclassificado como *Staphylococcus coagulans* (citado no Capítulo 10).

Staphylococcus sciuri – reclassificado como *Mammaliicoccus sciuri* (citado no Capítulo 10).

Staphylococcus vitulinus – reclassificado como *Mammaliicoccus vitulinus* (citado no Capítulo 10).

Streptococcus bovis – reclassificado como sinônimo heterotípico de *Streptococcus equinus* (citado no Capítulo 13).

Streptococcus thermophilus – reclassificado como subespécie; *Streptococcus salivarius* subsp. *thermophilus* (citado no Capítulo 14).

Thermoanaerobacterium polisaccharolyticum – reclassificado como *Caldanaerobius polysaccharolyticus* citado no Capítulo 22).

Thermoanaerobacterium thermosaccharolyticum – na versão de janeiro de 2021 da *List of Prokaryotic Names with Standing in Nomenclature* (LPSN, 2021) o nome dado como válido é *Clostridium thermosaccharolyticum* (citado nos Capítulos 22, 23).

Thermoanaerobacterium zeae – reclassificado como *Caldanaerobius zeae* (citado no Capítulo 22).

Vibrio anguillarum – reclassificado como *Listonella anguillarum* corrig. (citado no Capítulo 20).

Vibrio damsela – reclassificado como *Photobacterium damselae* corrig. (citado no Capítulo 20).

Vibrio fluvialis – reclassificado como *Allomonas entérica*, mas na na versão de janeiro de 2021 da *List of Prokaryotic Names with Standing in Nomenclature* (LPSN, 2021) o nome dado como válido continua *Vibrio fluvialis* (citado no Capítulo 20).

Vibrio hollisae – reclassificado como *Grimontia hollisae* (citado no Capítulo 20).

Vibrio pelagius – reclassificado como *Listonella pelagia* (citado no Capítulo 20).

Alterações na afiliação dos gêneros da família *Enterobacteriaceae*

Edwardsiella – reclassificada na família *Hafniaceae* (citada nos Capítulos 8, 16).

Erwinia – reclassificada na família *Erwiniaceae* (citada no Capítulo 8).

Hafnia – reclassificada na família *Hafniaceae* (citada nos Capítulos 8, 16).

Morganella – reclassificada na família *Morganellaceae* (citada nos Capítulos 8, 16).

Pantoea – reclassificada na família *Erwiniaceae* (citada nos Capítulos 8, 9, 16).

Pectobacterium – reclassificado na família *Pectobacteriaceae* (citado no Capítulo 8).

Proteus – reclassificado na família *Morganellaceae* (citado nos Capítulos 8, 16).

Providencia – reclassificada na família *Morganellaceae* (citada no Capítulo 16).

Rahnella – reclassificada na família *Yersiniaceae* (citada no Capítulo 16).

Serratia – reclassificada na família *Yersiniaceae* (citada nos Capítulos 8, 9, 16).

Yersinia – reclassificada na família *Yersiniaceae* (citada nos Capítulos 8, 16, 21).

Xenorhabdus – reclassificado na família *Morganellaceae* (citado no Capítulo 8).